EMBRIOLOGIA BÁSICA

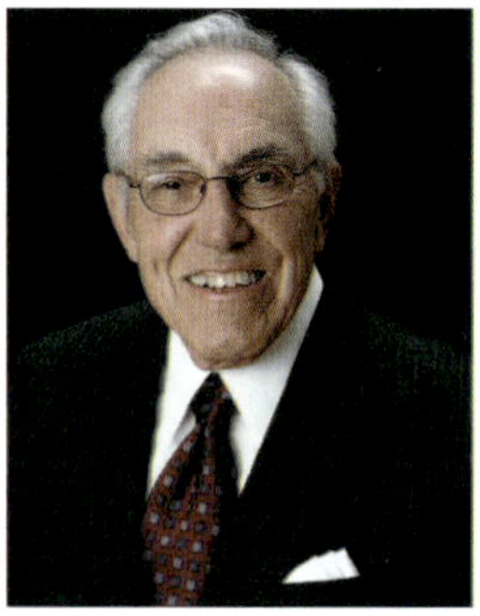

KEITH L. MOORE

Vencedor do Henry Gray/ Elsevier Distinguished Educator Award em 2007 – o maior prêmio da *American Association of Anatomists* pela excelência no ensino de Anatomia Humana nos níveis de graduação e pós-graduação médica/odontológica; o **Honored Member Award of the American Association of Clinical Anatomists (1994)**, por suas significativas contribuições para o campo da anatomia de relevância clínica; e o **J.C.B. Grant Award da Canadian Association of Anatomists** (1984) "em reconhecimento aos notáveis trabalhos e realizações acadêmicas de destaque no campo das ciências anatômicas". Em 2008, o professor Moore tornou-se **Fellow da American Association of Anatomists.** O posto de *fellow* homenageia membros ilustres da AAA que demonstraram a sua importância para a Ciência e a sua contribuição global para as ciências médicas. Em 2012 o Dr. Moore recebeu o grau de **Honorary Doctor of Science** da Ohio State University; a **Queen Elizabeth II Diamond Jubilee Medal,** honrando as contribuições e realizações significativas pelos canadenses; e o **Benton Adkins Jr. Distinguished Service Award,** pelo excelente histórico de serviço para a *The American Association of Clinical Anatomists.*

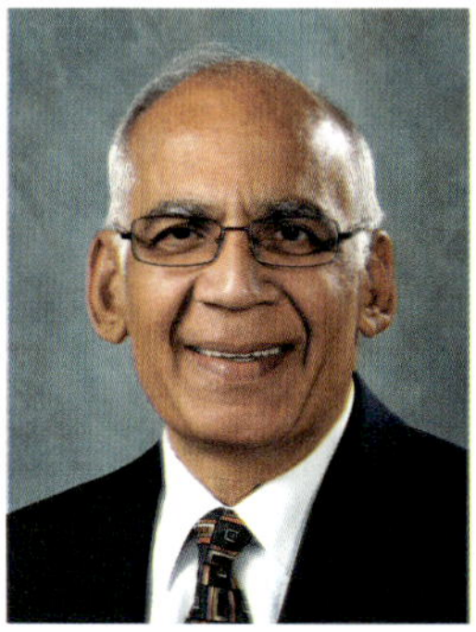

T.V.N. (VID) PERSAUD

Vencedor do Henry Gray/Elsevier Distinguished Educator Award em 2010 — o maior prêmio da *American Association of Anatomists* pela excelência no ensino de Anatomia Humana nos níveis de graduação e pós-graduação médica/odontológica; o **Honored Member Award of the American Association of Clinical Anatomists** (2008), por suas significativas contribuições para o campo da anatomia relevância clínica; e o **J.C.B. Grant Award da Canadian Association of Anatomists** (1991) "em reconhecimento aos notáveis trabalhos e realizações acadêmicas de destaque no campo das ciências anatômicas". Em 2010, o professor Persaud tornou-se **Fellow da American Association of Anatomists.** O posto de *fellow* homenageia membros ilustres da AAA que demonstraram a sua importância para a ciência e a sua contribuição global para as ciências médicas. Em 2003, recebeu a **Queen Elizabeth II Diamond Jubilee Medal,** apresentada pelo governo do Canadá pela "significativa contribuição à nação, comunidade e colegas canadenses".

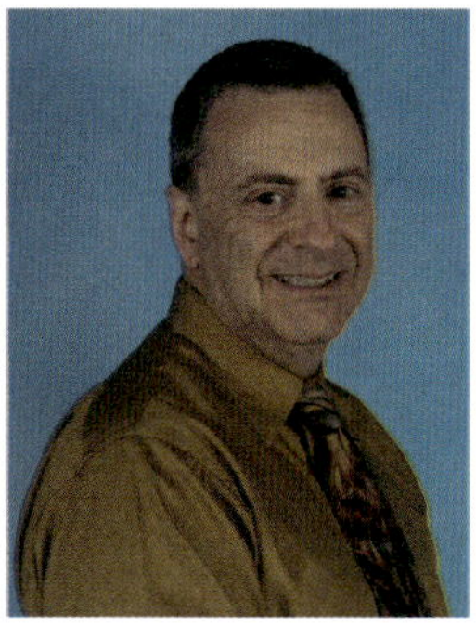

MARK G. TORCHIA

Vencedor do **Norman and Marion Bright Memorial Medal and Award** e da Medalha de Prata do *Chemical Institute of Canada* em 1990 por suas contribuições excepcionais. Em 1993, foi premiado com o **TIMEC Medical Device Champion Award.** Em 2008 e 2014, o Dr. Torchia foi candidato ao **Manning Innovation Awards**, pelo talento inovador. O prêmio mais estimado pelo Dr. Torchia foi o **Award for Teaching Excellence**, em 2011, pela *Faculty of Medicine*, University of Manitoba, sendo convidado para discursar na turma de formandos de 2014.

EMBRIOLOGIA BÁSICA

9ª Edição
2ª Tiragem

Keith L. Moore,
BA, MSc, PhD, DSc, FIAC, FRSM, FAAA
Professor Emeritus, Division of Anatomy, Department of Surgery
Former Professor and Chair, Department of Anatomy and
Associate Dean for Basic Medical Sciences
Faculty of Medicine, University of Toronto, Toronto, Ontario, Canada
Former Professor and Head of Anatomy, Faculty of Medicine, University of Manitoba,
Winnipeg, Manitoba, Canada

T.V.N. (Vid) Persaud,
MD, PhD, DSc, FRCPath (Lond.), FAAA
Professor Emeritus and Former Head, Department of Human Anatomy and Cell Science
Professor of Pediatrics and Child Health
Associate Professor of Obstetrics, Gynecology, and Reproductive Sciences, Faculty of
Medicine, University of Manitoba, Winnipeg, Manitoba, Canada
Professor of Anatomy, St. George's University, Grenada, West Indies

Mark G. Torchia,
MSc, PhD
Associate Professor and Director of Development, Department of Surgery
Associate Professor, Department of Human Anatomy and Cell Sciences
Director, Centre for the Advancement of Teaching and Learning, University of Manitoba,
Winnipeg, Manitoba, Canada

ELSEVIER

ISBN: 978-85-352-8382-2
ISBN versão eletrônica: 978-85-352-8499-7
BEFORE WE ARE BORN 9th EDITION

This translation of Before We Are Born 9th Edition by Keith L. Moore, T.V.N. Persaud, Mark G. Torchia was undertaken by Elsevier Editora Ltda and is published by arrangement with Elsevier Inc.
Esta tradução de Before We Are Born 9th Edition, de Keith L. Moore, T.V.N. Persaud, Mark G. Torchia foi produzida por Elsevier Editora Ltda e publicada em conjunto com Elsevier Inc.
ISBN: 978-0-323-31337-7

Capa
Mello &Mayer

Editoração Eletrônica
Thomson Digital

Elsevier Editora Ltda.
Conhecimento sem Fronteiras

Rua da Assembleia, nº 100 – 6º andar – Sala 601
20011-904 – Centro – Rio de Janeiro – RJ

Rua Quintana, nº 753 – 8º andar
04569-011 – Brooklin – São Paulo – SP

Serviço de Atendimento ao Cliente
0800 026 53 40
atendimento1@elsevier.com

Consulte nosso catálogo completo, os últimos lançamentos e os serviços exclusivos no site
www.elsevier.com.br

Imagem de capa de RM de Brugger PC, Mittermayer C, Prayer D: A new look at the fetus: thick-slab T2-weighted sequences in fetal MRI. Eur J Radiol 57:182, 2006, Figura 2. Imagem da capa de feto normal no primeiro trimestre de Vandermeer FQ, Wong-You-Cheong J: Ultrasound of the normal and failed first-trimester pregnancy. In Fielding JR, Brown DL, Thurmond AS (eds): Gynecologic Imaging.Philadelphia, Saunders, 2011.

CIP-BRASIL. CATALOGAÇÃO NA PUBLICAÇÃO
SINDICATO NACIONAL DOS EDITORES DE LIVROS, RJ

M813e
9. ed.

Moore, Keith L.
Embriologia básica / Keith L. Moore , T. V. N. (Vid) Persaud , Mark G. Torchia ; [tradução Danuza Pinheiro Bastos , Renata Scavone de Oliveira]. - 9. ed. - Rio de Janeiro : Elsevier, 2016.
il. ; 28 cm.

Tradução de: Essentials of embriology and birth effects
Apêndice
Inclui bibliografia e índice
ISBN 978-85-352-8382-2

1. Embriologia humana. 2. Anomalias humanas. I. Persaud, T. N. V. (Vid). II. Torchia, Mark G. III. Bastos, Danuza Pinheiro. IV. Oliveira, Renata Scavone de. V. Título.

16-29640 CDD: 612.64
CDU: 612.64

REVISÃO CIENTÍFICA E TRADUÇÃO

REVISÃO CIENTÍFICA

Estela Bevilacqua Professora Titular do Departamento de Biologia Celular e do Desenvolvimento do Instituto de Ciências Biomédicas da Universidade de São Paulo

TRADUÇÃO

Alcir Costa Fernandes Filho (Caps. 9, 14 e 17)
Tradutor pela Universidade Estácio de Sá (UNESA), RJ
Certificado de Proficiência em Inglês pela University of Michigan, EUA

Danuza Pinheiro Bastos Garcia de Mattos (Índice)
Professora Adjunta do Departamento de Microbiologia e Parasitologia da Universidade Federal Fluminense (UFF)
Graduada em Medicina Veterinária pela UFF
Mestrado em Biologia Parasitária pelo Instituto Oswaldo Cruz – FIOCRUZ
Doutorado em Medicina Veterinária pela UFF

Debora Rodrigues Fonseca (Cap. 10)
Especialista em Cirurgia e Traumatologia Bucomaxilofacial pela Universidade Federal do Rio de Janeiro (UFRJ)
Mestre em Ciências Morfológicas (Área de Atuação Anatomia) pela UFRJ)
Staff do Serviço de Cirurgia e Traumatologia Bucomaxilofacial do Hospital Federal do Andaraí, RJ

Felipe Gazza Romão (Cap. 18)
Professor das Faculdades Integradas de Ourinhos
Mestre pelo Departamento de Clínica Veterinária da FMVZ/UNESP Botucatu
Residência em Clínica Médica de Pequenos Animais da FMVZ/UNESP Botucatu

Flávia Thomaz Verechia Pereira (Cap. 13)
Professora Adjunta em Anatomia e Histologia Animal da Faculdade de Ciências Agrárias e Tecnológicas da Universidade Estadual Paulista "Júlio de Mesquita Filho" – UNESP (Dracena, SP)

Flor de Letras Editorial (Caps. 1 a 5)
Empresa especializada em revisão e tradução técnicas

Mariana Villanova Vieira (Cap. 15)
Mestranda em Neurobiologia pela Universidade Federal Báltica Immanuel Kant, Kaliningrad
Tradutora técnica graduada pela UERJ

Mariangela Pinheiro de Magalhães Oliveira (Cap. 12)
Graduada em Nutrição pela Faculdade de Saúde Pública da Universidade de São Paulo (USP)

Especialista em Alimentação Coletiva pela Associação Brasileira de Nutrição (ASBRAN)

Pós-graduação em Obesidade e Emagrecimento pela Universidade Gama Filho (UGF)

Pós-graduação em Administração de Recursos Humanos pela Fundação Armando Álvares Penteado (FAAP)

Mirela Lienly Ong (Cap. 8)

Graduada em Medicina Veterinária pela Universidade Anhembi Morumbi

Renata Jurema Medeiros (Cap. 11)

Graduada em Médica Veterinária pela Faculdade de Medicina Veterinária da UFF

Mestre em Higiene Veterinária e Processamento Tecnológico de Produtos de Origem Animal pelo Departamento de Tecnologia de Alimentos da Faculdade de Medicina Veterinária da UFF

Doutora em Vigilância Sanitária pelo Instituto Nacional de Controle de Qualidade em Saúde – INCQS./Fiocruz

Pesquisadora do Departamento de Farmacologia e Toxicologia do INCQS/FIOCRUZ

Renata Scavone de Oliveira (Caps. 16, 19 e 20)

Graduada em Medicina Veterinária pela FMVZ/USP

Doutora em Imunologia pelo Instituto de Ciências Biomédicas (ICB) da USP

Tatiana Dagli Hernandez (Caps. 6 e 7)

Graduada em Farmácia-Bioquímica pela USP

Tradutora especializada nas áreas médica e farmacêutica

Em memória da minha querida Marion

Minha melhor amiga, esposa, colega, mãe de nossos cinco filhos e avó de nossos nove netos, por seu amor, apoio incondicional e compreensão. Lembranças maravilhosas a mantêm sempre próxima de nossos corações.

–KLM e família

Para Pam e Ron

Gostaria de agradecer à minha filha mais velha, Pam, que assumiu as tarefas do escritório antes realizadas por sua mãe, por toda a sua ajuda. Agradeço também ao meu genro, Ron Crowe, cujas habilidades técnicas me ajudaram a utilizar a nova tecnologia quando eu estava aprimorando este livro.

–KLM

Para Gisela

Minha adorável esposa e melhor amiga, por seu apoio e paciência inesgotáveis; a nossos três filhos — Indrani, Sunita e Rainer (Ren) — e netos (Brian, Amy e Lucas).

–TVNP

Para Barbara, Muriel e Erik

Nada poderia significar mais para mim do que cada um de vocês. Obrigado por seu apoio e seu amor.

–MGT

Para Nossos Alunos e Seus Professores

Para os nossos alunos: Nós esperamos que vocês gostem de ler este livro, aumentem sua compreensão da embriologia humana, passem em todos os seus exames e se sintam estimulados e bem preparados para as suas carreiras no ensino, na pesquisa e no cuidado ao paciente. Vocês irão se lembrar de algumas das coisas que vocês ouvem, muito do que vocês leem, mais do que vocês veem e quase tudo do que vocês experimentarem e compreenderem plenamente.

Para os professores: Que este livro seja um recurso útil para vocês e seus alunos. Agradecemos as inúmeras observações construtivas que recebemos ao longo dos anos, tanto de alunos quanto de professores. As suas observações foram inestimáveis para melhorar este livro.

Colaboradores

COLABORADORES

David D. Eisenstat, MD, MA, FRCPC
Professor, Departments of Pediatrics, Medical Genetics and Oncology, Faculty of Medicine and Dentistry, University of Alberta; Director, Division of Pediatric Immunology, Hematology, Oncology, Palliative Care, and Environmental Health, Department of Pediatrics, Stollery Children's Hospital and the University of Alberta; Inaugural Chair, Muriel and Ada Hole Kids with Cancer Society Chair in Pediatric Oncology, Edmonton, Alberta, Canada

Jeffrey T. Wigle, PhD
Principal Investigator, Institute of Cardiovascular Sciences, St. Boniface Hospital Research Centre; Associate Professor, Department of Biochemistry and Medical Genetics, University of Manitoba, Winnipeg, Manitoba, Canada

REVISORES CRÍTICOS

Albert E. Chudley, MD, FRCPC, FCCMG
Professor of Pediatrics and Child Health, University of Manitoba, Winnipeg, Manitoba, Canada; Medical Director, Program in Genetics and Metabolism, Health Sciences Centre and Winnipeg Regional Health Authority, Winnipeg, Manitoba, Canada

Michael Narvey, MD, FRCPC, FAAP
Section Head, Neonatal Medicine, Health Sciences Centre and St. Boniface Hospital; Associate Professor of Pediatrics and Child Health, University of Manitoba, Winnipeg, Manitoba, Canada

FIGURAS E IMAGENS (FONTES)

Somos gratos aos seguintes colegas pelas imagens clínicas que nos deram para este livro e também por nos conceder permissão para usar figuras de suas obras publicadas:

Steve Ahing, DDS
Division of Oral Diagnosis and Radiology, Faculty of Dentistry, Department of Pathology, University of Manitoba, Winnipeg, Manitoba, Canada
Figura 18-10BCD

Franco Antoniazzi, MD e Vassilios Fanos, MD
Department of Pediatrics, University of Verona, Verona, Italy
Figura 19-3

Volker Becker, MD†
Pathologisches Institut der Universität, Erlangen, Germany
Figuras 8-12 e 8-14

J. Been, MD, M. Shuurman, MD e S. Robben, MD
Maastricht University Medical Centre, Maastricht, The Netherlands
Figura 11-6B

David Bolender, MD†
Department of Cell Biology, Neurobiology, and Anatomy, Medical College of Wisconsin, Milwaukee, Wisconsin, USA
Figura 15-13A

†Falecido.

Peter C. Brugger, MD, PhD
Associate Professor/Privat Dozent, Center for Anatomy and Cell Biology, Medical University of Vienna, Vienna, Austria
Imagem da capa (RM posterior fetal)

Jack C.Y. Cheng, MD
Department of Orthopaedics and Traumatology, The Chinese University of Hong Kong, Hong Kong, China
Figura 15-18

Albert E. Chudley, MD, FRCPC, FCCMG
Department of Pediatrics and Child Health, Section of Genetics and Metabolism, Children's Hospital, University of Manitoba, Winnipeg, Manitoba, Canada
Figuras 5-12, 10-30, 12-17AB, 12-24, 13-13, 13-26, 15-24, 15-25, 15-26, 16-10, 16-11, 16-23, 17-14, 19-4, 19-5, 19-6, 19-9, 19-10, 19-12 e 19-14A

Blaine M. Cleghorn, DMD, MSc
Faculty of Dentistry, Dalhousie University, Halifax, Nova Scotia, Canada
Figura 18-10A

Heather Dean, MD, FRCPC
Department of Pediatrics and Child Health, University of Manitoba, Winnipeg, Manitoba, Canada
Figuras 13-17, 13-25 e 19-13

Marc Del Bigio, MD, PhD, FRCPC
Department of Pathology (Neuropathology), University of Manitoba, Winnipeg, Manitoba, Canada
Figuras 15-10, 16-22 e 16-26

João Carlos Fernandes Rodrigues, MD
Servico de Dermatologia, Hospital de Desterro, Lisboa, Portugal
Figura 18-3

Frank Gaillard, MB, BS, MMed
Department of Radiology, Royal Melbourne Hospital, Melbourne, Victoria, Australia; Radiopaedia.org
Figuras 9-8C e 10-17

Gary Geddes, MD
Lake Oswego, Oregon, USA
Figura 15-13B

Barry H. Grayson, MD e Bruno L. Vendittelli, MD
New York University Medical Center, Institute of Reconstructive Plastic Surgery, New York, New York, USA
Figura 10-31

Christopher R. Harman, MD, FRCSC, FACOG
Department of Obstetrics, Gynecology, and Reproductive Sciences, Women's Hospital and University of Maryland, Baltimore, Maryland, USA
Figura 12-16

Jean Hay, MSc†
University of Manitoba, Winnipeg, Manitoba, Canada
Figuras 7-2 e 7-4

Health Sciences Centre
Children's Hospital and University of Manitoba, Winnipeg, Manitoba, Canada
Figuras 10-13 e 19-7

Lyndon M. Hill, MD
Magee-Women's Hospital, Pittsburgh, Pennsylvania, USA
Figura 12-5

Klaus V. Hinrichsen, MD†
Medizinische Fakultät, Institut für Anatomie, Ruhr-Universität Bochum, Bochum, Germany
Figuras 10-2 e 10-25

Evelyn Jain, MD, FCFP
Breastfeeding Clinic, Calgary, Alberta, Canada
Figura 10-22

John A. Jane, Sr., MD
Department of Neurological Surgery, University of Virginia Health System, Charlottesville, Virginia, USA
Figura 15-11AB

Dagmar K. Kalousek, MD
Department of Pathology, University of British Columbia; Children's Hospital, Vancouver, British Columbia, Canada
Figuras 12-12A e 13-10

James Koenig, MD, FRCPC
Department of Radiology, Health Sciences Centre, Winnipeg, Manitoba, Canada
Figura 14-28D

Wesley Lee, MD†
Department of Obstetrics and Gynecology, Division of Fetal Imaging, William Beaumont Hospital, Royal Oak, Michigan, USA
Figura 16-12A

†Falecido.

Deborah Levine, MD, FACR
Department of Radiology, Obstetric and Gynecologic Ultrasound, Beth Israel Deaconess Medical Center, Boston, Massachusetts, USA
Figuras 7-5B, 16-12B e a imagem da capa (RM de feto com 27 semanas)

Mina Leyder, MD
Universitair Ziekenhaus Brussels, Brussels, Belgium
Figura 14-19

E.A. (Ted) Lyons, OC, MD, FRCPC, FACR
Departments of Radiology, Obstetrics & Gynecology, and Human Anatomy & Cell Science, Division of Ultrasound, Health Sciences Centre, University of Manitoba, Winnipeg, Manitoba, Canada
Figuras 4-6B, 5-1, 5-10, 6-6, 7-1, 7-9, 8-4, 12-17CD e a imagem da capa (ultrassonografia de feto com 9 semanas)

Maulik S. Patel, MD
Consultant Pathologist, Surat, India; Radiopaedia.org
Figura 5-13

Martin H. Reed, MD, FRCPC
Department of Radiology, University of Manitoba and Children's Hospital, Winnipeg, Manitoba, Canada
Figura 12-23

Gregory J. Reid, MD, FRCSC
Department of Obstetrics, Gynecology, and Reproductive Sciences, University of Manitoba, Women's Hospital, Winnipeg, Manitoba, Canada
Figura 14-9

Michael e Michele Rice
Figura 7-6

Prem S. Sahni, MD
Formerly of the Department of Radiology, Children's Hospital, Winnipeg, Manitoba, Canada
Figura 15-14

Gerald S. Smyser, MD
Formerly of the Altru Health System, Grand Forks, North Dakota, USA
Figuras 10-17, 15-11C e 17-13

Pierre Soucy, MD, FRCSC
Division of Pediatric Surgery, Children's Hospital of Eastern Ontario, Ottawa, Ontario, Canada
Figuras 10-10 e 10-11

Alexandra Stanislavsky, MD
Department of Radiology, Mercy Hospital for Women, Royal Melbourne Hospital, Melbourne, Victoria, Australia; Radiopaedia.com
Figura 12-12B

R. Shane Tubbs, PhD e W. Jerry Oakes, MD
Department of Pediatric Neurosurgery, Children's Hospital, Birmingham, Alabama, USA
Figura 16-24

Edward O. Uthman, MD
Consultant Pathologist, Houston/Richmond, Texas, USA
Figura 5-3C

Elspeth H. Whitby, BSc, MB, ChB (Hons), FFDRCSI
Academic Unit of Reproductive and Developmental Medicine, Department of Academic Pathology, University of Sheffield, Sheffield, England, United Kingdom
Figura 16-25

Nathan E. Wiseman, MD, FRCSC
Department of Surgery, Section of Pediatric and Cardiothoracic Surgery, Children's Hospital, University of Manitoba, Winnipeg, Manitoba, Canada
Figuras 9-8B e 12-15

Prefácio

***E**mbriologia Básica* tem sido impresso há mais de 43 anos. Este trabalho conciso é baseado em nosso livro maior, ***Embriologia Clínica,* 10ª edição.**

A 9ª edição do *Embriologia Básica* foi completamente atualizada para refletir a compreensão atual da embriologia clínica humana. Ele fornece os fundamentos do desenvolvimento normal e anormal. Como nas edições anteriores, os *materiais de orientação clínica* estão destacados nos quadros azuis. Cada capítulo foi completamente revisto para refletir os novos resultados das pesquisas e o seu significado clínico, bem como a nova compreensão da biologia do desenvolvimento.

Nós incluímos várias **novas fotografias coloridas** de embriões, fetos (normais e anormais), recém-nascidos (RN) e crianças. Há também muitas *imagens novas de diagnóstico*: US (ultrassom), TC (tomografia computadorizada) e estudos de RM (ressonância magnética) de embriões e fetos.

Uma característica importante deste livro são as **Questões de Orientação Clínica**, que aparecem no final de cada capítulo e que ajudarão os estudantes a se prepararem para exames de licenciamento em geral.

O conteúdo de **teratologia** (estudos preocupados com defeitos congênitos) foi atualizado, uma vez que o estudo do desenvolvimento anormal é essencial para a compreensão das causas dos defeitos congênitos e de como estes podem ser evitados. ***Aspectos moleculares da biologia do desenvolvimento*** foram destacados ao longo do livro, especialmente nas áreas em que parecem promissoras para a medicina clínica e pesquisas futuras. Além disso, o Capítulo 20 é dedicado exclusivamente a informações mais detalhadas relacionadas à base celular e molecular do desenvolvimento embrionário.

Keith L. Moore
T.V.N. (Vid) Persaud
Mark G. Torchia

Agradecimentos

Muitos colegas e alunos fizeram contribuições inestimáveis para esta 9ª edição do *Embriologia Básica*. Somos gratos aos seguintes colegas pela revisão crítica dos capítulos, sugestões para a melhoria do livro ou pelo fornecimento de novas figuras: Dr. Steve Ahing, Faculty of Dentistry, University of Manitoba, Winnipeg, Manitoba; Dr. David Bolender, Department of Cell Biology, Neurobiology, and Anatomy, Medical College of Wisconsin, Milwaukee, Wisconsin; Professor Margaret Buckingham, Department of Developmental Biology, Pasteur Institute, Paris, France; Dr. Albert Chudley, Departments of Pediatrics & Child Health and Biochemistry & Medical Genetics, University of Manitoba, Winnipeg, Manitoba; Dr. Blaine M. Cleghorn, Faculty of Dentistry, Dalhousie University, Halifax, Nova Scotia; Dr. Frank Gaillard, Radiopaedia.org, Royal Melbourne Hospital, Melbourne, Victoria; Dr. David F. Gomez-Gil, Chicago, Illinois; Dr. Boris Kablar, Department of Anatomy and Neurobiology, Dalhousie University, Halifax, Nova Scotia; Dra. Sylvia Kogan, Winnipeg, Manitoba; Dra. Deborah Levine, Beth Israel Deaconess Medical Center, Boston, Massachusetts; Dr. Marios Loukas, St. George's University, True Blue, Grenada; Dr. Stuart Morrison, Department of Radiology, Cleveland Clinic, Cleveland, Ohio; Professor Bernard J. Moxham, Cardiff School of Biosciences, Cardiff University, Cardiff, Wales; Dr. Michael Narvey, Department of Pediatrics and Child Health, University of Manitoba, Winnipeg, Manitoba; Dr. Drew Noden, Department of Biomedical Sciences, Cornell University, College of Veterinary Medicine, Ithaca, New York; Dra. Shannon E. Perry, San Francisco State University, San Francisco, California; Dr. Gregory J. Reid, Department of Obstetrics, Gynecology, and Reproductive Sciences, University of Manitoba, Winnipeg, Manitoba; Professor Sir Peter W.J. Rigby, The Babraham Institute, Cambridge, England; Dr. L. Ross, Department of Neurobiology and Anatomy, University of Texas Medical School at Houston, Houston, Texas; Dr. Michael A. Rudnicki, Regenerative Medicine Program, Ottawa Hospital Research Institute, Ottawa, Ontario; Dr. J. Elliott Scott, Departments of Oral Biology and Human Anatomy & Cell Science, University of Manitoba, Winnipeg, Manitoba; Dr. Gerald S. Smyser, Altru Health System, Grand Forks, North Dakota; Dra. Alexandra Stanislavsky, Department of Radiology, Mercy Hospital for Women, Royal Melbourne Hospital, Melbourne, Victoria; Dr. Richard Shane Tubbs, Children's Hospital, Birmingham, Alabama; Dr. Edward O. Uthman, Consultant Pathologist, Richmond, Texas; e Dr. Michael Wiley, Department of Surgery, Division of Anatomy, Faculty of Medicine, University of Toronto, Toronto, Ontario.

As ilustrações foram preparadas por Hans Neuhart, presidente do Electronic Illustrators Group, em Fountain Hills, Arizona. Na Elsevier, somos gratos à Sra. Meghan K. Ziegler, Content Strategist, por seu contínuo interesse e incentivo. Estamos especialmente gratos à Sra. Kel McGowan, Content Development Specialist, por seus *insights* valiosos e muitas sugestões úteis. Seu apoio incondicional durante a preparação desta nova edição foi muito apreciado. Finalmente, também gostaria de agradecer à Sra. Kristine Feeherty, gerente sênior de Projetos; Sra. Maggie Reid, designer; Sra. Amy Naylor, art buyer; e Sra. Thapasya Ramkumar, produtora multimídia, da Elsevier, por preparar este livro para sua conclusão. Esta nova edição do *Embriologia Básica* é o resultado de dedicação e competência técnica deles.

Keith L. Moore
T.V.N. (Vid) Persaud
Mark G. Torchia

Sumário

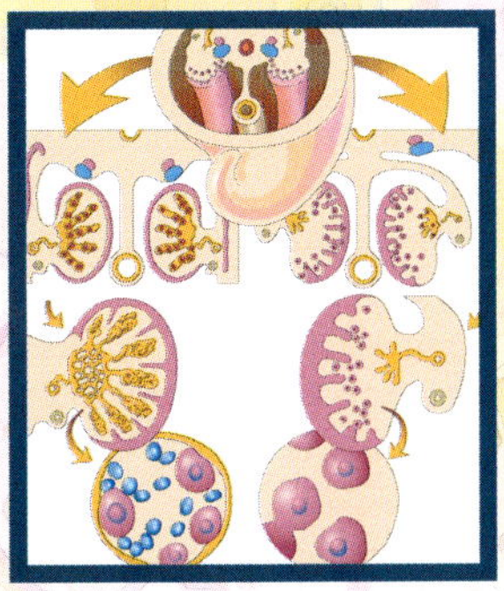

CAPÍTULO

1

Introdução ao Desenvolvimento Humano

O desenvolvimento humano começa na fecundação, quando um **ovócito** (óvulo) de uma mulher é fertilizado pelo **espermatozoide** de um homem. O desenvolvimento envolve muitas mudanças que transformam uma única célula, o **zigoto**, em um ser humano multicelular. A embriologia está relacionada com a origem e o desenvolvimento de uma pessoa, do zigoto ao nascimento. Os estágios de desenvolvimento antes do nascimento são mostrados na Figura 1-1.

IMPORTÂNCIA E AVANÇOS NA EMBRIOLOGIA

O estudo das etapas e dos mecanismos do desenvolvimento humano pré-natal nos ajuda a compreender as relações normais das estruturas do corpo no adulto e as causas de defeitos ao nascimento (anomalias congênitas). Grande parte da prática moderna da obstetrícia envolve a embriologia clínica ou aplicada. Como algumas crianças têm defeitos congênitos, como espinha bífida ou doença cardíaca congênita, a relevância da embriologia é facilmente perceptível para os pediatras. Os avanços na cirurgia, especialmente em procedimentos que envolvem os grupos etários pré-natal e pediátrico, tornaram o conhecimento do desenvolvimento humano mais clinicamente significativo. Além disso, à medida que descobrimos novas informações sobre os processos de desenvolvimento, compreendemos melhor muitas doenças e seus processos, bem como os tratamentos.

Os rápidos avanços na biologia molecular conduziram à utilização de técnicas sofisticadas (p. ex., **tecnologia de DNA recombinante**, **modelos quiméricos**, **transgênicos** e **manipulação de células-tronco**) em laboratórios de investigação para explorar diversas questões, como a regulação genética da morfogênese, a expressão temporal e regional de genes específicos e os mecanismos pelos quais as células são alocadas para formar as várias partes do embrião. Os pesquisadores continuam a aprender como, quando e onde os genes selecionados são ativados e expressos no embrião durante o desenvolvimento normal e anormal.

O desenvolvimento se inicia na fecundação, aproximadamente 14 dias após o início do último período menstrual normal. O processo contínuo começa quando um espermatozoide penetra um oócito (óvulo) e forma um zigoto (Fig. 1-1, primeira semana). O **período embrionário** abrange as primeiras oito semanas de desenvolvimento de um embrião. O **período fetal** começa na nona semana. A análise do cronograma de desenvolvimento pré-natal humano mostra que a maioria dos avanços visíveis ocorre da terceira à oitava semana.

O papel crítico de genes, moléculas sinalizadoras, receptores e de outros fatores moleculares na regulação do desenvolvimento embrionário precoce está rapidamente sendo delineado. Em 1995, Edward B. Lewis, Christiane Nüsslein-Volhard e Eric F. Wieschaus foram agraciados com o **Prêmio Nobel** de Fisiologia ou Medicina pela descoberta dos genes que controlam o desenvolvimento embrionário. Essas descobertas contribuem para a melhor compreensão das causas dos defeitos congênitos e de abortos espontâneos.

Em 1997, Ian Wilmut et al. foram os primeiros a produzir um mamífero (a ovelha Dolly) por clonagem utilizando a técnica de transferência nuclear de células somáticas. Desde então, outros animais foram clonados com sucesso de células adultas diferenciadas em cultura. O interesse pela clonagem humana tem gerado consideráveis debates, em razão das implicações sociais, éticas e legais. Além disso, há a preocupação de que a clonagem possa aumentar o número de neonatos (recém-nascidos) com malformações congênitas e doenças graves.

As **células-tronco embrionárias humanas** são pluripotentes e capazes de se desenvolver em diversos tipos celulares. O isolamento e a cultura de células-tronco embrionárias humanas e de outras células-tronco podem ser uma grande promessa para o desenvolvimento de terapias moleculares.

TERMOS DESCRITIVOS

Em Anatomia e Embriologia, são utilizados termos especiais para posição, direção e para os vários planos corporais. As descrições do adulto são baseadas na *posição anatômica*; o corpo é ereto, os membros superiores são laterais e as palmas dirigem-se anteriormente (Fig. 1-2*A*). Os termos descritivos de posição, direção e planos utilizados para embriões são mostrados na Figura 1-2*B* a *E*.

CRONOGRAMA DE DESENVOLVIMENTO PRÉ-NATAL HUMANO
SEMANAS 1 a 10

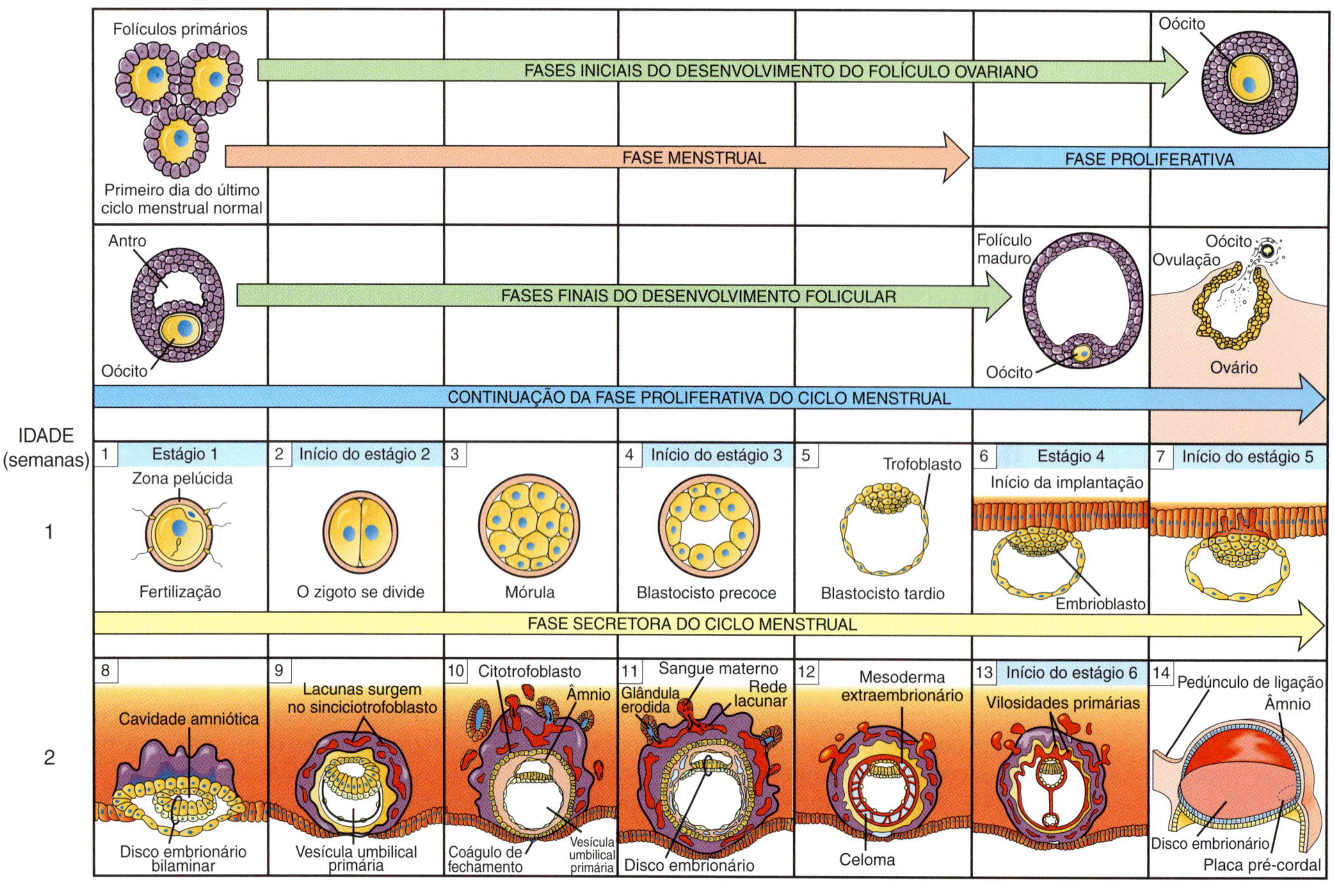

Figura 1-1 Estágios iniciais do desenvolvimento humano. Um folículo ovariano contendo um oócito, ovulação e as fases do ciclo menstrual são mostradas.

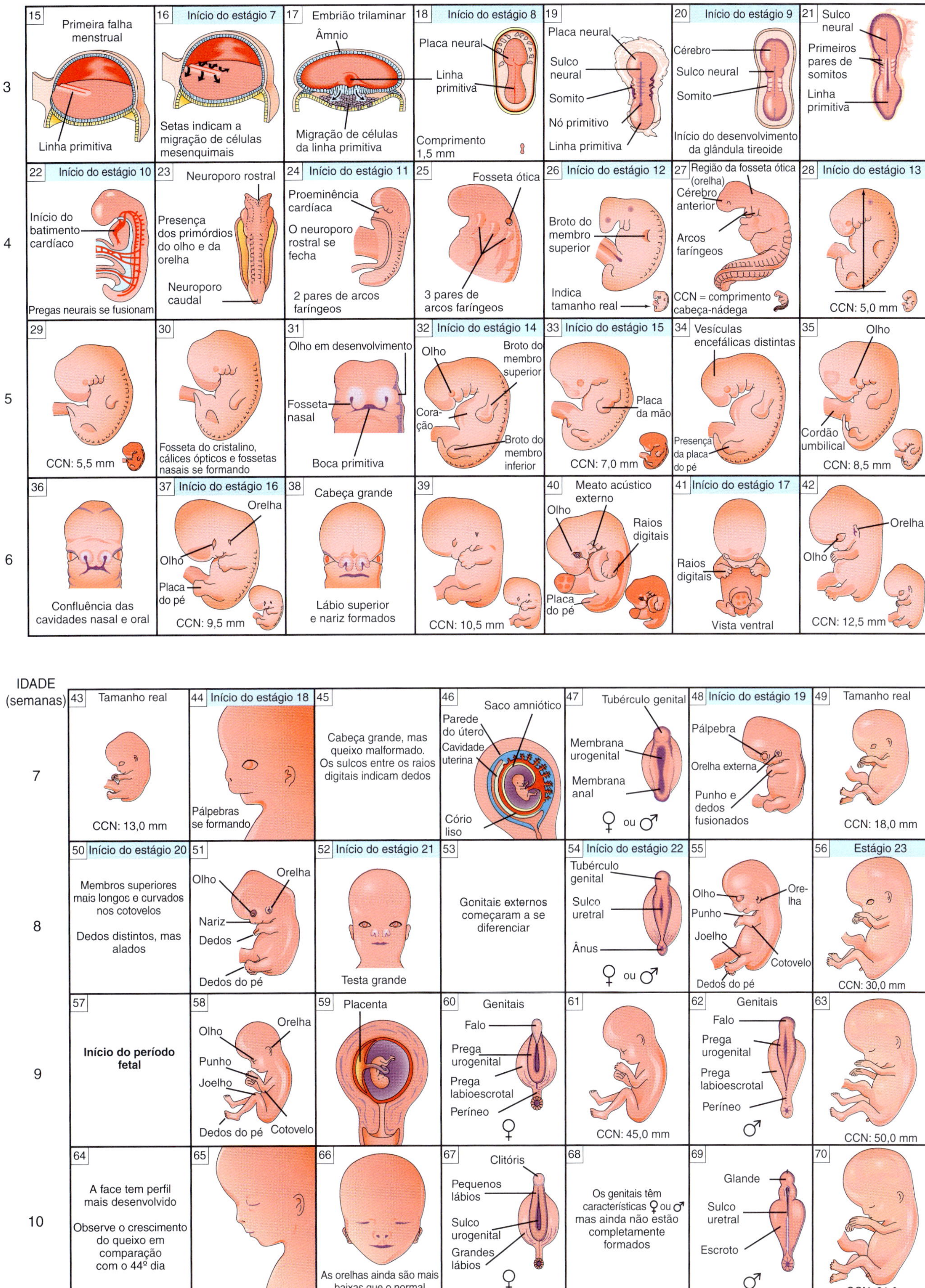

Figura 1-1 *(Cont.)*

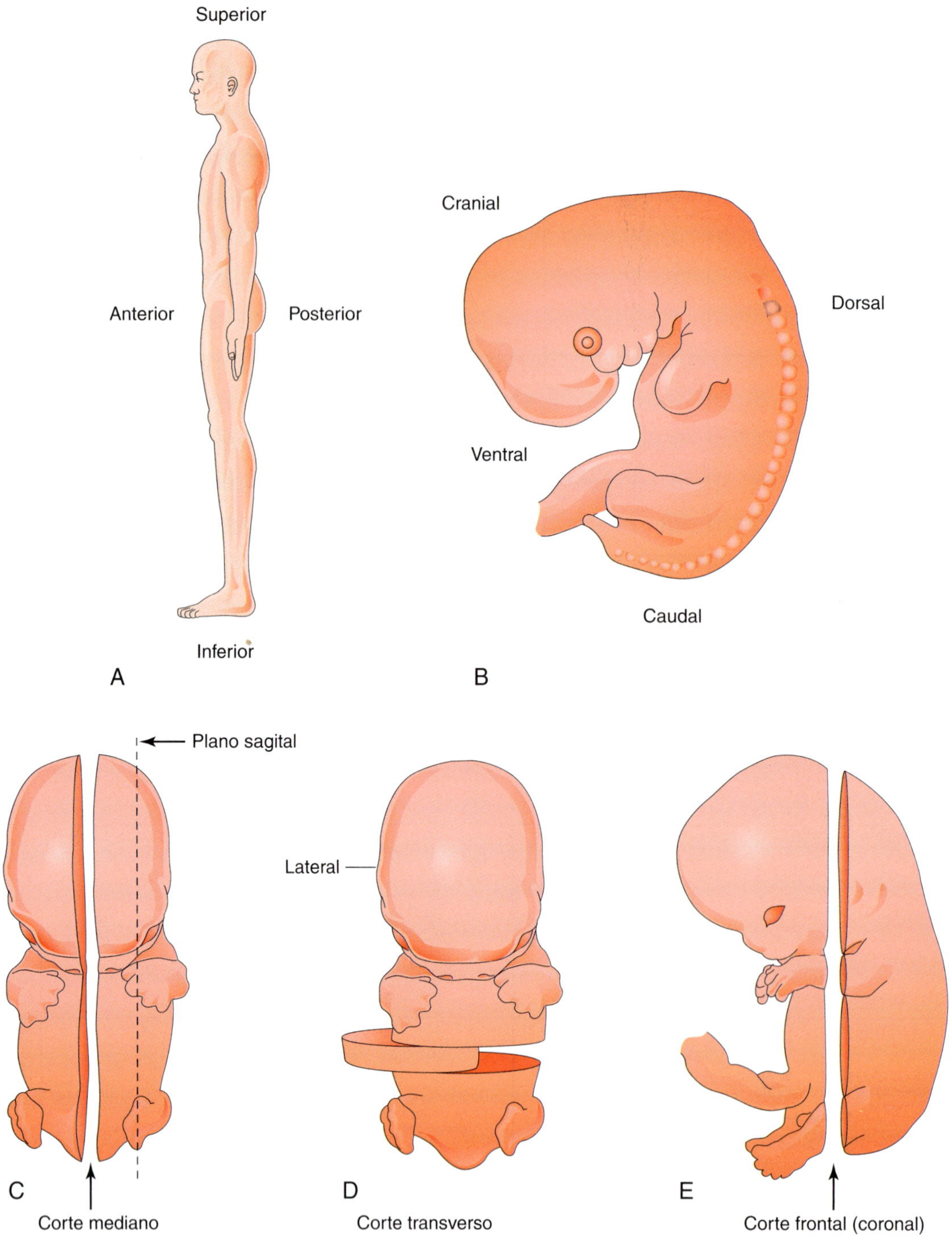

Figura 1-2 Esquemas dos termos descritivos de posição, direção e planos do corpo. **A,** Vista lateral de um adulto em posição anatômica. **B,** Vista lateral de embrião de 5 semanas. **C** e **D,** Vistas ventrais de embrião de 6 semanas. O plano mediano é um plano de corte vertical imaginário que passa longitudinalmente pelo corpo, dividindo-o em metades direita e esquerda. Um plano sagital refere-se a qualquer plano paralelo ao plano mediano. Um plano transverso refere-se a qualquer plano que seja perpendicular ao plano frontal e ao plano mediano. **E,** Vista lateral de embrião de 7 semanas. Um plano frontal (coronal) é qualquer plano vertical que intercepta o plano mediano em um ângulo reto e divide o corpo em frente (anterior ou ventral) e costas (posterior ou dorsal). Na descrição do desenvolvimento, torna-se necessário o uso de palavras que indiquem a posição de uma parte em relação à outra ou ao corpo como um todo. Por exemplo, a coluna vertebral se desenvolve na parte dorsal do embrião, e o esterno, na parte ventral.

QUESTÕES DE ORIENTAÇÃO CLÍNICA

1. Por que estudar Embriologia Humana? Será que tem algum valor prático para a Medicina e outras Ciências da Saúde?
2. Os médicos datam a gravidez a partir do primeiro dia do último período menstrual normal, mas o embrião só começa a se desenvolver duas semanas mais tarde (Fig. 1-1). Por que os médicos utilizam este método?

As respostas dessas questões estão apresentadas no final deste livro.

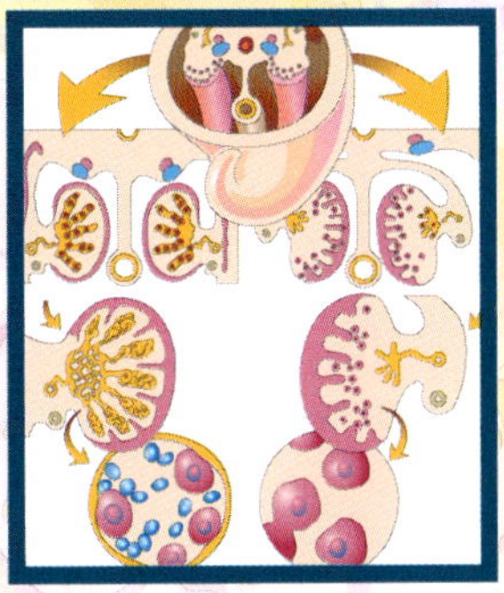

CAPÍTULO

2

Reprodução Humana

A **puberdade** tem início quando surgem as características sexuais secundárias, normalmente entre 10 e 13 anos de idade nas meninas e entre 12 e 14 nos meninos. A **menarca** (primeira menstruação) pode ocorrer mais cedo, já a partir de 8 anos de idade. *Nas meninas*, a puberdade está praticamente concluída aos 16 anos. *Nos meninos*, a puberdade também está quase concluída aos 16 anos – termina quando os primeiros espermatozoides maduros são formados.

ÓRGÃOS REPRODUTIVOS

Os órgãos reprodutivos produzem e transportam as células germinativas (gametas) das gônadas (testículos e ovários) para o sítio de fertilização na tuba uterina (Fig. 2-1).

Órgãos Reprodutivos Femininos

Vagina

A vagina funciona como passagem para a eliminação do fluido menstrual, recebe o pênis durante o ato sexual e constitui a parte inferior do **canal de nascimento** – cavidade do útero e da vagina por onde o feto passa (Fig. 2-1*A* e *B*).

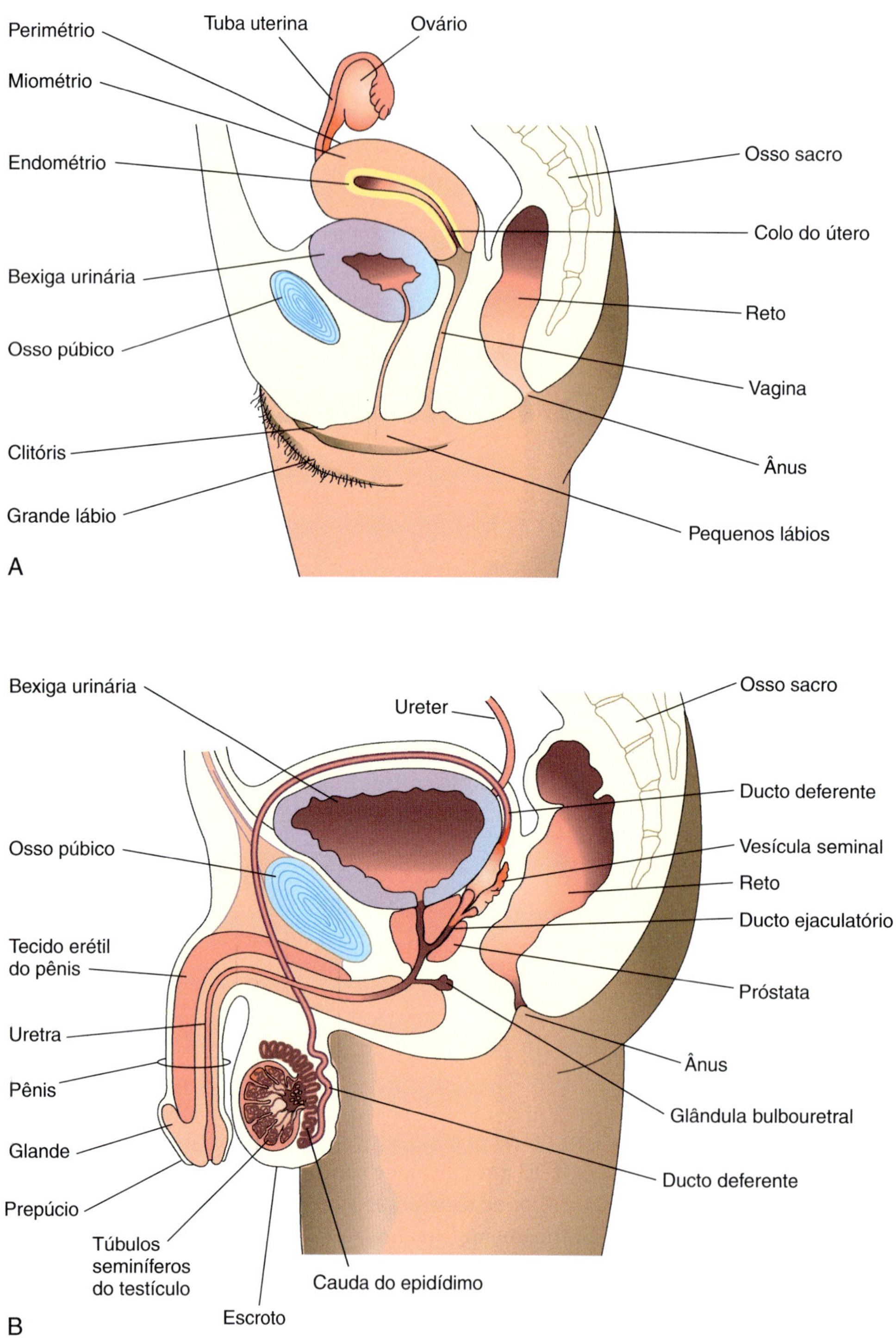

Figura 2-1 Esquema da região pélvica de mulheres **(A)** e homens **(B)** em um plano de secção sagital.

Útero

O útero é um órgão com formato de pera e paredes espessas (Fig. 2-2*A* e *B*), constituído de duas partes principais:

- **Corpo**: formado pelos dois terços superiores, que são volumosos
- **Colo do útero**: o terço inferior, que é cilíndrico

O **fundo do útero** é a parte arredondada do corpo, localizada acima dos orifícios das tubas uterinas. O **corpo do útero** se afunila do fundo para o **istmo,** região estreita entre o corpo e o **colo do útero** (Fig. 2-2*A*). O lúmen do colo, que é o **canal cervical,** tem uma abertura estreita em cada extremidade, os **óstios** (OS). O **óstio interno** se comunica com a cavidade do corpo do útero, enquanto o **óstio externo** se comunica com a vagina. As paredes do corpo são constituídas de três camadas:

- **Perimétrio:** fina camada peritoneal externa
- **Miométrio:** espessa camada de músculo liso
- **Endométrio:** fina camada interna

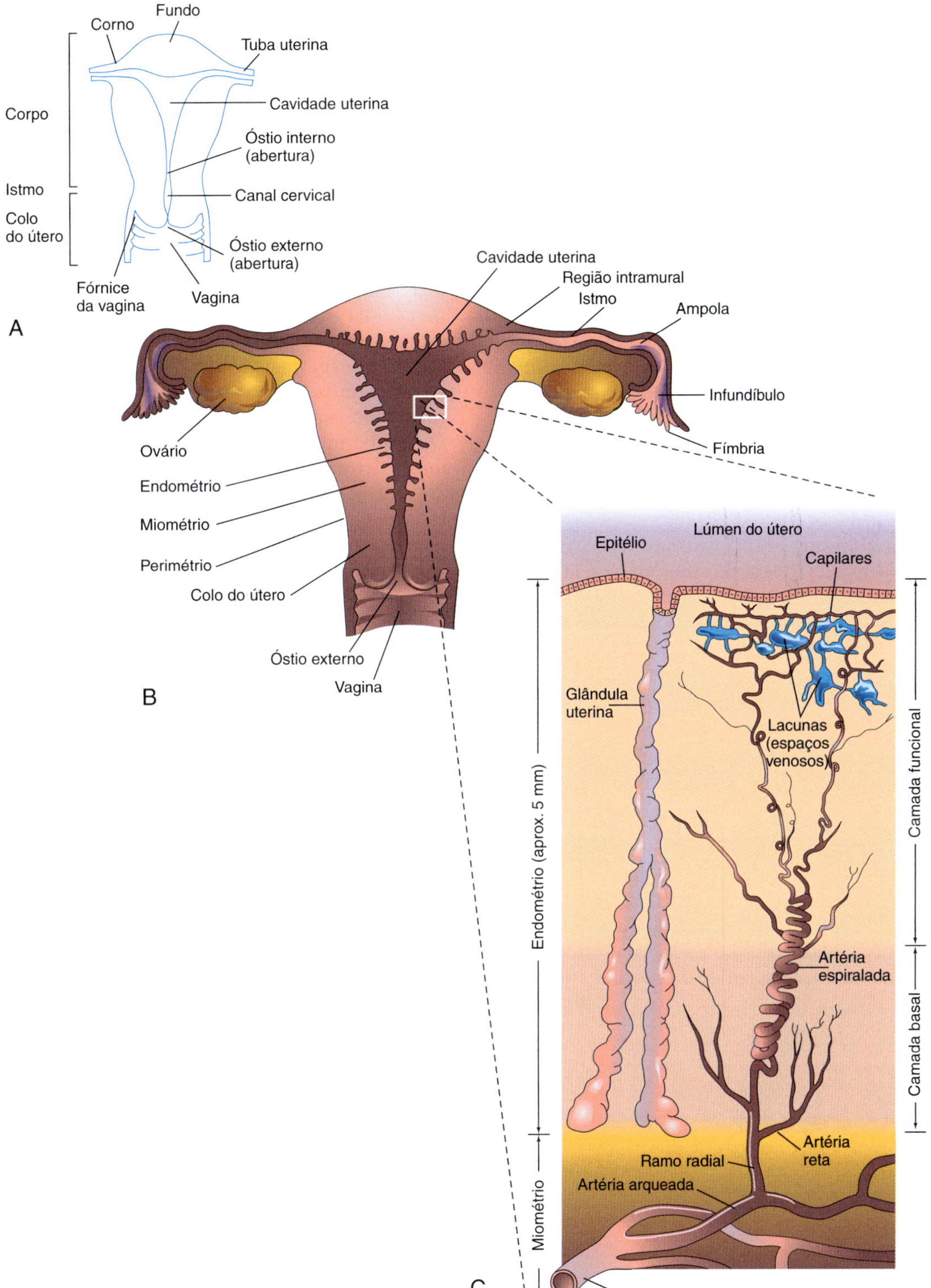

Figura 2-2 Órgãos reprodutores femininos. **A,** Partes do útero. **B,** Secção frontal (coronal) de útero, tubas uterinas e vagina. Os ovários também são mostrados. **C,** Ampliação da área assinalada em **B**. A camada funcional do endométrio é eliminada durante a menstruação.

Em seu pico de desenvolvimento, o endométrio tem espessura de 4 a 5 mm. Durante a fase luteal (secretora) do ciclo menstrual (Fig. 2-8), podem-se distinguir microscopicamente (Fig. 2-2C) três camadas no endométrio:

- Uma **camada compacta,** formada pelo tecido conjuntivo densamente arranjado em torno do colo das glândulas uterinas
- Uma **camada esponjosa,** composta pelo tecido conjuntivo edematoso que contém os corpos dilatados e sinuosos das glândulas uterinas

- Uma **camada basal**, onde estão as extremidades em fundo cego das glândulas uterinas

As camadas compacta e esponjosa – ***camadas funcionais*** – se fragmentam e são expelidas durante a menstruação ou após o *parto* (nascimento). A camada basal tem seu próprio suprimento de sangue e não é eliminada durante a menstruação.

Tubas Uterinas

As **tubas uterinas**, que medem 10 cm de comprimento e 1 cm de diâmetro, estendem-se lateralmente a partir dos **cornos do útero** (Fig. 2-2*A*). Sua extremidade proximal se abre no corno, e sua extremidade distal, na cavidade peritoneal. *Cada uma delas se divide em infundíbulo, ampola, istmo e região intramural.* As tubas carregam os oócitos desde os ovários e os espermatozoides para o sítio de fertilização na ampola (Fig. 2-2*B*). Também transportam o zigoto em processo de divisão para a cavidade uterina.

Ovários

Os **ovários** são **glândulas reprodutivas** em formato de amêndoa e estão localizados próximo à parede lateral da pelve em cada lado do útero. Eles produzem os **oócitos** (Fig. 2-5). Quando liberado pelo ovário durante a ***ovulação***, o oócito secundário segue por uma das ***tubas uterinas***. As tubas se abrem no *útero*, que protege e nutre o embrião e o feto até o nascimento. Os ovários também produzem estrogênio e progesterona, hormônios responsáveis pelo desenvolvimento das características sexuais secundárias e pela regulação da gravidez.

Órgãos Sexuais Externos Femininos

Nas mulheres, o conjunto dos órgãos sexuais externos é conhecido como **vulva** (Fig. 2-3). Os **grandes lábios**, que são pregas externas da pele contendo tecido adiposo, encobrem o **orifício vaginal**, a abertura da vagina. Por dentro deles, há duas pregas menores de membrana mucosa, os **pequenos lábios.** Na junção superior dessas pregas, situa-se o **clitóris**, um pequeno órgão erétil. A vagina e a uretra se abrem em uma cavidade conhecida como **vestíbulo** (fenda entre os pequenos lábios). O orifício vaginal varia de acordo com a condição do **hímen**, uma prega de membrana mucosa localizada em torno do orifício (Fig. 2-3).

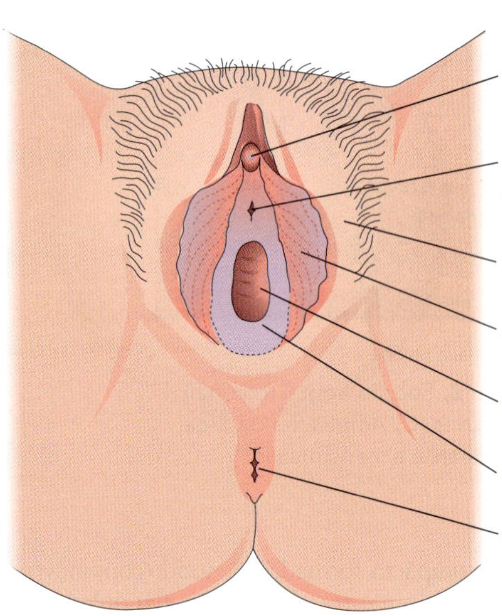

Figura 2-3 Genitália externa feminina. Os lábios estão afastados para que seja possível observar o orifício externo da uretra e o orifício vaginal.

Órgãos Reprodutivos Masculinos

Os órgãos reprodutivos masculinos (Fig. 2-1*B*) são pênis, testículos, epidídimos, ductos deferentes, próstata, glândulas seminais, glândulas bulbouretrais, ductos ejaculatórios e uretra. Os **testículos** têm formato oval e estão localizados na cavidade do **escroto.** Cada testículo se compõe de um grande emaranhado de **túbulos seminíferos**, os quais produzem os espermatozoides. Os **espermatozoides imaturos** passam do testículo para um tubo com uma complexa formação espiral, o **epidídimo**, onde são armazenados. Do epidídimo, os espermatozoides são transportados pelo **ducto deferente** até o ducto ejaculatório. Esse ducto desce até a pelve, onde se fusiona com as glândulas seminais para formar o **ducto ejaculatório**, que desemboca na uretra.

A **uretra** é um tubo que sai da bexiga urinária, atravessa o pênis e desemboca fora do corpo. Dentro do **pênis**, a uretra é envolvida por *tecido erétil*. Durante a excitação sexual, esse tecido se enche de sangue, o que provoca a ereção. O **sêmen** (ejaculado pelo pênis) é constituído pela mistura dos espermatozoides com o líquido seminal, produzido por *glândulas seminais*, *glândulas bulbouretrais* e *próstata*.

GAMETOGÊNESE

Os espermatozoides e os oócitos são gametas altamente especializados – **células germinativas** (Fig. 2-4). Cada uma dessas células contém metade do número de cromossomos presentes nas células somáticas (i.e., 23 em vez de 46). O número de cromossomos se reduz durante um tipo especial de divisão celular, a **meiose**, que ocorre somente durante a **gametogênese** (formação das células germinativas). Nos homens, esse processo recebe o nome de **espermatogênese**, nas mulheres, de **oogênese** (Fig. 2-5).

Meiose

Durante *a meiose, um processo composto por duas divisões celulares meióticas* (Fig. 2-6), o número de cromossomos das células germinativas é reduzido à metade (23, número *haploide*) do número encontrado em outras células do corpo (46, número *diploide*).

Durante a **primeira divisão meiótica**, o número de cromossomos se reduz de diploide para haploide. Os **cromossomos homólogos** (um do pai e outro da mãe) formam pares durante a prófase, separando-se durante a **anáfase**, quando um representante de cada par segue aleatoriamente para polos diferentes do fuso meiótico. O fuso se conecta com o cromossomo no **centrômero** (Fig. 2-6*B*). Nesse estágio, os cromossomos têm **duas cromátides.** Embora os cromossomos X e Y não sejam homólogos, têm segmentos homólogos na extremidade de seus braços curtos. Eles se emparelham apenas nessa região. Ao final da primeira divisão meiótica, cada nova célula formada (**espermatócito** ou **oócito secundário**) tem o número haploide de cromossomos, cada um com duas cromátides. Cada célula

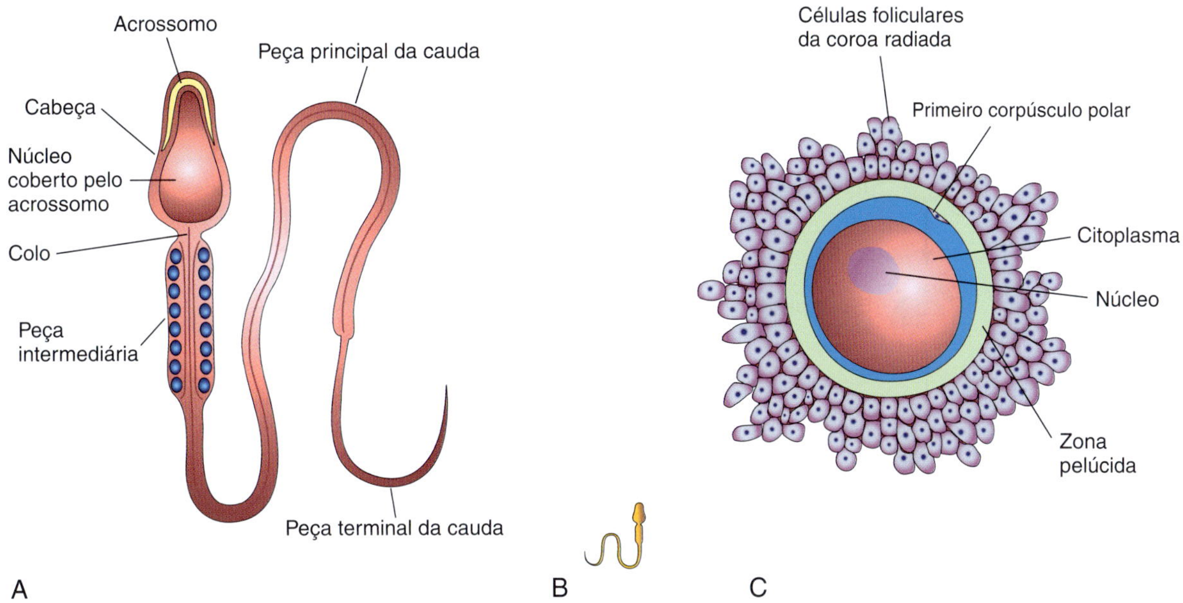

Figura 2-4 Gametas masculino e feminino (células germinativas). **A,** Partes do espermatozoide humano (1.250 ×). A cabeça, composta em sua maior parte pelo núcleo, é parcialmente coberta pelo acrossomo, uma organela que contém enzimas. **B,** Desenho do espermatozoide em escala aproximada à do oócito. **C,** O oócito secundário humano (200 ×) é envolvido pela zona pelúcida e pela coroa radiada.

contém, portanto, metade do número de cromossomos da célula que a precedeu (espermatócito ou oócito primário). Essa separação, ou disjunção, dos pares de cromossomos homólogos é a base física da segregação, ou separação, dos alelos gênicos durante a meiose.

Logo após a primeira, há a **segunda divisão meiótica**, sem uma interfase normal (i.e., sem a ocorrência de uma etapa de replicação do DNA). Os cromossomos contendo as duas cromátides se dividem e cada metade, ou **cromátide**, encaminha-se aleatoriamente para um polo diferente do fuso meiótico. Desse modo, o número haploide de cromossomos (23) se mantém. As células-filhas formadas por meiose são haploides, tendo um representante de cada par de cromossomos (agora cromossomos com uma cromátide).

Meiose:

- Garante a *constância do número de cromossomos* de uma geração para outra, ao reduzir o número cromossômico de diploide para haploide e, dessa forma, produzindo gametas haploides.
- Permite a *distribuição aleatória dos cromossomos maternos e paternos* entre os gametas.
- Propicia a troca de segmentos dos cromossomos maternos e paternos, por meio do cruzamento de segmentos cromossômicos (*crossing over*), o que "embaralha" os genes e produz a recombinação do material genético.

Espermatogênese

Entre o período final de desenvolvimento do feto e a puberdade, as espermatogônias (precursores dos espermatozoides) permanecem latentes nos túbulos seminíferos dos testículos. Seu número começa a aumentar na puberdade (após os 12 anos de idade). Depois de diversas divisões mitóticas, os espermatozoides crescem e passam por mudanças que os transformam em **espermatócitos primários** – as maiores células germinativas nos túbulos seminíferos (Fig. 2-5). Em seguida, cada espermatócito primário sofre uma divisão redutiva, a *primeira divisão meiótica*, e dá origem a dois **espermatócitos secundários**, que são haploides e têm aproximadamente a metade do tamanho dos espermatócitos primários (Fig. 2-5). Os espermatócitos secundários passam, então, pela *segunda divisão meiótica*, dando origem a quatro **espermátides** haploides, que têm aproximadamente a metade do tamanho dos espermatócitos secundários. As espermátides se transformam gradualmente em quatro **espermatozoides maduros**, ao longo de um processo conhecido como **espermiogênese** (Fig. 2-5).

Durante essa **metamorfose** (mudança de forma), o núcleo se condensa e o acrossomo se forma (Fig. 2-4*A*). O **acrossomo** contém enzimas que provavelmente facilitam a penetração do espermatozoide na zona pelúcida (Cap. 3,Fig. 3-1). Quando a espermiogênese se conclui, os espermatozoides entram no lúmen (cavidade) dos **túbulos seminíferos** (Fig. 2-1*B*). Os espermatozoides, então, deslocam-se para o **epidídimo**, onde são armazenados e se tornam funcionalmente maduros. A espermatogênese necessita de cerca de dois meses para ser concluída. Normalmente, a maturação dos espermatozoides – **espermatogênese** – continua a ocorrer ao longo de toda a vida reprodutiva.

Quando ejaculados, os **espermatozoides maduros** têm grande mobilidade e são capazes de nadar livremente. Eles *são compostos de cabeça e cauda* (Fig. 2-4*A*), e seu colo do útero é a junção entre essas duas partes. A cabeça, com a maior parte da massa do espermatozoide, contém o núcleo. Os dois terços anteriores da cabeça são cobertos pelo **acrossomo**, organela semelhante a um gorro que contém enzimas que facilitam a penetração do espermatozoide no momento da fertilização. A cauda é responsável pela motilidade do espermatozoide, auxiliando na locomoção até o sítio de

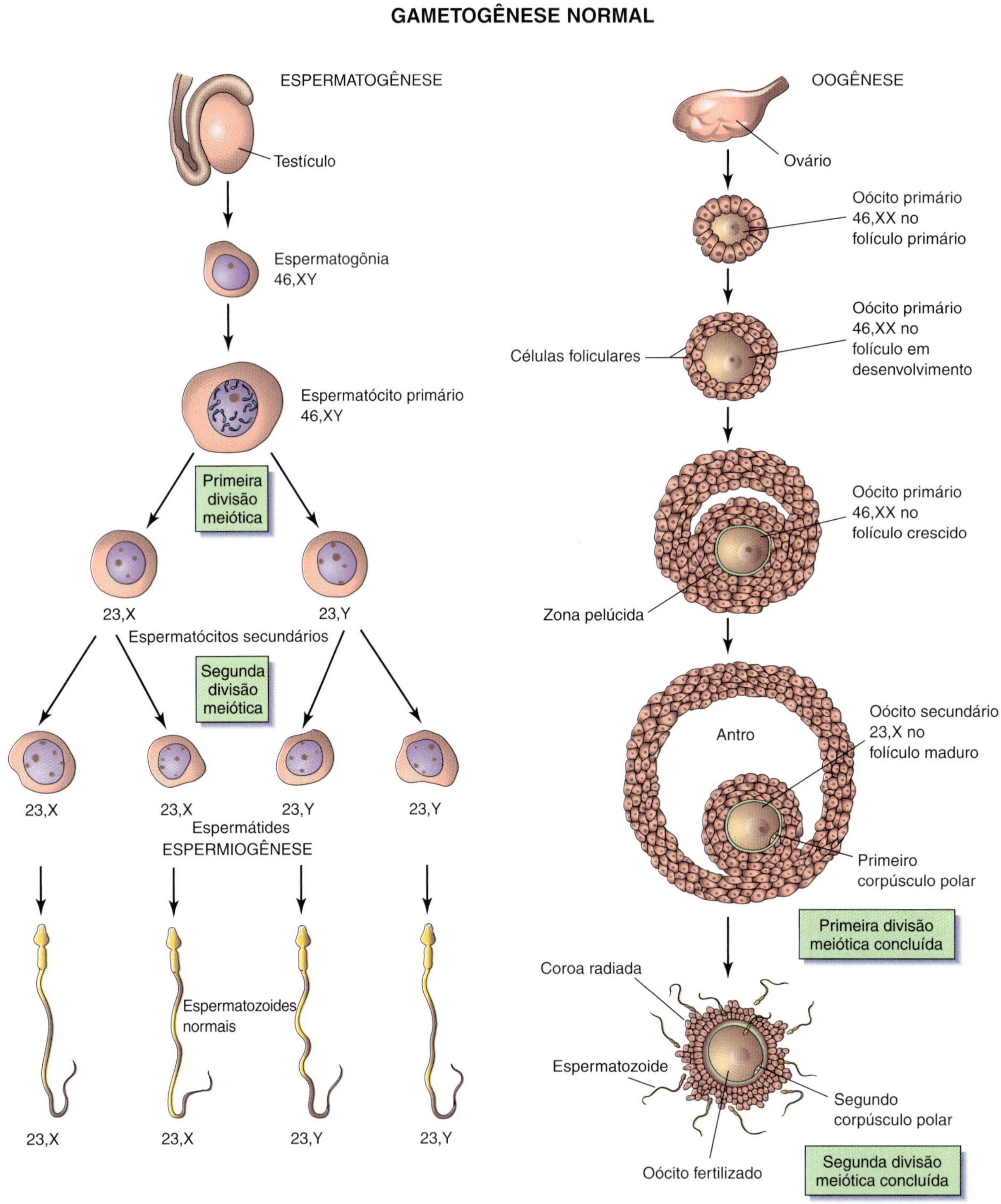

Figura 2-5 Gametogênese normal: transformação de células germinativas em gametas. Os esquemas comparam a espermatogênese com a oogênese. As oogonias não são mostradas porque se diferenciam em oócitos primários antes do nascimento. O total de cromossomos nas células germinativas é registrado a cada estágio. O número representa a totalidade dos cromossomos, incluindo o(s) sexual(is) (mostrados após a vírgula). Observe que: (1) depois das duas divisões meióticas, o número diploide de cromossomos, 46, é reduzido ao número haploide, 23; (2) quatro espermatozoides se formam de um espermatócito primário, ao passo que somente um oócito secundário resulta da maturação de um oócito primário; e (3) o citoplasma se conserva durante a oogênese para formar uma única grande célula, o oócito.

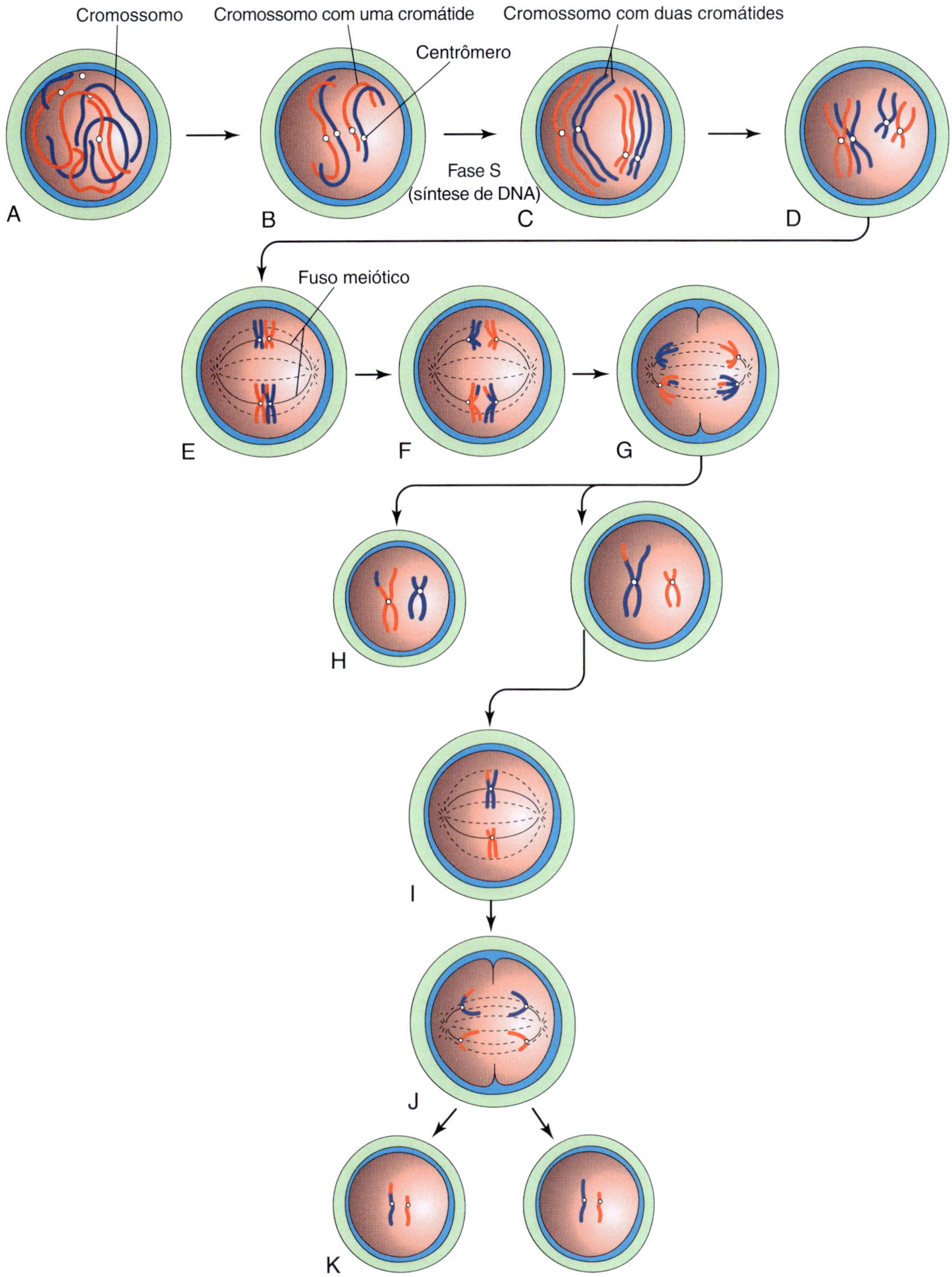

Figura 2-6 Representação esquemática da meiose. São mostrados dois pares de cromossomos. **A** a **D,** Estágios da prófase da primeira divisão meiótica. Os cromossomos homólogos se aproximam um do outro e formam pares. Cada membro do par é constituído de duas cromátides. Observe o cruzamento único em cada par de cromossomos, resultando na troca de segmentos das cromátides. **E,** Metáfase. Os dois membros de cada par se orientam no fuso meiótico. **F,** Anáfase. **G,** Telófase. Os cromossomos migram para polos opostos. **H,** Distribuição dos pares de cromossomos parentais ao final da primeira divisão meiótica. **I** a **K,** Segunda divisão meiótica. Exceto pelo fato de as células serem haploides, assemelha-se à mitose.

fertilização, na ampola da tuba uterina. *A **cauda do espermatozoide** se divide em três partes*: peça intermediária, peça principal e peça terminal. Na peça intermediária estão localizadas as **mitocôndrias**, que produzem a energia usada nos movimentos em chicote da cauda. *Em nível molecular, genes Hox influenciam a dinâmica dos microtubos na formação da cabeça e da cauda do espermatozoide.*

Oogênese

O termo *oogênese* se refere à sequência de eventos por meio da qual as oogonias (oócitos primordiais) se transformam em **oócitos** primários. O processo de maturação começa ainda no período fetal, mas só se conclui após a puberdade – 16 anos. No início da vida fetal, as oogonias se multiplicam por mitose e crescem para formar os **oócitos primários** (Fig. 2-5). Quando do nascimento, todos os oócitos primários já concluíram a prófase (primeira fase da meiose) da *primeira divisão meiótica* (Fig. 2-6). Os oócitos permanecem na prófase até a puberdade. Um pouco antes da ovulação, um oócito primário conclui a **primeira divisão meiótica.** Diferentemente do que ocorre no estágio correspondente da espermatogênese, a divisão do citoplasma é desigual (Fig. 2-5). O **oócito secundário** recebe quase todo o citoplasma, enquanto o **primeiro corpúsculo polar** recebe uma quantidade muito pequena, o que faz com que ele se degenere em pouco tempo. Na ovulação (liberação do oócito), o núcleo do oócito secundário inicia a *segunda divisão meiótica*, que progride somente até a metáfase.

Se o oócito secundário é fertilizado por um espermatozoide, a segunda divisão meiótica se completa e o **segundo corpúsculo polar** se forma (Fig. 2-5). O oócito secundário liberado na ovulação é envolvido por uma capa de material amorfo, a **zona pelúcida**, e por uma camada de células foliculares, a **coroa radiada** (Fig. 2-4C). O **oócito secundário** é grande o suficiente para ser visível a olho nu.

Normalmente, os ovários de uma recém-nascida contêm até 2 milhões de oócitos primários. A maioria deles regride durante a infância, de modo que, na puberdade, não restam mais que 40 mil. Desses, somente cerca de 400 passam pelo processo de maturação, transformando-se em oócitos secundários e sendo liberados na ovulação (Fig. 2-5).

Comparação entre Gametas Masculinos e Femininos

Comparados com os espermatozoides, os oócitos são muito grandes, não têm motilidade e apresentam citoplasma abundante (Fig. 2-4*B* e *C*). No que diz respeito aos cromossomos sexuais, **há dois tipos de espermatozoides** (Fig. 2-5): com 22 cromossomos autossômicos mais um cromossomo sexual X (23,X) e com 22 cromossomos autossômicos mais um sexual Y (23,Y). **Existe apenas um tipo de oócito secundário:** com 22 cromossomos autossômicos mais um sexual X (23,X). *A diferença no complemento de cromossomos sexuais constitui a base da determinação sexual primária.*

CICLOS REPRODUTIVOS FEMININOS

Da menarca (primeiro ciclo menstrual) em diante, as mulheres têm ciclos reprodutivos mensais, regulados pelo **hipotálamo, hipófise** e **ovários** (Fig. 2-8). Esses ciclos preparam o sistema reprodutivo para a gravidez. O *hormônio liberador de gonadotropina* é sintetizado por células neurossecretoras no hipotálamo. Ele estimula a liberação de dois hormônios (gonadotropinas), que são produzidos pela adeno-hipófise e agem nos ovários:

- O *hormônio foliculoestimulante (FSH)* estimula o desenvolvimento dos folículos ovarianos e a produção de **estrógeno** pelas células foliculares.
- O *hormônio luteinizante (LH)* funciona como um "gatilho" para a ovulação e estimula as células foliculares e o corpo lúteo a produzir **progesterona.**

Esses hormônios ovarianos também estimulam o crescimento do endométrio.

GAMETOGÊNESE ANORMAL

Algumas vezes, durante a gametogênese, ocorre falha na separação de cromossomos homólogos – **não disjunção** – e, como resultado, alguns gametas têm 24 cromossomos e outros, apenas 22 (Fig. 2-7). Se um gameta com 24 cromossomos se une a um normal, com 23, forma-se um zigoto com 47 cromossomos, como ocorre na **síndrome de Down** (Cap. 19, Fig. 19-4). Essa condição é chamada de **trissomia do 21,** dada a presença de três representantes de um cromossomo em particular, em vez dos dois normais. Se um gameta com apenas 22 cromossomos se une a um normal, forma-se um zigoto com 45 cromossomos. Essa condição – **monossomia** – ocorre porque somente um representante de um par de cromossomos em particular está presente. Muitos embriões e fetos com monossomia morrem.

Ciclo Ovariano

O FSH e o LH produzem mudanças cíclicas nos ovários (desenvolvimento dos folículos ovarianos, ovulação e formação do corpo lúteo), conhecidas em conjunto como **ciclo ovariano.** Durante cada ciclo, o FSH promove o crescimento de diversos folículos primários (Figs. 2-8 e 2-9), mas, normalmente, apenas um deles se desenvolve até se tornar um folículo maduro e se romper, expelindo seu oócito (Fig. 2-10).

Desenvolvimento Folicular

O desenvolvimento do folículo ovariano (Figs. 2-8 e 2-9) se caracteriza por:

- Crescimento e diferenciação do oócito primário
- Proliferação das células foliculares
- Formação da zona pelúcida
- Desenvolvimento de uma cápsula de tecido conjuntivo em torno do folículo – **tecas foliculares.** Acredita-se que as células tecais produzam um *fator angiogênico* que promove o crescimento dos vasos sanguíneos responsáveis pelo suprimento de nutrientes para o desenvolvimento folicular.

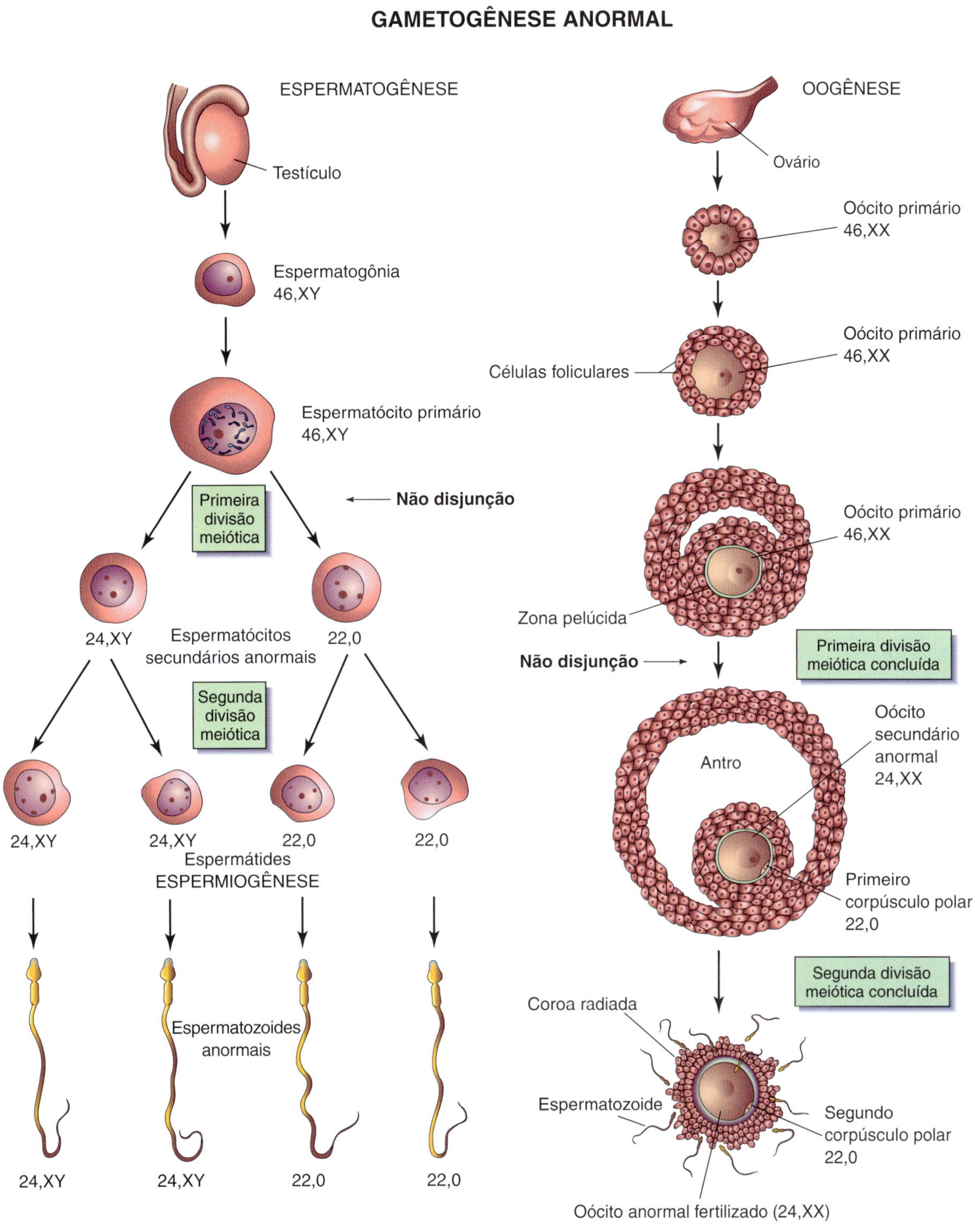

Figura 2-7 Gametogênese anormal. Os esquemas mostram como a não disjunção, uma falha na divisão celular, resulta em distribuição anormal dos cromossomos nos gametas. Embora a não disjunção seja mostrada nos cromossomos sexuais, uma falha semelhante pode ocorrer durante a divisão dos cromossomos autossômicos (quaisquer cromossomos que não os sexuais). Quando a não disjunção ocorre durante a primeira divisão meiótica da espermatogênese, um dos espermatócitos secundários contém 22 cromossomos autossômicos, um X e um Y, enquanto o outro contém 22 cromossomos autossômicos e nenhum sexual. Do mesmo modo, a não disjunção durante a oogênese pode dar origem a um oócito com 22 cromossomos autossômicos e dois X (como mostrado) ou a um oócito com 22 cromossomos autossômicos e nenhum sexual.

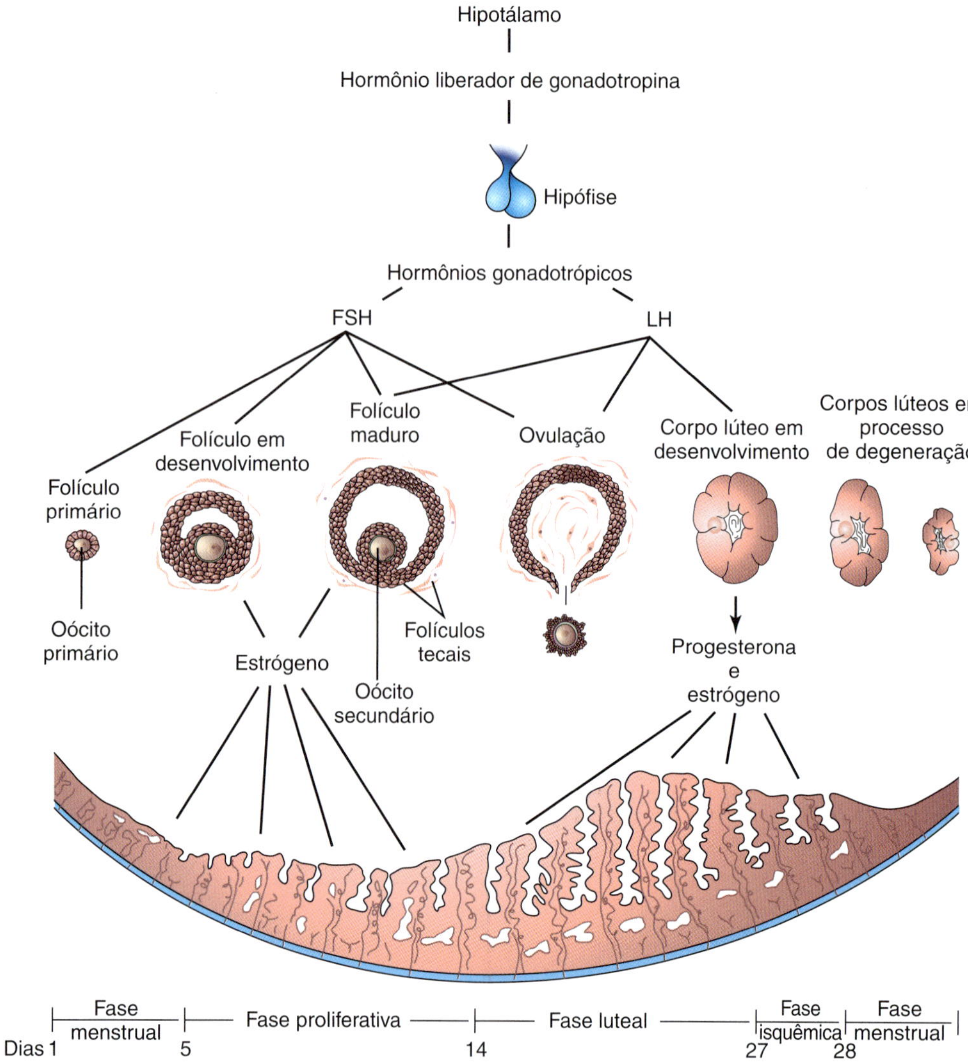

Figura 2-8 Esquemas das inter-relações entre hipotálamo, hipófise, ovários e endométrio. São mostrados um ciclo menstrual completo e o início de outro. *FSH*, Hormônio foliculoestimulante; *LH*, Hormônio luteinizante.

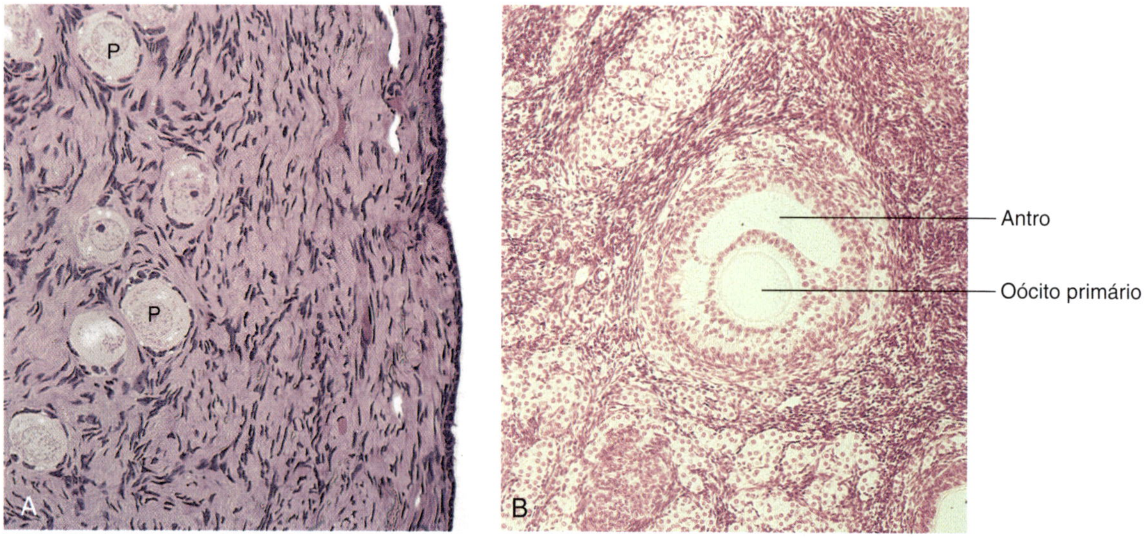

Figura 2-9 Fotomicrografias de secções de ovários de mulheres adultas. **A,** Micrografia de luz do córtex ovariano mostrando folículos primordiais *(P)*, que são oócitos primários envolvidos por células foliculares (270 ×). **B,** Micrografia de luz de um folículo secundário. Observe o oócito primário e o antro com o fluido folicular em seu interior (132 ×). *(Extraído de: Gartner LP, Hiatt JL: Color Textbook of Histology, 2nd ed. Philadelphia, Saunders, 2001.)*

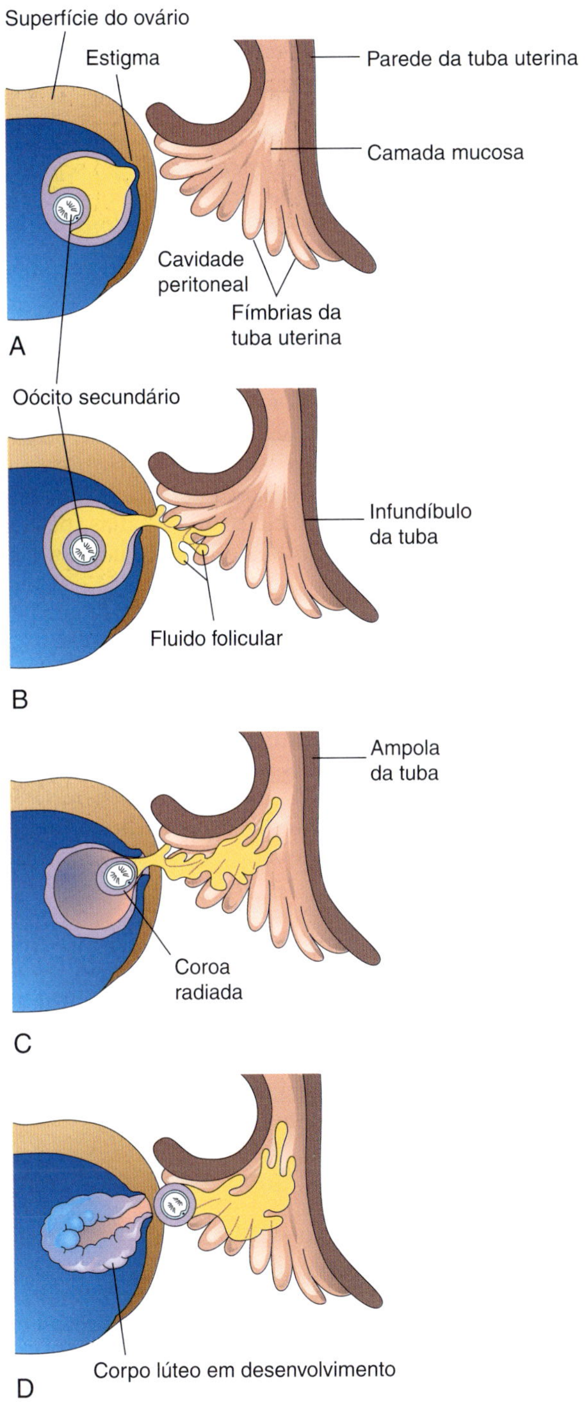

Figura 2-10 Representação esquemática **(A-D)** da ovulação. Quando o estigma se rompe, o oócito secundário é expelido do folículo ovariano com o fluido folicular. Após a ovulação, a parede do folículo sofre colapso.

Ovulação

As **células foliculares** se dividem intensamente, produzindo uma camada estratificada em torno do oócito (Fig. 2-9*A* e *B*). Subsequentemente, surgem espaços preenchidos por fluido ao redor das células foliculares. Esses espaços coalescem, formando uma cavidade única, o **antro**, que contém o **fluido folicular** (Fig. 2-9*B*). Quando o antro se forma, o folículo ovariano passa a ser chamado de **folículo secundário**. O oócito primário é envolvido por células foliculares – o **cúmulo oóforo** –, que se projeta para o interior do antro aumentado. O folículo continua a crescer, logo formando uma protuberância na superfície do ovário. Um ponto pequeno, oval e avascular, o **estigma,** logo surge nessa protuberância (Fig. 2-10*A*). Antes da ovulação, o oócito secundário e algumas células do cúmulo oóforo se desprendem do interior do folículo dilatado (Fig. 2-10*B*).

A ovulação ocorre nas 24 horas seguintes ao pico de produção do LH, que parece ser desencadeado por moléculas sinalizadoras nas células granulosas. Esse pico, ocasionado pelos níveis elevados de estrógeno no sangue (Fig. 2-11), parece ser responsável pelo rompimento do estigma, que expulsa o oócito secundário junto com o fluido folicular (Fig. 2-10*D*). Plasminas e metaloproteinases da matriz também parecem ter alguma influência no rompimento do estigma.

Depois de expulso, o oócito secundário é envolvido pela **zona pelúcida**, uma capa acelular de glicoproteína, e por uma ou mais camadas de células foliculares, que se distribuem radialmente para formar a **coroa radiada** e o cúmulo oóforo (Fig. 2-4C).

MITTELSCHMERZ E OVULAÇÃO

A ovulação é acompanhada de graus variados de dor abdominal (*mittelschmerz*) em algumas mulheres. A *mittelschmerz* pode ser usada como **sinal secundário da ovulação.** Contudo, existem melhores indicadores primários, como ligeira elevação da temperatura corporal basal, muco cervical fértil e mudança na posição do colo do útero.

ANOVULAÇÃO E HORMÔNIOS

Algumas mulheres não ovulam por causa da liberação inadequada de gonadotropinas. A ovulação pode ser induzida em algumas mulheres pela administração de **gonadotropinas** ou de um agente ovulatório, ocasionando a maturação de diversos folículos ovarianos e provocando ovulações múltiplas. Quando a ovulação é induzida, a incidência de gravidez múltipla pode aumentar.

CICLOS MENSTRUAIS ANOVULATÓRIOS

Em ciclos anovulatórios, as alterações endometriais são mínimas: o endométrio proliferativo se desenvolve normalmente, mas não ocorre ovulação nem formação de **corpo lúteo** (Fig. 2-8). Em consequência, o endométrio não evolui para a **fase luteal**, permanecendo na fase proliferativa até o início da menstruação. O estrogênio dos **contraceptivos orais**, com ou sem **progesterona** (hormônio da gravidez), suprime a ovulação por meio de sua ação no hipotálamo e na hipófise. Essa ação inibe a secreção dos hormônios liberadores de gonadotropina, foliculoestimulante e luteinizante.

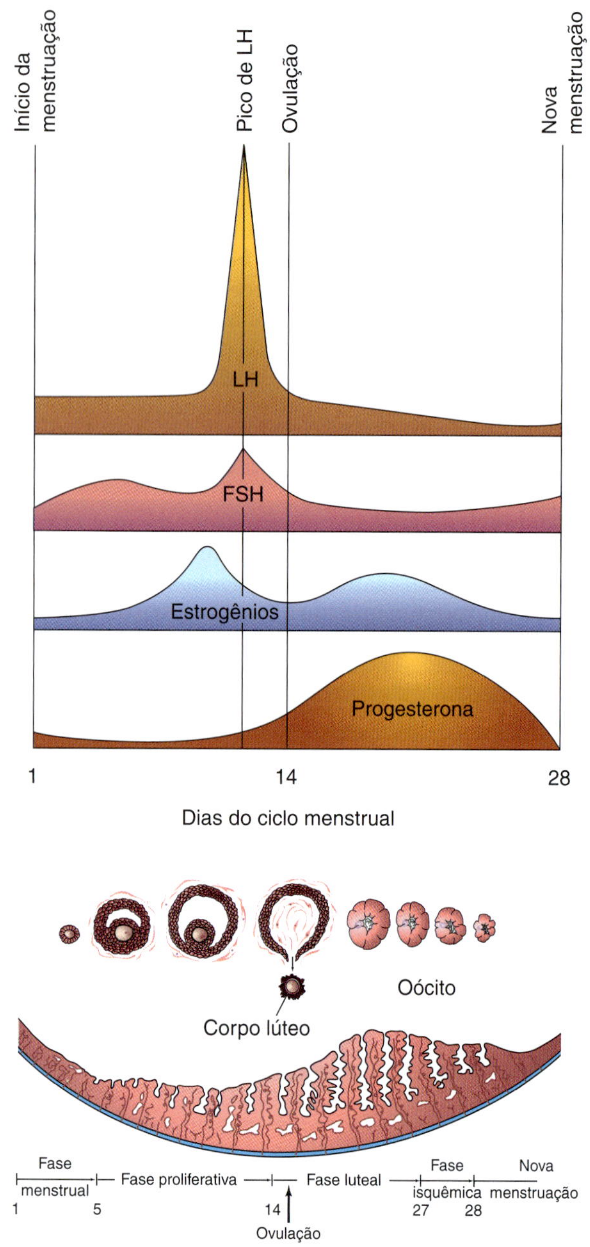

Figura 2-11 Níveis sanguíneos de diversos hormônios durante o ciclo menstrual. O hormônio foliculoestimulante *(FSH)* estimula os folículos ovarianos a se desenvolver e a produzir estrogênios. Os níveis de estrogênios atingem o máximo imediatamente antes do pico de o hormônio luteinizante *(LH)* induzir a ovulação – que normalmente acontece nas 24 horas seguintes ao pico de LH. Se não ocorrer a fertilização, os níveis de estrogênios e progesterona circulando no sangue caem. Essa queda hormonal provoca a regressão do endométrio e o início de uma nova menstruação.

Corpo Lúteo

Logo após a ovulação, o folículo ovariano sofre colapso (Fig. 2-10*D*). Sob a influência do LH, as paredes do folículo se transformam em uma estrutura glandular, o **corpo lúteo**, que secreta principalmente progesterona – e um pouco de estrógeno. Se o oócito é fertilizado, o corpo lúteo cresce, dando origem ao ***corpo lúteo da gravidez***, aumentando sua produção hormonal. A degeneração do corpo lúteo é evitada pela *gonadotropina coriônica humana* (hCG) (Cap 4).

Se o oócito não for fertilizado, o corpo lúteo se degenera de 10 a 12 dias após a ovulação (Fig. 2-8), sendo chamado, então, de ***corpo lúteo da menstruação***. Em seguida, o corpo lúteo degenerado se transforma em tecido cicatricial branco no ovário, dando origem ao ***corpo albicans***.

Ciclo Menstrual

O ciclo ovariano é o período durante o qual o oócito passa pelo processo de maturação, é ovulado e entra na tuba uterina (Figs. 2-10*D* e 2-11). O estrógeno e a progesterona produzidos pelos folículos ovarianos e pelo corpo lúteo provocam **mudanças cíclicas do endométrio** no útero. Essas alterações mensais na mucosa uterina constituem o **ciclo menstrual**. Em média, o ciclo dura 28 dias (podendo variar de 23 a 35). O primeiro dia é aquele em que a menstruação se inicia.

Fases do Ciclo Menstrual

O ciclo é dividido em três fases principais apenas para fins descritivos (Fig. 2-11). Na realidade, ***o ciclo menstrual é um processo contínuo***; cada fase passa gradualmente à seguinte. Os ciclos normalmente continuam até a cessação permanente da menstruação (hemorragia fisiológica periódica). A menopausa (cessação permanente da menstruação) ocorre em geral entre 48 e 55 anos de idade.

Fase Menstrual

O primeiro dia da menstruação é o início da fase menstrual. A camada funcional da parede do útero se desprende e é eliminada no fluxo menstrual, que costuma durar 4 ou 5 dias. O fluxo menstrual (menstruação), expelido pela vagina, compõe-se de quantidades variáveis de sangue e pequenos fragmentos de tecido endometrial. Após a menstruação, o endométrio está fino (Figs. 2-8 e 2-11).

Fase Proliferativa

Essa fase, que dura cerca de 9 dias, coincide com o crescimento dos folículos ovarianos e é regulada pelo estrógeno secretado por eles. A espessura do endométrio dobra ou triplica durante esse período (Fig. 2-8). No início da fase proliferativa, o epitélio da superfície do endométrio se regenera. As glândulas crescem em número e comprimento, e as artérias espiraladas se alongam (Fig. 2-2*B* e *C*).

Fase Luteal

A fase luteal (secretora) dura aproximadamente 13 dias e coincide com a formação, funcionamento e crescimento do **corpo lúteo** (Fig. 2-8). A progesterona produzida pelo corpo lúteo estimula o epitélio glandular a secretar um material mucoso e rico em glicogênio. As **glândulas uterinas** se tornam grandes, sinuosas e saculares (Fig. 2-2*C*). A espessura do endométrio cresce, por causa da influência da progesterona e do estrógeno do corpo lúteo e do aumento de fluido no tecido conjuntivo (Fig. 2-8).

Se não ocorrer a fertilização:

- O corpo lúteo se degenera
- Os níveis de estrogênio e progesterona diminuem e o endométrio sofre isquemia
- Há menstruação

A **isquemia** (redução do suprimento sanguíneo) das **artérias espiraladas** ocorre em razão da constrição resultante da diminuição da produção de progesterona (Fig. 2-2*C*). A queda hormonal também ocasiona interrupção da secreção glandular, perda de fluido intersticial e adelgaçamento acentuado do endométrio. À medida que a constrição das artérias se prolonga, ocorrem **estase** (estagnação do sangue e outros fluidos) e **necrose** (morte) isquêmica de partes dos tecidos superficiais. Segue-se, por fim, a ruptura da parede dos vasos com extravasamento de sangue no tecido conjuntivo circunjacente. As pequenas "poças" de sangue formadas rompem a superfície do endométrio e levam o sangramento ao útero e à vagina.

À medida que pequenos fragmentos do endométrio se desprendem e atingem a cavidade uterina, o sangue oriundo das extremidades rompidas das artérias espiraladas extravasam para o interior da cavidade, o que provoca uma perda acumulada de 20 a 80 mL de sangue. Ao longo de 3 a 5 dias, toda a camada compacta e a maior parte da camada esponjosa do endométrio são eliminadas.

Se ocorrer a fertilização:

- Ocorrem a clivagem do zigoto e a formação do blastocisto
- A implantação do blastocisto começa por volta do sexto dia da fase luteal (Cap. 4, Fig. 4-1*A*)
- O hCG mantém a secreção de estrogênios e progesterona pelo corpo lúteo
- A fase luteal prossegue e não há menstruação

O ciclo menstrual se interrompe durante a gravidez, e o endométrio passa à **fase de gravidez**. Com o fim da gravidez, os ciclos ovariano e menstrual se reiniciam, após um período variável.

TRANSPORTE DOS GAMETAS

Transporte dos Oócitos

Durante a ovulação, a extremidade com fímbrias (franjada) da tuba utcrina se aproxima do ovário (Fig. 2-10*A*). Os processos semelhantes a dedos – ***fímbrias*** – da tuba se movem para a frente e para trás sobre o ovário. A ação de varredura das fímbrias e as correntes de fluido produzidas por elas "arrastam" o oócito secundário para o **infundíbulo** – estrutura em formato de funil – da tuba uterina (Figs. 2-2*B* e 2-10*B*). O oócito passa, então, à **ampola** da tuba (Fig. 2-10*B* e *D*), principalmente por causa das ondas de peristaltismo – movimentos da parede da tuba caracterizados pela alternância entre contração e relaxamento.

Transporte dos Espermatozoides

Na ejaculação, os espermatozoides são rapidamente transportados do **epidídimo**, onde ficam armazenados, para a uretra, por meio das contrações peristálticas do **ducto deferente** (Fig. 2-1*B*). O **sêmen** é composto pelos espermatozoides e por secreções das *glândulas seminais*, da *próstata* e das *glândulas bulbouretrais*. Os espermatozoides, que variam de 200 a 600 milhões no ejaculado, atravessam o canal cervical lentamente, movendo sua cauda (Fig. 2-4*A*). A vesiculase, enzima produzida pelas glândulas seminais, coagula parte do *sêmen* e cria, no *óstio externo*, uma **obturação cervical** que pode evitar o retorno do sêmen à vagina. Na ovulação, a quantidade de muco cervical aumenta, e ele se torna menos viscoso (pegajoso), o que facilita o transporte dos espermatozoides. As prostaglandinas do sêmen estimulam a motilidade uterina e ajudam a levar os espermatozoides, através do útero, até o sítio de fertilização, na **ampola** da tuba uterina (Figs. 2-2*B* e 2-10*C*).

Os espermatozoides avançam entre 2 e 3 mm por minuto. Eles se movem lentamente no meio ácido da vagina, mas sua velocidade aumenta no meio alcalino do útero. Cerca de 200 espermatozoides chegam à ampola para a fertilização.

CONTAGEM DE ESPERMATOZOIDES

A **análise do sêmen** é uma parte importante da avaliação de pacientes inférteis. Os espermatozoides contribuem com menos de 5% do volume de sêmen. O restante é composto por secreções das glândulas seminais (60%), da próstata (30%) e das glândulas bulbouretrais (5%). Em geral, o sêmen normal contém mais de 100 milhões de espermatozoides por mililitro. Embora o número varie bastante de um indivíduo para outro, homens cujo sêmen contém um mínimo de 20 milhões de espermatozoides por mililitro, ou 50 milhões no total da amostra, são provavelmente férteis. Já homens com menos de 10 milhões de espermatozoides por mililitro são provavelmente estéreis, em especial quando a amostra contém espermatozoides sem motilidade e anormais. Para uma potencial fertilização, pelo menos 40% dos espermatozoides devem apresentar motilidade após duas horas, e alguns precisam conservá-la após 24 horas. A infertilidade masculina pode ser decorrente de distúrbios endócrinos, espermatogênese anormal, níveis reduzidos de proteínas do plasma seminal e obstrução de um ducto genital (p.ex., o ducto deferente). Em casais sem filhos, e nos quais essa não foi uma escolha voluntária, a infertilidade masculina é encontrada em 30% a 50% dos casos.

VASECTOMIA

Nos homens, um método eficaz de contracepção é a **vasectomia** – excisão de um segmento do ducto deferente (Fig. 2-1*B*). Duas a três semanas após o procedimento, não há mais espermatozoides no ejaculado, mas o volume de fluido seminal continua o mesmo.

MATURAÇÃO DOS ESPERMATOZOIDES

Os espermatozoides recém-ejaculados não são capazes de fertilizar os oócitos. Eles precisam passar por um período de condicionamento – **capacitação** – que dura cerca de sete horas. Nesse período, uma capa de glicoproteína e proteínas seminais são removidas da membrana que recobre o **acrossomo**, que, por sua vez, cobre parcialmente o núcleo do espermatozoide (Fig. 2-4*A*). *A capacitação e a reação do acrossomo são reguladas pela src quinase, uma tirosina quinase.* Os espermatozoides capacitados não apresentam alterações morfológicas, mas têm atividade aumentada. Os espermatozoides, normalmente, são capacitados no útero ou nas tubas uterinas por substâncias (incluindo a interleucina-6) secretadas por esses órgãos.

VIABILIDADE DOS OÓCITOS E DOS ESPERMATOZOIDES

Normalmente, os oócitos são fertilizados na tuba uterina nas 12 horas seguintes à ovulação. Observações *in vitro* demonstraram que, após 24 horas, os oócitos não podem mais ser fertilizados, degenerando-se pouco tempo depois. A maioria dos espermatozoides não sobrevive por mais de 24 horas no trato genital feminino. As pregas da mucosa do colo do útero capturam alguns espermatozoides, que são gradualmente liberados no canal cervical e atravessam o corpo do útero até as tubas uterinas. Sêmen e oócitos podem ser congelados e armazenados por muitos anos para ser usados na reprodução assistida.

QUESTÕES DE ORIENTAÇÃO CLÍNICA

1. Há relatos de uma mulher que alega ter menstruado ao longo de toda a gravidez. Como isso pode acontecer?
2. Se uma mulher se esquece de tomar uma dose do contraceptivo oral e, então, toma duas, ela está sujeita a engravidar?
3. O que é coito interrompido? Ele é um método eficaz de controle de natalidade?
4. Qual é a diferença entre espermatogênese e espermiogênese?
5. O dispositivo intrauterino (DIU) é um contraceptivo? Explique.

As respostas dessas questões são apresentadas no final deste livro.

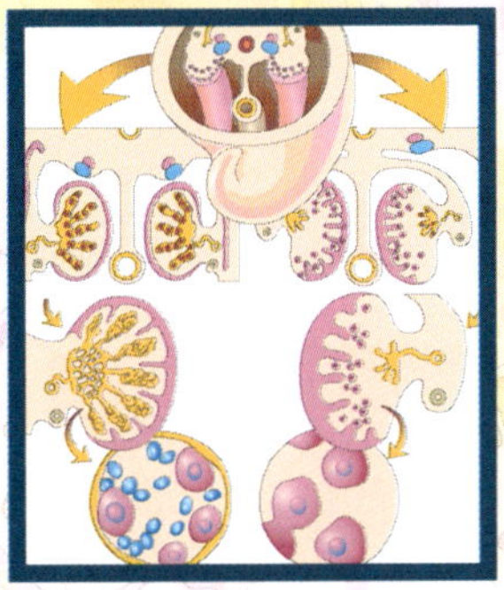

CAPÍTULO

3

Primeira Semana do Desenvolvimento Humano

O desenvolvimento começa na fecundação, quando um espermatozoide penetra um oócito para formar o zigoto, que é uma *célula totipotente* altamente especializada, que tem a capacidade de se diferenciar em qualquer tipo de célula. Contém cromossomos e genes derivados da mãe e do pai. O zigoto se divide muitas vezes e é progressivamente transformado em um ser humano multicelular por meio da divisão celular, migração, crescimento e diferenciação (Cap. 1, Fig. 1-1, primeira semana).

FECUNDAÇÃO

A ampola, uma dilatação sacular da tuba uterina, é usualmente o local da fecundação (Cap. 2, Fig. 2-2*B*). Se o oócito não for fecundado, ele passa lentamente ao longo da tuba para dentro da cavidade uterina, onde se degenera e é reabsorvido. A fecundação é uma complexa sequência de eventos moleculares coordenados que começa com o contato entre um espermatozoide e um oócito (Fig. 3-1). A fecundação termina com a mistura de cromossomos maternos e paternos na metáfase (uma fase da mitose) da primeira divisão mitótica do zigoto (Cap. 2, Fig. 2-6). Moléculas de ligação a carboidratos e proteína presentes na superfície dos **gametas** (oócito ou espermatozoide) estão envolvidas na **quimiotaxia** dos espermatozoides (movimento de células) e no reconhecimento dos gametas, assim como no processo de fecundação.

Fases da Fecundação

As fases da fecundação são as seguintes (Fig. 3-2; ver também Fig. 3-1):

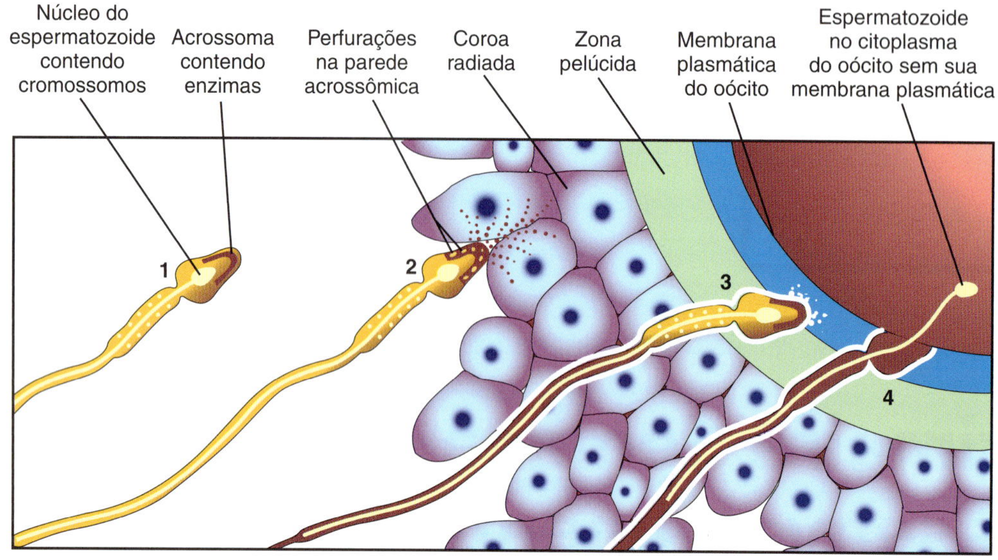

Figura 3-1 Reação acrossômica e penetração do espermatozoide em um oócito. *1*, Espermatozoide durante a capacitação. *2*, Espermatozoide sofrendo a reação acrossômica. *3*, Espermatozoide formando um caminho pela zona pelúcida. *4*, Espermatozoide entrando no citoplasma do oócito.

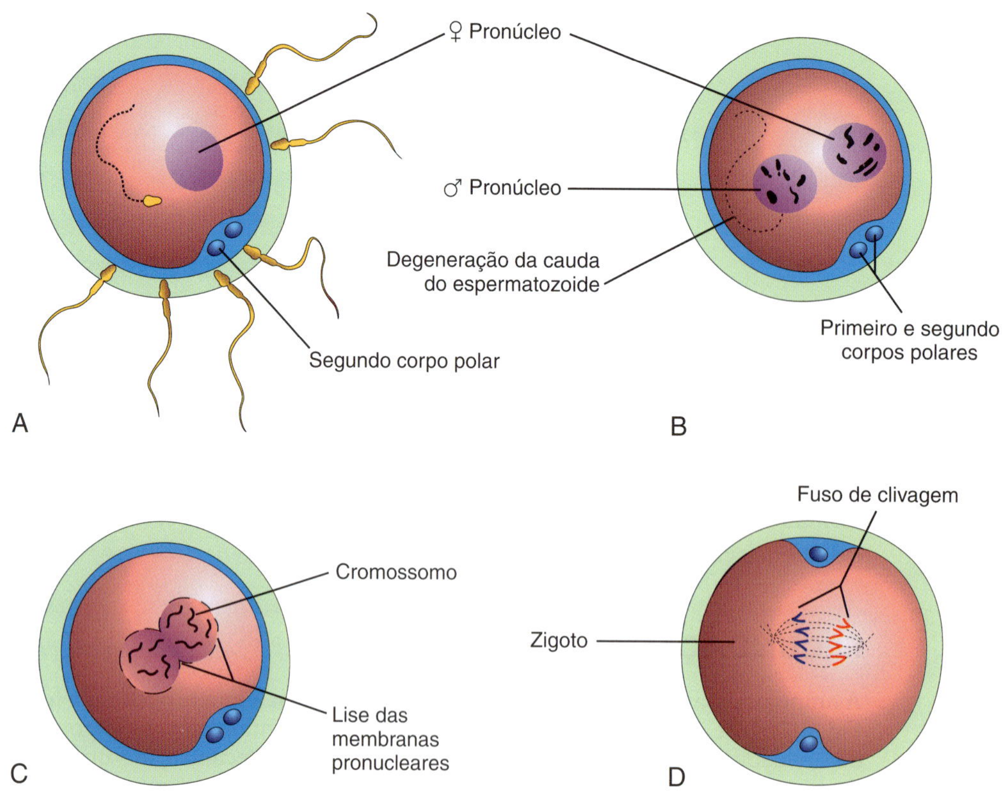

Figura 3-2 Esquema do processo de fecundação. **A,** Um espermatozoide entrou no oócito e ocorreu a segunda divisão meiótica, resultando na formação de um oócito maduro. O núcleo do oócito é agora o pronúcleo feminino. **B,** A cabeça do espermatozoide aumentou para formar o pronúcleo masculino. **C,** Fusão dos pronúcleos. **D,** O zigoto foi formado e contém 46 cromossomos.

- *Passagem de um espermatozoide através da coroa radiada do oócito.* A dispersão das células foliculares da coroa radiada resulta principalmente da ação da enzima *hialuronidase*, que é liberada do acrossoma do espermatozoide. *Enzimas da mucosa tubária* também parecem auxiliar a hialuronidase. Além disso, os movimentos da cauda do espermatozoide são importantes durante a penetração da coroa radiada.

- *Penetração da zona pelúcida*. A formação de um caminho através da zona pelúcida para o espermatozoide resulta da ação de enzimas liberadas pelo acrossoma. A enzima proteolítica *acrosina*, assim como *esterases* e *neuraminidase*, parece causar a lise da zona pelúcida, formando, assim, um caminho para que o espermatozoide chegue ao oócito.
- *Fusão das membranas plasmáticas do oócito e do espermatozoide*. Uma vez que a fusão ocorre, o conteúdo de grânulos corticais a partir do oócito é libertado para o espaço perivitelino, entre o oócito e a zona pelúcida, resultando em alterações na zona pelúcida. Essas alterações evitam a entrada de outros espermatozoides. As membranas da célula se rompem na área de fusão. A cabeça e a cauda do espermatozoide entram, então, no citoplasma do oócito, mas a membrana plasmática e a mitocôndria do espermatozoide ficam para trás (Figs. 3-1 e 3-2*A*).
- *Término da segunda divisão meiótica do oócito*. O oócito completa a segunda divisão meiótica, formando um **oócito maduro** e o segundo corpo polar (Fig. 3-2*A*). O núcleo do oócito maduro torna-se o pronúcleo feminino.
- *Formação do pronúcleo masculino*. Dentro do citoplasma do ovócito, o núcleo do espermatozoide se alarga para formar o pronúcleo masculino. A cauda do espermatozoide se degenera (Fig. 3-2*B*). Durante o crescimento, os pronúcleos masculino e feminino replicam seu DNA (Fig. 3-2*C*).
- *Lise das membranas pronucleares*. Ocorrem a condensação dos cromossomos, o arranjo dos cromossomos para a divisão celular mitótica e a primeira divisão de clivagem do zigoto (Figs. 3-2*D* e 3-3*A*). A combinação dos 23 cromossomos em cada pronúcleo resulta em um zigoto com 46 cromossomos.

Resultados da Fecundação

A Fecundação:

- Estimula o oócito secundário a completar a segunda divisão meiótica, produzindo o segundo corpo polar (Fig. 3-2*A*)
- Restaura o número diploide normal de cromossomos (46) no zigoto
- Leva à variação da espécie humana por meio da mistura de cromossomos maternos e paternos
- Determina o sexo cromossômico do embrião; um espermatozoide portador de um X produz um embrião do sexo feminino e um espermatozoide portando um Y produz um embrião do sexo masculino
- Causa a ativação metabólica do oócito, que inicia a clivagem do zigoto

O zigoto é geneticamente único porque metade dos seus cromossomos vem da mãe e a outra metade, do pai. Esse mecanismo forma a base da *herança biparental* e da variação da espécie humana. A meiose viabiliza a distribuição independente dos cromossomos paternos e maternos entre as células germinativas. O *crossing-over* dos cromossomos, por relocação de segmentos dos cromossomos maternos e paternos, "embaralha" os genes, produzindo, assim, a recombinação do material genético (Cap. 2, Fig. 2-6). O termo **concepto** se refere à totalidade dos produtos da concepção, que incluem o embrião desde a fecundação e suas membranas (p. ex., a placenta).

CLIVAGEM DO ZIGOTO

A clivagem consiste em repetidas divisões mitóticas do zigoto, resultando em rápido aumento do número de células – **blastômeros**. A divisão do zigoto tem início aproximadamente 30 horas após a fecundação (Cap. 1, Fig. 1-1). Esses blastômeros tornam-se menores a cada divisão por clivagem (Fig. 3-3*A* a *D*). Durante a clivagem, o zigoto ainda se encontra envolto pela zona pelúcida.

Após o estágio de oito células, os blastômeros mudam sua forma e se agrupam firmemente uns com os outros – a compactação. Esse fenômeno pode ser mediado pelas glicoproteínas de adesão da superfície celular. A compactação possibilita maior interação célula a célula e é um pré-requisito para a segregação das células internas que formam a massa celular interna (Fig. 3-3*E*). Quando já existem 12 a 32 blastômeros, o concepto é chamado de **mórula**.

As células internas da mórula – o **embrioblasto** ou massa celular interna– estão circundadas por uma camada de blastômeros achatados que formam o trofoblasto. A sinalização via *hippo é um fator essencial na segregação da massa celular interna do* ***trofoblasto***. Uma proteína imunossupressora – o **fator inicial de gravidez** – é secretada pelas células trofoblásticas e surge no soro materno dentro de 24 a 48 horas após a fecundação. O fator inicial de gravidez forma a base para o teste de gravidez aplicável durante os primeiros 10 dias de desenvolvimento.

FORMAÇÃO DO BLASTOCISTO

Logo depois de a mórula ter alcançado o útero (cerca de 4 dias após a fecundação), o fluido da cavidade uterina passa através da zona pelúcida para formar um espaço preenchido por fluido – a **cavidade blastocística** – no interior da mórula (Fig. 3-3*E*). À medida que o fluido aumenta na cavidade, os blastômeros são separados em duas partes:

- O **trofoblasto**, uma delgada camada celular externa que formará a parte embrionária da placenta
- O **embrioblasto**, um grupo discreto de blastômeros que é o primórdio do embrião

Durante esta fase do desenvolvimento – *blastogênese* –, o concepto é chamado de **blastocisto**. O embrioblasto agora se projeta para dentro da **cavidade blastocística**, e o trofoblasto forma a parede do blastocisto (Fig. 3-3*E* e *F*). Após o blastocisto permanecer suspenso no fluido da cavidade uterina por cerca de 2 dias, a zona pelúcida se degenera e desaparece. A degeneração da zona pelúcida foi observada *in vitro*. A degeneração permite ao blastocisto aumentar rapidamente de tamanho. Enquanto está flutuando livremente na cavidade uterina, o blastocisto obtém nutrição das secreções das glândulas uterinas.

Aproximadamente 6 dias depois da fecundação, o blastocisto adere ao epitélio endometrial (Fig. 3-4*A*). Tão logo se inicie o processo de adesão ao epitélio endometrial, o trofoblasto inicia rapidamente a proliferação e se diferencia em duas camadas (Fig. 3-4*B*):

- O **citotrofoblasto**, uma camada interna de células
- O **sinciciotrofoblasto**, a camada externa, que consiste em uma massa protoplasmática multinucleada formado por fusão de células

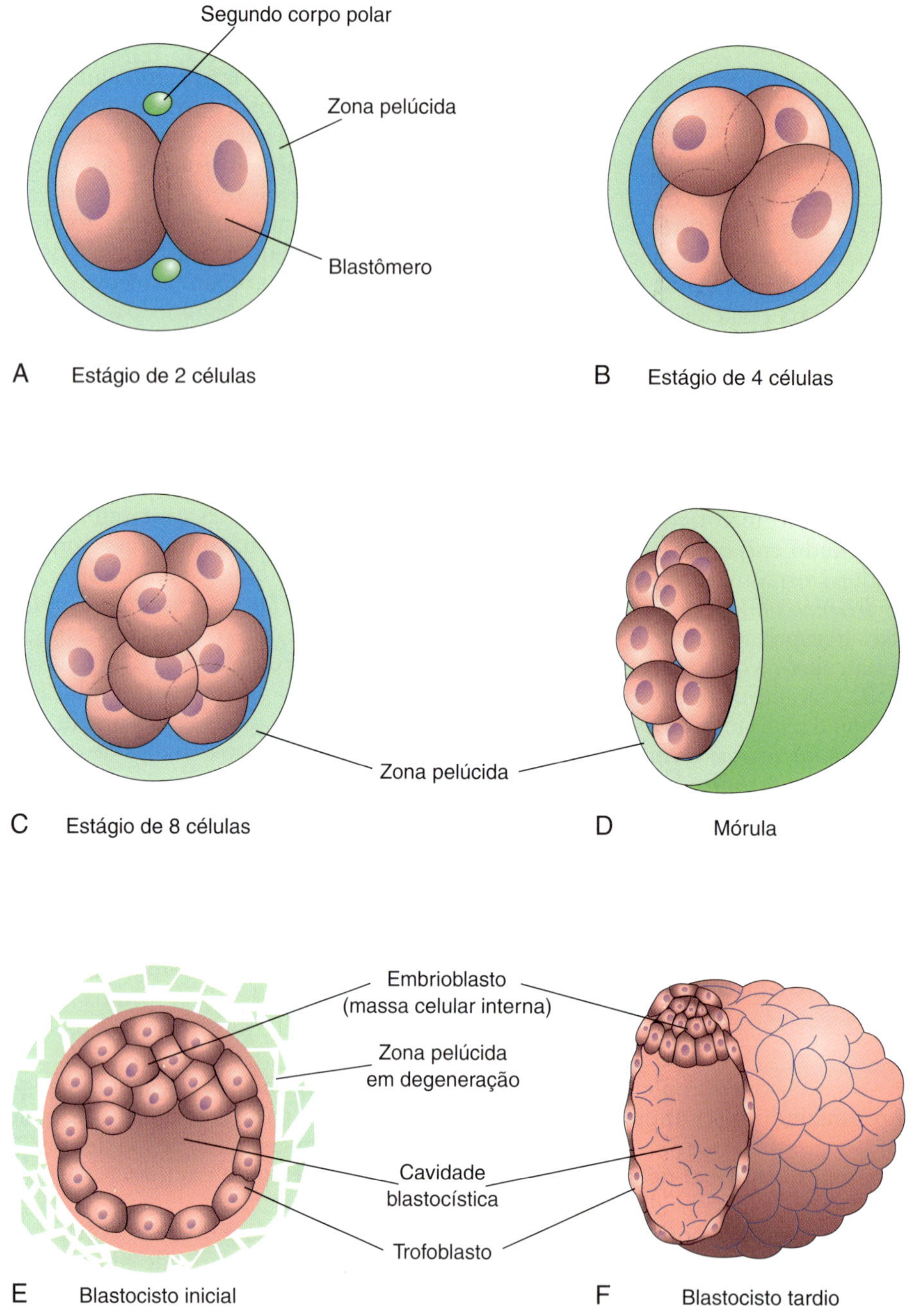

Figura 3-3 Esquema da clivagem do zigoto e formação de blastocisto. **A-D** mostram vários estágios da clivagem. O período de mórula se inicia no estágio de 12 a 32 células, e termina quando se forma o blastocisto. **E** e **F** mostram cortes de blastocistos. A zona pelúcida desaparece no estágio de blastocisto tardio (5 dias). Embora a clivagem aumente o número de blastômeros, observe que cada uma das células-filhas é menor do que as células parentais. Como resultado, não há aumento no tamanho do embrião em desenvolvimento até que a zona pelúcida se degenere. O blastocisto, em seguida, aumenta consideravelmente **(D)**.

Os prolongamentos digitiformes do sinciciotrofoblasto se estendem para o epitélio endometrial e invadem o tecido conjuntivo endometrial. No final da primeira semana, o blastocisto está superficialmente implantado na camada compacta do endométrio e obtém sua nutrição dos tecidos maternos erodidos. O sinciciotrofoblasto altamente invasivo rapidamente se expande na região adjacente ao embrioblasto – o **polo embrionário** (Fig. 3-4*A*). O sinciciotrofoblasto produz enzimas proteolíticas que erodem os tecidos maternos, possibilitando ao blastocisto "implantar-se" dentro do endométrio. No fim da primeira semana, uma camada de células cuboides, denominada **hipoblasto**, surge na superfície do embrioblasto, voltada para a cavidade blastocística (Fig. 3-4*B*). Células deciduais também ajudam a controlar a profundidade de penetração do trofoblasto.

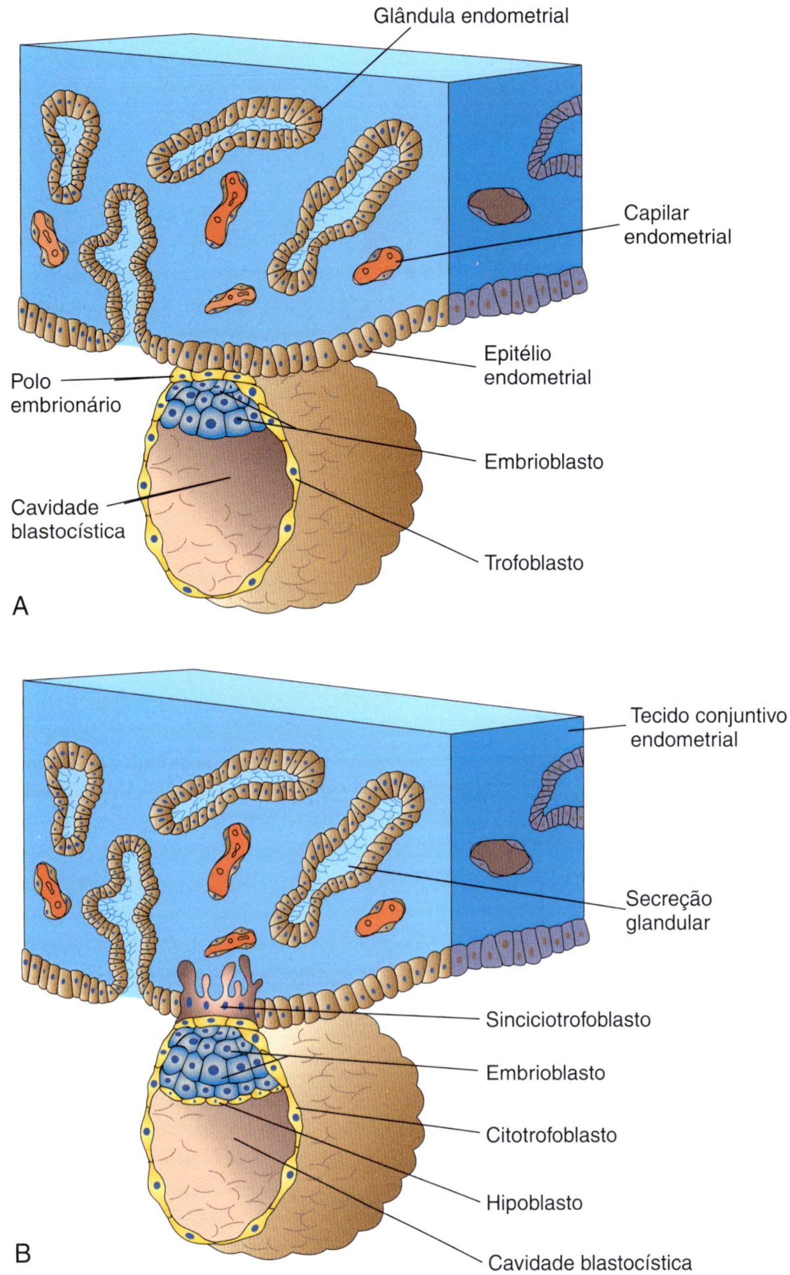

Figura 3-4 Adesão do blastocisto ao epitélio endometrial durante os estágios iniciais da implantação. **A,** Com 6 dias, o trofoblasto está aderido ao epitélio endometrial no polo embrionário do blastocisto. **B,** Com 7 dias, o sinciciotrofoblasto penetrou no epitélio e começou a invadir o tecido conjuntivo endometrial.

FERTILIZAÇÃO *IN VITRO* E TRANSFERÊNCIA DE EMBRIÕES

O processo de fertilização *in vitro* (FIV) de oócitos e a transferência de zigotos em divisão ou de um blastocisto para o útero tem dado oportunidade para muitos casais inférteis. O primeiro desses bebês de FIV nasceu em 1978. As etapas envolvidas na fertilização *in vitro* e transferência de embriões estão resumidas na Figura 3-5. A incidência de gravidez múltipla é mais elevada com a FIV do que quando a gravidez resulta de ovulação normal. A incidência de aborto espontâneo de embriões transferidos também é maior com a FIV.

A técnica de **injeção intracitoplasmática de espermatozoide** envolve a implantação de um espermatozoide diretamente no citoplasma dos oócitos maduros. Esse procedimento é imprescindível em casos de infertilidade resultantes de tubas uterinas bloqueadas ou *oligospermia* (número reduzido de espermatozoides).

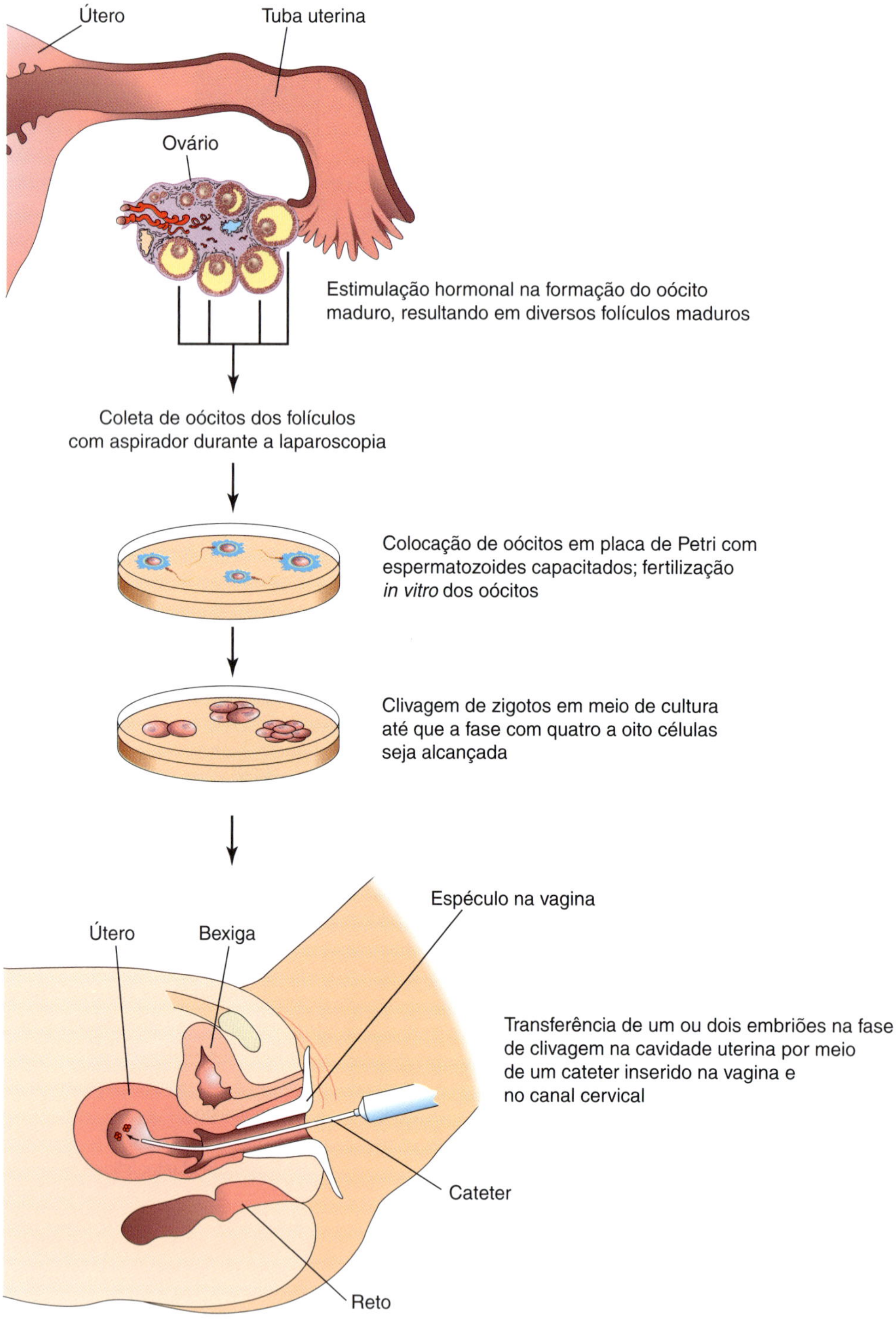

Figura 3-5 Fertilização *in vitro* e procedimentos para transferência de embriões.

DIAGNÓSTICO DE DOENÇAS GENÉTICAS ANTES DA IMPLANTAÇÃO

Utilizando as técnicas atualmente disponíveis, um zigoto em processo de clivagem que se sabe ter risco para uma desordem genética específica, pode ser diagnosticado antes da implantação durante a FIV. O sexo do embrião pode ser determinado da obtenção de um blastômero de seis a oito células zigóticas e analisado por amplificação de sequências de DNA do cromossomo Y. Esse procedimento foi usado para determinar o sexo cromossômico nos casos em que um embrião macho estaria em risco de uma doença grave ligada ao X. O corpo polar também pode ser testado para doenças quando a mãe é a portadora.

EMBRIÕES ANORMAIS E ABORTAMENTOS ESPONTÂNEOS

Muitos embriões no estágio inicial abortam espontaneamente. Os estágios iniciais da implantação do blastocisto representam um período crítico de desenvolvimento que pode falhar em razão da produção inadequada de progesterona e estrógeno pelo corpo lúteo (Fig. 2-8). Ocasionalmente os médicos veem uma paciente declarar que seu último período menstrual foi retardado por vários dias e com fluxo menstrual anormalmente profuso. Muito provavelmente, essas pacientes tiveram um abortamento espontâneo precoce. *Acredita-se que a taxa de abortamento espontâneo seja ao redor de 45%*. Os abortamentos espontâneos precoces ocorrem por vários motivos, sendo uma delas a presença de **anormalidades cromossômicas**.

QUESTÕES DE ORIENTAÇÃO CLÍNICA

1. Embora mulheres raramente engravidem depois dos 48 anos de idade, homens muito idosos ainda podem ser férteis. Por que isso ocorre? Há um risco aumentado de síndrome de Down ou outras anomalias congênitas na criança quando o pai tem mais de 50 anos de idade?
2. Existem anticoncepcionais orais para homens? Em caso negativo, por que motivo?
3. Um corpo polar pode ser fecundado? Em caso afirmativo, o corpo polar fecundado dará origem a um embrião viável?
4. Qual é a causa mais comum de aborto espontâneo durante a primeira semana de desenvolvimento?
5. Poderia uma mulher ter gêmeos dizigóticos como resultado de um oócito fecundado pelo espermatozoide de um homem e outro fecundado pelo espermatozoide de um outro homem?
6. Quando se referem a um zigoto, os termos *clivagem* e *mitose* têm o mesmo significado?
7. Como o zigoto clivado é nutrido durante a primeira semana do desenvolvimento?
8. É possível determinar o sexo de um zigoto clivado em desenvolvimento *in vitro*? Em caso afirmativo, quais motivos médicos indicariam esse procedimento?

As respostas dessas questões são apresentadas no final deste livro.

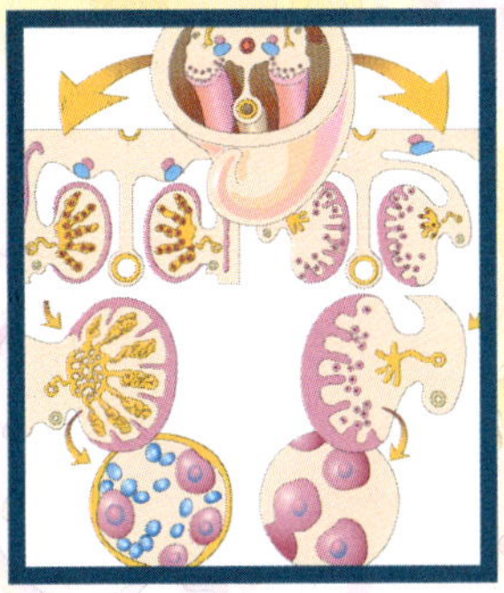

CAPÍTULO

4

Segunda Semana do Desenvolvimento Humano

A implantação do blastocisto é concluída durante a segunda semana do desenvolvimento. Enquanto esse processo ocorre, há mudanças, produzindo um **disco embrionário bilaminar** composto por duas camadas, o epiblasto e o hipoblasto (Fig. 4-1*A*). O disco embrionário dá origem às camadas germinativas que formam todos os tecidos e órgãos do embrião. As estruturas extraembrionárias que se formam durante a segunda semana incluem a cavidade amniótica, o âmnio, o **saco vitelino** (vesícula umbilical), pedúnculo e saco coriônico.

A implantação do blastocisto é concluída durante a segunda semana e normalmente ocorre no endométrio, geralmente na parte superior do corpo do útero e ligeiramente mais comumente na parede posterior em vez da anterior. O **sinciciotrofoblasto**, erosivo, invade ativamente o tecido conjuntivo endometrial que contém capilares e glândulas uterinas. Enquanto isso ocorre, o blastocisto se aprofunda vagarosamente no endométrio. As células sinciciotrofoblásticas dessa região deslocam as células endometriais da parte central do local da implantação. As células endometriais sofrem *apoptose* (morte celular programada), o que facilita a implantação. Enzimas proteolíticas produzidas pelo sinciciotrofoblasto estão envolvidas neste processo. As células do tecido conjuntivo uterino ao redor do local da implantação ficam carregadas de glicogênio e lipídios. Algumas dessas células – **células deciduais** – degeneram-se adjacentes ao sinciciotrofoblasto que está se aprofundando. O sinciciotrofoblasto fagocita essas células em degeneração, o que fornece uma fonte rica de *nutrição para o embrião*. À medida que o blastocisto se implanta, mais o trofoblasto entra em contato com o endométrio e continua a diferenciar-se em duas camadas (Fig. 4-1*A*):

- O *citotrofoblasto*, uma camada de células mononucleadas que são mitoticamente ativas. Forma novas células trofoblásticas que migram para a massa crescente de sinciciotrofoblasto, onde se fusionam e perdem suas membranas celulares
- O *sinciciotrofoblasto*, a massa multinucleada que se expande rapidamente, na qual os limites das células não são discerníveis

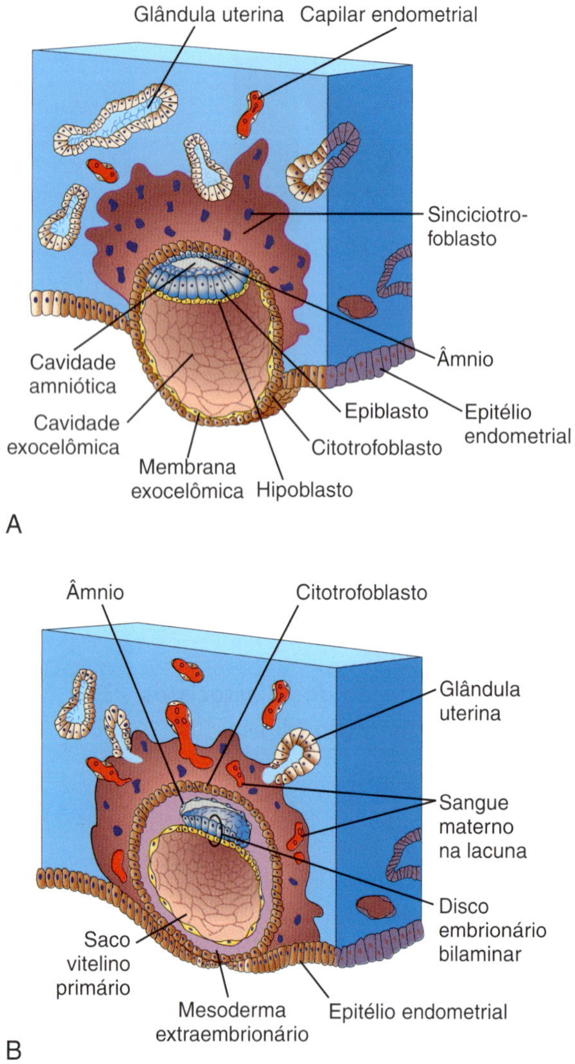

Figura 4-1 Implantação do blastocisto. O tamanho real do concepto é de aproximadamente 0,1 mm. **A**, Esquema de uma secção de um blastocisto parcialmente implantado (aproximadamente 8 dias após a fecundação). Observe a cavidade amniótica em forma de fenda. **B**, Esquema de uma secção através de um blastocisto de aproximadamente 9 dias.

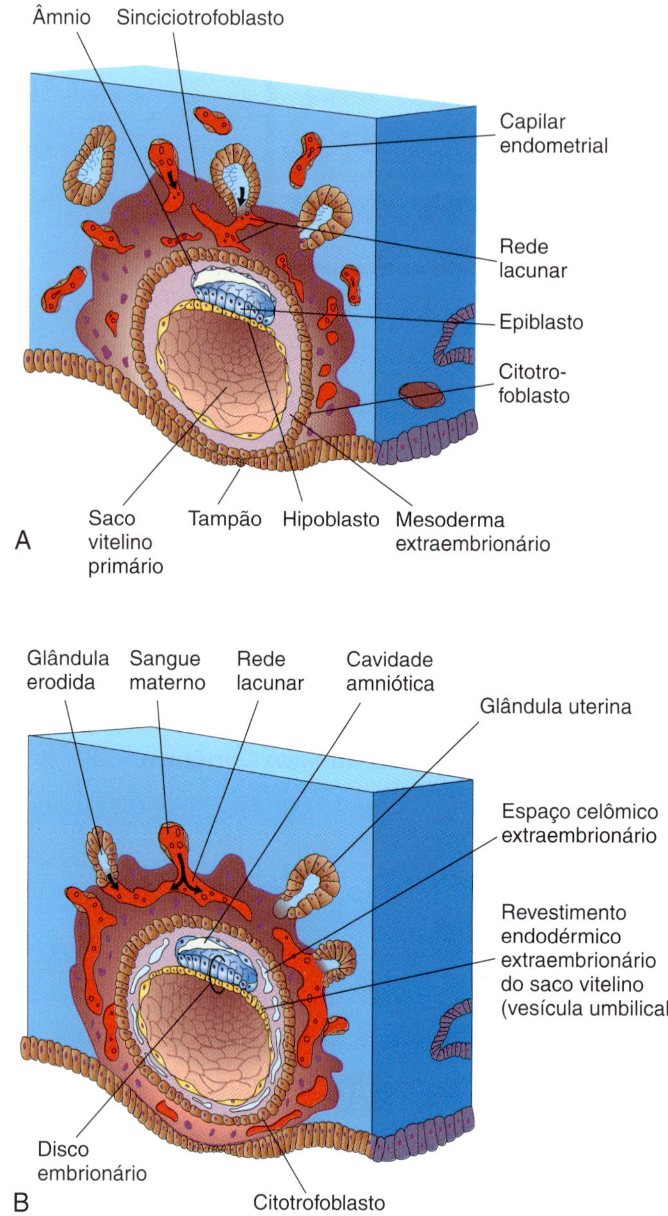

Figura 4-2 Esquema de secções de dois blastocistos implantados no 10° dia **(A)** e no 12° dia do desenvolvimento **(B)**.

O **sinciciotrofoblasto** produz um hormônio, **gonadotrofina coriônica humana** (hCG), que entra no sangue materno presente nas lacunas do sinciciotrofoblasto (Fig. 4-1*B*). O hCG mantém o desenvolvimento das artérias espiraladas no miométrio e a formação do sinciciotrofoblasto. Ele também forma a base para os testes de gravidez. Testes altamente sensíveis estão disponíveis para detectar o hCG ao final da segunda semana mesmo que a mulher provavelmente não saiba que está grávida.

FORMAÇÃO DA CAVIDADE AMNIÓTICA, DISCO EMBRIONÁRIO E SACO VITELINO

À medida que a implantação do blastocisto progride, as mudanças que ocorrem no embrioblasto resultam na formação de uma placa achatada e quase circular de células – o **disco embrionário** – consistindo em duas camadas (Figs. 4-1*B* e 4-2*B*):

- O **epiblasto**, a camada mais espessa, consiste em células colunares altas e mantém relação com a cavidade amniótica
- O **hipoblasto**, a camada mais fina, consiste em células cuboides pequenas adjacentes a cavidade exocelômica

Ao mesmo tempo, uma pequena cavidade aparece no embrioblasto, o qual é o primórdio da **cavidade amniótica** (Fig. 4-1*A*). Logo depois, as células amniogênicas (formadoras do âmnio) – *amnioblastos* – separam-se do epiblasto e se organizam para formar uma membrana fina, o **âmnio**, que reveste a cavidade amniótica.

O **epiblasto** forma o assoalho da cavidade amniótica e se continua perifericamente com o âmnio. O **hipoblasto** forma o teto da **cavidade exocelômica** e se continua com as células que migraram do hipoblasto para formar a **membrana exocelômica.** Esta membrana circunda a cavidade blastocística e reveste a superfície interna do citotrofoblasto.

A **membrana** e a **cavidade exocelômica** se modificam e formam o **saco vitelino primário.** O *disco embrionário*, em seguida, repousa entre a cavidade amniótica e o saco vitelino primário (Fig. 4-1*B*). A camada mais externa de células do saco vitelino forma uma camada de tecido conjuntivo frouxo, o **mesoderma extraembrionário** (Fig. 4-1*B*).

Quando o âmnio, o disco embrionário e o saco vitelino primário se formam, aparecem **lacunas** (pequenos espaços) no sinciciotrofoblasto (Figs. 4-1*B* e 4-2). As lacunas são rapidamente preenchidas com uma mistura de sangue materno derivado dos capilares endometriais rompidos e restos celulares das glândulas uterinas erodidas. O líquido nas lacunas – *embriótrofo* – passa por difusão para o disco embrionário. A comunicação dos vasos uterinos erodidos com as lacunas representa o **início da *circulação uteroplacentária*.** Quando o sangue materno flui para o interior das lacunas, o oxigênio e as substâncias nutritivas tornam-se disponíveis para os tecidos extraembrionários ao longo da grande superfície do sinciciotrofoblasto. O sangue oxigenado das *artérias espiraladas no endométrio* passa para as lacunas (Cap. 2, Fig. 2-2C); o sangue pobremente oxigenado é removido das lacunas através das veias endometriais.

No embrião de 10º dia (embrião e membranas extraembrionárias), o concepto está completamente implantado no endométrio (Fig. 4-2*A*). Por aproximadamente mais 2 dias, há uma pequena área de descontinuidade no epitélio endometrial que é preenchida por um **tampão**, um coágulo sanguíneo fibrinoso. Por volta do 12º dia, o epitélio uterino está quase completamente regenerado e substitui este tampão (Fig. 4-2*B*). Com a implantação do concepto, as células do tecido conjuntivo endometrial sofrem uma transformação – a **reação decidual** – resultante da sinalização por meio da adenosina monofosfato cíclica e da progesterona. Com o acúmulo de glicogênio e lipídios, as células ficam com seu citoplasma intumescido e são, então, chamadas de *células deciduais secretoras*. A função primária da reação decidual é fornecer um local imunologicamente privilegiado para o concepto.

No embrião de 12 dias, as lacunas sinciciotrofoblásticas adjacentes se anastomosaram para formar redes lacunares (Fig. 4-2*B*), o *início do espaço interviloso da placenta* (Cap. 8). Os capilares endometriais ao redor do embrião implantado se tornam congestionados e dilatados para formar sinusoides, que são vasos terminais de paredes finas maiores que os capilares comuns. O sinciciotrofoblasto, em seguida, erode os **sinusoides**, e o sangue materno flui para as redes lacunares. As células do estroma endometrial e glândulas degeneradas, junto com o sangue materno, fornecem uma rica fonte de material para a *nutrição embrionária*. O crescimento do disco embrionário bilaminar é lento comparado com o crescimento do trofoblasto.

Conforme as mudanças ocorrem no trofoblasto e no endométrio, o mesoderma extraembrionário aumenta e dentro deste aparecem **espaços celômicos extraembrionários** (Fig. 4-2*B*). Esses espaços rapidamente se fusionam para formar uma cavidade grande e isolada, o **celoma extraembrionário** (Fig. 4-3*A*). Essa cavidade cheia de líquido circunda o âmnio e o saco vitelino, exceto onde eles estão ligados ao **cório** pelo **pedúnculo**. À medida que o celoma extraembrionário se forma, o saco vitelino primário diminui de tamanho e se forma o saco vitelino **secundário**, menor (Fig. 4-3*B*). Durante a formação do saco vitelino secundário, uma grande parte do saco vitelino **primário** é removido. O saco vitelino não contém vitelo; no entanto, pode ter um papel na transferência seletiva de materiais nutritivos para o disco embrionário.

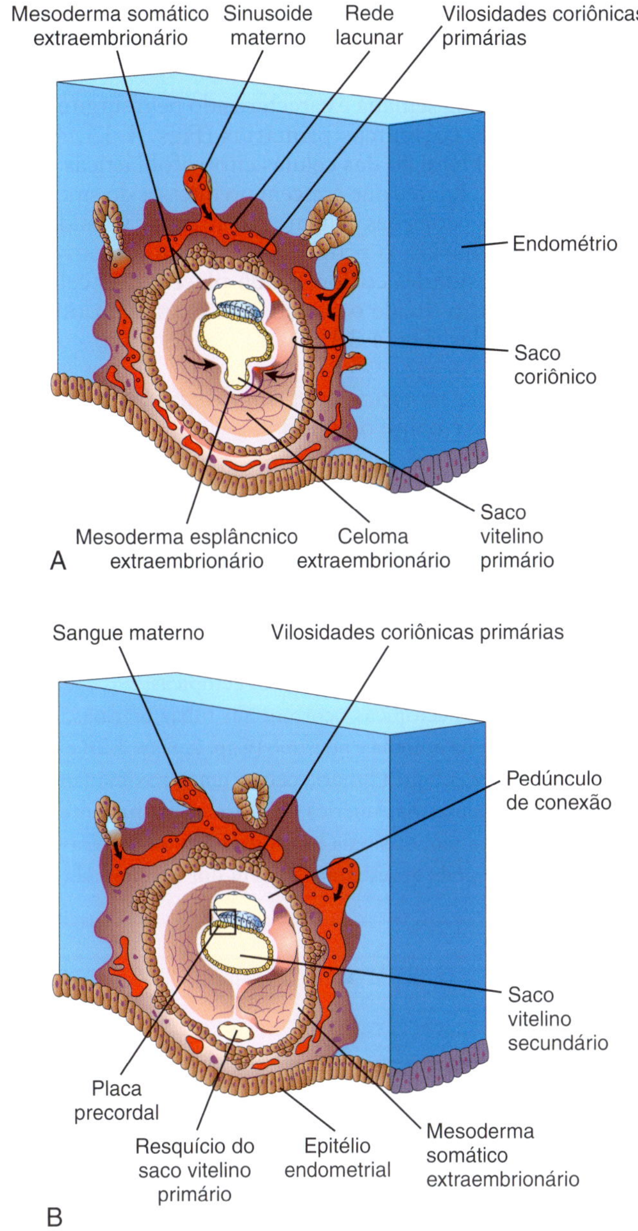

Figura 4-3 Secções de embriões implantados. **A**, No 13º dia. Note a diminuição no tamanho relativo do saco vitelino primário e a aparência das vilosidades coriônicas primárias. **B**, No 14º dia. Observe o saco vitelino secundário recém-formado.

DESENVOLVIMENTO DO SACO CORIÔNICO

O final da segunda semana é caracterizado pelo surgimento das vilosidades coriônicas primárias (Figs. 4-3*A*, 4-4*A* e 4-4*C*). A proliferação das células citotrofoblásticas produz extensões celulares que crescem no interior do sinciciotrofoblasto. As projeções celulares formam as vilosidades coriônicas primárias, o primeiro estágio no desenvolvimento das vilosidades coriônicas da placenta. O celoma extraembrionário divide o mesoderma extraembrionário em duas camadas (Fig. 4-3*A*):

- O *mesoderma somático extraembrionário*, que reveste o trofoblasto e cobre o âmnio
- O *mesoderma esplâncnico extraembrionário*, que envolve o saco vitelino

Acredita-se que o crescimento dessas extensões citotrofoblásticas seja induzido pelo **mesoderma somático extraembrionário** adjacente. O mesoderma somático extraembrionário e as duas camadas do trofoblasto formam o cório. O cório forma a parede do saco coriônico (Fig. 4-3*A*). O embrião, o saco amniótico e o saco vitelino estão suspensos na **cavidade coriônica** pelo pedúnculo de conexão (Figs. 4-3*B* e 4-4*B*). A ultrassonografia transvaginal (ultrassonografia intravaginal) é usada para medir o diâmetro do saco coriônico – importante para a avaliação do desenvolvimento embrionário inicial e da progressão da gravidez.

LOCAIS DE IMPLANTAÇÃO EXTRAUTERINOS

Às vezes, o blastocisto se implanta fora do útero. Essas implantações resultam em **gravidezes ectópicas**; 95% a 98% das implantações ectópicas ocorrem nas tubas uterinas, mais frequentemente na ampola e no istmo (Cap. 2, Figs. 2-2*B* e 4-6*A* e *B*). A **gravidez ectópica tubária** ocorre em aproximadamente 1 em 200 gravidezes na América do Norte. Uma paciente com gravidez tubária tem os sinais e sintomas comuns da gravidez; entretanto, ela pode apresentar também dor abdominal (dada a distensão da tuba uterina), sangramento anormal e irritação do peritônio pélvico.

As *causas da gravidez tubária* são geralmente relacionadas com fatores que atrasam ou impedem o transporte do zigoto durante a fase de clivagem para o útero (p. ex., bloqueio da tuba uterina). As gravidezes ectópicas tubárias geralmente resultam na ruptura da tuba uterina e hemorragia para dentro da cavidade peritoneal durante as primeiras 8 semanas, seguido da morte do embrião.

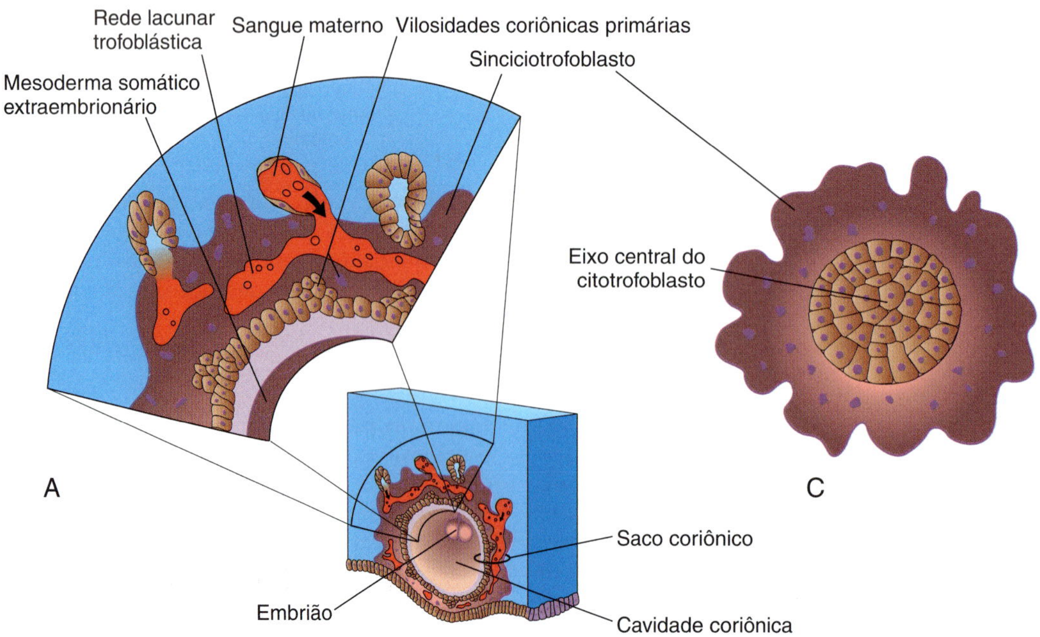

Figura 4-4 **A**, Esquema de uma secção da parede do saco coriônico. **B**, Esquema de um concepto com 14 dias mostrando o saco coriônico e a cavidade coriônica. **C**, Secção transversal através de vilosidade coriônica primária.

INIBIÇÃO DA IMPLANTAÇÃO

A administração de *doses relativamente grandes de estrogênio* ("pílulas do dia seguinte") por diversos dias, começando logo após uma relação sexual desprotegida, geralmente não impede a fecundação, mas pode impedir a implantação do blastocisto. Normalmente, o endométrio progride para a fase lútea do ciclo menstrual na medida em que o zigoto se forma, passa pelo processo de clivagem e entra no útero. Uma grande quantidade de estrogênio, entretanto, perturba o equilíbrio normal entre estrogênio e progesterona que é necessário para preparar o endométrio para a implantação.

Um **dispositivo intrauterino** (DIU) inserido no útero pela vagina e colo do útero geralmente interfere na implantação causando uma reação inflamatória local. Alguns DIUs contêm progesterona de administração lenta, o que interfere no desenvolvimento do endométrio de modo que a implantação geralmente não ocorre. Os DIUs à base de cobre parecem inibir a migração dos espermatozoides na tuba uterina, enquanto os DIUs à base de levonorgestrel alteram a qualidade do muco cervical e o desenvolvimento endometrial.

LOCAIS DE IMPLANTAÇÃO DOS BLASTOCISTOS

Os blastocistos geralmente se implantam no endométrio uterino na parte superior do corpo do útero, um pouco mais frequentemente na parede posterior que na anterior do útero (Fig. 4-5). A implantação do blastocisto pode ser detectada pela ultrassonografia ao final da segunda semana (Fig. 4-6).

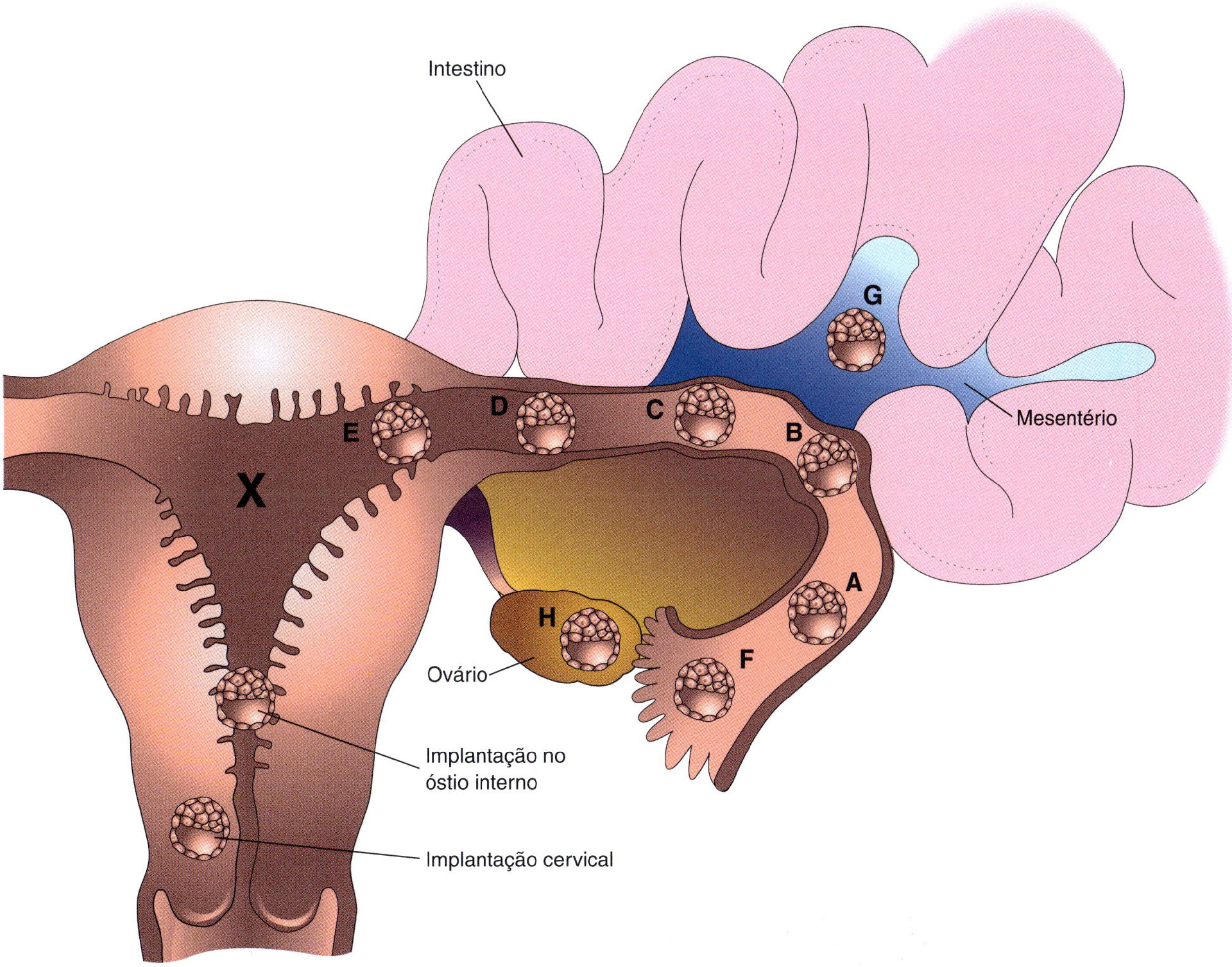

Figura 4-5 Locais de implantação dos blastocistos. O local mais comum na parede posterior do corpo do útero está indicado com um *X*. A ordem aproximada de frequência de implantações ectópicas é indicada utilizando letras (**A**, mais comum, **H**, menos comum). **A** a **F**, gravidezes tubárias; **G**, gravidez abdominal; **H**, gravidez ovariana. A gravidez tubária é o tipo mais comum de gravidez ectópica. Embora apropriadamente incluída nos locais de gravidezes uterinas, uma gravidez cervical é frequentemente considerada uma gravidez ectópica.

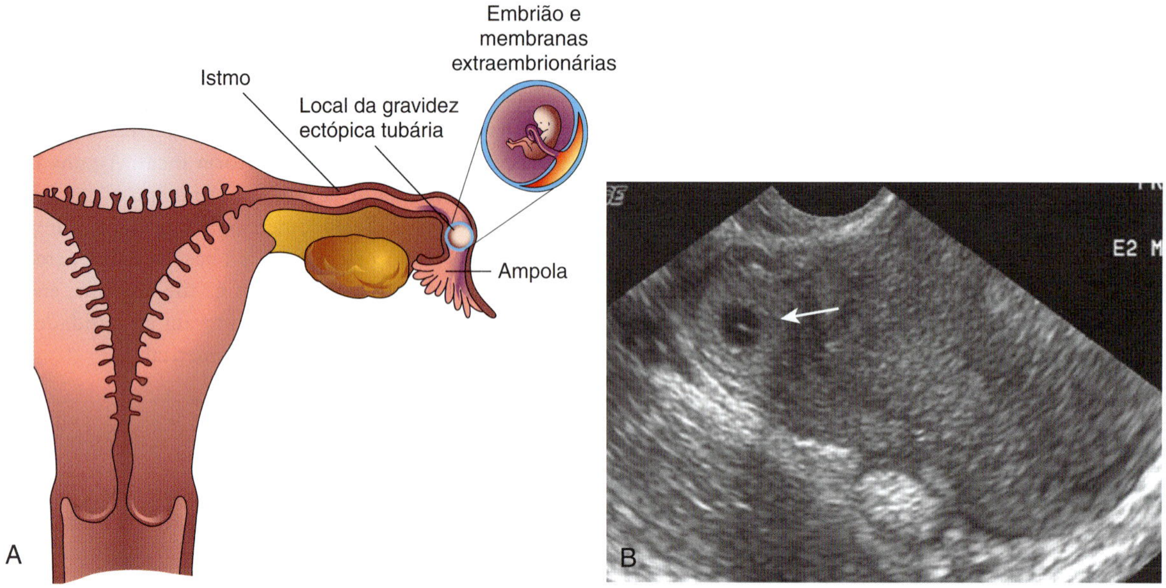

Figura 4-6 **A,** Secção coronal do útero e da tuba uterina ilustrando uma gravidez ectópica na ampola da tuba uterina. **B,** Ultrassonografia de varredura axial endovaginal do fundo do útero e da porção do istmo da tuba uterina direita. A massa em forma de anel é um saco coriônico ectópico de 4 semanas (gestacional) na tuba (*seta*).

QUESTÕES DE ORIENTAÇÃO CLÍNICA

1. O que significa o termo *sangramento da implantação*? Esse sangramento é o mesmo da menstruação (líquido menstrual)?
2. Um medicamento administrado durante as primeiras 2 semanas de gestação pode causar o aborto do embrião?
3. Uma gestação ectópica pode ocorrer em uma mulher com um dispositivo intrauterino?
4. Um blastocisto implantado no abdome pode desenvolver um feto a termo?

As respostas dessas questões são apresentadas no final do livro.

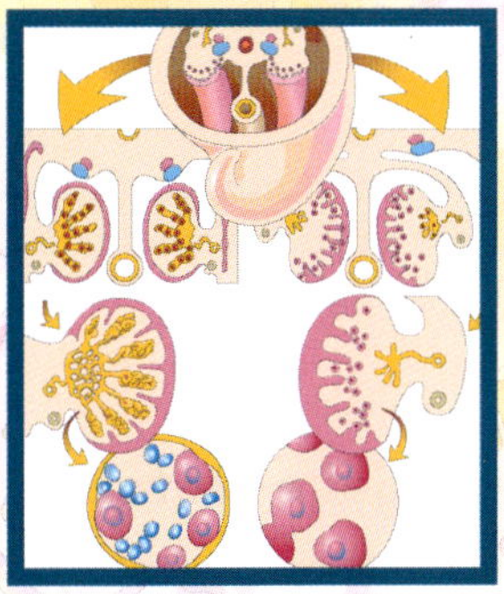

CAPÍTULO

5

A Terceira Semana do Desenvolvimento Humano

O rápido desenvolvimento do embrião de um disco embrionário trilaminar durante a terceira semana é caracterizado por:

- Aparecimento da linha primitiva
- Desenvolvimento da notocorda
- Diferenciação das três camadas germinativas

A terceira semana de desenvolvimento ocorre durante a primeira semana sem menstruação, isto é, cinco semanas após o primeiro dia do período regular da última menstruação. *A ausência de menstruação é, geralmente, a primeira indicação de uma possível gravidez.* Aproximadamente cinco semanas após o último período regular menstrual (Fig. 5-1), uma gravidez normal pode ser detectada pela ultrassonografia.

GASTRULAÇÃO: FORMAÇÃO DAS CAMADAS GERMINATIVAS

A gastrulação é o processo em que o disco embrionário bilaminar é convertido em um **disco embrionário trilaminar** (Fig. 5-2*A* a *H*). Cada uma das três camadas germinativas (ectoderma, endoderma e mesoderma) do disco embrionário dá origem a tecidos e órgãos específicos (Cap. 6, Fig. 6-4).

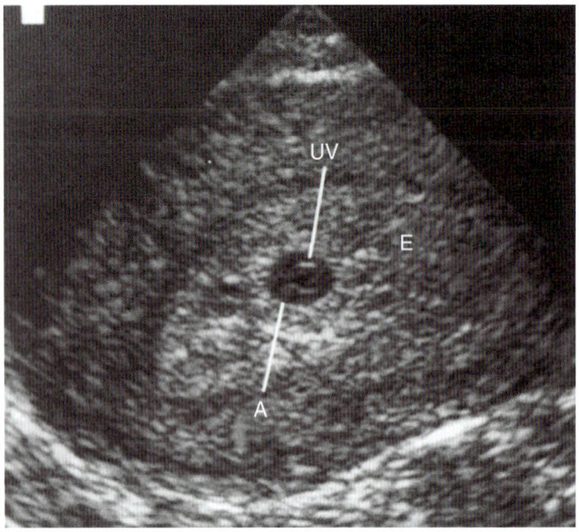

Figura 5-1 Ultrassonografia endovaginal de um concepto de 3 semanas após a concepção, implantado no endométrio posterior, mostrando também a vesícula umbilical. O endométrio envolve completamente o concepto. *A*, Âmnio; *VU*, vesícula umbilical; *E*, endométrio.

A **gastrulação** é o início da **morfogênese** – o desenvolvimento da forma do corpo e da estrutura de vários órgãos e partes do corpo. Ela começa com a formação da linha primitiva (Fig. 5-2*B* e *C*).

Linha Primitiva

No início da terceira semana, a **linha primitiva** aparece na região dorsal do disco embrionário (Fig. 5-2*B*). Essa banda linear espessada resulta da proliferação e migração de células do epiblasto para o plano mediano do disco embrionário (Fig. 5-2*D*). Assim que a linha primitiva aparece, é possível identificar o eixo craniocaudal do embrião (extremidades craniais e caudais), superfícies dorsais e ventrais, lados direito e esquerdo. À medida que a linha primitiva se alonga através da adição de células à sua extremidade caudal, sua extremidade craniana prolifera e forma o **nódulo primitivo** (Fig. 5-2*E* e *F*). Ao mesmo tempo, um sulco primitivo estreito se desenvolve na linha primitiva, que termina em uma pequena depressão no nódulo primitivo, a **fosseta primitiva** (Fig. 5-2 F). Pouco tempo depois de a linha primitiva aparecer, as células deixam sua superfície profunda e formam o **mesoderma**, uma rede frouxa de tecido conjuntivo embrionário, conhecido como mesênquima (Figs. 5-2*A* e *H* e 5-3*B* e *C*), que forma os tecidos de suporte do embrião.

Sob a influência de vários fatores de crescimento embrionário, incluindo a proteína sinalizadora morfogenética óssea, as células do epiblasto migram através do **sulco primitivo**, formando o endoderma e o mesoderma (Fig. 5-3*B*). Células mesenquimais têm potencial para proliferar e se diferenciar em diversos tipos de células, como fibroblastos, condroblastos e osteoblastos. *Estudos recentes indicam que as moléculas de sinalização (fatores nodais) da superfamília do fator de crescimento transformante-β induzem à formação do mesoderma.*

A *linha primitiva* forma ativamente o **mesoderma** até o começo da quarta semana. Em seguida, a sua produção desacelera, a linha diminui relativamente e torna-se uma estrutura insignificante da região sacrococcígea do embrião (Fig. 5-4 *A* a *D*).

Processo Notocordal e Notocorda

Algumas células mesenquimais migram pela região cranial, do nó e da fosseta primitivos, formando um cordão celular na região mediana, o **processo notocordal** (Figs. 5-2*L*, 5-4*B* a *D* e 5-5*A* a *C*). Este processo logo adquire um lúmen, o **canal notocordal** (Fig. 5-5*C* e *D*). O processo notocordal cresce cranialmente entre o ectoderma e o endoderma, até atingir a **placa pré-cordal**, uma área pequena e circular de células, que é um organizador importante da região cefálica (Fig. 5-2*C*). O processo notocordal em forma de bastonete não pode se estender muito, uma vez que a placa pré-cordal está firmemente aderida ao ectoderma subjacente. As camadas fusionadas do ectoderma e do endoderma formam a **membrana orofaríngea** (Fig. 5-6*C*), situada na futura região da cavidade oral (boca).

Células mesenquimais da linha primitiva e do processo notocordal migram, lateral e cranialmente, entre o ectoderma e o endoderma, até atingirem as margens do disco embrionário. Estas células mesenquimais são contínuas com o mesoderma extraembrionário, que cobre o âmnio e a vesícula umbilical (Fig. 5-2*D* e *F*). Algumas células da linha primitiva migram cranialmente em cada lado do processo notocordal e em torno da placa precordal. Elas se encontram para formar o mesoderma cardiogênico, na **área cardiogênica**, onde o **primórdio cardíaco** começa a se desenvolver no final da terceira semana (Fig. 5-9*B*). Caudalmente à linha primitiva, há uma área circular – a **membrana cloacal** – que indica o futuro local do ânus (Fig. 5-5*A* e *D*).

A notocorda é uma haste celular que:

- Define o eixo do embrião e lhe dá alguma rigidez
- Serve como base para o desenvolvimento axial do esqueleto (como os ossos da cabeça e da coluna vertebral)
- Indica o futuro local dos corpos vertebrais

A **coluna vertebral** se forma em torno da notocorda, que se estende da membrana orofaríngea até o nó primitivo. A notocorda se degenera e desaparece como parte do corpo das vértebras, mas partes dela persistem como o *núcleo pulposo* de cada disco intervertebral. A notocorda funciona como indutor primário no embrião precoce, induzindo o ectoderma embrionário sobreposto a engrossar e formar a **placa neural** (Fig. 5-4*B* e *C*; Fig. 5-6*A* a *C*), o primórdio do sistema nervoso central.

Alantoide

O **alantoide** aparece, aproximadamente, no 16º dia, como um pequeno *divertículo* em forma de salsicha da parede caudal do saco vitelino, no *pedúnculo* (Fig. 5-5*B, C*, e *D* e a Fig. 5-6*B*). O alantoide está envolvido com a formação precoce do sangue e também está associado à bexiga urinária. Os vasos sanguíneos do alantoide tornam-se as artérias e veias umbilicais.

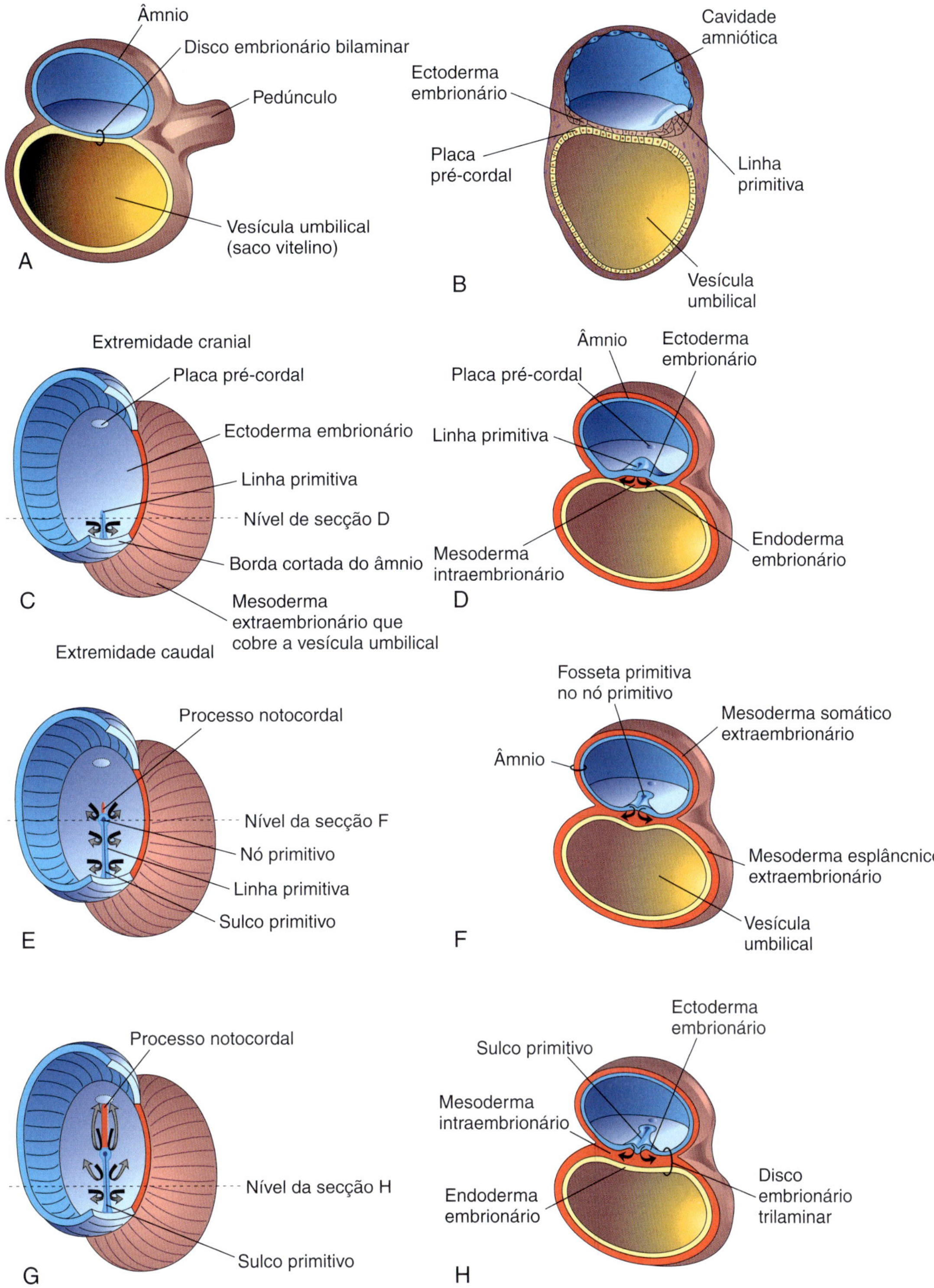

Figura 5-2 Formação do disco embrionário trilaminar (15º ao 16º dia). As *setas* indicam a invaginação e migração das células mesenquimais entre o ectoderma e o endoderma. **C, E** e **G**, Vistas dorsais do disco embrionário no início da terceira semana, exposto pela remoção do âmnio. **A, B, D, F** e **H**, Secções transversais do disco embrionário nos níveis indicados.

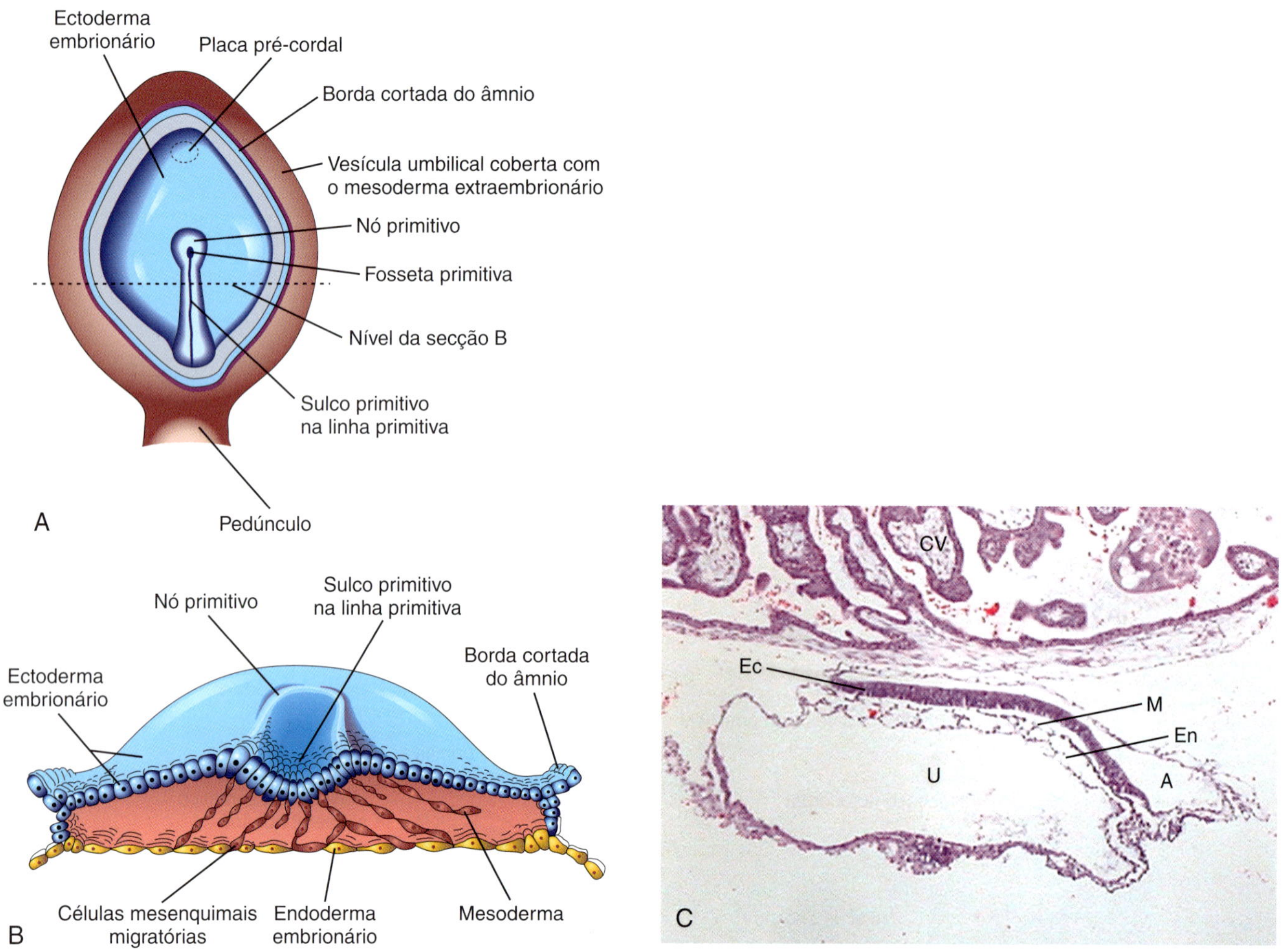

Figura 5-3 **A**, Visão dorsal de um embrião de 16 dias. O âmnio foi removido para mostrar o disco embrionário. **B**, Esquema da metade cranial do disco embrionário durante a terceira semana. O disco foi cortado transversalmente para mostrar a migração das células mesenquimais da linha primitiva para formar o mesoblasto, que logo se organiza para formar o mesoderma intraembrionário. **C**, Secção sagital de um embrião trilaminar mostrando o ectoderma *(Ec)*, o mesoderma *(M)* e o endoderma *(En)*. Estão visíveis também o saco amniótico *(A)*, a vesícula umbilical *(U)* e a vilosidade coriônica *(VC)*.

NEURULAÇÃO: FORMAÇÃO DO TUBO NEURAL

A neurulação inclui a formação da placa neural e das dobras neurais, e o fechamento destas dobras para formar o tubo neural. Esses processos são concluídos até o final da quarta semana, quando ocorre o fechamento do neuroporo caudal (Cap. 6, Fig. 6-11*A* e *B*).

Placa e Tubo Neurais

À medida que a notocorda se desenvolve, induz o ectoderma embrionário sobrejacente a espessar e formar uma **placa neural** alongada de células neuroepiteliais espessadas (Fig. 5-5*C*). O ectoderma da placa neural (neuroectoderma) dá origem ao **sistema nervoso central** (SNC) **– o cérebro e a medula espinal**, entre outras estruturas, como a retina. A princípio, a placa neural corresponde, em comprimento, à **notocorda** subjacente. Ela é cranial ao nó primitivo e dorsal à notocorda e ao mesoderma adjacente (Fig. 5-4*B*). À medida que a notocorda se alonga, a placa neural se alarga e, por vezes, se estende cranialmente até a **membrana orofaríngea** (Fig. 5-4*C*). Eventualmente, a placa neural se estende além da notocorda.

Por volta do 18º dia, a placa neural invagina ao longo do seu eixo central para formar um **sulco neural** longitudinal mediano que apresenta **dobras neurais** em cada lado (Fig. 5-6*F* e *G*). As dobras neurais são particularmente proeminentes na extremidade cranial do embrião e são os primeiros sinais do desenvolvimento do cérebro (Fig. 5-7*C*). No final da terceira semana, as dobras neurais começam a se mover em conjunto e a se fusionar, convertendo

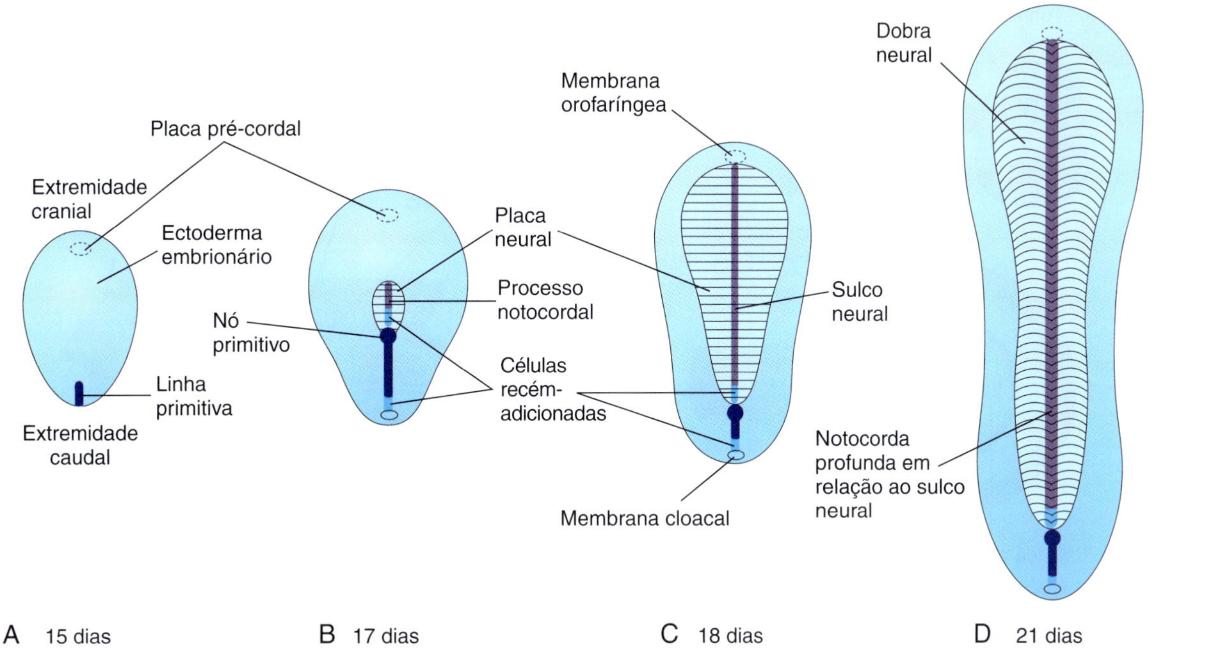

Figura 5-4 **A** a **D**, Visões dorsais mostrando como o disco embrionário se alonga e altera sua forma durante a terceira semana. A linha primitiva se alonga por meio da adição de células na sua extremidade caudal. O processo notocordal se alonga pela migração de células do nó primitivo. Ao fim da terceira semana, o processo notocordal se transforma na notocorda.

a placa neural em **tubo neural: o primórdio das vesículas do cérebro e da medula espinal** (Figs. 5-7*F* e 5-8). A formação do tubo neural é um processo celular complexo e multifatorial que envolve genes e fatores extrínsecos e mecânicos (Cap. 16). O tubo neural se separa (Fig. 5-8 E) do ectoderma superficial à medida que as dobras neurais se encontram. As bordas livres do ectoderma se fusionam, de modo que esta camada se torna contínua ao longo do tubo neural nas costas do embrião. Posteriormente, a superfície do ectoderma se diferencia na epiderme da pele. A neurulação é concluída durante a quarta semana (Cap. 6).

Formação da Crista Neural

À medida que as dobras neurais se fusionam para formar o tubo neural, algumas *células neuroectodérmicas*, que se encontram ao longo da crista de cada dobra neural, perdem suas afinidades epiteliais e adesão com células vizinhas (Fig. 5-8*A* a *C*). À medida que o tubo neural se separa da superfície do ectoderma, as **células da crista neural** migram, dorsal e lateralmente, em cada lado do tubo neural. Elas formam uma massa irregular achatada, a **crista neural**, entre o tubo neural e a superfície sobrejacente do ectoderma (Fig. 5-8*D* e *E*). As células da crista neural logo se separam em parte direita e parte esquerda e migram como uma onda para a região dorsolateral do tubo neural (Fig. 5-8*F*). As células da crista neural também migram e se espalham no mesênquima, e se diferenciam em vários tipos celulares (Cap. 6, Fig. 6-4), incluindo os gânglios espinais e do **sistema nervoso autônomo**. Os gânglios dos nervos cranianos V, VII, IX e X são parcialmente derivados de células da crista neural. As células da crista neural também formam as bainhas dos nervos periféricos, a pia-máter e a aracnoide (Cap. 16).

DESENVOLVIMENTO DOS SOMITOS

Assim que a notocorda e o tubo neural se formam, o mesoderma intraembrionário de cada lado do embrião prolifera para formar uma espessa coluna longitudinal: o **mesoderma para-axial** (Figs. 5-6*G* e 5-7*B*). Cada coluna é contínua lateralmente ao **mesoderma intermediário**, que gradualmente se afina para formar o o **mesoderma lateral**. O mesoderma lateral é contínuo com o mesoderma extraembrionário, que cobre a vesícula umbilical e o âmnio (Cap. 4, Fig. 4-3*B*). Perto do final da terceira semana, o **mesoderma para-axial** se diferencia e começa a se dividir em pares de corpos cuboides, os **somitos**, em cada lado do tubo neural em desenvolvimento (Fig. 5-7*C* e *E*). Os somitos formam protuberâncias distintas na superfície do embrião e aparecem um pouco triangulares, em secções transversais (Fig. 5-7*D* e *F*). Por serem os somitos tão proeminentes durante a quarta e a quinta semana, eles são utilizados como um dos muitos critérios para determinar a idade de um embrião (Cap. 6, Tabela 6-1).

O primeiro par de somitos aparece no final da terceira semana (Fig. 5-7*C*), perto da extremidade craniana da notocorda. Pares subsequentes se formam em uma sequência craniocaudal. Somitos dão origem à maior parte do **esqueleto axial** e da musculatura associada, bem como à derme da pele.

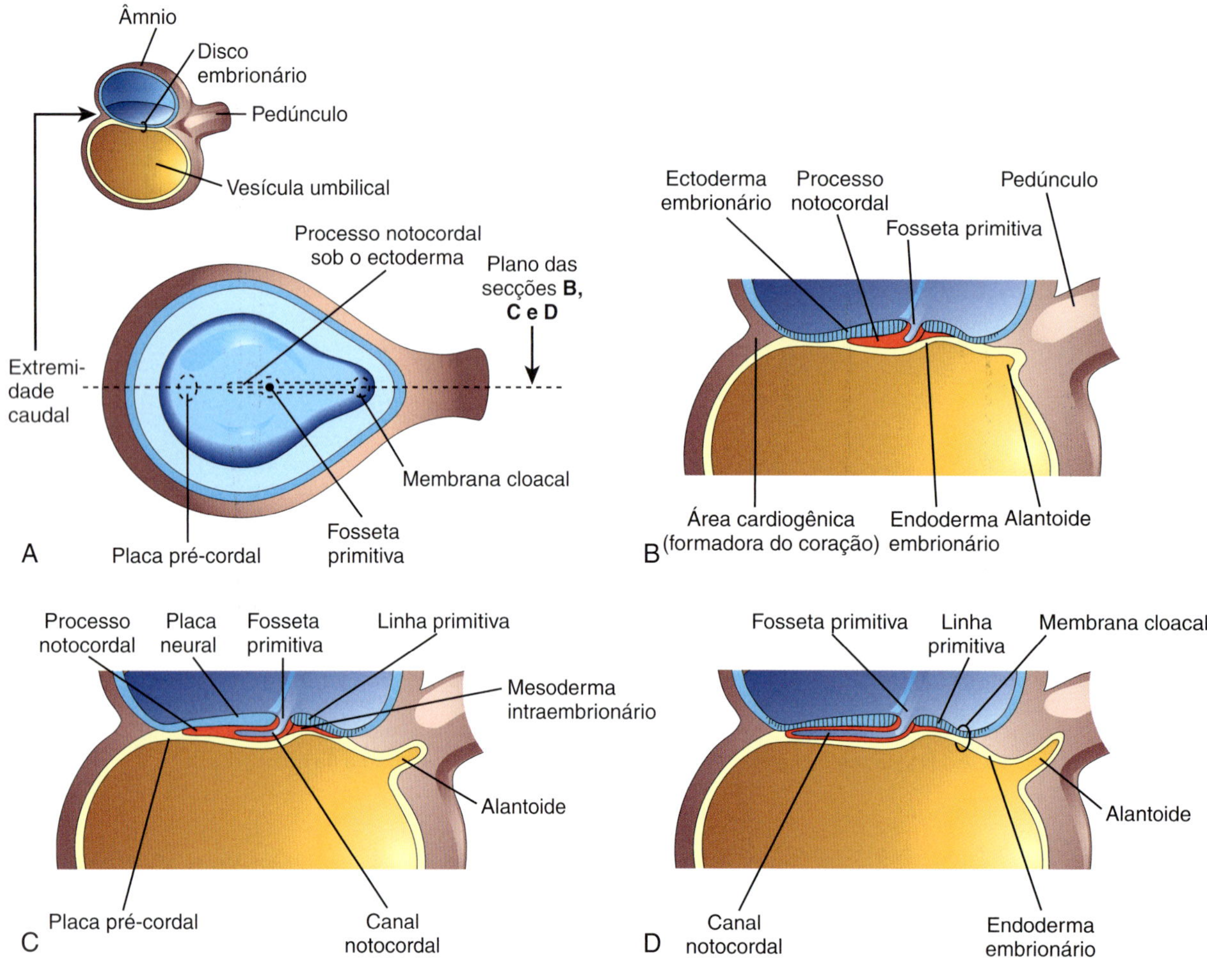

Figura 5-5 Esquema do desenvolvimento do processo notocordal. Há um pequeno esquema no canto superior esquerdo para orientação. **A**, Visão dorsal do disco embrionário (em torno de 16 dias), exposto pela remoção do âmnio. O processo notocordal é apresentado como se estivesse sendo observado através do ectoderma embrionário. **B, C** e **D**, Secções medianas, no mesmo plano mostrado em **A** ilustrando estágios sucessivos no desenvolvimento do processo e do canal notocordal. Os estágios em **C** e **D** ocorrem em torno do 18º dia.

A formação de somitos do mesoderma para-axial é precedida pela expressão de fatores de transcrição forkhead, Fox C1 e C2. O padrão segmentar craniocaudal dos somitos é regulado pela via de sinalização Delta-Notch (Delta 1 e Notch 1). Um oscilador molecular ou relógio tem sido proposto como mecanismo responsável pela ordenada sequência dos somitos. O tamanho e a forma dos somitos são determinados por interações célula a célula.

DESENVOLVIMENTO DO CELOMA INTRAEMBRIONÁRIO

O celoma intraembrionário (cavidade do corpo) aparece primeiro como **espaços celômicos**, pequenos e isolados no mesoderma intraembrionário lateral e cardiogênico (formador do coração) Fig. 5-7*A* a *D*). Esses espaços coalescem para formar uma cavidade única, em forma de ferradura, o **celoma intraembrionário** (Fig. 5-7*E* e *F*). O celoma divide o mesoderma lateral em duas camadas (Fig 5-7*F*):

- Uma camada somática ou parietal (***somatopleura***), que é contínua com o mesoderma extraembrionário que cobre o âmnio
- Uma camada esplâncnica ou visceral (esplancnopleura), que é contínua com o mesoderma extraembrionário que cobre a vesícula umbilical

O mesoderma somático e o ectoderma embrionário sobreposto formam a parede do corpo embrionário (Fig. 5-7*F*), enquanto o mesoderma esplâncnico e o endoderma embrionário subjacente formam a parede do intestino. Durante o segundo mês, o celoma intraembrionário é dividido em três cavidades do corpo: *cavidade pericárdica*, *cavidades pleurais* e *cavidade peritoneal* (Cap. 9).

DESENVOLVIMENTO INICIAL DO SISTEMA CARDIOVASCULAR

Ao final da segunda semana, a nutrição embrionária é obtida do sangue materno, por difusão através do celoma extraembrionário e da vesícula umbilical. A formação

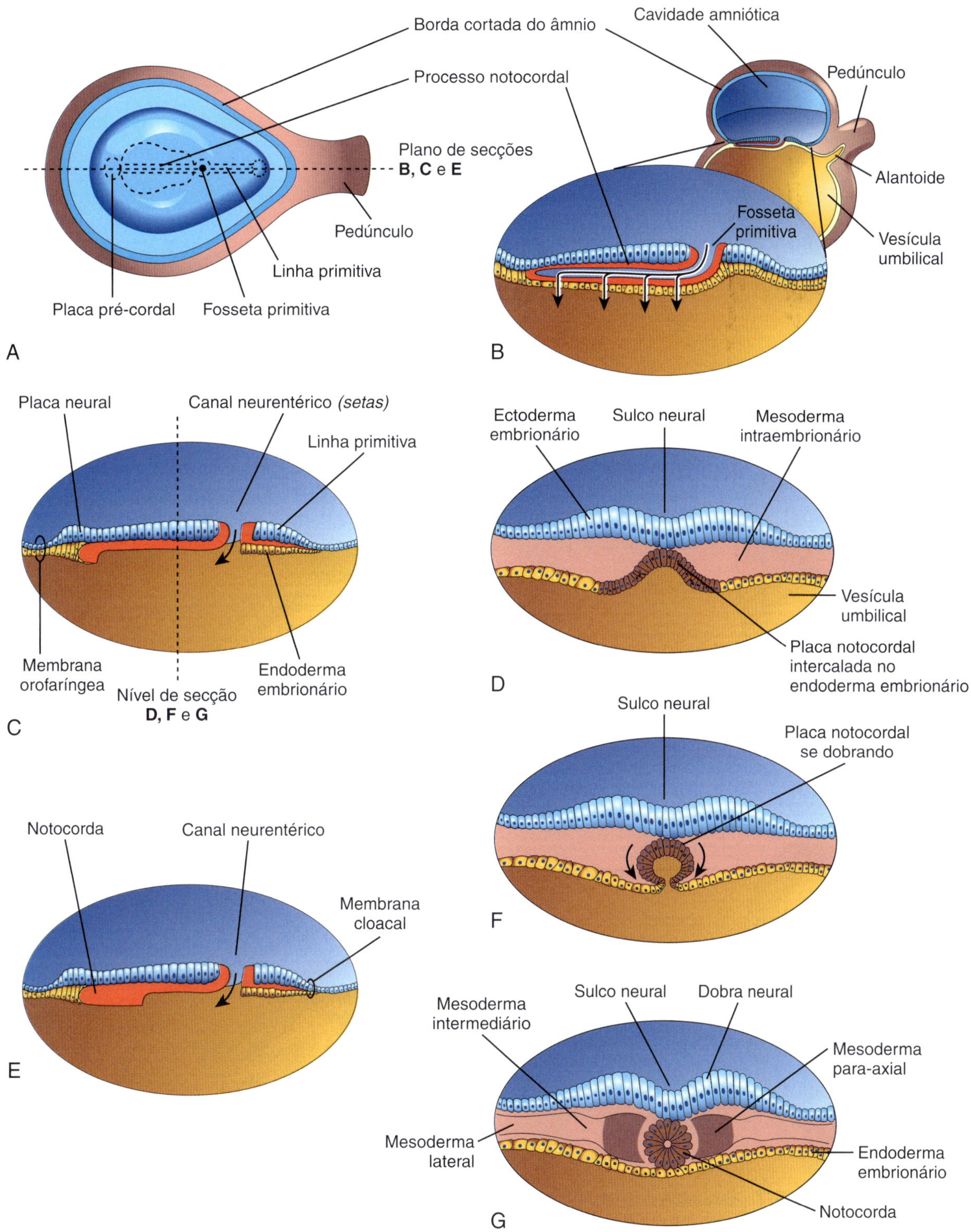

Figura 5-6 Desenvolvimento da notocorda pela transformação do processo notocordal. **A**, Visão dorsal do disco embrionário (em torno de 18 dias), exposto pela remoção do âmnio. **B**, Secção mediana tridimensional do embrião. **C** e **E**, Secções similares de embriões um pouco mais velhos. **D, F,** e **G**, Secções transversas de um disco trilaminar embrionário mostrado em **C** e **E**.

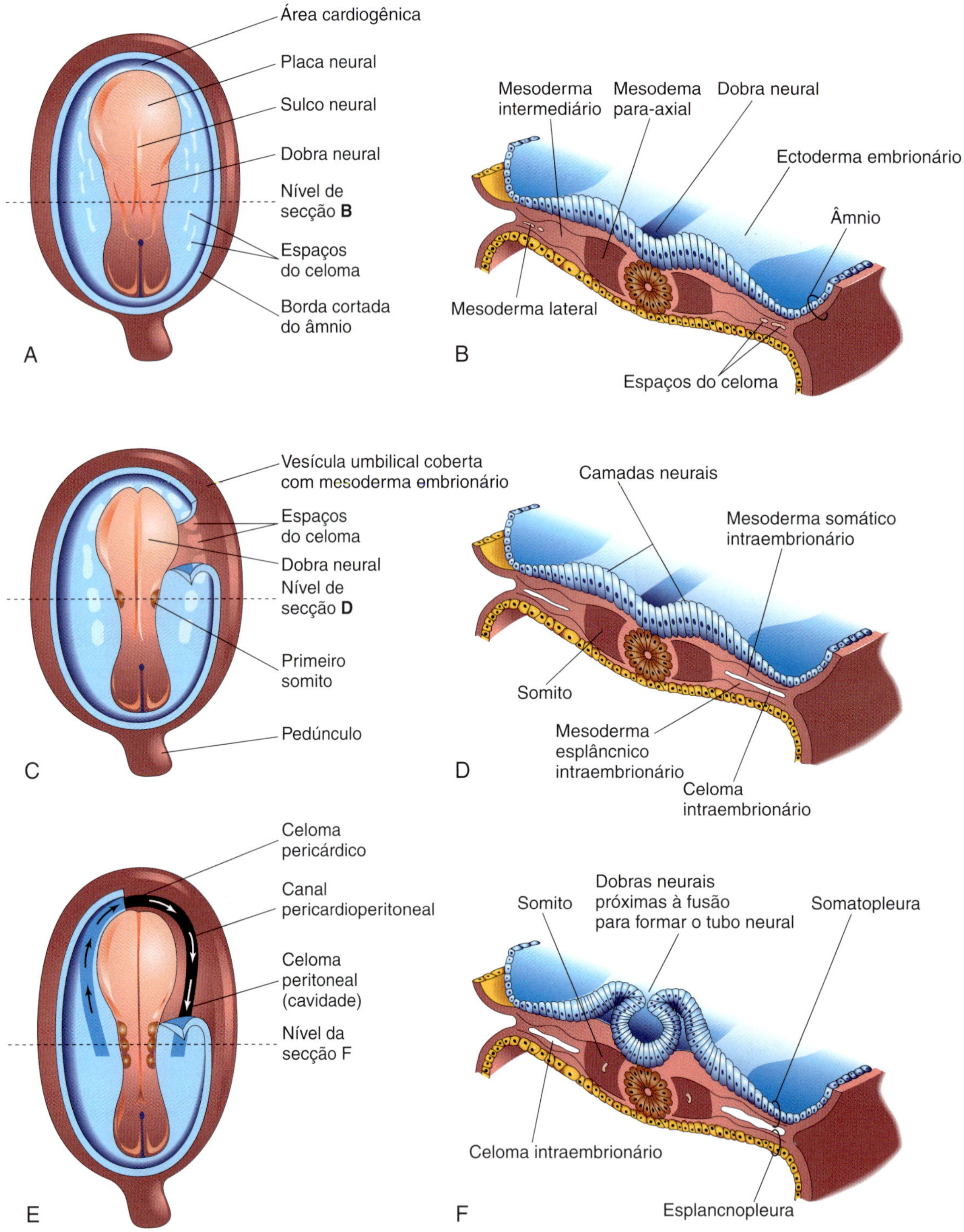

Figura 5-7 Esquema de embriões de 19 a 21 dias apresentando o desenvolvimento dos somitos e do celoma intraembrionário. **A, C** e **E**, Visão dorsal do embrião, exposto pela remoção do âmnio. **B, D** e **F**, Secções transversais através do disco embrionário nos níveis mostrados. **A**, Um embrião pré-somito de aproximadamente 18 dias. **C**, Um embrião de cerca de 20 dias mostrando o primeiro par de somitos. Uma porção da somatopleura à direita foi removida para mostrar os espaços isolados do celoma no mesoderma lateral. **E**, Um embrião com três somitos (de aproximadamente 21 dias) mostrando um celoma intraembrionário em forma de ferradura, exposto à direita, pela remoção de parte da somatopleura.

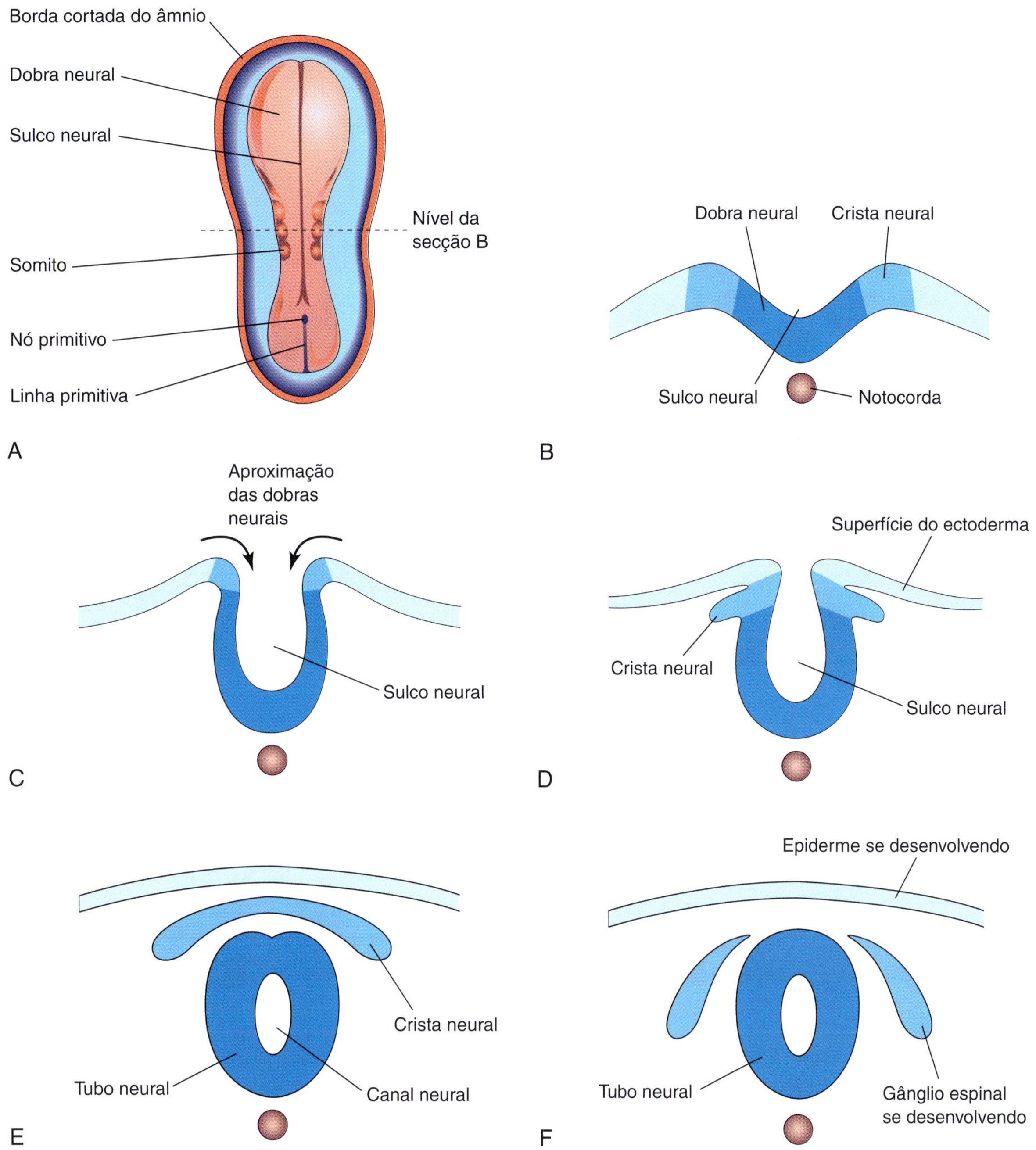

Figura 5-8 **A** a **F**, Diagramas de secções transversais de embriões progressivamente mais velhos ilustrando a formação do sulco neural, tubo neural e da crista neural até o fim da quarta semana.

inicial do sistema cardiovascular se correlaciona com a necessidade urgente de transporte de oxigênio e nutrientes para o embrião da circulação materna por meio do cório. No início da terceira semana, a formação de vasos sanguíneos, ou **vasculogênese**, começa no mesoderma extraembrionário do saco vitelino, pedúnculo e cório. A vasculogênese começa no cório (Fig. 5-9*A* e *B*). Os vasos sanguíneos se desenvolvem cerca de dois dias mais tarde. No final da terceira semana, a circulação **uteroplacentária primordial** está desenvolvida (Fig. 5-10).

Vasculogênese e Angiogênese

A formação de vasos sanguíneos no embrião e nas membranas extraembrionárias, durante a terceira semana, podem ser resumidas em (Fig. 5-9*C* a *F*):

Vasculogênese:

- As células mesenquimais se diferenciam em precursores das células endoteliais ou **angioblastos** (células formadoras de vasos), que se agregam de modo a formar aglomerados isolados de células angiogênicas conhecidas como **ilhas de sangue** (Fig. 5-9*B* e *C*).

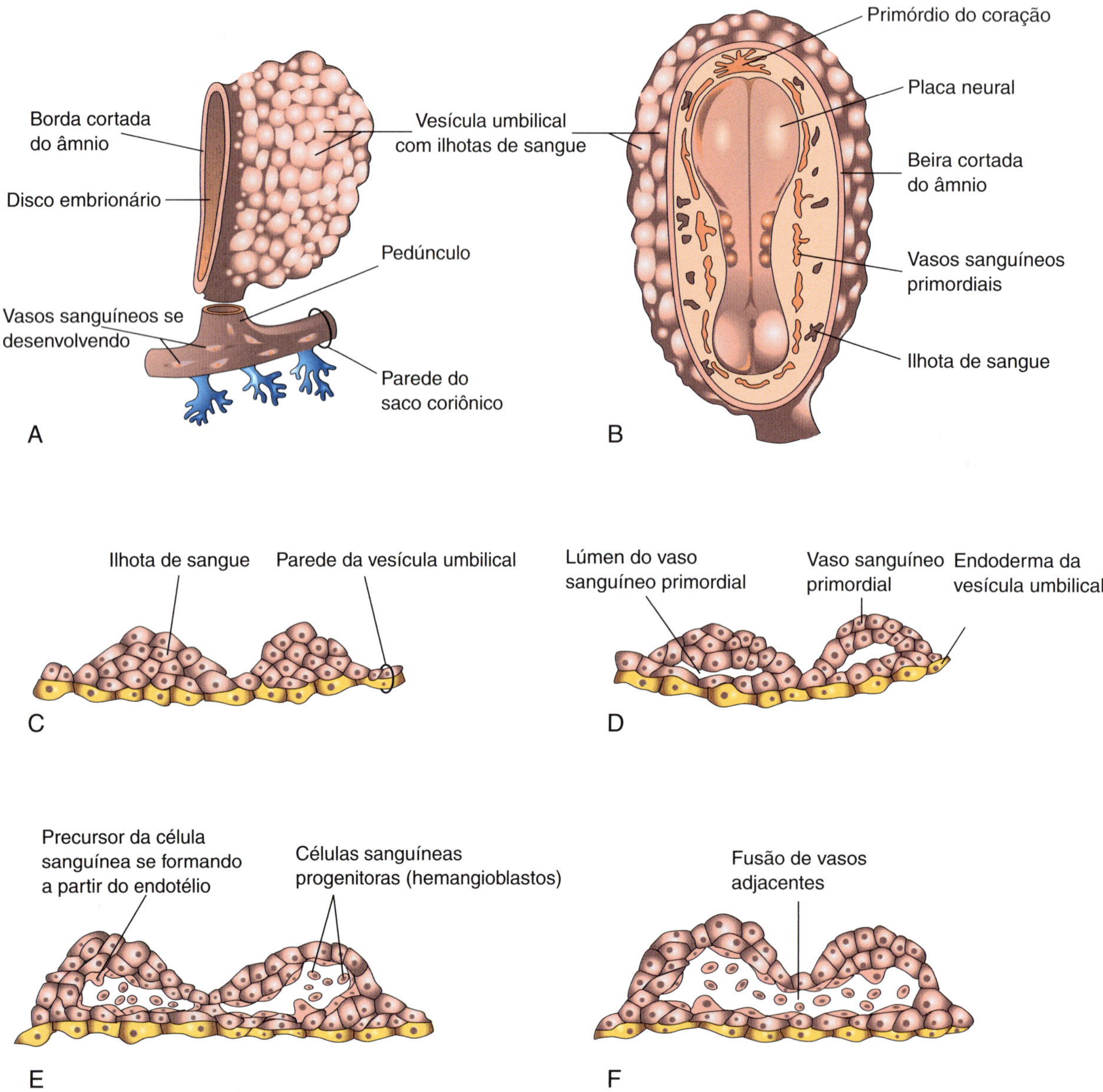

Figura 5-9 Estágios sucessivos no desenvolvimento de sangue e vasos sanguíneos. **A**, A vesícula umbilical (saco vitelino) e uma porção do saco coriônico (aproximadamente aos 18 dias). **B**, Visão dorsal do embrião exposto pela remoção do âmnio. **C** a **F**, Secções das ilhotas de sangue mostrando estágios progressivos no desenvolvimento do sangue e dos vasos sanguíneos.

- Pequenas cavidades aparecem dentro das ilhotas de sangue pela confluência de fissuras intercelulares.
- Os angioblastos se achatam para formar as células endoteliais e se organizam em torno das cavidades nas ilhotas de sangue para formar o endotélio primordial.
- As cavidades revestidas pelo endotélio logo se fusionam para formar redes de canais endoteliais.

Angiogênese:

- Vasos brotam pela camada endotelial em áreas adjacentes não vascularizadas e se fundem com outros vasos.

As **células sanguíneas** se desenvolvem a partir de células-tronco hematopoiéticas ou a partir do endotélio hemangiogênico ou dos vasos sanguíneos que se formam na vesícula umbilical e no alantoide, no fim da terceira semana (Fig. 5-9*E* e *F*). A formação do sangue (**hematogênese**) não começa dentro do embrião até a quinta semana. Este processo ocorre primeiro em várias partes do mesênquima embrionário, principalmente no fígado, e mais tarde no baço, medula óssea e nódulos linfáticos. Eritrócitos fetais e adultos também derivam de células progenitoras hematopoiéticas (**hemangioblastos**). As células mesenquimais, que rodeiam os vasos sanguíneos primordiais endoteliais, se diferenciam em elementos do tecido muscular e conjuntivo dos vasos.

Os **grandes vasos e as veias cardíacas** se formam a partir de células mesenquimais no primórdio cardíaco ou **área cardiogênica** (Figs. 5-7*A* e 5-9*B*). Canais revestidos por endotélio – os **tubos cardíacos do** endocárdio – se

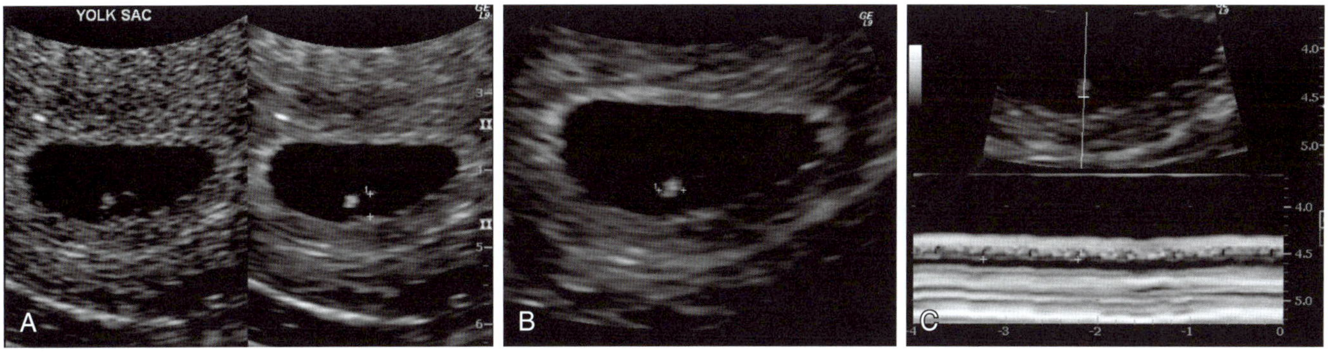

Figura 5-10 Varredura endovaginal por ultrassom de um embrião de 4 semanas. **A**, Vesícula umbilical secundária de 2 mm. **B**, Embrião de 2,4 mm, de 4 semanas. **C**, Atividade cardíaca de 116 batimentos por minuto mostrada pelo modo movimento. Calibrado para abranger dois batimentos.

desenvolvem durante a terceira semana e se fusionam para formar o **tubo primordial cardíaco.** O coração tubular se une a vasos sanguíneos no embrião, ligando o pedúnculo, o cório e a vesícula umbilical para formar o **sistema cardiovascular primordial** (Fig. 5-11C). No fim da terceira semana, o sangue está fluindo e o coração começa a bater a partir do 21º ou 22º dia. *O sistema cardiovascular é o primeiro sistema orgânico que alcança um estado funcional primitivo.* O batimento cardíaco embrionário pode ser detectado por ultrassonografia com Doppler (detecta o movimento por meio do monitoramento das alterações na frequência ou na fase das ondas que ressonam do ultrassom) durante a quarta semana, cerca de seis semanas após o último período menstrual regular (Fig. 5-10).

DESENVOLVIMENTO DAS VILOSIDADES CORIÔNICAS

Pouco depois de aparecerem ao final da segunda semana, as **vilosidades coriônicas primárias** começam a se ramificar. Logo no início da terceira semana, o mesênquima cresce dentro das vilosidades primárias, formando uma região central de tecido mesenquimal frouxo (Fig. 5-11*A* e *B*). As vilosidades neste estágio – **vilosidades coriônicas secundárias** – cobrem toda a superfície do saco coriônico (Fig. 5-9*A* e *B*). Algumas células mesenquimais nas vilosidades logo se diferenciam em capilares e células sanguíneas (Fig. 5-11*C* e *D*). Quando os capilares estão presentes, as vilosidades são denominadas **vilosidades coriônicas terciárias.**

Os capilares nas vilosidades coriônicas se fusionam para formar **redes arteriocapilares,** que se conectam ao coração embrionário através dos vasos que se diferenciam no mesênquima do cório e do pedúnculo. *Ao final da terceira semana, o sangue embrionário começa a fluir lentamente nos capilares das vilosidades coriônicas.* Oxigênio e nutrientes no sangue materno, no **espaço interviloso,** se difundem através das paredes das vilosidades (Fig. 5-11C) e entram no sangue do embrião. Dióxido de carbono e produtos residuais se difundem do sangue nos capilares fetais, através da parede das vilosidades, para o sangue materno. Ao mesmo tempo, as células citotrofoblásticas das vilosidades coriônicas proliferam e se estendem através do sinciciotrofoblasto para formar uma capa citotrofoblástica que gradualmente circunda o saco coriônico e o faz aderir ao endométrio (Fig. 5-11C).

As vilosidades que se aderem aos tecidos maternos através da capa citotrofoblástica são denominadas **vilosidades-tronco** (vilosidades de ancoragem). As vilosidades que crescem lateralmente às **vilosidades-tronco** são ramos das vilosidades coriônicas (vilosidades terminal). É através das paredes das ramificações vilosas que as trocas de material entre o sangue da mãe e do embrião têm lugar. As ramificações vilosas são banhadas pelo sangue materno em constante movimento no espaço interviloso (Fig. 5-11C).

O TERATOMA SACROCCÍGEO

Restos da linha primitiva podem persistir e dar origem a um grande tumor, o **teratoma sacrococcígeo** (Fig. 5-12). Por ser ele derivado de células pluripotentes da linha primitiva, o tumor contém tecidos das três camadas germinativas em etapas incompletas de diferenciação. Os teratomas sacrococcígeos são os tumores mais comuns em recém-nascidos, com incidência de, aproximadamente, 1 em cada 27 mil recém-nascidos. Esses tumores são, geralmente, excisados cirurgicamente e o prognóstico é bom.

NEURULAÇÃO ANORMAL

Distúrbios de neurulação podem resultar em anormalidades graves do cérebro e da medula espinal (Cap. 16). **Defeitos do tubo neural** estão entre as anomalias congênitas mais comuns. A meroencefalia (anencefalia) ou ausência parcial de cérebro é a deficiência mais grave. Evidências sugerem que a perturbação primária afeta o neuroectoderma. Falhas na fusão das dobras neurais e na formação do tubo neural na região cerebral resultam em anencefalia e, na região lombar, em espinha bífida cística (Cap. 16, Fig. 16-9).

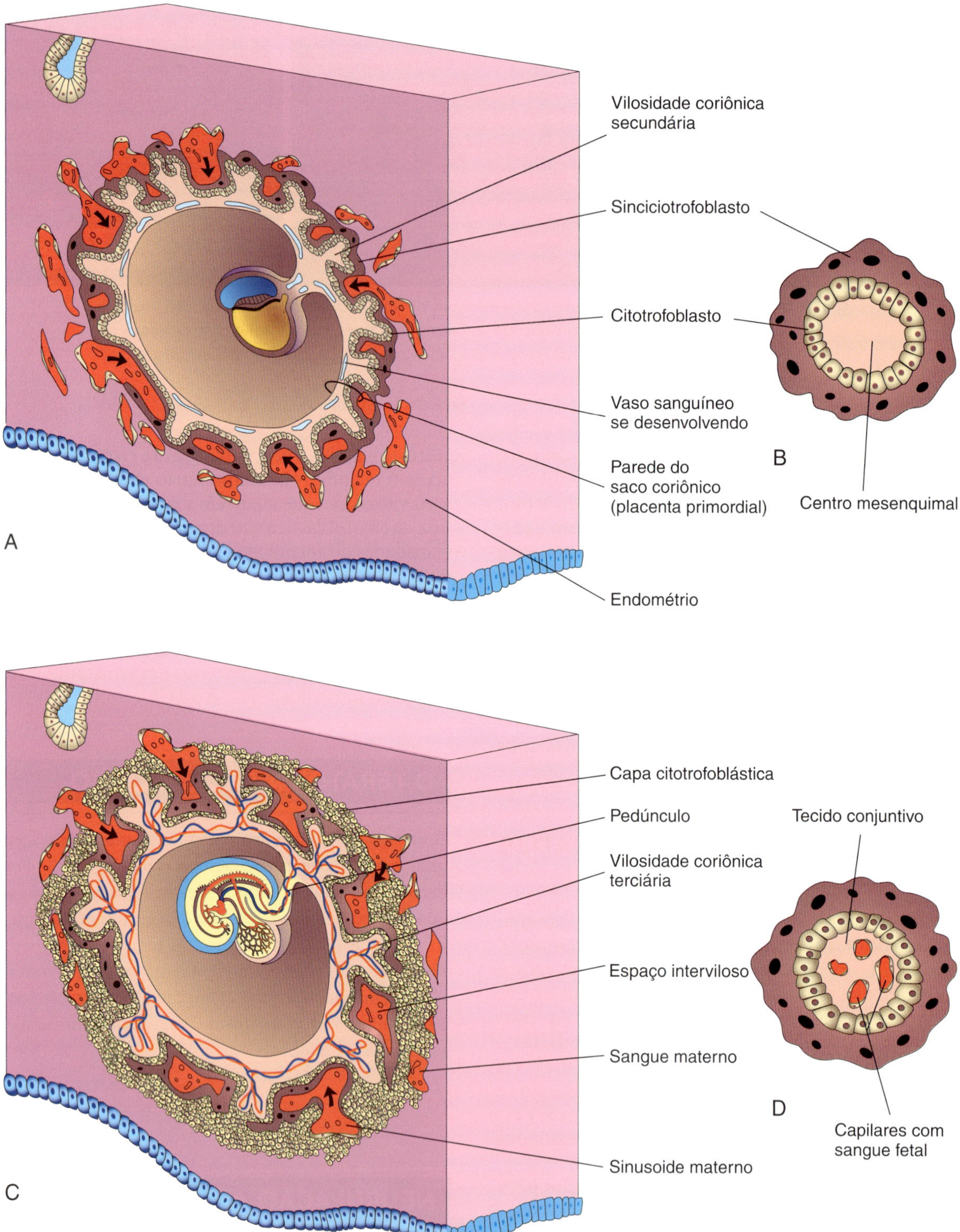

Figura 5-11 Esquemas do desenvolvimento da vilosidade coriônica secundária em uma vilosidade coriônica terciária. **A,** Secção sagital de um embrião (em torno de 16 dias). **B,** Secção de uma vilosidade coriônica secundária. **C,** Secção de um embrião (em torno de 21 dias). **D,** Secção de uma vilosidade coriônica terciária. Ao fim da terceira semana, desenvolve-se uma circulação uteroplacentária primordial.

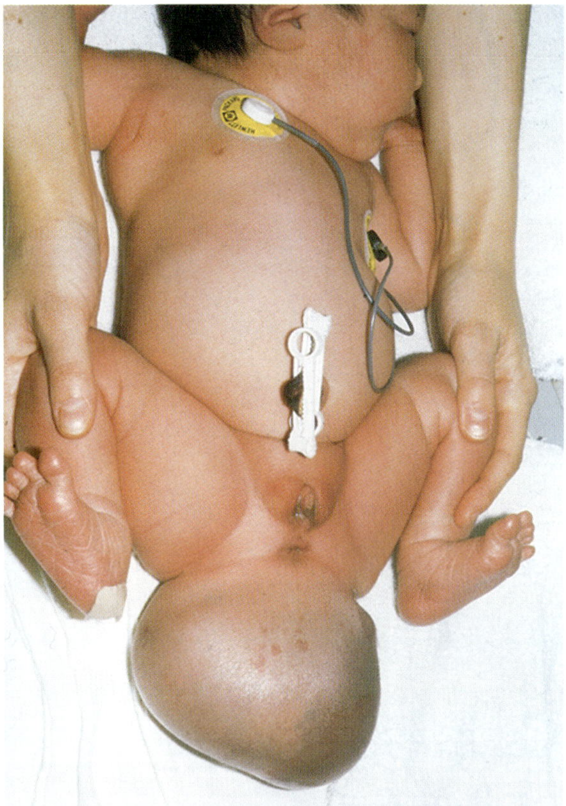

Figura 5-12 Criança do sexo feminino com um grande teratoma sacrococcígeo que se desenvolveu de restos da linha primitiva.

CRESCIMENTO ANORMAL DO TROFOBLASTO

Às vezes, o embrião morre e as vilosidades coriônicas não completam o seu desenvolvimento. Ou seja, elas não se tornam vascularizadas a ponto de formar vilosidades terciárias. Essas vilosidades em degeneração podem formar inchaços císticos denominados **mola hidatiforme** (Fig. 5-13). As molas apresentam graus variados de proliferação trofoblástica e produzem quantidades excessivas de gonadotropina coriônica humana. Em 3% a 5% desses casos, as molas evoluem para lesões trofoblásticas malignas denominadas **coriocarcinomas**. Estes tumores invariavelmente se disseminam (metástase) pela corrente sanguínea para vários locais, como pulmões, vagina, fígado, ossos, intestino e cérebro.

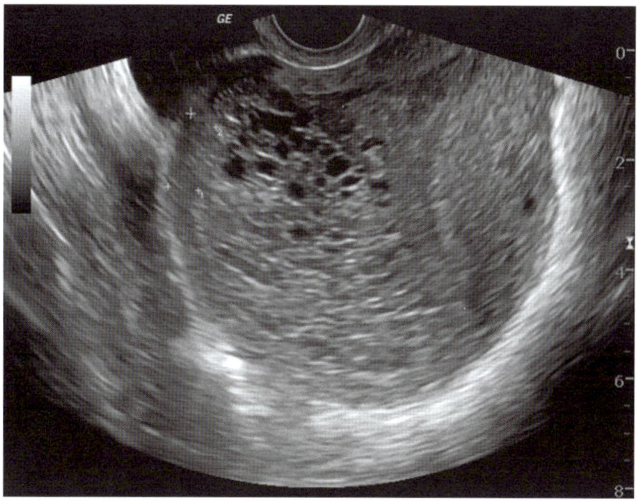

Figura 5-13 Imagem de ultrassom demonstrando uma mola hidatiforme completa. Observe os numerosos e pequenos espaços císticos. O "sinal em cacho de uvas" é uma típica característica da gravidez molar.

QUESTÕES DE ORIENTAÇÃO CLÍNICA

1. Fármacos ou outros agentes podem causar defeitos congênitos se presentes no sangue materno durante a terceira semana? Se sim, quais órgãos seriam os mais suscetíveis?
2. Há riscos aumentados para o embrião associados a gestações em mulheres acima dos 40 anos de idade? Se sim, quais seriam eles?

As respostas dessas questões são apresentadas no final deste livro.

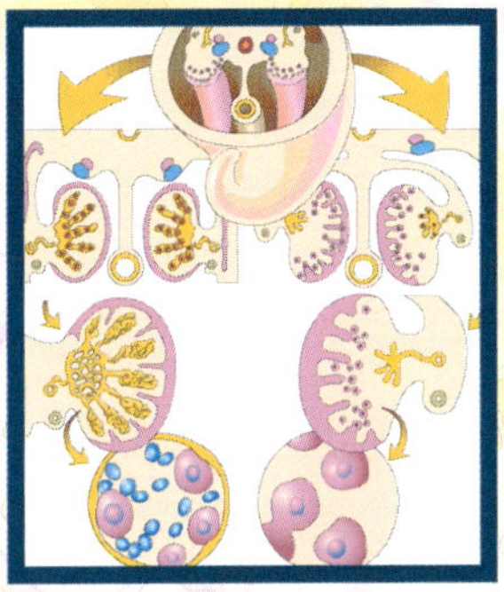

CAPÍTULO

6

Quarta à Oitava Semana do Desenvolvimento Humano

Todas as principais estruturas externas e internas são estabelecidas durante a quarta e a oitava semanas. Ao final deste **período**, os principais sistemas de órgãos já começaram a se desenvolver. A exposição de embriões a **teratógenos** (p. ex. drogas e vírus) durante esse período pode causar **grandes anomalias congênitas** (Cap. 19). Com a formação de tecidos e órgãos, a forma do embrião muda e, no final da oitava semana, o embrião apresenta um aspecto distintamente humano.

DOBRAMENTO DO EMBRIÃO

Um importante acontecimento no estabelecimento da forma do corpo é o dobramento do **disco embrionário trilaminar** em um embrião mais ou menos cilíndrico (Fig. 6-1). O dobramento decorre do rápido crescimento do embrião, particularmente do encéfalo e da medula espinal. O dobramento nas extremidades cefálica e caudal e o dobramento lateral do embrião ocorrem simultaneamente. Ao mesmo tempo, a junção do embrião e do saco vitelino sofre uma constrição relativa. Os dobramentos cefálico e caudal levam as regiões cefálica e caudal a mover-se ventralmente enquanto o embrião se alonga (Fig. 6-1A_2 a D_2).

A reconstrução do ectoderma superficial e de todos os órgãos e cavidades em estágios representativos do desenvolvimento de embriões humanos revelou novas descobertas sobre os movimentos que ocorrem de um estágio para outro. Esses movimentos são causados pela atuação de forças biocinéticas sobre tecidos específicos. Demonstrou-se que isso ocorre simultaneamente e em todos os níveis, desde a membrana celular até a superfície do embrião. Os movimentos e forças dão início à diferenciação que se inicia no lado de fora da célula, e que, então, se move para o interior para reagir com o núcleo.

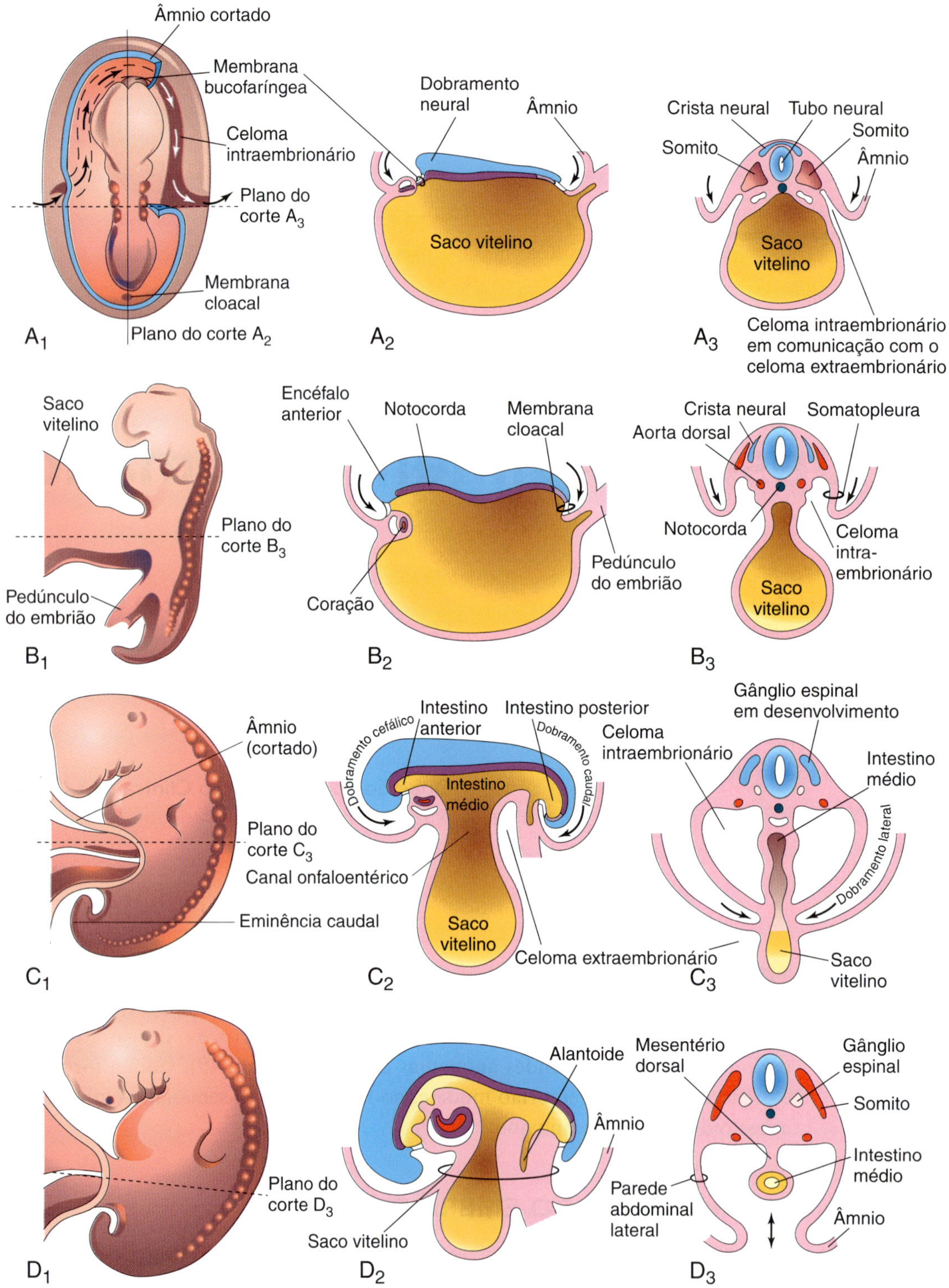

Figura 6-1 Dobramento dos embriões durante a quarta semana. **A_1**, Vista dorsal de um embrião no começo da quarta semana. São visíveis três pares de somitos. A continuidade do celoma intraembrionário com o celoma extraembrionário é mostrada no lado direito, pela remoção de uma parte do ectoderma e do mesoderma do embrião. **B_1**, **C_1** e **D_1**, Vistas laterais de embriões de 22, 26 e 28 dias, respectivamente. **A_2, B_2, C_2** e **D_2**, Cortes sagitais do plano mostrado em **A_1**. **A_3, B_3, C_3** e **D_3**, Cortes transversais nos níveis indicados em **A_1** a **D_1**.

Dobramentos Cefálico e Caudal

No início da quarta semana, os dobramentos neurais na região cefálica formam o **primórdio do encéfalo**. Posteriormente, o encéfalo anterior em desenvolvimento cresce em direção cefálica, além da membrana bucofaríngea, e coloca-se sobre o coração em desenvolvimento. Simultaneamente, o **coração primitivo** e a **membrana bucofaríngea** se deslocam para a superfície ventral do embrião (Fig. 6-2).

O dobramento da extremidade caudal do embrião resulta principalmente do crescimento da parte distal do tubo neural, o **primórdio da medula espinal**. À medida que o embrião cresce, a região caudal se projeta sobre a **membrana cloacal**, a futura região do ânus (Fig. 6-3*B*). Durante o dobramento, parte da camada germinativa endodérmica é incorporada ao embrião, formando o **intestino posterior** (Fig. 6-3*C*). A parte terminal do intestino posterior logo se dilata para formar a **cloaca** (Fig. 6-3*C*). O **pedúnculo do embrião** (primórdio do cordão umbilical) prende-se à superfície ventral do embrião, e o **alantoide,** um divertículo endodérmico do saco vitelino, é parcialmente incorporado ao embrião (Figs. 6-1D_2 e 6-3*C*).

Dobramentos Laterais

O dobramento lateral do embrião em desenvolvimento resulta do crescimento dos somitos, que produzem os dobramentos **laterais** direito e esquerdo (Fig. 6-1A_3 a D_3). As paredes do corpo abdominal lateral dobram-se em direção ao plano mediano, deslocando as bordas do disco embrionário ventralmente e formando um embrião grosseiramente cilíndrico. Durante o dobramento lateral (longitudinal), parte do endoderma do saco vitelino é incorporada ao embrião, formando o **intestino anterior**, o primórdio da faringe (Fig. 6-2*C*). O intestino anterior situa-se entre o encéfalo e o coração, e a membrana bucofaríngea separa o intestino anterior do **estomodeu**, o primórdio da boca. Com a formação da parede abdominal pela fusão das dobras laterais, parte da camada germinativa endodérmica é incorporada ao embrião, formando o **intestino médio.**

Inicialmente, há uma ampla comunicação entre o intestino e o saco vitelino (Fig. 6-1C_2). Depois do dobramento lateral, a ligação é reduzida ao **canal onfaloentérico**, anteriormente chamado de pedúnculo vitelino (Fig. 6-1C_2). Com a formação do **cordão umbilical** a partir do pedúnculo do embrião, a fusão ventral das dobras laterais reduz a região de comunicação entre as cavidades celômicas intraembrionárias e extraembrionárias (Fig. 6-1C_2). À medida que a cavidade amniótica se expande e oblitera a maior parte do *celoma extraembrionário*, o âmnio forma o revestimento epitelial do cordão umbilical (Fig. 6-1D_2).

DERIVADOS DAS CAMADAS GERMINATIVAS

As três camadas germinativas (ectoderma, mesoderma e endoderma) formadas durante a gastrulação dão origem aos primórdios de todos os tecidos e órgãos (Fig. 6-4). As células de cada camada germinativa se dividem, migram, se agregam e se diferenciam seguindo padrões bastante precisos ao formar os vários sistemas de órgãos (organogênese).

CONTROLE DO DESENVOLVIMENTO EMBRIONÁRIO

O desenvolvimento embrionário resulta dos planos genéticos nos cromossomos. O conhecimento dos genes que controlam o desenvolvimento humano está aumentando (Cap. 20). A maioria dos processos de desenvolvimento depende de uma interação precisamente coordenada de fatores genéticos e ambientais. Vários mecanismos de controle, como **interações entre tecidos**, migração regulada de células e colônias celulares, proliferação controlada e apoptose (morte celular programada), orientam a diferenciação e garantem o desenvolvimento sincrônico. Cada sistema do corpo tem o seu próprio padrão de desenvolvimento, e a maioria dos processos morfogênicos é regulada por mecanismos moleculares complexos.

O **desenvolvimento embrionário** é, essencialmente, um processo de crescimento e aumento da complexidade estrutural e funcional. **O crescimento se dá por meio de mitoses e** da produção de componentes da **matriz** extracelular, ao passo que a complexidade é alcançada através de morfogênese e diferenciação. As células que compõem os tecidos de embriões muito jovens são **pluripotentes,** isto é, sob diferentes circunstâncias, são capazes de seguir uma ou mais vias de desenvolvimento. Esse amplo potencial de desenvolvimento restringe-se progressivamente conforme os tecidos adquirem características especializadas necessárias para o aumento da sofisticação da estrutura e da função. Tal restrição presume que devem ser feitas escolhas para que seja conseguida a diversidade dos tecidos.

A maioria das evidências indica que essas escolhas não são determinadas em consequência da linhagem celular, mas como uma resposta aos fatores do ambiente imediatamente circundante, incluindo os tecidos adjacentes. Como resultado, a precisão e coordenação da arquitetura, muitas vezes necessárias para a função normal de um órgão, parecem ser alcançadas pela interação entre as suas partes constituintes durante o desenvolvimento.

A **interação entre tecidos** durante o desenvolvimento é um tema recorrente na embriologia. As interações que levam a mudanças no curso do desenvolvimento em pelo menos um dos interagentes são denominadas **induções.** Vários exemplos de interações indutivas podem ser encontrados na literatura; por exemplo, durante o *desenvolvimento do olho*, a vesícula óptica induz o ectoderma da superfície da cabeça a se diferenciar em cristalino. Quando a vesícula óptica está ausente, o olho não se desenvolve. Além disso, se a vesícula óptica for removida e colocada em associação com o ectoderma de uma superfície normalmente não envolvida com o desenvolvimento do olho, será possível induzir a formação do cristalino. Portanto, o desenvolvimento do cristalino depende claramente de que o ectoderma associe-se a um segundo tecido. Na presença do neuroectoderma da vesícula óptica, o ectoderma da superfície da cabeça segue uma via de desenvolvimento que não teria seguido em outras circunstâncias. Do mesmo modo, muitos dos movimentos morfogenéticos dos tecidos que desempenham papéis de grande importância na formação do embrião também fornecem as condições para que os tecidos possam se associar, o que é fundamental para que ocorram *interações indutivas entre tecidos*.

O fato de um tecido ser capaz de influenciar a *via de desenvolvimento* adotada por outro tecido pressupõe a passagem

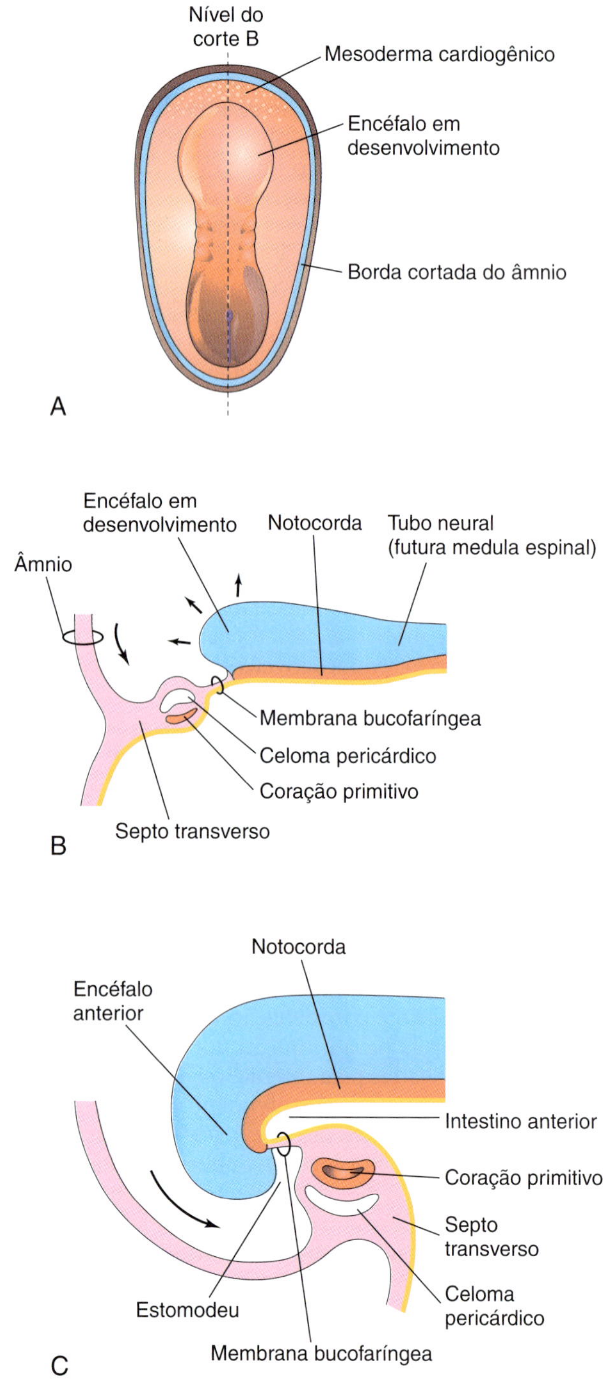

Figura 6-2 Dobramento da extremidade cefálica do embrião. **A**, Vista dorsal de um embrião de 21 dias. **B**, Corte sagital da parte cefálica do embrião no plano em **A** ilustrando o movimento ventral do coração. **C**, Corte sagital de um embrião de 26 dias. Observe que o septo transverso, coração, celoma pericárdico e membrana bucofaríngea se deslocaram para a superfície ventral do embrião.

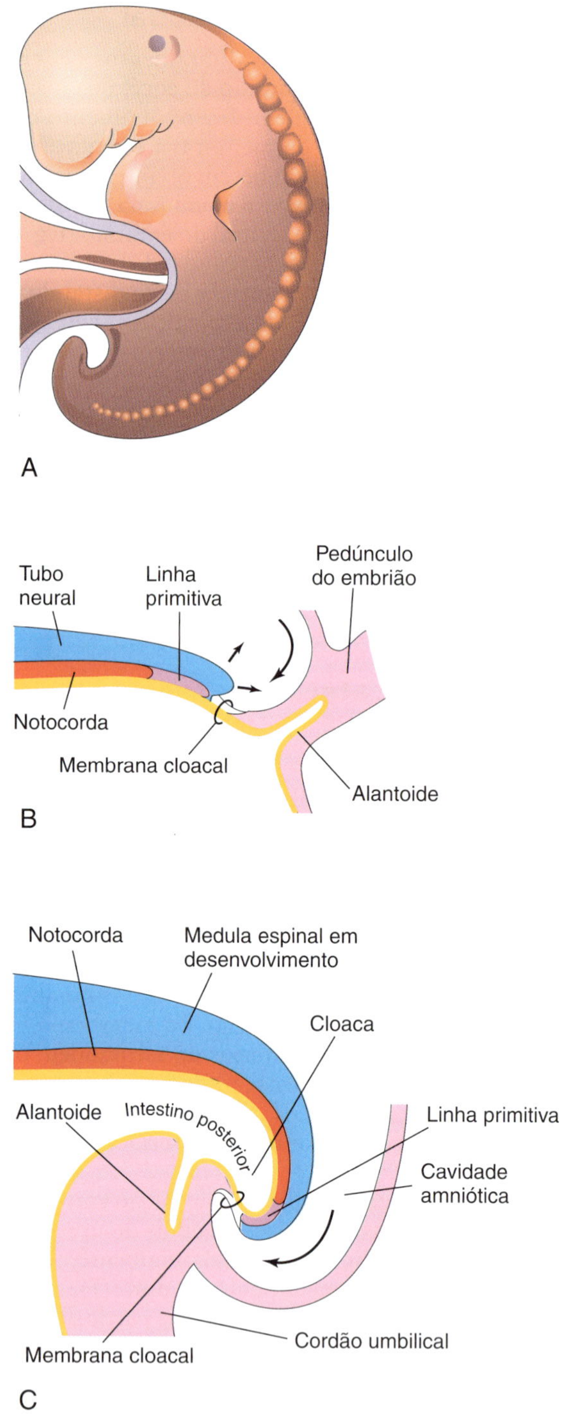

Figura 6-3 Dobramento da extremidade caudal do embrião. **A**, Vista lateral de um embrião de 4 semanas. **B**, Corte sagital da parte caudal de um embrião no início da quarta semana. **C**, Corte semelhante no final da quarta semana. Observe que parte do saco vitelino foi incorporada ao embrião formando o intestino posterior, e que a parte terminal do intestino posterior foi dilatada para formar a cloaca. Observe também a mudança de posição da linha primitiva, do alantoide, da membrana cloacal e do pedúnculo do embrião.

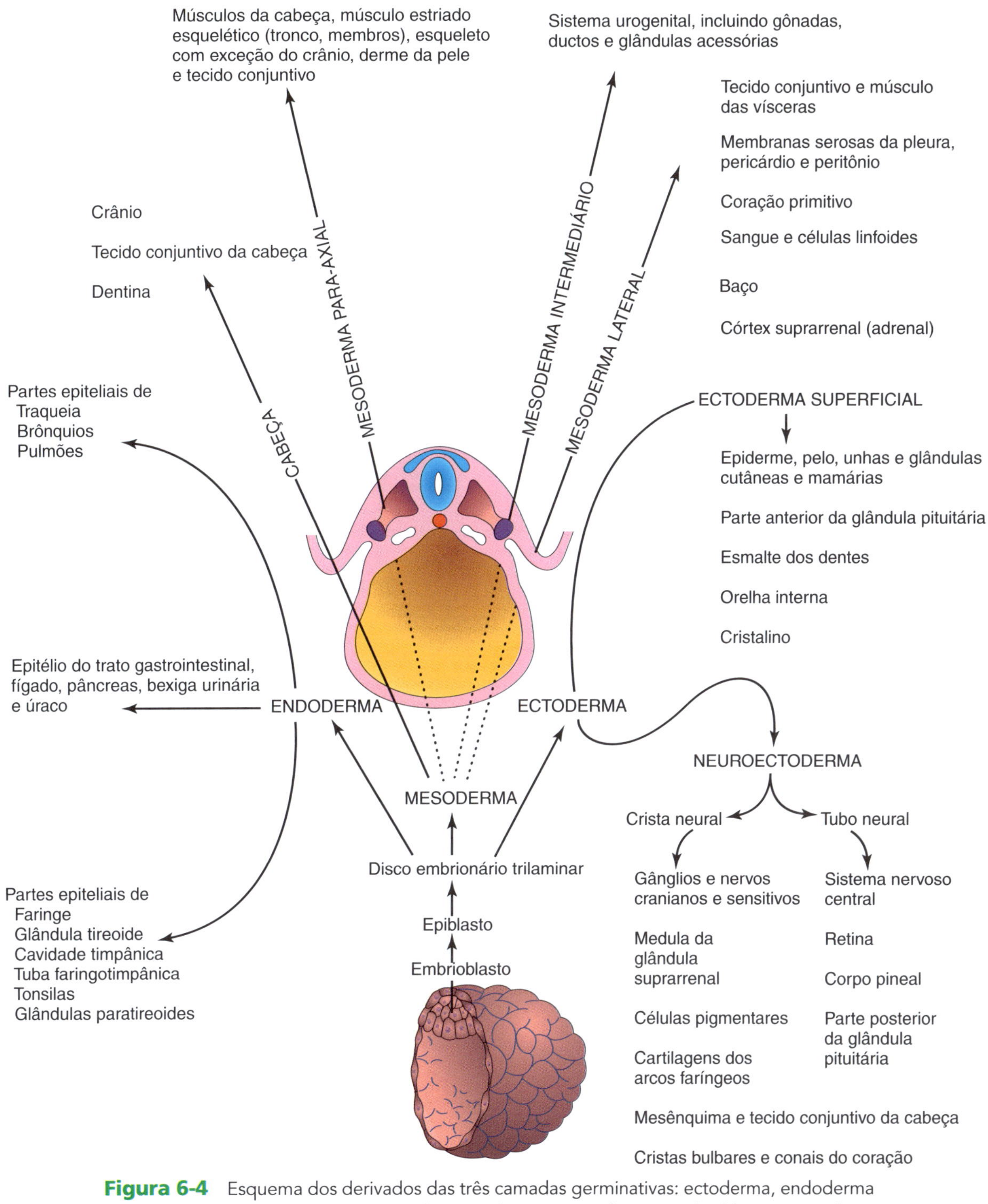

Figura 6-4 Esquema dos derivados das três camadas germinativas: ectoderma, endoderma e mesoderma. As células destas camadas contribuem para a formação de diferentes tecidos e órgãos; por exemplo, o endoderma forma o revestimento epitelial do trato gastrointestinal e o mesoderma dá origem aos tecidos conjuntivos e músculos.

de um sinal entre os dois interagentes. A análise de defeitos moleculares em linhagens mutantes que exibem interações anormais entre tecidos durante o desenvolvimento embrionário e estudos do desenvolvimento de embriões com mutações em genes-alvo começaram a revelar os *mecanismos moleculares da indução*. O mecanismo de transferência de sinal parece variar de acordo com os tecidos específicos envolvidos. Em alguns casos, o sinal parece assumir a forma de uma molécula difusível, que passa do indutor para o tecido reativo. Em outros casos, a mensagem parece ser mediada por uma matriz extracelular não difusível, que entra em contato com o tecido reativo após ser secretada pelo indutor. Ainda em outros casos, o sinal parece exigir contato físico entre o tecido indutor e o tecido-alvo. Independentemente do mecanismo de transferência intercelular envolvido, o sinal é convertido em uma mensagem intracelular que influencia a atividade genética das células-alvo.

Para serem competentes em responder a um estímulo indutor, as células do sistema-alvo precisam expressar os receptores apropriados para a específica molécula indutora de sinal e os componentes da via específica de sinalização intracelular e fatores de transcrição que mediarão especificamente a resposta. Evidências experimentais indicam que a aquisição de competência pelo tecido-alvo é, com frequência, dependente de suas interações prévias com outros tecidos. Por exemplo, na formação do cristalino, a resposta do ectoderma da cabeça ao estímulo dado pela vesícula óptica parece ser dependente de uma associação prévia do ectoderma da cabeça com a placa neural anterior (Cap. 20).

ESTIMATIVA DA IDADE DO EMBRIÃO

As estimativas de idade de embriões *recuperados* (p. ex., após aborto espontâneo) são estabelecidas pelas suas características externas e pela medida de seu comprimento (Tabela 6-1). *Isoladamente, o tamanho pode ser um critério não confiável,* pois a velocidade de crescimento de alguns embriões diminui progressivamente antes da morte. A aparência dos membros em desenvolvimento é um critério muito útil para estimar a idade embrionária. Como os embriões na terceira e início da quarta semana são retos (Fig. 6-5*A*), as suas medidas indicam o maior comprimento. A altura na posição sentada, ou *comprimento cabeça-nádega*, é utilizada para estimar a idade de embriões mais velhos (Fig. 6-5*B* e *C*). A altura em pé, ou *comprimento cabeça-calcanhar*, é, algumas vezes, determinada no período entre a 14ª e a 18ª semana (Fig. 6-5*D*). O *Carnegie Embryonic Staging System* (*Sistema Carnegie de Estagiamento de Embriões*) é usado internacionalmente, e seu uso permite fazer comparações (Tabela 6-1).

PRINCIPAIS EVENTOS DA QUARTA À OITAVA SEMANA

Os critérios de estimativa dos estágios de desenvolvimento de embriões humanos estão listados na Tabela 6-1.

EXAME DE EMBRIÕES POR ULTRASSONOGRAFIA

A maioria das mulheres que procura cuidados obstétricos é examinada por ultrassom pelo menos uma vez durante a gravidez, por uma ou mais das seguintes razões:

- Estimativa da idade gestacional para a confirmação de dados clínicos
- Avaliação do crescimento embrionário quando há suspeita de retardo do crescimento intrauterino
- Orientação durante a coleta de amostras de vilosidades coriônicas ou líquido amniótico
- Suspeita de gravidez ectópica
- Possibilidade de anormalidade uterina
- Detecção de anomalias congênitas

O tamanho do embrião em uma mulher grávida pode ser estimado utilizando-se medidas por ultrassom. A *ultrassonografia transvaginal* ou *endovaginal* permite obter medidas mais precisas do comprimento cabeça-nádega no início da gravidez (Fig. 6-6).

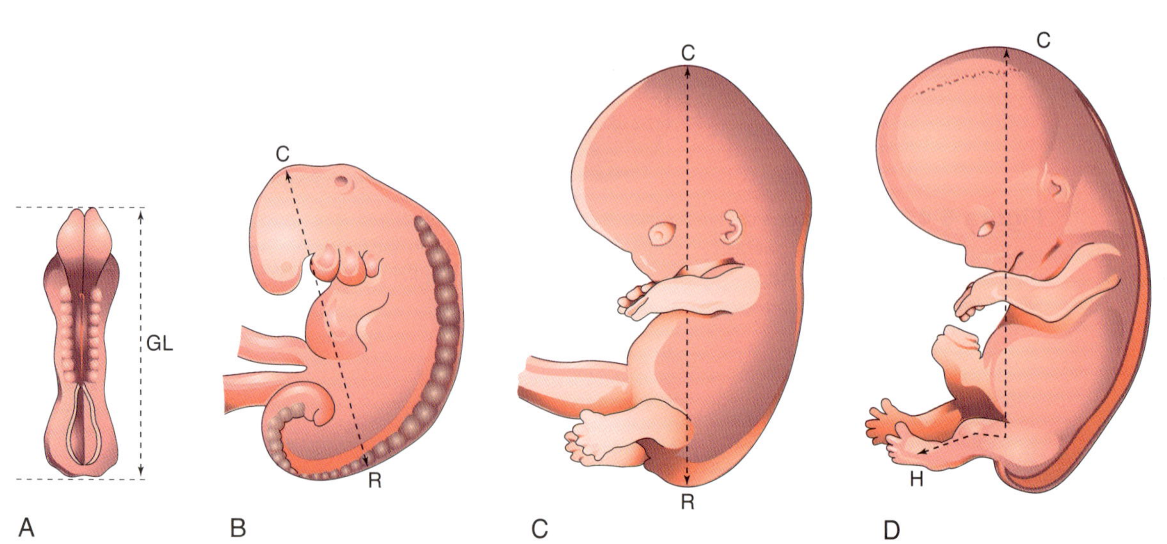

Figura 6-5 Métodos usados para medir o comprimento de embriões. **A**, Maior comprimento (*GL*). **B** e **C**, Comprimento cabeça-nádega. **D**, Comprimento cabeça-calcanhar.

Tabela 6-1 Critérios para Estimar os Estágios do Desenvolvimento de Embriões Humanos

IDADE (dias)	FIGURA DE REFERÊNCIA	ESTÁGIO CARNEGIE	NÚMERO DE SOMITOS	COMPRIMENTO (mm)*	PRINCIPAIS CARACTERÍSTICAS EXTERNAS †
20-21	6-1A_1	9	1-3	1,5-3,0	Disco embrionário achatado. Sulco neural profundo e dobras neurais proeminentes. Dobra cefálica evidente.
22-23	6-8*A*, *C*	10	4-12	2,0-3,5	O embrião está ereto ou ligeiramente curvado. O tubo neural está se formando ou já se formou à frente dos somitos, mas ainda está aberto nos neuroporos cranial e caudal. O primeiro e segundo par de arcos faríngeos são visíveis.
24-25	6-9*A*	11	13-20	2,5-4,5	O embrião está curvado devido aos dobramentos cefálico e caudal. O neuroporo cranial está se fechando. Os placoides óticos estão presentes. As vesículas ópticas se formaram.
26-27	6-7*B* 6-10*A*	12	21-29	3,0-5,0	Aparecem os brotos dos membros superiores. O neuroporo cranial está fechado. O neuroporo caudal está se fechando. Três pares de arcos faríngeos já podem ser visualizados. A proeminência cardíaca é bem visível. As fossetas óticas estão presentes.
28-30	6-6 6-11*A*	13	30-35	4,0-6,0	O embrião está curvado em forma de C. O neuroporo caudal está fechado. Quatro pares de arcos faríngeos são visíveis. Aparecem os brotos dos membros inferiores. As vesículas óticas estão presentes. Os placoides do cristalino podem ser visualizados.
31-32	6-12*A*	14	‡	5,0-7,0	As fossetas ópticas e as fossetas nasais são visíveis. Cálices ópticos estão presentes.
33-36		15		7,0-9,0	As placas da mão se formaram; os raios digitais estão presentes. As vesículas do cristalino estão presentes. As fossetas nasais são proeminentes. Os seios cervicais são visíveis.
37-40		16		8,0-11,0	As placas dos pés se formaram. Pigmentos podem ser vistos na retina. Saliências auriculares estão se desenvolvendo.
41-43	6-13*A*	17		11,0-14,0	Os raios digitais podem ser claramente visualizados nas placas da mão. As saliências auriculares delimitam o futuro pavilhão auricular externo. As vesículas encefálicas são proeminentes.
44-46		18		13,0-17,0	Os raios digitais podem ser claramente visualizados nas placas do pé. A região do cotovelo é visível. As pálpebras estão em formação. Podem ser observadas chanfraduras entre os raios digitais das mãos. Os mamilos aparecem.
47-48		19		16,0-18,0	Os membros se estendem ventralmente. O tronco começa a se alongar e endireitar. A herniação do intestino médio é visível.
49-51		20		18,0-22,0	Os membros superiores estão mais compridos e dobrados na altura dos cotovelos. Os dedos podem ser distinguidos, mas encontram-se unidos por membrana. Podem ser observadas chanfraduras entre os raios digitais dos pés. O plexo vascular do couro cabeludo aparece.
52-53		21		22,0-24,0	As mãos e pés se aproximam uns dos outros. Os dedos estão livres e mais compridos. Os dedos dos pés podem ser distinguidos, mas encontram-se unidos por membrana. Uma eminência caudal compacta (cauda) está presente.
54-55		22		23,0-28,0	Os dedos dos pés estão livres e mais compridos. As pálpebras e pavilhões auriculares estão mais desenvolvidos.
56	6-14*A*	23		27,0-31,0	A cabeça é mais arredondada e já apresenta características humanas. A genitália externa ainda apresenta uma aparência indiferenciada. A herniação do intestino médio ainda está presente. A eminência caudal desapareceu.

*Os comprimentos do embrião indicam o intervalo usual de tamanho. Nos estágios 9 e 10, a medida é o maior comprimento; nos estágios subsequentes, utilizou-se a medida de comprimento cabeça-nádega.

†Baseado em O' Rahilly R, Müller F: Developmental Stages in Human Embryos. Washington, DC, Carnegie Institute of Washington, 1987; e Gasser RF: Digitally Reproduced Embryonic Morphology DVDs. Computer Imaging Laboratory, Cell Biology and Anatomy. New Orleans, LA, Louisiana State University Health Sciences Center, 2002–2006.

‡Neste estágio e nos estágios subsequentes, é difícil determinar o número de somitos e, portanto, este deixa de ser um critério útil.

Quarta Semana

Mudanças importantes na forma do corpo ocorrem durante a quarta semana. No início, o embrião é quase reto. Na quarta semana, elevações de superfície visíveis são produzidas pelos somitos e o **tubo neural** está aberto nos neuroporos cranial e caudal (Figs. 6-7*A* e 6-8*C* e *D*). Com 24 dias, os *arcos da faringe* tornam-se visíveis (Fig. 6-7*A* a *C*). Neste momento, o embrião encontra-se ligeiramente curvado por causa dos dobramentos cefálico e caudal. **O coração primitivo produz uma grande proeminência ventral e bombeia sangue** (Figs. 6-9 e 6-10). Com 24 dias, o neuroporo cranial já está se fechando (Fig. 6-9*B*).

Com 26 dias, o **encéfalo anterior** produz uma elevação saliente da cabeça e uma longa e curva **eminência caudal** (estrutura tipo cauda) está presente (Fig. 6-10*B*). Aos 28 dias, os **brotos dos membros superiores** aparecem como pequenas intumescências na parede ventrolateral do corpo (Fig. 6-11*A* e *B*). Aos 26 dias, as **fossetas óticas** (primórdios das orelhas internas) também são visíveis (Fig. 6-10*B*). Nos lados da cabeça são visíveis os **placoides do cristalino**, espessamentos ectodérmicos que indicam os futuros cristalinos dos olhos. O quarto par de arcos faríngeos e os **brotos dos membros inferiores** são visíveis no final da quarta semana (Figs. 6-7*C* e 6-12). Normalmente, no final da quarta semana o **neuroporo caudal** está fechado (Fig. 6-10). Rudimentos de muitos sistemas de órgãos, especialmente do *sistema cardiovascular*, já se estabeleceram.

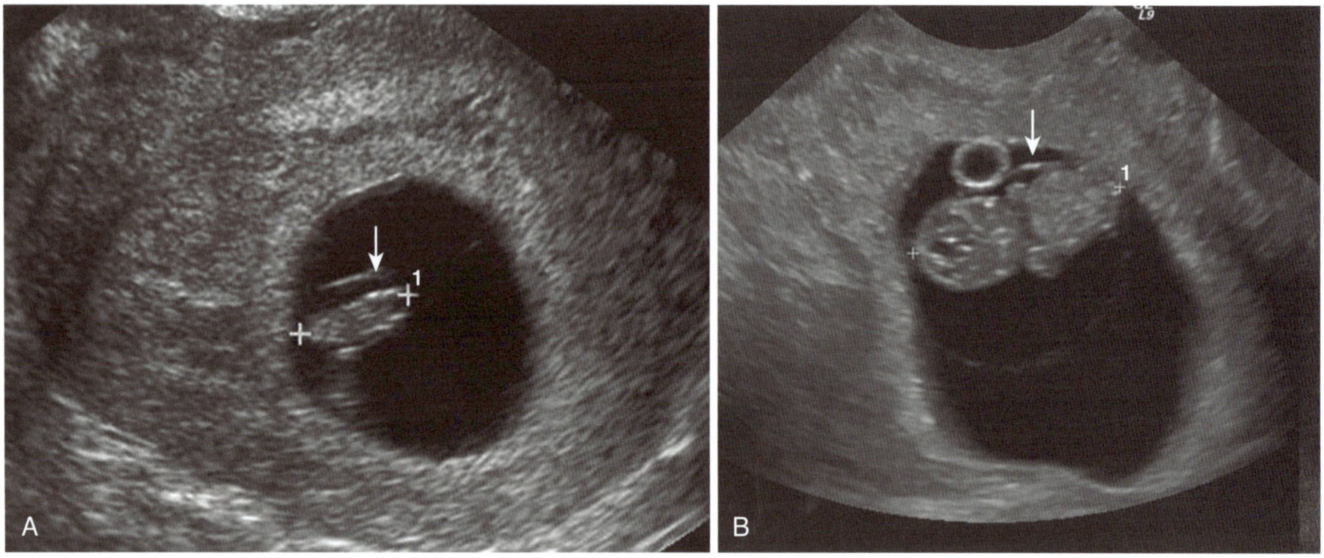

Figura 6-6 Ultrassonografias endovaginais de embriões. **A**, Ultrassonografia endovaginal de um embrião de 5 semanas (comprimento cabeça-nádega [CRL, do inglês *crown-rump lenght*] de 10 mm [*cruzes*]) rodeado pela membrana amniótica (*seta*). **B**, Ultrassonografia coronal de um embrião de 7 semanas (CRL 22 mm [*cruzes*]). Vista anterior do âmnio (*seta*). Vesícula umbilical (saco vitelino) anterior.

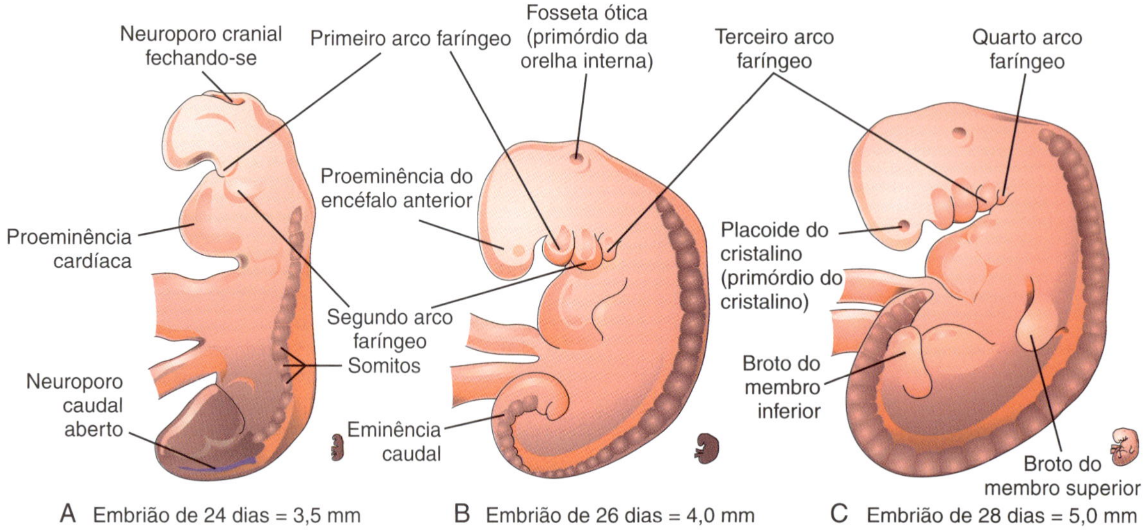

Figura 6-7 **A, B,** e **C**, Vistas laterais de embriões mais velhos mostrando 16, 27 e 33 somitos, respectivamente. O neuroporo cranial está normalmente fechado com 25 a 26 dias, e o neuroporo caudal está geralmente fechado no final da quarta semana.

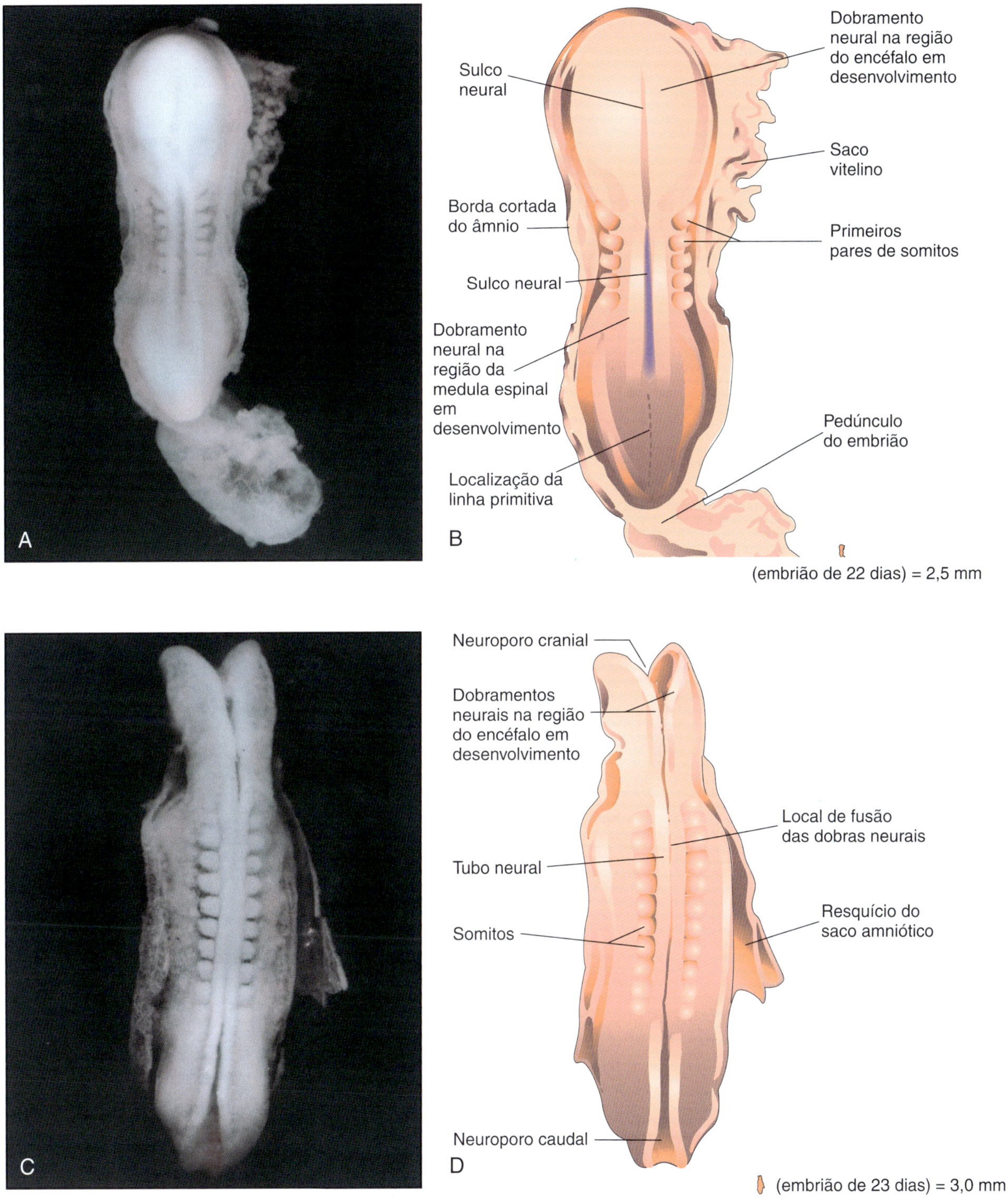

Figura 6-8 **A**, Vista dorsal de um embrião de cinco somitos no estágio Carnegie 10, de aproximadamente 22 dias. Observe os dobramentos neurais e o sulco neural. Os dobramentos neurais da região cefálica foram espessados para formar o primórdio do encéfalo. **B**, Esquema das estruturas mostradas em **A**. A maioria dos sacos amnióticos e coriônicos foi retirada para expor o embrião. **C**, Vista dorsal de um embrião mais velho no estágio Carnegie 10, de aproximadamente 23 dias. As dobras neurais se fusionaram para formar o tubo neural (primórdio da medula espinal nessa região). O tubo neural comunica-se livremente com a cavidade amniótica nas extremidades cefálica e caudal pelos neuroporos cranial e caudal, respectivamente. **D**, Diagrama das estruturas mostradas em **C**. O fluido amniótico fornece um meio flutuante que sustenta os tecidos delicados do embrião jovem.

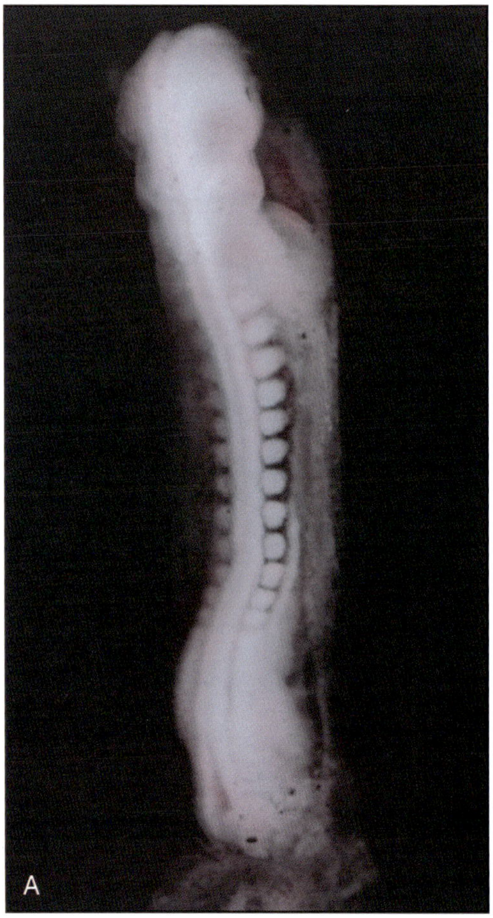

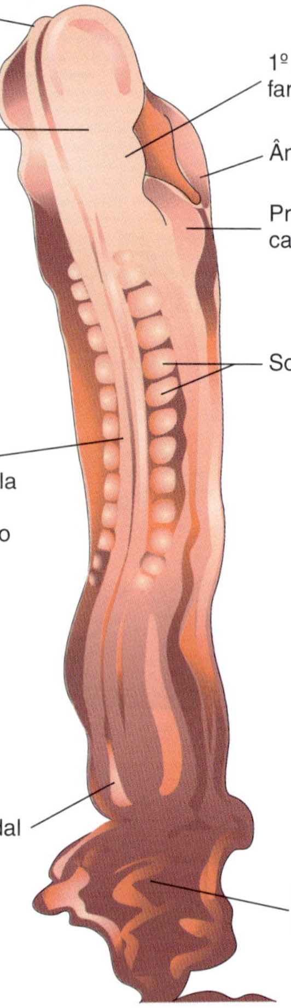

Figura 6-9 **A,** Vista dorsal de um embrião de 13 somitos no estágio Carnegie 11, de aproximadamente 24 dias. O neuroporo cranial está fechando, mas o neuroporo caudal está aberto. **B**, Esquema das estruturas mostradas em **A**. O embrião está curvado por causa do dobramento das extremidades encefálica e caudal.

Quinta Semana

Durante a quinta semana, são pequenas as mudanças na forma do corpo em comparação com as que ocorrem durante a quarta semana. **O crescimento da cabeça excede o crescimento das outras regiões** (Fig. 6-12*A* e *B*), devido principalmente ao rápido desenvolvimento das proeminências encefálicas e faciais. A face logo entra em contato com a proeminência cardíaca. As ***cristas mesonéfricas*** indicam a localização dos *rins mesonéfricos* (Fig. 6-12*B*), que são os primórdios dos rins permanentes (Fig. 6-12*A* e *B*).

Sexta Semana

Embriões na sexta semana mostram movimentos espontâneos, como contrações do tronco e membros. Os embriões neste estágio apresentam respostas reflexas ao toque. Os primórdios dos dedos, ou **raios digitais**, começam a se desenvolver nas placas das mãos (Fig. 6-13*A* e *B*). O desenvolvimento dos membros inferiores ocorre 4 a 5 dias após o desenvolvimento dos membros superiores.

Várias pequenas intumescências, as **saliências auriculares**, desenvolvem-se e contribuem para a formação do *pavilhão auricular*. Os olhos agora são bem evidentes, em grande parte por causa da formação do pigmento da retina. A cabeça é muito maior do que o tronco e está encurvada sobre a grande **proeminência cardíaca.** Esta posição da cabeça resulta da flexão da região cervical (pescoço). O tronco, então, começa a se endireitar. Durante a sexta semana, os intestinos penetram o celoma extraembrionário na parte proximal do cordão umbilical. Essa **herniação umbilical** é um evento normal no embrião e ocorre porque, nesta idade, a cavidade abdominal é pequena demais para acomodar o rápido crescimento do intestino (Cap. 12, Fig. 12-11*C*).

Sétima Semana

Durante a sétima semana, os membros sofrem modificações consideráveis. Aparecem chanfraduras entre os raios digitais das **placas das mãos**, separando parcialmente os futuros dedos. A comunicação entre o intestino primitivo e o saco vitelino está agora reduzida a um ducto relativamente estreito, o *canal onfaloentérico* (Fig. 6-1C_2).

Oitava Semana

No início desta semana final do período embrionário, os dedos das mãos já estão separados, mas claramente

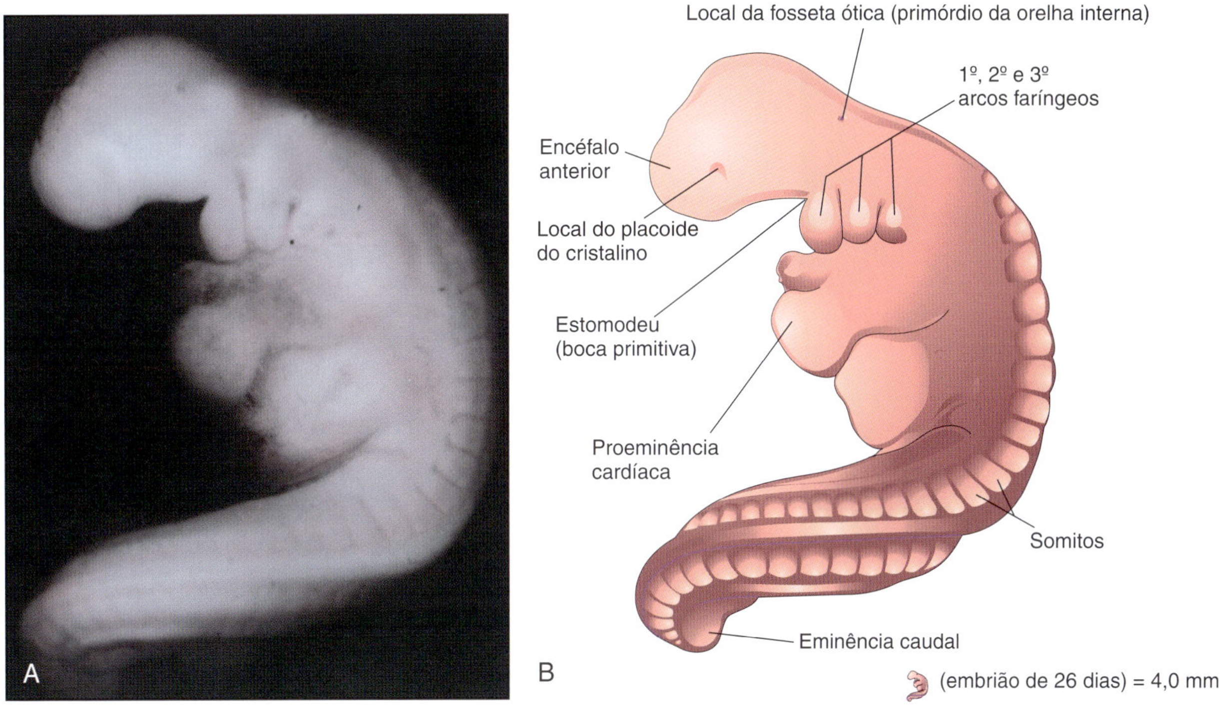

Figura 6-10 **A**, Vista lateral de um embrião de 27 somitos no estágio Carnegie 12, de aproximadamente 26 dias. O embrião é curvado, especialmente sua eminência caudal tipo cauda. Observe o placoide do cristalino (primórdio do cristalino do olho). A fosseta ótica indica o início do desenvolvimento da orelha interna. **B**, Esquema das estruturas mostradas em **A**. O neuroporo cranial está fechado e estão presentes três pares de arcos faríngeos. *(A, De Nishimura H, Semba H, Tanimura T, Tanaka O: Prenatal Development of the Human with Special Reference to Craniofacial Structures: An Atlas. Washington, DC, National Institutes of Health, 1977.)*

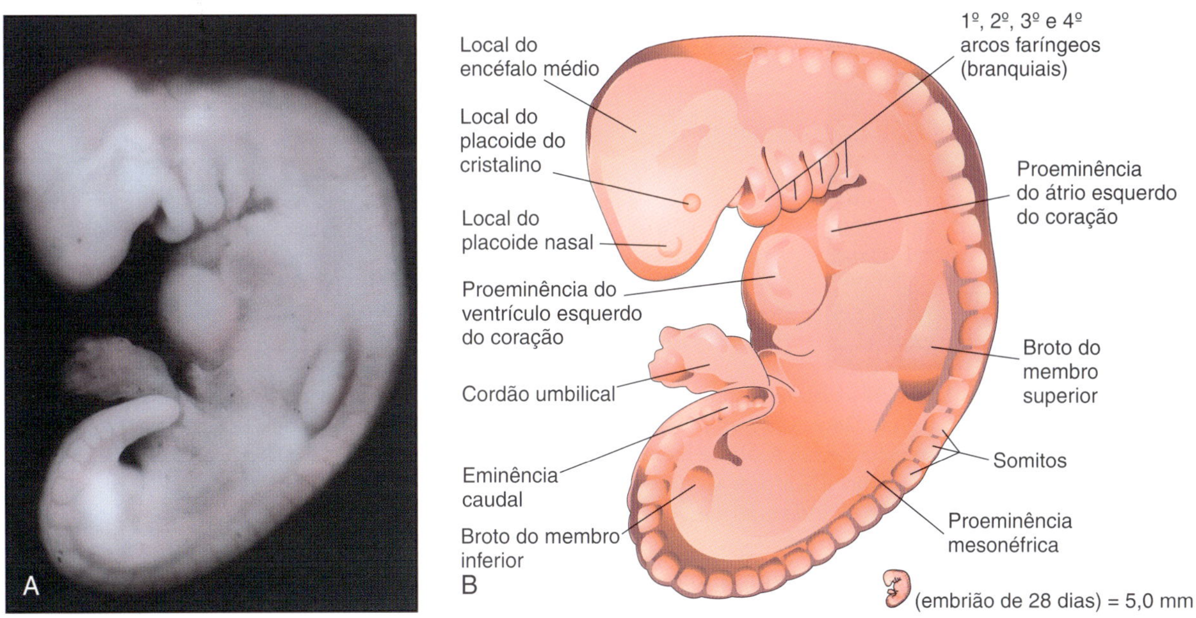

Figura 6-11 **A,** Vista lateral de um embrião no estágio Carnegie 13, de aproximadamente 28 dias. O coração primitivo é grande e está dividido em um átrio primitivo e um ventrículo. Os neuroporos cranial e caudal estão fechados. **B**, Esquema indicando as estruturas mostradas em **A**. O embrião tem uma curvatura em C característica, quatro arcos faríngeos e brotos dos membros superiores e inferiores. *(A, De Nishimura H, Semba H, Tanimura T, Tanaka O: Prenatal Development of the Human with Special Reference to Craniofacial Structures: An Atlas. Washington, DC, National Institutes of Health, 1977.)*

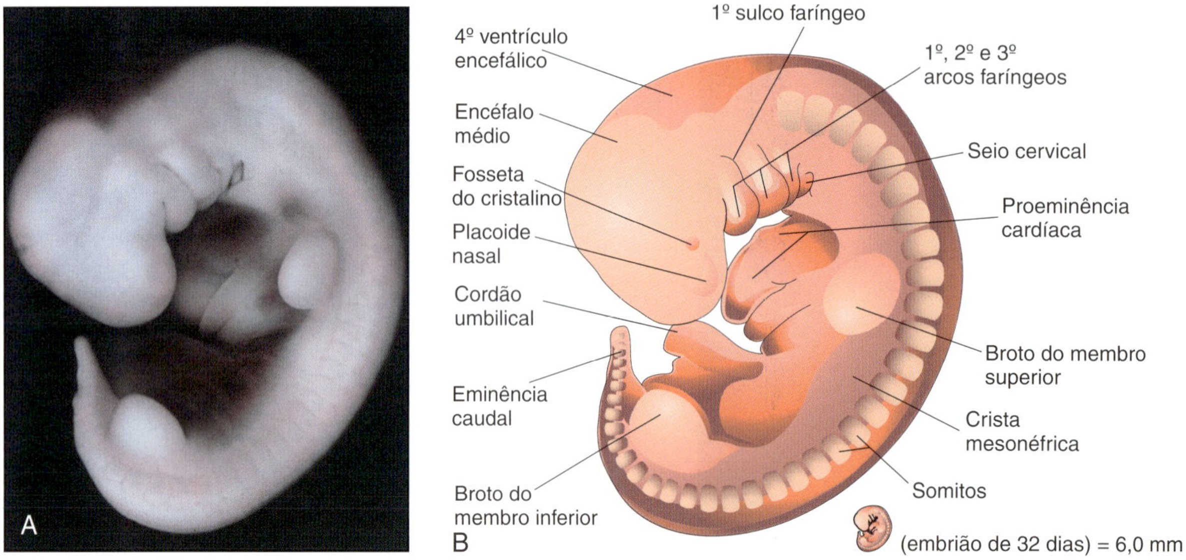

Figura 6-12 **A,** Vista lateral de um embrião no estágio Carnegie 14, de aproximadamente 32 dias. O segundo arco faríngeo cresceu sobre o terceiro arco, formando o *seio cervical*. A crista mesonéfrica indica o local do rim mesonéfrico, um rim funcional transitório. **B**, Esquema das estruturas mostradas em **A**. Os brotos dos membros superiores têm forma de remos, ao passo que os brotos dos membros inferiores se assemelham a nadadeiras. *(A, De Nishimura H, Semba H, Tanimura T, Tanaka O: Prenatal Development of the Human with Special Reference to Craniofacial Structures: An Atlas. Washington, DC, National Institutes of Health, 1977.)*

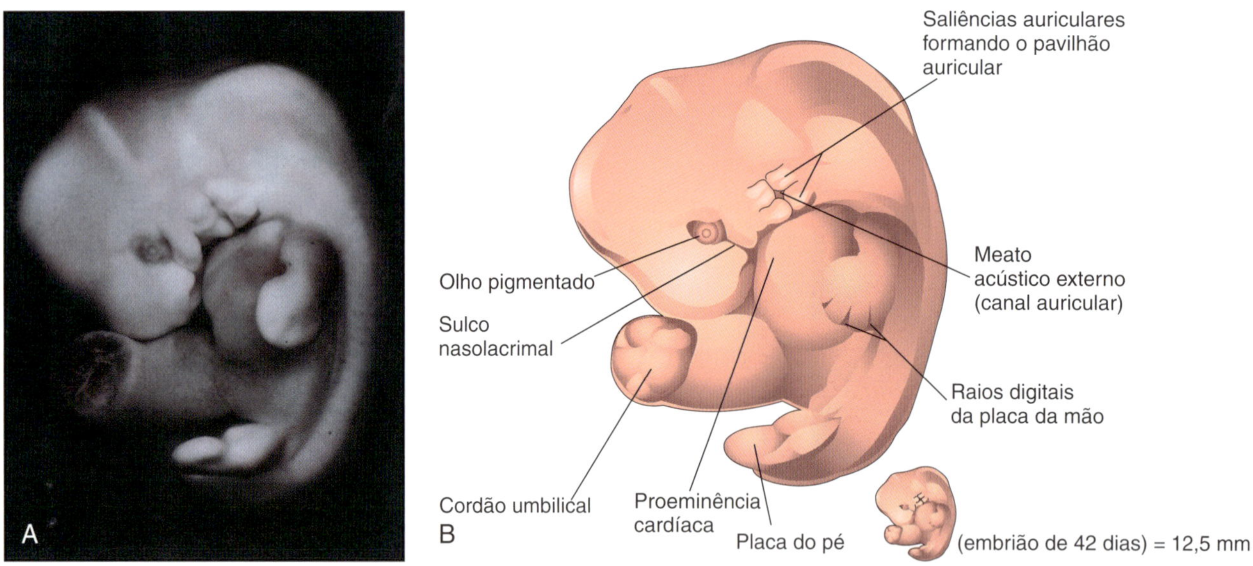

Figura 6-13 **A,** Vista lateral de um embrião no estágio Carnegie 17, de aproximadamente 42 dias. Os raios digitais são visíveis na placa da mão, indicando o futuro local dos dedos. **B**, Esquema das estruturas mostradas em **A**. Neste momento são evidentes o olho, saliências auriculares e o meato acústico externo. *(De Moore KL, Persaud TVN, Shiota K: Color Atlas of Clinical Embryology, 2nd ed. Philadelphia, Saunders, 2000.)*

unidos por membranas (Fig. 6-13*B*). As chanfraduras são claramente visíveis entre os raios digitais dos pés. O **plexo vascular do couro cabeludo** aparece e forma uma faixa característica que envolve a cabeça. No final do período fetal, os dedos ficaram mais compridos e já se separaram (Fig. 6-14*A* e *B*). *Durante esta semana, ocorrem os primeiros movimentos coordenados dos membros*. A ossificação começa no fêmur. As evidências da eminência caudal tipo cauda já desapareceram no final da oitava semana. As mãos e os pés aproximam-se ventralmente uns dos outros. Ao final da oitava semana, o embrião tem características humanas visualmente distintas; entretanto, a cabeça ainda é desproporcionalmente grande, constituindo quase metade do embrião (Fig. 6-14). A região do pescoço já é definida e as pálpebras estão se fechando. No final da oitava semana, as pálpebras começam a se unificar por fusão epitelial. Os intestinos ainda estão na porção proximal do cordão umbilical (Cap. 12, Fig. 12-11*C*). Os pavilhões

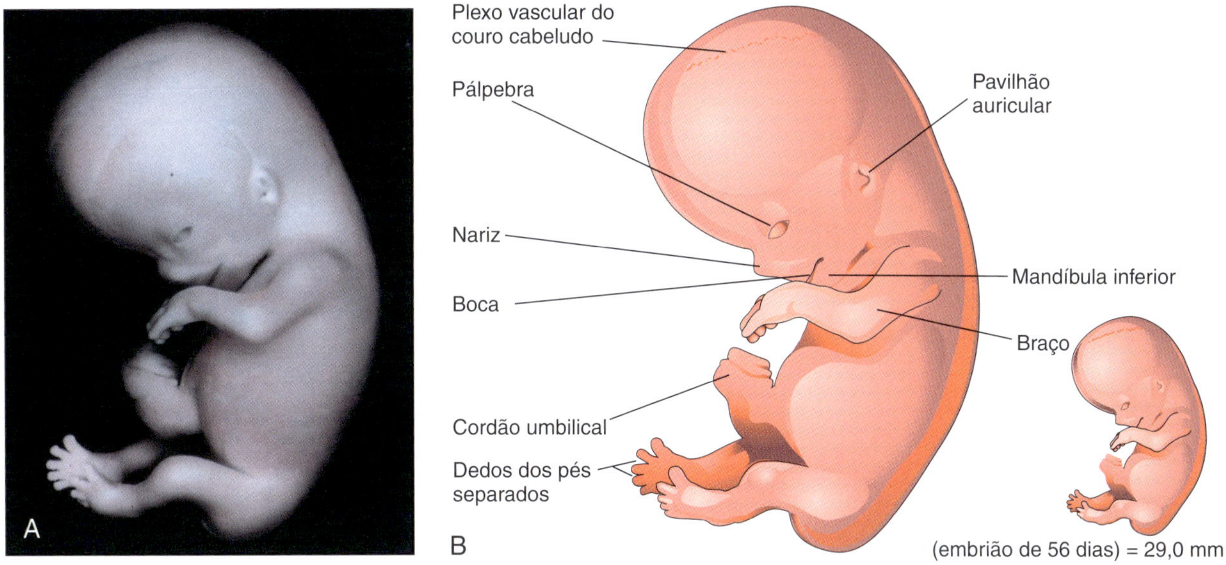

Figura 6-14 **A,** Vista lateral de um embrião no estágio Carnegie 23, de aproximadamente 56 dias (final do período embrionário). **B**, Esquema das estruturas mostradas em **A**. (*A, De Nishimura H, Semba H, Tanimura T, Tanaka O: Prenatal Development of the Human with Special Reference to Craniofacial Structures: An Atlas. Washington, DC, National Institutes of Health, 1977.*)

auriculares começam a assumir sua forma final, mas ainda apresentam implantação baixa na cabeça. Apesar de já existirem diferenças entre os sexos na aparência da genitália externa, elas não são suficientemente distintas para possibilitar uma identificação precisa do sexo.

QUESTÕES DE ORIENTAÇÃO CLÍNICA

1. Há apenas pequenas diferenças aparentes entre um embrião de 8 semanas e um feto de 9 semanas. Por que então os embriologistas dão nomes diferentes?
2. Em que momento um embrião se torna um ser humano?
3. O sexo dos embriões pode ser determinado por ultrassonografia? Que outros métodos podem ser usados para determinar o sexo?

As respostas dessas questões são apresentadas no final deste livro.

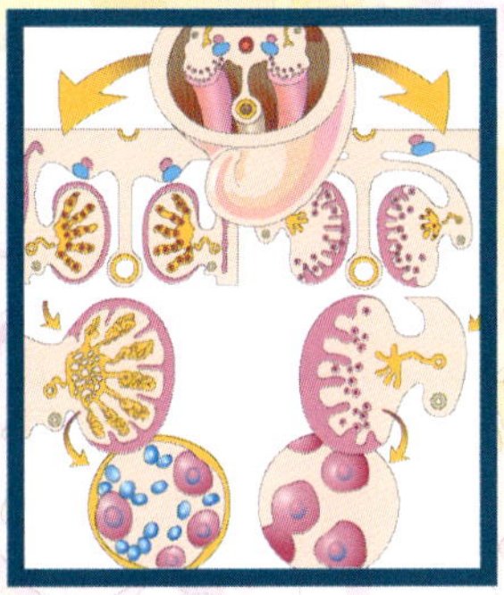

CAPÍTULO

7

Período Fetal: da Nona Semana ao Nascimento

O desenvolvimento durante o período fetal está relacionado, principalmente, com o crescimento corporal e a diferenciação de tecidos, órgãos e sistemas. Os **sistemas de órgãos rudimentares** foram formados durante o período embrionário. A taxa de crescimento corporal durante o período fetal é rápida, e, durante as últimas semanas, o ganho de peso do feto é muito grande (Tabela 7-1). Medições por ultrassom do **comprimento cabeça-nádega** (**CRL**) podem ser usadas para determinar o tamanho e a provável idade do feto (Fig. 7-1). O período intrauterino pode ser dividido em dias, semanas ou meses (Tabela 7-2), mas surgem dúvidas quando não se especifica se a idade foi calculada a partir do **último período menstrual normal** (**LNMP**) ou a partir da **idade de fecundação**. *Neste livro, exceto quando especificado, a idade fetal é calculada a partir da data estimada da fecundação, e os meses referem-se aos meses do calendário.* Clinicamente, o período gestacional é dividido em **três trimestres**, com duração de três meses cada. Várias medidas e características externas são úteis para fazer uma estimativa da idade fetal (Tabela 7-1). A medição do CRL é o método de escolha para estimar a idade gestacional até ao final do *primeiro trimestre*.

Tabela 7-1 Critérios para Estimar a Idade de Fecundação durante o Período Fetal

IDADE (semanas)	COMPRIMENTO CABEÇA-NÁDEGA (mm)*	COMPRIMENTO DO PÉ (mm)*	PESO FETAL (g)†	PRINCIPAIS CARACTERÍSTICAS EXTERNAS
Fetos pré-viáveis				
9	50	7	8	As pálpebras estão se fechando ou já se fecharam. A cabeça é arredondada. Ainda não é possível identificar a genitália externa como masculina ou feminina. Presença de hérnia intestinal.
10	61	9	14	O intestino está no abdome. Desenvolvimento inicial das unhas das mãos.
12	87	14	45	O sexo é distinguível externamente. Pescoço bem definido.
14	120	20	110	A cabeça está ereta. Os membros inferiores estão bem desenvolvidos. Desenvolvimento inicial das unhas dos pés.
16	140	27	200	O pavilhão auricular destaca-se da cabeça.
18	160	33	320	O vérnix caseoso cobre a pele. Os movimentos do feto (pontapés) podem ser sentidos pela mãe.
20	190	39	460	Os cabelos e pelos do corpo (lanugo) são visíveis.
Fetos viáveis‡				
22	210	45	630	A pele é enrugada e vermelha.
24	230	50	820	Unhas das mãos presentes. Corpo magro.
26	250	55	1.000	Olhos parcialmente abertos. Cílios estão presentes.
28	270	59	1.300	Os olhos estão abertos. A maioria dos fetos tem cabelo no couro cabeludo. A pele é ligeiramente enrugada.
30	280	63	1.700	As unhas dos pés estão presentes. Corpo ficando roliço. Testículos descendo.
32	300	68	2.100	As unhas das mãos chegam às pontas dos dedos. A pele é lisa.
36	340	79	2.900	Corpo geralmente gorducho. Lanugo quase ausente. As unhas dos pés chegam às pontas dos dedos. Membros flexionados; mãos firmemente fechadas.
38	360	83	3.400	Tórax saliente; mamas fazem protrusão. Testículos no escroto ou palpáveis nos canais inguinais. As unhas das mãos ultrapassam a ponta dos dedos.

*Estas medições são médias, e a variação das dimensões aumenta com a idade.
†Estes pesos referem-se aos de fetos que foram fixados em 10% de formalina por cerca de 2 semanas. Espécimes frescos geralmente pesam cerca de 5% menos.
‡Não há um limite definido de desenvolvimento, idade ou peso no qual um feto se torna automaticamente viável, ou além do qual a sobrevivência está assegurada, mas a experiência mostrou ser rara a sobrevivência de um bebê com menos de 500 g ou cuja idade de fecundação ou de desenvolvimento seja inferior a 22 semanas.

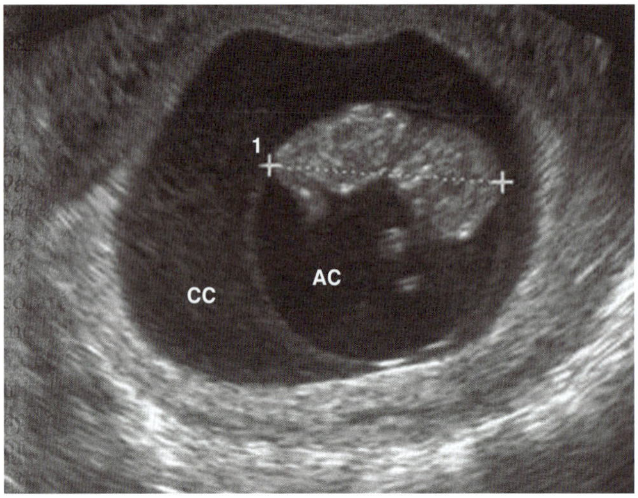

Figura 7-1 Ultrassonografia transvaginal de um feto de 9 semanas com comprimento cabeça-nádega de 41,7 mm (*cruzes*). Normalmente, a cavidade coriônica (*CC*) gera ecos de níveis baixos, enquanto a cavidade amniótica (*AC*) não gera ecos.

PRINCIPAIS EVENTOS DO PERÍODO FETAL

Não existe um sistema formal para o estagiamento do período fetal; no entanto, é útil levar em consideração as principais mudanças que ocorrem no período de 4 a 9 semanas.

Da Nona à Décima Segunda Semana

No início da nona semana, *a cabeça constitui metade do CRL do feto* (Fig. 7-1). Em seguida, há uma rápida aceleração do crescimento do comprimento do corpo, de modo que, ao final de 12 semanas, o CRL corresponde a quase o dobro (Tabela 7-1).

Com 9 semanas a face é larga, os olhos estão bem separados, as orelhas têm implantação baixa e as pálpebras estão fusionadas. No início da nona semana, as pernas são curtas e as coxas são relativamente pequenas. Ao final de 12 semanas, os membros superiores já quase alcançaram os seus comprimentos relativos finais, mas os membros inferiores ainda são ligeiramente mais curtos do que os seus comprimentos relativos finais.

Tabela 7-2 Comparação entre as Unidades de Tempo de Gestação

	CALENDÁRIO			LUNAR
PONTO DE REFERÊNCIA	DIAS	SEMANAS	MESES	MESES
Fecundação	266	38	8,75	9,5
Último período menstrual normal	280	40	9,25	10

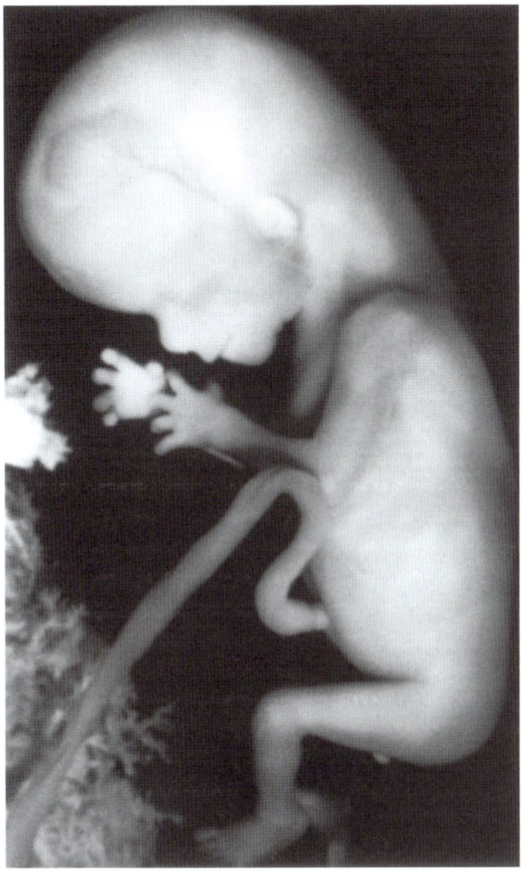

Figura 7-2 Feto de 11 semanas que sofreu aborto espontâneo (1,5 ×). Seus sacos coriônico e amniótico foram removidos. Observe que a cabeça é relativamente grande.

Até o final da 12ª semana, a ***genitália externa*** masculina e feminina ainda não está totalmente desenvolvida. As alças intestinais são claramente visíveis na extremidade proximal do cordão umbilical até a metade da décima semana. Na 11ª semana, *o intestino já retornou ao abdome* (Fig. 7-2). A formação de urina começa entre a 9ª e a 12ª semana, e a urina é lançada pela uretra no líquido amniótico. O feto reabsorve um pouco deste líquido após degluti-lo. Os produtos de excreção fetal são transferidos para a circulação materna, passando através da membrana placentária (Cap. 8).

Da Décima Terceira à Décima Sexta Semana

Durante este período, o crescimento é muito rápido (Figs. 7-3 e 7-4; Tabela 7-1). Com 16 semanas, a cabeça é relativamente pequena em comparação com a de um feto de 12 semanas, e os membros inferiores estão mais compridos. ***Os movimentos dos membros***, que ocorrem pela primeira vez no final do período embrionário, tornam-se coordenados a partir da 14ª semana, mas ainda são discretos demais para serem sentidos pela mãe. No entanto, esses movimentos são visíveis nos exames de ultrassom.

Os ossos em desenvolvimento são claramente visíveis em imagens de ultrassom obtidas no início da 16ª semana. ***Movimentos lentos dos olhos*** ocorrem com 14 semanas. A padronização dos cabelos do couro cabeludo também é determinada durante este período. Com 16 semanas, os ovários são diferenciados e contêm *folículos ovarianos primordiais* com **ovogônias** (células germinativas primordiais). Os olhos ocupam uma posição anterior na face, e não mais anterolateral.

Da Décima Sétima à Vigésima Semana

O crescimento desacelera durante este período, mas o CRL do feto ainda aumenta cerca de 50 mm (Figs. 7-3 e 7-5; Tabela 7-1). Os *movimentos fetais* – **pontapés** – são percebidos com maior frequência pela mãe. Neste momento, a pele está coberta com um material gorduroso – o **vérnix caseoso.** Este é constituído por células mortas da epiderme e por um material gorduroso secretado pelas *glândulas sebáceas do feto*. O vérnix caseoso protege a pele delicada do feto contra abrasões, rachaduras e endurecimento, que poderiam resultar da exposição ao líquido amniótico. Em geral, os fetos estão completamente cobertos por uma penugem muito fina e delicada, o *lanugo*, que ajuda a manter o vérnix sobre a pele.

As sobrancelhas e os cabelos também são visíveis. Uma *gordura marrom* se forma da 17ª à 20ª semana, sendo o local de produção de calor no recém-nascido, em particular. Esse tecido adiposo especializado, encontrado principalmente no pescoço, em posição posterior ao esterno, produz calor pela oxidação de ácidos graxos.

Com 18 semanas, o **útero fetal** já está formado e a canalização da vagina já começou. Com 20 semanas, os testículos já começaram a descer, mas ainda estão localizados na parede abdominal posterior.

Da Vigésima Primeira à Vigésima Quinta Semana

Ocorre um ganho de peso importante durante este período, e o feto está mais bem proporcionado. A pele é geralmente enrugada e mais translúcida. A pele tem coloração rósea a vermelha porque é possível ver o sangue nos capilares. Com 21 semanas começam os movimentos rápidos dos olhos, e foram relatadas *respostas de piscar por sobressalto* com 22 a 23 semanas. As *unhas* já estão presentes com 24 semanas. Também com 24 semanas, as células epiteliais

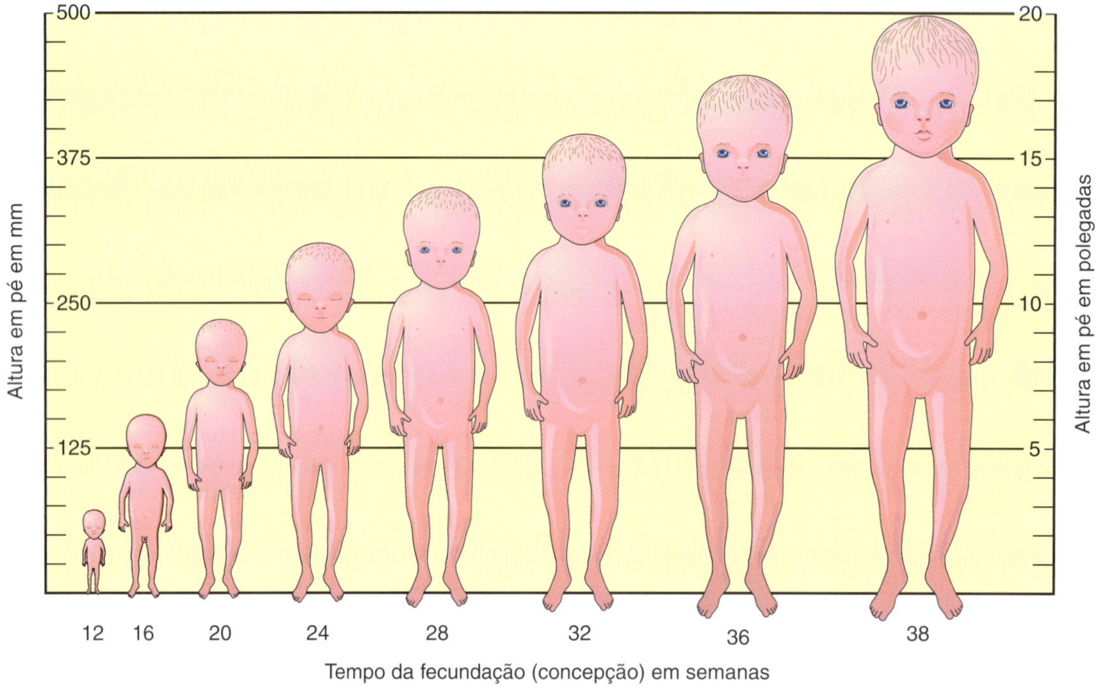

Figura 7-3 Diagrama desenhado em escala ilustrando as mudanças no tamanho dos fetos humanos.

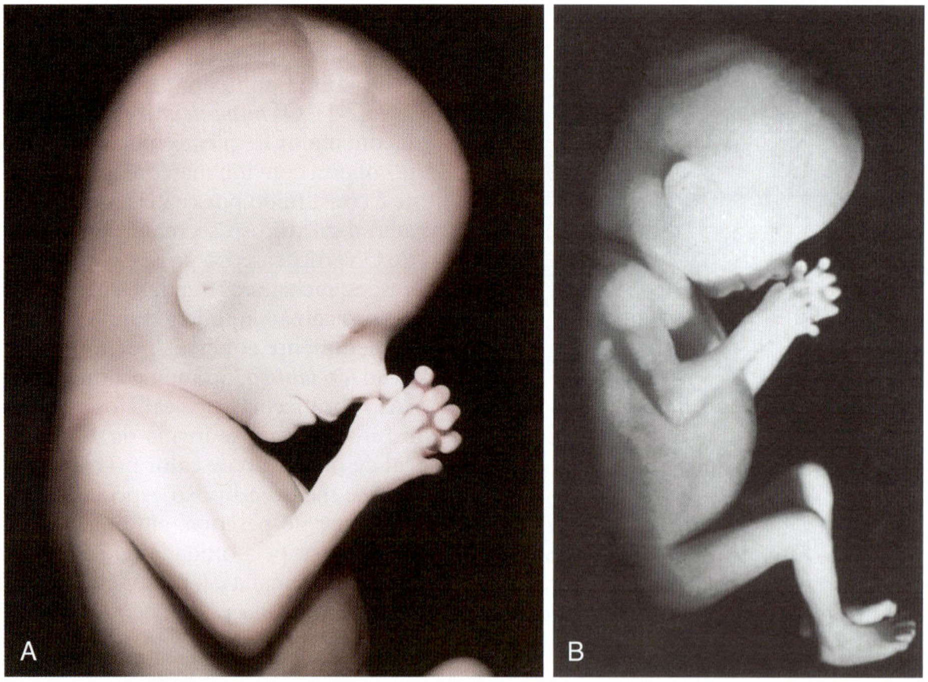

Figura 7-4 Feto de 13 semanas. **A**, Fotografia ampliada da cabeça e ombros (2×). **B**, Tamanho real.

secretoras (pneumócitos tipo II) dos septos interalveolares do pulmão começaram a secretar o ***surfactante***, um lipídio tensoativo que mantém abertos os alvéolos pulmonares em desenvolvimento (Cap. 11). Embora um feto de 22 a 25 semanas nascido prematuramente possa sobreviver inicialmente se receber cuidados intensivos, ele pode morrer, pois seu sistema respiratório ainda é imaturo. Fetos nascidos antes de 26 semanas de gestação têm risco elevado de deficiência (funcional) no desenvolvimento neurológico.

Da Vigésima Sexta à Vigésima Nona Semana

Durante este período, em geral os fetos sobrevivem se nascerem prematuramente e receberem cuidados intensivos, porque os pulmões já se desenvolveram o suficiente para realizar trocas gasosas adequadas. Além disso, o sistema nervoso central já amadureceu para o estágio em que pode guiar o ritmo dos movimentos respiratórios e controlar a temperatura corporal. A mortalidade neonatal

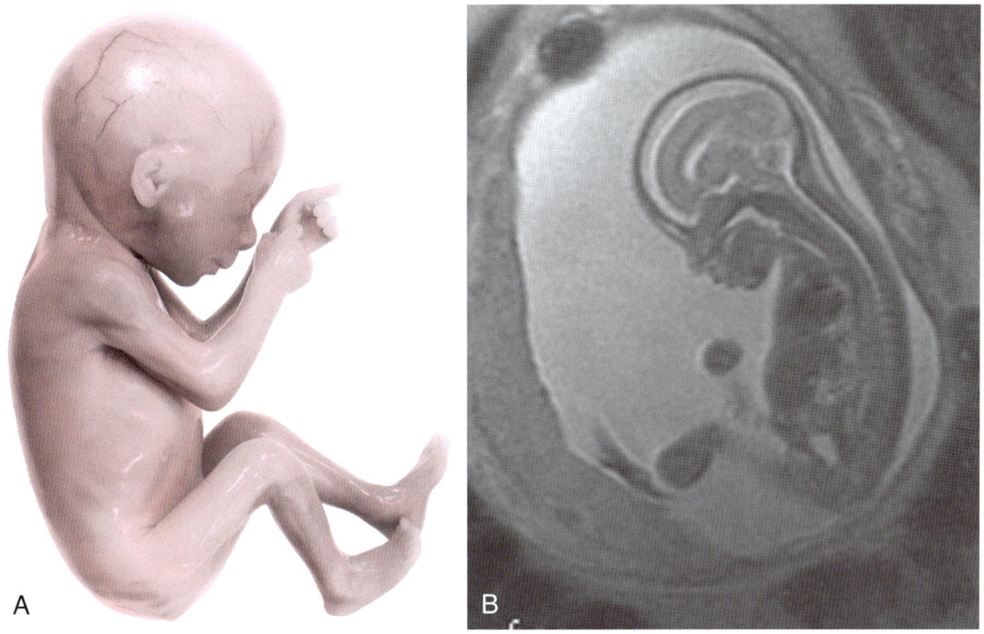

Figura 7-5 **A,** Feto de 17 semanas (tamanho real). Fetos nessa idade são incapazes de sobreviver se nascerem prematuramente, sobretudo porque o sistema respiratório é imaturo. **B**, Ressonância magnética de um feto normal de 18 semanas de idade (idade gestacional de 20 semanas). *(A, De Moore KL, Persaud TVN, Shiota K: Color Atlas of Clinical Embryology, 2nd ed. Philadelphia, Saunders, 2000.)*

acontece principalmente em recém-nascidos de baixo peso ao nascer com 2.500 g ou menos. *Com 26 semanas, as pálpebras já estão abertas* e o lanugo e o cabelo estão bem desenvolvidos. As unhas dos pés tornam-se visíveis e uma considerável quantidade de gordura subcutânea está presente, suavizando muitas rugas da pele.

Da Trigésima à Trigésima Oitava Semana

O *reflexo pupilar dos olhos à luz* pode ser induzido com 30 semanas. Normalmente, ao final deste período, a pele é rósea e suave e os membros superiores e inferiores têm uma aparência gordinha. Os fetos nascidos com 32 semanas normalmente sobrevivem. Fetos com 35 semanas têm um aperto firme e orientam-se espontaneamente para a luz. Próximo ao termo (37 a 38 semanas), o sistema nervoso está suficientemente maduro para realizar algumas funções integrativas. Durante esse "período de acabamento", a maioria dos fetos é gorda (Fig. 7-6). Com 36 semanas, as circunferências da cabeça e do abdome são aproximadamente iguais. Conforme se aproxima o momento do nascimento, há uma desaceleração do crescimento (Fig. 7-7). A maioria dos fetos pesa cerca de 3.400 g ao nascer (Fig. 7-8). Durante as últimas semanas de gestação, o feto ganha cerca de 14 g de gordura por dia. O tórax é saliente e as mamas fazem leve protrusão em ambos os sexos.

Data Provável do Parto

A data provável do parto de um feto é de 266 dias, ou 38 semanas, após a fecundação (ou seja, 280 dias ou 40 semanas após o LNMP) (Tabela 7-2). Cerca de 12% dos bebês nascem 1 a 2 semanas após a data esperada do nascimento.

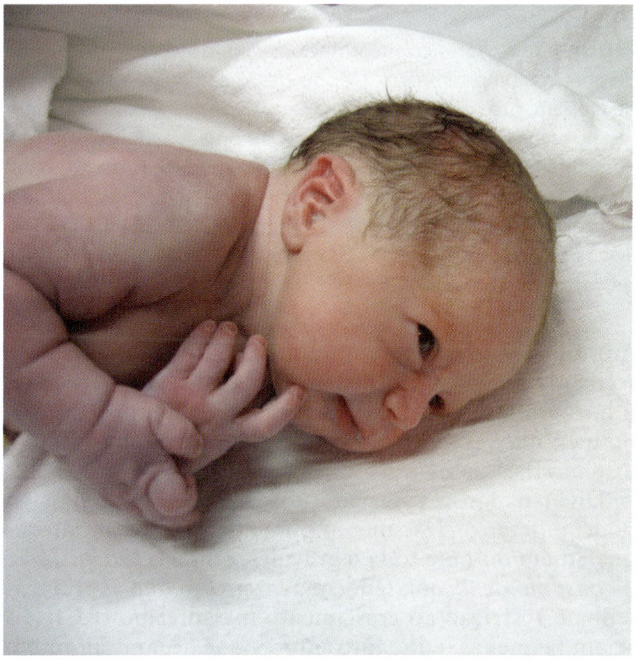

Figura 7-6 Recém-nascido saudável do sexo masculino com idade gestacional de 36 semanas.

FATORES QUE INFLUENCIAM O CRESCIMENTO FETAL

O feto requer substratos para o crescimento e produção de energia. Gases e nutrientes passam livremente da mãe para o feto através da **membrana placentária** (Cap. 8). A **glicose** é a principal fonte de energia para o metabolismo e crescimento fetal; os **aminoácidos** também são necessários.

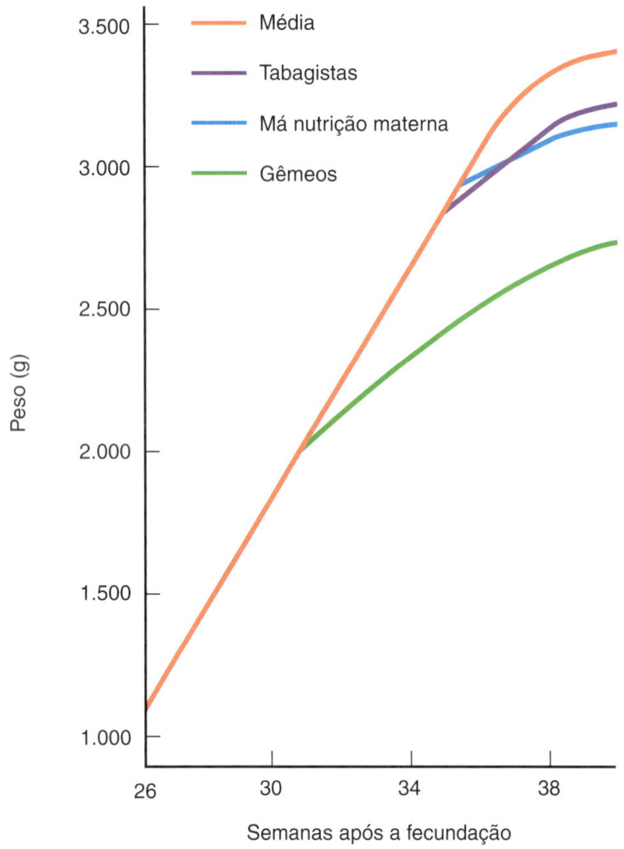

Figura 7-7 Gráfico mostrando a taxa de crescimento fetal durante o último trimestre. Depois de 36 semanas, a taxa média de crescimento se desvia da linha reta. O declínio, particularmente após chegar ao termo (38 semanas), provavelmente reflete a nutrição inadequada do feto causada por mudanças da placenta. Outros fatores que afetam o crescimento fetal (tabagismo, desnutrição materna, gravidez de gêmeos) também são mostrados. *(Modificada de Gruenwald P: Growth of the human fetus. I. Normal growth and its variation. Am J Obstet Gynecol 94:1112, 1966.)*

A **insulina** é necessária para o metabolismo da glicose e é secretada pelo pâncreas do feto. Acredita-se que a insulina, o hormônio de crescimento humano e alguns pequenos polipeptídios (p. ex., fator de crescimento semelhante à insulina I) estimulam o crescimento fetal.

Diversos fatores — maternos, fetais e ambientais — podem afetar o crescimento pré-natal. **Em geral, fatores que atuam durante toda a gravidez, como o *tabagismo* e o *consumo de álcool*,** tendem a fazer com que as crianças tenham **restrição ao crescimento intrauterino** (RCIU) e sejam pequenas, enquanto fatores que atuam durante o último trimestre (p. ex., desnutrição materna) geralmente fazem com que elas tenham peso reduzido, mas com comprimento e tamanho da cabeça normais. A desnutrição materna grave resultante de dieta de má qualidade causa redução no crescimento fetal (Fig. 7-7).

Os neonatos (recém-nascidos) resultantes de gravidez de gêmeos, trigêmeos e outras gravidezes múltiplas geralmente pesam menos do que os bebês resultantes de uma única gravidez (Fig. 7-7). Isso mostra que os requisitos totais de dois ou mais fetos excedem o fornecimento nutricional disponível da placenta durante o terceiro trimestre.

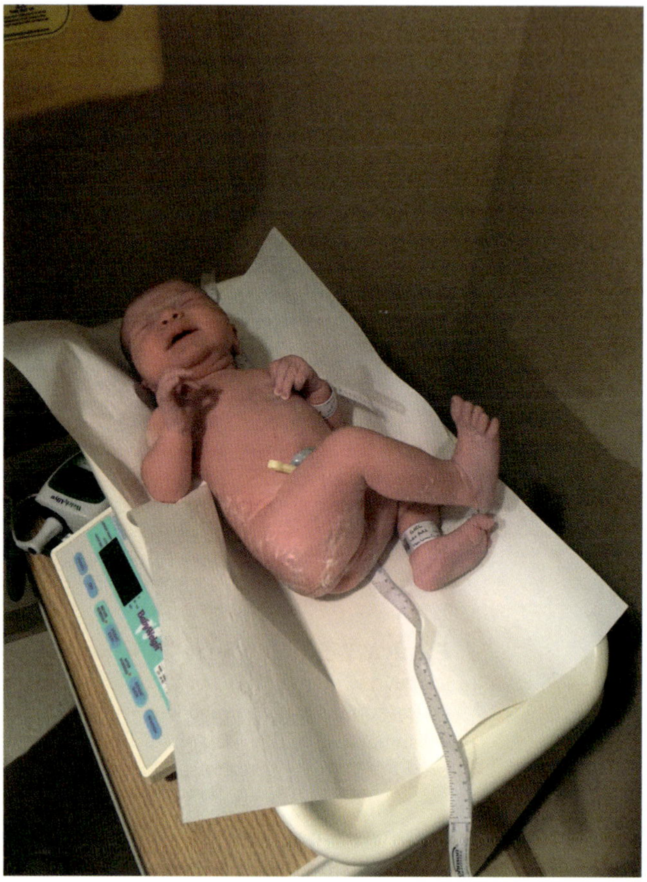

Figura 7-8 Recém-nascido do sexo feminino a termo pesando 3,3 kg. Observe o vérnix caseoso gorduroso cobrindo parte do seu corpo.

A repetição de casos de RCIU em uma família indica que genes recessivos podem ser a causa do crescimento anormal. Nos últimos anos, também foi demonstrada a associação de aberrações estruturais e numéricas nos cromossomos com casos de retardo de crescimento fetal. O RCIU é acentuado em recém-nascidos com trissomia do 21 (síndrome de Down) (Cap. 19).

O baixo peso ao nascer tem se mostrado um fator de risco para muitas doenças em adultos, incluindo hipertensão, diabetes e doenças cardiovasculares. O peso elevado ao nascer, resultante de diabetes gestacional, está associado a obesidade e diabetes no adulto.

PROCEDIMENTOS PARA AVALIAÇÃO DO ESTADO DO FETO

Ultrassonografia

A ultrassonografia é o principal exame de imagem para avaliação do feto, devido à sua ampla disponibilidade, à qualidade das imagens, baixo custo e ausência de efeitos adversos conhecidos (Fig. 7-9). Também é possível determinar o tamanho placentário e fetal, gravidezes múltiplas, anormalidades na forma da placenta e apresentações anormais. Muitas anomalias congênitas também podem ser detectadas no pré-natal por ultrassonografia.

Amniocentese Diagnóstica

A amniocentese diagnóstica é um procedimento diagnóstico invasivo comum no pré-natal (Fig. 7-10*A*) tipicamente realizado durante o segundo trimestre. Para o diagnóstico pré-natal, uma amostra de líquido amniótico é obtida da cavidade amniótica pela inserção de uma agulha oca através das paredes abdominal anterior e uterina da mãe. Uma seringa é, então, ligada à agulha e o líquido amniótico é retirado. O procedimento é relativamente desprovido de riscos, especialmente quando realizado por um médico experiente que esteja utilizando ultrassonografia como guia para determinar a posição do feto e da placenta.

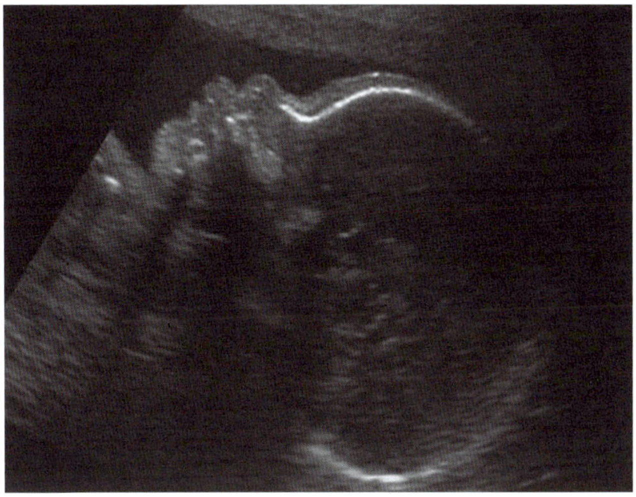

Figura 7-9 Ultrassonografia (vista axial) de um feto de 25 semanas mostrando o perfil facial.

Amostras de Vilosidades Coriônicas

A biópsia das vilosidades coriônicas (Fig. 7-10*B*) é realizada para detectar anomalias cromossômicas, erros inatos do metabolismo e doenças ligadas ao X. A coleta das vilosidades coriônicas pode ser realizada a partir de sete semanas após a fecundação. A taxa de perda fetal é de aproximadamente 1%, ligeiramente mais alta do que o risco associado à amniocentese diagnóstica (0,5%). A principal vantagem da amostragem de vilosidades coriônicas sobre a amniocentese diagnóstica é que ela permite realizar a análise dos cromossomas fetais várias semanas mais cedo.

Culturas de Células

O diagnóstico do sexo do feto e de aberrações cromossômicas também pode ser realizado pelo estudo dos cromossomas sexuais de células fetais obtidas por amniocentese mantidas em cultura. As culturas são normalmente realizadas quando há suspeita de uma anomalia autossômica, como ocorre na síndrome de Down. Através do estudo de culturas de células, também é possível detectar erros inatos do metabolismo e deficiências enzimáticas em fetos.

Amostra de Sangue por Punção Percutânea do Cordão Umbilical

É possível realizar análises cromossômicas a partir de amostras de sangue da veia do cordão umbilical por **punção percutânea do cordão umbilical (PUBS)**. A localização dos vasos é definida por ultrassonografia. A obtenção de amostras para análise cromossômica por PUBS é muitas vezes feita aproximadamente 20 semanas após o LNMP, quando um exame de ultrassom ou outros exames mostram características de defeitos congênitos.

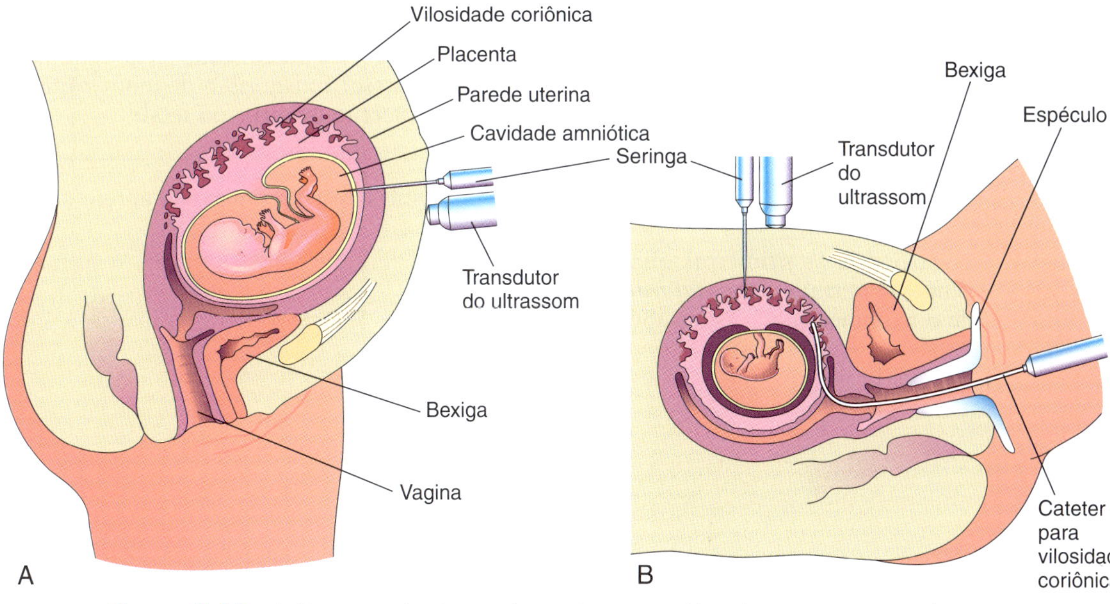

Figura 7-10 **A,** Esquema da técnica de amniocentese. Usando orientação por ultrassonografia, uma agulha é inserida na cavidade amniótica através das paredes abdominal e uterina da mãe. Uma seringa é conectada e o líquido amniótico, retirado com finalidade diagnóstica. **B,** Esquema da coleta de vilosidade coriônica. Estão ilustradas duas maneiras de coletar as amostras: através da parede abdominal anterior e cavidade amniótica, utilizando uma agulha, e através da vagina e canal cervical do útero, por meio de um cateter maleável para vilosidade coriônica.

Imagem por Ressonância Magnética

Quando um tratamento fetal, como cirurgia, está previsto, é possível utilizar tomografia computadorizada e **imagem por ressonância magnética (RM)**. A RM tem a vantagem de não necessitar de radiação ionizante para produzir imagens. A análise por RM pode fornecer informações adicionais sobre uma anomalia congênita detectada por ultrassom.

Monitoramento Fetal

O monitoramento contínuo da frequência cardíaca fetal em gestações de alto risco é uma prática de rotina e fornece informações sobre o estado de oxigenação do feto. A ***angústia fetal***, indicada por um ritmo ou frequência cardíaca anormal, sugere que o feto está em sofrimento.

Dosagem de Alfafetoproteína

A alfafetoproteína (AFP), uma glicoproteína sintetizada pelo fígado fetal e saco vitelino, escapa da circulação fetal para o líquido amniótico em fetos cujo tubo neural apresenta um defeito de abertura, como na espinha bífida com mielosquise (Cap. 19). A AFP também pode entrar no líquido amniótico por defeitos de abertura na parede ventral, como ocorre na gastrosquise e onfalocele (Cap. 13). Também é possível medir a AFP no soro materno.

Diagnóstico Pré-natal Não Invasivo

A síndrome de Down (trissomia do 21) é o distúrbio cromossômico sobre o qual mais se tem conhecimento; as crianças que nascem com essa condição têm graus variados de deficiência intelectual. O diagnóstico não invasivo da trissomia do 21 se baseia no isolamento de células fetais no sangue materno e a detecção de DNA e RNA fetal. Os resultados, comparados com a amniocentese e a biópsia de vilosidades coriônicas, tornam-se disponíveis mais cedo e há menos complicações. A metodologia deste teste diagnóstico baseado em DNA continua a evoluir e a tornar-se mais refinada para melhorar sua confiabilidade.

PERÍODO NEONATAL

O período neonatal corresponde às primeiras quatro semanas após o nascimento. O ***período neonatal inicial*** abrange o período desde o nascimento até 7 dias após o nascimento. O **neonato** (recém-nascido) não é um adulto em miniatura, e um prematuro extremo não é o mesmo que um recém-nascido a termo. O ***período neonatal final*** abrange o período de 7 a 28 dias após o nascimento. Em geral, o cordão umbilical cai 7 a 8 dias após o nascimento, ao final do período neonatal inicial.

No momento do nascimento, a cabeça de um recém-nascido é grande em proporcionalmente ao resto do corpo. Depois disso, a cabeça apresenta um crescimento mais lento do que o tronco (torso) do corpo. Normalmente, um neonato perde cerca de 10% do seu peso dentro de 3 a 4 dias após o nascimento devido à perda do excesso de fluido extracelular e descarga do ***mecônio***, o material intestinal esverdeado ejetado pela primeira vez do reto.

Quando a mão do neonato é tocada, ela normalmente agarra o dedo. Se a mãe segurar o bebê perto do seu peito, o bebê irá procurar a mama para encontrar o mamilo e se alimentar. Os neonatos nascem com uma capacidade visual completa de enxergar objetos e cores a cerca de 20 a 38 centímetros de distância; no entanto, eles são extremamente míopes. Os ***olhos de alguns neonatos prematuros*** são cruzados porque os músculos dos olhos não se desenvolveram totalmente. Um leve estalar na bochecha do bebê faz com que ele se volte em direção à fonte de contato com a boca aberta.

QUESTÕES DE ORIENTAÇÃO CLÍNICA

1. Os embriões maduros conseguem se mover? Um feto no primeiro trimestre é capaz de mover seus membros? Em caso afirmativo, a mãe consegue sentir o seu bebê chutando neste momento?
2. Alguns relatos sugerem que a suplementação com vitaminas no período próximo da concepção evitaria a presença de defeitos do tubo neural, como espinha bífida. Esses relatos têm embasamento científico?
3. O feto pode ser machucado pela agulha durante a amniocentese? Existe risco de induzir um aborto ou causar infecção materna ou fetal?

As respostas dessas questões são apresentadas no final do livro.

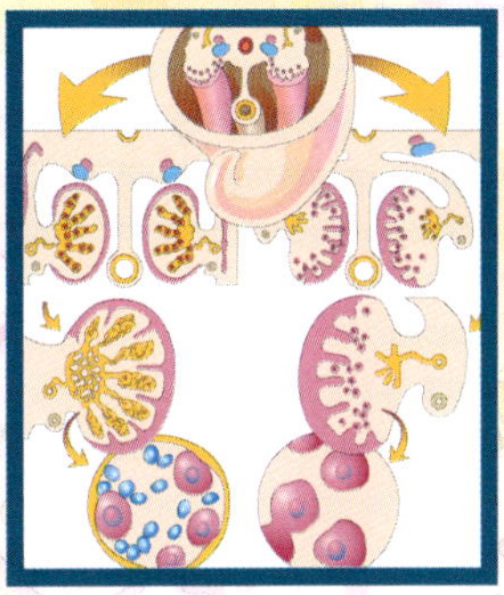

CAPÍTULO

8

Placenta e Membranas Fetais

A parte fetal da placenta e as membranas fetais separam o embrião ou feto do endométrio – a camada interna da parede uterina. O cório, âmnio, saco vitelino e o alantoide constituem as membranas fetais. Uma troca de substâncias (p. ex., nutrientes e oxigênio) ocorre entre o sangue materno e fetal através da placenta. Os vasos do cordão umbilical ligam a circulação placentária à circulação fetal.

PLACENTA

A placenta é o principal local de troca de nutrientes e gases entre a mãe e o feto. A placenta é um órgão maternofetal que tem dois componentes:

- Uma **parte fetal**, que se desenvolve em parte do saco coriônico
- Uma **parte materna** que é derivada do endométrio, a membrana mucosa que compreende a camada interna da parede uterina

A placenta e o cordão umbilical formam um *sistema de transporte* para as substâncias que passam entre a mãe e o feto. Os nutrientes e oxigênio passam do sangue materno através da placenta para o sangue fetal, e resíduos e dióxido de carbono do sangue fetal passam através da placenta para o sangue materno. *A placenta e as membranas fetais desempenham as seguintes funções e atividades:* proteção, nutrição, respiração, excreção de resíduos e produção hormonal. Logo após o nascimento, a placenta e as membranas fetais são expelidas do útero no ***pós-parto*** (*resíduo extrusado*).

Decídua

A *decídua* é o endométrio do útero de uma mulher grávida. É a camada funcional do endométrio que se separa do resto do útero após o ***parto*** (nascimento). As **três regiões da decídua** são nomeadas de acordo com a sua relação com o local de implantação (Fig. 8-1):

- **Decídua basal** – parte da decídua onde o concepto (embrião e membranas) se aprofunda; forma a parte materna da placenta
- **Decídua capsular** – parte superficial da decídua que recobre o concepto
- **Decídua parietal** – partes restantes da decídua

Em resposta ao aumento dos ***níveis de progesterona*** no sangue materno, as células do tecido conjuntivo endometrial aumentam e formam células palidamente coradas, as **células deciduais**. Estas células aumentam suas dimensões na medida em que acumulam glicogênio e lipídios em seus citoplasmas. As alterações celulares e vasculares na decídua que resultam da gravidez são conhecidas como a **reação decidual**. Muitas células deciduais degeneram perto do sinciciotrofoblasto do saco coriônico e, em conjunto com o sangue e secreções uterinas maternas, fornecem uma rica fonte de nutrição para o embrião. *Regiões deciduais, claramente reconhecíveis durante a ultrassonografia, são importantes no diagnóstico precoce da gravidez.*

Desenvolvimento da Placenta

O desenvolvimento precoce da placenta é caracterizado pela rápida proliferação do trofoblasto e o desenvolvimento do saco coriônico e das vilosidades coriônicas. Ao final da terceira semana, os arranjos anatômicos necessários para as trocas fisiológicas entre a mãe e o embrião estão estabelecidos. No final da quarta semana uma rede vascular complexa desenvolve-se na placenta, permitindo trocas maternoembrionárias de gases, nutrientes e produtos residuais metabólicos.

As vilosidades coriônicas cobrem todo o saco coriônico até o início da oitava semana (Figs. 8-1*D* e 8-2). Na medida em que esse saco cresce, as vilosidades associadas à decídua capsular são comprimidas, reduzindo o fornecimento de sangue a estas estruturas. Estas vilosidades logo degeneram, produzindo uma área relativamente avascular, o **cório liso** (Fig. 8-1*D*). Como essas vilosidades desaparecem, aquelas associadas à decídua basal aumentam rapidamente em número e se ramificam ampla e profusamente (Fig. 8-3). Esta parte espessa do saco coriônico é o **cório viloso**, ou **cório frondoso** (Figs. 8-1*E* e 8-4).

*Os genes homeobox (*hLX *e* DLX3*) expressos no trofoblasto e vasos sanguíneos ajudam a regular o desenvolvimento da placenta.*

ULTRASSONOGRAFIA DO SACO CORIÔNICO

O tamanho do saco coriônico é útil para determinar a idade gestacional de embriões em pacientes com histórico menstrual incerto. O crescimento do saco coriônico é extremamente rápido entre a 5ª e a 10ª semana do desenvolvimento. Os equipamentos modernos de ultrassom permitem a detecção de sacos coriônicos com diâmetro médio de 2 a 3 mm (Fig. 8-4). Sacos coriônicos com este diâmetro indicam idade gestacional de aproximadamente 18 dias após a fertilização.

Junção Maternofetal

A *parte fetal da placenta* (cório viloso) está fixada à *parte materna da placenta* (decídua basal) pela **capa citotrofoblástica**, a camada externa de células trofoblásticas na face materna da placenta (Fig. 8-5). As vilosidades coriônicas aderem firmemente à decídua basal através da capa citotrofoblástica ancorando o saco coriônico. As **artérias e veias endometriais** passam livremente através de aberturas na capa citotrofoblástica e se abrem no *espaço interviloso* (Fig. 8-5).

A **forma da placenta** é determinada pela forma da área em que as vilosidades coriônicas persistem (Fig. 8-1*F*). Normalmente esta é uma área circular, dando à placenta uma forma discoide. Como as vilosidades coriônicas invadem a decídua basal durante a formação da placenta, o tecido decidual é corroído para ampliar o espaço interviloso. Esta erosão produz várias áreas deciduais em forma de cunha – os septos placentários – que se projetam em direção à **placa coriônica** (Fig. 8-5). Os septos da placenta dividem a parte fetal da placenta em áreas convexas irregulares – os **cotilédones** (Fig. 8-3). Cada cotilédone é constituído por duas ou mais **vilosidades**-tronco ou de ancoragem e muitas **ramificações vilosas.**

A **decídua capsular**, a camada que cobre o saco coriônico implantado, forma uma cápsula sobre a superfície exterior do saco (Fig. 8-1*A* a *D*). Como o concepto cresce, a decídua capsular torna-se saliente na cavidade uterina e muito delgada. O contínuo crescimento do concepto faz com que a **decídua capsular** entre em contato e se fusione com a **decídua parietal**, levando ao desaparecimento gradativo da cavidade uterina (Fig. 8-1*E* e *F*). Durante 22 a 24 semanas, o reduzido fornecimento de sangue para a decídua capsular faz com que ela degenere e desapareça.

Espaço Interviloso

Este espaço da placenta contém sangue materno, derivado das lacunas que se desenvolveram no sinciciotrofoblasto durante a segunda semana de desenvolvimento (Cap. 4, Fig. 4-1*B*). Os amplos espaços repletos de sangue resultam da coalescência e aumento das **redes lacunares**. O espaço interviloso está dividido em compartimentos pelos *septos da placenta*; no entanto, a livre comunicação entre os compartimentos ocorre porque os septos não atingem a **placa coriônica** (Fig. 8-5), a parte do cório associada à

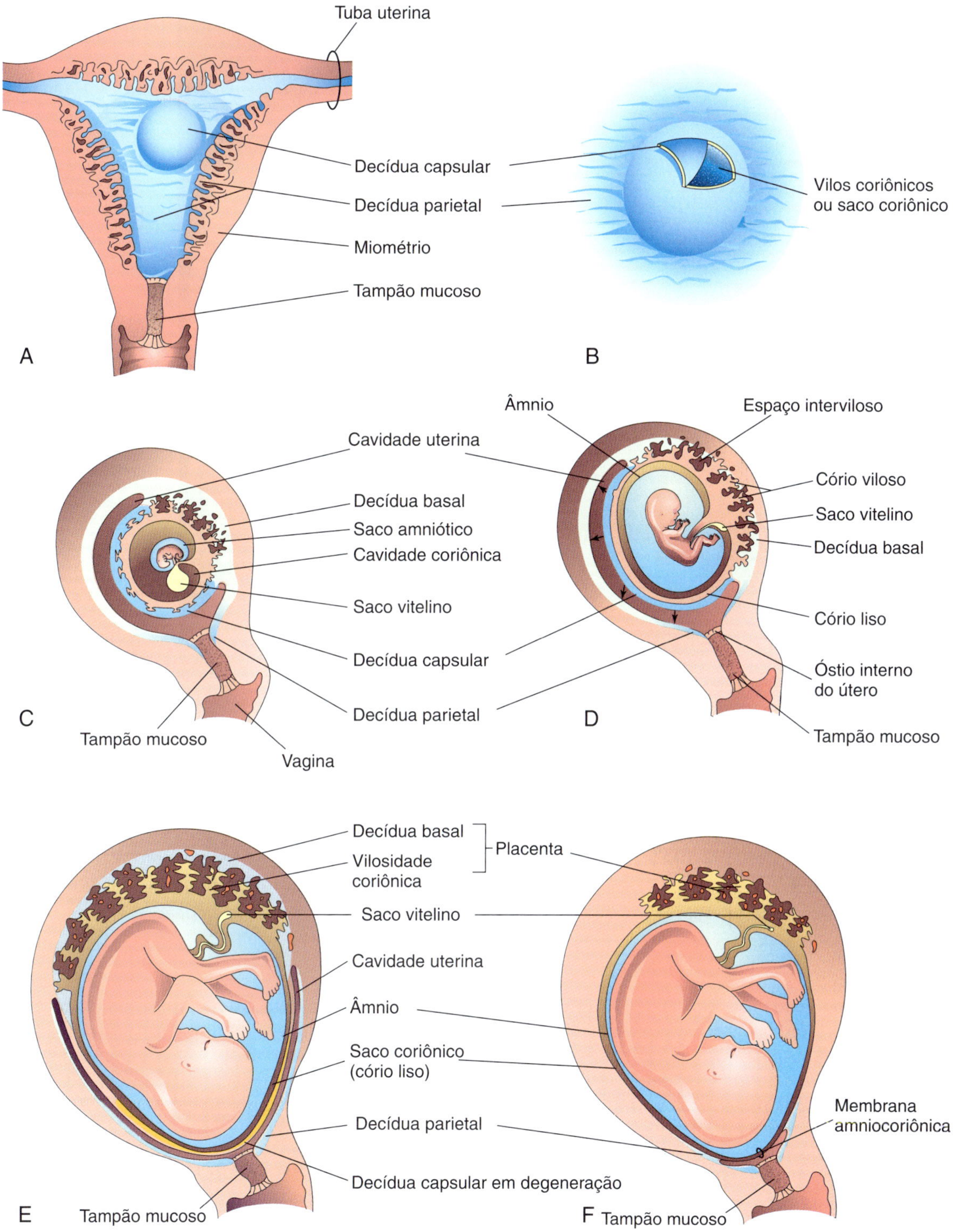

Figura 8-1 Desenvolvimento da placenta e das membranas fetais. **A**, Secção coronal do útero mostrando a protuberância da decídua capsular e o saco coriônico expandindo em 4 semanas. **B**, Ilustração ampliada do local de implantação. Os vilos coriônicos foram expostos por um corte de abertura na decídua capsular. **C** a **F**, Secções sagitais de útero gravídico da 5ª à 22ª semana (gestação) mostrando as alterações das relações das membranas fetais com a decídua. Em **F**, o âmnio e o cório estão fusionados entre si e com a decídua parietal, obliterando a cavidade uterina.

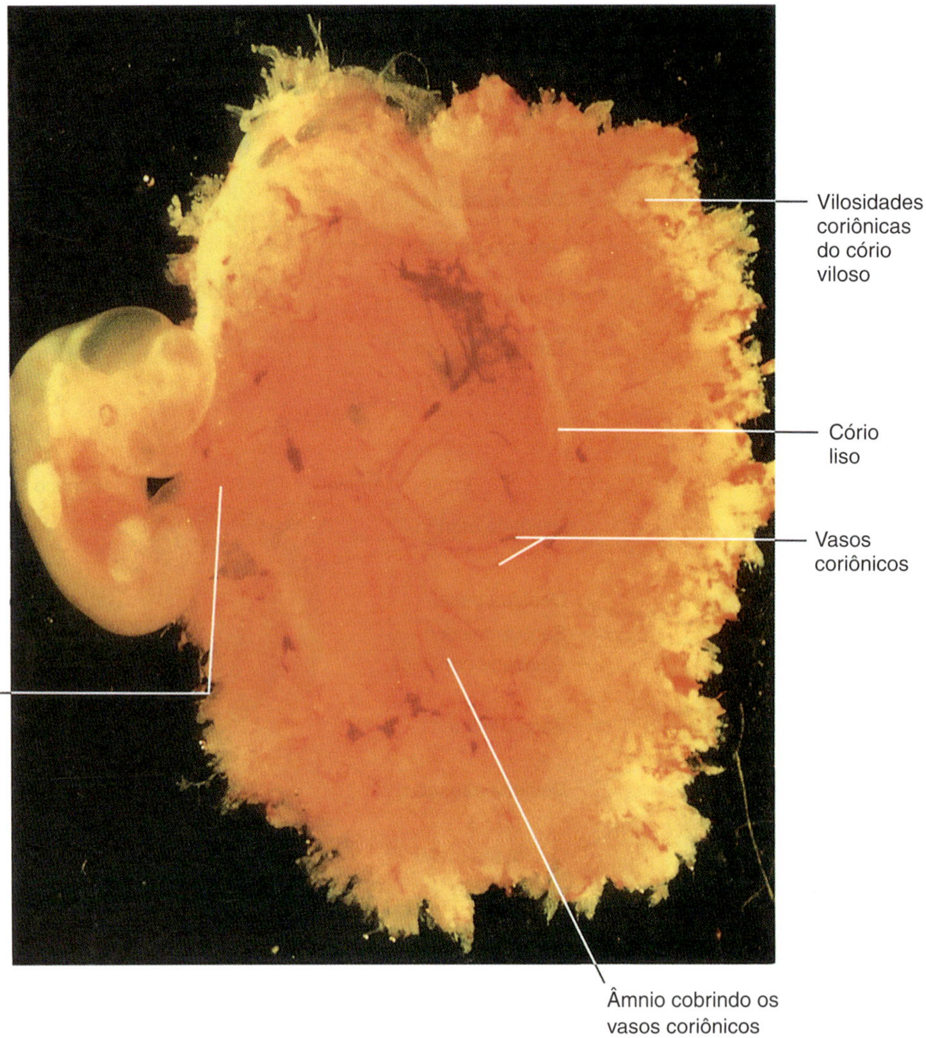

Figura 8-2 Vista lateral de um embrião abortado espontaneamente no estágio 14 de Carnegie, cerca de 32 dias. Os sacos coriônico e amniótico foram abertos para mostrar o embrião.

placenta. O sangue materno entra no espaço interviloso a partir das artérias espiraladas da decídua basal (Fig. 8-5); essas artérias passam por espaços na capa citotrofoblástica e descarregam o sangue materno nos **espaços intervilosos**. Estes espaços são drenados pelas veias endometriais que também penetram na capa citotrofoblástica. As numerosas **ramificações vilosas** formadas a partir das **vilosidades-tronco** são continuamente banhadas com o sangue materno à medida que ele circula pelo espaço interviloso. O sangue neste espaço transporta oxigênio e nutrientes que são necessários para o crescimento e desenvolvimento fetal. O sangue materno também contém resíduos fetais, como dióxido de carbono, sais e produtos do metabolismo proteico.

Membrana Amniocoriônica

O crescimento do saco amniótico é muito mais rápido do que o do saco coriônico. Como resultado, o âmnio e o cório liso logo se fusionam para formar a membrana amniocoriônica (Fig. 8-1*F*). Esta membrana composta também se fusiona com a decídua capsular e, após o desaparecimento dela, adere à decídua parietal. *É a membrana amniocoriônica que se rompe durante o parto.* Sua ruptura prematura é a causa mais comum de parto prematuro. Quando a membrana amniocoriônica se rompe, há perda de fluido amniótico pelo colo uterino e vagina.

Circulação Placentária

As muitas ramificações das *vilosidades coriônicas* da placenta proporcionam uma grande área de superfície onde os materiais (p. ex., oxigênio e nutrientes) são trocados através da delgada **membrana placentária,** interposta entre as circulações fetal e materna (Fig. 8-6*B* e *C*). É através das ramificações vilosas que ocorrem as trocas de material entre a mãe e o feto. A membrana placentária é formada por tecidos extrafetais.

Circulação Fetoplacentária

O sangue pobremente oxigenado deixa o feto pelas **artérias umbilicais** (Figs. 8-5 e 8-7). Na região de fixação do cordão umbilical na placenta, essas artérias se dividem em um grande número de **artérias coriônicas,** dispostas

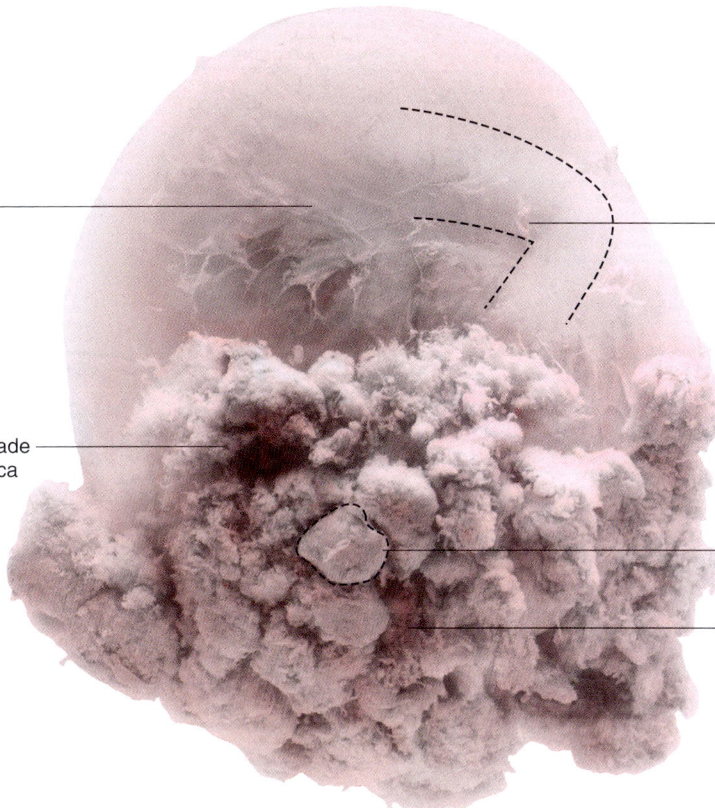

Figura 8-3 Um saco coriônico humano contendo um feto de 13 semanas que foi abortado espontaneamente. O cório viloso é onde as vilosidades coriônicas persistem formando a parte fetal da placenta. *In situ*, os cotilédones estão ligados à decídua basal e o espaço interviloso está preenchido com sangue materno.

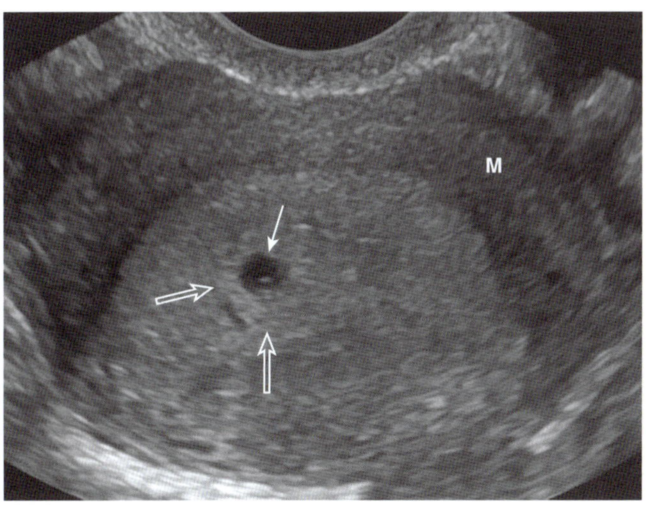

Figura 8-4 Ultrassom endovaginal axial de um útero gravídico mostrando um saco coriônico de 3 semanas (*seta*) no endométrio posterior (decídua). Há um anel brilhante (ecogênico) de cório viloso (*setas abertas*) em torno do saco. *M*, miométrio.

radialmente, que se ramificam na **placa coriônica** antes de entrar nas vilosidades coriônicas (Fig. 8-5). Esses vasos formam um extenso **sistema venoso arteriocapilar** dentro do vilo coriônico (Fig. 8-6*A*), o que aproxima bastante o sangue fetal do sangue materno (Fig. 8-7). Este sistema proporciona uma grande área de superfície para a troca de produtos metabólicos e gasosos entre os sangues materno e fetal. *Normalmente, não ocorre mistura entre o sangue fetal e o materno.* O sangue fetal oxigenado nos capilares fetais passa para as veias de paredes finas que acompanham as artérias coriônicas até o local de fixação do cordão umbilical, onde elas convergem para formar a **veia umbilical**. Este vaso de grande calibre transporta o sangue rico em oxigênio para o feto (Fig. 8-5).

Circulação Maternoplacentária

O sangue materno entra no espaço interviloso proveniente de 80 a 100 **artérias espiraladas endometriais** na decídua basal (Fig. 8-5). A pressão do sangue que entra é consideravelmente mais elevada do que a pressão no espaço interviloso, de modo que o sangue jorra em direção à **placa coriônica**. À medida que a pressão se dissipa, o sangue flui lentamente em torno das ramificações vilosas, permitindo a troca de metabólicos e produtos gasosos com o sangue fetal. O sangue eventualmente retorna pelas veias do endométrio para a circulação materna (Fig. 8-7). Redução na circulação uteroplacentária resulta em **hipóxia fetal** (diminuição do nível de oxigênio) e **restrição de crescimento intrauterino**. O espaço interviloso da placenta madura contém aproximadamente 150 mL de sangue, que é trocado três ou quatro vezes por minuto.

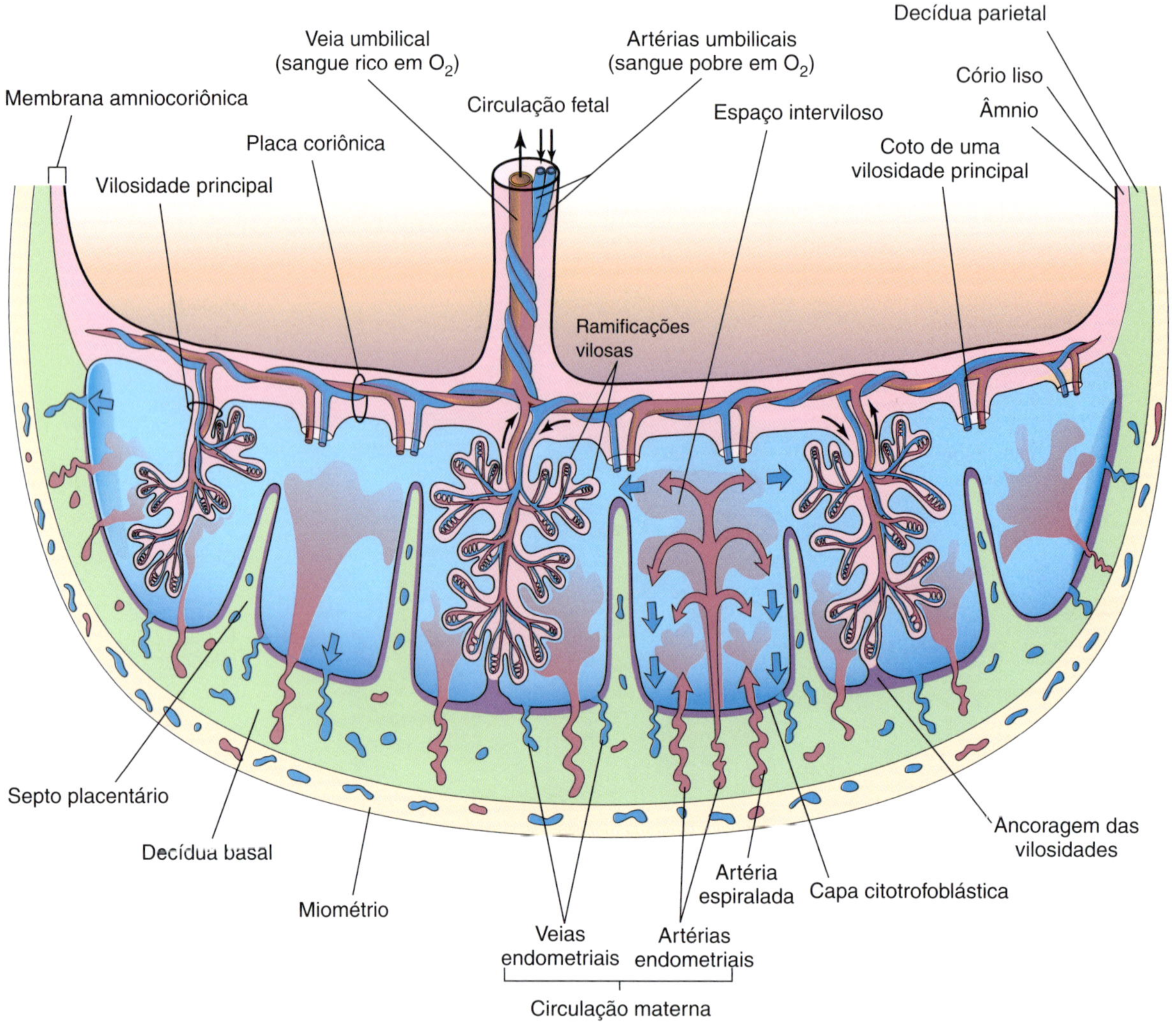

Figura 8-5 O esquema mostra uma secção transversal através de uma placenta a termo, que mostra (1) a relação do cório viloso (parte da placenta fetal) com a decídua basal (parte materna da placenta); (2) a circulação da placenta fetal; e (3) a circulação maternoplacentária. O sangue materno flui para os espaços intervilosos em jatos em forma de funil a partir das artérias espiraladas; as trocas ocorrem com o sangue fetal à medida que o sangue materno flui em torno das ramificações vilosas. O influxo arterial empurra o sangue venoso para fora do espaço interviloso, para dentro das veias endometriais. Observe que as artérias transportam o sangue mal oxigenado (mostrados em *azul*) do cordão umbilical fetal para a placenta e que a veia umbilical transporta o sangue oxigenado (mostrado em *vermelho*) para o feto. Apenas uma vilosidade-tronco é mostrada em cada cotilédone, mas os cotos daquelas que foram removidas estão indicados. As *setas* indicam a direção do fluxo sanguíneo materno (*vermelho* e *azul*) e fetal (*preto*).

Membrana Placentária

A membrana é constituída pelos tecidos extrafetais que separam o sangue materno do fetal. Até cerca de 20 semanas, *a membrana placentária consiste em quatro camadas* (Fig. 8-6*B* e C): sinciciotrofoblasto, citotrofoblasto, tecido conjuntivo da vilosidade e o endotélio dos capilares fetais. Após a 20ª semana, alterações microscópicas ocorrem nas vilosidades, o que resulta na redução da camada de citotrofoblasto.

Eventualmente, as células citotrofoblásticas desaparecem em grandes extensões vilosas, deixando apenas a delgada camada de sinciciotrofoblasto. Como resultado, a membrana placentária a termo consiste em apenas três camadas na maioria de sua extensão (Fig. 8-6*C*). Em algumas áreas, a membrana placentária torna-se marcadamente diminuída. Nesses locais, o trofoblasto entra em contato direto com o endotélio dos vasos capilares fetais para formar uma ***membrana placentária vasculossincicial***.

Apenas algumas substâncias, endógenas ou exógenas, não são capazes de passar através da membrana da placenta. A função da membrana como uma verdadeira barreira depende do tamanho, configuração e carga da molécula ou organismo. *A maioria das drogas e outras substâncias presentes no plasma materno passa através da membrana placentária e são encontradas no plasma fetal* (Fig. 8-7).

Durante o terceiro trimestre, vários núcleos no sinciciotrofoblasto das vilosidades se agregam e formam os nós sinciciais – *agregados nucleares* (Fig. 8-6*C*). Esses nós se

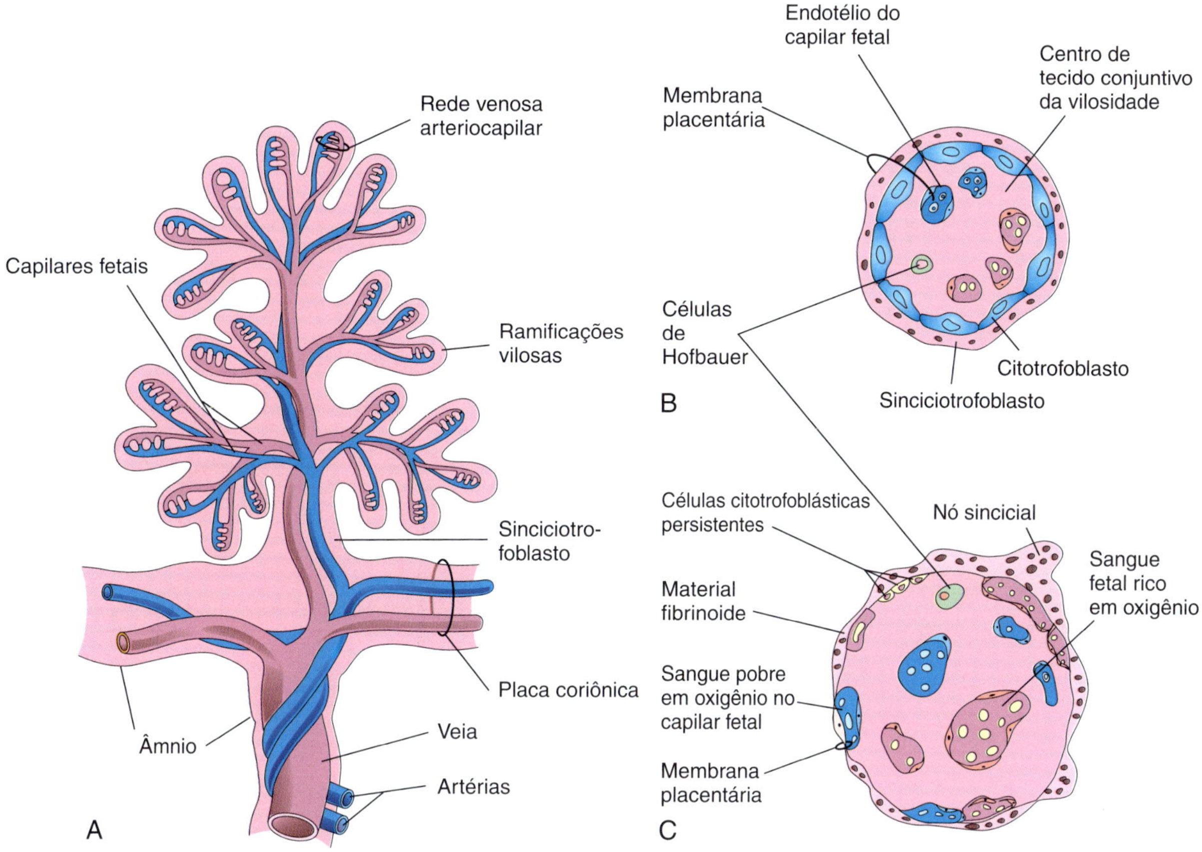

Figura 8-6 **A**, Esquema de uma vilosidade coriônica tronco mostrando o seu sistema arteriocapilar-venoso. As artérias transportam o sangue fetal pobremente oxigenado e produtos residuais, ao passo que a veia transporta o sangue oxigenado e nutrientes para o feto. **B** e **C**, Secções através de uma ramificação vilosa na décima semana e a termo, respectivamente. A membrana placentária, composta de tecidos extrafetais, separa o sangue materno do espaço interviloso do sangue fetal nos capilares das vilosidades. Observe que a membrana placentária torna-se muito delgada a termo. As células de Hofbauer (**B**) são células fagocíticas.

soltam regularmente das vilosidades e são transportados a partir do espaço interviloso para a circulação materna. Alguns nós podem se alojar nos capilares dos pulmões maternos, onde são rapidamente destruídos por ação enzimática local. Perto do final da gravidez, um **material fibrinoide** se forma na superfície das vilosidades (Fig. 8-6C).

Funções da Placenta

A placenta tem várias funções:

- Metabolismo (p. ex., síntese de glicogênio)
- Transporte de gases e nutrientes, bem como medicamentos e agentes infecciosos
- Proteção por meio dos anticorpos maternos
- Excreção de resíduos
- Síntese e secreção endócrina (p. ex., gonadotrofina coriônica humana)

Metabolismo Placentário

A placenta sintetiza glicogênio, colesterol e ácidos graxos, que servem como fontes de nutrientes e energia para o embrião ou feto. Muitas das atividades metabólicas da placenta são críticas para duas de suas outras atividades principais: transporte e secreção endócrina.

Transporte Placentário

A grande área de superfície da membrana placentária facilita o transporte de substâncias em ambas as direções entre a placenta e o sangue materno. Quase todos os materiais são transportados através da membrana da placenta por um dos **quatro mecanismos principais** de **transporte**: difusão simples, difusão facilitada, transporte ativo e pinocitose.

O ***transporte passivo por difusão simples*** geralmente é característico de substâncias que se deslocam de áreas de maior para menor concentração até que o equilíbrio seja estabelecido. A ***difusão facilitada*** requer um transportador, mas não utiliza energia. O ***transporte ativo*** ocorre contra um gradiente de concentração e requer energia. Este mecanismo de transporte pode envolver moléculas transportadoras que se combinam temporariamente a substâncias a serem transportadas. A ***pinocitose*** é uma forma de endocitose em que o material a ser internalizado é uma pequena quantidade de fluido extracelular. Algumas proteínas são transferidas muito lentamente através da placenta por pinocitose.

Transferência de Gases. Oxigênio, dióxido de carbono e monóxido de carbono atravessam a membrana placentária por difusão simples. *A interrupção do transporte de oxigênio por vários minutos põe em perigo a sobrevivência*

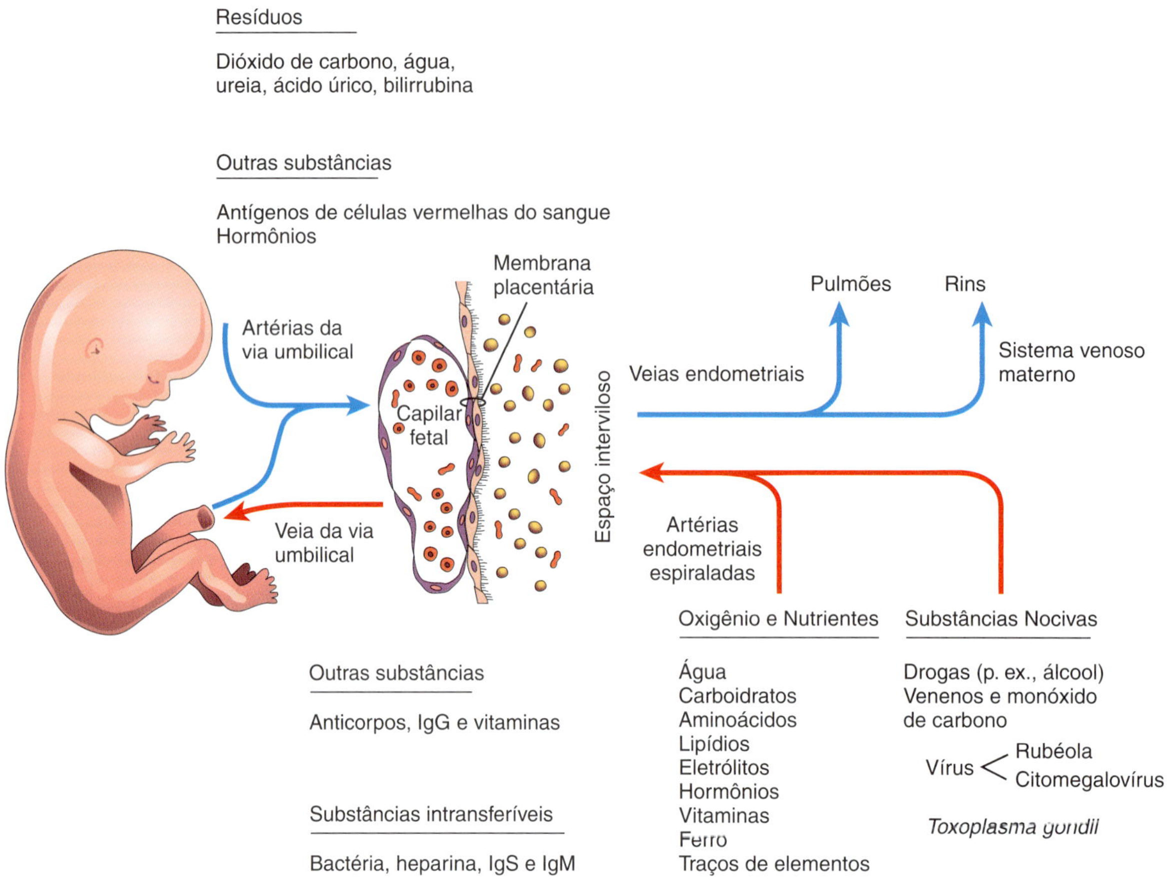

Figura 8-7 O transporte através da membrana placentária. Os tecidos extrafetais, através dos quais o transporte de substâncias entre a mãe e o feto ocorre coletivamente constitui a membrana placentária. *IgG*, imunoglobulina G; *IgM*, imunoglobulina M; *IgS*, imunoglobulina S.

do embrião ou do feto. A eficiência das trocas gasosas na membrana placentária se aproxima à dos pulmões. A quantidade de oxigênio para o feto geralmente depende do fluxo, em vez da difusão. A **hipóxia fetal** resulta principalmente de fatores que diminuem ou o fluxo sanguíneo uterino ou o fluxo de sangue fetal através da placenta. O óxido nitroso, um analgésico e anestésico por inalação, também atravessa facilmente a placenta.

Substâncias Nutricionais. *Os nutrientes constituem a maior parte das substâncias transferidas da mãe para o embrião ou feto*. A ***água*** é rapidamente trocada por difusão simples e em quantidades crescentes com o avanço da gravidez. A glicose produzida pela mãe e pela placenta é rapidamente transferida para o embrião ou feto por difusão facilitada, e é principalmente mediada por GLUT-1 – um transportador de glucose dependente de insulina. O colesterol materno, triglicérides e fosfolipídios também são transferidos. Embora os ácidos graxos livres sejam transportados, a quantidade transferida parece ser relativamente pequena, com preferência pelos ácidos graxos poli-insaturados de cadeia longa. Os ***aminoácidos*** atravessam a placenta para o feto em altas concentrações por transporte ativo. As ***vitaminas*** atravessam a membrana placentária e são essenciais para o desenvolvimento normal. Uma proteína materna, a *transferrina*, atravessa a membrana placentária e transporta o ferro para o embrião ou feto. A superfície da placenta contém receptores especiais para esta proteína.

Hormônios. *Hormônios proteicos*, como insulina, e hormônios hipofisários não atingem o embrião ou feto em quantidades significativas, exceto pela lenta transferência de tiroxina e tri-iodotironina. ***Hormônios esteroides*** não conjugados atravessam a membrana da placenta de forma relativamente livre. A **testosterona** e algumas progesteronas sintéticas também atravessam a placenta (Cap. 19).

Eletrólitos. Estes compostos são livremente trocados em quantidades significativas, cada um no seu próprio ritmo. Quando uma mãe recebe fluidos intravenosos com eletrólitos, eles também passam para o feto e afetam os níveis de água e eletrólitos fetais.

Fármacos e Metabólitos de Fármacos. A maioria dos fármacos e metabólitos de fármacos atravessa a placenta por difusão simples. **Os fármacos ingeridos pela mãe podem afetar o embrião ou feto, direta ou indiretamente,** por interferirem no metabolismo materno ou placentário. **Algumas drogas causam defeitos congênitos graves** (Cap. 19). *A toxicodependência fetal* pode ocorrer após o uso materno de drogas como a heroína, e *recém-nascidos podem experimentar sintomas de abstinência*. A maior parte dos fármacos utilizados para a gestão do trabalho de parto atravessa facilmente a membrana placentária. Dependendo da dose e da hora em relação ao parto, estes fármacos podem causar depressão respiratória do recém-nascido. Bloqueadores neuromusculares, como a succinilcolina, que podem ser utilizados durante a cirurgia obstétrica, atravessam a placenta apenas em quantidades muito pequenas. Todos os sedativos e analgésicos atingem o feto em algum grau. Os anestésicos inalatórios também podem atravessar a membrana placentária e afetar a respiração fetal, se utilizados durante o parto.

Agentes Infecciosos. Citomegalovírus, rubéola e coxsackievírus, bem como os vírus da varíola, da varicela, do sarampo e da poliomielite, podem passar através da membrana placentária e causar *infecção fetal*. Em alguns casos, como ocorre com o **vírus da rubéola**, defeitos congênitos graves podem acontecer (Cap. 19). O ***Treponema pallidum*** pode causar sífilis fetal e o ***Toxoplasma gondii*** pode produzir alterações destrutivas no cérebro e olhos do feto.

Proteção Placentária de Anticorpos Maternos

O feto produz apenas pequenas quantidades de anticorpos devido ao seu **sistema imunitário imaturo**. Alguma imunidade passiva é conferida ao feto por transferência placentária dos anticorpos maternos. Apenas a imunoglobulina G é transferida através da placenta (transcitose mediada por receptores). ***Os anticorpos maternos conferem imunidade fetal*** **para doenças como a difteria, varíola e sarampo**; no entanto, não é adquirida imunidade para a coqueluche (*Bordetella* ***pertussis***) ou para a **varicela** (catapora).

Excreção Placentária de Resíduos

A ureia, um produto residual azotado, e o ácido úrico passam através da membrana placentária por difusão simples. A bilirrubina conjugada (solúvel em gordura) é facilmente transportada pela placenta e é rapidamente eliminada.

Síntese e Secreção Endócrina Placentária

Utilizando precursores derivados do feto, da mãe, ou de ambos, o trofoblasto da placenta sintetiza proteínas e hormônios esteroides. Os hormônios proteicos sintetizados pela placenta incluem;

- Gonadotrofina coriônica humana (hCG)
- Somatomamotropina coriônica humana (lactogênio placentário humano)
- Tirotropina coriônica humana
- Corticotropina coriônica humana

A glicoproteína **hCG**, semelhante ao hormônio luteinizante, é secretada precocemente pelo trofoblasto durante a segunda semana de desenvolvimento. O *hCG mantém o corpo lúteo*, impedindo o início da menstruação. A concentração de hCG no sangue materno e na urina sobe para valores máximos ao redor da oitava semana e depois diminui. A placenta também desempenha um papel importante na produção de **hormônios esteroides** (p. ex., progesterona e estrogênios). *A progesterona é essencial para a manutenção da gravidez.*

DOENÇA HEMOLÍTICA DO NEONATO

Pequenas quantidades de sangue fetal podem passar para o sangue materno através de rupturas microscópicas na membrana placentária. Se o feto é Rh-positivo e a mãe é Rh-negativa, as células fetais podem estimular a formação de anticorpos anti-Rh pelo sistema imunológico da mãe. Este anticorpo é transferido para o sangue fetal e faz com que haja hemólise das células de sangue Rh-positivas fetais causando anemia no feto. Alguns fetos com **doença hemolítica** do recém-nascido, **ou eritroblastose fetal,** não se desenvolvem adequadamente. Eles podem morrer, a menos que nasçam prematuramente ou sejam feitas transfusões intraperitoneais ou intravenosas de células de sangue Rh-negativo para mantê-los até depois do nascimento. A doença hemolítica do recém-nascido é relativamente incomum atualmente porque administra-se imunoglobulina Rh_o(D) na mãe para impedir o desenvolvimento da doença no feto.

Crescimento Uterino Durante a Gravidez

O útero de uma mulher não grávida fica na pelve. Ele aumenta em tamanho durante a gravidez para acomodar o crescimento do feto. À medida que o útero cresce, aumenta em peso e suas paredes se tornam mais finas. Durante o primeiro trimestre, o útero se expande para fora da cavidade pélvica e, em 20 semanas, normalmente atinge o nível do umbigo. Entre 28 e 30 semanas, o fundo do útero atinge a região epigástrica, a área entre o processo xifoide do esterno e o umbigo.

PARTO

O **parto** (nascimento) é o processo em que o feto, a placenta e as membranas fetais são expelidos do corpo da mãe (Fig. 8-8). **O trabalho de parto** ***é a sequência de contrações uterinas*** que resultam na dilatação do colo uterino e na saída do feto e da placenta do útero. Os fatores que desencadeiam o trabalho de parto não estão completamente esclarecidos, mas vários hormônios estão relacionados com o início das contrações. O hipotálamo fetal secreta o **hormônio liberador de corticotropina**, estimulando a hipófise a produzir o **hormônio adrenocorticotrófico** (**ACTH**). O ACTH faz com que o córtex suprarrenal secrete o cortisol, que está envolvido na síntese de **estrógenos**.

As contrações peristálticas do músculo liso uterino são eliciadas pela **ocitocina**, que é liberada pela neuro-hipófise materna. Este hormônio é clinicamente administrado quando a indução do parto é necessária. A ocitocina também estimula a liberação de **prostaglandinas** que, por sua vez, estimulam a contratilidade miometrial através da sensibilização das células do miométrio pela ocitocina. Os estrógenos também aumentam a atividade contrátil do miométrio e estimulam a liberação de ocitocina e prostaglandinas.

Estágios do Trabalho de Parto

O trabalho de parto é um processo contínuo; no entanto, para fins clínicos, é dividido em três fases:

- A **dilatação** começa com a *dilatação progressiva do colo do útero* (Fig. 8-8*A* e *B*) e termina com a dilatação completa do colo do útero. Durante esta fase, **as contrações normais do útero** ocorrem com menos de 10 minutos de intervalo. A duração média da primeira etapa é de aproximadamente 12 horas para as primeiras gestações (*primigestas*) e de cerca de 7 horas para as mulheres que tiveram um filho antes (*multíparas*).
- A **expulsão** começa quando o colo do útero é totalmente dilatado e termina com a saída do feto (Fig. 8-8*C* a *E*). Durante esta fase, o *feto desce através do colo do útero e da vagina*. Ao sair do corpo da mãe, o feto passa a ser chamado de *recém-nascido*. A duração média deste estágio é de 50 minutos para primigestas e 20 minutos para multíparas.

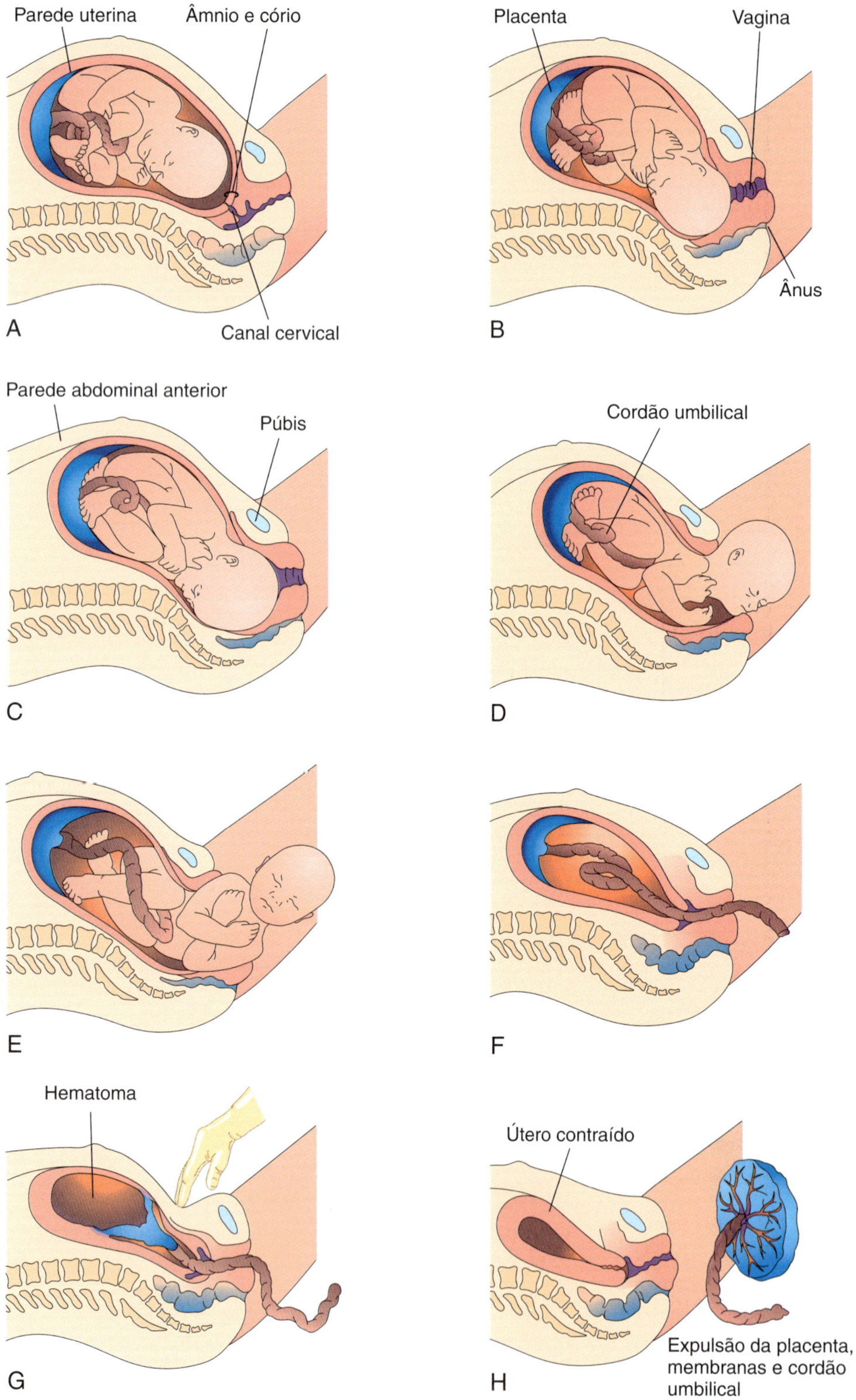

Figura 8-8 Esquemas ilustrando um parto (nascimento). **A** e **B**, O colo do útero está se dilatando durante a primeira fase do trabalho de parto. **C** a **E**, O feto está passando através do colo do útero e da vagina durante a segunda fase do trabalho de parto. **F** e **G**, Como o útero se contrai durante a terceira fase do trabalho de parto, a placenta se dobra e se afasta da parede uterina. Separação da placenta resulta em sangramento e formação de um grande hematoma (massa de sangue). A pressão sobre o abdome facilita a separação da placenta. **H**, A placenta é expulsa e o útero se contrai.

- A **separação** da placenta começa logo que o feto nasce e *termina com a expulsão da placenta e das membranas fetais* (Fig. 8-8*F* a *H*). Forma-se um **hematoma** no fundo da parede uterina e a placenta se separa. As membranas da placenta e do feto são, então, expulsas. As contrações do útero constringem as artérias espiraladas, evitando sangramento excessivo. A duração desta fase é de aproximadamente 15 minutos. A **placenta aderida** ou retida – que não foi expelida dentro de 1 hora – é causa de *hemorragia pós-parto*.

Placenta e Membranas Fetais Após o Nascimento

A placenta geralmente tem uma forma discoide (tipo disco), com diâmetro de 15 a 20 cm e espessura de 2 a 3 cm

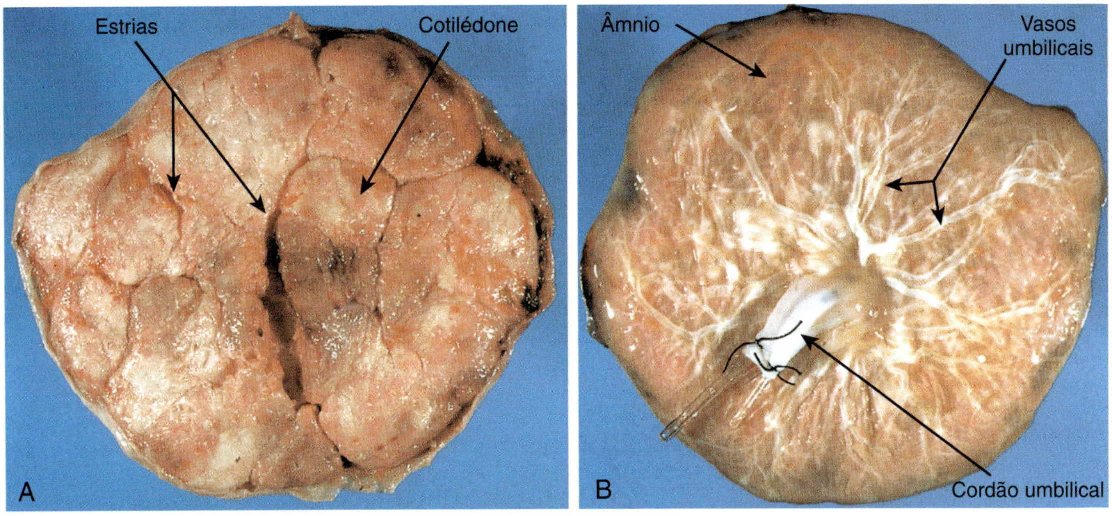

Figura 8-9 Placentas e membranas fetais após o nascimento, mostrados como aproximadamente um terço de seu tamanho real. **A**, A superfície materna apresenta cotilédones e sulcos ao redor deles. Cada cotilédone é convexo e consiste em algumas vilosidades-tronco com suas muitas ramificações vilosas. As ranhuras foram ocupadas pelos septos da placenta quando as porções materna e fetal da placenta ainda estavam juntas (Fig. 8-5). **B**, Superfície fetal mostrando vasos sanguíneos que correm na placa coriônica profunda para o âmnio e convergem para formar os vasos umbilicais no nível da fixação do cordão umbilical.

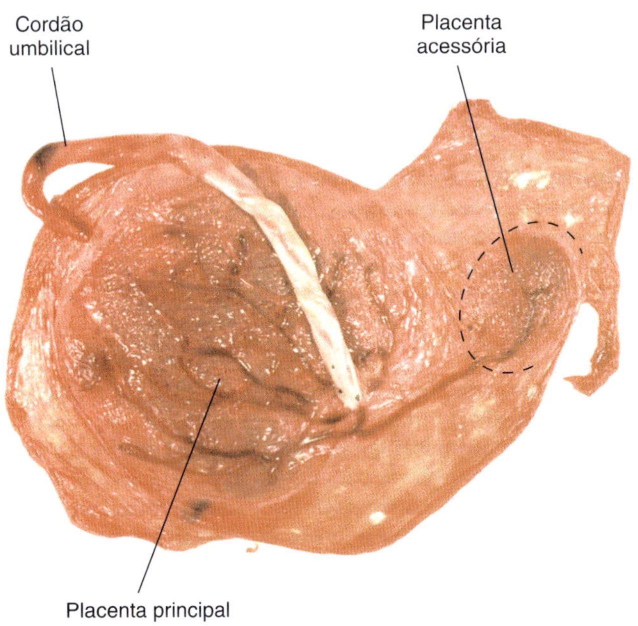

Figura 8-10 Face materna de uma placenta a termo com uma placenta acessória. O cordão umbilical está ligado à borda da superfície fetal da placenta.

(Fig. 8-9). As margens da placenta são contínuas com a ruptura dos sacos amniótico e coriônico.

Variações na Forma Placentária

À medida que a placenta se desenvolve, geralmente persistem apenas as vilosidades coriônicas que mantêm contato com a decídua basal (Fig. 8-1*E* e *F*). Quando as vilosidades persistem em outros lugares, várias variações na forma da placenta podem ocorrer, como a **placenta acessória** (Fig. 8-10). O exame da placenta, pré-natal por ultrassonografia ou pós-natal pelo estudo anatômico e microscópico, pode fornecer informações clínicas sobre as causas da disfunção placentária, restrição de crescimento intrauterino, sofrimento fetal e morte e doença neonatal. O exame pós-natal da placenta também pode determinar se a placenta foi expulsa intacta. A retenção de cotilédones ou uma placenta acessória no útero provocam **hemorragia uterina pós-parto**.

ANORMALIDADES PLACENTÁRIAS

A adesão anormal das vilosidades coriônicas no miométrio da parede uterina é denominada ***placenta acreta*** (Fig. 8-11). Quando as vilosidades coriônicas penetram em todo o miométrio a caminho do perimétrio (cobertura peritoneal do útero), a anormalidade é denominada ***placenta percreta***. No terceiro trimestre, o sangramento é o sinal mais comum dessas anomalias placentárias. Após o nascimento, a placenta não se separa da parede uterina e as tentativas para removê-la podem causar hemorragia grave, de difícil controle. Quando o blastocisto se implanta próximo ou sobre o orifício interno do útero, a anomalia é denominada ***placenta prévia***. O sangramento na gravidez tardia pode resultar desta anormalidade placentária. Em tais casos, o feto é removido por cesariana, porque a placenta bloqueia o canal cervical. Ressonância magnética e ultrassonografia são usadas para a produção de imagens da placenta em diversas situações clínicas.

Superfície Materna da Placenta

A *aparência de paralelepípedos* na superfície da placenta materna é produzida por áreas ligeiramente protuberantes – os **cotilédones** – que são separadas por ranhuras anteriormente ocupadas por **septos placentários** (Fig. 8-9*A*).

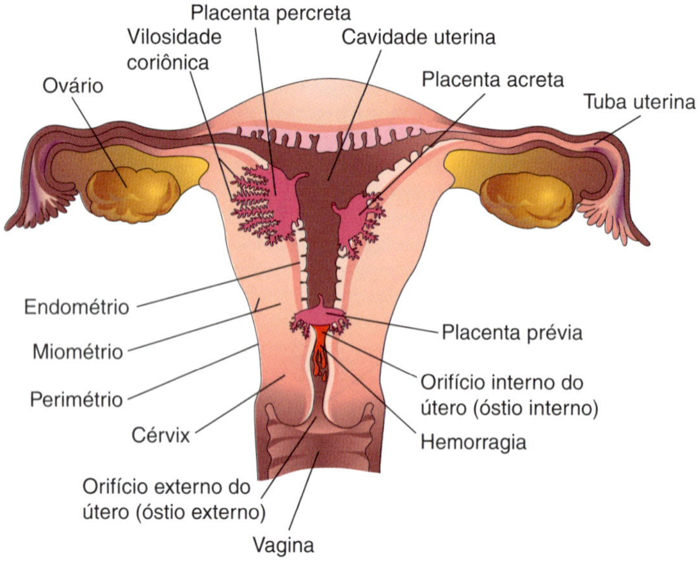

Figura 8-11 Anomalias placentárias. Na **placenta acreta** há adesão anormal da placenta no miométrio (camada muscular). Na **placenta percreta**, a placenta penetra a espessura total do miométrio. Na **placenta prévia**, a placenta se sobrepõe ao orifício interno do útero (óstio), bloqueando o canal cervical.

AUSÊNCIA DE ARTÉRIA UMBILICAL

Em aproximadamente 1 em 200 neonatos, apenas uma artéria umbilical está presente (Fig. 8-12), uma condição que pode ser associada a anomalias cromossômicas e fetais. A ausência de uma artéria umbilical é acompanhada por uma incidência de 15% a 20% de anomalias cardiovasculares no feto. A ausência de uma artéria é resultado de qualquer agenesia ou degeneração desta artéria no início do desenvolvimento.

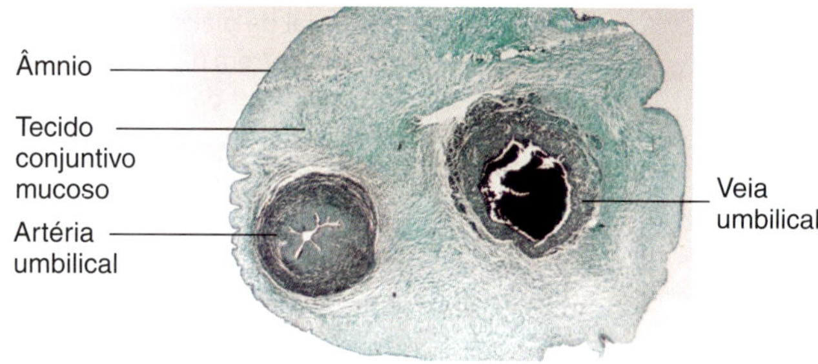

Figura 8-12 Secção transversal do cordão umbilical. Observe que o cordão está coberto por uma única camada epitelial derivada do âmnio. Há um núcleo de tecido conjuntivo mucoso. Observe também que o cordão tem uma artéria e uma veia umbilical. Geralmente, existem duas artérias.

Superfície Fetal da Placenta

O cordão umbilical geralmente adere à placa coriônica da placenta na região próxima ao centro, na face fetal placentária; seu epitélio é contínuo com o do âmnio (Fig. 8-9*B*), o que dá à superfície fetal uma textura lisa. Os vasos coriônicos que irradiam de e para o cordão umbilical são visíveis através do âmnio transparente. As ramificações dos **vasos umbilicais** na superfície fetal formam os **vasos coriônicos**, que entram nas vilosidades coriônicas (Fig. 8-5).

Cordão Umbilical

A fixação do cordão na placenta ocorre geralmente próximo ao centro da superfície fetal da placenta (Fig. 8-9*B*), mas ele pode se fixar em outros locais (Fig. 8-10). O cordão usualmente tem 1 a 2 cm de diâmetro e 30 a 90 cm de comprimento (Fig. 8-10). A *ultrassonografia Doppler* pode ser usada para o diagnóstico pré-natal da posição e de anormalidades estruturais do cordão. Os cordões longos tendem a prolapso através do colo do útero ou para se enrolar em torno do feto. O reconhecimento imediato de *prolapso do cordão* é importante porque, durante o parto, pode ser comprimido entre o corpo do feto e a pelve óssea da mãe, o que causa **anóxia fetal**. Se a deficiência de oxigênio persistir por mais de 5 minutos, o cérebro do feto poderá ser danificado.

O cordão umbilical geralmente tem *duas artérias e uma veia* envolvidas em tecido conjuntivo mucoso (*geleia de Wharton*). Uma vez que os vasos umbilicais são mais longos do que o cordão, a torção e a flexão do cordão são comuns. O cordão frequentemente faz voltas e produz *falsos nós* que não apresentam qualquer significado; apenas em cerca de 1% das gestações formam-se *nós verdadeiros* no cordão umbilical. Esses nós podem apertar e causar a morte fetal secundária à anóxia fetal (Fig. 8-13*C*). Na maioria dos casos, os nós se formam durante o trabalho de parto como resultado da passagem do feto através de um laço do cordão. Esses nós geralmente são frouxos e não têm qualquer significado clínico. A volta simples do cordão ao redor do feto ocorre ocasionalmente. Em cerca de um quinto de todos os partos, o cordão fica frouxamente *preso ao redor do pescoço* sem causar aumento de risco para o feto.

ÂMNIO E FLUIDO AMNIÓTICO

O **âmnio** forma o *saco amniótico* membranoso cheio de fluido que envolve o embrião e, posteriormente, o feto; o

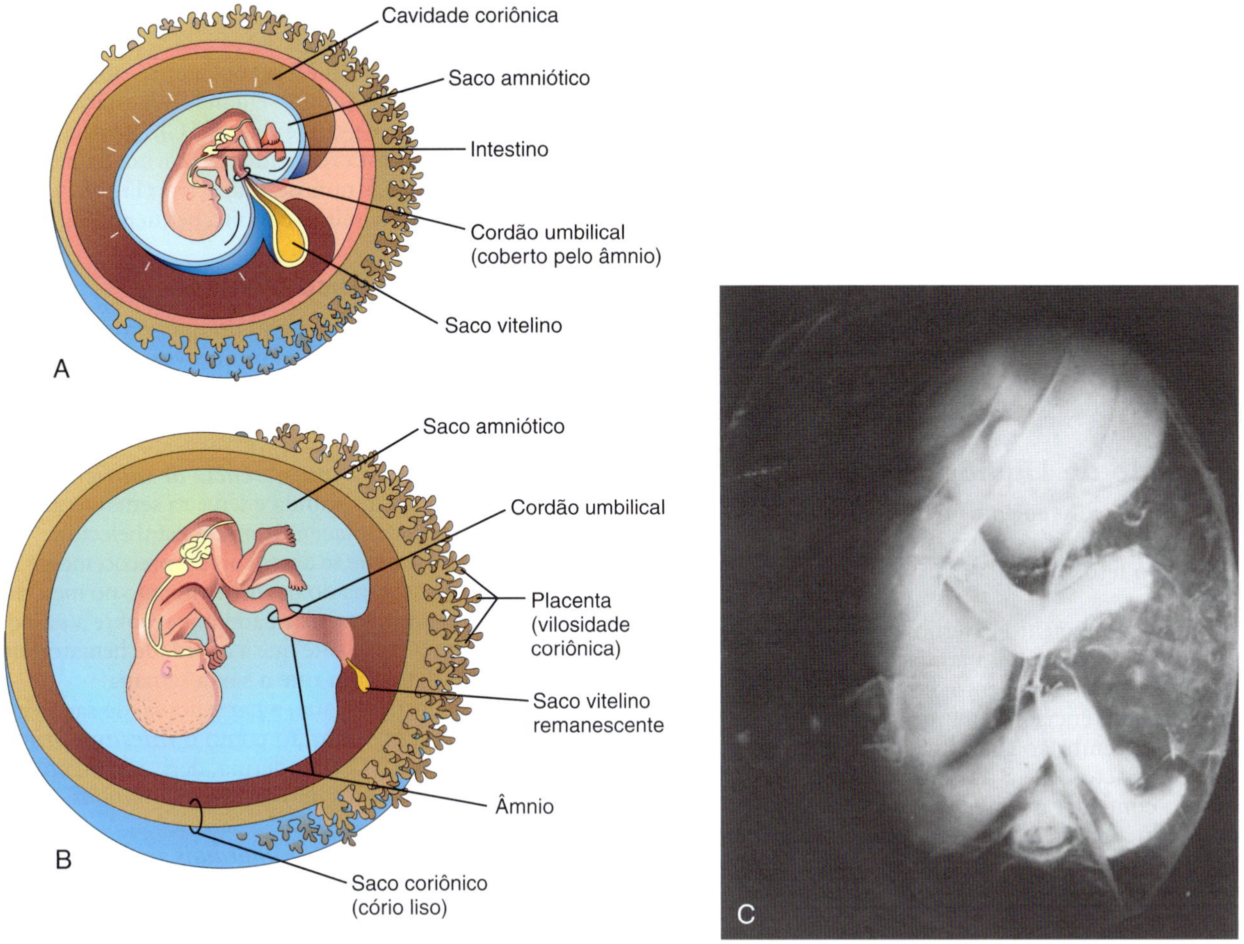

Figura 8-13 Esquema mostrando como o âmnio cresce, preenche o saco coriônico e envolve o cordão umbilical. Observe que parte do saco vitelino é incorporada ao embrião como intestino primitivo. A formação da parte fetal da placenta e a degeneração das vilosidades coriônicas também são mostradas. **A**, Com 10 semanas. **B**, Com 20 semanas. **C**, Um feto de 12 semanas dentro do seu saco amniótico (tamanho real). O feto e as suas membranas foram abortados espontaneamente e removidos com o saco amniótico intacto. Observe que o cordão umbilical está enrolado em torno do tornozelo esquerdo do feto.

saco contém o líquido amniótico (Fig. 8-13). À medida que o âmnio aumenta, ele gradualmente oblitera a cavidade coriônica e forma o revestimento epitelial do cordão umbilical (Fig. 8-13*A* e *B*). O **líquido amniótico** desempenha um papel importante no crescimento e desenvolvimento fetal. Inicialmente, as células da membrana amniótica secretam algum fluido amniótico. A maior parte do fluido, no entanto, provém do *fluido tecidual materno* por difusão, através da **membrana amniocoriônica,** a partir da decídua parietal (Fig. 8-5). Mais tarde, ocorre também a difusão de fluido proveniente do sangue do espaço interviloso através da placa coriônica.

Antes da **queratinização** (formação de queratina) da pele, a principal via de passagem de água e solutos do fluido tecidual do feto para a cavidade amniótica ocorre através da pele. O fluido também é secretado pelas vias respiratórias e gastrointestinais do feto e entram na cavidade amniótica. *Começando na 11ª semana, o feto contribui para a formação do fluido amniótico expelindo urina na cavidade amniótica.*

O conteúdo de água do fluido amniótico muda a cada 3 horas. Grandes quantidades de água passam através da **membrana amniocoriônica** para o fluido tecidual materno e para os capilares uterinos. Uma troca de fluido com sangue fetal também ocorre através do **cordão umbilical** e no local em que o âmnio adere à placa coriônica na superfície fetal da placenta (Figs. 8-5 e 8-9*B*); assim, o líquido amniótico se mantém em equilíbrio com a circulação fetal.

O líquido amniótico é engolido pelo feto e absorvido pelo seu trato respiratório e digestivo. Estima-se que, durante as etapas finais da gravidez, **o feto engula cerca de 400 mL de fluido amniótico diariamente.** O fluido é absorvido pelo trato gastrointestinal e passa para a corrente sanguínea do feto. Os produtos residuais atravessam a membrana placentária e entram no sangue materno pelo **espaço interviloso.** O excesso de água no sangue fetal é excretado pelos rins fetais e devolvido para o saco amniótico por meio do trato urinário fetal.

Praticamente todo o fluido da cavidade amniótica é constituído por água, na qual o material não dissolvido (como células epiteliais descamadas fetais) permanece suspenso. O líquido amniótico contém partes aproximadamente iguais de compostos orgânicos dissolvidos e sais inorgânicos. Metade dos constituintes orgânicos é formada por proteínas; a outra metade é constituída por hidratos de carbono, gorduras, enzimas, hormônios e pigmentos. Conforme a gravidez avança, a composição do líquido amniótico se altera na medida em que a urina fetal é a ele incorporada. Como a urina fetal entra no fluido amniótico, os sistemas enzimáticos fetais, aminoácidos, hormônios e outras substâncias podem ser estudados por análise do fluido removido por **amniocentese**. Estudos de células no fluido amniótico permitem a detecção de anomalias cromossômicas.

Significado do Líquido Amniótico

O embrião flutua livremente no saco amniótico. O líquido amniótico tem funções críticas no desenvolvimento do embrião e do feto:

- Permite o crescimento externo uniforme do embrião
- Atua como uma barreira à infecção
- Permite o desenvolvimento do pulmão fetal
- Impede a aderência do âmnio ao embrião
- Amortece o embrião contra lesões através da distribuição de impactos que a mãe pode receber
- Ajuda a controlar a temperatura do corpo do embrião, mantendo a temperatura relativamente constante
- Permite que o feto se mova livremente, contribuindo assim para o desenvolvimento muscular (p. ex., nos membros)
- Auxilia na manutenção da homeostase de fluidos e eletrólitos

DISTÚRBIOS DE VOLUME DO LIQUIDO AMNIÓTICO

Um baixo volume de líquido amniótico – ***oligo-hidrâmnio*** – pode resultar em insuficiência placentária, com diminuição do *fluxo sanguíneo placentário*. A ruptura prematura da membrana amniocoriônica é a causa mais comum de oligo-hidrâmnio. Na presença de **agenesia renal** (falha na formação do rim), a falta de urina fetal no líquido amniótico é a principal causa de oligo-hidrâmnio. Uma diminuição semelhante do líquido amniótico ocorre na **uropatia** obstrutiva (obstrução do trato urinário). Complicações oriundas de oligo-hidrâmnio incluem anormalidades fetais (hipoplasia pulmonar, defeitos faciais e defeitos nos membros), causadas pela compressão fetal pela parede uterina.

Um alto volume de líquido amniótico é denominado ***poli-hidrâmnio***. A maioria dos casos de poli-hidrâmnio (60%) é idiopática (de causa desconhecida); 20% dos casos são causados por fatores maternos, enquanto 20% são de origem fetal. O poli-hidrâmnio pode estar associado a anomalias graves do sistema nervoso central, como a **meroencefalia** (anencefalia) (Cap. 16). Com outros defeitos congênitos, como a atresia de esôfago, o líquido amniótico se acumula porque não consegue passar para o estômago e intestinos fetais para ser absorvido.

SACO VITELINO

O saco vitelino pode ser precocemente observado por ultrassom durante a quinta semana de gestação. Aos 32 dias, o saco vitelino é grande (Fig. 8-1*C*). Na décima semana, o saco vitelino está reduzido, em forma de pera e com aproximadamente 5 mm de diâmetro (Fig. 8-13*A*). Na 20ª semana, o saco vitelino é muito pequeno (Fig. 8-13*B*).

Significado do Saco Vitelino

O saco vitelino não é funcional no que se refere ao armazenamento de vitelo (por isso muitas vezes também é chamado de vesícula umbilical), mas sua presença é essencial por várias razões:

- Exerce um papel na ***transferência de nutrientes*** para o embrião durante a segunda e terceira semanas antes que a circulação uteroplacentária seja estabelecida.
- As ***células do sangue*** se desenvolvem precocemente a partir da terceira semana do desenvolvimento no mesoderma extraembrionário vascularizado que recobre a parede do saco vitelino (Cap. 5) até que a atividade hematopoiética se inicie no fígado durante a sexta semana.
- Durante a quarta semana, a parte dorsal do saco vitelino é incorporada ao embrião como o ***intestino primitivo*** (Cap. 6, Fig. 6-1). O endoderma, derivado do epiblasto, dá origem ao *epitélio da traqueia, brônquios, pulmões e canal alimentar*.
- As ***células germinativas primordiais*** aparecem no revestimento da parede endodérmica do saco vitelino na terceira semana e, posteriormente, migram para a gônada em desenvolvimento – testículo ou ovário (Cap. 13). As células se diferenciam em espermatogônias nos homens e em ovogônias nas mulheres.

ALANTOIDE

O alantoide não é funcional em embriões humanos; no entanto, é importante por três razões:

- A formação de células de sangue ocorre na sua parede durante a terceira e a quinta semanas do desenvolvimento.

RUPTURA PREMATURA DAS MEMBRANAS FETAIS

A ruptura prematura da membrana amniocoriônica é o evento mais comum que leva ao parto prematuro e à mais comum das complicações associadas, o oligo-hidrâmnio. A perda de líquido amniótico remove a maior proteção do feto contra a infecção. A ruptura da membrana pode causar vários defeitos de nascimento fetal que constituem a **síndrome da banda amniótica**, ou *complexo da ruptura da banda amniótica* (Fig. 8-14). Esses defeitos congênitos são associados a inúmeras anomalias, variando desde simples anéis de constrição em dedos (dígitos) até defeitos maiores craniofaciais, no couro cabeludo e nas vísceras. A causa desses defeitos está provavelmente relacionada com a constrição pelo circundamento das bandas amnióticas (Fig. 8-14).

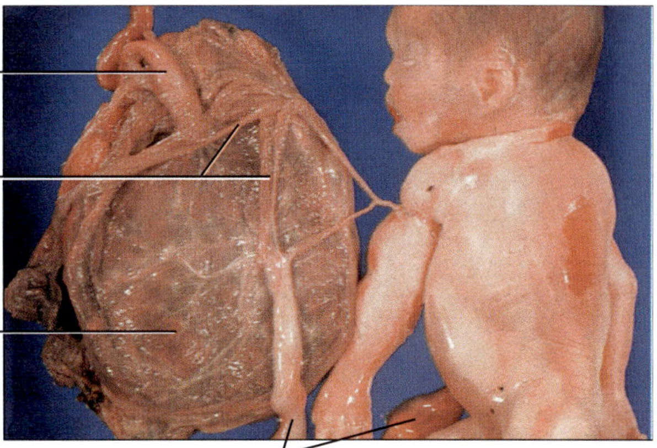

Figura 8-14 Um feto com síndrome da banda amniótica, mostrando faixas amnióticas constringindo o braço esquerdo.

- Seus vasos sanguíneos formam a veia e as artérias umbilicais.
- A porção intraembrionária do alantoide se posiciona entre o cordão umbilical e a bexiga urinária, com a qual é contínuo (Cap. 13, Fig. 13-11*E*). Conforme a bexiga cresce, o alantoide involui para formar um grosso tubo, o **úraco** (Cap. 13, Fig. 13-11*G*). Após o nascimento, o úraco torna-se um cordão fibroso, o ligamento mediano umbilical, que se estende a partir do ápice da bexiga urinária ao umbigo.

GESTAÇÕES MÚLTIPLAS

As gestações múltiplas estão associadas a riscos mais elevados de anomalias cromossômicas, morbidade fetal e mortalidade fetal do que as gestações únicas. Os riscos são progressivamente maiores à medida que o número de fetos aumenta. Na América do Norte, a incidência de ***gêmeos*** é de aproximadamente 1 em cada 85 gravidezes, a de ***trigêmeos*** é de aproximadamente 1 em cada 90^2 gestações, a de ***quadrigêmeos***, cerca de 1 em cada 90^3 gestações e a de ***quíntuplos*** aproximadamente 1 em cada 90^4 gestações.

Gêmeos e Membranas Fetais

Os gêmeos que se originam de dois zigotos são **gêmeos dizigóticos** (**DZ**) – gêmeos fraternais (Fig. 8-15), enquanto os gêmeos que se originam de um zigoto são **gêmeos monozigóticos** (**MZ**) – gêmeos idênticos (Fig. 8-16). As membranas fetais e placentas variam de acordo com a origem dos gêmeos. *Aproximadamente dois terços dos gêmeos são dizigóticos; esta incidência aumenta com a idade materna.* O estudo de gêmeos é importante em genética humana, pois é útil para comparar os efeitos dos genes e do ambiente durante o desenvolvimento. Se uma condição anormal não exibir um simples padrão genético, a comparação de sua incidência em gêmeos MZ e DZ poderá mostrar que a hereditariedade está envolvida.

Gêmeos Dizigóticos

Como resultam da fecundação de dois oócitos por dois espermatozoides, os gêmeos DZ podem ser do mesmo sexo ou de sexos diferentes. Pela mesma razão, eles não são mais parecidos do que irmãos ou irmãs genéticos nascidos em épocas diferentes. *Os DZ sempre apresentam dois âmnios e dois córios* (Fig. 8-15*A*), mas os córios e as placentas dos dois gêmeos podem se fusionar (Fig. 8-15*B*). A geminação DZ mostra uma tendência hereditária. O risco de recorrência em famílias com gêmeos DZ é de aproximadamente o triplo da população geral. A incidência de geminação DZ apresenta uma considerável variação racial: 1 em 500 em populações asiáticas, 1 em 125 na população branca, e 1 em 20 em algumas populações africanas.

Gêmeos Monozigóticos

Como resultam da fecundação de um ovócito e se desenvolvem a partir de um único zigoto (Fig. 8-16), *os gêmeos MZ são do mesmo sexo, geneticamente idênticos e similares na aparência física*. As diferenças físicas entre gêmeos MZ são ambientalmente induzidas, como por anastomose dos vasos da placenta, o que resulta em diferenças no suprimento de sangue da placenta (Fig. 8-17). Em geral, a geminação MZ começa na fase de blastocisto,

SÍNDROME DE TRANSFUSÃO DOS GÊMEOS

A síndrome de transfusão fetal ocorre em 10% a 15% dos **gêmeos MZ monocoriônicos-diamnióticos.** O sangue arterial pode ser preferencialmente desviado de um gêmeo para a circulação venosa do outro gêmeo por meio de anastomoses arteriovenosas na placenta. O gêmeo doador é pequeno, pálido e anêmico (Fig. 8-17), enquanto o gêmeo receptor é grande e policitêmico (ou seja, apresenta aumento anormal no número de glóbulos vermelhos). A placenta apresenta alterações semelhantes; a região da placenta do gêmeo anêmico é pálida, enquanto a do gêmeo policitêmico é vermelho-escura. Em casos letais, a morte resulta da anemia no gêmeo doador e de insuficiência cardíaca congestiva no gêmeo receptor.

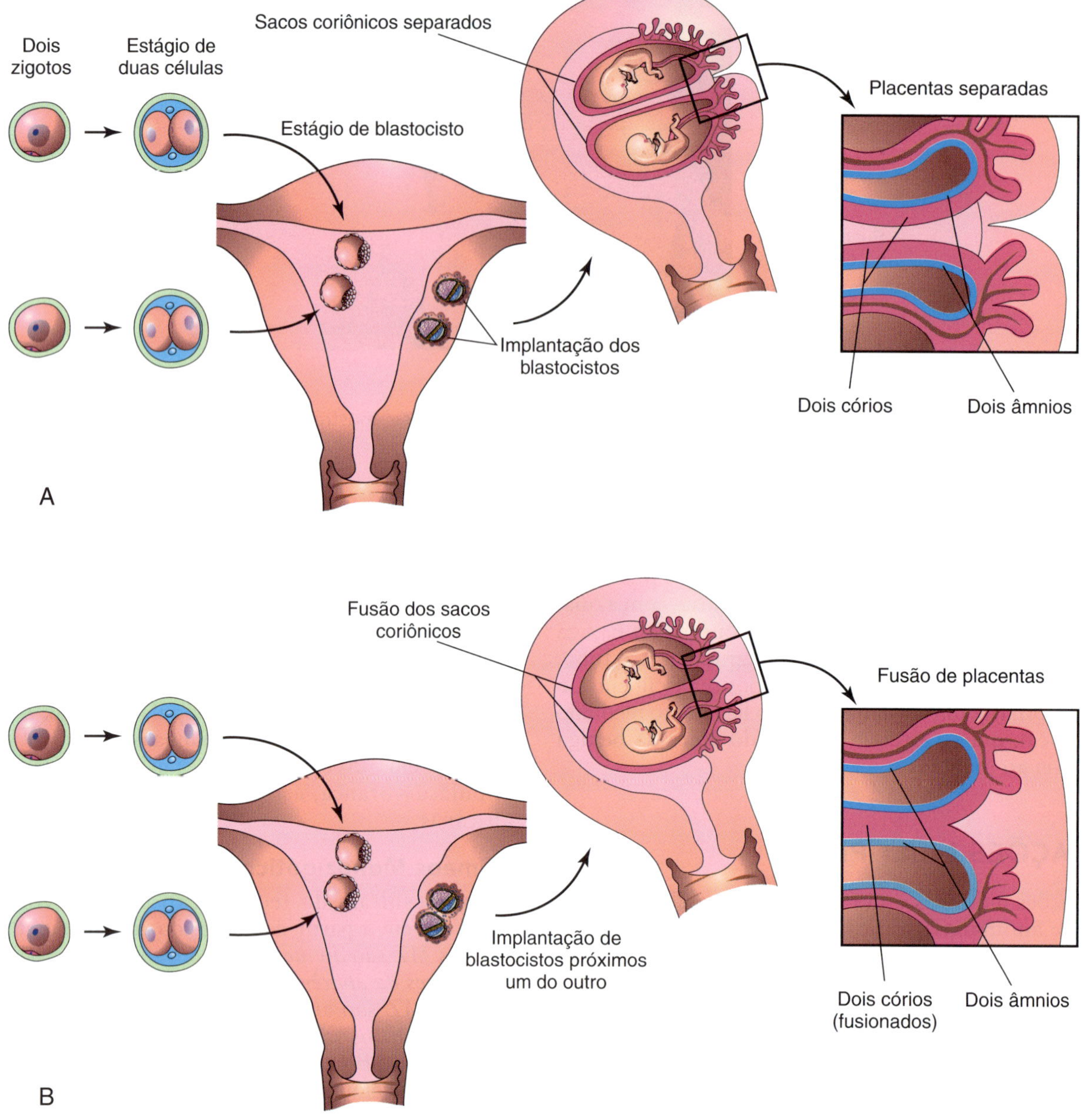

Figura 8-15 Gêmeos dizigóticos em desenvolvimento a partir de dois zigotos. A relação entre as membranas fetais e as placentas é mostrada em exemplos nos quais os blastocistos se implantaram separadamente **(A)** e próximos um do outro **(B).** Em ambos os casos, há dois âmnios e dois córios.

ESTABELECENDO A ZIGOSIDADE DOS GÊMEOS

O estabelecimento da zigosidade de gêmeos é importante, principalmente por causa da introdução de tecidos e transplante de órgãos (p. ex., transplantes de medula óssea). A **zigosidade do gêmeo** agora é determinada por testes moleculares. Duas pessoas que não são gêmeas MZ mostram diferenças em parte dos muitos marcadores de DNA que podem ser estudados.

As divisões finais das células embrionárias precoces (ou seja, a divisão das células do disco embrionário durante a segunda semana do desenvolvimento) resulta em gêmeos MZ com um saco amniótico e um saco coriônico. Uma **placenta dupla monocoriônica-monoamniótica** está associada a uma taxa de mortalidade fetal que se aproxima de 50%. Os cordões umbilicais são frequentemente tão emaranhados que a circulação do sangue através de seus vasos cessa e um ou ambos os fetos morrem.

A ultrassonografia tem um papel importante no diagnóstico de gestações gemelares e na gestão das várias condições que podem complicar a geminação MZ, como restrição de crescimento intrauterino, sofrimento fetal intrauterino e trabalho de parto prematuro.

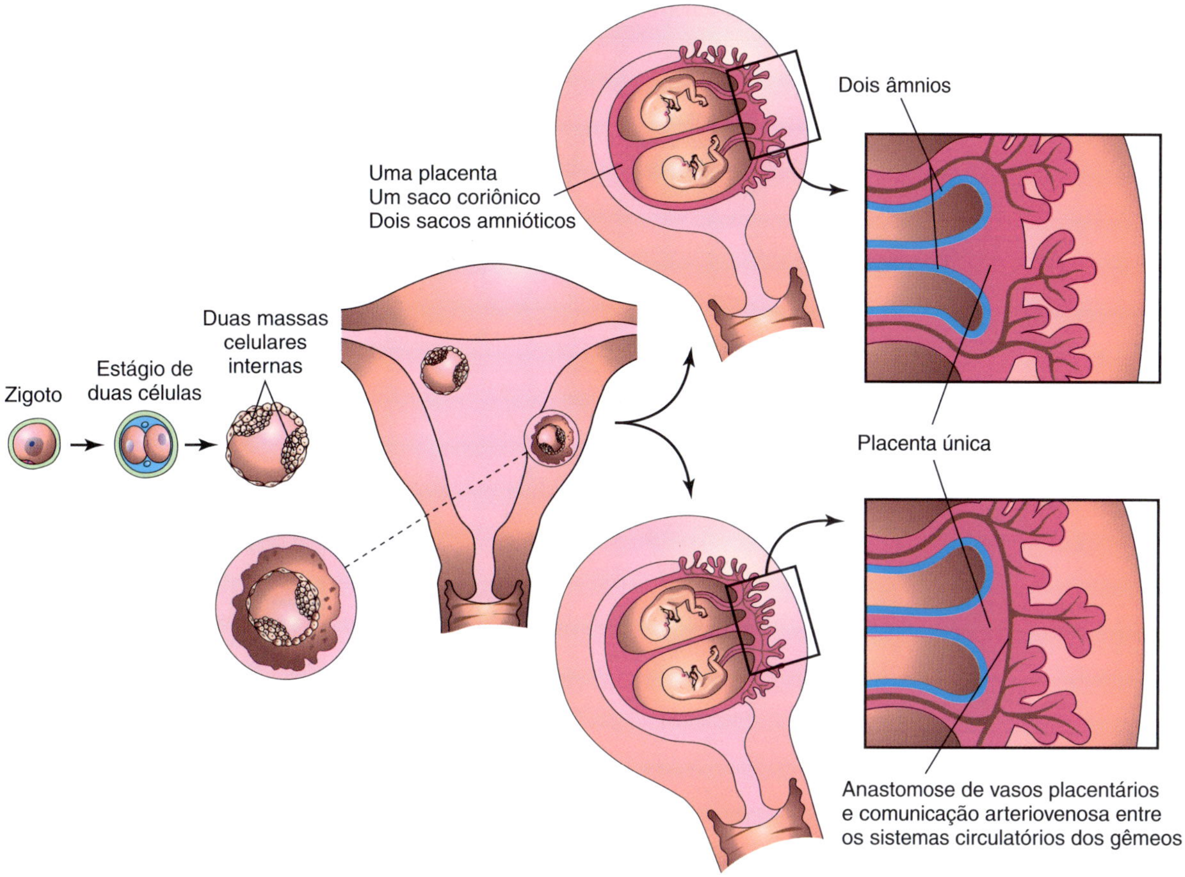

Figura 8-16 Esquemas mostrando como cerca de 65% dos gêmeos monozigóticos se desenvolvem a partir de um zigoto por divisão da massa celular interna. Estes gêmeos sempre têm âmnios separados, um único saco coriônico e uma placenta comum. Se houver anastomose dos vasos placentários, um dos gêmeos poderá receber a maior parte da alimentação a partir da placenta (Fig. 8-17).

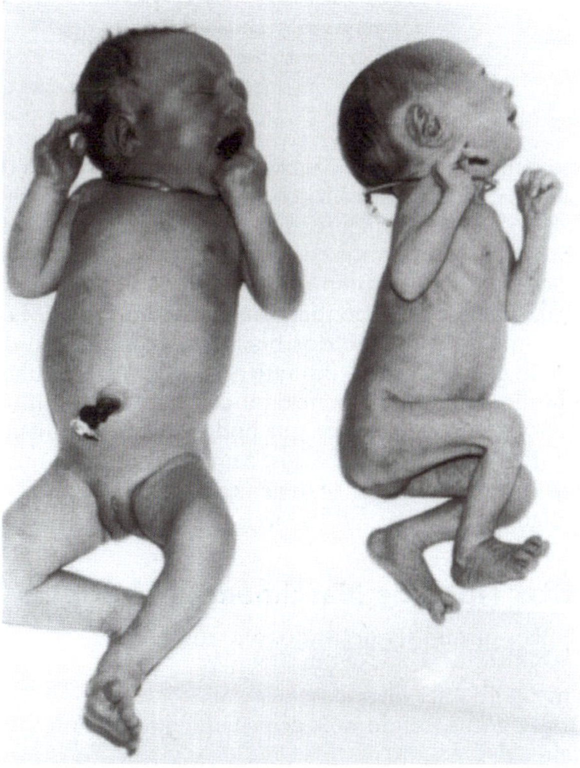

Figura 8-17 Monozigóticos, gêmeos monocoriônicos-diamnióticos. Observe a grande discrepância de tamanho resultante de uma anastomose arteriovenosa descompensada dos vasos placentários. O sangue foi desviado do gêmeo menor para o maior, produzindo a síndrome de transfusão fetal.

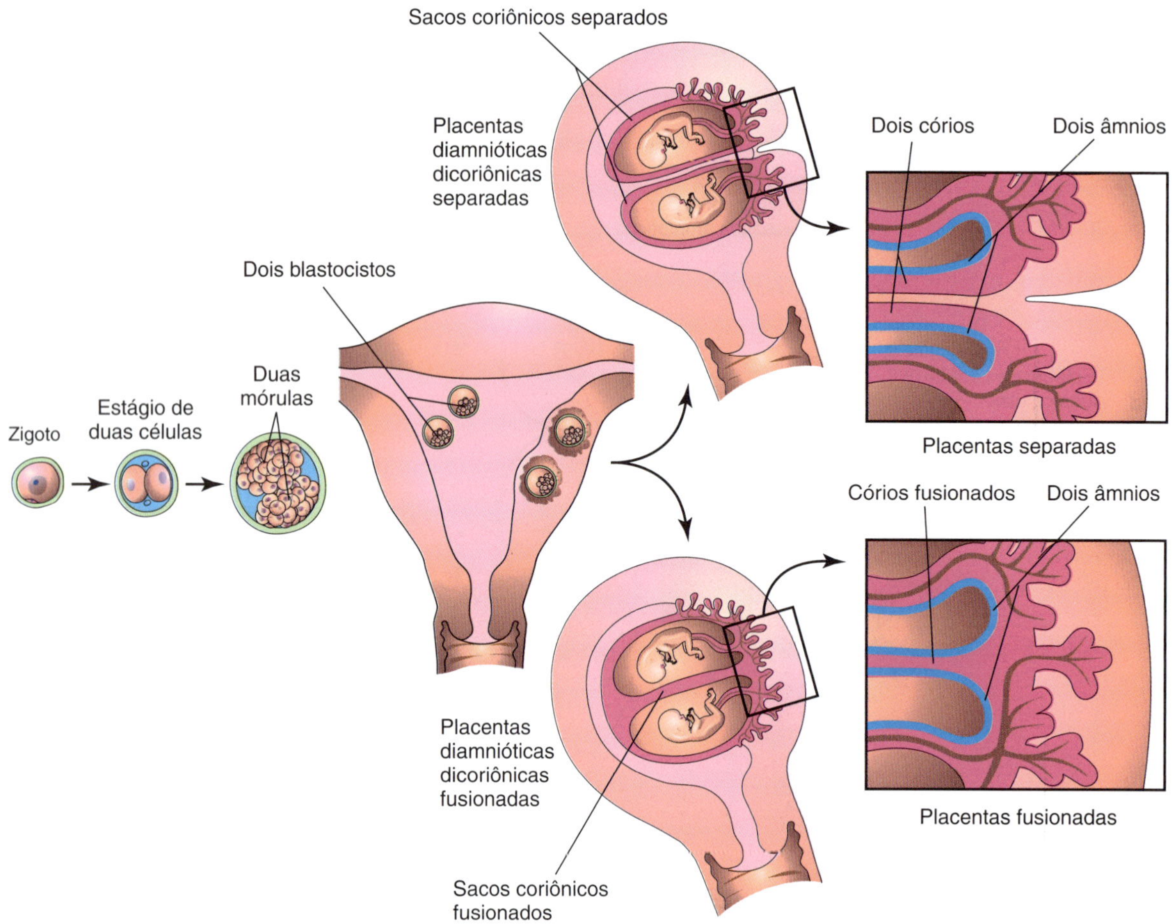

Figura 8-18 Esquemas mostrando como cerca de 35% dos gêmeos monozigóticos se desenvolvem a partir de um zigoto. A separação dos blastômeros pode ocorrer em qualquer momento a partir do estágio de duas células para a fase de mórula, produzindo dois blastocistos idênticos. Cada embrião posteriormente desenvolve seus próprios sacos amniótico e coriônico. As placentas podem estar separadas ou fusionadas. Na maioria dos casos, existe uma única placenta, resultante de uma fusão secundária, ao passo que, em poucos casos, existem duas placentas. Nestes últimos casos, o exame da placenta sugere que eles são gêmeos dizigóticos. Isso explica por que alguns gêmeos monozigóticos são incorretamente classificados como gêmeos dizigóticos ao nascimento.

aproximadamente no fim da primeira semana, e resulta da divisão do embrioblasto em dois primórdios embrionários (Fig. 8-16). Posteriormente, dois embriões, cada um em seu próprio saco amniótico, se desenvolvem dentro de um saco coriônico e compartilham uma única placenta, uma **placenta gêmeo-monocoriônica diamniótica**. Mais incomum é a separação dos blastômeros no início do desenvolvimento (p. ex., durante a fase de 2 a 8 células) resultando em gêmeos monozigóticos com dois âmnios, dois córios e duas placentas que podem ou não ser fusionadas (Fig. 8-18). Em tais casos, é impossível determinar, a partir das membranas, se os gêmeos são monozigóticos ou dizigóticos.

GÊMEOS SIAMESES

Se o disco embrionário não se dividir completamente, vários tipos de gêmeos monozigóticos conjugados poderão se formar. A terminologia utilizada para descrever os gêmeos baseia-se nas regiões do corpo pelas quais estão ligados; por exemplo, *toracopago* indica união anterior das regiões torácicas. Em alguns casos, os gêmeos são ligados um ao outro apenas pela pele ou por outros tecidos, como, por exemplo, fígados fusionados. Alguns gêmeos siameses podem ser separados com sucesso por cirurgia. A incidência de gêmeos siameses varia de 1 em 50.000 a 1 em 100.000 nascimentos.

Outros Tipos de Nascimentos Múltiplos

Trigêmeos podem ser derivados a partir de:

- Um zigoto e ser idênticos
- Dois zigotos, sendo dois gêmeos idênticos e um diferente
- Três zigotos do mesmo sexo ou de sexos diferentes; neste caso, as crianças não são mais semelhantes do que crianças oriundas de três gestações separadas

Combinações semelhantes ocorrem em quádruplos, quíntuplos, sêxtuplos e sétuplos.

QUESTÕES DE ORIENTAÇÃO CLÍNICA

1. Qual o significado do termo *natimorto*? As mulheres mais velhas têm mais bebês natimortos?
2. Um feto nasceu morto, supostamente por causa de um "acidente de cordão". O que isso significa? Será que esses "acidentes" sempre matam o feto? Se não, quais defeitos de nascimento podem estar presentes?
3. Qual é a base científica dos testes de gravidez que são vendidos em farmácias?
4. Qual é o nome apropriado para o que os leigos, por vezes, citam como *bolsa de água*? Será que a ruptura prematura dessa "bolsa" induz o nascimento do feto? O que se entende por um *nascimento seco*?
5. O que significa *sofrimento fetal*? Como esta condição é reconhecida? O que causa esse sofrimento?
6. A geminação é mais comum em mães mais velhas? A geminação é hereditária?

As respostas dessas questões são apresentadas no final deste livro.

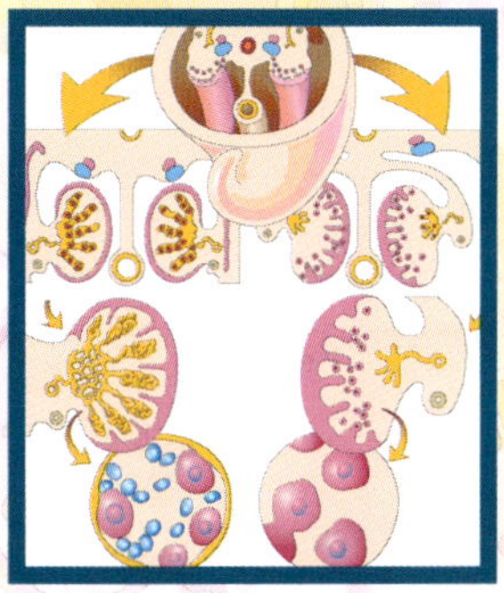

CAPÍTULO

9

Cavidades Corporais, Mesentérios e Diafragma

No **início** da quarta semana de desenvolvimento, o **celoma intraembrionário** — o primórdio das cavidades corporais — tem a aparência de uma cavidade em forma de ferradura (Fig. 9-1*A*). A curva dessa cavidade na extremidade cranial do embrião representa a futura ***cavidade pericárdica*** e seus ramos indicam as futuras *cavidades pleural e peritoneal*. A parte distal de cada ramificação do celoma intraembrionário é contínua com o **celoma extraembrionário** nas bordas laterais do disco embrionário (Fig. 9-1*B*). Essa comunicação é importante, pois a maior parte do intestino médio normalmente sofre herniação na região do cordão umbilical através dessa comunicação. O celoma intraembrionário fornece espaço para que os órgãos abdominais se desenvolvam e se movam. Durante o dobramento lateral embrionário, as extremidades do celoma se fusionam na face ventral do embrião (Fig. 9-2*A* a *F*).

CAVIDADE DO CORPO EMBRIONÁRIO

O **celoma intraembrionário** se transforma *na cavidade do corpo embrionário*, que é dividida em três cavidades corporais bem definidas durante a quarta semana (Figs. 9-2 e 9-4): uma ***cavidade pericárdica***, dois ***canais pericardioperitoneais*** conectando as cavidades pericárdica e peritoneal e uma grande *cavidade peritoneal*. Essas cavidades corporais são revestidas

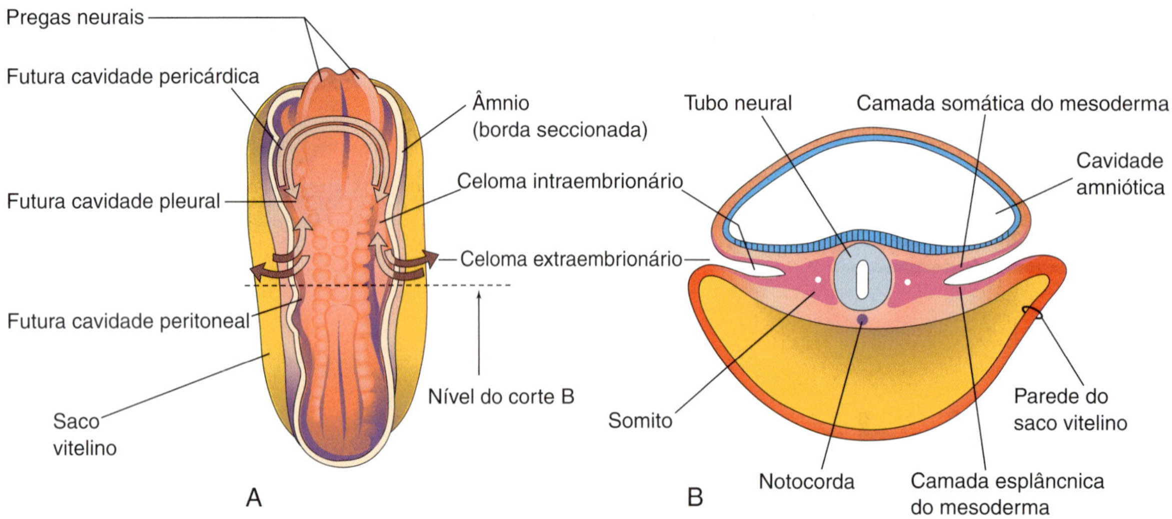

Figura 9-1 **A,** Vista dorsal de um embrião de 22 dias mostrando o contorno do celoma intraembrionário em forma de ferradura. O âmnio foi removido e o celoma é mostrado como se o embrião fosse translúcido. A continuidade do celoma intraembrionário, assim como as comunicações de suas extremidades direita e esquerda com o celoma extraembrionário, é indicada por *setas.* **B,** Corte transversal do embrião no nível mostrado em **A.**

pelo mesotélio, a parede parietal derivada do mesoderma somático e uma parede visceral proveniente do mesoderma esplâncnico (Fig. 9-3*E*). O mesotélio forma a principal porção do peritônio.

A **cavidade peritoneal** é conectada ao celoma extraembrionário no umbigo (Fig. 9-4*C* e *D*). A cavidade peritoneal perde sua conexão com o celoma extraembrionário na décima semana, quando os intestinos retornam do cordão umbilical para o abdome (Cap. 12).

Durante a formação da dobra cefálica, o coração e a **cavidade pericárdica** são realocados em posição ventrocaudal, anterior ao intestino anterior (Fig. 9-2*A*, *B*, *D* e *E*). Como resultado, a cavidade peritoneal se abre para os **canais pericardioperitoneais**, que se posicionam dorsalmente ao intestino anterior (Fig. 9-4*B* e *D*). Depois do dobramento embrionário, as partes caudais do intestino anterior, do intestino médio e do intestino posterior são suspensas na cavidade peritoneal a partir da parede abdominal dorsal pelo **mesentério dorsal** (Figs. 9-2*F* e 9-3*B* a *E*).

Mesentérios

O mesentério é uma dupla camada de peritônio que começa como uma extensão do peritônio visceral que cobre um órgão. O mesentério conecta o órgão à parede corporal e transporta seus vasos e nervos. Temporariamente, os mesentérios dorsal e ventral dividem a cavidade peritoneal nas metades direita e esquerda (Fig. 9-3*C*). O mesentério ventral desaparece rapidamente (Fig. 9-3*E*), exceto onde ele se conecta à parte caudal do intestino anterior (primórdio do estômago e parte proximal do duodeno). A cavidade peritoneal torna-se, então, um espaço contínuo (Figs. 9-3*A* e 9-4 *D*). As artérias que suprem o intestino primordial — *tronco celíaco arterial* (intestino anterior), a *artéria mesentérica superior* (intestino médio) e a *artéria mesentérica inferior* — passam entre as camadas do mesentério dorsal (Fig. 9-3*C*).

Divisão da Cavidade do Corpo Embrionário

Cada canal pericardioperitoneal se situa lateralmente à região proximal do intestino anterior (futuro esôfago) e dorsalmente ao **septo transverso**, uma espessa placa de mesoderma que ocupa o espaço entre a cavidade torácica e o **ducto onfaloentérico** (Fig. 9-4*A* e *B*).

O septo transverso é o **primórdio do tendão central do diafragma**. Formam-se partições em cada canal pericardioperitoneal separando a cavidade pericárdica das cavidades pleurais e as cavidades pleurais da cavidade peritoneal (Fig. 9-3*A*). Em virtude do crescimento dos **brotos brônquicos** (primórdios dos brônquios e pulmões) para os *canais pericardioperitoneais* (Fig. 9-5*A*), é produzido um par de cristas membranosas na parede lateral de cada canal. As cristas craniais – as dobras *pleuropericárdicas* – estão localizadas em posição superior aos pulmões em desenvolvimento, e as cristas caudais – *as dobras pleuroperitoneais* – se localizam inferiormente aos pulmões.

Membranas Pleuropericárdicas

À medida que as **dobras pleuropericárdicas** aumentam, elas formam divisões que separam a cavidade pericárdica das cavidades pleurais. Essas divisões – **membranas pleuropericárdicas** – contêm as **veias cardinais comuns** (Fig. 9-5*A* e *B*), que drenam o sistema venoso para o seio venoso do coração primordial (Cap. 14). Inicialmente, os brotos brônquicos são pequenos em relação ao coração e à cavidade pericárdica (Fig. 9-5). Eles crescem lateralmente da extremidade caudal da traqueia para os **canais pericardioperitoneais** (futuros canais pleurais). À medida que as **cavidades pleurais primordiais se** expandem ventralmente em torno do coração, elas se estendem na direção da parede corporal dividindo o mesênquima em duas camadas: (1) uma camada externa que formará a parede torácica e (2) uma camada interna (membrana pleuropericárdica) que constituirá o pericárdio fibroso, a camada externa do saco pericárdico que envolve o coração (Fig. 9-5*C* e *D*).

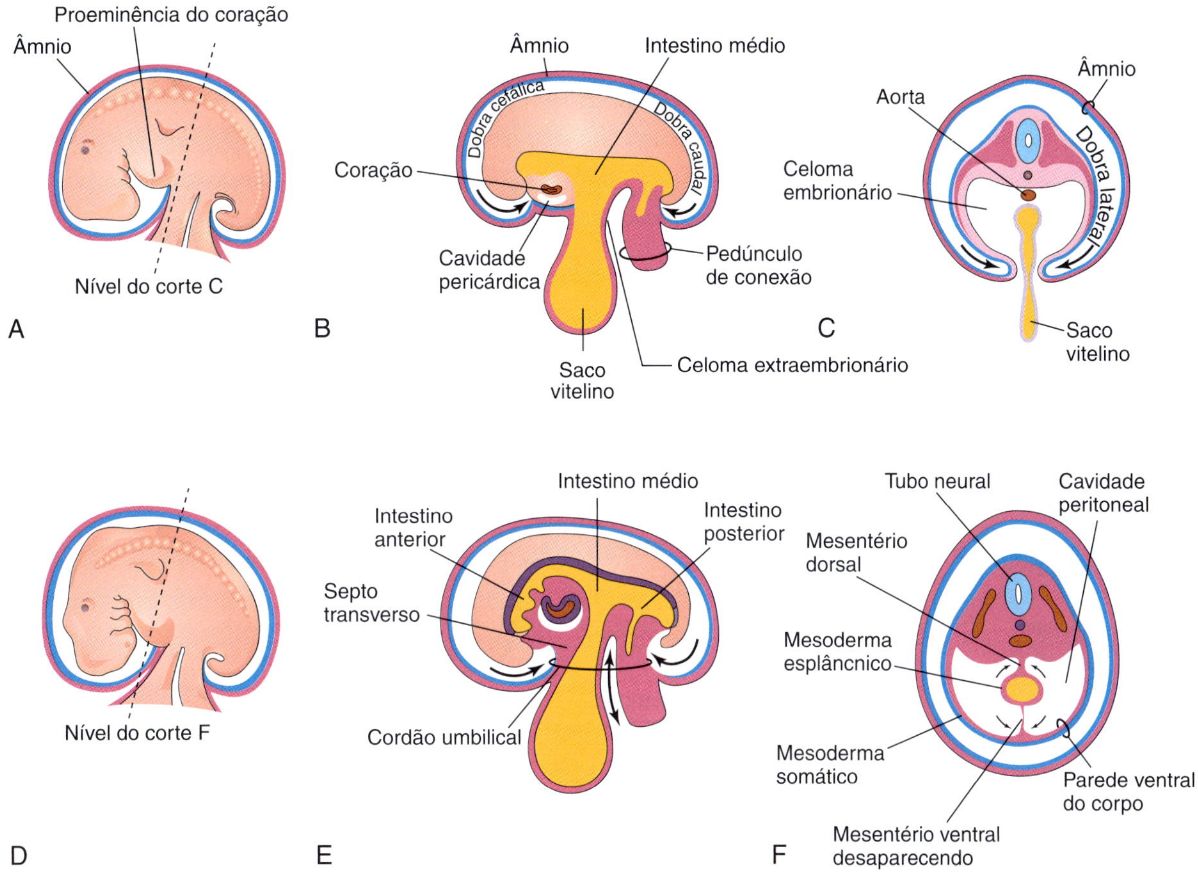

Figura 9-2 Dobramento do embrião e seus efeitos sobre o celoma intraembrionário e outras estruturas. **A,** Vista lateral de um embrião (de aproximadamente 26 dias). **B,** Esquema do corte sagital do embrião mostrando as dobras da cabeça e da cauda. **C,** Corte transversal no nível mostrado em **A** indicando como a fusão das dobras laterais dão ao embrião um formato cilíndrico. **D,** Vista lateral de um embrião (de aproximadamente 28 dias). **E,** Esquema de um corte sagital do embrião mostrando a comunicação reduzida entre os celomas intraembrionário e extraembrionário (*seta de duas pontas*). **F,** Corte transversal, conforme indicado em **D,** mostrando a formação da parede ventral do corpo e o desaparecimento do mesentério ventral. As *setas* indicam a junção das camadas somática e esplâncnica do mesoderma. O mesoderma somático dará origem ao peritônio parietal que reveste a parede abdominal e o mesoderma esplâncnico formará o peritônio visceral que cobre os órgãos (p. ex., o estômago).

As *membranas pleuropericárdicas* se projetam na direção das extremidades craniais dos **canais pericardioperitoneais** (Fig. 9-5*B*). Com o crescimento subsequente das veias cardinais comuns, o deslocamento posicional do coração e a expansão das cavidades pleurais, as membranas pleuropericárdicas se tornam dobras semelhantes ao mesentério estendendo-se a partir da parede torácica lateral. Até a sétima semana, as membranas pericardioperitoneais se fusionam com o mesênquima ventral ao esôfago, separando a cavidade pericárdica das cavidades pleurais (Fig. 9-5*C*). O mediastino primordial consiste em uma massa de mesênquima que se estende do esterno para a coluna vertebral, separando os pulmões em desenvolvimento (Fig. 9-5*D*). A abertura pleuropericárdica direita se fecha um pouco antes da esquerda e produz uma membrana pleuropericárdica maior.

Membranas Pleuroperitoneais

À medida que as **dobras pleuroperitoneais** aumentam, elas se projetam na direção dos canais pericardioperitoneais. Gradualmente, as dobras se tornam membranosas e formam as **membranas pleuroperitoneais** (Fig. 9-6*B* e *C*). No fim, essas membranas separam as cavidades pleurais da cavidade peritoneal. As *membranas pleuroperitoneais* são produzidas quando os pulmões em desenvolvimento e as cavidades pleurais se expandem e invadem a parede corporal. Elas são presas dorsolateralmente à parede abdominal e, no início, suas bordas livres em formato de crescente se projetam na direção das extremidades caudais dos **canais pericardioperitoneais.**

Durante a sexta semana, as membranas pleuroperitoneais se estendem ventromedialmente até que suas bordas livres se fusionam com o mesentério dorsal do esôfago e com o septo transverso (Fig. 9-6*C*). Essa membrana separa as cavidades pleurais da cavidade peritoneal. O *fechamento das aberturas pleuroperitoneais* é concluído com a migração dos **mioblastos** (células musculares primordiais) para as membranas pleuroperitoneais (Fig. 9-6*D* e *E*). A abertura pleuroperitoneal do lado direito fecha ligeiramente antes do que a do lado esquerdo.

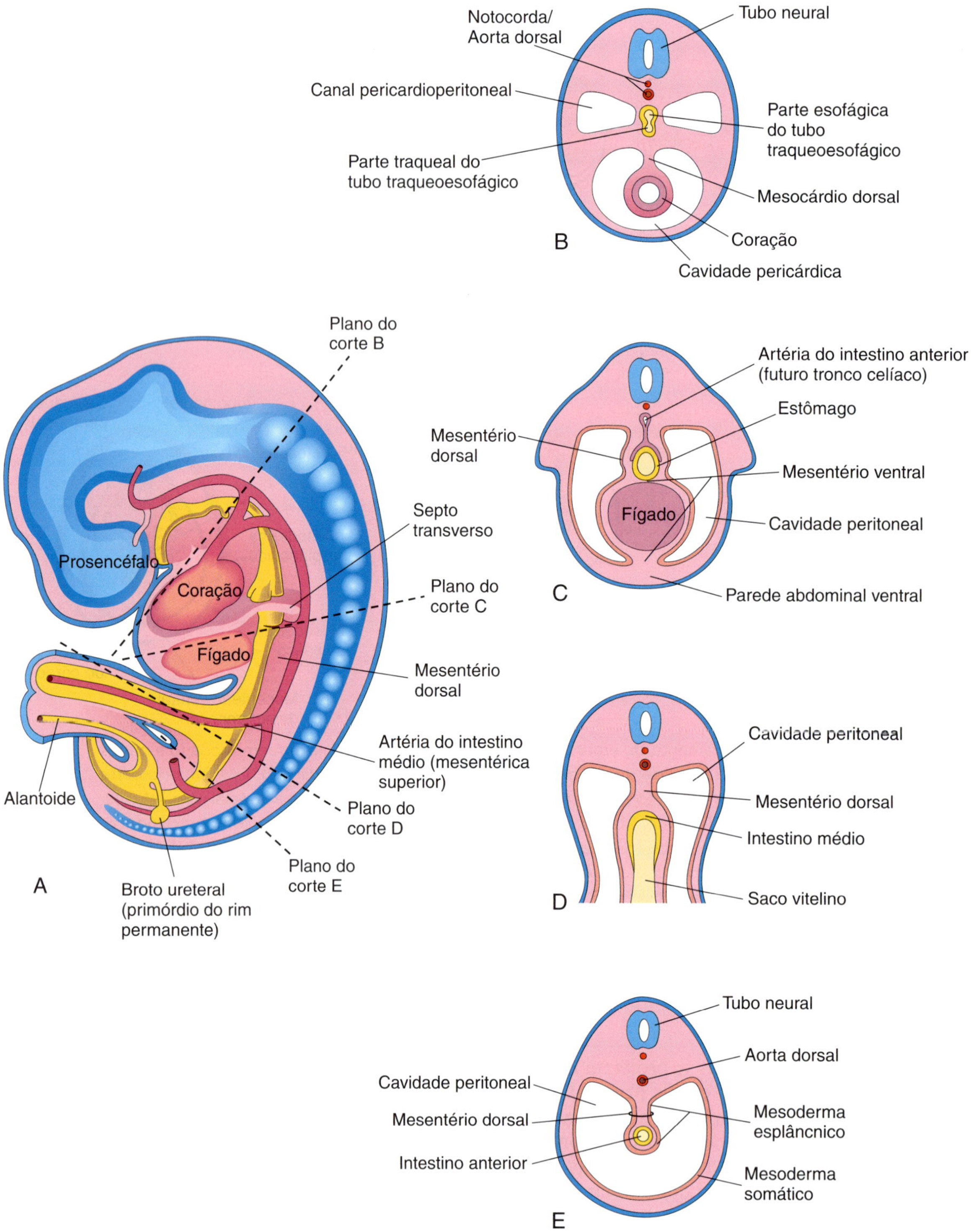

Figura 9-3 Mesentérios e cavidades corporais no início da quinta semana. **A,** Esquema de um corte sagital. Observe que o mesentério dorsal funciona como um caminho para as artérias que suprem o intestino em desenvolvimento. Nervos e vasos linfáticos também correm entre as camadas desse mesentério. **B** a **E,** Cortes transversais no embrião nos níveis indicados em **A.** O mesentério ventral desaparece, exceto na região do esôfago terminal, do estômago e da primeira parte do duodeno. Observe que as partes esquerda e direita da cavidade peritoneal, que estão separadas em C, são contínuas em **E.**

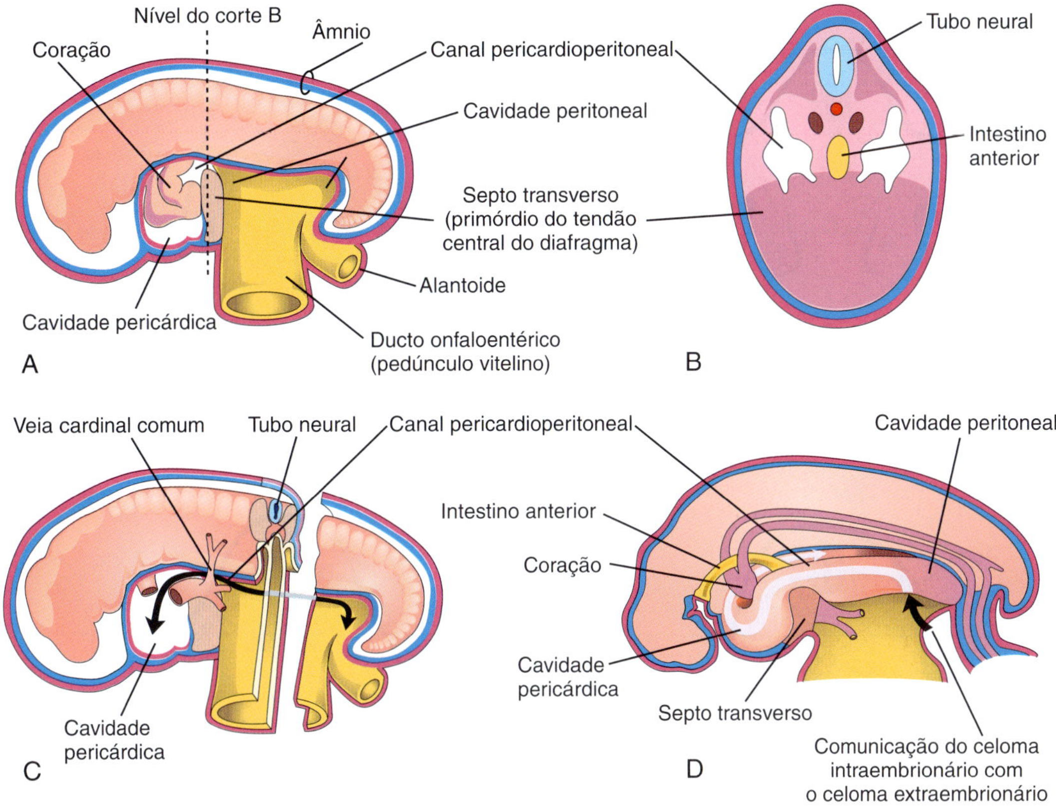

Figura 9-4 Ilustração de um embrião (de aproximadamente 24 dias). **A,** A parede lateral da cavidade peritoneal foi removida para mostrar o coração primordial. **B,** Corte transversal do embrião mostrando a relação entre os canais pericardioperitoneais com o septo transverso e o intestino anterior. **C,** Vista lateral do embrião, com o coração removido. O embrião também foi seccionado transversalmente para mostrar a continuidade dos celomas intraembrionário e extraembrionário (*seta*). **D,** Esquema dos canais pericardioperitoneais que surgem da parede dorsal da cavidade pericárdica e passam de cada lado do intestino anterior para se unir à cavidade peritoneal. A *seta* mostra a comunicação do celoma extraembrionário com o celoma intraembrionário e a continuidade do celoma intraembrionário nesse estágio.

DESENVOLVIMENTO DO DIAFRAGMA

O diafragma é uma divisão musculotendinosa em forma de abóbada que separa as cavidades torácica e abdominal. É uma estrutura composta que se origina de quatro componentes embrionários (Fig. 9-6):

- Septo transverso
- Membranas pleuroperitoneais
- Mesentério dorsal do esôfago
- Crescimento muscular a partir das paredes laterais do corpo

Septo Transverso

O septo transverso, composto de tecido mesodérmico, é o **primórdio do tendão central do diafragma** (Fig. 9-6*D* e *E*). O septo transverso cresce dorsalmente desde a parede corporal ventrolateral e forma uma saliência semicircular que separa o coração do fígado. Depois que a cabeça se dobra ventralmente durante a quarta semana, o septo transverso forma uma partição de tecido conjuntivo espessa e incompleta entre as cavidades pericárdica e abdominal (Fig. 9-4). O septo transverso se expande e se fusiona com o mesênquima ventral na direção do esôfago e das membranas pleuroperitoneais (Fig. 9-6*C*).

Membranas Pleuroperitoneais

Essas membranas se fusionam com o mesentério dorsal do esôfago e o septo transverso (Fig. 9-6*C*). Essa fusão finaliza a divisão entre as cavidades abdominal e torácica e forma o **diafragma primordial.** As membranas pleuroperitoneais representam porções relativamente pequenas do diafragma do neonato (Fig. 9-6*E*).

Mesentério Dorsal do Esôfago

O septo transverso e as membranas pleuroperitoneais se fusionam com o mesentério dorsal do esôfago. Esse mesentério dá origem à porção mediana do diafragma. A **crura do diafragma** – um par de feixes musculares divergentes que se cruzam no plano mediano anterior à aorta (Fig. 9-6*E*) – se desenvolvem a partir de mioblastos (células musculares primordiais) que crescem na direção do mesentério dorsal do esôfago.

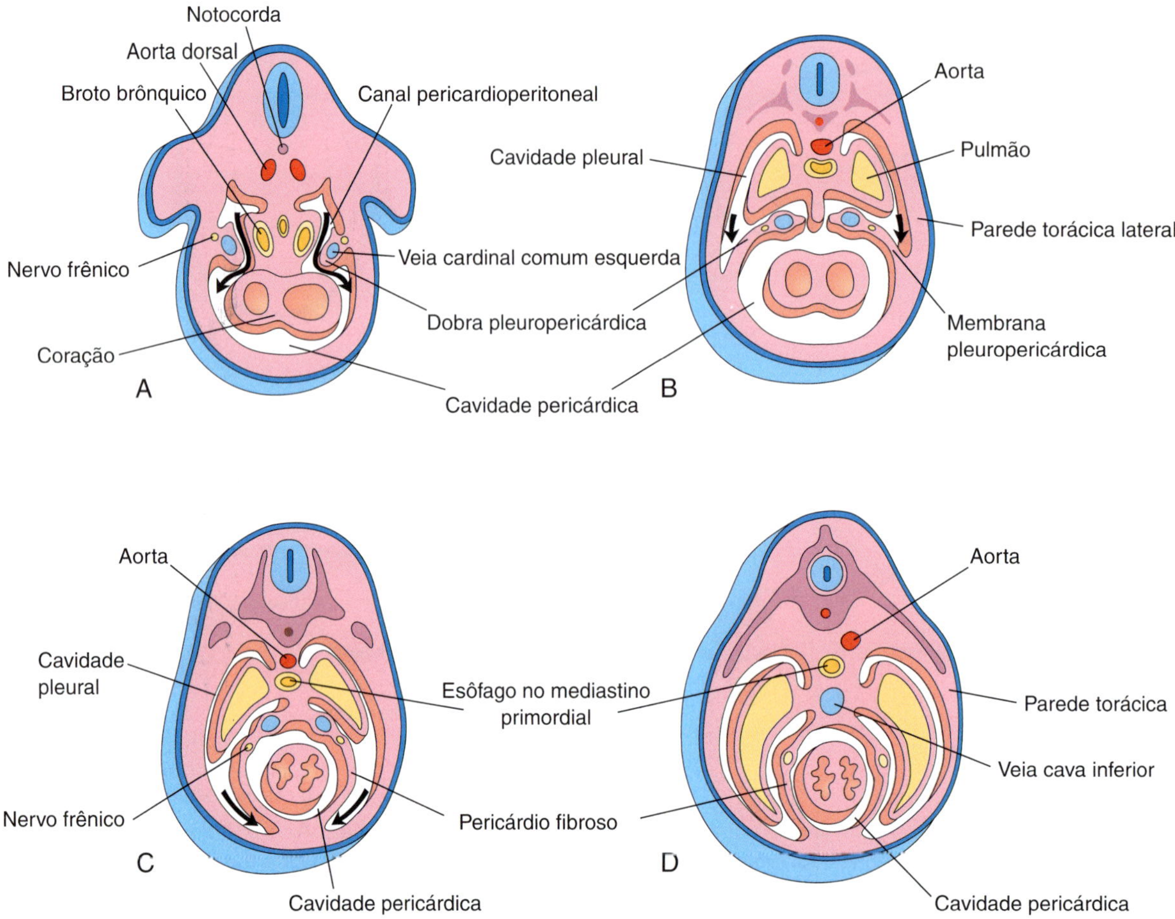

Figura 9-5 Secções transversais de um embrião, craniais ao septo transverso, mostrando estágios sucessivos da separação das cavidades pleurais da cavidade pericárdica. Crescimento e desenvolvimento dos pulmões, expansão das cavidades pleurais e formação do pericárdio fibroso também são mostrados. **A,** Quinta semana. As *setas* indicam as comunicações entre os canais pericardioperitoneais e a cavidade pericárdica. **B,** Sexta semana. As *setas* indicam o desenvolvimento das cavidades pleurais à medida que elas se expandem para a parede corporal. **C,** Sétima semana. A expansão das cavidades pleurais ventralmente (*setas*) em torno do coração é evidente. As membranas pleuropericárdicas agora estão fusionadas no plano medial uma à outra e com o mesoderma ventral na direção do esôfago. **D,** Oitava semana. A continuação da expansão dos pulmões e das cavidades pleurais e a formação do pericárdio fibroso e da parede torácica são evidentes.

Crescimento Muscular a Partir das Paredes do Corpo Lateral

Da 9ª à 12ª semana os pulmões e as cavidades pleurais crescem, "escavando" as paredes corporais laterais (Fig. 9-5). Durante esse processo, o tecido da parede corporal é dividido em duas camadas:

- Uma camada externa que se torna parte da parede abdominal definitiva
- Uma camada interna que contribui para a formação das partes periféricas do diafragma, externa às partes derivadas das membranas pleuroperitoneais (Fig. 9-6*D* e *E*)

Uma extensão adicional das cavidades pleurais em desenvolvimento na direção das paredes do corpo lateral forma os **recessos costodiafragmáticos** direito e esquerdo (Fig. 9-7), estabelecendo a configuração característica do formato de abóbada do diafragma.

Alterações Posicionais e Inervação do Diafragma

Na quarta semana de desenvolvimento, o septo transverso se situa em oposição ao terceiro, quarto e quinto somitos cervicais. Durante a quinta semana, mioblastos desses somitos migram para o diafragma em desenvolvimento, levando fibras nervosas consigo. Consequentemente, os **nervos frênicos** que fornecem inervação motora ao diafragma surgem dos ramos ventrais primários do terceiro, quarto e quinto nervos espinais cervicais, que se unem de cada lado para formar um nervo frênico. Os nervos frênicos também fornecem fibras sensoriais às superfícies superior e inferior das abóbadas direita e esquerda do diafragma.

O rápido crescimento da parte dorsal do corpo do embrião resulta em uma *aparente descida do diafragma*. Até a sexta semana, o diafragma em desenvolvimento atinge o nível dos somitos torácicos. Os nervos frênicos, nesse ponto, passam a ter um curso descendente. No início

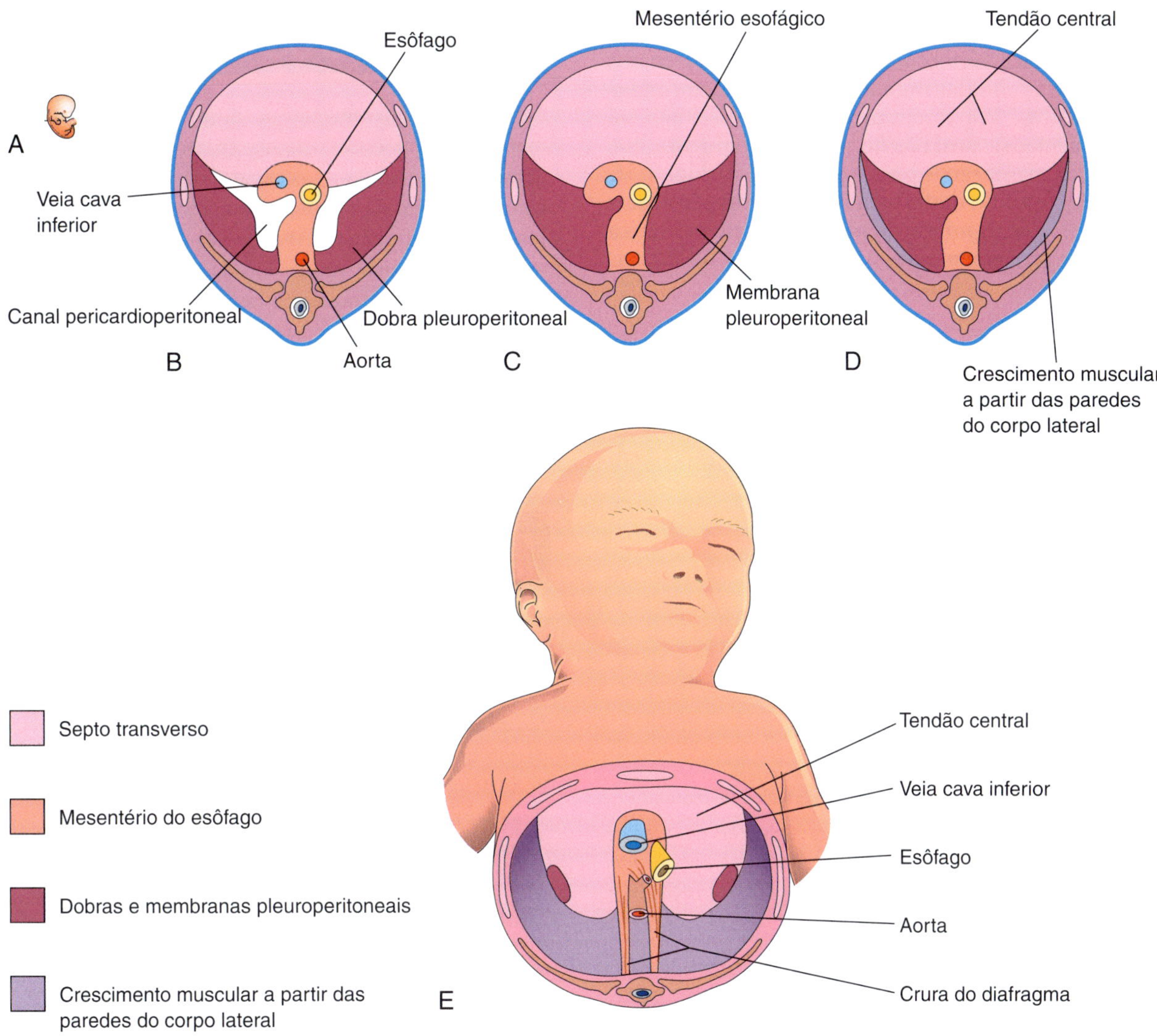

Figura 9-6 Desenvolvimento do diafragma. **A,** Vista lateral de um embrião no final da quinta semana (tamanho real) indicando o nível dos cortes **B** a **D. B** a **E** mostram o diafragma em desenvolvimento, como visto inferiormente. **B,** Corte transversal mostrando as membranas pleuroperitoneais não fusionadas. **C,** Corte similar no final da sexta semana, depois da fusão das membranas pleuroperitoneais com os outros dois componentes do diafragma. **D,** Corte transversal de um embrião de 12 semanas depois do crescimento do quarto componente diafragmático a partir da parede corporal. **E,** Vista do diafragma de um neonato indicando a origem embriológica dos seus componentes.

DEFEITO POSTEROLATERAL DO DIAFRAGMA

O defeito posterolateral do diafragma é a única anomalia congênita relativamente comum que envolve o diafragma (Fig. 9-8*A*). Esse defeito diafragmático ocorre em cerca de 1 em cada 3.000 neonatos e está associado à **hérnia diafragmática congênita** (HDC), uma herniação do conteúdo abdominal para a cavidade torácica. A HDC é a *causa mais comum de* ***hipoplasia pulmonar***. A HDC pode acarretar dificuldades respiratórias potencialmente fatais. Se ocorrer grave hipoplasia pulmonar, alguns alvéolos primordiais poderão se romper, ocasionando a entrada de ar na cavidade pleural (***pneumotórax***). Geralmente unilateral, a HDC resulta da formação ou fusão defeituosa da membrana pleuroperitoneal com as outras três partes do diafragma (Fig. 9-6*B*). Essa malformação congênita produz uma grande abertura na região posterolateral do diafragma. Se o canal pleuroperitoneal ainda estiver aberto quando os intestinos retornarem do cordão umbilical para o abdome na décima semana, parte do intestino e de outras vísceras poderão passar para o tórax e comprimir os pulmões. Frequentemente ocorre hérnia do estômago, do baço e da maior parte dos intestinos (Fig. 9-8*B* e *C*). O defeito geralmente ocorre no lado esquerdo e provavelmente está relacionado ao fechamento mais precoce da abertura pleuroperitoneal direita. *Anormalidades cromossômicas e mutações genéticas, incluindo as do fator* GATA6 *com domínios do tipo dedo de zinco, têm sido implicadas em casos de HDC.* Exames de ultrassonografia e de ressonância magnética podem fornecer um *diagnóstico pré-natal* de HDC.

da oitava semana, a parte dorsal do diafragma se situa no nível da primeira vértebra lombar. Os nervos frênicos do embrião entram no diafragma através das membranas pleuropericárdicas. Por esse motivo, os nervos frênicos, subsequentemente, se situarão no pericárdio fibroso, que é originário das membranas pleuropericárdicas (Fig. 9-5*C* e *D*). A borda costal do diafragma recebe fibras sensoriais dos nervos intercostais inferiores porque a parte periférica do diafragma é proveniente das paredes corporais laterais (Fig. 9-6*D* e *E*).

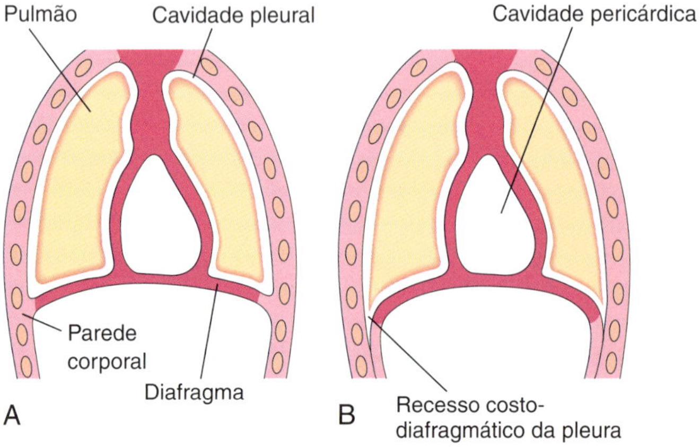

Figura 9-7 **A** e **B,** Extensão das cavidades pleurais na direção das paredes corporais para formar as partes periféricas do diafragma, os recessos costodiafragmáticos e a configuração em abóbada característica do diafragma.

EVENTRAÇÃO DO DIAFRAGMA

No quadro relativamente incomum de **eventração diafragmática**, metade do diafragma apresenta uma musculatura defeituosa, o que causa sua expansão para a cavidade torácica como uma lâmina aponeurótica (membranosa), formando uma **bolsa diafragmática** (Fig. 9-8*A*). Como consequência, as vísceras abdominais são deslocadas superiormente para essa evaginação do diafragma. A malformação congênita resulta principalmente da falha do tecido muscular da parede corporal em se estender na direção da membrana pleuroperitoneal do lado afetado.

HÉRNIA RETROESTERNAL (PARAESTERNAL)

Podem ocorrer herniações através do **hiato esternocostal**, a abertura para os vasos epigástricos superiores na área retroesternal. O hiato está localizado entre as partes esternal e costal do diafragma. Pode ocorrer herniação do intestino para o saco pericárdico ou, por outro lado, parte do coração pode descer para a cavidade peritoneal na região epigástrica. Grandes malformações congênitas estão comumente associadas a **defeitos da parede corporal** na região umbilical (p. ex., onfalocele, abordada no Cap. 12).

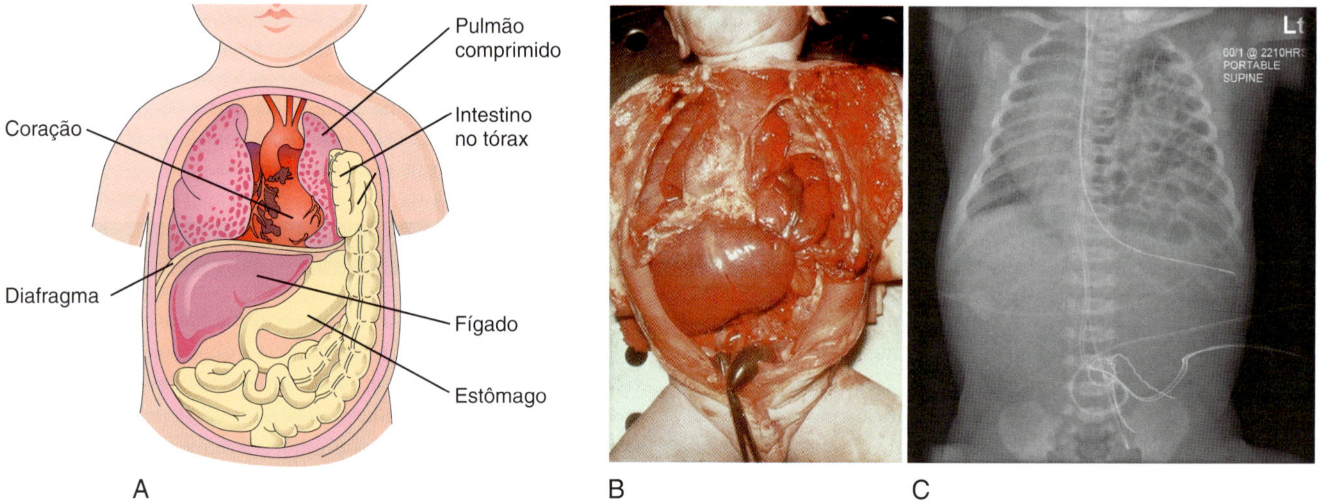

Figura 9-8 **A,** Esta vista "em janela" do tórax e do abdome mostra a herniação do intestino para o tórax através de um defeito posterolateral no lado esquerdo do diafragma. Observe que o pulmão esquerdo está comprimido e hipoplásico. **B,** Hérnia diafragmática. Observe a hérnia do estômago e do intestino delgado na direção do tórax através de uma malformação posterolateral no lado esquerdo do diafragma, similar à mostrada em **A.** Observe que o coração está deslocado para o lado direito do tórax. **C,** Radiografia mostrando uma hérnia diafragmática no lado esquerdo. Observe as alças de intestino delgado na cavidade torácica e o deslocamento do coração para a cavidade torácica direita.

QUESTÕES DE ORIENTAÇÃO CLÍNICA

1. É possível que um bebê nasça com uma malformação tal que o estômago e o fígado se localizem no tórax? Como isso pode ocorrer?
2. Um neonato do sexo masculino apresentou sofrimento respiratório e foi diagnosticado com HDC. Essa é uma malformação congênita comum? O que determinaria a sobrevivência do bebê? Malformações do diafragma podem ser operadas antes do nascimento?
3. Os pulmões se desenvolvem normalmente em bebês que nascem com HDC?
4. Um homem se submeteu a uma radiografia torácica de rotina há aproximadamente um ano e foi informado de que uma pequena parte do seu intestino delgado estava localizada no tórax. É possível que ele tivesse uma HDC sem saber? O pulmão do lado afetado seria normal?

As respostas dessas questões são apresentadas no final deste livro.

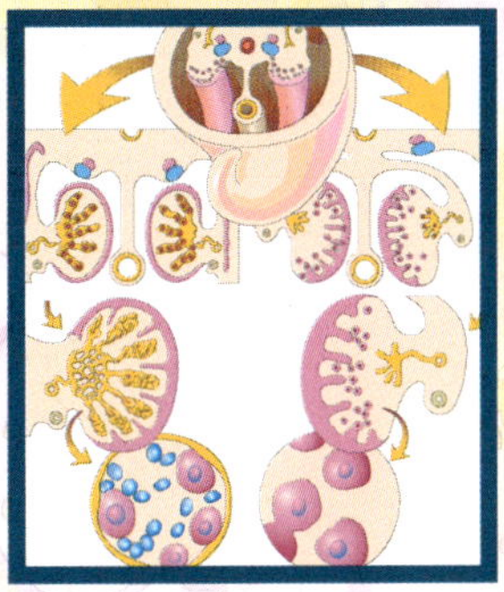

CAPÍTULO

10

Aparelho Faríngeo, Face e Pescoço

O **aparelho faríngeo** consiste nos *arcos faríngeos, bolsas faríngeas, sulcos faríngeos* e *membranas faríngeas* (Fig. 10-1). Essas estruturas embrionárias contribuem para a formação da face e do pescoço.

ARCOS FARÍNGEOS

Os arcos faríngeos começam a se desenvolver no início da quarta semana, quando as células da crista neural migram para a futura região da cabeça e do pescoço (Cap. 6, Fig. 6-4). Inicialmente, cada arco faríngeo consiste em um núcleo de mesênquima (tecido conjuntivo embrionário) e é coberto externamente pelo ectoderma e internamente pelo endoderma (Fig. 10-1*D* e *E*). O primeiro par de arcos faríngeos, o primórdio dos maxilares, aparece como elevações da superfície lateral da faringe em desenvolvimento. Logo aparecem outros arcos como cristas arredondadas, dispostas obliquamente em cada lado da futura região da cabeça e do pescoço. Ao final da quarta semana, quatro pares de arcos faríngeos são visíveis externamente (Fig. 10-1*A*). O quinto e o sexto arcos são rudimentares e não são visíveis na superfície do embrião. Os arcos faríngeos são separados uns dos outros pelos **sulcos faríngeos** (fendas). Assim como os arcos faríngeos, os sulcos são numerados em uma sequência craniocaudal.

Os arcos sustentam as paredes laterais da faringe primitiva, que deriva da parte cefálica do intestino anterior. O **estomodeu** (boca primitiva) aparece inicialmente como uma leve depressão

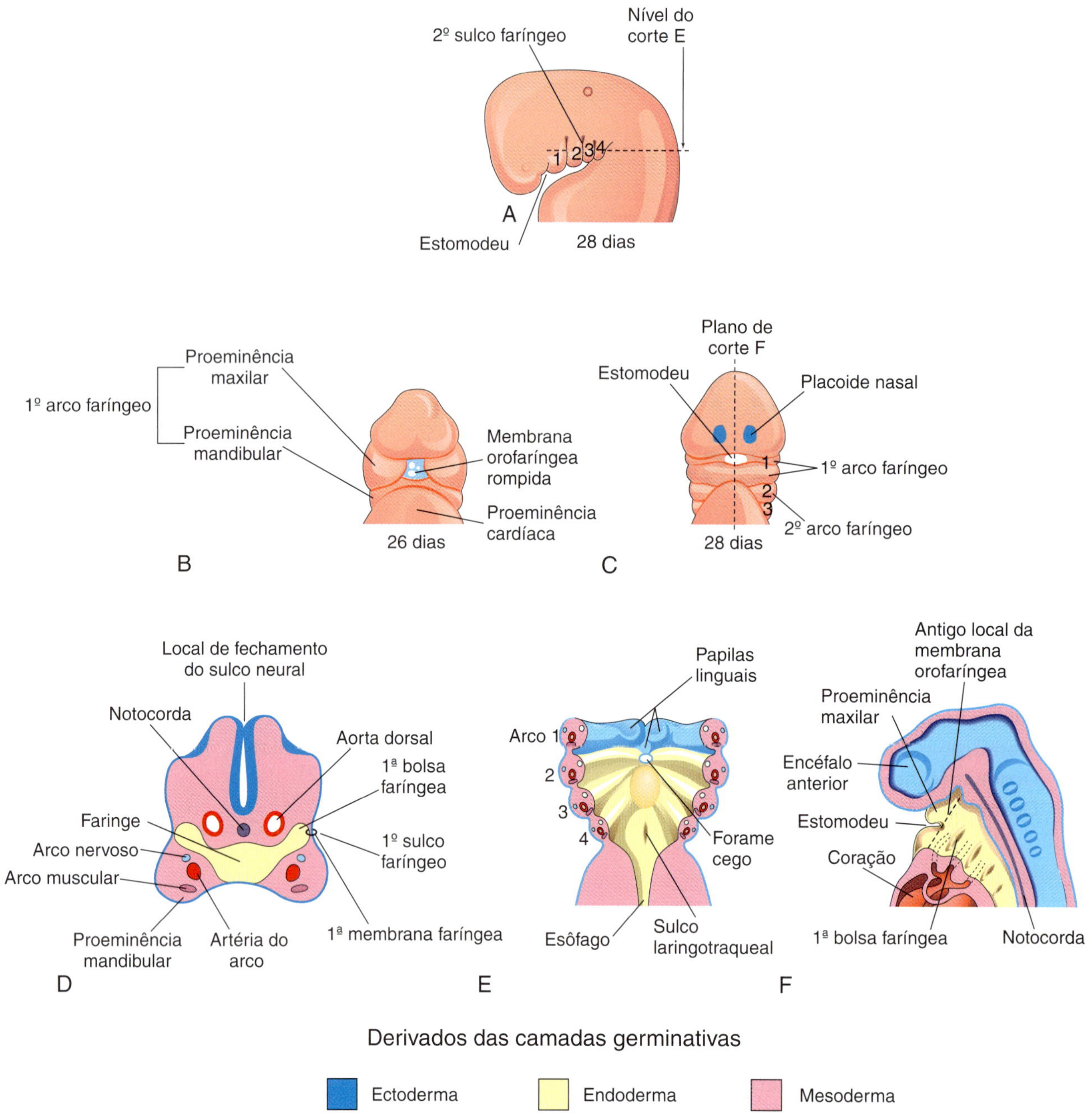

Figura 10-1 **Esquemas** do aparelho faríngeo. **A,** Vista lateral mostrando o desenvolvimento dos quatro arcos faríngeos. **B** e **C,** Vistas ventrais (facial) mostrando a relação dos quatro arcos faríngeos com o estomodeu. **D,** Corte frontal através da região craniana de um embrião. **E,** Corte horizontal mostrando os componentes do arco e o assoalho da faringe primitiva. **F,** Corte sagital da região craniana de um embrião, mostrando as aberturas das bolsas faríngeas na parede lateral da faringe primitiva.

do ectoderma superficial (Fig. 10-1*A*). Ela está separada da cavidade da faringe primitiva por uma membrana bilaminar – a **membrana orofaríngea** – composta de ectoderma e endoderma fusionados. A membrana orofaríngea se rompe aproximadamente aos 26 dias (Fig. 10-1*B* e *C*), fazendo com que a faringe primitiva e o intestino anterior se comuniquem com a cavidade amniótica. Os arcos contribuem relevantemente para a formação da face, cavidades nasais, boca, laringe, faringe e pescoço (Figs. 10-2 e 10-23).

O **primeiro arco** forma duas proeminências (Figs. 10-1 *B* e 10-2): a menor é a *proeminência maxilar* e a maior é a *proeminência mandibular.* O **segundo arco** (hioide) tem uma grande contribuição para a formação do osso hioide (Fig. 10-4 *B*).

Componentes dos Arcos Faríngeos

Um típico arco faríngeo contém os seguintes componentes (Fig. 10-3*A* e *B*):

- Uma artéria de arco faríngeo (ramo aórtico do arco) que surge a partir do tronco arterioso do coração primitivo e passa ao redor do primórdio da faringe para entrar na aorta dorsal.

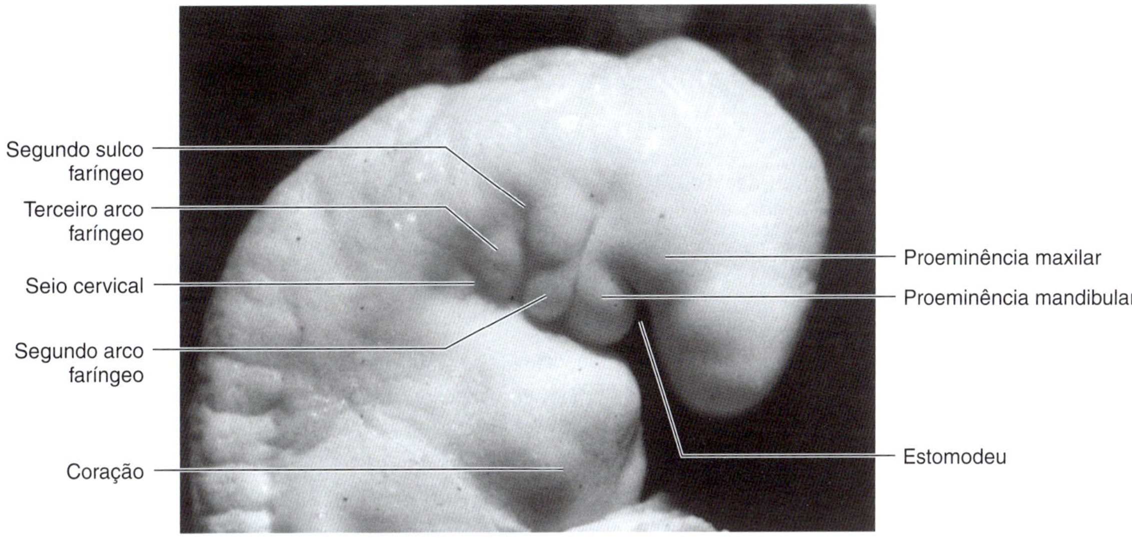

Figura 10-2 Estágio 13 de Carnegie, 4½ semanas do embrião humano.

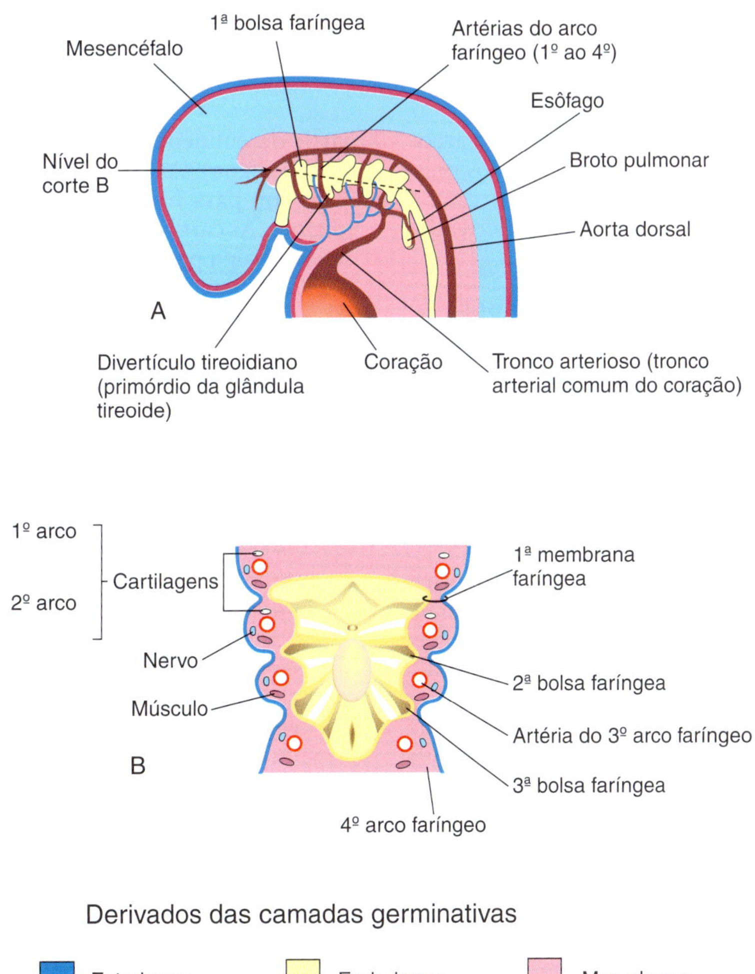

Figura 10-3 **A,** Esquema das bolsas faríngeas e das artérias dos arcos faríngeos. **B,** Corte horizontal através do embrião mostrando o assoalho da faringe primitiva e ilustrando a origem da camada germinativa dos componentes do arco faríngeo.

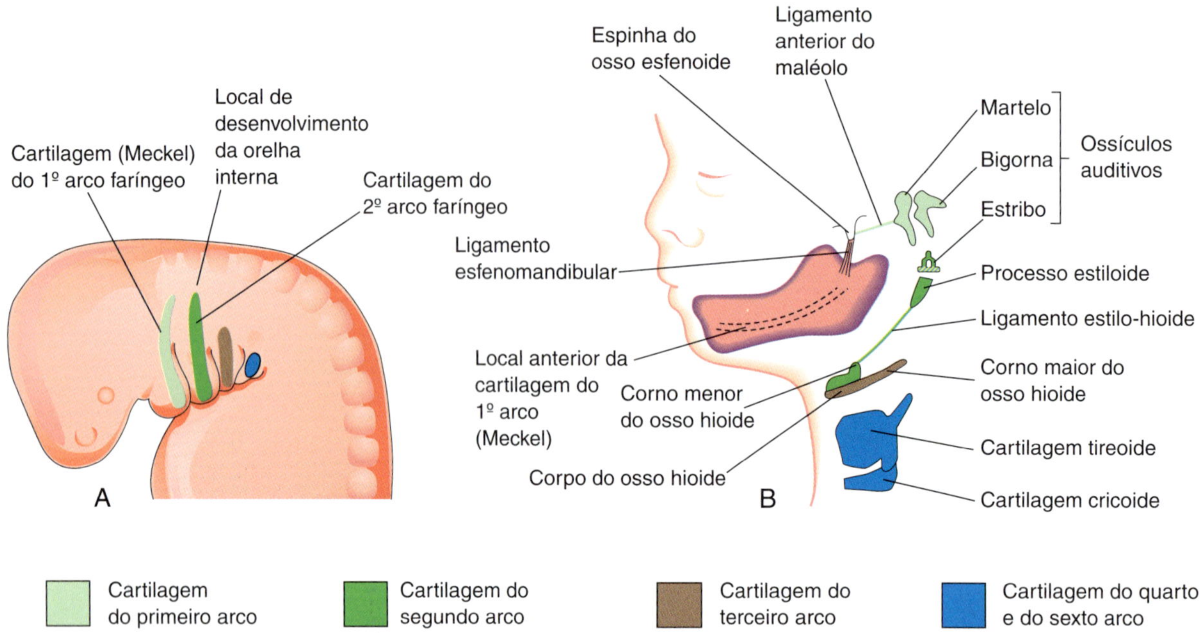

Figura 10-4 **A,** Vista lateral esquemática da cabeça, pescoço e regiões torácicas de um embrião de 4 semanas, mostrando a localização das cartilagens nos arcos faríngeos. **B,** Vista similar de um feto de 24 semanas, mostrando os derivados adultos das cartilagens dos arcos. Observe que a mandíbula é formada por ossificação intramembranosa do tecido mesenquimal ao redor da cartilagem do primeiro arco.

- Um eixo *cartilaginoso* que forma o esqueleto do arco.
- Um *componente muscular* que é o primórdio dos músculos na cabeça e no pescoço.
- Um nervo que supre a mucosa e os músculos derivados do arco.

Derivados das Artérias dos Arcos Faríngeos

A transformação das artérias dos arcos no padrão arterial da cabeça e pescoço do adulto é descrita na seção dos derivados das artérias dos arcos faríngeos no Capítulo 14.

Derivados das Cartilagens dos Arcos Faríngeos

A extremidade dorsal da **cartilagem do primeiro arco** ossifica-se para formar dois ossos da orelha média, o **martelo** e a **bigorna** (Fig. 10-4; Tabela 10-1). A porção média da cartilagem regride, mas seu *pericôndrio* forma o **ligamento anterior do martelo** e o **ligamento esfenomandibular** (Fig. 10-4*B*). As porções ventrais da cartilagem do primeiro arco formam o primórdio da mandíbula em formato de ferradura. Cada metade da mandíbula se forma em posição lateral e em íntima associação à sua cartilagem. A cartilagem desaparece quando a mandíbula se desenvolve em torno dela, por *ossificação intramembranosa* (Cap. 15).

A extremidade dorsal da **cartilagem do segundo arco** contribui para o **estribo** da orelha média e o **processo estiloide** do osso temporal. A parte da cartilagem entre o **processo estiloide** e o osso hioide regride; seu pericôndrio forma o ligamento **estilo-hióideo.** A extremidade ventral da cartilagem do segundo arco ossifica-se, formando o corno menor do **osso hioide.**

A **cartilagem do terceiro arco** ossifica-se para formar o corno maior do osso hioide (o corpo do hioide forma-se a partir da eminência hipofaríngea — ver Desenvolvimento da Língua). As **cartilagens do quarto e sexto arcos** se fusionam para formar as **cartilagens laríngeas,** exceto a epiglote. As cartilagens da epiglote e da tireoide parecem se desenvolver a partir das células da crista neural (Fig. 10-21 *A* a *C*). A cartilagem cricoide desenvolve-se a partir do mesoderma.

Derivados Musculares dos Arcos Faríngeos

Os componentes musculares dos arcos formam vários músculos da cabeça e do pescoço; por exemplo, a musculatura do primeiro arco forma os **músculos da mastigação,** dentre outros (Fig. 10-5*A* e *B* e Tabela 10-1).

Derivados dos Nervos dos Arcos Faríngeos

Cada arco é suprido por seu próprio nervo craniano (NC). Os *componentes eferentes viscerais especiais (branquiais)* dos nervos cranianos suprem os músculos derivados dos arcos faríngeos (Fig. 10-6*A* e Tabela 10-1). Como o mesênquima dos arcos faríngeos contribui para a formação da derme e das membranas mucosas da cabeça e do pescoço, essas áreas são supridas por *nervos aferentes viscerais especiais.* A pele da face é inervada pelo quinto nervo craniano (NC V, ou **nervo trigêmeo**); contudo, apenas seus dois ramos caudais (*maxilar e mandibular*) inervam derivados do primeiro arco faríngeo (Fig. 10-6*B*). O NC V é o principal nervo sensitivo da cabeça e do pescoço e é o nervo motor dos músculos da mastigação. Seus ramos sensitivos inervam a face, os dentes e as membranas mucosas das cavidades nasais, palato, boca e língua (Fig. 10-6*C*). O sétimo nervo craniano (NC VII, ou **nervo facial**), o nono nervo craniano (NC IX, ou **nervo glossofaríngeo**) e o décimo nervo craniano (NC X, ou **nervo vago**) inervam o

Tabela 10-1 Estruturas Derivadas dos Componentes dos Arcos Faríngeos*

ARCO	NERVO	MÚSCULOS	ESTRUTURAS ESQUELÉTICAS	LIGAMENTOS
Primeiro (mandibular)	Trigeminal (NC V)†	Músculos da mastigação‡ Milo-hióideo e ventre anterior do digástrico Tensor do tímpano Tensor do véu palatino	Martelo Bigorna	Ligamento anterior do martelo Ligamento esfenomandibular
Segundo (hióideo)	Facial (NC VII)	Músculos da expressão facial§ Estapédio Estilo-hióideo Ventre posterior do digástrico	Estribo (porção) Processo estiloide Corno menor do osso hioide	Ligamento estilo-hióideo
Terceiro	Glossofaríngeo (NC IX)	Estilofaríngeo	Corno maior do osso hioide	
Quarto e sexto‖	Ramo laríngeo superior do vago (NC X) Ramo laríngeo recorrente do vago (NC X)	Cricotireóideo Elevador do véu palatino Constritores da faringe Músculos intrínsecos da laringe Músculos estriados do esôfago	Cartilagem tireoide Cartilagem cricoide Cartilagem aritenoide Cartilagem corniculada Cartilagem cuneiforme	

*Os derivados das artérias dos arcos faríngeos são descritos no Capítulo 14.
†A divisão oftálmica do quinto nervo craniano (NC V) não supre nenhum componente dos arcos faríngeos.
‡Temporal, masseter, pterigóideos medial e lateral.
§Bucinador, auricular, frontal, platisma, orbicular dos lábios e orbicular dos olhos.
‖O quinto arco faríngeo regride. Os componentes cartilaginosos do quarto e sexto arcos se fusionam para formar as cartilagens da laringe.

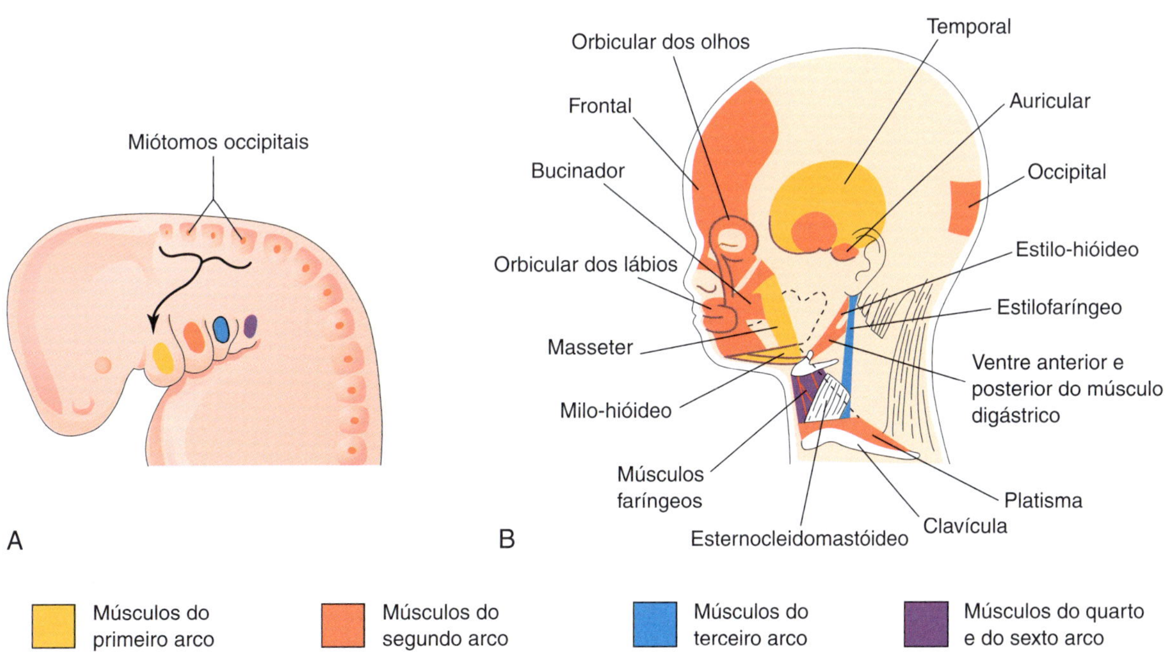

Figura 10-5 **A,** Vista lateral da cabeça, pescoço e regiões torácicas de um embrião de 4 semanas mostrando os músculos derivados dos arcos faríngeos. A *seta* mostra o trajeto feito pelos mioblastos a partir dos miótomos occipitais para formar a musculatura da língua. **B,** Regiões da cabeça e pescoço de um feto de 20 semanas, mostrando os músculos derivados dos arcos faríngeos. Partes dos músculos platisma e esternocleidomastóideo foram removidas para mostrar os músculos mais profundos. Observe que os mioblastos do segundo arco migram do pescoço para a cabeça, onde se originam os músculos da expressão facial. Esses músculos são inervados pelo nervo facial (nervo craniano VII), o nervo do segundo arco faríngeo.

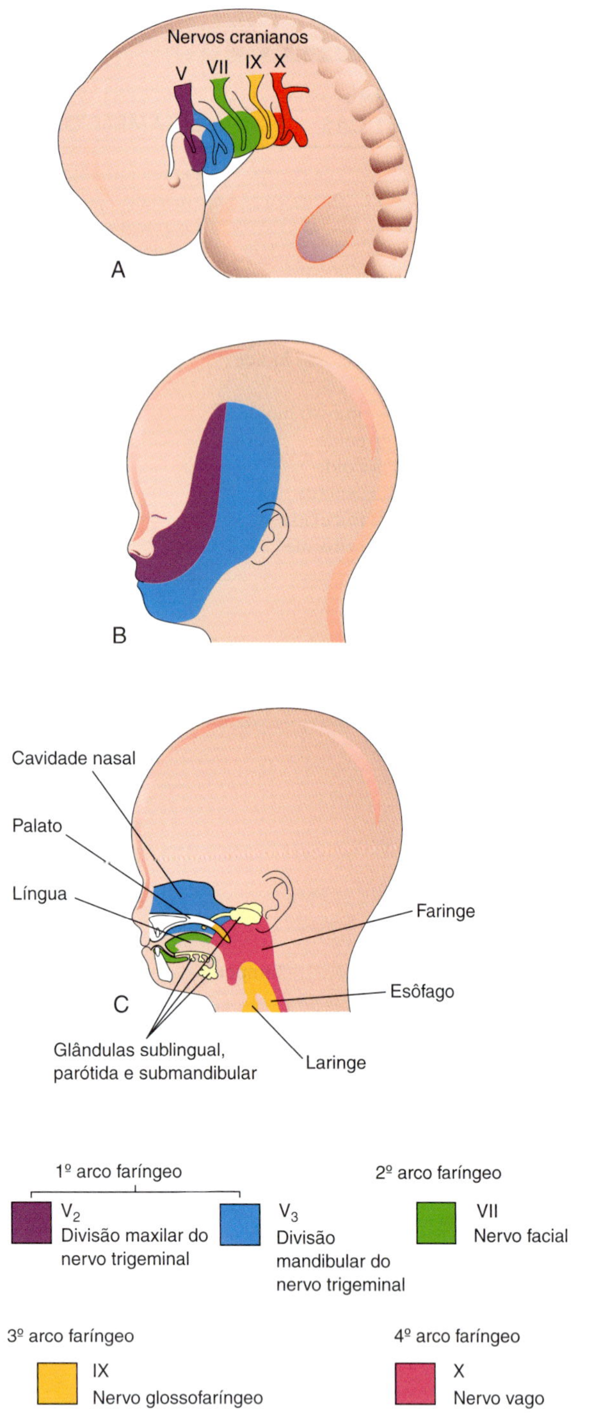

Figura 10-6 **A,** Vista lateral das regiões da cabeça, pescoço e tórax de um embrião de 4 semanas, mostrando os nervos cranianos que inervam os arcos faríngeos. **B,** Regiões da cabeça e do pescoço de um feto de 20 semanas, mostrando a distribuição superficial dos dois ramos caudais do nervo do primeiro arco (nervo craniano V). **C,** Corte sagital da cabeça e pescoço fetais, mostrando a distribuição profunda de fibras sensitivas dos nervos que suprem os dentes e a mucosa da língua, da faringe, da cavidade nasal, do palato e da laringe.

segundo e o terceiro arco e os arcos caudais (do quarto ao sexto), respectivamente. O ramo laríngeo superior do nervo vago inerva o quarto arco, ao passo que seu ramo laríngeo recorrente inerva o sexto arco. Os nervos do segundo ao sexto arco faríngeo (Fig. 10-6*A*) inervam as membranas mucosas da língua, faringe e laringe (Fig. 10-6*C*).

BOLSAS FARÍNGEAS

A faringe primitiva alarga-se cranialmente onde se une com o *estomodeu*, e estreita-se caudalmente, onde se liga ao *esôfago* (Fig. 10-3*A*). O endoderma da faringe reveste as superfícies internas dos arcos faríngeos das **bolsas faríngeas** (Figs. 10-1*D* e *E* e Fig. 10-7*A*). Os pares de bolsas se desenvolvem em uma sequência craniocaudal entre os arcos. O primeiro par de bolsas, por exemplo, fica entre o primeiro e o segundo arco faríngeo. Quatro pares de bolsas são bem-definidos; o quinto par é ausente ou rudimentar. O endoderma das bolsas entra em contato com o ectoderma dos sulcos faríngeos e, juntos, formam as **membranas faríngeas** de camada dupla (Fig. 10-3*B*). *A expressão do gene Tbx2 nas bolsas faríngeas é essencial para a formação dos arcos e bolsas faríngeos.*

Derivados das Bolsas Faríngeas

A **primeira bolsa** dá origem ao **recesso tubotimpânico** (Fig. 10-7*B*). A primeira membrana faríngea contribui para a formação da **membrana timpânica** (tímpano) (Fig. 10-7*C*). A cavidade do recesso tubotimpânico dá origem à **cavidade timpânica** e ao **antro mastóideo**. A conexão do *recesso tubotimpânico* com a faringe forma a **tuba faringotimpânica** (tuba auditiva).

A **segunda bolsa** é amplamente obliterada com o desenvolvimento da **tonsila palatina** (Figs. 10-7 C e 10-8). Uma parte desta bolsa permanece como o **seio tonsilar (fossa)**. O endoderma da segunda bolsa prolifera e cresce penetrando no mesênquima subjacente. A parte central destes brotos se fragmenta, formando **criptas tonsilares (depressões digitiformes).** O endoderma da bolsa forma o epitélio superficial e o revestimento das criptas. Proliferação linfoide ocorre aproximadamente no sétimo mês, ao passo que os centros germinativos não estão aparentes até o período neonatal.

A **terceira bolsa** se expande e desenvolve uma parte dorsal bulbar compacta e uma parte oca ventral alongada (Fig. 10-7*B*). A conexão entre a bolsa e a faringe é reduzida a um ducto estreito que logo degenera. Na sexta semana do desenvolvimento, o epitélio de cada parte bulbar dorsal começa a se diferenciar na **glândula paratireoide inferior.** O epitélio da parte ventral alongada do terceiro par de bolsas prolifera, obliterando suas cavidades. Essas partes se unem no plano mediano para formar o **timo.** Os primórdios do timo e das glândulas paratireoides perdem as suas conexões com a faringe. Posteriormente, as glândulas paratireoides inferiores separam-se do timo e vão repousar na superfície dorsal da glândula tireoide, enquanto o timo descende para o mediastino superior (Figs. 10-7C e 10-8). O mesênquima circunjacente ao primórdio tímico é oriundo das ***células da crista neural***.

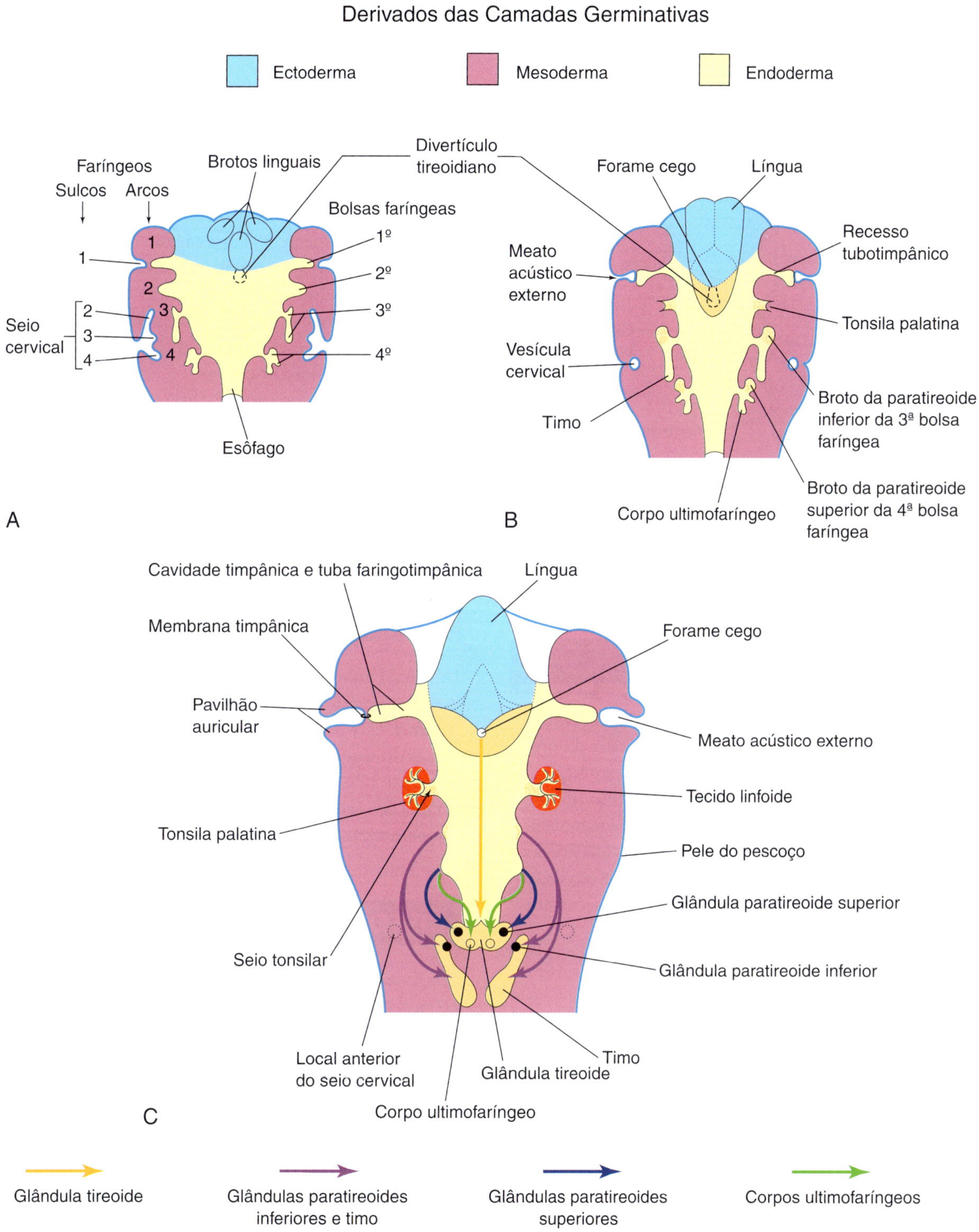

Figura 10-7 Cortes horizontais esquemáticos do embrião mostrando os derivados adultos das bolsas faríngeas. **A,** Com 5 semanas. Observe que o segundo arco faríngeo cresce sobre o terceiro e quarto arcos, e são englobados do segundo ao quarto sulcos faríngeos dentro do seio cervical. **B,** Com 6 semanas. **C,** Com 7 semanas. Observe a migração do timo, das glândulas paratireoides e tireoide em desenvolvimento para o pescoço.

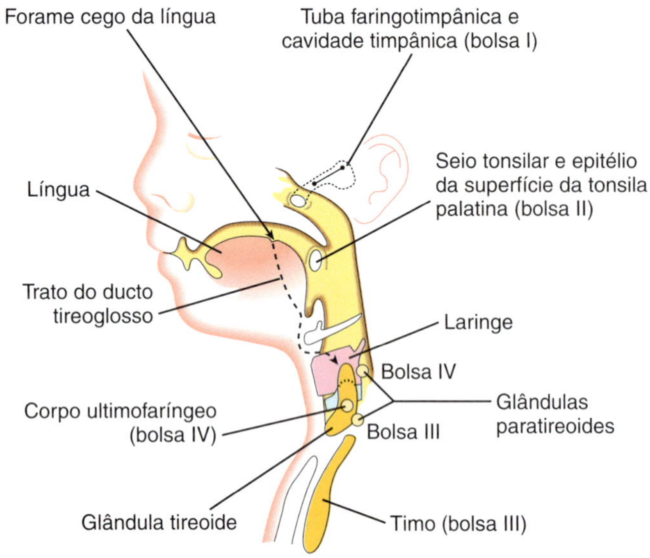

Figura 10-8 Corte sagital das regiões da cabeça, pescoço e tórax de um feto de 20 semanas, mostrando os derivados adultos das bolsas faríngeas e a descida da glândula tireoide para o pescoço.

SEIOS E CISTOS AURICULARES

Pequenos seios e cistos auriculares são geralmente localizados em uma área triangular da pele anterior à aurícula da orelha externa (Fig. 10-9*D*); no entanto, podem ocorrer em outros locais em torno da aurícula ou no seu lóbulo (lóbulo da orelha). Embora alguns seios e cistos sejam remanescentes do primeiro sulco faríngeo, outros representam pregas ectodérmicas sequestradas durante a formação do pavilhão auricular a partir das saliências auriculares (tumefações que formam a orelha).

As porções dorsais da **quarta bolsa** desenvolvem-se na **glândula paratireoide superior**, que se situa na superfície dorsal da tireoide (Fig. 10-7*B*). As glândulas paratireoides derivadas das terceiras bolsas descendem com o timo e vão para uma posição mais inferior que as glândulas paratireoides derivadas das quartas bolsas (Fig. 10-8). A porção ventral alongada de cada uma das quartas bolsas forma o **corpo ultimofaríngeo**, que se fusiona com a glândula tireoide, dando origem às **células parafoliculares** (**células C**) da glândula tireoide. Essas células produzem **calcitonina**, um hormônio envolvido na regulação do cálcio. As células C se diferenciam a partir das **células da crista neural** que migram dos arcos faríngeos para o quarto par de bolsas faríngeas.

SULCOS FARÍNGEOS

As regiões da cabeça e do pescoço do embrião humano apresentam quatro sulcos (fendas) em cada lado durante a quarta e a quinta semana (Fig. 10-1*A*). Esses sulcos

SEIOS CERVICAIS (BRANQUIAIS)

Os seios cervicais são incomuns, e quase todos os que se abrem externamente na parte lateral do pescoço resultam da falta de obliteração do segundo sulco faríngeo e do seio cervical (Figs. 10-9 *B* e 10-10*A*). Em geral, o seio se abre na borda anterior do músculo esternocleidomastóideo no terço inferior do pescoço. As anomalias dos outros sulcos faríngeos ocorrem em aproximadamente 5% dos casos.

Seios cervicais externos são comumente detectados durante a infância devido à descarga de material mucoso a partir dos seus orifícios no pescoço. Esses ***seios cervicais laterais*** são bilaterais em cerca de 10% dos casos e são comumente associados aos seios auriculares.

Seios cervicais internos se abrem na faringe e são muito raros. Quase todos resultam da persistência da porção proximal da segunda bolsa faríngea, de modo que eles geralmente se abrem dentro do seio tonsilar ou próximo ao arco palatofaríngeo. Em geral, essa bolsa desaparece quando as tonsilas palatinas se desenvolvem; seu remanescente é o seio tonsilar.

FÍSTULA CERVICAL (BRANQUIAL)

Um canal anormal que se abre internamente no seio tonsilar e externamente na região lateral do pescoço é uma ***fístula cervical***. Esse defeito congênito raro resulta da persistência de partes do segundo sulco faríngeo e da segunda bolsa faríngea (Figs. 10-9*C* e *D* e 10-10*B*). A fístula ascende de sua abertura no pescoço através do tecido subcutâneo e do músculo platisma para alcançar o seio tonsilar.

CISTOS CERVICAIS (BRANQUIAIS)

O terceiro e o quarto arcos faríngeos são incorporados ao seio cervical (Fig. 10-7*A*). Remanescentes de partes do seio cervical, o segundo sulco, podem persistir e formar um cisto esférico ou alongado (Fig. 10-9*D*). Os cistos cervicais frequentemente não se tornam aparentes até o final da infância ou início da idade adulta, quando produzem no pescoço uma tumefação de crescimento lento e indolor (Fig. 10-11). Os cistos crescem devido ao acúmulo de líquido e de restos celulares derivados da descamação do seu revestimento epitelial (Fig. 10-12).

VESTÍGIOS CERVICAIS (BRANQUIAIS)

Em geral, as cartilagens faríngeas desaparecem, exceto as partes que formam ligamentos ou ossos; contudo, em casos incomuns, remanescentes cartilaginosos ou ósseos das cartilagens dos arcos faríngeos aparecem sob a pele na parte lateral do pescoço. Estes são geralmente encontrados em posição anterior ao terço inferior do músculo esternocleidomastóideo (Fig. 10-9*D*).

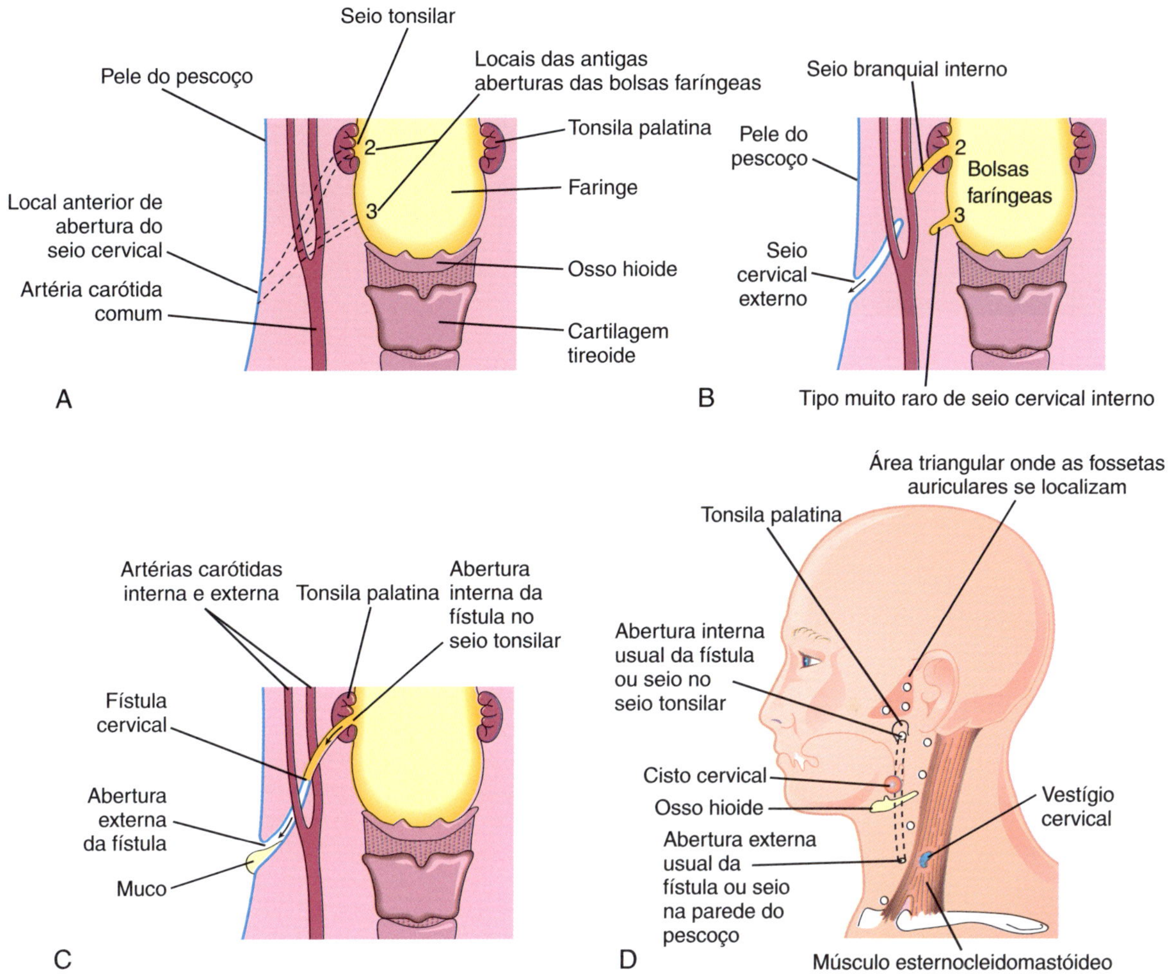

Figura 10-9 **A,** Vista lateral das regiões da cabeça, pescoço e tórax indicando os locais anteriores de aberturas do seio cervical e bolsas faríngeas (2 e 3). As *linhas tracejadas* indicam possíveis trajetos de fístulas branquiais. **B,** A base embriológica dos vários tipos de seios cervicais. **C,** Desenho de uma fístula cervical resultante da persistência de partes do segundo sulco faríngeo e da segunda bolsa faríngea. **D,** Possíveis locais de cistos cervicais e de aberturas de seios e fístulas cervicais. Um vestígio cervical também é ilustrado.

SÍNDROME DO PRIMEIRO ARCO FARÍNGEO

O desenvolvimento anormal do primeiro arco faríngeo resulta em várias anomalias congênitas dos olhos, orelhas, mandíbula e palato que, juntos, constituem a *síndrome do primeiro arco faríngeo* (Fig. 10-13). Acredita-se que tal síndrome resulte da migração insuficiente de células da crista neural para o primeiro arco durante a quarta semana. Há duas manifestações clínicas principais da síndrome do primeiro arco:

- **Síndrome de Treacher Collins** (disostose mandibulofacial), frequentemente causada por um defeito no gene autossômico dominante *(TCOF1)* e resulta no subdesenvolvimento dos ossos zigomáticos da face – **hipoplasia malar.** Traços característicos da síndrome incluem inclinação para baixo das fissuras palpebrais, defeitos das pálpebras inferiores, orelhas externas deformadas e, às vezes, anormalidades das orelhas média e interna.
- **Síndrome de Pierre Robin** consiste em hipoplasia da mandíbula, fenda palatina e defeitos do olho e da orelha. Os casos desta síndrome são esporádicos; no entanto, alguns parecem ter uma base genética. No ***complexo morfogenético de Robin,*** o defeito inicial é uma mandíbula pequena (micrognatia), que resulta no deslocamento posterior da língua e obstrução ao fechamento total dos processos palatinos, resultando em fenda palatina bilateral (Fig. 10-33).

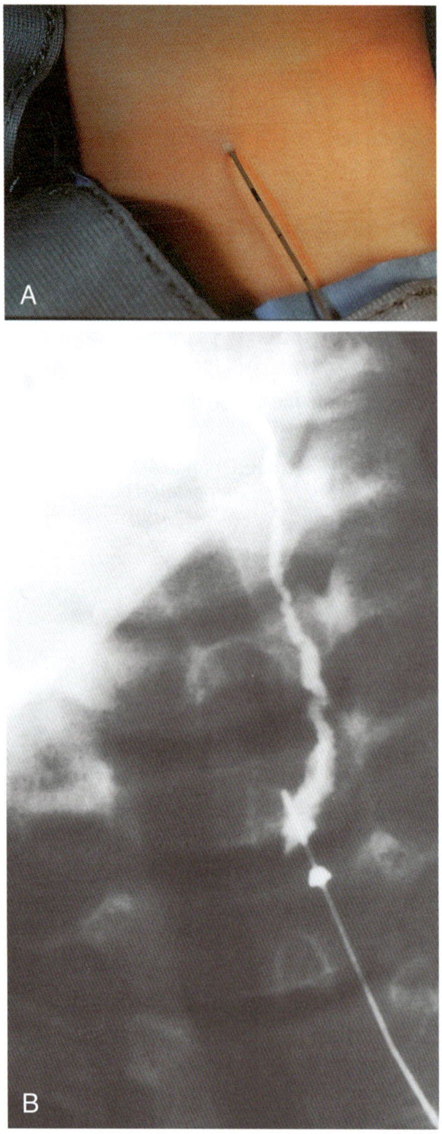

Figura 10-10 **A,** Pescoço de uma criança mostrando um cateter inserido pela abertura externa de um seio cervical (branquial). O cateter possibilita a definição do comprimento do trato, o que facilita a excisão cirúrgica. **B,** Um fistulograma de uma fístula cervical completa. A radiografia é feita após injeção de um meio de contraste, mostrando o trajeto da fístula pelo pescoço.

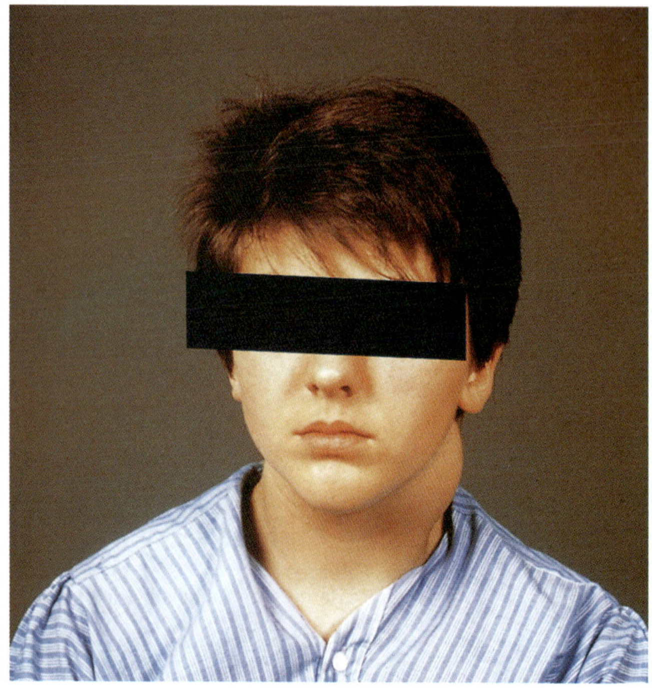

Figura 10-11 Edema produzido por um cisto cervical no pescoço de um menino. Com frequência, os cistos cervicais se situam livremente no pescoço logo abaixo do ângulo da mandíbula, mas podem se desenvolver em qualquer local ao longo da borda anterior do músculo esternocleidomastóideo, como neste caso.

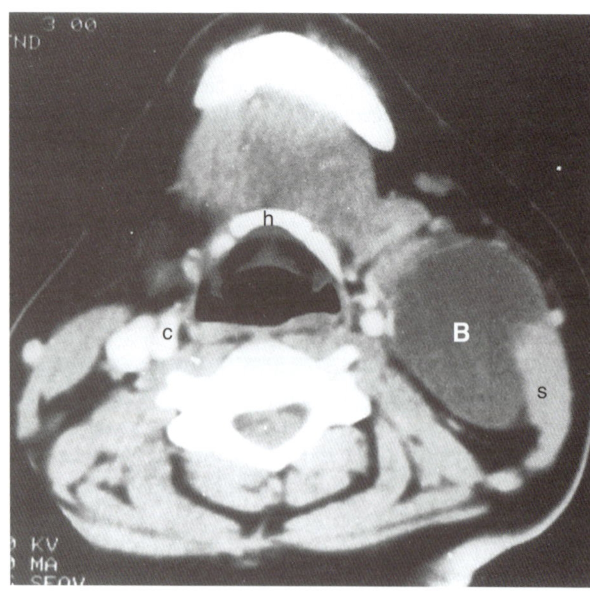

Figura 10-12 Um grande cisto cervical *(B)* mostrado pela tomografia computadorizada (TC) da região do pescoço de uma mulher que apresentava um "caroço" no pescoço, semelhante ao mostrado na Figura 10-11. O cisto de baixa densidade é anterior ao músculo esternocleidomastóideo direito (s) ao nível do osso hioide *(h)*. O aspecto normal da bainha carotídea esquerda *(c)* é mostrado para comparar com a bainha comprimida do lado direito. *(De McNab T, McLennan MK, Margolis M: Radiology rounds. Can Fam Physician 41:1673, 1995.)*

separam os arcos faríngeos externamente; apenas um par deles contribui para formar estruturas – o primeiro persiste como o **meato acústico externo** (canal do ouvido) (Fig. 10-7*C*). Os outros sulcos ficam em uma depressão em formato de fenda (o **seio cervical**) e geralmente são obliterados com o seio durante o desenvolvimento do pescoço (Fig. 10-7*A* e *B*). Defeitos congênitos do *segundo* sulco faríngeo são os mais comuns desses defeitos.

MEMBRANAS FARÍNGEAS

Tais membranas se formam onde os epitélios dos sulcos e das bolsas se encontram. As membranas aparecem no assoalho dos sulcos durante a quarta semana (Figs. 10-1*D* e 10-3*B*). Apenas um par de membranas contribui para

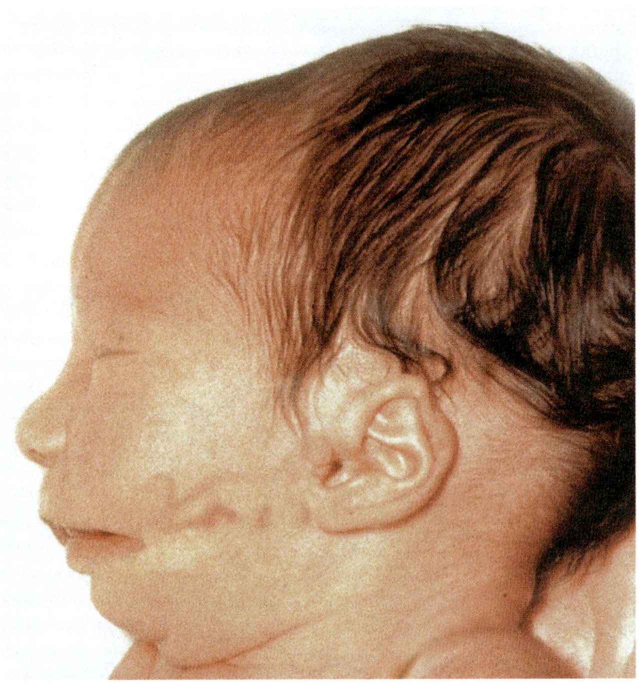

Figura 10-13 Criança com síndrome do primeiro arco, um conjunto de anomalias que resultam da deficiência de migração de células da crista neural para o primeiro arco faríngeo. Observe o pavilhão auricular deformado, apêndice pré-auricular, defeito na bochecha entre a aurícula e a boca, hipoplasia da mandíbula e macrostomia (boca grande).

a formação de estruturas no adulto; a primeira torna-se a **membrana timpânica** (Fig. 10-7*C*).

DESENVOLVIMENTO DA GLÂNDULA TIREOIDE

A ***glândula tireoide*** é a *primeira glândula endócrina a se desenvolver*. Começa a se formar com aproximadamente 24 dias a partir de um espessamento endodérmico mediano no assoalho da faringe primitiva. Esse espessamento logo forma uma pequena saliência – o **primórdio da tireoide** (Fig. 10-14*A*). Com o crescimento do embrião e da língua, a tireoide em desenvolvimento desce pelo pescoço, passando ventralmente ao osso hioide e às cartilagens laríngeas em desenvolvimento. Por um curto período, a tireoide fica conectada à língua pelo **ducto tireoglosso** (Fig. 10-14*A* e *B*). Como resultado da rápida proliferação celular, o lúmen do divertículo da tireoide logo oblitera e se divide em lobos direito e esquerdo, que são conectados pelo **istmo da tireoide** da glândula tireoide.

Na sétima semana, a glândula tireoide assume sua forma definitiva e, em geral, já atingiu sua localização final no pescoço (Fig. 10-14C). Nessa ocasião, geralmente o **ducto tireoglosso** já degenerou e desapareceu. A abertura proximal do ducto tireoglosso persiste como uma pequena fosseta – o **forame cego** no dorso da língua (Fig. 10-7*C*). Um **lobo piramidal** da glândula tireoide se estende superiormente a partir do istmo em aproximadamente 50% das pessoas. Esse lobo pode estar preso ao osso hioide por tecido fibroso, músculo liso ou ambos.

SÍNDROME DE DIGEORGE

Crianças com síndrome de DiGeorge nascem sem o timo e sem as glândulas paratireoides. A doença é caracterizada por ***hipoparatireoidismo congênito*** (hipocalcemia); suscetibilidade aumentada às infecções (devido à deficiência imunológica – especificamente a função defeituosa dos linfócitos T); anomalias do palato; micrognatia (obstrução das vias aéreas devido ao retroposicionamento da língua); orelhas chanfradas com implantação baixa; fendas nasais e anormalidades cardíacas (defeitos do arco da aorta e do coração). A *síndrome de DiGeorge* ocorre quando a terceira e a quarta bolsas faríngeas não se diferenciam no timo e nas glândulas paratireoides. Os defeitos faciais ao nascimento resultam principalmente do desenvolvimento anormal dos componentes do primeiro arco faríngeo durante a formação da face e das orelhas. *A síndrome de DiGeorge costuma envolver microdeleção (região 22q11.2), mutação nos genes HIRA e UFDIL e Tbx1 e defeitos nas células da crista neural.* A incidência da síndrome de DiGeorge é de 1 em 2.000 a 4.000 nascimentos.

GLÂNDULAS PARATIREOIDES ECTÓPICAS

As paratireoides são altamente variáveis em número e localização. Elas podem ser encontradas em qualquer lugar próximo ou dentro da tireoide ou do timo (Fig. 10-15). As glândulas superiores são mais constantes em posição em comparação com as inferiores. Ocasionalmente, uma glândula paratireoide inferior não desce e permanece perto da bifurcação da artéria carótida comum. Em outros casos, ela pode acompanhar o timo para dentro do tórax.

NÚMERO ANORMAL DE GLÂNDULAS PARATIREOIDES

Em casos incomuns, pode haver mais de quatro glândulas paratireoides. As **glândulas paratireoides supranumerárias** resultam, provavelmente, da divisão dos primórdios das glândulas originais. A ausência de uma glândula paratireoide resulta da falta de diferenciação de um dos primórdios ou da atrofia de uma glândula durante o início do seu desenvolvimento.

Durante a 11ª semana, o **coloide** começa a aparecer nos **folículos tireoidianos**; portanto, a concentração de iodo e a síntese dos hormônios tireoidianos podem ser demonstradas. Por volta de 20 semanas, os níveis dos hormônios fetais estimulantes da tireoide e tiroxina começam a aumentar, alcançando os níveis adultos por volta da 35ª semana.

DESENVOLVIMENTO DA LÍNGUA

No final da quarta semana, uma elevação triangular mediana aparece no assoalho da faringe primitiva,

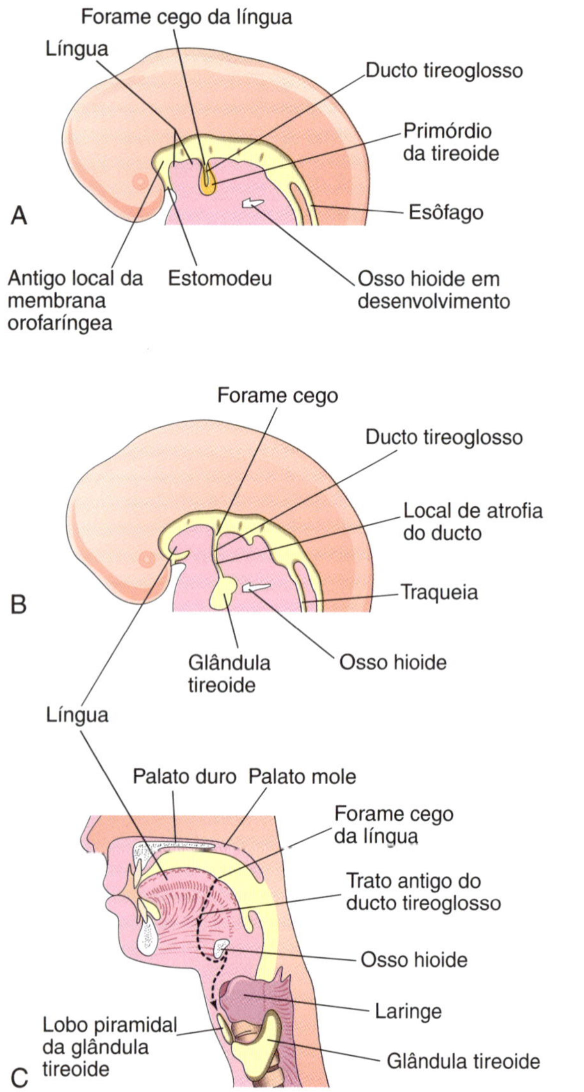

Figura 10-14 Desenvolvimento da glândula tireoide. **A** e **B,** Cortes sagitais esquemáticos das regiões da cabeça e do pescoço com 5 e 6 semanas, mostrando estágios sucessivos no desenvolvimento da glândula tireoide. **C,** Corte similar da cabeça e pescoço do adulto mostrando o trajeto feito pela glândula tireoide durante sua descida embrionária (indicado pelo trato antigo do ducto tireoglosso).

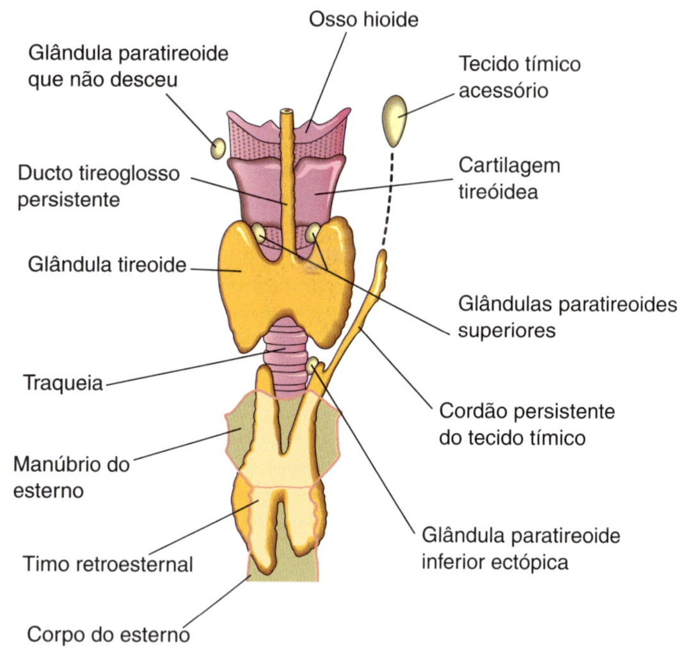

Figura 10-15 Vista anterior da glândula tireoide, timo e glândulas paratireoides, mostrando várias anomalias congênitas possíveis que podem ocorrer.

CISTOS E SEIOS DO DUCTO TIREOGLOSSO

Um remanescente do ducto tireoglosso pode persistir e formar um cisto na língua ou na parte anterior do pescoço, em geral, imediatamente inferior ao osso hioide (Fig. 10-16). O edema produzido por um ***cisto do ducto tireoglosso*** costuma se desenvolver como uma massa mediana móvel, indolor e progressivamente crescente (Fig. 10-17). O cisto pode conter algum tecido tireoidiano. Após a infecção de um cisto, ocorre a perfuração da pele em alguns casos, formando um **seio do ducto tireoglosso,** que geralmente se abre no plano mediano do pescoço, anteriormente às cartilagens laríngeas (Fig. 10-18*A*).

GLÂNDULA TIREOIDE ECTÓPICA

Raramente, uma **glândula tireoide ectópica** está localizada ao longo do seu trajeto normal de descida a partir da língua (Fig. 10-14*B*). Em 90% dos casos, ela é representada por **tecido glandular tireoidiano lingual.** A descida incompleta da tireoide resulta na **glândula tireoide sublingual,** que aparece na parte superior do pescoço ou logo abaixo do osso hioide (Figs. 10-19 e 10-20). Em 70% dos casos, uma glândula tireoide sublingual ectópica é o único tecido tireoidiano presente.É clinicamente importante diferenciar uma glândula tireoide ectópica de um cisto do ducto tireoglosso, ou de um tecido tireoidiano acessório, para impedir a *remoção cirúrgica inadvertida da glândula tireoide,* pois este pode ser o único tecido tireoidiano presente. O insucesso em reconhecer a glândula tireoide pode tornar a pessoa permanentemente dependente de medicação tireoidiana.

imediatamente anterior ao forame cego (Fig. 10-21*A*). Tal elevação – o **broto lingual mediano** (corpúsculo lingual) – é a primeira indicação do desenvolvimento da língua. Logo, dois **brotos linguais laterais** ovais (**corpúsculos linguais distais**) se desenvolvem em cada lado do broto lingual mediano. Os três brotos linguais resultam da proliferação do mesênquima nas porções ventromediais do primeiro par de arcos faríngeos. Os brotos linguais laterais aumentam rapidamente de tamanho, fusionam-se um com o outro e crescem sobre o broto lingual mediano.

Os brotos laterais fusionados formam os dois terços anteriores da língua (parte oral) (Fig. 10-21*C)*. O plano da fusão dos brotos laterais é indicado superficialmente por um sulco mediano da língua e internamente pelo

septo lingual fibroso. O broto lingual mediano não forma nenhuma parte reconhecível da língua adulta.

A *formação do terço posterior da língua (parte faríngea)* é indicada por duas elevações que se desenvolvem caudalmente ao forame cego (Fig. 10-21*A*):

- A **cópula (ligação)**, que se forma pela fusão das partes ventromediais do segundo par de arcos faríngeos.
- A **eminência hipofaríngea**, que se desenvolve caudalmente à cópula a partir do mesênquima das partes ventromediais do terceiro e quarto pares de arcos faríngeos.

Com o desenvolvimento da língua, a cópula é gradativamente englobada pelo crescimento da eminência hipofaríngea e desaparece (Fig. 10-21*B* e *C*). Como resultado, a parte faríngea da língua se desenvolve a partir da parte rostral da eminência hipofaríngea. A linha de fusão das partes anterior e posterior da língua é aproximadamente indicada por um sulco em formato de V – o ***sulco terminal*** (Fig. 10-21*C*). As células da crista neural migram para a língua em desenvolvimento e dão origem ao tecido conjuntivo e aos vasos da língua. A maior parte dos músculos da língua deriva dos mioblastos (progenitores miogênicos) que migram dos somitos occipitais (Fig. 10-5*A*). O **nervo hipoglosso (NC XII)** acompanha os mioblastos durante sua migração e inerva os músculos da língua à medida que estes se desenvolvem. *Os mecanismos moleculares envolvidos no desenvolvimento da língua incluem fatores reguladores miogênicos, os genes homeóticos box pareados* Pax3 *e* Pax7, *assim como o fator de crescimento transformador* β (TGF-β), *fator de crescimento fibroblástico* (FGF) *e genes* sonic hedgehog *(SHH)*.

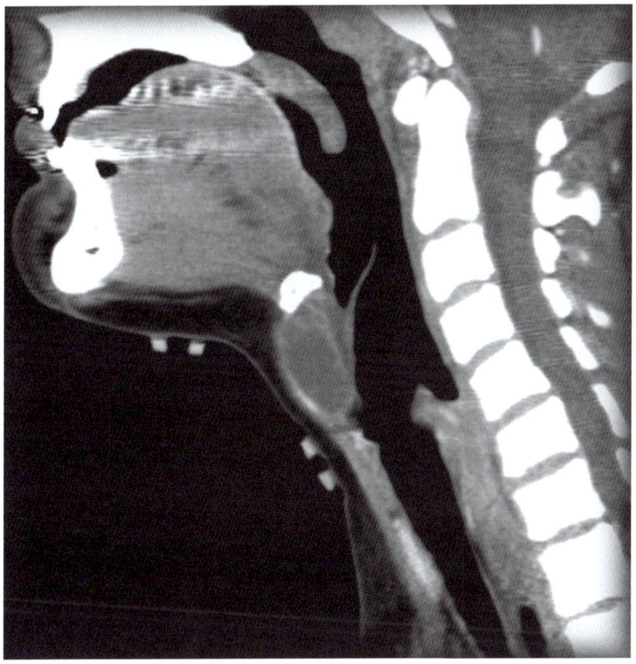

Figura 10-16 Imagem de tomografia computadorizada de um cisto do ducto tireoglosso. O cisto está localizado no pescoço anterior à cartilagem tireoide (Fig. 10-4*B*).

CISTOS E FÍSTULAS LINGUAIS CONGÊNITOS

Os cistos da língua podem ser derivados de remanescentes do ducto tireoglosso (Fig. 10-14*A*). Eles podem aumentar de tamanho e produzir sintomas de desconforto faringiano, disfagia (dificuldade na deglutição) ou ambos. As fístulas são também derivadas da persistência de partes linguais do ducto tireoglosso; elas se abrem através do *forame cego* para a cavidade oral.

ANQUILOGLOSSIA

O freio da língua geralmente conecta a superfície inferior da língua ao assoalho da boca (Fig. 10-22). A **anquiloglossia** (língua presa) ocorre em torno de 1 em 300 crianças norte-americanas, mas geralmente não tem significado funcional. Um freio curto costuma se alongar com o tempo, tornando desnecessária a correção cirúrgica da anomalia.

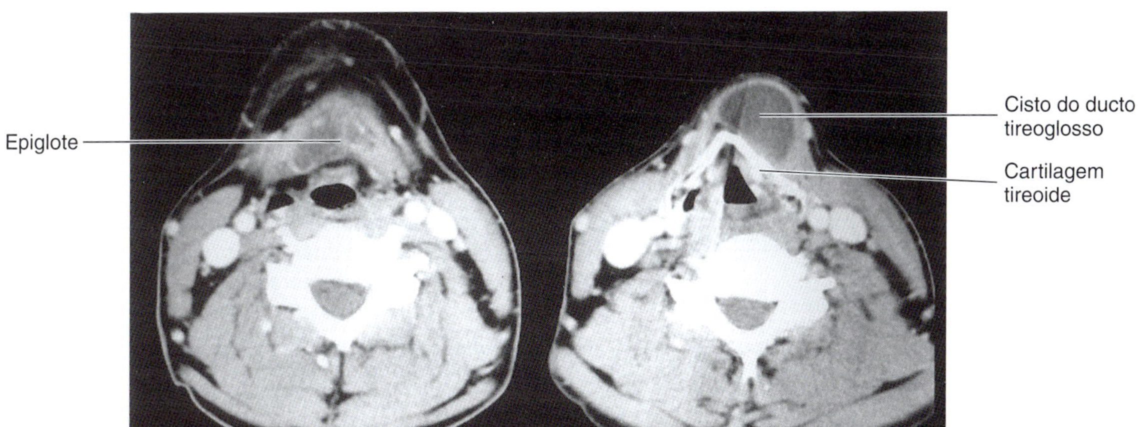

Figura 10-17 Imagens de tomografia computadorizada. **A,** O nível da membrana tireóidea e a base da epiglote. **B,** O nível da cartilagem tireoide, que está calcificada. O cisto do ducto tireoglosso estende-se cranialmente à margem do osso hioide.

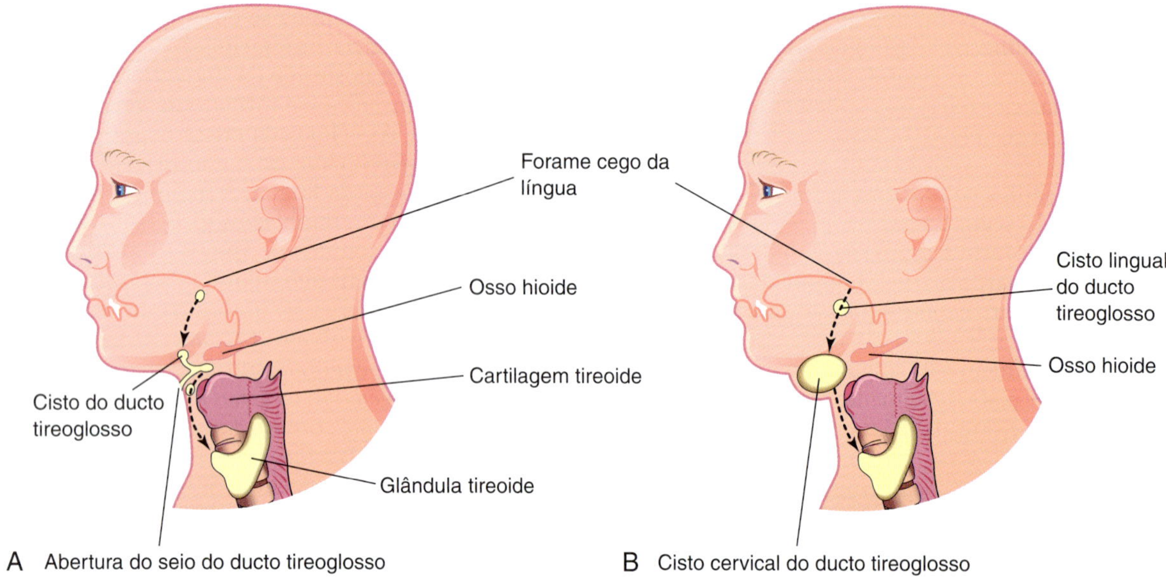

Figura 10-18 **A,** Esquema da cabeça e do pescoço mostrando as possíveis localizações de cistos do ducto tireoglosso. Está também ilustrado um seio do ducto tireoglosso. As *linhas tracejadas* indicam o caminho tomado pelo ducto durante a descida da tireoide em desenvolvimento a partir do forame cego até a sua posição final na parte anterior do pescoço. **B,** Esquema semelhante ilustrando cistos do ducto tireoglosso lingual e cervical. A maioria dos cistos do ducto tireoglosso localiza-se logo abaixo do osso hioide.

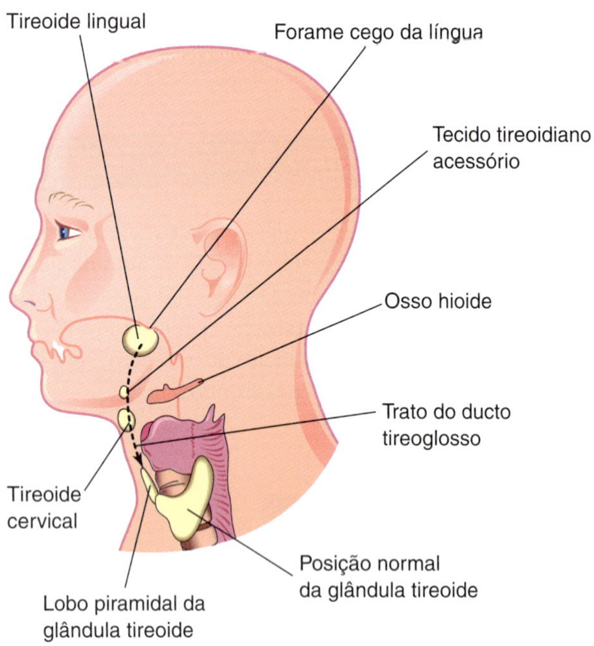

Figura 10-19 A cabeça e pescoço mostrando os locais usuais do tecido tireoidiano ectópico. A *linha tracejada* indica o trajeto seguido pela glândula tireoide durante sua descida, assim como o trato antigo do ducto tireoglosso.

Papilas e Corpúsculos Gustativos da Língua

As **papilas linguais** aparecem ao final da oitava semana. As **papilas circunvaladas** e **foliáceas** aparecem primeiro, próximo aos ramos terminais do nervo glossofaríngeo (NC IX). As **papilas fungiformes** aparecem mais tarde, junto das terminações do ramo do nervo facial corda timpânico. As papilas linguais longas e numerosas são chamadas de **papilas filiformes**, assim denominadas por causa do seu aspecto muito delgado. Elas se desenvolvem durante o período fetal inicial (10 a 11 semanas) e contêm terminações nervosas aferentes sensíveis ao tato.

Os **corpúsculos** gustativos se desenvolvem durante a 11ª à 13ª semana por interação indutiva entre as células epiteliais da língua e as células nervosas gustativas dos nervos cordatimpânico, glossofaríngeo e vago. Com 26 a 28 semanas, **respostas faciais** do feto podem ser induzidas por substâncias de gosto amargo; indicando que, nesse estágio, as vias reflexas entre os corpúsculos gustativos e os músculos faciais já estão estabelecidas.

Inervação da Língua

A inervação sensitiva da mucosa da maior parte dos dois terços anteriores da língua (parte oral) provém do ramo lingual da divisão mandibular do nervo trigêmeo (NC V), o nervo do primeiro arco faríngeo (Fig. 10-21*C*). Embora o nervo facial seja o nervo do segundo arco faríngeo, seu ramo corda timpânico supre os corpúsculos gustativos nos dois terços anteriores da língua, exceto nas papilas circunvaladas. Em virtude do componente do segundo arco, **a cópula** (parte estreita conectando duas estruturas), recobre-se pelo terceiro arco, o nervo facial não supre nenhuma parte da mucosa, exceto os corpúsculos gustativos da parte anterior da língua. As papilas circunvaladas na língua anterior são inervadas pelo nervo glossofaríngeo (NC IX) do terceiro arco faríngeo (Fig. 10-21*C*). O terço posterior da língua é inervado principalmente pelo nervo glossofaríngeo (NC IX) do terceiro arco faríngeo. O ramo laríngeo superior do nervo vago (NC X) do quarto arco supre uma pequena área da língua, anterior à epiglote (Fig. 10-21C). Todos os músculos da língua são supridos pelo nervo hipoglosso (NC XII), exceto o palatoglosso, que é

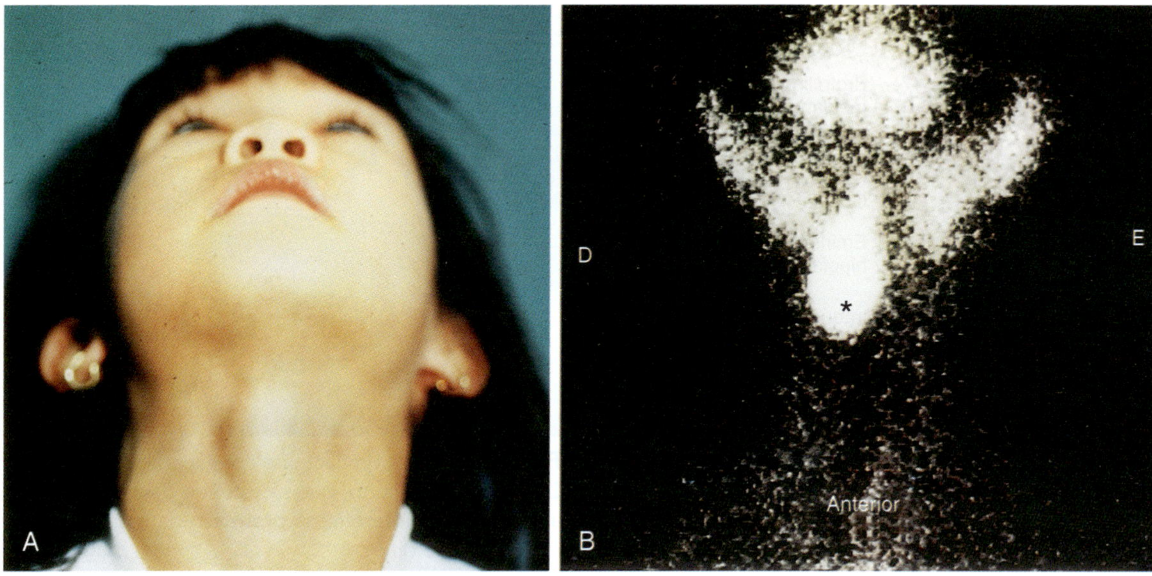

Figura 10-20 **A,** Massa tireoidiana sublingual em uma menina de 5 anos de idade. **B,** Cintilografia utilizando tecnécio-99m (pertecnetato de tecnécio) mostrando uma glândula tireoide sublingual (*) na parte anterior do pescoço, sem evidências de tecido tireoidiano funcional. *(De Leung AKC, Wong AL, Robson WLLM: Ectopic thyroid gland simulating a thyroglossal duct cyst. Can J Surg 38:87,1995.)*

suprido, a partir do plexo faríngeo, por fibras que se originam do nervo vago (NC X).

DESENVOLVIMENTO DAS GLÂNDULAS SALIVARES

Durante a sexta e a sétima semana, as glândulas salivares começam como brotos epiteliais sólidos a partir do endoderma da cavidade oral primitiva (Fig. 10-6*C*). Os brotos sofrem ramificação morfogênica e crescem no mesênquima subjacente. O tecido conjuntivo das glândulas deriva de células da crista neural. Todo o tecido parenquimatoso (secretor) surge por proliferação do epitélio oral.

As **glândulas parótidas** são as primeiras a aparecer (no início da sexta semana). Elas se desenvolvem de brotos que surgem do revestimento ectodérmico oral próximo aos ângulos do estomodeu. Os brotos crescem em direção às orelhas e se ramificam para formar cordões compactos com extremidades arredondadas. Posteriormente, os cordões se canalizam e se transformam em ductos por volta da 10ª semana. As extremidades arredondadas dos cordões se diferenciam em ácinos. As secreções começam com 18 semanas. A cápsula e o tecido conjuntivo se desenvolvem do mesênquima circunjacente.

As **glândulas submandibulares** aparecem ao final da sexta semana. Elas se desenvolvem a partir de brotos endodérmicos no assoalho do estomodeu. Prolongamentos celulares compactos crescem posteriormente, lateralmente à língua em desenvolvimento. Mais tarde, estes se ramificam e se diferenciam. Os ácinos começam a se formar com 12 semanas, e a atividade secretora começa com 16 semanas. O crescimento das glândulas submandibulares continua após o nascimento com a formação dos ácinos mucosos. Lateral ao desenvolvimento da língua forma-se um sulco linear; que logo se fecha para formar o ducto submandibular.

As **glândulas sublinguais** aparecem na oitava semana, aproximadamente 2 semanas mais tarde que as outras glândulas salivares (Fig. 10-6C). Elas se desenvolvem a partir de múltiplos brotos epiteliais endodérmicos no **sulco paralingual.** Tais corpúsculos ramificam-se e canalizam para formar 10 a 12 ductos que se abrem independentemente no assoalho da boca.

DESENVOLVIMENTO DA FACE

Os primórdios da face começam a aparecer no início da quarta semana em torno do estomodeu primitivo (Fig. 10-23*A*). O desenvolvimento da face depende da influência indutora de três áreas organizadoras:

- Prosencéfalo (que estabelece um gradiente do fator SHH)
- Ectoderma frontonasal
- Olho em desenvolvimento

Os **cinco primórdios da face** que aparecem como proeminências ao redor do *estomodeu* (Fig. 10-23*A*) são:

- Proeminência frontonasal
- O par de proeminências maxilares
- O par de proeminências mandibulares

As proeminências maxilares e mandibulares derivam do primeiro par de arcos faríngeos. As proeminências são produzidas pelo mesênquima oriundo das células da crista neural que migram para os arcos durante a quarta semana do desenvolvimento. Essas células são a fonte principal dos componentes do tecido conjuntivo, inclusive da cartilagem, dos ossos e dos ligamentos nas regiões facial e oral.

A **proeminência frontonasal (PFN)** circunda a parte ventrolateral do prosencéfalo, que origina as vesículas ópticas formadoras dos olhos (Figs. 10-23 *A* e 10-24). A parte frontal da PFN forma a testa; a parte nasal, o limite rostral do estomodeu e do nariz. As **proeminências**

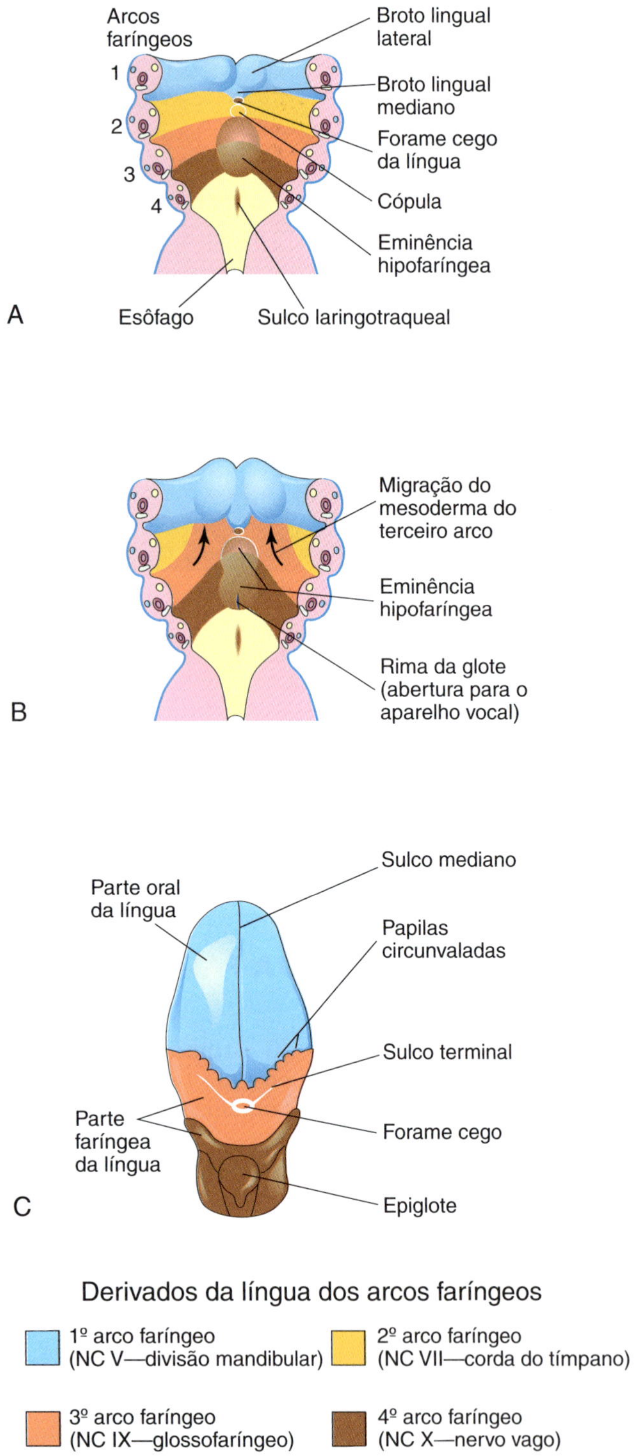

Figura 10-21 **A** e **B,** Cortes horizontais esquemáticos através da faringe mostrando os estágios sucessivos no desenvolvimento da língua durante a quarta e a quinta semanas. **C,** Desenho da língua do adulto, mostrando como o suprimento nervoso de sua mucosa deriva dos arcos faríngeos.

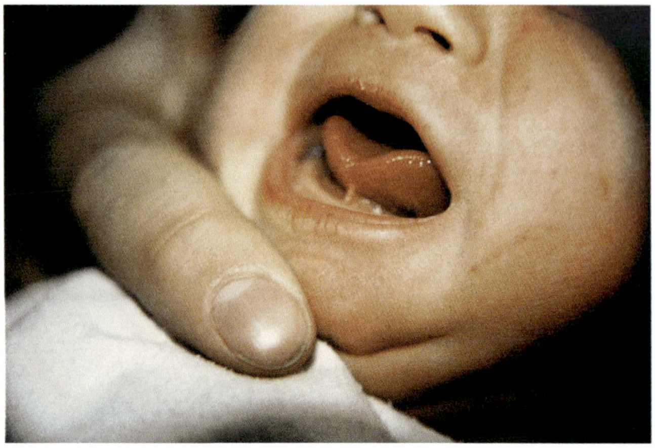

Figura 10-22 Um lactente com anquiloglossia (língua presa). Observe o freio curto, que se estende para a ponta da língua. A anquiloglossia interfere na protrusão da língua e pode tornar a amamentação difícil.

maxilares formam os limites laterais do estomodeu, e as **proeminências mandibulares** constituem o limite caudal do estomodeu (Figs. 10-23*A* e 10-24). A mandíbula e o lábio inferior são as primeiras partes da face a se formar; resultam da fusão das extremidades mediais das proeminências mandibulares. A "covinha do queixo" comum resulta da fusão incompleta das proeminências.

Ao final da quarta semana, espessamentos ovalados bilaterais do ectoderma superficial – **placoides nasais** – desenvolveram-se nas partes inferolaterais da PFN (Figs. 10-24 e 10-25*A* e *B*). Inicialmente, esses placoides são convexos; contudo, posteriormente, são estirados, formando uma depressão plana em cada placoide. O mesênquima das margens dos placoides prolifera, produzindo elevações em formato de ferraduras – as **proeminências nasais medial e lateral** (Figs. 10-23*B* e 10-25*C* e *D*). Como resultado, os placoides nasais situam-se nas depressões – **depressões nasais** (Figs. 10-23*B* e 10-25*C* e *D*). Essas depressões são os primórdios das narinas anteriores (narinas) e cavidades nasais (Fig. 10-25*E*).

A proliferação do mesênquima nas proeminências maxilares faz com que estas aumentem de tamanho e cresçam medialmente em direção uma à outra e às proeminências nasais (Figs. 10-23*B* e *C* e 10-24). A migração medial das proeminências maxilares desloca as proeminências nasais mediais em direção ao plano mediano e uma em direção à outra. *Esse processo é regulado pela sinalização via o fator de transcrição PDGFRa.* Cada proeminência nasal lateral é separada da proeminência maxilar por uma fenda denominada **sulco nasolacrimal** (Fig. 10-23*B*).

Ao final da quinta semana, **seis proeminências auriculares** — *primórdios das aurículas* (intumescências mesenquimais) formam-se em torno do primeiro sulco faríngeo (três de cada lado), o primórdio do meato acústico externo (canal auditivo). Inicialmente, as orelhas externas ficam localizadas na região do pescoço; entretanto, à medida que a mandíbula se desenvolve, estas ascendem para o lado da cabeça ao nível dos olhos (Fig. 10-23*B* e *C*).

Ao final da sexta semana, cada proeminência maxilar começa a se fusionar com a proeminência nasal lateral ao longo da linha do sulco nasolacrimal (Fig. 10-26*A* e *B*). Isso estabelece a continuidade entre o lado do nariz, formado pela proeminência nasal lateral, e a região da bochecha formada pela proeminência maxilar.

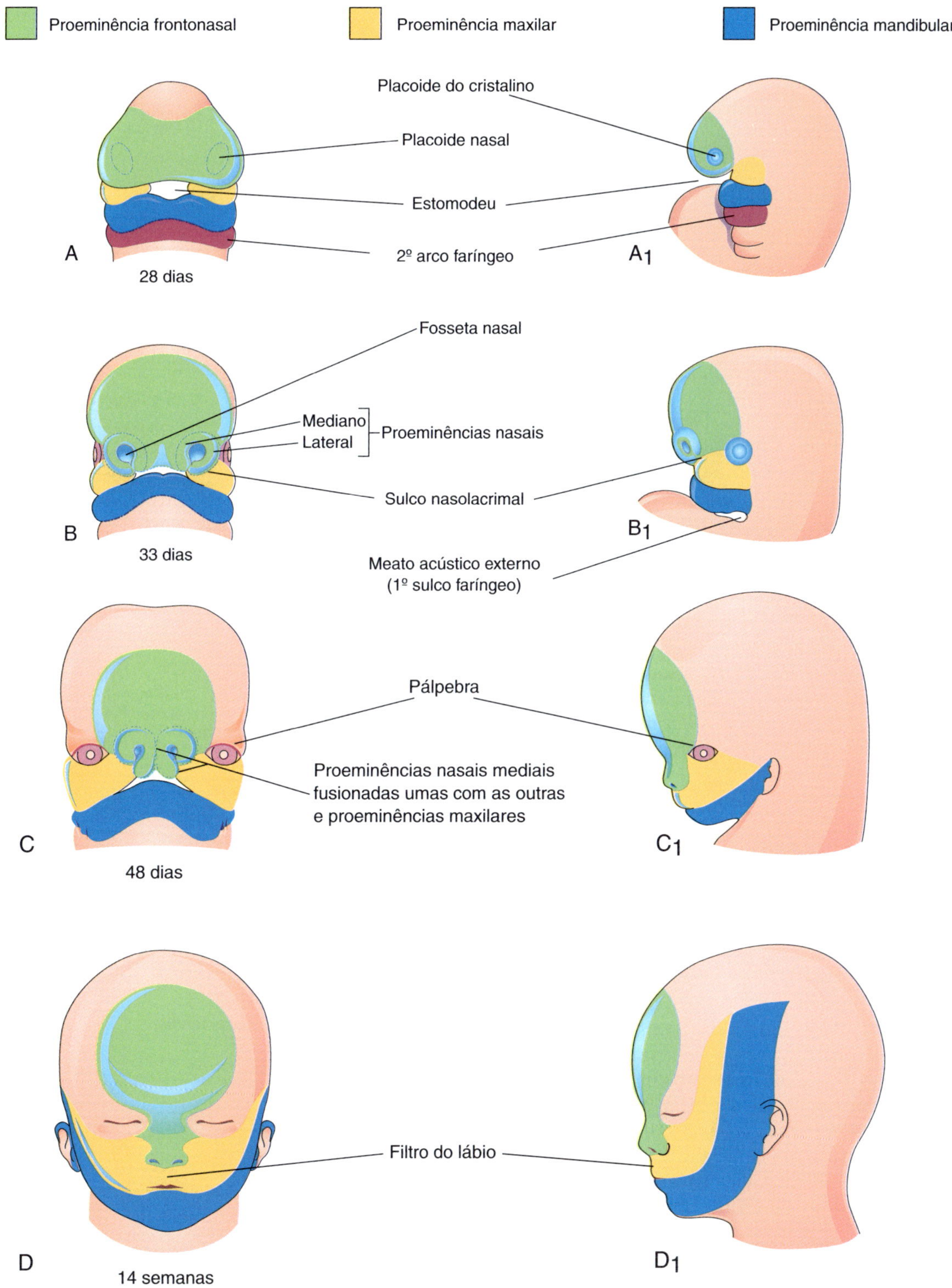

Figura 10-23 **A** a **D**$_1$, Diagrama ilustrando os estágios progressivos no desenvolvimento da face humana.

O **ducto nasolacrimal** desenvolve-se a partir de um espessamento ectodérmico em formato de bastão no assoalho do *sulco nasolacrimal*. Este espessamento dá origem a um cordão epitelial compacto, que se separa do ectoderma e se aprofunda no mesênquima. Mais tarde, em consequência da morte de células por **apoptose** (morte celular programada), esse cordão epitelial se canaliza para formar o ducto nasolacrimal. A extremidade cefálica deste ducto se expande para formar o *saco lacrimal*. No final do período fetal, o ducto nasolacrimal drena para o meato inferior na parede lateral da cavidade nasal. O ducto se torna completamente patente (aberto) somente após o nascimento.

Entre a 7ª e 10ª semana, as proeminências nasais mediais fusionam-se uma com a outra e com as

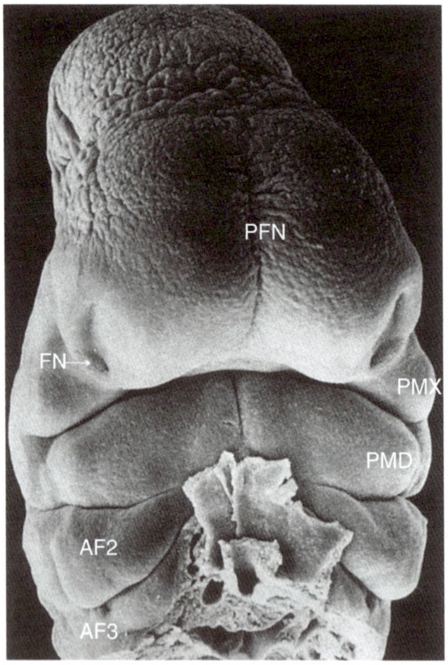

Figura 10-24 Micrografia eletrônica de varredura da vista ventral de um embrião humano de aproximadamente 33 dias (estágio 15 de Carnegie, comprimento cabeça-nádegas, 8 mm). Observe o processo frontonasal proeminente *(PFN)* circundando o encéfalo anterior. Observe também as fossetas nasais *(FN)* localizadas nas regiões ventrolaterais da proeminência frontonasal. As proeminências nasais mediais e laterais circundam essas fossetas. As proeminências maxilares *(PMX)* formam os limites laterais do estomodeu. As proeminências mandibulares *(PMD)* fusionadas estão localizadas imediatamente caudais ao estomodeu. O segundo arco faríngeo *(AF2)* é claramente visível e mostra suas margens pendentes (opérculos). O terceiro arco faríngeo *(AF3)* também é claramente visível. *(De Hinrichsen K: The early development of morphology and patterns of the face in the human embryo. Adv Anat Embryol Cell Biol 98:1-79, 1985.)*

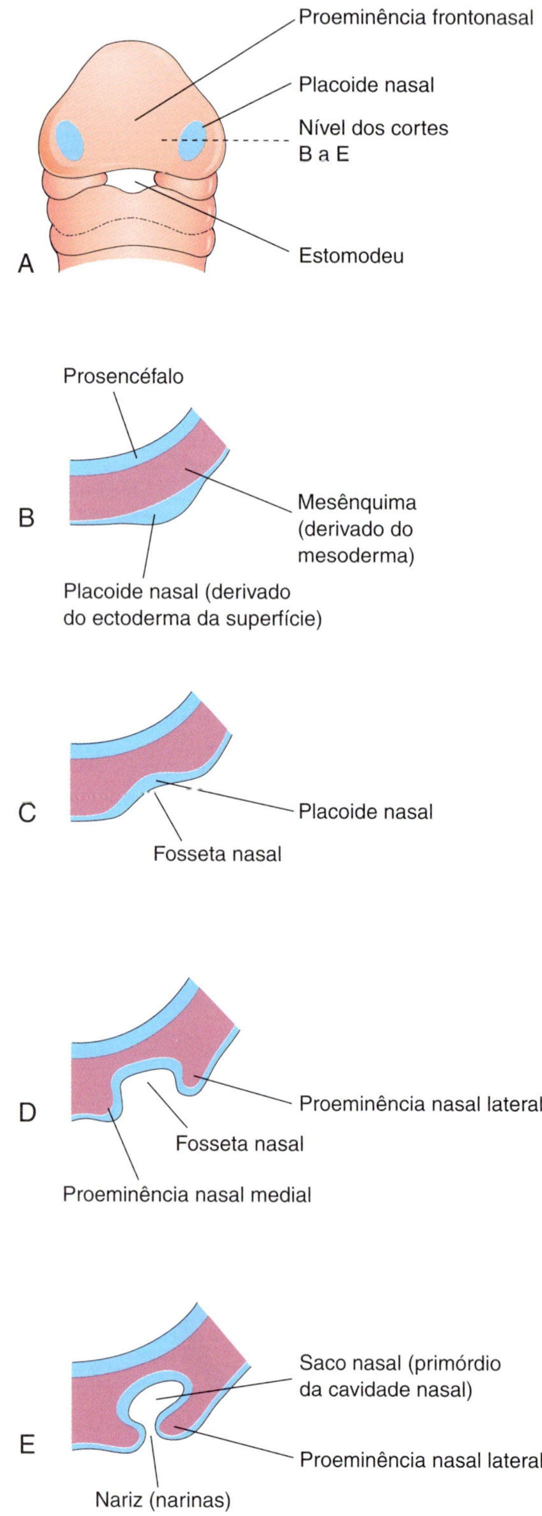

Figura 10-25 Estágios progressivos no desenvolvimento do saco nasal humano (cavidade nasal primordial) **A,** Vista ventral de um embrião com aproximadamente 28 dias. **B** a **E,** Cortes transversais através do lado esquerdo do saco nasal em desenvolvimento.

proeminências maxilares e nasais laterais (Fig. 10-23*C*), resultando na desintegração dos epitélios superficiais. Isso resulta na mistura das células mesenquimais subjacentes. A fusão das proeminências nasal medial e maxilar resulta na continuidade da maxila e do lábio e na separação das fossetas nasais do estomodeu. Quando as proeminências nasais mediais se fusionam, elas formam um **segmento intermaxilar** (Fig. 10-26*C* a *F*). O segmento intermaxilar origina:

- Porção mediana (filtro) do lábio superior
- Porção pré-maxilar da maxila e gengiva associada
- Palato primário

As partes laterais do lábio superior, a maior parte da maxila e o palato secundário formam as **proeminências maxilares** (Fig. 10-23*D)*. Essas proeminências fusionam-se lateralmente com as proeminências mandibulares. Estudos recentes indicam que, aparentemente, a parte inferior das proeminências nasais medianas torna-se profundamente posicionada e coberta pelas extensões mediais das proeminências maxilares para formar o **filtro.**

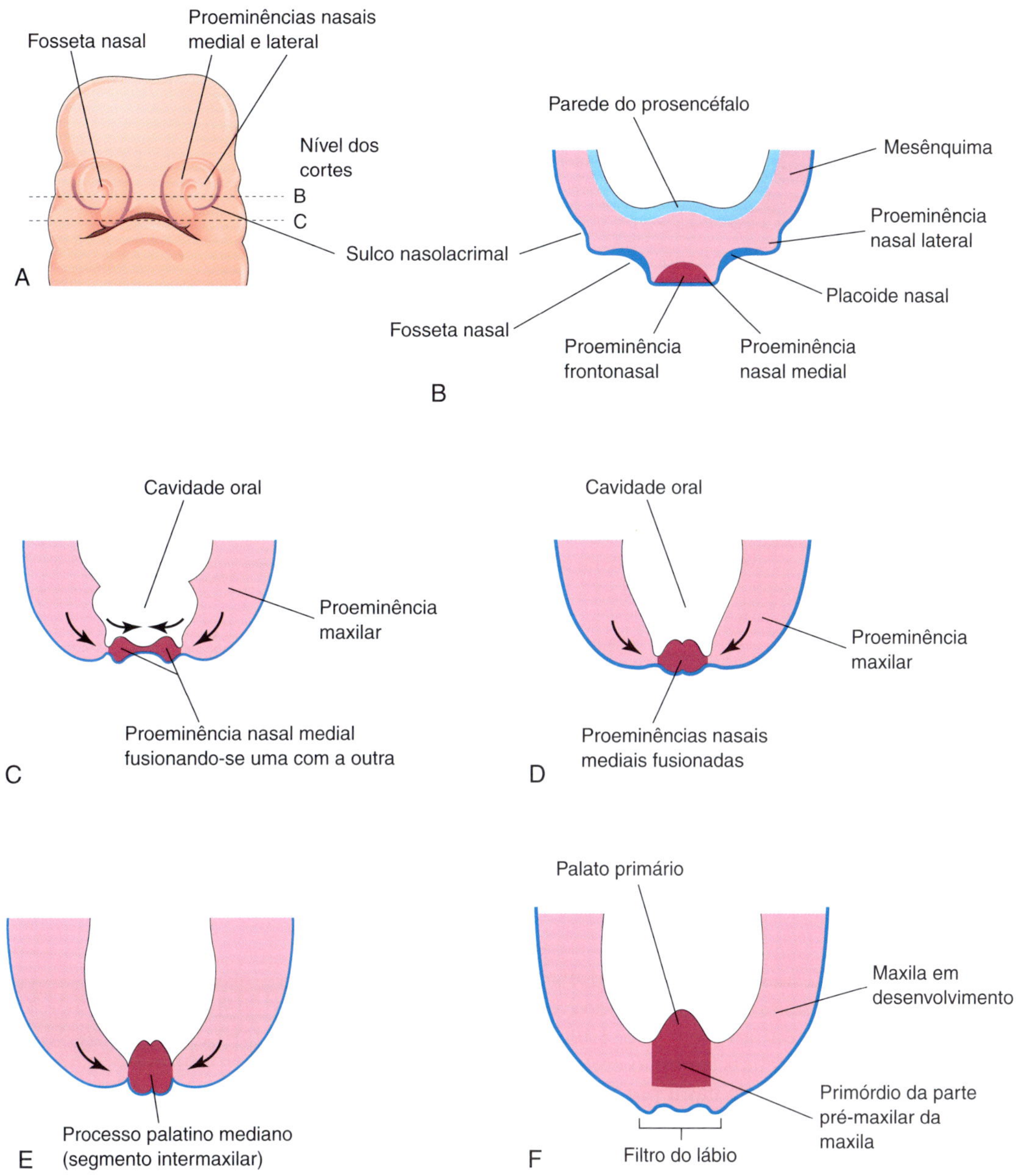

Figura 10-26 Ilustrações do desenvolvimento inicial da maxila, do palato e do lábio superior. **A,** Vista da face de um embrião de 5 semanas. **B** e **C,** Esquemas de cortes horizontais nos níveis mostrados em **A.** As *setas* em **C** indicam o crescimento subsequente das proeminências maxilares e das proeminências nasais mediais em direção ao plano mediano, e a sua fusão. **D** a **F,** Cortes semelhantes de embriões mais velhos ilustrando a fusão das proeminências nasais mediais uma com a outra e com as proeminências maxilares para formar o lábio superior. Estudos recentes sugerem que o lábio superior é totalmente formado a partir das proeminências maxilares.

Os primórdios dos lábios e bochechas são invadidos por mioblastos do segundo par de arcos faríngeos, que se diferenciam nos **músculos faciais** (Fig. 10-5 e Tabela 10-1). Os mioblastos do primeiro par de arcos diferenciam-se nos músculos da mastigação. A pequena dimensão da face no período pré-natal resulta de:

- Maxilares superior e inferior rudimentares
- Dentes decíduos não erupcionados
- Tamanho pequeno das cavidades nasais e dos seios maxilares

DESENVOLVIMENTO DAS CAVIDADES NASAIS

Conforme a face se desenvolve, os **placoides nasais** tornam-se deprimidos, formando **fossetas nasais** (Figs. 10-24 e 10-25). A proliferação do mesênquima subjacente forma as proeminências nasais mediais e laterais que resultam no aprofundamento das fossetas nasais e na formação dos **sacos nasais** primitivos. Cada saco nasal cresce dorsalmente, em posição ventral ao prosencéfalo em desenvolvimento (Fig. 10-27*A*). Inicialmente, os sacos nasais estão

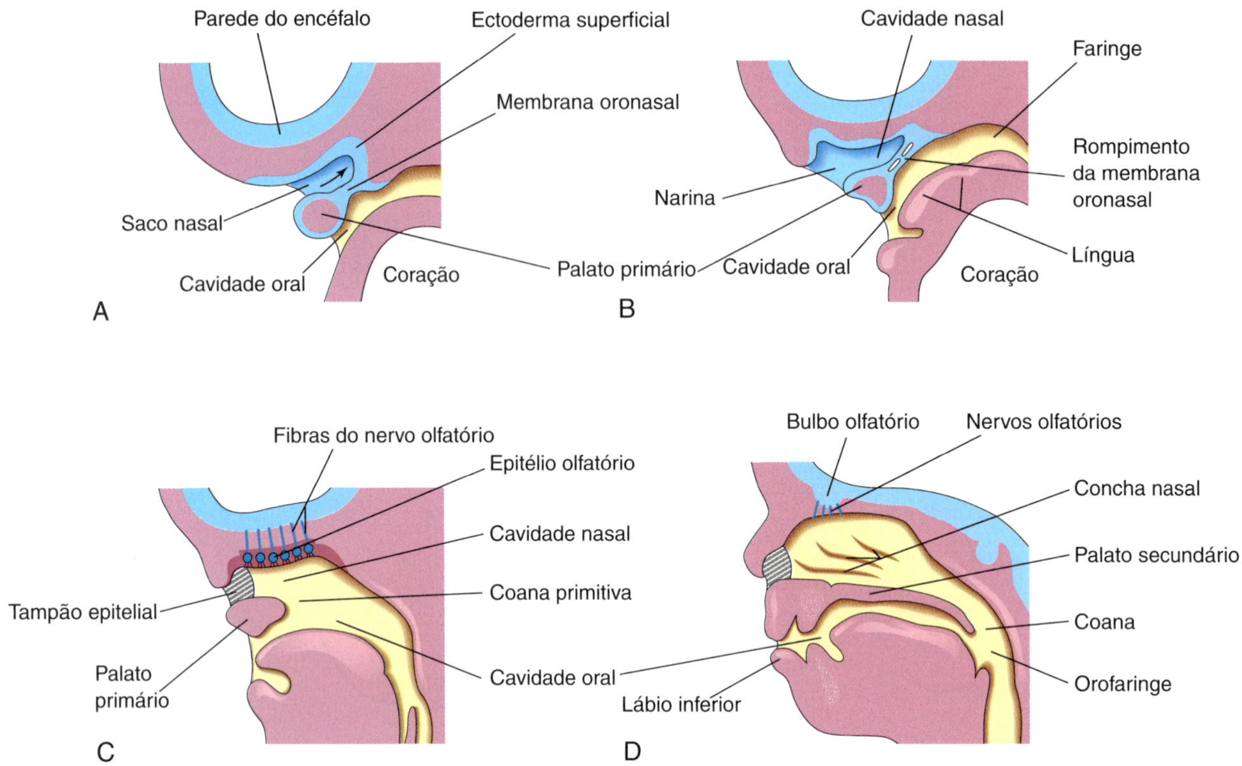

Figura 10-27 Cortes sagitais da cabeça mostrando o desenvolvimento das cavidades nasais. O septo nasal foi removido. **A,** Com 5 semanas. **B,** Com 6 semanas, mostrando a fragmentação da membrana oronasal. **C,** Com 7 semanas, mostrando a comunicação entre as cavidades oral e nasal e o desenvolvimento do epitélio olfatório. **D,** Com 12 semanas, mostrando que o palato e a parede lateral da cavidade nasal são evidentes.

separados da cavidade oral pela **membrana oronasal.** Esta membrana se rompe ao final da sexta semana, fazendo com que as cavidades nasal e oral se comuniquem (Fig. 10-27*B* e *C*). A proliferação de células epiteliais (tampão epitelial) preenche o lúmen anterior da cavidade nasal por volta da 7ª à 8ª semana. Esse tampão epitelial sofre apoptose e, por volta da 17ª semana, as passagens nasais são reabertas, tornando-se o vestíbulo nasal.

As regiões de continuidade entre as cavidades nasal e oral são as **coanas primitivas** (aberturas direita ou esquerda da cavidade nasal para a faringe nasal), que estão situadas posteriormente ao palato primário. Após o desenvolvimento do ***palato secundário***, as coanas se localizam na junção da cavidade nasal com a faringe (Fig. 10-27*D*). Enquanto essas alterações estão ocorrendo, as **conchas nasais** superior, média e inferior se desenvolvem como elevações das paredes laterais das cavidades nasais (Fig. 10-29*E* e *G*). Concomitantemente, o epitélio ectodérmico do teto de cada cavidade nasal se especializa para formar o **epitélio olfatório.** Algumas células epiteliais se diferenciam em células receptoras olfativas. Os axônios dessas células constituem os **nervos olfatórios**, que crescem para os bulbos olfatórios do encéfalo (Fig. 10-27*C* e *D*).

Seios Paranasais

Alguns seios paranasais, como os **seios maxilares** começam a se desenvolver durante o final da vida fetal; os

DESENVOLVIMENTO PÓS-NATAL DOS SEIOS PARANASAIS

A maior parte dos seios paranasais é rudimentar ou ausente nos neonatos. Os ***seios maxilares*** são pequenos ao nascimento; eles crescem lentamente até a puberdade e não estão totalmente desenvolvidos antes de todos os dentes permanentes irromperem no adulto jovem.

Os **seios frontais** ou **esfenoidais** não estão presentes ao nascimento. As **células etmoidais** (seios) são pequenas antes dos 2 anos de idade e apenas começam a crescer rapidamente entre os 6 e 8 anos de idade. Por volta dos 2 anos de idade, as duas células etmoidais mais anteriores crescem dentro do osso frontal, formando um seio frontal em cada lado. Em geral, os seios frontais são visíveis em radiografias por volta dos 7 anos. As duas células etmoidais mais posteriores crescem no osso esfenoide em torno dos 2 anos de idade, formando dois seios esfenoidais. O crescimento dos seios paranasais é importante na alteração do tamanho e do formato da face durante a infância e por acrescentar ressonância à voz durante a adolescência.

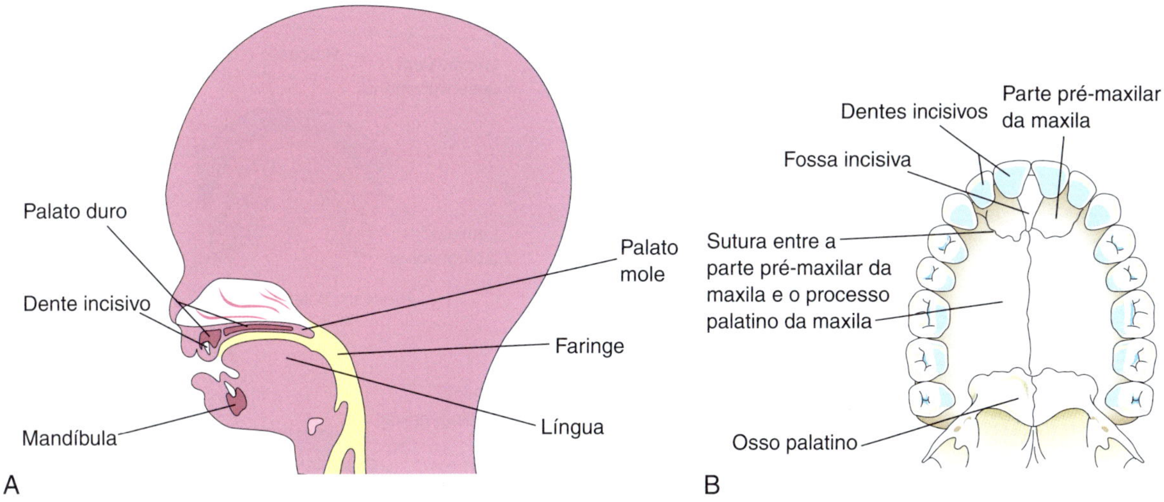

Figura 10-28 **A,** Corte sagital da cabeça de um feto de 20 semanas ilustrando a localização do palato. **B,** Palato ósseo e arco alveolar de um adulto jovem. Em geral, a sutura entre a parte pré-maxilar da maxila e os processos palatinos fusionados da maxila é visível no crânio de pessoas jovens. A sutura não é visível no palato duro da maioria dos crânios secos porque costuma ser de adultos idosos.

seios restantes se desenvolvem após o nascimento. Eles são formados por crescimentos externos (divertículos) das paredes das cavidades nasais e se tornam extensões cheias de ar das cavidades nasais nos ossos adjacentes. As aberturas originais dos divertículos persistem como os orifícios dos seios adultos.

DESENVOLVIMENTO DO PALATO

O palato se desenvolve a partir de dois primórdios: o palato primário e o palato secundário. A **palatogênese** (um processo morfogenético regulado) inicia-se no final da sexta semana; no entanto, não se completa antes da 12ª semana. *Vias moleculares múltiplas, incluindo* Wnt *e* PRICKLE1 *estão envolvidas.* O período crítico da palatogênese vai do final da sexta semana até o início da nona semana.

Palato Primário

No início da sexta semana, o palato primário (processo palatino mediano) começa a se desenvolver a partir da parte mais profunda do segmento intermaxilar da maxila (Figs. 10-26*F* e 10-27). Inicialmente, este segmento é uma massa de mesênquima em forma de cunha entre as superfícies internas das proeminências maxilares das maxilas em desenvolvimento. O palato primário forma a **parte pré-maxilar da maxila** (Fig. 10-28*B*). Ele representa apenas uma pequena parte do palato duro no adulto (a parte anterior à fossa incisiva).

Palato Secundário

O palato secundário (palato definitivo) é o primórdio das partes duras e moles do palato (Figs. 10-27*D* e 10-28*A* e *B*). Ele começa a se desenvolver no início da sexta semana, a partir de duas projeções mesenquimais que se estendem das faces internas das proeminências maxilares. A princípio, essas estruturas – os **processos palatinos laterais** (lâminas palatinas) – se projetam inferomedialmente em cada lado da língua (Fig. 10-29*A* a *C*). Com o desenvolvimento da mandíbula, a língua se desloca da sua raiz e, como resultado, assume posição inferior na boca.

Durante a sétima e a oitava semanas, os processos palatinos laterais se alongam e ascendem para uma posição horizontal superior à da língua. A liberação do ácido hialurônico no mesênquima do processo palatino ajuda nessa elevação. Gradualmente, os processos aproximam-se um com o outro e se fusionam no plano mediano (Fig. 10-29*D* a *H*). Eles também se fusionam com o septo nasal e a parte posterior do palato primário. Acredita-se que a elevação dos processos palatinos para uma posição horizontal seja causada por uma força intrínseca que é gerada pela hidratação do ácido hialurônico no mesênquima dentro dos processos palatinos. A sutura epitelial mediana nas margens das lâminas palatinas rompe-se, possibilitando a fusão das lâminas palatinas.

O **septo nasal** desenvolve-se em um padrão de crescimento em direção inferior a partir das partes internas das proeminências nasais mediais fusionadas (Fig. 10-29*C*, *E* e *G*). A fusão entre o septo nasal e os processos palatinos começa anteriormente, durante a 9ª semana, e termina posteriormente, na 12ª semana, superior ao primórdio do palato duro (Fig. 10-29*D* e *F*). O osso gradualmente se desenvolve por ossificação intramembranosa (Cap. 15) no palato primário, formando a parte pré-maxilar da maxila, que aloja os dentes incisivos (Fig. 10-28*B*). Concomitantemente, o osso estende-se da maxila e dos ossos palatinos para dentro dos processos palatinos laterais para formar o **palato duro** (Fig. 10-29*E* e *G*). As partes posteriores desses processos não se tornam ossificadas; elas se estendem posteriormente além do septo nasal e se fundem para formar o **palato mole**, incluindo sua

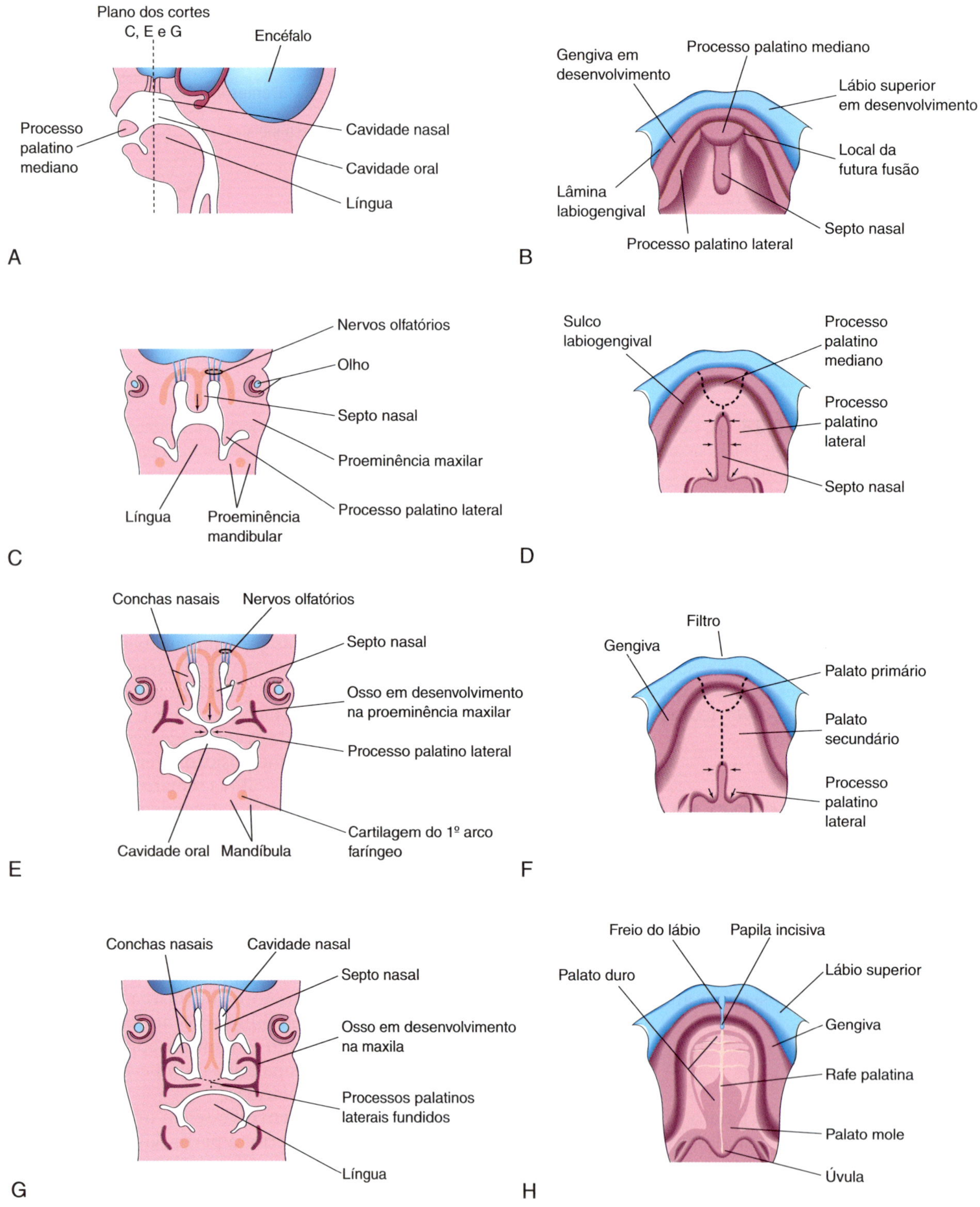

Figura 10-29 **A,** Corte sagital da cabeça de um embrião ao final da sexta semana, mostrando o processo palatino mediano. **B, D, F** e **H,** Teto da boca da 6ª à 12ª semana, ilustrando o desenvolvimento do palato. As *linhas tracejadas* em **D** e **F** indicam os locais de fusão dos processos palatinos. As *setas* indicam o crescimento medial e posterior dos processos palatinos laterais. **C, E** e **G,** Cortes frontais da cabeça ilustrando a fusão dos processos palatinos laterais entre si e com o septo nasal, bem como a separação das cavidades nasal e oral.

projeção cônica, a **úvula** (Fig. 10-29*D, F* e *H*). A **rafe palatina mediana** indica a linha de fusão dos processos palatinos laterais. Um pequeno **canal nasopalatino** persiste no plano mediano do palato, entre a parte pré-maxilar da maxila. Esse canal é representado no palato duro do adulto pela **fossa incisiva** (Fig. 10-28*B*). Uma sutura irregular percorre desde a fossa incisiva até o processo alveolar da maxila, entre o inciso lateral e o canino de cada lado, indicando a fusão dos palatos embrionários primário e secundário.

FENDAS LABIAIS E PALATINAS

As fendas do lábio superior e do palato são comuns. Os defeitos são geralmente classificados de acordo com critérios do desenvolvimento, tendo a fossa incisiva e a papila incisiva como marcos de referência (Figs. 10-28*B* e 10-33*A*). As fendas labiais e palatinas são especialmente conspícuas, pois resultam em um aspecto facial anormal e defeitos na fala (Fig. 10-30). Há dois grupos principais de fendas do lábio e do palato (Figs. 10-31, 10-32 e 10-33):

- Os defeitos na **fenda anterior** incluem as fendas labiais com ou sem fendas na porção alveolar da maxila. Uma fenda anterior completa é aquela que se estende através do lábio e da porção alveolar da maxila até a fossa incisiva, separando as partes anterior e posterior do palato (Fig. 10-33*E* e *F*). As fendas anteriores resultam de uma deficiência do mesênquima das proeminências maxilares e do processo palatino mediano (Fig. 10-26*D* e *E*).
- Os defeitos na **fenda posterior** incluem as fendas do palato secundário ou posterior que se estendem através das regiões moles e duras do palato até a fossa incisiva, separando as partes anterior e posterior do palato (Fig. 10-33*G* e *H*). Os defeitos das fendas posteriores são causados pelo desenvolvimento defeituoso do palato secundário e resultam de distorções do crescimento dos processos palatinos laterais, que impedem sua migração medial e sua fusão.

Fendas envolvendo o lábio superior, com ou sem fenda palatina, ocorrem em cerca de 1 em cada 1.000 nascimentos; no entanto, sua frequência varia amplamente e 60% a 80% das crianças afetadas são do sexo masculino. As fendas variam de pequenas chanfraduras na borda vermelha do lábio (Fig. 10-32*G*) até grandes defeitos que se estendem para o assoalho da narina através da parte alveolar da maxila (Figs. 10-31*A* e 10-33*E*). *A fenda labial pode ser unilateral ou bilateral.*

A **fenda labial unilateral** (Fig. 10-31*A*) resulta da falta de fusão da proeminência maxilar do lado afetado com as proeminências nasais mediais fusionadas (Fig. 10-32*A* a *H*), causando um sulco labial persistente. Como resultado, o lábio é dividido em partes medial e lateral. Algumas vezes, uma ponte tecidual, a *faixa de Simonart*, une as partes de uma fenda labial incompleta.

A **fenda labial bilateral** (Figs. 10-31*B* e 10-33*F*) resulta da falta de união das massas mesenquimais das proeminências maxilares com as proeminências nasais mediais fusionadas. Quando ocorre uma fenda bilateral completa do lábio e da porção alveolar da maxila, o segmento intermaxilar fica suspenso, solto, e se projeta anteriormente. Esses defeitos são especialmente deformantes devido à perda de continuidade do **músculo orbicular dos lábios**, que fecha a boca e aperta os lábios.

A **fenda labial mediana** é um defeito extremamente raro – resulta da falta de fusão parcial ou completa das proeminências nasais mediais, o que impede a formação do segmento intermaxilar. Uma fenda mediana do lábio inferior também é muito rara e é causada pela falta de fusão completa das proeminências mandibulares (Fig. 10-23). A referência para distinguir as anomalias das fendas anterior da posterior é a **fossa incisiva** (Fig. 10-28*B*). Os defeitos das fendas anterior e posterior são embrionariamente distintos.

A **fenda palatina**, com ou sem fenda labial, ocorre em aproximadamente 1em cada 2.500 nascimentos e é mais comum no sexo feminino que no masculino. A fenda pode envolver somente a úvula (úvula fendida), levando a uma aparência de cauda de peixe (Fig. 10-33*B*), ou pode se estender pelas regiões mole e dura do palato (Fig. 10-33*C* e *D*). Nos casos graves, associados à fenda labial, a fenda no palato se estende por toda a porção alveolar da maxila e pelos lábios em ambos os lados (Fig. 10-33*G* e *H*).

As fendas unilateral e bilateral no palato são classificadas em três grupos:

- *Fendas do palato anterior* resultam da falta de aproximação e fusão dos processos palatinos laterais com o palato primário (Fig. 10-33*F*).
- *Fendas do palato posterior* resultam da falta de aproximação e fusão dos processos palatinos laterais entre si e com o septo nasal (Fig. 10-29*E*).
- *Fendas das partes anterior e posterior do palato* resultam da falta de aproximação e fusão dos processos palatinos laterais com o palato primário entre si e com o septo nasal.

A maioria das fendas labiais e palatinas resulta de fatores múltiplos (*herança multifatorial*; Cap. 19). Algumas fendas do lábio, do palato ou ambas aparecem como parte de síndromes determinadas por genes mutantes isolados. Outras fendas são características de síndromes cromossômicas, especialmente da **trissomia do 13** (Cap. 19, Fig. 19-6). Alguns casos de fenda labial ou palatina parecem ser causados por agentes teratogênicos (p. ex., fármacos anticonvulsivantes). O irmão de uma criança com fenda palatina apresenta risco elevado de ter fenda palatina, mas não há aumento no risco de ter fenda labial. Uma fenda do lábio e do processo alveolar da maxila que continua pelo palato é geralmente transmitida por um gene ligado ao sexo masculino.

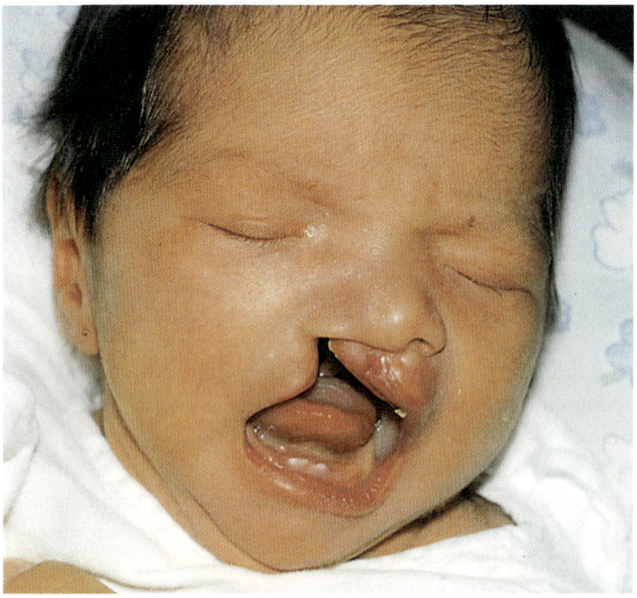

Figura 10-30 Criança com fenda unilateral do lábio e do palato. As fendas labiais, com ou sem fenda palatina, ocorrem em aproximadamente 1 em 1.000 nascimentos; a maioria das crianças afetadas é do sexo masculino.

FENDAS FACIAIS

Vários tipos de fendas faciais podem ocorrer, mas elas são extremamente raras. As fendas graves estão geralmente associadas a anomalias grosseiras da cabeça. As ***fendas oblíquas da face*** (fissuras orbitofaciais) são frequentemente bilaterais e se estendem do lábio superior até a margem medial da órbita. Quando isso ocorre, os ductos nasolacrimais são sulcos abertos (sulcos nasolacrimais persistentes). As fendas oblíquas da face associadas à fenda labial resultam da falta de fusão das proeminências maxilares com as proeminências nasais lateral e medial. As fendas faciais laterais ou transversais ocorrem da boca em direção à orelha. As fendas bilaterais resultam em uma boca muito grande – ***macrostomia.*** Nos casos graves, as fendas nas bochechas se estendem quase até as orelhas.

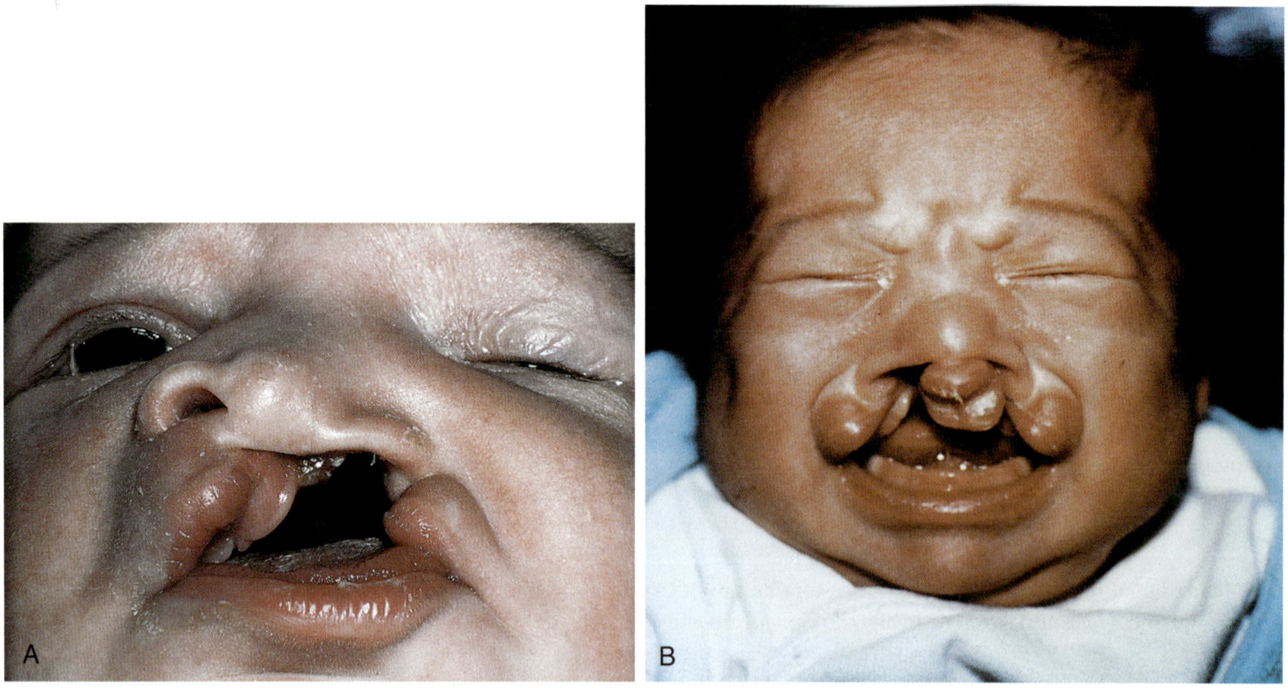

Figura 10-31 Anomalias congênitas do lábio e palato. **A,** Criança com uma fenda labial unilateral esquerda e fenda palatina. **B,** Criança com fenda labial bilateral e fenda palatina.

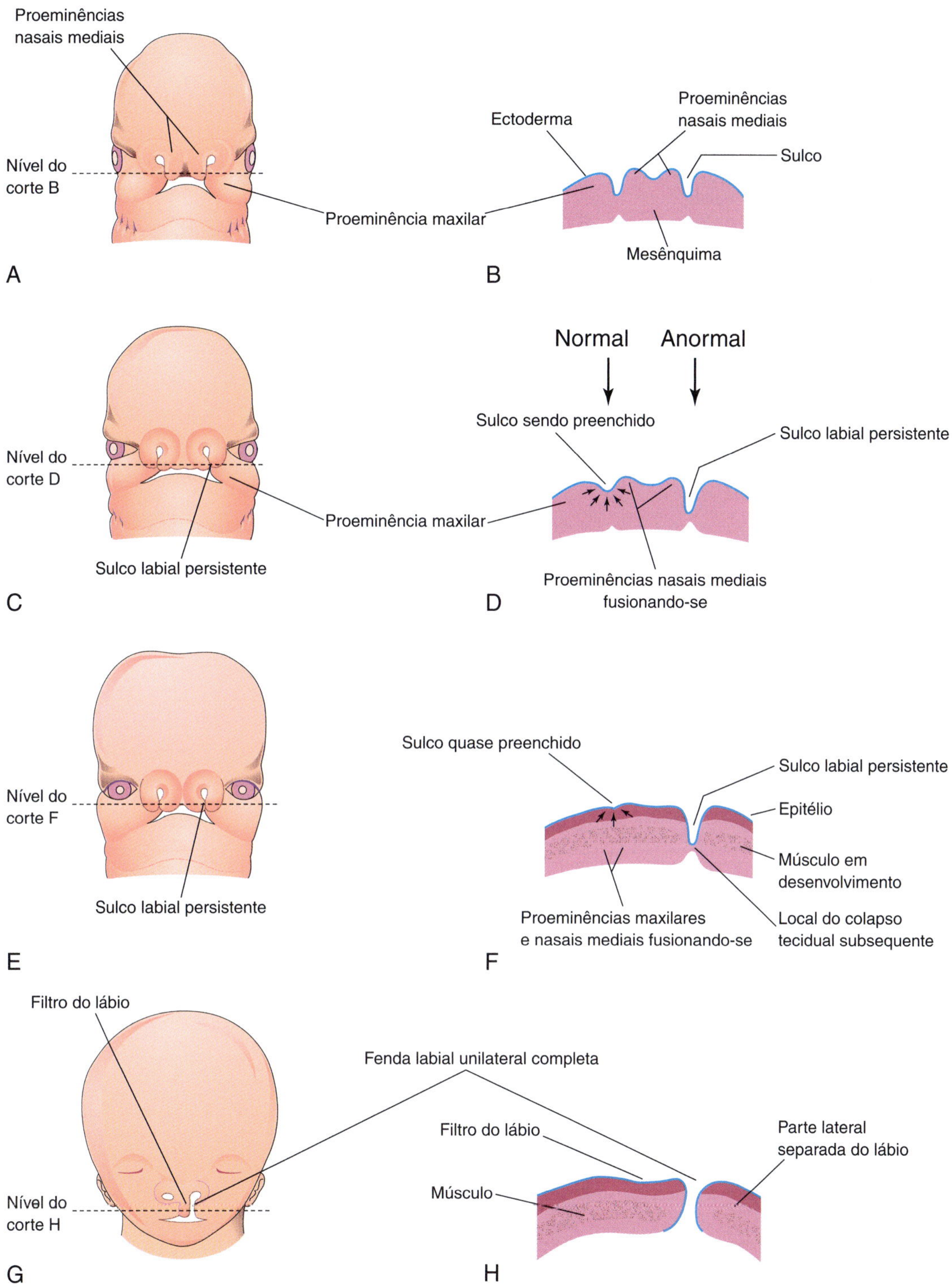

Figura 10-32 Desenhos ilustrando a base embriológica da fenda labial unilateral completa. **A,** Embrião de 5 semanas. **B,** Corte horizontal da cabeça, ilustrando os sulcos entre as proeminências maxilares e as proeminências nasais mediais se fusionando. **C,** Embrião de 6 semanas, mostrando um sulco labial persistente do lado esquerdo. **D,** Corte horizontal da cabeça, mostrando o sulco sendo gradativamente preenchido do lado direito, após a proliferação do mesênquima *(setas)*. **E,** Embrião de 7 semanas. **F,** Corte horizontal da cabeça, mostrando que o epitélio à direita foi quase completamente deslocado para fora do sulco entre as proeminências maxilar e nasal medial. **G,** Feto de 10 semanas com uma fenda labial unilateral completa. **H,** Corte horizontal da cabeça após o estiramento do epitélio e a ruptura dos tecidos no assoalho do sulco labial persistente do lado esquerdo, formando uma fenda labial unilateral completa.

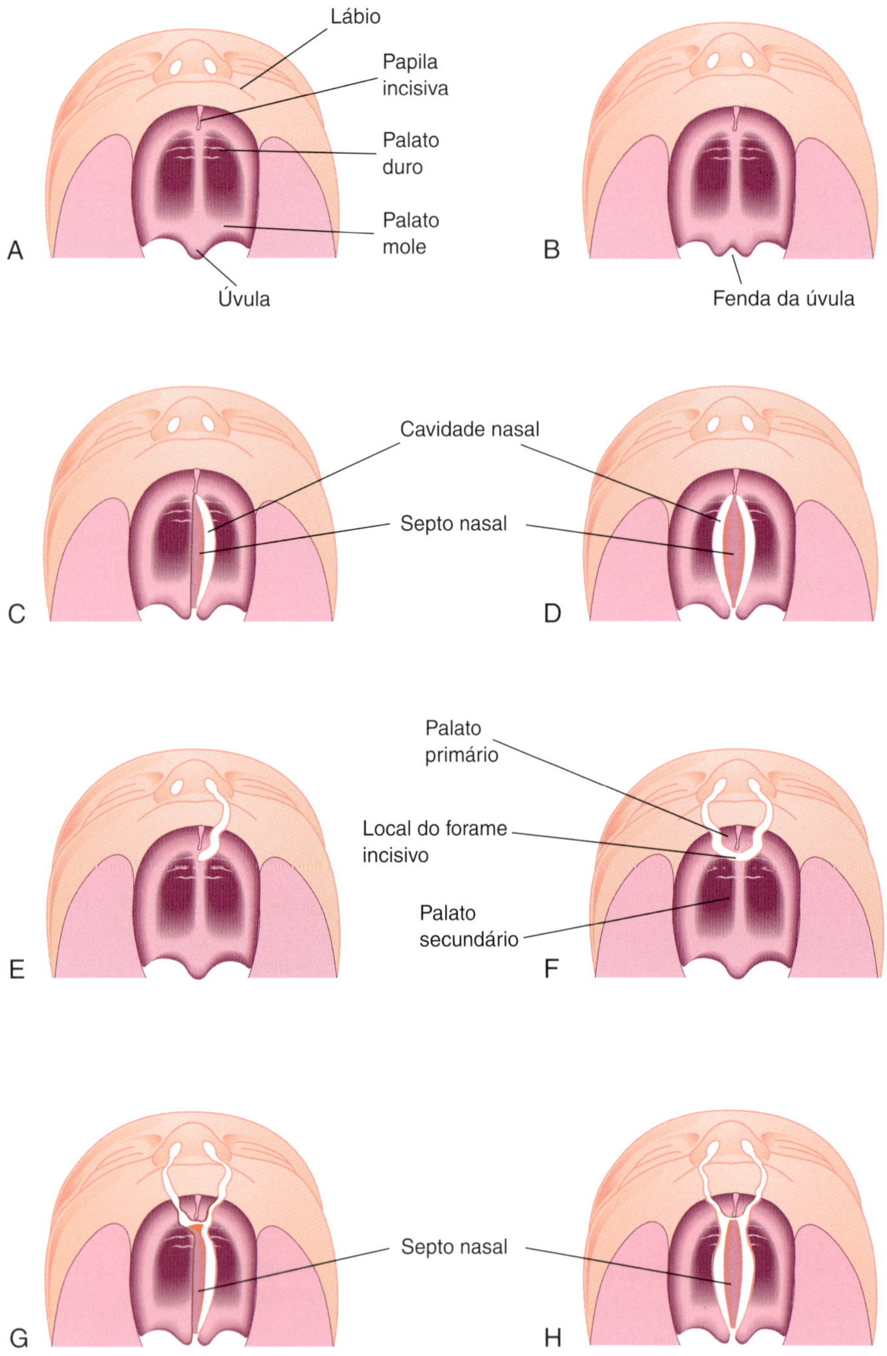

Figura 10-33 Vários tipos de fenda labial e palatina. **A,** Lábio e palato normais. **B,** Úvula fendida. **C,** Fenda unilateral do palato posterior (ou secundário). **D,** Fenda bilateral do palato posterior. **E,** Fenda labial e do processo alveolar da maxila, unilateral completa, com fenda unilateral do palato anterior (ou primário). **F,** Fenda bilateral completa do lábio e dos processos alveolares das maxilas com fenda bilateral do palato anterior. **G,** Fenda bilateral completa do lábio e dos processos alveolares das maxilas com fenda bilateral do palato anterior e fenda unilateral do palato posterior. **H,** Fenda bilateral completa do lábio e dos processos alveolares das maxilas com fenda bilateral completa do palato anterior e posterior.

QUESTÕES DE ORIENTAÇÃO CLÍNICA

1. Os embriões contêm fendas labiais? Este defeito facial comum representa uma persistência de qual condição embrionária?
2. Nem Clare nem o marido Jack tem fenda labial ou fenda palatina ou até mesmo algum de seus conhecidos familiares. Quais são as chances de eles terem um filho com uma fenda labial, com ou sem fenda palatina?
3. O filho de Mary tem fenda labial e palatina. Seu irmão tem um defeito semelhante envolvendo o lábio e palato. Embora Mary não pretenda ter mais filhos, o marido diz que ela se sente inteiramente culpada pelos defeitos congênitos dos filhos. O defeito foi provavelmente herdado apenas do lado da família de Mary?
4. O filho de um paciente tem anomalias menores envolvendo suas orelhas externas, mas ele não tem problemas de audição ou uma malformação facial. Suas anormalidades da orelha podem ser consideradas defeitos dos arcos faríngeos (branquiais)?

As respostas dessas questões são apresentadas no final deste livro.

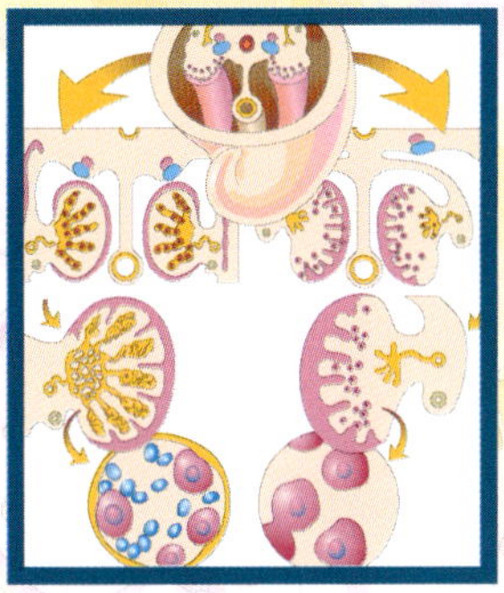

CAPÍTULO

11

Sistema Respiratório

Os órgãos respiratórios inferiores (laringe, traqueia, brônquios e pulmões) começam a se formar durante a quarta semana de desenvolvimento. O sistema respiratório é iniciado como um crescimento mediano – **o sulco laringotraqueal** – que aparece no assoalho da extremidade caudal da faringe primitiva (Fig. 11-1*A* e *B*). O primórdio da **árvore traqueobrônquica** se desenvolve caudalmente ao quarto par das bolsas faríngeas. O revestimento endodérmico do **sulco laringotraqueal** dá origem ao epitélio pulmonar e glândulas da laringe, da traqueia e dos brônquios. O tecido conjuntivo, a cartilagem e a musculatura lisa dessas estruturas se desenvolvem a partir do mesoderma esplâncnico em torno do intestino anterior (Fig. 11-4A). *As vias de sinalização* BMP, Wnt e FGF *controlam o precoce padrão de expressão de* Sox2 e Nkx2.1 *no intestino anterior para a diferenciação da traqueia a partir do esôfago. Nas áreas ventrais*, Nkx2.1 *é ativado, enquanto* Sox2 *é suprimido.*

No final da quarta semana, o sulco laringotraqueal evagina-se (projeta) para formar o **divertículo laringotraqueal** (broto pulmonar) saculiforme, que está localizado na porção ventral da região caudal do intestino anterior (Figs. 11-1A e 11-2A).

Conforme o divertículo se alonga, sua extremidade distal se amplia para formar o **broto respiratório** de forma globular (Fig. 11-2*B*). O divertículo laringotraqueal logo se separa da **faringe primitiva,** mas esta mantém a comunicação com ele através do **orifício laríngeo primitivo** (Fig. 11-2*A* e *C*). Conforme o divertículo se alonga, este é circundado pelo **mesoderma** esplâncnico (Fig. 11-2*B*). As **pregas traqueoesofágicas** longitudinais se desenvolvem no divertículo laringotraqueal, aproximand-se umas das outras, e se fusionam para formar uma partição – **o septo traqueoesofágico** (Fig. 11-2*D* e *E*).

Este septo divide a parte cranial do intestino anterior em uma *porção ventral*, o **tubo laringotraqueal** (primórdio da laringe, traqueia, brônquios e pulmões) e uma *porção dorsal* (primórdio da orofaringe e do esôfago) (Fig. 11-2*F*). A abertura do tubo laringotraqueal na faringe torna-se o **orifício laríngeo primitivo** (Figs. 11-2*F* e 11-3*C*).

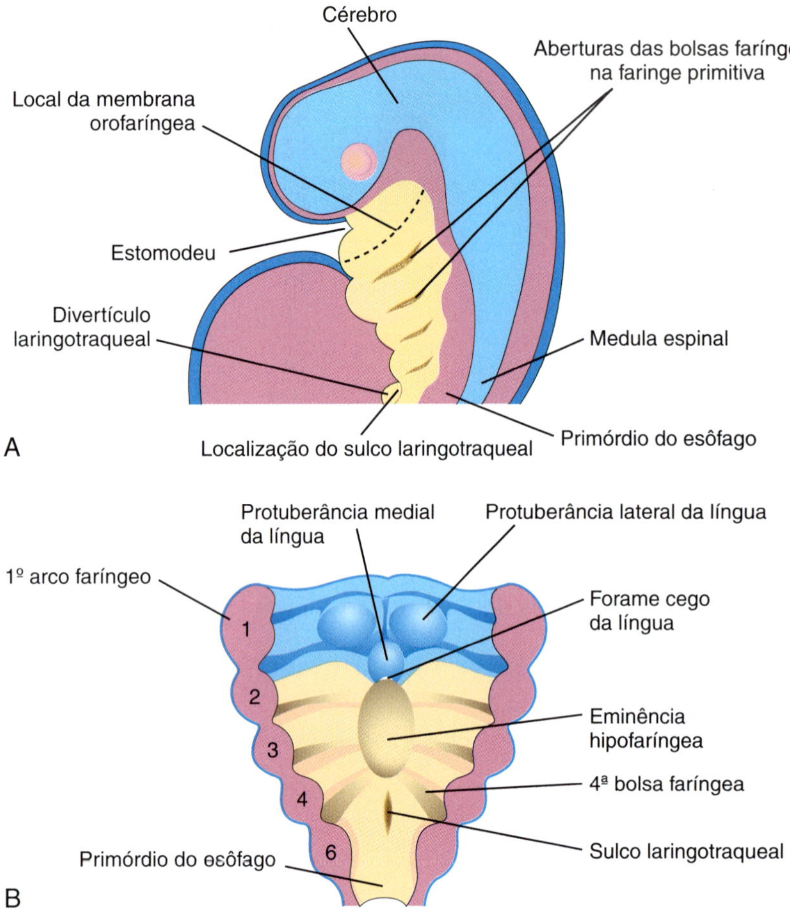

Figura 11-1 **A**, Corte sagital da metade cranial de um embrião de 4 semanas. **B**, Seção horizontal do embrião, que ilustra o assoalho da faringe primitiva e a localização do sulco laringotraqueal.

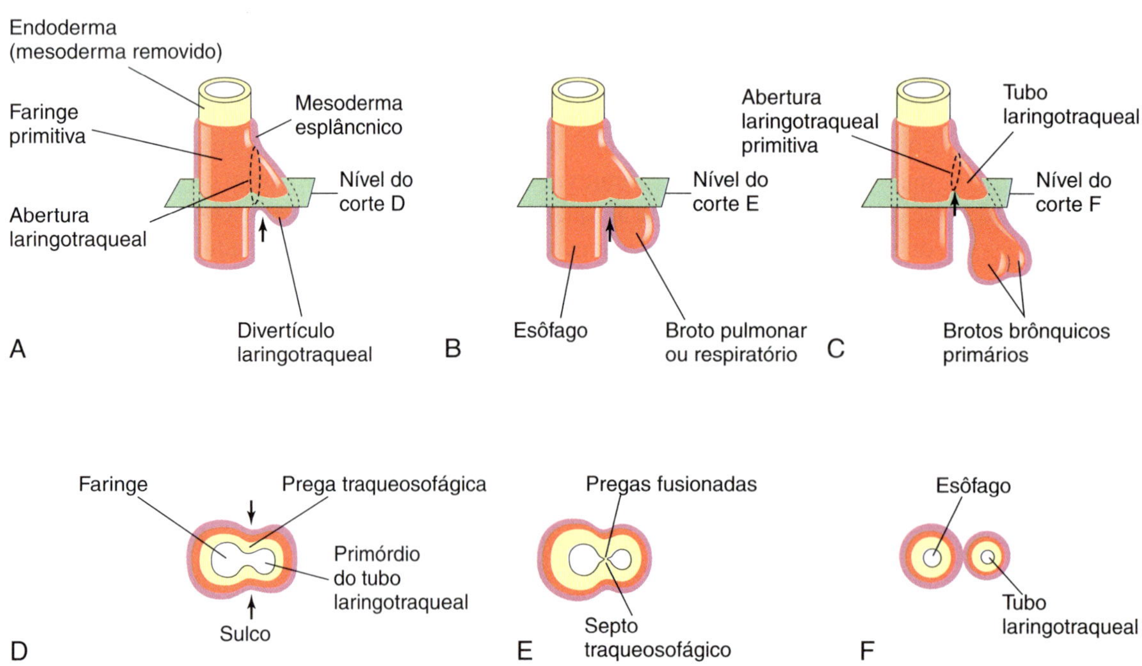

Figura 11-2 Estágios sucessivos no desenvolvimento do septo traqueosofágico durante a quarta e quinta semanas de desenvolvimento. **A** a **C**, Vistas laterais da parte caudal da faringe primitiva, mostrando o divertículo laringotraqueal e a divisão do intestino anterior para a formação do esôfago e do tubo laringotraqueal. **D** a **F**, Seções transversais, ilustrando a formação do septo traqueosofágico e como ele separa o intestino anterior para formar o tubo laringotraqueal e o esôfago. As *setas* representam alterações celulares decorrentes do crescimento.

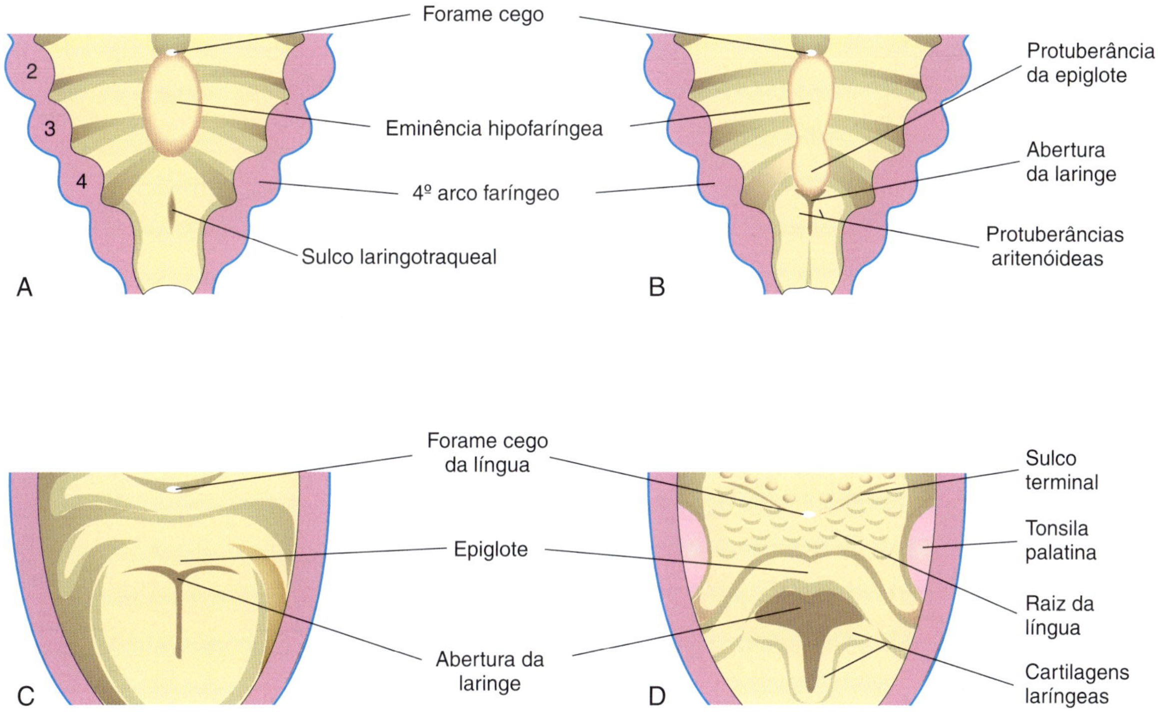

Figura 11-3 Estágios sucessivos do desenvolvimento da laringe. **A**, 4 semanas. **B**, 5 semanas. **C**, 6 semanas. **D**, 10 semanas. O epitélio que reveste a laringe é de origem endodérmica. As cartilagens e os músculos da laringe surgem do mesênquima nos quarto e sexto pares de arcos faríngeos. Observe as mudanças da abertura da laringe na forma de fenda para o formato de T conforme ocorre a proliferação do mesênquima que circunda a laringe em desenvolvimento.

DESENVOLVIMENTO DA LARINGE

O revestimento epitelial da laringe se desenvolve a partir do endoderma da extremidade cefálica do tubo laringotraqueal; as cartilagens da laringe, a partir de populações de células nos quarto e sexto pares dos arcos faríngeos (Cap. 10). As **cartilagens laríngeas** se desenvolvem a partir do mesênquima, que é derivado de *células da crista neural*. O mesênquima na extremidade cranial do tubo laringotraqueal prolifera rapidamente, produzindo o par de **saliências aritenoides** (Fig. 11-3*B*). Tais saliências crescem em direção à língua, convertendo a **glote primitiva** em um **orifício laríngeo** em formato de T (Fig. 11-3*C* e *D*). O epitélio laríngeo prolifera rapidamente, resultando na *oclusão temporária do lúmen da laringe*. A recanalização da laringe ocorre até a 10ª semana. Os ventrículos laríngeos formam-se durante esse processo de recanalização. Esses recessos são ligados por pregas da membrana da mucosa que se desenvolmem nas *pregas vocais* (cordas) e nas *pregas vestibulares*.

A **epiglote** se desenvolve a partir da parte caudal da *eminência hipofaríngea*, uma proeminência produzida pela proliferação do mesênquima nas extremidades ventrais do terceiro e quarto arcos da faringe (Cap. 10, Fig. 10-21, e Fig. 11-3*B a D*). A parte rostral dessa eminência forma o terço posterior ou parte faríngea da língua (Cap. 10, Fig. 10-21). Os **músculos da laringe** se desenvolvem a partir de mioblastos no quarto e sexto pares dos arcos faríngeos e, portanto, são inervados pelos ramos laríngeos do nervo vago (NC X) que suprem esses arcos (Tabela 10-1).

ATRESIA LARÍNGEA

A atresia laríngea (obstrução) é uma malformação congênita rara, que resulta na obstrução das vias aéreas superiores do feto – **síndrome congênita da obstrução das vias aéreas superiores.** Distalmente à atresia ou estenose (estreitamento), as vias aéreas se tornam dilatadas, os pulmões são hiperplásicos (causando compressão do coração e grandes vasos), o diafragma é achatado ou invertido e há ocorrência de **hidropsia fetal** (acúmulo de fluido em dois ou mais compartimentos) e/ou **ascite** (fluido abdominal). A ultrassonografia pré-natal torna possível o diagnóstico dessas anomalias.

O crescimento da laringe e epiglote é rápido durante os primeiros 3 anos após o nascimento, época em que a epiglote já alcançou sua forma e posição adulta.

DESENVOLVIMENTO DA TRAQUEIA

O revestimento endodérmico do tubo laringotraqueal distal à laringe se diferencia no epitélio e nas glândulas da traqueia e do epitélio pulmonar. A cartilagem, o tecido conjuntivo e os músculos da traqueia são derivados do mesoderma esplâncnico envolvendo o tubo laringotraqueal (Fig. 11-4).

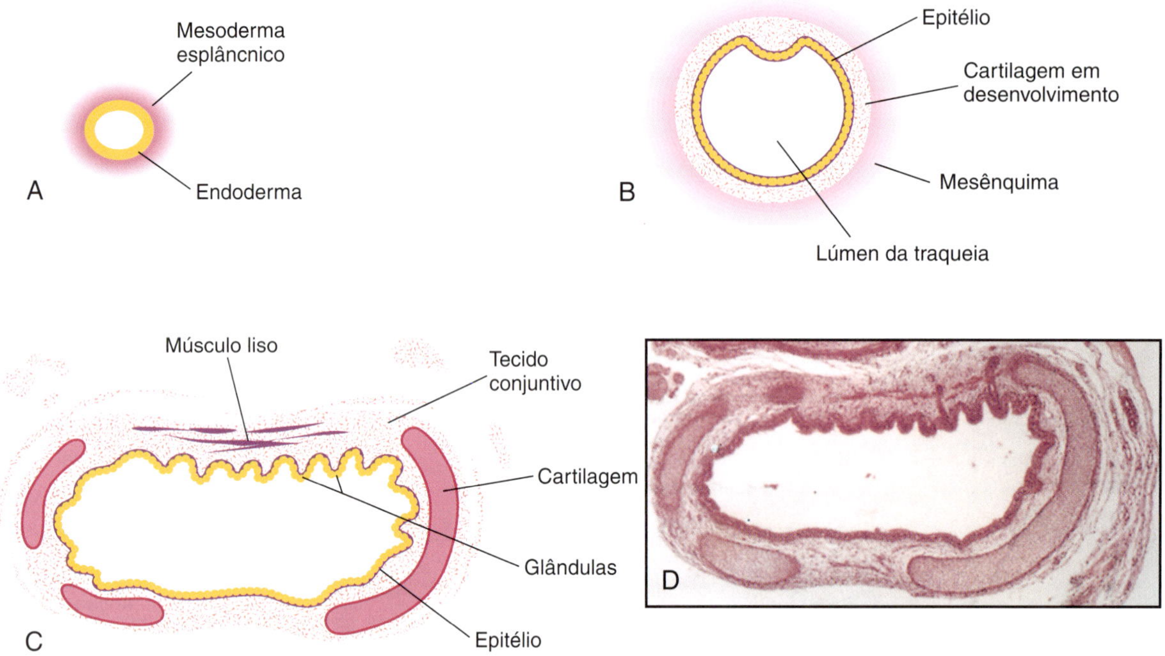

Figura 11-4 Seções transversais do tubo laringotraqueal que ilustram etapas progressivas no desenvolvimento da traqueia. **A**, 4 semanas. **B**, 10 semanas. **C**, 11 semanas (desenho da micrografia em **D**). Observe que o endoderma do tubo dá origem ao epitélio e às glândulas da traqueia e que o mesênquima em torno do tubo dá forma ao tecido conjuntivo, muscular e cartilagem (desenho da micrografia mostrada em **D**). **D**, Fotomicrografia de uma seção transversal do desenvolvimento de traqueia com 12 semanas. *(De Moore KL, Persaud TVN, Shiota K: Color Atlas of Clinical Embryology, 2nd ed. Philadelphia, Saunders, 2000.)*

FÍSTULA TRAQUEOESOFÁGICA

Uma **fístula traqueoesofágica (FTE)** é uma passagem anormal entre a traqueia e o esôfago (Figs. 11-5 e 11-6*A*). Este defeito de nascença ocorre a uma taxa em torno de 1 a cada 3.000 a 4.500 nascidos vivos, e afeta predominantemente o sexo masculino. Na maioria dos casos, a fístula está associada à **atresia esofágica.** A FTE resulta da divisão incompleta da parte cranial do intestino anterior nas partes respiratória e esofágica durante a quarta semana. A fusão incompleta das pregas traqueoesofágicas resulta em um **septo traqueoesofágico defeituoso** e na comunicação entre a traqueia e o esôfago.

A FTE *é a anomalia mais comum do trato respiratório inferior*. Quatro principais variedades da FTE podem se desenvolver (Fig. 11-5). A anomalia habitual é um fundo cego da parte superior do esôfago (**atresia esofágica**) e uma junção da parte inferior da traqueia perto de sua bifurcação (Figs. 11-5*A* e 11-6*B*). As crianças com esse tipo de FTE e atresia esofágica apresentam tosse e se asfixiam ao engolir em virtude do acúmulo excessivo de líquido na boca e no trato respiratório superior. Quando o recém-nascido tenta engolir o leite, este rapidamente preenche a bolsa esofágica e é regurgitado. O conteúdo gástrico também pode refluir do estômago para a traqueia e pulmões através da fístula, o que pode resultar em **pneumonia** ou **pneumonite** (inflamação dos pulmões). Outras variedades de FTE são mostradas na Figura 11-5*B a D*. O **poli-hidrâmnio** (Cap. 8) é frequentemente associado à atresia esofágica. O líquido amniótico se acumula excessivamente, pois o fluido não é capaz de passar para o estômago e intestinos para absorção e subsequente transferência através da placenta para o sangue materno para eliminação.

ESTENOSE E ATRESIA TRAQUEAL

O estreitamento (estenose) e a obstrução (atresia) da traqueia são malformações congênitas incomuns normalmente associadas a uma das variedades da FTE. A estenose e a atresia provavelmente resultam da divisão desigual do intestino anterior no esôfago e traqueia (Fig. 11-5). Em alguns casos, uma rede de tecido obstrui o fluxo de ar (*atresia traqueal incompleta*).

DESENVOLVIMENTO DOS BRÔNQUIOS E DOS PULMÕES

O **broto respiratório** (broto pulmonar) se desenvolve na extremidade caudal do divertículo laringotraqueal durante a quarta semana (Fig. 11-2*B*). O broto logo se divide em duas evaginações – **brotos brônquicos primários** (Fig. 11-2*C*). Posteriormente, os **brotos brônquicos secundários e terciários** se formam e crescem lateralmente nos *canais pericardioperitoneais* (Fig. 11-7*A*).

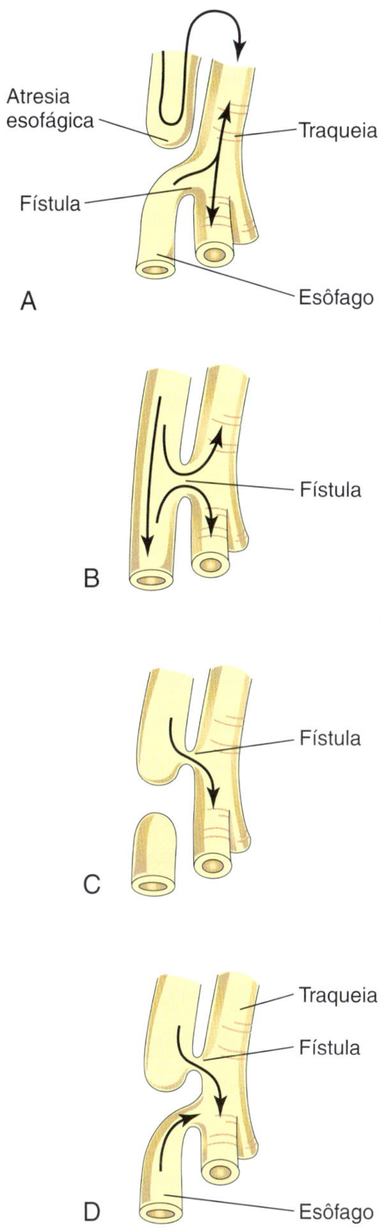

Figura 11-5 As quatro principais variedades de fístula traqueoesofágica (FTE) são mostradas em ordem de frequência. Possíveis direções do fluxo do conteúdo são indicadas por *setas*. **A**, A atresia esofágica está associada à FTE em mais de 85% dos casos. **B**, A Fístula entre a traqueia e o esôfago; este tipo de defeito de nascença representa em torno de 4% dos casos. **C**, Atresia do esôfago proximal terminando em uma fístula traqueoesofágica com o esôfago distal tendo uma bolsa cega. O ar não pode entrar no esôfago distal e no estômago. **D**, Atresia do segmento proximal do esôfago com fístulas entre a traqueia e ambos os segmentos proximal e distal do esôfago. O ar pode entrar no esôfago distal e estômago. Todos os recém-nascidos com FTE têm distúrbios de motilidade esofágica, e a maioria tem refluxo (regurgitação do conteúdo do estômago).

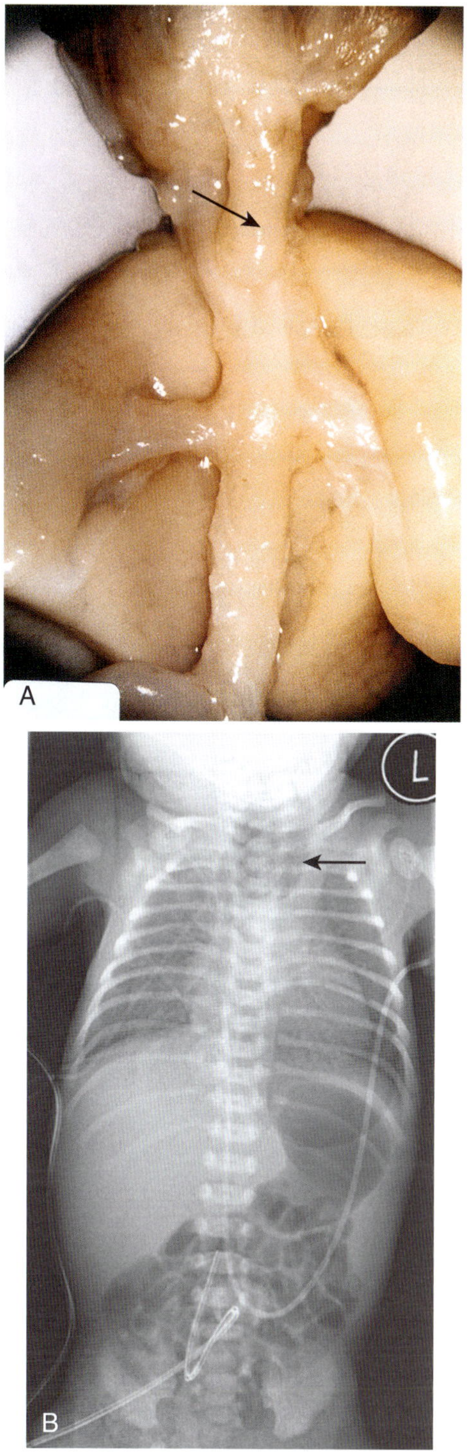

Figura 11-6 **A**, Fístula traqueoesofágica em um feto de 17 semanas. O segmento superior do esôfago termina em fundo cego (*seta*). (**A**, *De Kalousek DK, Fitch N, Paradice BA: Pathology of the Human Embryo and Previable Fetus. New York, Springer Verlag, 1990.*) **B**, Radiografia de uma criança com atresia de esôfago. O ar no trato gastrointestinal distal indica a presença de uma fístula traqueoesofágica (*seta*, saco em fundo cego do esôfago proximal).

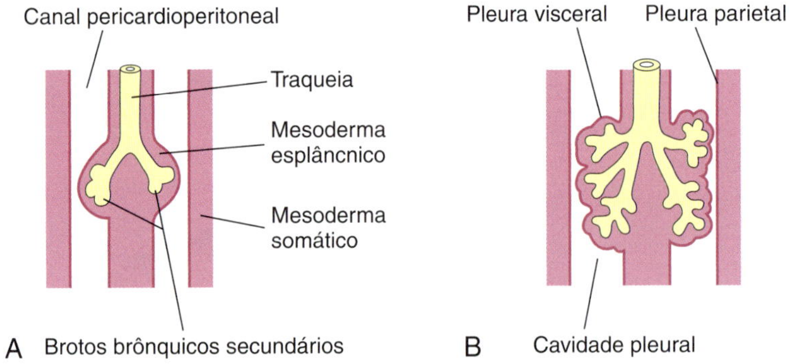

Figura 11-7 Esquemas do crescimento dos pulmões em desenvolvimento no mesoderma esplâncnico adjacente às paredes mediais dos canais pericardioperitoneais (cavidades pleurais primordiais). O desenvolvimento das camadas da pleura também é mostrado. **A**, 5 semanas. **B**, 6 semanas.

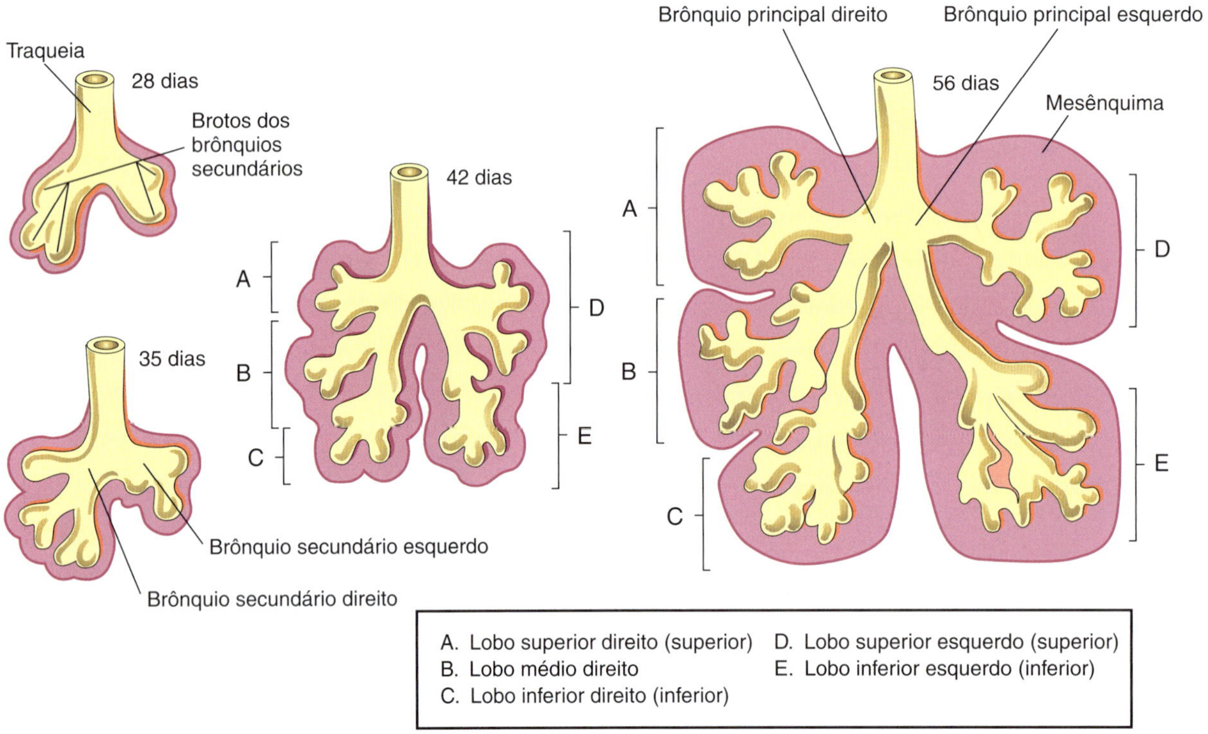

Figura 11-8 Estágios sucessivos no desenvolvimento dos brotos dos brônquicos, brônquiolos e dos pulmões.

Juntamente com o mesoderma esplâncnico circundante, os brotos brônquicos se diferenciam nos **brônquios** e suas ramificações nos pulmões (Fig. 11-7*B*). No início da quinta semana, a conexão de cada broto brônquico com a traqueia se dilata para formar o primórdio dos **brônquios principais** (Fig. 11-8).

O brônquio principal direito embrionário é ligeiramente maior que o esquerdo, e é orientado mais verticalmente. Essa relação embrionária persiste em adultos; consequentemente, um corpo estranho é mais suscetível de entrar no brônquio principal direito, e não no esquerdo.

O brônquio principal é subdividido em **brônquios secundários, que formam os ramos lobar, segmentar e intrassegmentar** (Fig. 11-8). À direita, o brônquio secundário superior supre o lobo superior do pulmão, enquanto o brônquio secundário inferior subdivide-se em dois brônquios – um se conecta ao lobo médio do pulmão direito e o outro, ao lobo inferior. Do lado esquerdo, os dois brônquios secundários suprem os lobos superior e inferior do pulmão. Cada brônquio secundário se ramifica progressivamente.

Os **brônquios segmentares**, 10 no pulmão direito e 8 ou 9 no pulmão esquerdo, começam a se formar pela sétima semana. Enquanto isso ocorre, o mesênquima circundante também se divide. Cada brônquio segmentar, com sua massa de mesênquima circundante, é o primórdio de um **segmento broncopulmonar**. Durante 24 semanas, aproximadamente 17 gerações de ramos se formam e ocorre a formação dos **brônquios respiratórios** (Fig. 11-9*B*). Além disso, sete gerações das vias aéreas também se desenvolvem após o nascimento.

Conforme os brônquios se desenvolvem, placas cartilaginosas são formadas a partir do mesênquima esplâncnico circundante. A musculatura lisa e o tecido conjuntivo bronquial e o tecido conjuntivo e os capilares pulmonares

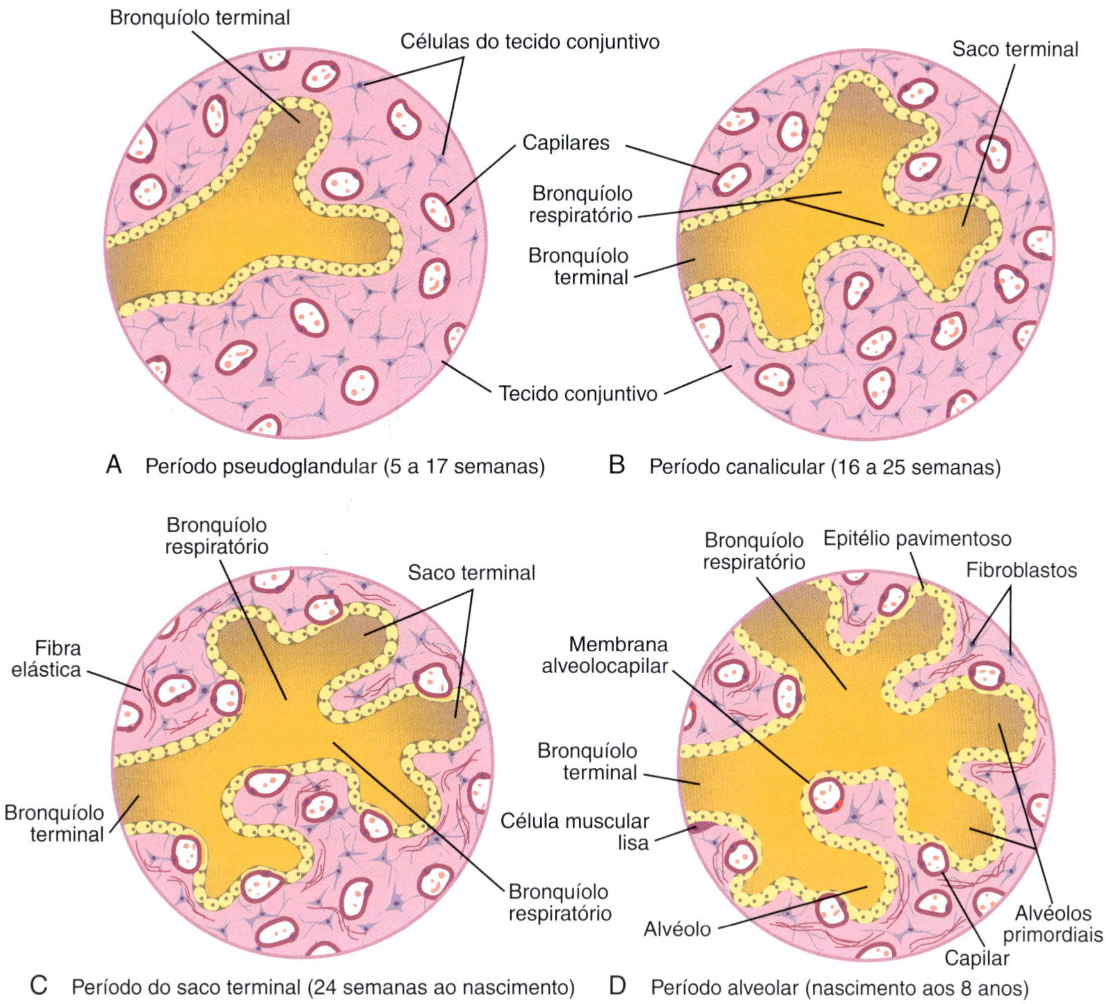

Figura 11-9 Diagrama de cortes histológicos mostrando estágios progressivos do desenvolvimento pulmonar. **A** e **B**, estágios iniciais do desenvolvimento do pulmão. Em **C** e **D**, observe que a membrana alveolocapilar é fina e que alguns capilares fazem saliências na parede dos sacos terminais.

são também derivados desse mesênquima. À medida que os pulmões se desenvolvem, eles adquirem uma camada de **pleura visceral** a partir do mesoderma esplâncnico (Fig. 11-7). Com a expansão, os pulmões e as cavidades pleurais crescem caudalmente no mesênquima da parede do corpo e logo se posicionam perto do coração. A parede torácica do corpo é revestida pela camada de **pleura parietal** derivada do mesoderma somático (Fig. 11-7*B*). O espaço entre a pleura visceral e a parietal é a **cavidade pleural**.

Maturação dos Pulmões

A maturação dos pulmões é dividida em quatro fases histológicas: pseudoglandular, canalicular, saco terminal e alveolar.

Período Pseudoglandular (5 a 17 semanas)

Durante a primeira parte deste período, os pulmões em desenvolvimento se assemelham histologicamente a uma glândula exócrina (Fig. 11-9*A*). Durante 16 semanas, todos os principais elementos do pulmão se formam, exceto aqueles envolvidos com a troca gasosa. A respiração não é possível; consequentemente, *os fetos nascidos durante esse período são incapazes de sobreviver*.

Período Canalicular (16 a 25 semanas)

Este período se sobrepõe ao período pseudoglandular, visto que os segmentos craniais dos pulmões amadurecem mais rápido que os segmentos caudais. Durante o período canalicular, os lúmenes dos brônquios e **bronquíolos terminais** aumentam e o tecido pulmonar torna-se altamente vascularizado (Fig. 11-9*B*). Durante 24 semanas, cada bronquíolo terminal dá origem a dois ou mais **bronquíolos respiratórios**, cada um dos quais se divide em três a seis passagens tubulares – **os ductos alveolares primordiais**.

A respiração é possível ao final da fase canalicular, pois alguns **sacos terminais** de parede fina (alvéolos primordiais) se desenvolveram nas extremidades dos bronquíolos respiratórios, e o *tecido pulmonar é bem vascularizado (passa a ser vascular pela formação de novos vasos)*. Embora um feto nascido em 24 a 26 semanas possa sobreviver se receber cuidado intensivo, muitas vezes, ele morre pelo fato de o seu sistema respiratório e outros sistemas serem relativamente imaturos.

Período do Saco Terminal (24 semanas ao nascimento)

Durante este período, muitos mais sacos terminais se desenvolvem, e seu *epitélio torna-se muito fino* (alvéolos primordiais). Os capilares começam a formar protuberâncias nesses sacos (Fig. 11-9*C*). O contato íntimo entre as células epiteliais e endoteliais forma a **barreira sangue-ar (hematoaérea)**, que possibilita a troca de gases adequada à sobrevivência.

Durante 26 semanas, os sacos terminais estão revestidos por células epiteliais pavimentosas de origem endodérmica (**pneumócitos tipo I**), por meio das quais ocorre a troca gasosa. A rede capilar prolifera rapidamente no mesênquima em torno dos alvéolos em formação, sem desenvolvimento concomitante de capilares linfáticos. As células epiteliais secretoras arredondadas e espalhadas por entre as células epiteliais pavimentosas são **pneumócitos tipo II**, *que secretam o* ***surfactante pulmonar***, uma mistura complexa de fosfolipídios e proteínas.

O surfactante forma um filme monomolecular sobre as paredes interiores dos sacos alveolares e neutraliza a força da tensão superficial na interface ar-alvéolo. Isso facilita a expansão dos sacos terminais.

A maturação das células alveolares do tipo II e a produção de surfactante variam amplamente em fetos de diferentes idades. *A produção de surfactante tem início entre a 20ª e a 22ª semana*, mas o surfactante está presente apenas em pequenas quantidades em crianças prematuras. Ele não alcança níveis adequados até o final do período fetal. O aumento da produção de surfactante, induzida por corticosteroides pré-natais **e o tratamento com reposição de surfactante pós-natal** têm aumentado as taxas de sobrevivência dessas crianças.

Período Alveolar (Final do Período Fetal a 8 Anos)

Exatamente quando o período do saco terminal acaba e se inicia o período alveolar, isso depende da definição do termo ***alvéolo*** (Fig. 11-9*D*). No início do período alveolar, cada bronquíolo respiratório termina em um conjunto de sacos terminais de paredes finas que são separadas umas da outras por tecido conjuntivo frouxo. Esses sacos terminais representam futuros **ductos alveolares**. A **membrana alveolocapilar** (barreira de difusão pulmonar ou membrana respiratória) é suficientemente fina para possibilitar a troca gasosa. A transição da troca gasosa dependente da placenta para a troca gasosa autônoma após o nascimento requer as seguintes mudanças adaptativas nos pulmões:

- Produção de surfactante nos sacos alveolares
- Transformação dos pulmões em órgãos de trocas gasosas
- Estabelecimento simultâneo das circulações pulmonar e sistêmica.

Aproximadamente 95% dos **alvéolos maduros** se desenvolvem no período pós-natal. Antes do nascimento, os alvéolos primitivos aparecem como pequenas saliências nas paredes dos bronquíolos respiratórios e sacos alveolares (Fig. 11-9*D*). Após o nascimento, os alvéolos primitivos aumentam conforme os pulmões se expandem; no entanto, o aumento do tamanho dos pulmões resulta muito mais de um aumento contínuo no número de bronquíolos respiratórios e alvéolos primitivos do que simplesmente o aumento em tamanho dos alvéolos. O desenvolvimento alveolar é geralmente concluído até os 3 anos de idade, mas novos alvéolos podem ser adicionados até aproximadamente 8 anos de idade. Ao contrário dos alvéolos maduros, os *alvéolos imaturos têm o potencial para a formação de alvéolos primitivos adicionais.*

Cerca de 150 milhões de alvéolos primitivos (metade do número nos adultos) estão presentes nos pulmões dos recém-nascidos a termo. Na radiografia de tórax, portanto, o pulmão dos recém-nascidos parece mais denso que o pulmão do adulto. Entre o terceiro e o oitavo ano, é alcançado o complemento de 300 milhões de alvéolos no adulto.

Três fatores essenciais para o desenvolvimento normal do pulmão consistem em:

- Espaço torácico adequado para o crescimento do pulmão
- Volume adequado de líquido amniótico
- Movimentos respiratórios fetais.

O mecanismo de modulação da morfogênese do pulmão e da formação dos vasos sanguíneos nos pulmões envolve os fatores de transcrição Sox17 e sinalização Wnt.

Os movimentos respiratórios fetais ocorrem antes do nascimento, exercendo força suficiente para provocar a aspiração de algum fluido amniótico para os pulmões. Esses movimentos respiratórios fetais ocorrem apenas durante o sono com movimentos oculares rápidos (em 50% do tempo). Tais movimentos estimulam o desenvolvimento do pulmão, possivelmente por meio da criação de um gradiente de pressão entre os pulmões e o fluido amniótico. Ao nascimento, o feto tem a vantagem de ter tido vários meses de exercício de respiração. Os movimentos respiratórios fetais aumentam conforme o nascimento se aproxima.

No nascimento, cerca de metade dos pulmões está preenchida com líquido derivado da cavidade amniótica, dos pulmões e das glândulas da traqueia. A aeração dos pulmões no nascimento não é decorrente da dilatação dos órgãos colapsados e vazios, mas sim da substituição rápida do líquido intra-alveolar pelo ar. O líquido dos pulmões é limpo no nascimento por três vias:

- Boca e nariz, por pressão no tórax durante o parto vaginal
- Drenagem a partir dos capilares pulmonares e artérias e veias pulmonares
- Drenagem linfática

OLIGO-HIDRÂMNIO E DESENVOLVIMENTO PULMONAR

Quando o **oligo-hidrâmnio** (quantidade insuficiente de líquido amniótico) é severo e crônico, o desenvolvimento pulmonar é retardado. Acredita-se que a redução da pressão hidráulica nos pulmões e a consequência dos seus efeitos na regulação do cálcio pulmonar podem resultar em **hipoplasia pulmonar**, o que pode ser grave.

SÍNDROME DO DESCONFORTO RESPIRATÓRIO DO RECÉM-NASCIDO

A síndrome do desconforto respiratório (SDR) afeta aproximadamente 2% dos recém-nascidos vivos, sendo os nascidos prematuramente os mais suscetíveis. A SDR é também conhecida como ***doença da membrana hialina***. *A deficiência da substância surfactante é uma das principais causas da SDR. A asfixia intrauterina prolongada* pode produzir mudanças irreversíveis nas células alveolares tipo II, tornando-as incapazes de produzir a substância surfactante. Os *corticosteroides* são estimuladores potentes da produção de surfactante fetal e podem ser administrados à mãe se o parto prematuro for um risco. Os recém-nascidos com SDR têm uma respiração anormalmente rápida e dificultada logo após o nascimento. Estima-se que 30% de todas as doenças neonatais resultam da SDR ou de suas complicações. Os pulmões são subinflados e os alvéolos contêm materiais amorfos (*membrana hialina*) a partir de substâncias na circulação e das lesões do epitélio pulmonar. O tratamento inclui oxigênio suplementar e surfactante artificial – mais de 90% dos recém-nascidos com SDR sobrevivem.

PULMÕES DOS RECÉM-NASCIDOS

Os pulmões saudáveis sempre contêm um pouco de ar; consequentemente, amostras do tecido pulmonar flutuam na água. Em contraste, um pulmão doente que está parcialmente preenchido com líquido não pode flutuar. O fato de os pulmões de um recém-nascido *natimorto* serem firmes e afundarem quando colocados na água significa que eles contêm líquido (e não ar), o que pode ser de grande importância médico-legal.

HIPOPLASIA PULMONAR

Em crianças com uma **hérnia diafragmática congênita** (Cap. 9), os pulmões podem não se desenvolver normalmente. Esta hipoplasia pode ser causada por alterações nos fatores de crescimento que existiam antes das vísceras abdominais se tornarem anormalmente posicionadas. A **hipoplasia pulmonar** (**subdesenvolvimento**) caracteriza-se pelo volume pulmonar marcadamente reduzido. Muitas crianças com hérnia diafragmática congênita morrem de insuficiência pulmonar (apesar de ótimos cuidados pós-natal), pois seus pulmões estão muito hipoplásicos para suportar a vida extrauterina.

QUESTÕES DE ORIENTAÇÃO CLÍNICA

1. O que estimula a criança a começar a respirar ao nascimento? O "tapa nas nádegas" é necessário?
2. Um recém-nascido morreu cerca de 72 horas após o nascimento devido a efeitos da síndrome do desconforto respiratório. Explique esta síndrome. Por qual outro nome esta condição é conhecida? Sua causa é genética ou ambiental?
3. É possível que um recém-nascido que nasceu com 22 semanas após a fertilização sobreviva? O que pode ser feito para reduzir a gravidade da síndrome do desconforto respiratório?

As respostas dessas questões são apresentadas no final deste livro.

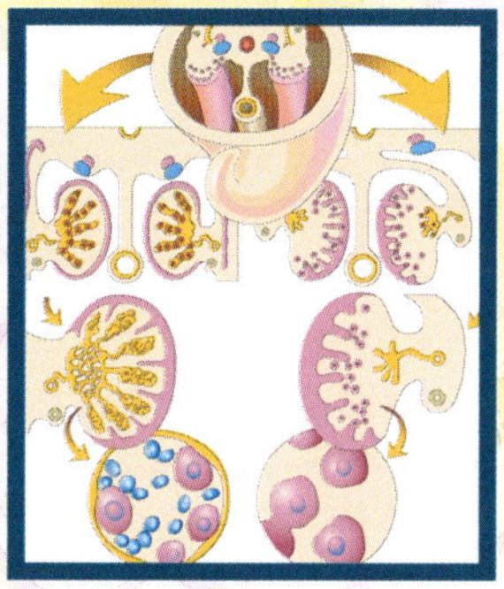

CAPÍTULO

12

Sistema Digestório

O **sistema alimentar** (sistema digestório) é o trato digestório da boca ao ânus com todas as suas glândulas e órgãos associados. O **intestino primitivo** (fase inicial de desenvolvimento) se forma durante a quarta semana, quando a cabeça, a eminência caudal (cauda) e as pregas laterais incorporam a parte dorsal do **saco vitelino** (vesícula umbilical) (Cap. 6, Fig. 6-1). O intestino primitivo é fechado inicialmente na sua extremidade cranial pela **membrana orofaríngea** (Cap. 10, Fig. 10-1B), e na sua extremidade caudal pela **membrana cloacal** (Fig. 12-1). O endoderma do intestino primitivo dá origem à maior parte do intestino, epitélio e glândulas. O epitélio das extremidades cranial e caudal do trato alimentar é derivado do ectoderma do **estomodeu** e da **fosseta anal** (proctodeu), respectivamente (Fig. 12-1).

Os tecidos muscular e conjuntivo e outras camadas da parede do **trato digestório** são derivados do mesênquima esplâncnico que circunda o **intestino primitivo**. Anatomicamente, o intestino é dividido em três partes: intestino anterior, intestino médio e intestino posterior. *A diferenciação regional do intestino primitivo é estabelecida pelos genes Sonic e Indian hedgehog (SHH e IHH) que são expressos no endoderma e no mesoderma circundante.* A sinalização endodérmica fornece informações temporais e posicionais para o desenvolvimento do intestino.

INTESTINO ANTERIOR

Os derivados do intestino anterior são:

- A faringe primitiva e seus derivados
- O sistema respiratório inferior
- O esôfago e o estômago
- O duodeno, distal à abertura do ducto biliar
- O fígado, o sistema biliar (ductos hepáticos, vesícula biliar e ducto biliar) e o pâncreas.

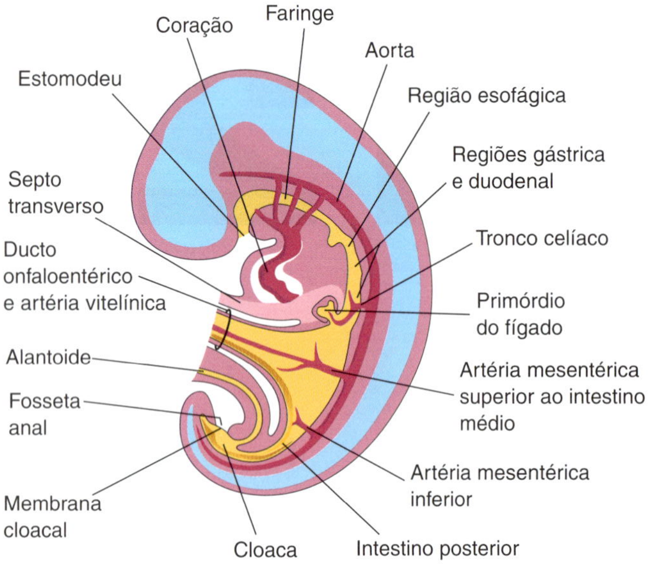

Figura 12-1 Esquema de um corte mediano de um embrião de 4 semanas, mostrando o sistema digestório inicial e seu suprimento sanguíneo.

Esses derivados do intestino anterior, exceto a faringe, o trato respiratório inferior e a maior parte do esôfago, são supridos pelo **tronco celíaco**, a artéria do intestino anterior (Figs. 12-1 e 12-2*A*).

Desenvolvimento do Esôfago

O esôfago desenvolve-se a partir do intestino anterior imediatamente caudal à faringe (Fig. 12-1). Inicialmente, o esôfago é curto, mas ele se alonga rapidamente e alcança o seu comprimento final por volta da sétima semana. Seu epitélio e suas glândulas são derivados do endoderma. O epitélio prolifera e oblitera, parcial ou completamente, o lúmen do esôfago; no entanto, a recanalização geralmente ocorre ao final da oitava semana. O músculo estriado do esôfago é derivado do mesênquima do quarto e do sexto arcos faríngeos (Cap. 10, Figs. 10-1 e 10-5*B*). O músculo liso, principalmente no terço inferior do esôfago, desenvolve-se a partir do mesênquima esplâncnico circundante.

ATRESIA ESOFÁGICA

A obstrução (atresia) do lúmen do esôfago ocorre em aproximadamente 1 em cada 3.000 a 4.500 recém-nascidos. Aproximadamente um terço das crianças afetadas nasce prematuramente. A **atresia esofágica** está frequentemente associada à **fístula traqueoesofágica** (Cap. 11, Figs. 11-5 e 11-6). A atresia ocorre em decorrência do desvio do *septo traqueoesofágico* para uma direção posterior (Cap. 11, Figs. 11-2 e 11-6); como resultado, a separação do esôfago do tubo laringotraqueal fica incompleta. Em alguns casos, a atresia resulta de uma *falha na recanalização esofágica* durante a oitava semana de desenvolvimento. Um feto com atresia esofágica é incapaz de deglutir o líquido amniótico, resultando em **poli-hidrâmnio**, o acúmulo de uma quantidade excessiva de líquido amniótico.

ESTENOSE ESOFÁGICA

O estreitamento do lúmen do esôfago (estenose) pode ocorrer em qualquer lugar ao longo do esôfago, mas geralmente ocorre no seu terço distal, como uma rede ou como um longo segmento do esôfago, com lúmen filiforme. A estenose geralmente resulta da recanalização incompleta do esôfago durante a oitava semana.

Desenvolvimento do Estômago

Durante a quarta semana, uma ligeira dilatação do intestino anterior tubular indica o local do estômago primitivo. Ela aparece primeiramente como um alargamento fusiforme da parte caudal do intestino anterior orientada no plano mediano (Fig. 12-2*B*). O estômago primitivo aumenta e se alarga ventrodorsalmente. Sua margem dorsal cresce mais rapidamente que a margem ventral. Este local de rápido crescimento demarca a **grande curvatura do estômago** (Fig. 12-2*D*).

Rotação do Estômago

À medida que o estômago aumenta, ele gira 90º no sentido horário ao redor do seu eixo longitudinal. Os efeitos da rotação sobre o estômago são (Figs. 12-2 e 12-3):

- A margem ventral (pequena curvatura) se move para a direita e a margem dorsal (grande curvatura) se move para a esquerda (Fig. 12-2*C* a *F*).
- Antes da rotação, as extremidades cranial e caudal do estômago estão no plano mediano (Fig. 12-2*B*).
- Durante a rotação e o crescimento do estômago, sua região cranial se move para a esquerda e ligeiramente para baixo, e sua região caudal se move para a direita e para cima (Fig. 12-2*C* a *E*).
- Após a rotação, o estômago assume sua posição final, com seu maior eixo quase transverso ao maior eixo do corpo (Fig. 12-2*E*). Esta rotação e o crescimento explicam por que o **nervo vago esquerdo** supre a parede anterior do estômago do adulto, e o **nervo vago direito** inerva a sua parede posterior.

ESTENOSE PILÓRICA HIPERTRÓFICA

Defeitos congênitos do estômago são incomuns, com exceção da estenose pilórica hipertrófica, que afeta 1 em cada 150 recém-nascidos do sexo masculino e 1 em cada 750 do sexo feminino. Lactentes com este defeito congênito apresentam marcante **espessamento muscular do piloro** do estômago, a **região do esfíncter** distal do estômago. Os músculos da região pilórica são hipertrofiados, o que resulta em ***grave estenose*** *(estreitamento) do canal pilórico* e obstrução à passagem dos alimentos. Como resultado, o estômago se torna muito distendido e o seu conteúdo é expelido com força considerável (**vômitos em jato**). O alívio cirúrgico da obstrução é o tratamento habitual.

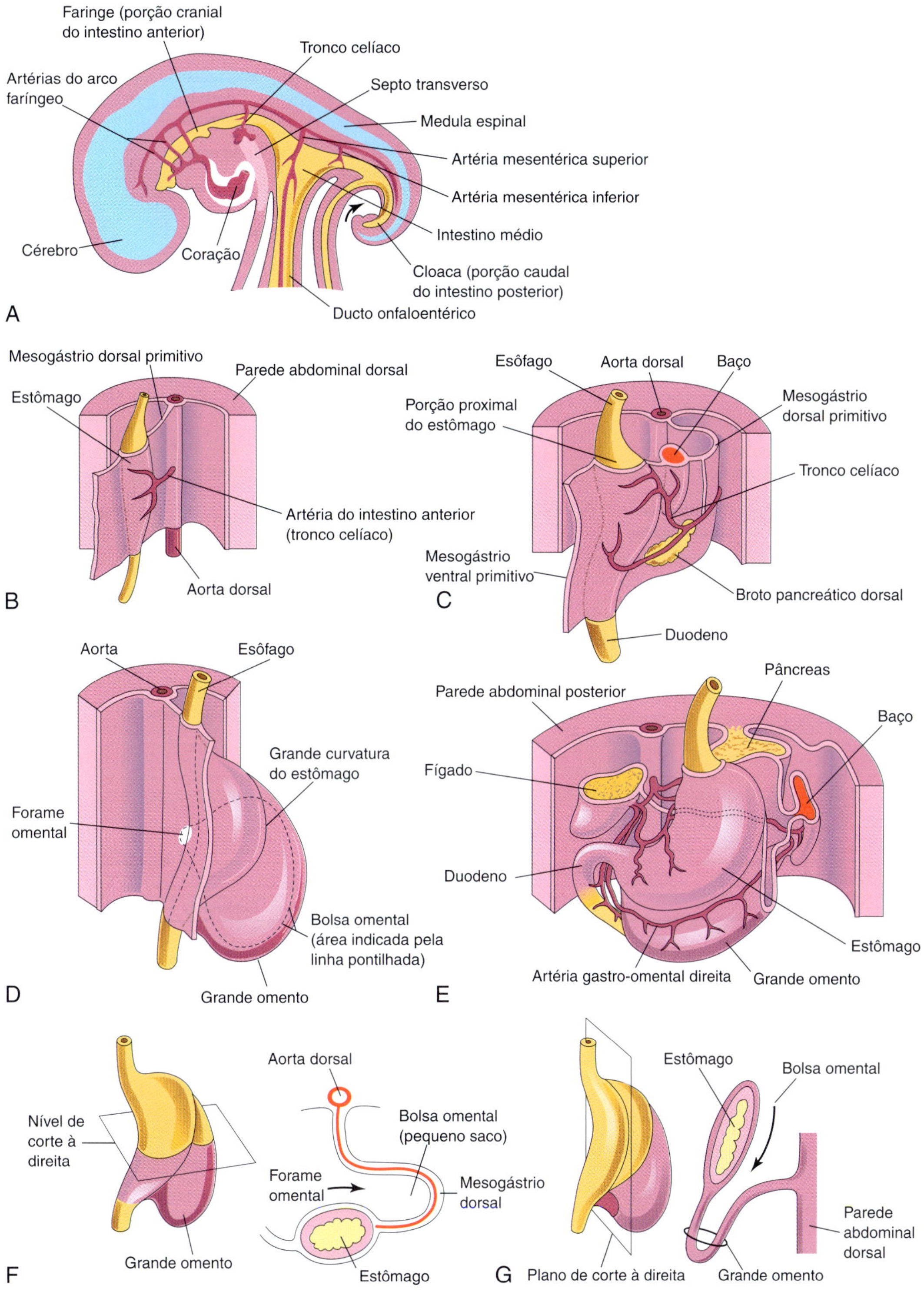

Figura 12-2 Esquemas do desenvolvimento e da rotação do estômago e da formação da bolsa omental e do grande omento. **A,** Corte mediano do abdome de um embrião de 28 dias. **B,** Visão anterolateral do embrião mostrado em **A. C,** Embrião de aproximadamente 35 dias. **D,** Embrião de aproximadamente 40 dias. **E,** Embrião de aproximadamente 48 dias. **F,** Visão lateral do estômago e do grande omento e de um embrião de aproximadamente 52 dias. **G,** Corte sagital, mostrando a bolsa omental e o grande omento. As setas em **F** e **G** indicam o local do forame omental.

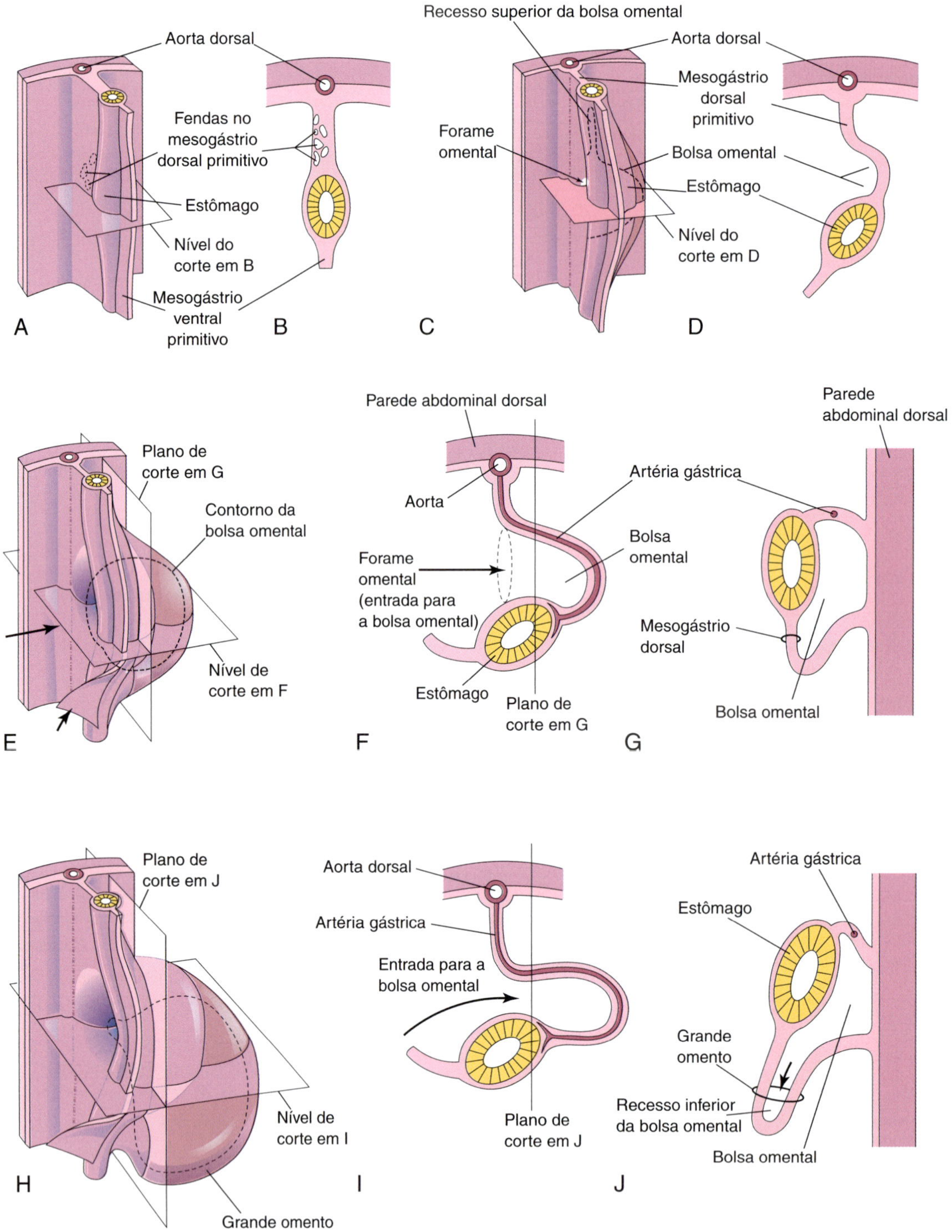

Figura 12-3 Desenvolvimento do estômago e dos mesentérios e formação da bolsa omental. **A**, Embrião de 5 meses. **B,** Corte transversal mostrando fendas no mesogástrio dorsal. **C,** Fase posterior, após a coalescência das fendas para formar a bolsa omental. **D,** Corte transversal mostrando a aparência inicial da bolsa omental. **E,** O mesentério dorsal se alongou e a bolsa omental aumentou de tamanho. **F** e **G,** Cortes transversal e sagital, respectivamente, mostrando o alongamento do mesogástrio dorsal e expansão da bolsa omental. **H,** Embrião de 6 semanas, mostrando o grande omento e a expansão da bolsa omental. **I** e **J,** Cortes transversal e sagital, respectivamente, mostrando o recesso inferior da bolsa omental e o forame omental. As setas em **E, F** e **I** indicam o local do forame omental. Em **J,** a *seta* indica o recesso da bolsa omental.

Mesentérios do Estômago

O estômago está suspenso na **parede dorsal** da cavidade abdominal pelo **mesogástrio dorsal primitivo** (Figs. 12-2*B* e *C* e 12-3*A* a *E*). Este mesentério, originalmente localizado no plano mediano, é levado para a esquerda durante a rotação do estômago e a formação da bolsa omental. O **mesogástrio ventral primitivo** se junta ao estômago, duodeno, fígado e parede abdominal ventral (Figs. 12-2*C* e 12-3*A* e *B*).

Bolsa Omental

Fendas isoladas se desenvolvem no mesênquima, formando o mesogástrio dorsal (Fig. 12-3*A* e *B*). Essas fendas logo coalescem para formar uma cavidade única – a **bolsa omental** (*saco peritoneal menor*) – um grande recesso da cavidade peritoneal (Figs. 12-2*F* e *G* e 12-3*C* e *D*). A rotação do estômago puxa o mesogástrio dorsal para a esquerda, aumentando, assim, a bolsa. A bolsa semelhante a um saco facilita os movimentos do estômago.

A bolsa omental fica entre o estômago e a parede abdominal posterior. À medida que o estômago aumenta, a bolsa se expande e fica suspensa sobre os intestinos em desenvolvimento (Fig. 12-3*J*). Essa parte da bolsa é o **omento maior** (Figs. 12-3*G* a *J* e 12-13*A*). As duas camadas do omento maior finalmente se fusionam (Fig. 12-13*F*). A **bolsa omental** se comunica com a parte principal da cavidade peritoneal por uma pequena abertura – o **forame omental** (Figs. 12-2*D* e *F* e 12-3*C* e *F*).

Desenvolvimento do Duodeno

No início da quarta semana, o duodeno começa a se desenvolver a partir da parte caudal do intestino anterior e da parte cranial do intestino médio (Fig. 12-4*A*). O duodeno em desenvolvimento se alonga, formando uma alça em formato de "C" que se projeta ventralmente (Fig. 12-4*B* a *D*). Com a rotação do estômago, a alça duodenal gira para a direita e se posiciona **retroperitonealmente** (externa ao peritônio). Em decorrência de sua derivação do intestino anterior e do intestino médio, o duodeno é suprido por ramos das artérias celíaca e mesentérica superior (Fig. 12-1). Durante a quinta e a sexta semana, o lúmen do duodeno é temporariamente obstruído devido à proliferação das suas células epiteliais; em geral, o lúmen é recanalizado ao final do período embrionário (8 semanas).

Desenvolvimento do Fígado e do Sistema Biliar

O fígado, a vesícula biliar e o sistema de ductos biliares surgem como um crescimento ventral – o **divertículo hepático** – a partir da porção caudal do intestino anterior no início da quarta semana (Figs. 12-4*A* e 12-6*A*). *A via de sinalização Wnt/β-catenina está envolvida na indução do divertículo hepático.*

O divertículo hepático se estende para o **septo transverso** (Fig. 12-6*B*), uma massa de mesoderma esplâncnico entre o coração em desenvolvimento e o intestino médio. O divertículo aumenta de tamanho e se divide em duas partes enquanto cresce entre as camadas do **mesogástrio ventral** (Fig. 12-4*A*). A porção cranial maior do divertículo é o **primórdio do fígado**; a porção caudal menor torna-se a **vesícula biliar**. As células endodérmicas em proliferação dão origem a cordões entrelaçados de **hepatócitos** (células hepáticas parenquimatosas) e ao epitélio que reveste a porção intra-hepática do sistema biliar. Os **cordões hepáticos** se anastomosam ao redor dos espaços revestidos por endotélio, os primórdios dos sinusoides hepáticos. Os tecidos fibroso e hematopoético e as **células de Kupffer** do fígado são derivados do mesênquima no septo transverso. O fígado cresce rapidamente da quinta à décima semana e preenche uma grande parte da cavidade abdominal superior (Figs. 12-4 e 12-6*C* e *D*).

A **hematopoese** (formação e desenvolvimento de vários tipos de células sanguíneas) começa no fígado durante a sexta semana. Por volta da nona semana, o fígado é responsável por aproximadamente 10% do peso total do feto. A **formação de bile** pelas células hepáticas começa durante a 12ª semana.

A pequena porção caudal do divertículo hepático torna-se a **vesícula biliar** e a haste forma o **ducto cístico** (Fig. 12-4*B* e C). Inicialmente, o *sistema biliar extra-hepático* encontra-se obstruído por células epiteliais. A haste que liga os ductos hepático e cístico ao duodeno se torna o **ducto biliar**; este ducto se prende à face ventral da alça duodenal. À medida que o duodeno cresce e gira, a entrada do ducto biliar é levada para a face dorsal do duodeno (Fig. 12-4*C* e *D*). A entrada da bile no duodeno através do ducto biliar após a 13ª semana confere cor verde-escuro ao mecônio (primeira evacuação intestinal do recém-nascido).

ESTENOSE DUODENAL

A oclusão parcial do lúmen duodenal – **estenose duodenal** – geralmente é causada pela recanalização incompleta do duodeno, resultando de vacuolização defeituosa. A maioria das estenoses envolve a parte horizontal (terceira) e/ou a parte ascendente (quarta) do duodeno. Em virtude da estenose, o conteúdo do estômago (geralmente contendo bile) é frequentemente expelido em vômitos.

ATRESIA DUODENAL

A oclusão completa do duodeno – **atresia duodenal** – não é comum. Durante o desenvolvimento inicial, o lúmen duodenal está completamente obliterado por células epiteliais. Se não ocorre a recanalização completa do lúmen, um curto segmento do duodeno fica ocluído (Fig. 12-5*B*). A maioria dos casos de atresia envolve a parte ascendente e a descendente do duodeno, e está localizada distalmente à abertura do ducto biliar. Em recém-nascidos com atresia duodenal, os episódios de vômito começam poucas horas após o nascimento. O vômito quase sempre contém bile. **Poli-hidrâmnio** (excesso de líquido amniótico) também ocorre porque a atresia duodenal impede a absorção normal de líquido amniótico pelos intestinos. O diagnóstico de atresia duodenal é sugerido pela presença do "sinal da bolha dupla" em radiografias simples ou em ultrassonografias (Fig. 12-5*B*). Tal sinal é causado por um estômago distendido, repleto de gases e pelo duodeno proximal. Entre 20% e 30% dos bebês afetados apresentam síndrome de Down e outros 20% são prematuros.

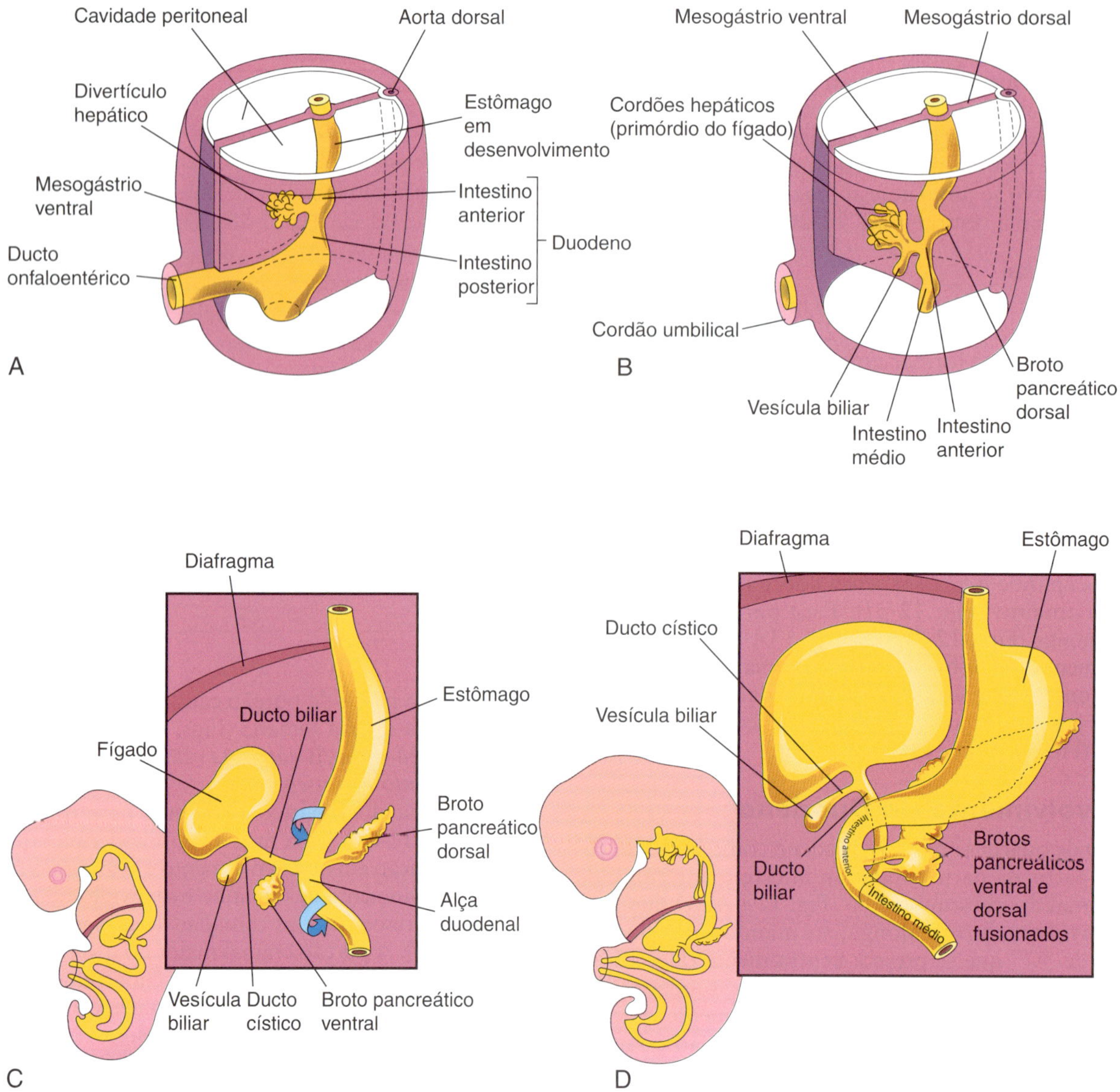

Figura 12-4 Estágios progressivos no desenvolvimento do duodeno, fígado, pâncreas e sistema biliar extra-hepático. **A,** Embrião de 4 semanas. **B** e **C,** Embrião de 5 semanas. **D,** Embrião de 6 semanas. O pâncreas se desenvolve a partir dos brotos pancreáticos dorsal e ventral que se fusionam para formar o pâncreas. Observe que a entrada do ducto biliar no duodeno muda gradualmente da sua posição inicial para uma posição posterior. Isso explica por que o ducto biliar em adultos assume uma posição posterior ao duodeno e à cabeça do pâncreas.

ANOMALIAS CONGÊNITAS DO FÍGADO

Pequenas variações na lobulação do fígado são comuns; no entanto, as anomalias congênitas são raras. Variações nos ductos hepáticos, biliar e cístico são comuns e clinicamente significativas. **Ductos hepáticos acessórios** podem estar presentes em aproximadamente 5% da população, e a percepção de sua possível presença é de importância cirúrgica (p. ex., transplante de fígado).

ATRESIA BILIAR EXTRA-HEPÁTICA

Esta é a anomalia congênita mais grave envolvendo o **sistema biliar extra-hepático** e ocorre em 1 a cada 5.000 a 20.000 nascidos vivos. Esses bebês apresentam perda ou ausência de todo o sistema biliar extra-hepático ou de uma parte significativa dele. A causa não está clara. A **icterícia** geralmente ocorre entre 2 e 6 semanas pós-parto, e a correção cirúrgica para aumentar o fluxo de bile, embora não seja curativa, pode ser temporariamente paliativa. A terapia definitiva requer o transplante de fígado.

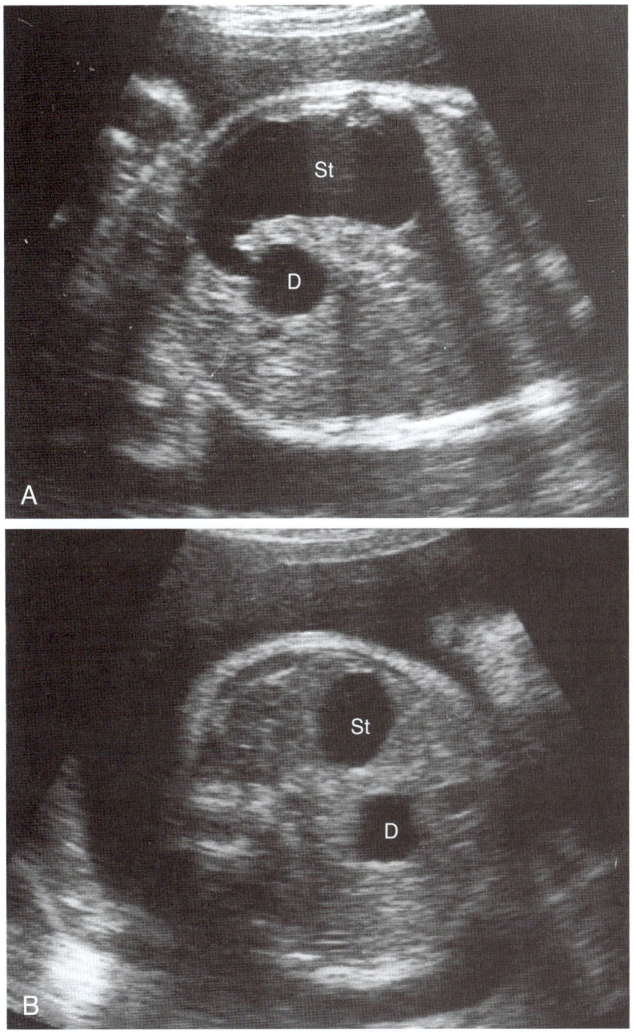

Figura 12-5 Exames de ultrassonografia de um feto com 33 semanas de gestação (31 semanas após a fecundação), mostrando atresia duodenal. **A,** Um exame oblíquo mostra o estômago dilatado, cheio de líquido (*St*) entrando no duodeno proximal (*D*), que também se encontra aumentado devido à atresia (bloqueio) distal a ele. **B,** Exame de ultrassonografia transversal, mostrando a aparência característica de "bolha dupla" do estômago e do duodeno quando há atresia duodenal.

Mesentério Ventral

Esta fina membrana *ventral de duas camadas* (Figs. 12-6*C* e *D* e 12-7) dá origem a:

- **Pequeno omento ou omento menor**, que vai do fígado à pequena curva do estômago (**ligamento hepatogástrico**) e do fígado ao duodeno (**ligamento hepatoduodenal**)
- **Ligamento falciforme**, que se estende do fígado à parede abdominal ventral

A **veia umbilical** passa na margem livre do ligamento falciforme no seu caminho do cordão umbilical para o fígado. O mesentério ventral, derivado do mesogástrio, também forma o **peritônio visceral do fígado**.

Desenvolvimento do Pâncreas

O pâncreas se desenvolve entre as camadas dos mesentérios a partir dos **brotos pancreáticos** dorsal e ventral, que surgem da porção caudal do intestino anterior (Fig. 12-8*A*). A maior parte do pâncreas deriva do **broto pancreático dorsal** maior, que aparece primeiro.

A formação do broto pancreático dorsal depende de sinais provenientes da notocorda (activina e fator de crescimento fibroblástico-2) que bloqueia a expressão do gene sonic hedgehog *(Shh) no endoderma. A expressão dos fatores* homeobox *pancreático e duodenal (PDX-1 e MafA) é crítica para o desenvolvimento do pâncreas.*

O **broto pancreático ventral** é menor e desenvolve-se próximo à entrada do ducto biliar no duodeno (Fig. 12-8*A* e *B*). À medida que o duodeno gira para a direita e assume o formato de um "C", o broto é carregado dorsalmente com o ducto biliar (Fig. 12-8*C* a *F*). Logo este se posiciona posteriormente ao broto pancreático dorsal e depois se fusiona com ele (Fig. 12-8*G*). Com a fusão dos brotos pancreáticos, seus ductos se anastomosam (ligam-se ou são ligados por anastomose). O broto pancreático ventral forma o **processo uncinado** e parte da **cabeça do pâncreas.** Com a rotação do estômago, duodeno e mesentério ventral, o pâncreas acaba se posicionando ao longo da parede abdominal dorsal (retroperitoneal) (Fig. 12-8*D* e *G*).

O **ducto pancreático** se forma a partir do ducto do broto ventral e da parte distal do ducto do broto dorsal (Fig. 12-8*G*). Em aproximadamente 9% das pessoas, a parte proximal do ducto do broto dorsal persiste como um **ducto pancreático acessório** que se abre na *papila duodenal menor*. A bainha de tecido conjuntivo e os septos interlobulares do pâncreas se desenvolvem a partir do mesênquima esplâncnico circundante. A **secreção de insulina** começa aproximadamente na 10ª semana. As células contendo glucagon e somatostatina se desenvolvem antes da diferenciação das células secretoras de insulina. Com o aumento da idade fetal, o conteúdo de glucagon e a insulina pancreática total também aumentam.

PÂNCREAS ANULAR

O pâncreas anular é uma anomalia congênita incomum, mas requer atenção porque pode causar obstrução duodenal (Fig. 12-9C). Esta anomalia resulta, provavelmente, do crescimento de um broto pancreático ventral bífido ao redor do duodeno (Fig. 12-9*A a* C). As partes do broto ventral bífido depois se fusionam com o broto dorsal, formando um anel pancreático. A parte anular do pâncreas, semelhante a um anel, consiste em uma fina e achatada banda de tecido pancreático que envolve o duodeno descendente ou a sua segunda porção. Um pâncreas anular pode causar obstrução do duodeno logo após o nascimento, mas muitos casos não são diagnosticados até a idade adulta. Mulheres são afetadas com maior frequência em comparação com os homens.

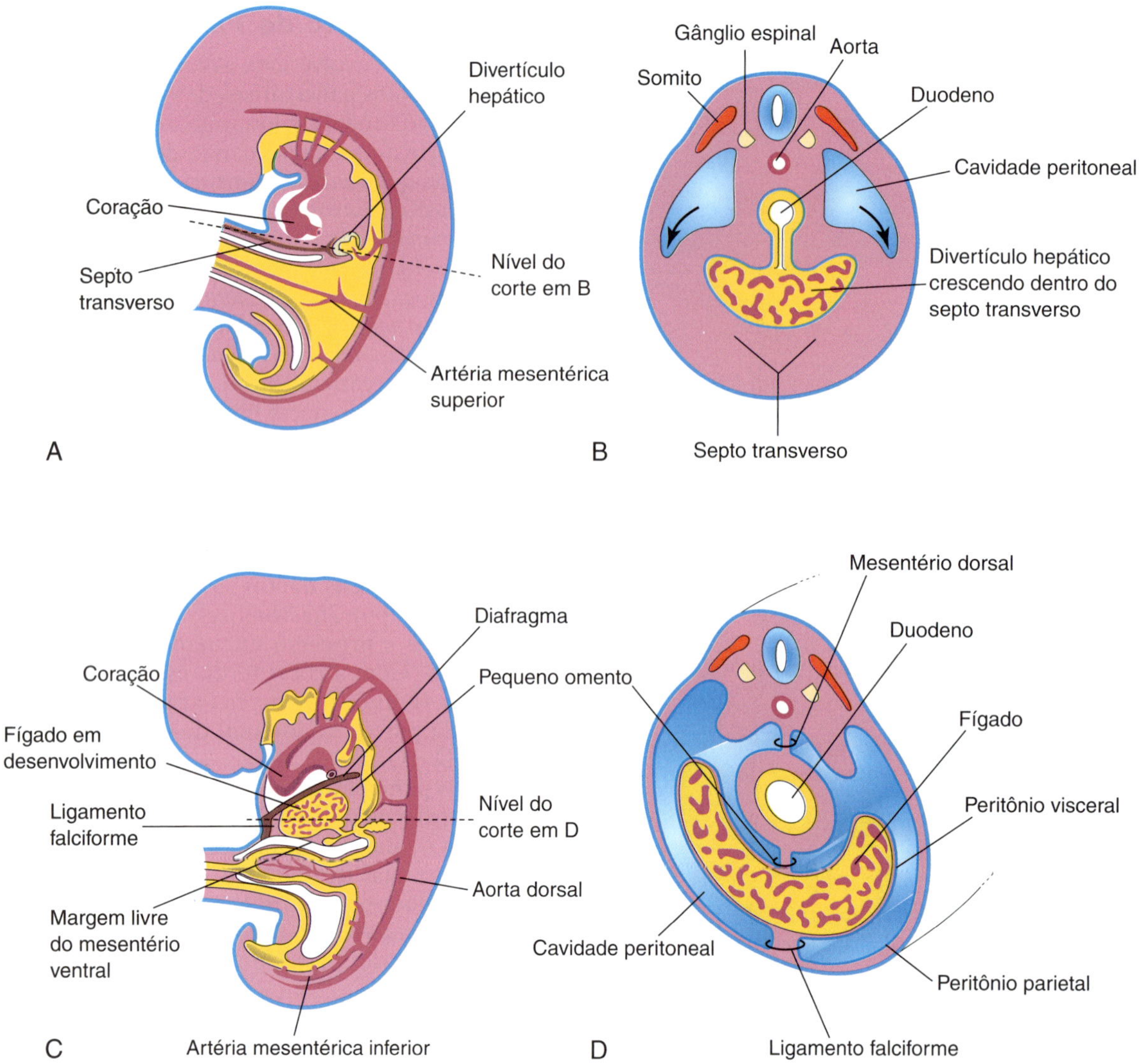

Figura 12-6 **A,** Corte mediano de um embrião de 4 semanas. **B,** Corte transversal do embrião mostrando a expansão da cavidade peritoneal *(setas)*. **C,** Corte sagital de um embrião de 5 semanas. **D,** Corte transversal do embrião após a formação dos mesentérios ventral e dorsal.

DESENVOLVIMENTO DO BAÇO

O baço é derivado de uma massa de células mesenquimais localizadas entre as camadas do mesogástrio dorsal (Fig. 12-10*A* e *B*). O baço, um órgão linfático vascular, começa a se desenvolver durante a quinta semana, mas não adquire seu formato característico até o início do período fetal. Ele é lobulado no feto, mas os lóbulos geralmente desaparecem antes do nascimento. As depressões na margem superior do baço do adulto são remanescentes de sulcos que separavam os lóbulos fetais.

BAÇOS ACESSÓRIOS

Uma ou mais pequenas massas esplênicas (com cerca de 1 cm de diâmetro) de tecido esplênico totalmente funcional podem existir em uma das dobras peritoneais, geralmente próximo ao hilo do baço ou da cauda do pâncreas. Esses baços acessórios (**polisplenia**) ocorrem em aproximadamente 10% das pessoas.

INTESTINO MÉDIO

Os derivados do intestino médio são:

- O intestino delgado, incluindo o duodeno distal à abertura do ducto biliar
- O ceco, o apêndice, o cólon ascendente, e a metade direita a dois terços do cólon transverso.

Cada um desses derivados é suprido pela **artéria mesentérica superior** (Figs. 12-1 e 12-7). A **alça do intestino médio** fica suspensa na parede abdominal dorsal por um **mesentério** alongado (peritônio suspendendo os intestinos). O intestino médio se alonga e forma uma alça ventral, em formato de U, que se projeta para a parte proximal do **cordão umbilical** (Fig. 12-11*A*). A alça de intestino, uma **herniação umbilical fisiológica,** ocorre no início da sexta semana (Figs. 12-11*C* e 12-12). A alça se comunica com o **saco vitelino** (a vesícula umbilical) através do estreito **ducto onfaloentérico** até a 10ª semana (Fig. 12-11*A* e C). A herniação ocorre porque não há espaço suficiente na cavidade

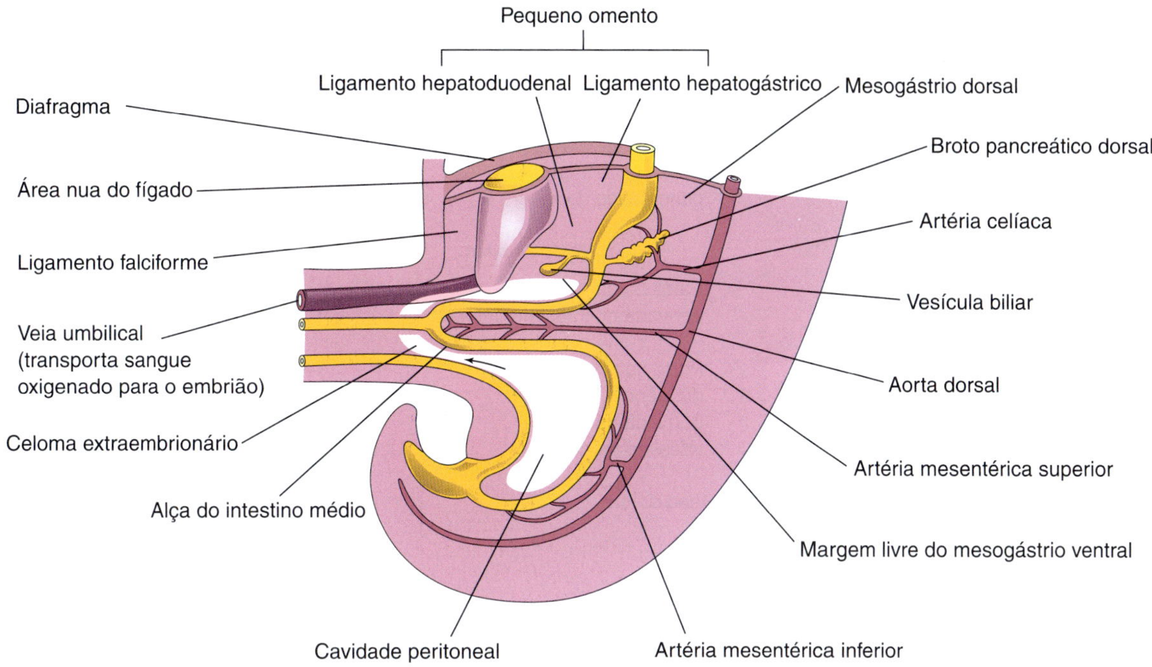

Figura 12-7 Corte mediano da metade caudal de um embrião ao final da quinta semana, mostrando o fígado e seus ligamentos associados. A *seta* indica a comunicação da cavidade peritoneal com o celoma extraembrionário.

abdominal para o intestino médio em rápido crescimento. A escassez de espaço é causada principalmente pelo fígado relativamente volumoso e pelos rins. A porção cranial cresce rapidamente e forma as pequenas **alças intestinais** (Fig. 12-11*C*). A porção caudal sofre poucas mudanças, exceto pelo desenvolvimento do **divertículo cecal**, que é o primórdio do ceco e do apêndice (Fig. 12-11*C* a *E*).

Rotação da Alça do Intestino Médio

Quando a alça do intestino médio está no cordão umbilical, ela gira 90 graus no sentido anti-horário ao redor do eixo da **artéria mesentérica superior** (Fig. 12-11*B*). Esta rotação traz a porção cranial (intestino delgado) da alça do intestino médio para a direita e a porção caudal (intestino grosso) para a esquerda. Durante a rotação, a porção cranial se alonga e forma as **alças intestinais** (p. ex., os primórdios do jejuno e do íleo).

Retração das Alças Intestinais

Durante a 10ª semana, os intestinos retornam ao abdome *(redução da hérnia do intestino médio)* (Fig. 12-11*C* e *D*). O intestino delgado (formado a partir da porção cranial) retorna primeiro, passando posteriormente à artéria mesentérica superior, e ocupa a parte central do abdome. Quando o intestino grosso retorna, ele sofre uma rotação adicional de 180 graus no sentido anti-horário (Fig. 12-11C_1 e D_1). Posteriormente, ele passa a ocupar o lado direito do abdome. O **cólon ascendente** torna-se reconhecível com o alongamento da parede abdominal posterior (Fig. 12-11*E*).

Fixação dos Intestinos

A rotação do estômago e do duodeno faz com o duodeno e o pâncreas se posicionem à direita. O cólon aumentado pressiona o duodeno e o pâncreas contra a parede abdominal posterior. As camadas adjacentes do peritônio se fusionam e posteriormente desaparecem (Fig. 12-13*C* e *F*.); consequentemente, a maior parte do duodeno e a cabeça do pâncreas se posicionam retroperitonealmente (posterior ao peritônio). O mesentério do cólon ascendente se fusiona com o peritônio parietal na parede abdominal posterior. O mesentério do cólon ascendente torna-se retroperitoneal (Fig. 12-13*B* e *E*). Os outros derivados da alça do intestino médio retêm seus mesentérios.

Ceco e Apêndice

O *primórdio do ceco e do apêndice* – a dilatação do ceco (divertículo) – aparece na sexta semana como uma dilatação na margem antimesentérica do ramo caudal da alça do intestino médio (Figs. 12-11*C* e *E* e 12-14*A*). Inicialmente, o apêndice é um pequeno divertículo (bolsa) do ceco; posteriormente, ele aumenta rapidamente em comprimento, de modo que ao nascimento é um tubo relativamente longo surgindo da extremidade distal do **ceco** (Fig. 12-14*D*). Após o nascimento, o crescimento desigual das paredes do ceco faz com que o apêndice entre em seu lado medial (Fig. 12-14*E*). *O apêndice está sujeito a variações consideráveis na sua posição.* À medida que o cólon ascendente se alonga, o apêndice pode se posicionar posteriormente ao ceco (*apêndice retrocecal*) ou cólon (apêndice retrocólico).

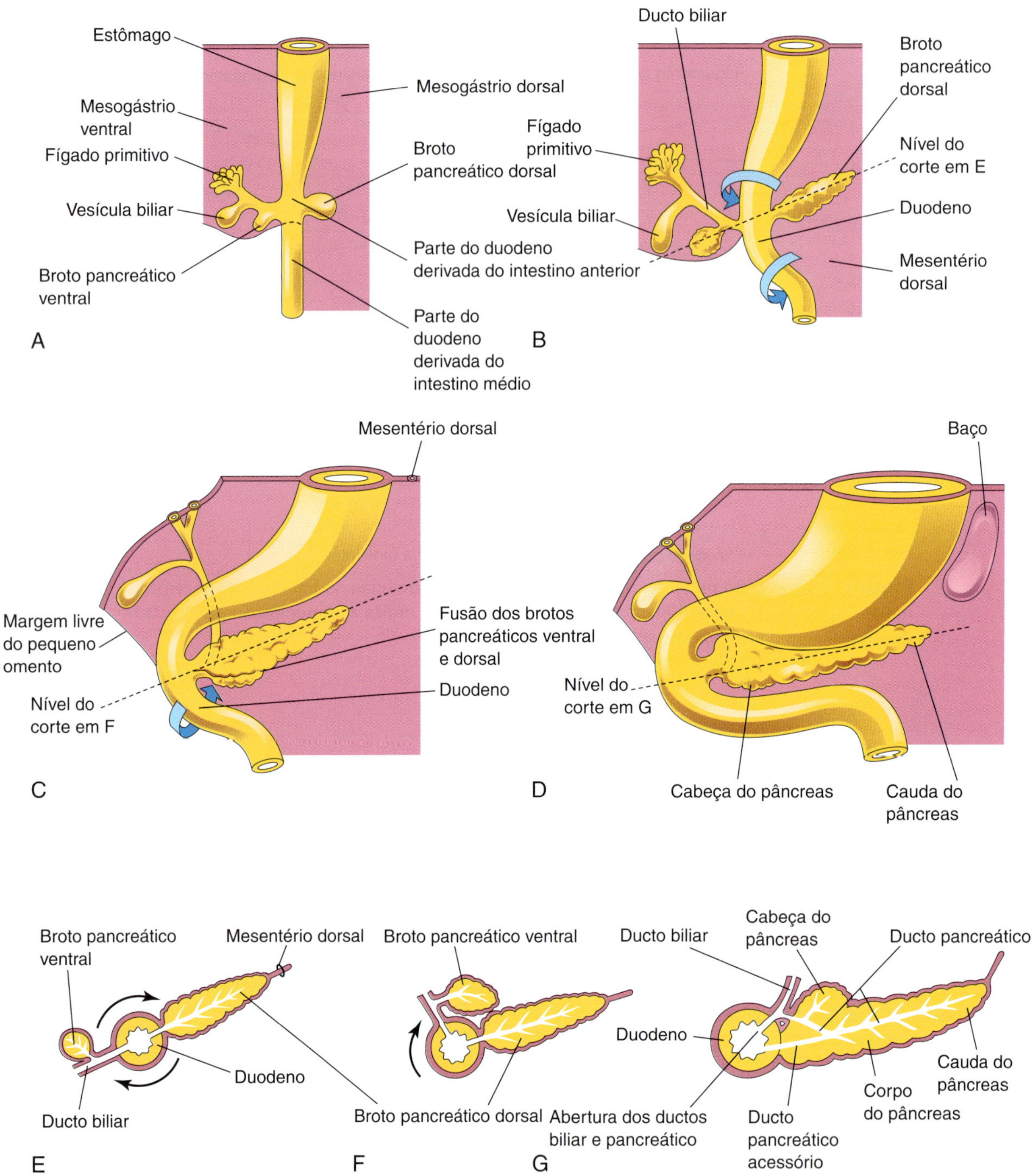

Figura 12-8 **A** a **D,** Estágios sucessivos no desenvolvimento do pâncreas da quinta até a oitava semana. **E** a **G,** Cortes transversais do duodeno e do pâncreas em desenvolvimento. O crescimento e a rotação *(setas)* do duodeno trazem o broto pancreático ventral em direção ao broto dorsal, onde os dois brotos então se fusionam.

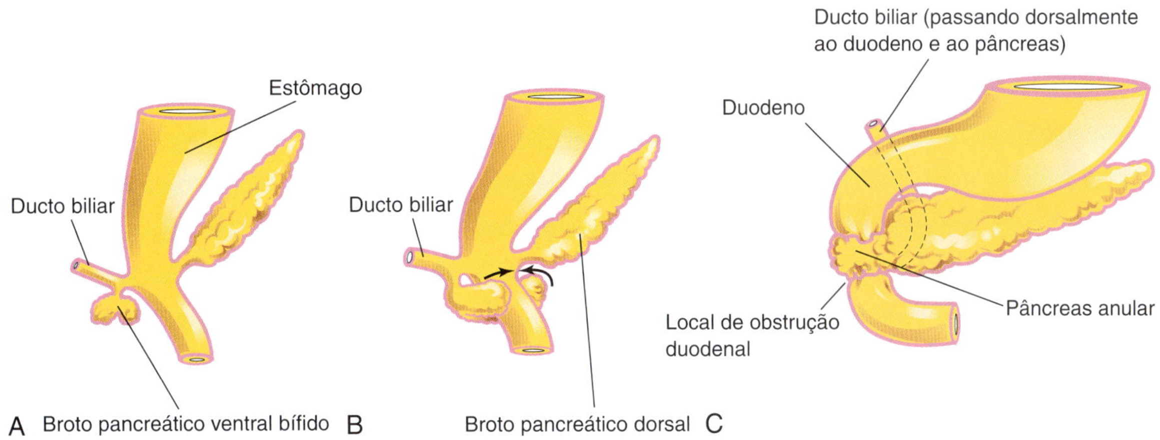

Figura 12-9 **A** e **B,** A provável base embriológica de um pâncreas anular. **C,** Um pâncreas anular circunda o duodeno. Esta anomalia congênita produz obstrução completa (atresia) ou obstrução parcial (estenose) do duodeno.

ONFALOCELE CONGÊNITA

Essa anomalia congênita resulta na persistência da **herniação do conteúdo abdominal** na parte proximal do cordão umbilical (Figs. 12-15 e 12-16). É causada por uma falha na fusão das paredes corporais no anel umbilical devido a um crescimento defeituoso do mesênquima. A herniação dos intestinos ocorre em aproximadamente 1 em 5.000 nascimentos. A herniação do fígado e dos intestinos é menos frequente (um a cada 10.000 nascimentos). O tamanho da hérnia depende do seu conteúdo. A cavidade abdominal é proporcionalmente pequena quando uma onfalocele (herniação de víscera) está presente por ter faltado o estímulo para o seu crescimento.

GASTROSQUISE

Este defeito congênito não é comum. A gastrosquise resulta de um defeito próximo ao plano mediano da parede abdominal (Fig. 12-17). As vísceras se projetam na cavidade amniótica e são banhadas pelo líquido amniótico. O termo *gastrosquise* (que significa, literalmente, "estômago dividido") é um equívoco, pois é a parede abdominal anterior, não o estômago, que é dividida. O defeito ocorre geralmente no lado direito, lateral ao plano mediano, e é mais comum em homens que em mulheres. Este defeito congênito resulta do fechamento incompleto das pregas laterais durante a quarta semana de desenvolvimento (Cap. 6, Fig. 6-1).

HÉRNIA UMBILICAL

Quando os intestinos passam através de um umbigo fechado de maneira imperfeita, forma-se uma hérnia umbilical. Este tipo comum de hérnia difere de uma onfalocele. Em hérnias umbilicais, a massa protrusa (que geralmente consiste em uma parte do grande omento e do intestino delgado) é coberta por tecido subcutâneo e pele. A hérnia se protrai durante choro, esforço ou tosse.

NÃO ROTAÇÃO DO INTESTINO MÉDIO

Defeitos congênitos dos intestinos são relativamente comuns; a maioria deles é composta de defeitos de rotação do intestino (p. ex., **má rotação do intestino**). A não rotação do intestino médio (cólon esquerdo) é um defeito relativamente comum (Fig. 12-18*A* e *B*), fazendo com que a porção caudal da alça do intestino médio retorne para o abdome primeiro. O intestino delgado se posiciona do lado direito do abdome e todo o intestino grosso do lado esquerdo. Embora os pacientes geralmente sejam assintomáticos, caso ocorra **vólvulo** (torção), a artéria mesentérica superior pode ser obstruída, resultando em infarto e gangrena do intestino associado.

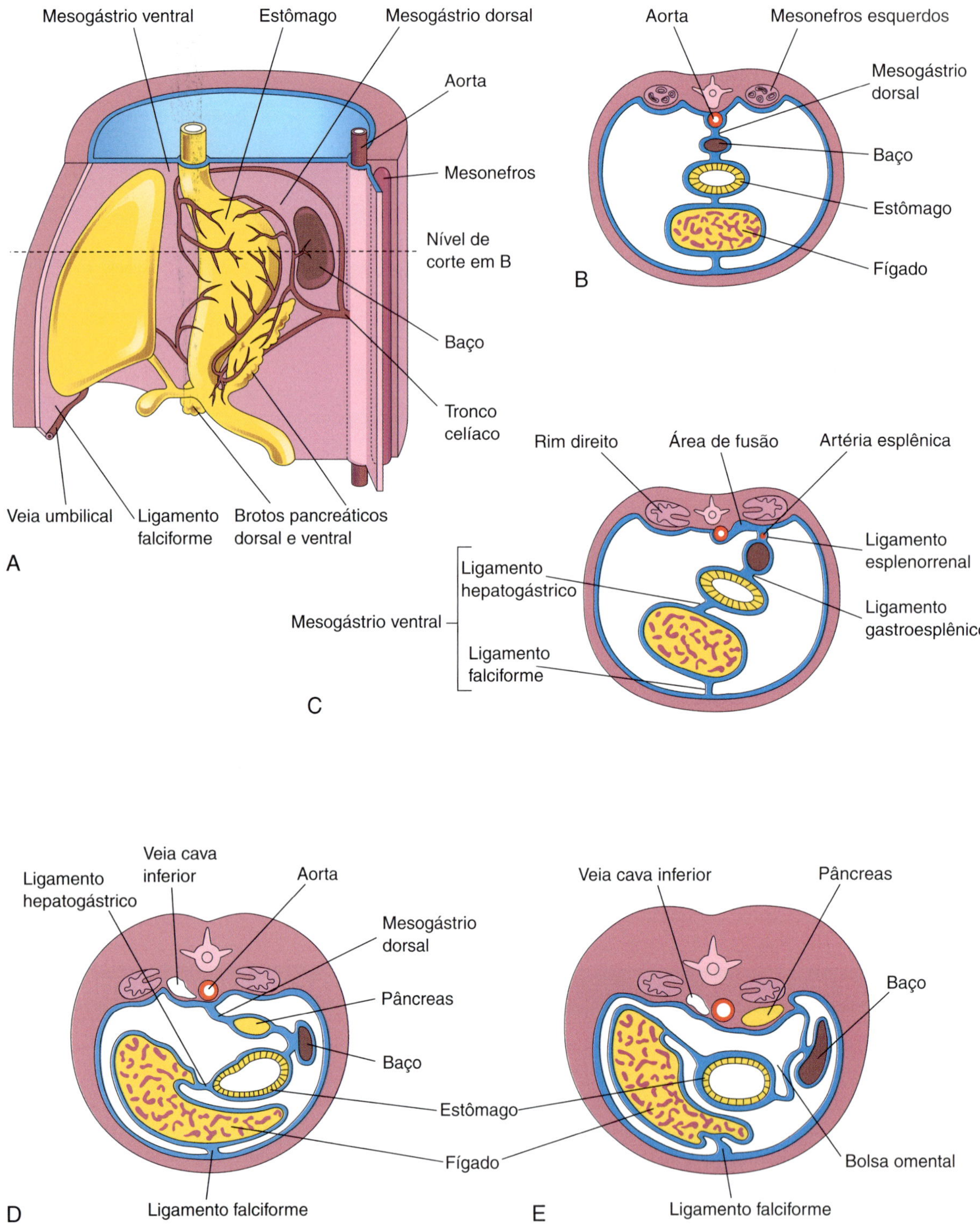

Figura 12-10 **A,** Lado esquerdo do estômago e estruturas associadas ao final da quinta semana. Observe que o pâncreas, o baço e o tronco celíaco estão entre as camadas do mesogástrio dorsal. **B,** Corte transversal do fígado, estômago e baço no nível mostrado em **A**, ilustrando sua relação com os mesentérios ventral e dorsal. **C,** Corte transversal de um feto mostrando a fusão do mesogástrio com o peritônio na parede abdominal posterior. **D** e **E,** Cortes similares mostrando o movimento do fígado para a direita e a rotação do estômago. Observe a fusão do mesogástrio dorsal com a parede abdominal dorsal. Como resultado, o pâncreas assume uma posição retroperitoneal.

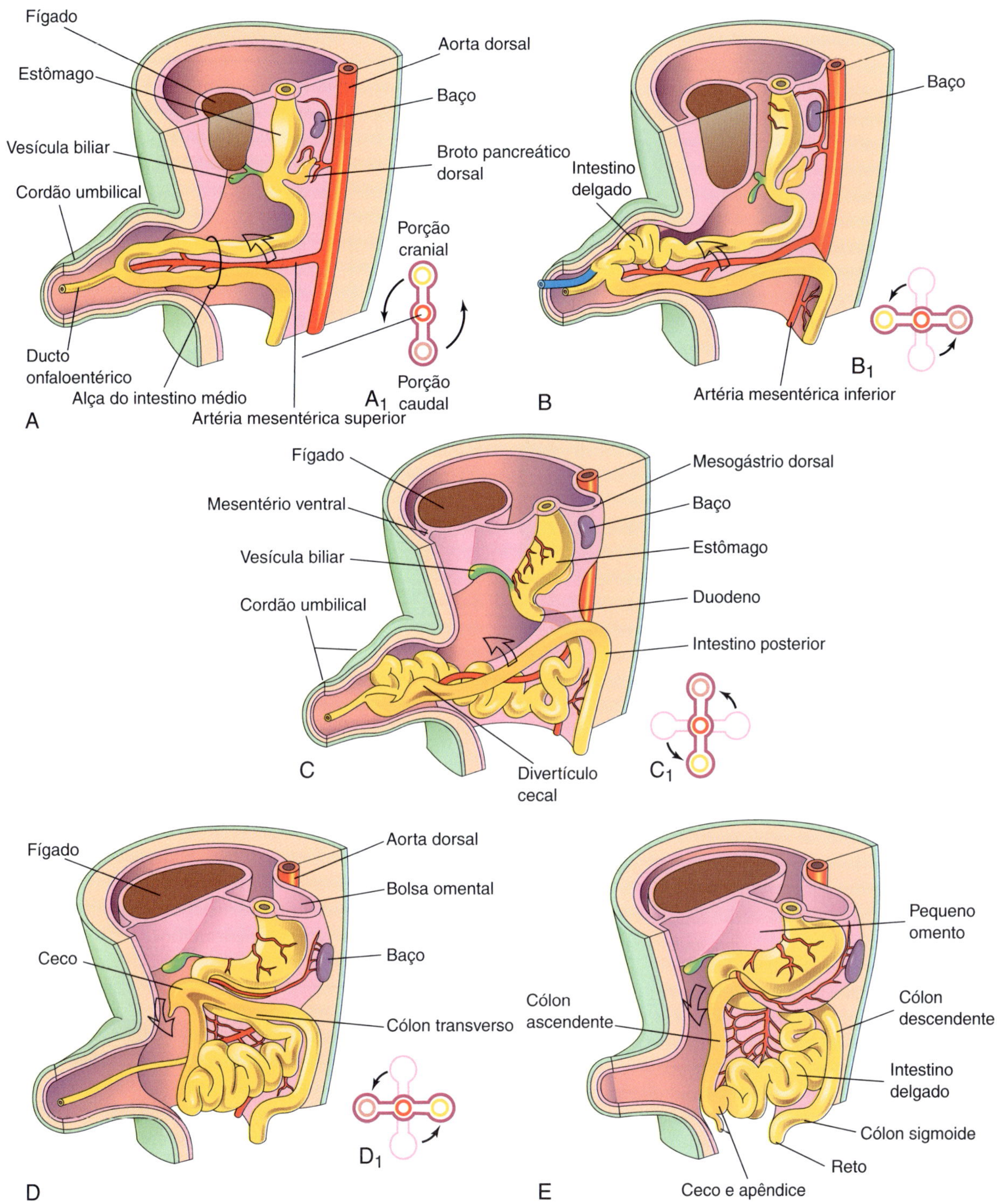

Figura 12-11 Esquemas mostrando a herniação e a rotação da alça do intestino médio. **A,** Início da sexta semana. **A_1,** Corte transversal através da alça do intestino médio, mostrando a relação inicial das porções da alça do intestino médio com a artéria mesentérica superior. Observe que a alça do intestino médio está posicionada na parte proximal do cordão umbilical. **B,** Fase posterior, mostrando o início da rotação do intestino médio. **B_1,** Esquema da rotação de 90 graus em sentido anti-horário que leva a porção cranial do intestino médio para a direita. **C,** Por volta de 10 semanas, mostrando os intestinos retornando ao abdome. **C_1,** Esquema de uma rotação adicional de 90 graus. **D,** Por volta de 11 semanas, mostrando a localização das vísceras (órgãos internos) após a contração dos intestinos. **D_1,** Esquemas de outra rotação de 90 graus das vísceras, totalizando 270 graus. **E,** Fase posterior do período fetal, mostrando a rotação do ceco para sua posição normal no quadrante inferior direito do abdome.

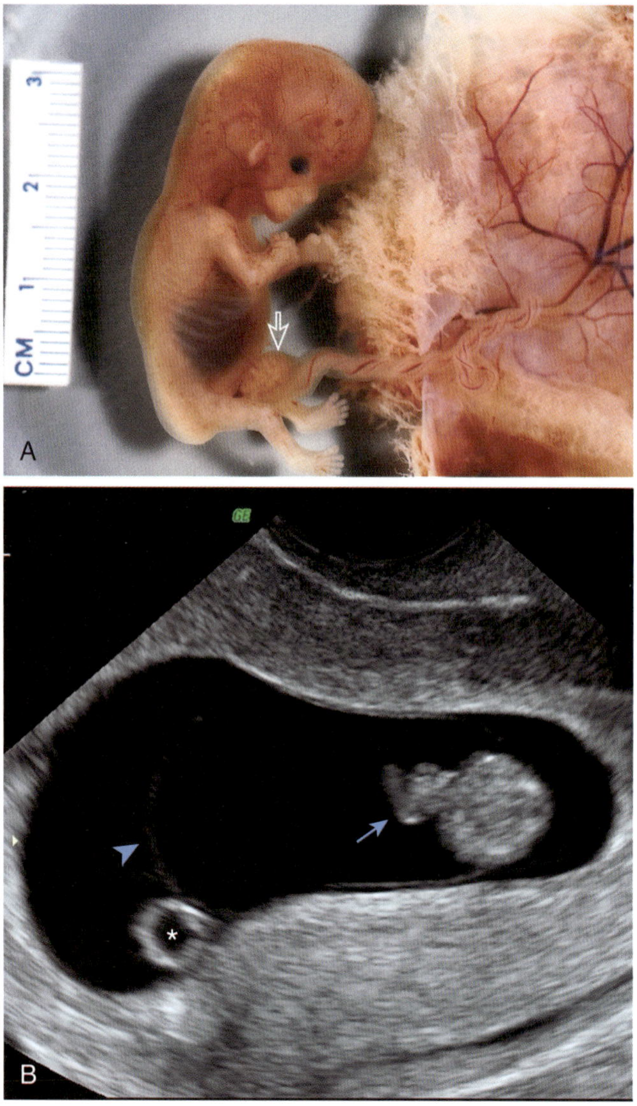

Figura 12-12 **A,** Hérnia fisiológica em um feto de aproximadamente 58 dias ligado à sua placenta. Observe o intestino herniado na porção proximal do cordão umbilical *(seta)*. **B,** Corte transversal do abdome de um feto de 9 semanas e 5 dias mostra alças intestinais irregulares do lado de fora da parede abdominal anterior *(seta fina)*. Nesta idade gestacional, esta é a aparência normal da hérnia fisiológica do intestino médio. Por outro lado, hérnia de conteúdo abdominal além das 12 semanas de gestação sugeriria a presença de um defeito patológico da parede anterior, como gastrosquise ou onfalocele. Observe também o local normal do saco vitelino (vesícula umbilical) *(asterisco)* nessa idade gestacional, do lado de fora do saco amniótico de paredes finas *(ponta de seta)*.

ROTAÇÃO E VÓLVULO MISTOS

Com rotação e vólvulo mistos, o ceco encontra-se logo abaixo do piloro do estômago e fica fixo à parede abdominal posterior por bandas peritoneais que passam sobre o duodeno (Fig. 12-18*B*). Essas bandas e o vólvulo geralmente causam **obstrução duodenal.** Esse tipo de má rotação resulta da falha da alça do intestino médio em completar os últimos 90 graus de rotação (Fig. 12-11*D*); consequentemente, a parte terminal do íleo retorna primeiro para o abdome.

ROTAÇÃO INVERTIDA

Em casos muito raros, a alça do intestino médio gira no sentido horário, e não no sentido anti-horário (Fig. 12-18*C*). Como resultado, o duodeno fica localizado anterior à artéria mesentérica superior, e não posteriormente a ela, e o cólon transverso fica posterior à artéria mesentérica superior em vez de anterior a ela. Nessas crianças, o cólon transverso pode ser obstruído pela pressão da artéria mesentérica superior.

CECO E APÊNDICE SUB-HEPÁTICOS

Se o ceco adere à superfície inferior do fígado quando ele retorna ao abdome (Fig. 12-11*D*), ele é puxado para cima com o fígado. Como resultado, o ceco permanece na sua posição fetal (Fig. 12-18*D*). O ceco e o apêndice sub-hepáticos são mais comuns no sexo masculino que no feminino. Este defeito congênito não é comum, mas quando isso ocorre pode criar problemas em procedimentos diagnóstico para a remoção cirúrgica do apêndice em adultos.

HÉRNIA INTERNA

Neste raro defeito congênito, o intestino delgado passa pelo mesentério da alça do intestino médio durante o retorno dos intestinos ao abdome (Fig. 12-18*E*). Como resultado, forma-se uma bolsa semelhante a uma hérnia. Esta condição muito rara geralmente não produz sintomas, e frequentemente é detectada na autópsia.

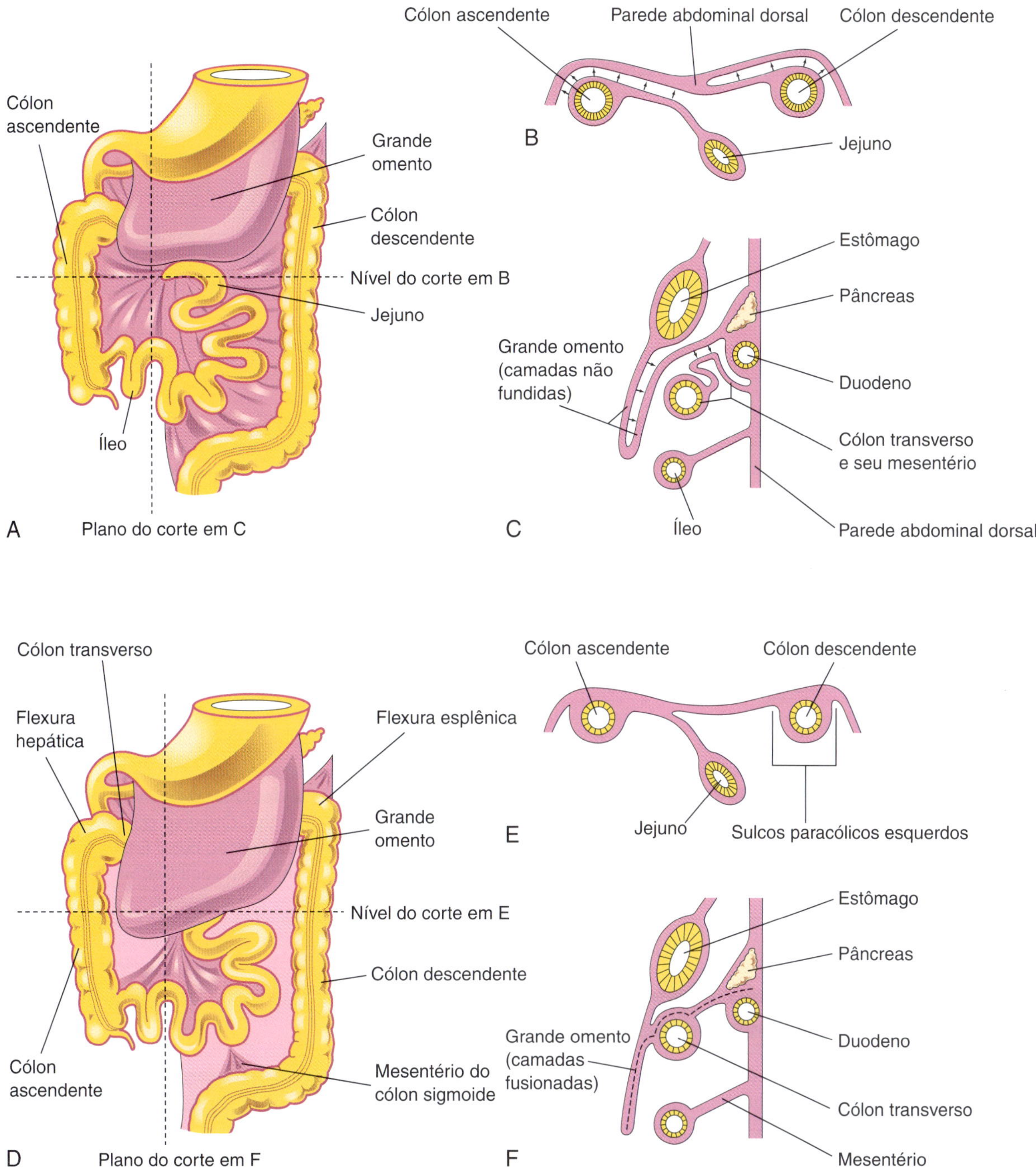

Figura 12-13 Esquema mostrando os mesentérios e a fixação dos intestinos. **A,** Visão ventral dos intestinos antes da sua fixação. **B,** Corte transversal no nível mostrado em **A.** As *setas* indicam áreas de fusão subsequente. **C,** Corte sagital no plano mostrado em **A,** ilustrando o grande omento pendendo sobre o cólon transverso. As *setas* indicam áreas de fusão posterior. **D,** Visão ventral dos intestinos após a sua fixação. **E,** Corte transversal no nível mostrado em **D** após o desaparecimento do mesentério do cólon ascendente e descendente. **F,** Corte sagital no plano mostrado em **D,** ilustrando a fusão do grande omento com o mesentério do cólon transverso e a fusão das camadas do grande omento.

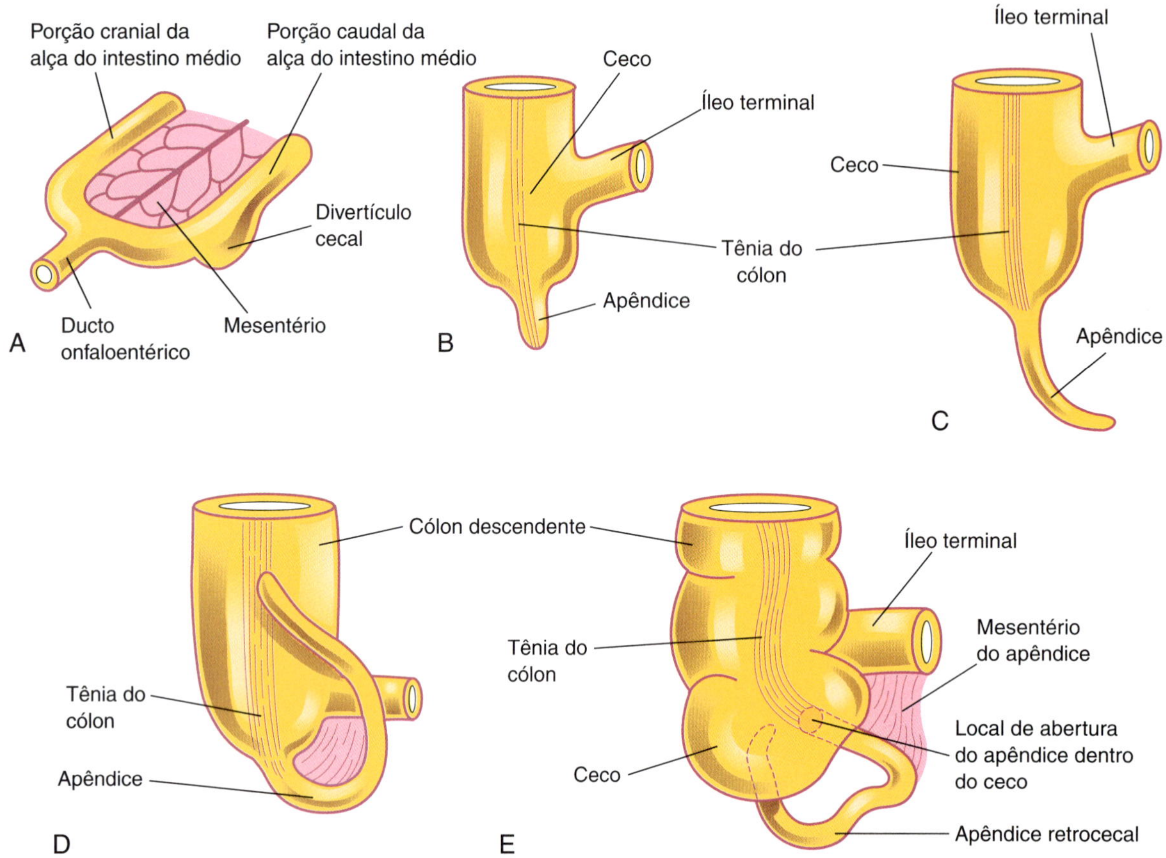

Figura 12-14 Fases sucessivas no desenvolvimento do ceco e do apêndice. **A,** Embrião de 6 semanas. **B,** Embrião de 8 semanas. **C,** Feto de 12 semanas. **D,** Recém-nascido. Observe que o apêndice é relativamente longo e é contínuo com o ápice do ceco. **E,** Criança. Observe que o apêndice agora está relativamente curto e a sua abertura está localizada posterior ao ceco. Em aproximadamente 64% das pessoas, o apêndice está localizado posteriormente ao ceco (retrocecal).

VÓLVULO DO INTESTINO MÉDIO

O vólvulo do intestino médio é um defeito congênito no qual o intestino delgado não entra na cavidade abdominal normalmente, e os mesentérios não se fixam de modo normal. Como resultado, ocorre o **vólvulo** (torção) dos intestinos (Fig. 12-18*F*). Somente duas partes do intestino – o duodeno e cólon proximal – são ligadas à parede abdominal posterior. O intestino delgado fica suspenso por um pedúnculo estreito que contém a artéria e a veia mesentéricas superiores. Esses vasos geralmente estão entrelaçados em tal pedúnculo, e tornam-se obstruídos na **junção duodenojejunal** ou próximo a ela. A circulação para o intestino torcido muitas vezes é restrita; se os vasos forem completamente obstruídos, a necrose se desenvolve.

ESTENOSE E ATRESIA DO INTESTINO

A oclusão parcial (*estenose*) e a completa oclusão (*atresia*) do lúmen intestinal (Fig. 12-5) respondem por aproximadamente um terço dos casos de obstrução intestinal em recém-nascidos. A lesão obstrutiva ocorre mais frequentemente no íleo (50%) e no duodeno (25%). *A estenose resulta da falha de recanalização do intestino.* A maioria dos casos de atresia do íleo provavelmente é causada por infarto do intestino fetal como resultado do prejuízo do seu suprimento sanguíneo secundário ao vólvulo. Este prejuízo ocorre mais provavelmente durante a 10ª semana, quando os intestinos retornam ao abdome.

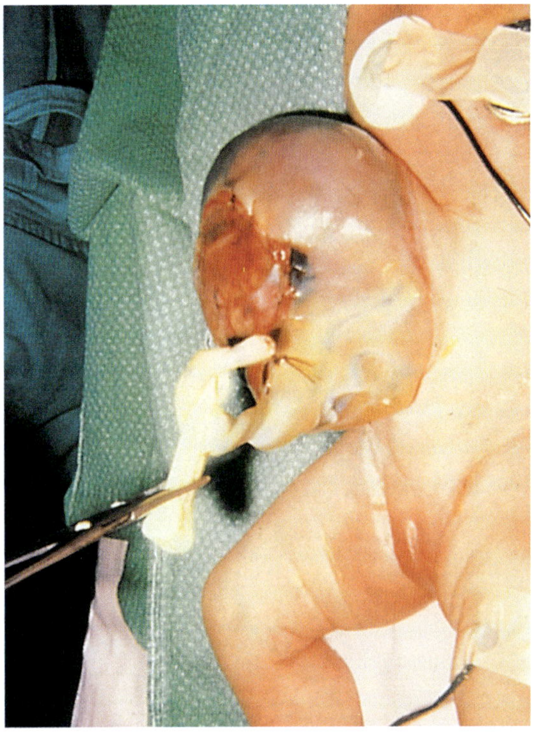

Figura 12-15 Um recém-nascido com uma grande onfalocele. O defeito resultou na herniação das estruturas intra-abdominais (fígado e intestino) para a extremidade proximal do cordão umbilical. A onfalocele está coberta por uma membrana composta de peritônio e âmnio.

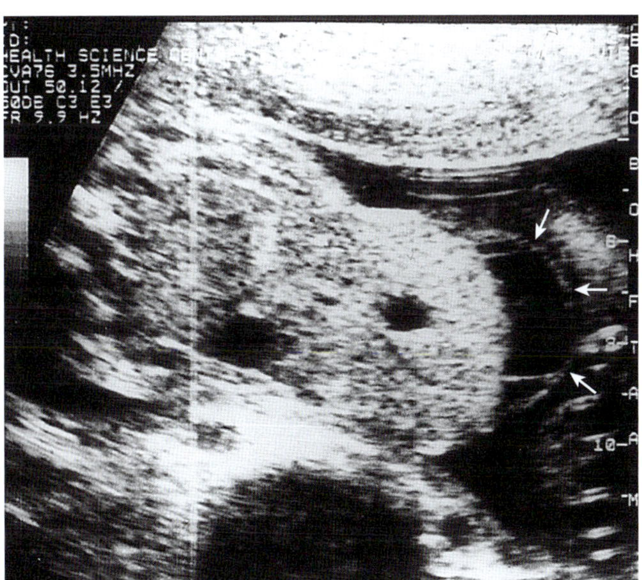

Figura 12-16 Ultrassonografia do abdome de um feto (28 semanas de gestação), mostrando uma grande onfalocele (herniação de vísceras na base do cordão umbilical), com a maior parte do fígado se projetando (herniando) da parede abdominal. A massa também contém um pequeno saco recoberto por membrana *(setas)*. O cordão umbilical foi integralmente envolvido nessa anomalia.

DIVERTÍCULO ILEAL E OUTROS REMANESCENTES DO DUCTO ONFALOENTÉRICO

Um **divertículo ileal** – divertículo de Meckel (Fig. 12-19) – ocorre em 2% a 4% dos bebês e é de três a cinco vezes mais prevalente no sexo masculino que no feminino. Representa um remanescente da porção proximal do **ducto onfaloentérico.** Em geral, parece uma bolsa digitiforme de aproximadamente 3 a 6 cm de comprimento, que surge da *margem antimesentérica do íleo*, 40 a 50 cm da junção ileocecal. *Um divertículo ileal é de significância clínica, visto que, às vezes, inflama e causa sintomas que simulam apendicite.* A parede do divertículo contém todas as camadas do íleo e também pode conter pequenos fragmentos de tecidos gástrico e pancreático. A mucosa gástrica frequentemente secreta ácido, produzindo ulceração e sangramento (Fig. 12-20*A* a *C*). O divertículo ileal pode estar conectado ao umbigo por um cordão fibroso ou uma **fístula onfaloentérica** (Fig. 12-20*B* e *C*); outros possíveis remanescentes do ducto onfaloentérico estão mostrados na Figura 12-20*D* a *F*.

INTESTINO POSTERIOR

Os derivados do intestino posterior são:

- O terço esquerdo da metade do cólon transverso, o cólon descendente e o cólon sigmoide, o reto e a parte superior do canal anal
- O epitélio da bexiga urinária e a maior parte da uretra

Todos os derivados do intestino posterior são supridos pela **artéria mesentérica inferior** (Fig. 12-7). O cólon descendente torna-se retroperitoneal quando o seu mesentério se fusiona com o peritônio na parede abdominal posterior esquerda (Fig. 12-13*B* e *E*). O mesentério do cólon sigmoide fica retido (Fig. 12-13*D*).

Cloaca

A cloaca é a porção terminal expandida do intestino posterior antes da divisão em reto, bexiga e primórdios dos genitais. Trata-se de uma câmara revestida por endoderma que fica em contato com o ectoderma superficial na membrana cloacal (Fig. 12-21*A* e *B*). Esta membrana é constituída pelo endoderma da cloaca e o ectoderma da fosseta anal (Fig. 12-21*C* e *D*). A cloaca recebe ventralmente o alantoide, que é um divertículo digitiforme (Fig. 12-21*A*).

Divisão da Cloaca

A cloaca é dividida nas partes dorsal e ventral pelo mesênquima – o **septo urorretal** – que se desenvolve no ângulo entre o alantoide e o intestino posterior (Fig. 12-21*C* e *D*). *A sinalização endodérmica da via β-catenina é necessária para a formação do septo urorretal.* À medida que o septo cresce em direção à membrana cloacal, ele desenvolve extensões bifurcadas que produzem invaginações das paredes laterais

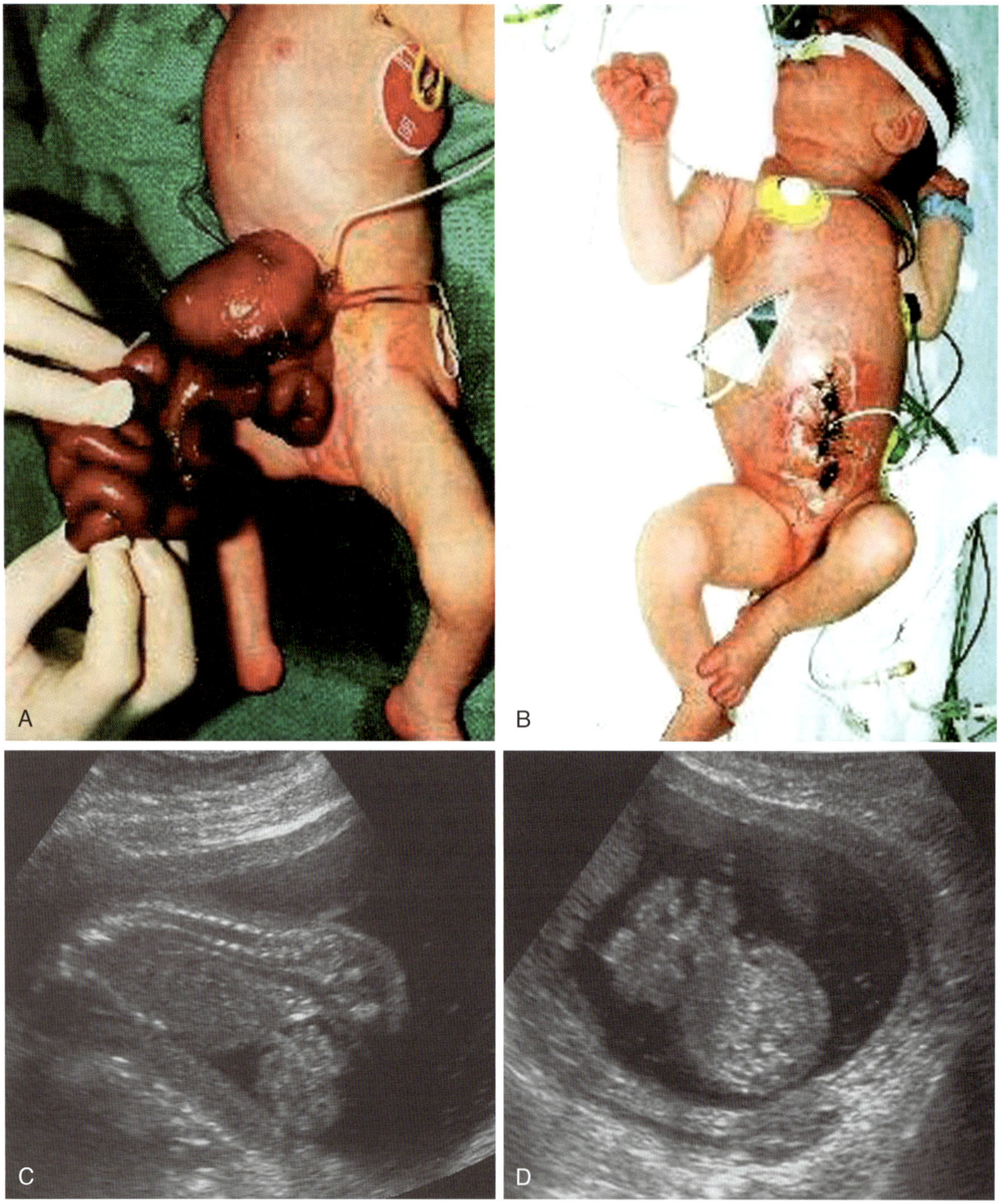

Figura 12-17 **A,** Fotografia de um recém-nascido com anomalia congênita na parede abdominal anterior – gastrosquise (fissura congênita com protrusão de vísceras). O defeito era relativamente pequeno (2 a 4 cm de comprimento) e envolvia todas as camadas da parede abdominal. Estava localizado à direita do umbigo. **B,** Fotografia do mesmo recém-nascido após as vísceras terem sido recolocadas no abdome e o defeito ter sido fechado cirurgicamente. **C** e **D,** Ultrassonografia de um feto de 18 semanas com gastrosquise. As alças intestinais podem ser vistas no líquido amniótico ventral ao feto na imagem sagital **(C)**, e na imagem axial **(D)** do abdome fetal.

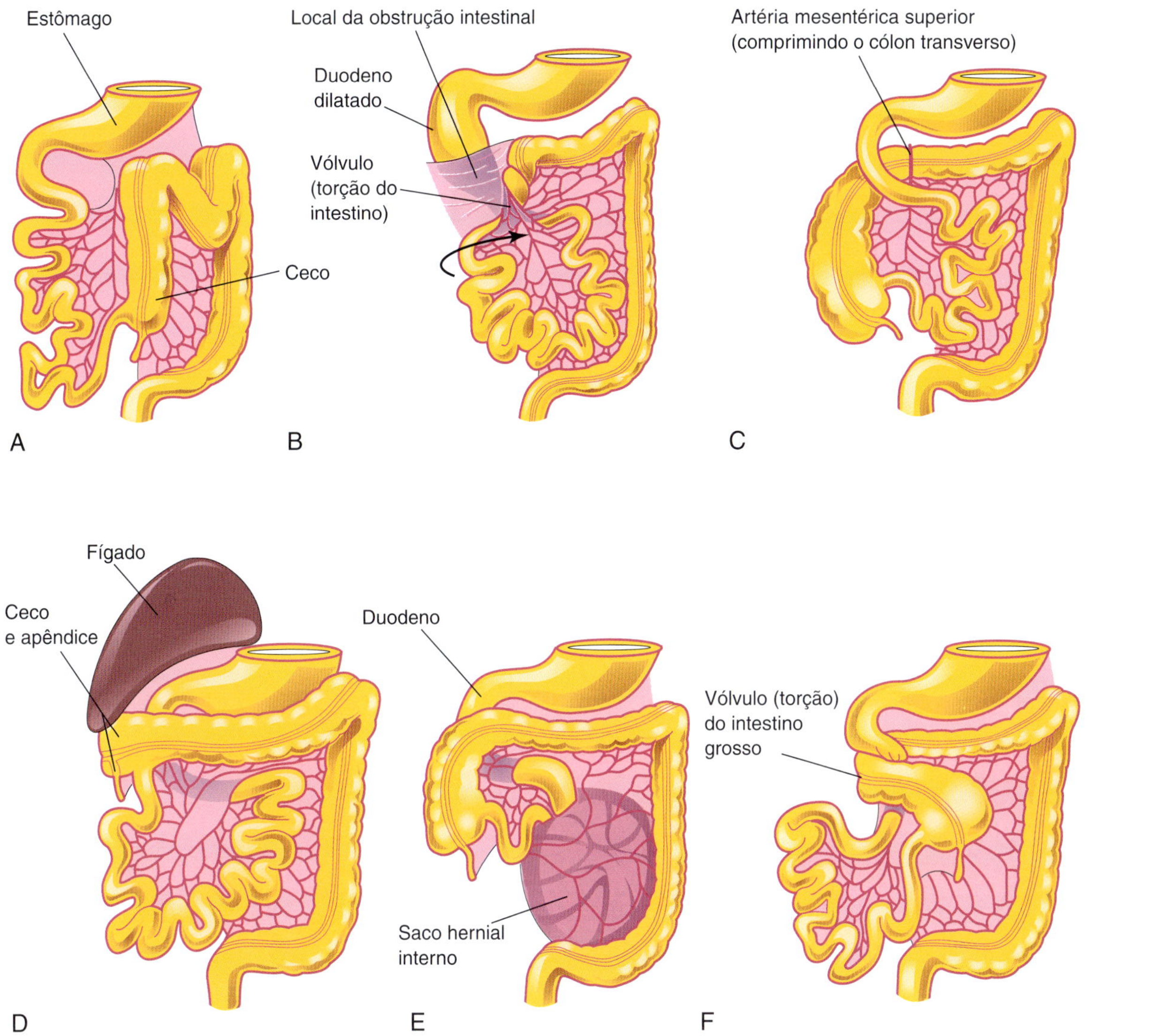

Figura 12-18 Anomalias de rotação do intestino médio. **A,** Não rotação. **B,** Rotação e vólvulo mistos (torção do intestino). As setas indicam a torção do intestino. **C,** Rotação invertida. **D,** Ceco e apêndice sub-hepáticos (abaixo do fígado). **E,** Hérnia interna. **F,** Vólvulo do intestino médio com obstrução duodenal.

da cloaca (Fig. 12-21B_1). Essas pregas crescem uma em direção à outra e se fusionam, formando uma partição que divide a cloaca em três partes (Fig. 12-21*D* e *E*) – o **reto,** a parte cranial do **canal anal** e o **seio urogenital.**

A cloaca tem papel crucial no desenvolvimento anorretal. Novas informações indicam que o septo urorretal não se fusiona com a membrana cloacal; portanto, não existe uma membrana anal. Após a ruptura da membrana cloacal por **morte celular apoptótica** (*apoptose*), o **lúmen anorretal** é temporariamente fechado por um **tampão epitelial,** que pode ser interpretado como a membrana anal (Fig. 12-21*E*).

Proliferações mesenquimais produzem elevações da superfície do ectoderma em torno do tampão anal epitelial. A recanalização do canal anorretal ocorre por morte celular apoptótica das células epiteliais do tampão anal, que forma a **fosseta anal** (Fig. 12-21) por volta da oitava semana de desenvolvimento.

Canal Anal

Os dois terços superiores do canal anal no adulto são derivados do **intestino posterior;** o terço inferior se desenvolve a partir da fosseta anal (Fig. 12-22). A junção do epitélio derivado do ectoderma da fosseta anal e do endoderma do intestino posterior é indicada grosseiramente por uma **linha pectínea,** localizada no limite inferior das **válvulas anais.** Aproximadamente 2 cm acima do ânus está a **linha anocutânea** ("linha branca"). Este é aproximadamente o local onde a composição do epitélio anal muda de células colunares para escamosas estratificadas. No ânus, o epitélio é queratinizado (formação de queratina) e contínuo com a pele ao redor do ânus.

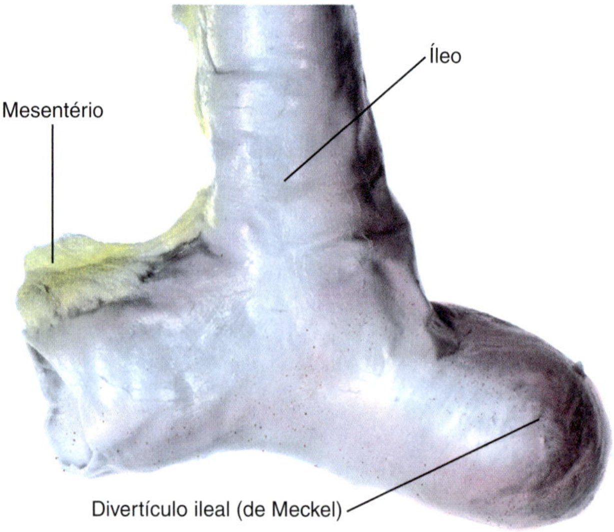

Figura 12-19 Um típico divertículo ileal – divertículo de Meckel (espécime cadavérico). Somente uma pequena porcentagem desses divertículos produz sintomas. Divertículos ileais são uma das anomalias congênitas mais comuns do trato digestório. *(De Moore KL, Persaud TVN, Shiota K: Color Atlas of Clinical Embryology, 2nd ed. Philadelphia, Saunders, 2000.)*

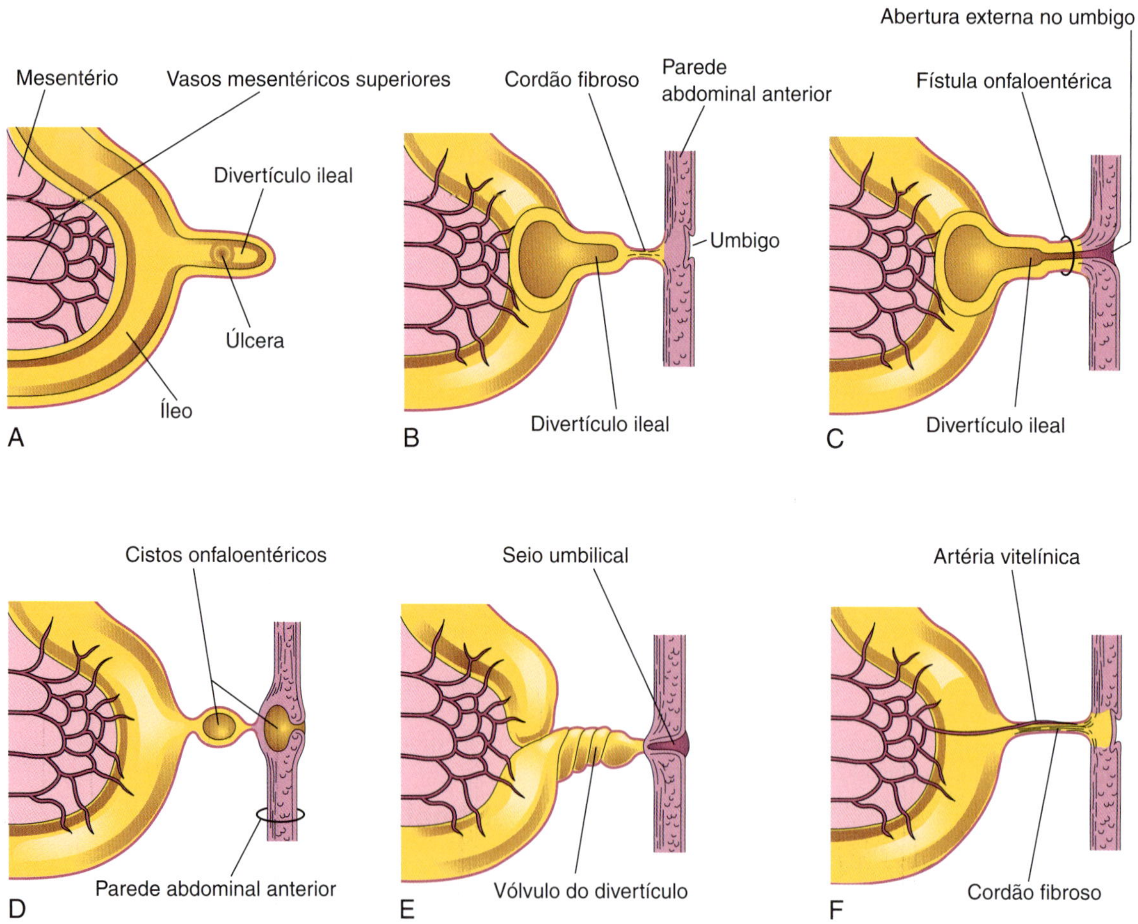

Figura 12-20 Divertículos ileais e remanescentes do ducto onfaloentérico. **A,** Corte do íleo e do divertículo com uma úlcera. **B,** Um divertículo ligado ao umbigo por um remanescente fibroso do ducto onfaloentérico. **C,** Fístula onfaloentérica resultante da persistência da porção intra-abdominal do ducto onfaloentérico. **D,** Cistos onfaloentéricos no umbigo e em um remanescente fibroso do ducto onfaloentérico. **E,** Vólvulo (torção) do divertículo ileal e um seio umbilical resultante da persistência do ducto onfaloentérico no umbigo. **F,** O ducto onfaloentérico persistiu como um cordão fibroso ligando o íleo ao umbigo. Uma artéria vitelínica persistente estende-se ao longo do cordão fibroso para o umbigo. Esta artéria transportava sangue da parede anterior do embrião para a saco vitelino.

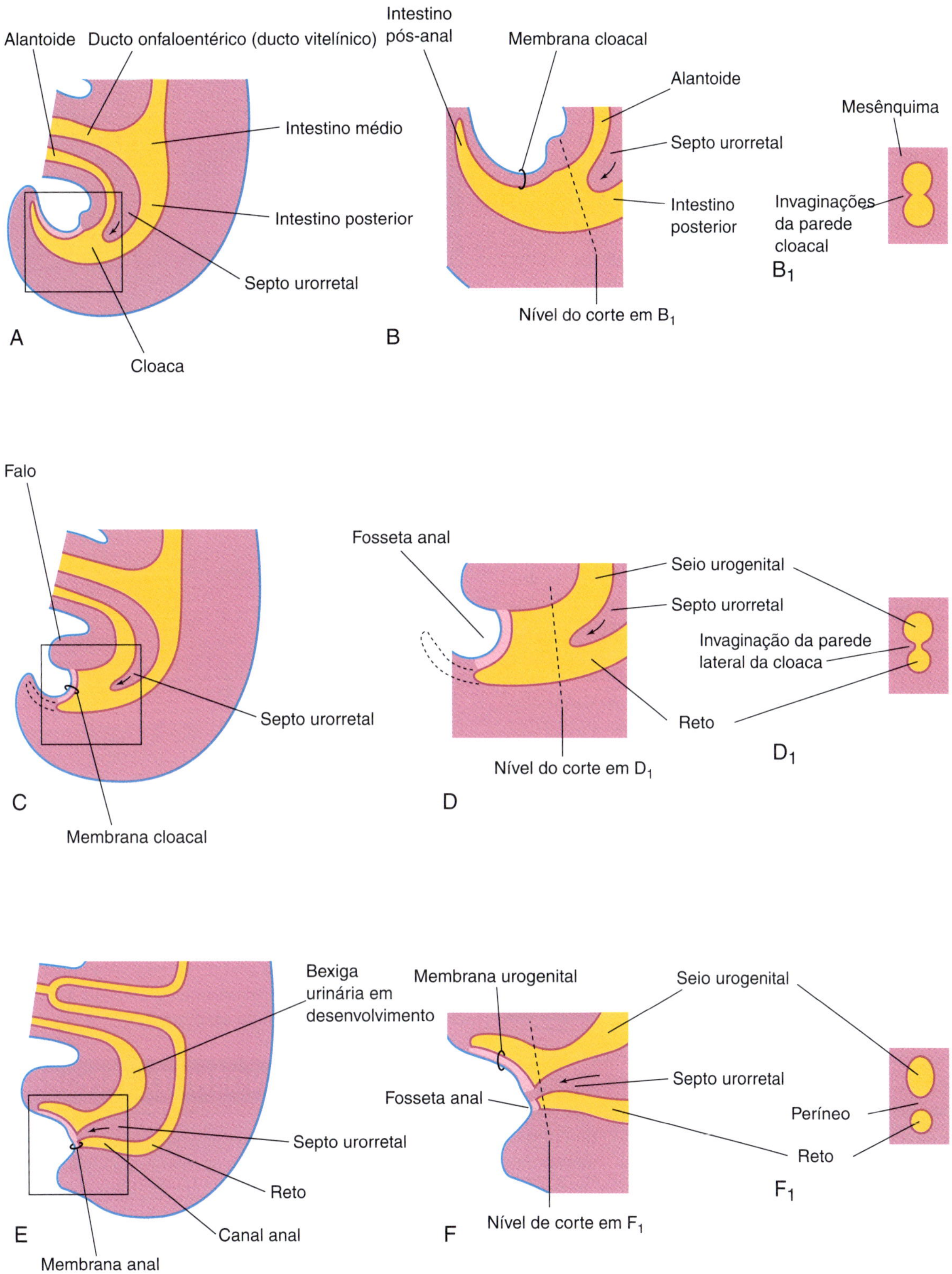

Figura 12-21 Estágios sucessivos na divisão da cloaca em reto e seio urogenital pelo septo urorretal. **A, C** e **E,** Visões a partir do lado esquerdo em 4, 6 e 7 semanas, respectivamente. **B, D** e **F,** Aumento da região cloacal. **B_1, D_1** e **F_1,** Cortes transversais da cloaca nos níveis mostrados em **B, D** e **F,** respectivamente. Observe que a porção pós-anal (mostrada em **B**) degenera-se e desaparece à medida que o reto se forma. As *setas* em **A** a **E** indicam o crescimento do septo urorretal.

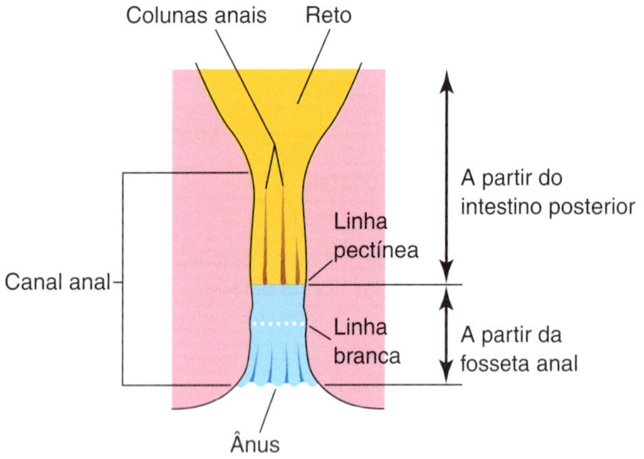

Figura 12-22 O reto e o canal anal, mostrando suas origens de desenvolvimento. Observe que os dois terços superiores do canal anal são derivados do intestino posterior, enquanto o terço inferior é derivado da fosseta anal. Em razão de suas diferentes origens embriológicas, as porções superior e inferior do canal anal são supridas por diferentes artérias e nervos, e têm diferentes drenagens venosas e linfáticas.

Em razão de sua origem no intestino posterior, os dois terços superiores do canal anal são supridos principalmente pela *artéria retal superior*, a continuação da *artéria mesentérica inferior* (artéria do intestino posterior). Sua inervação provém do sistema nervoso autônomo. Devido à sua origem na fosseta anal, o terço inferior do canal anal é suprido principalmente pelas *artérias retais inferiores*, ramos da artéria pudenda interna. A parte inferior do canal anal é inervada pelo nervo retal inferior e é sensível à dor, à temperatura, ao tato e à pressão.

As diferenças no suprimento sanguíneo, suprimento nervoso e drenagem venosa e linfática do canal anal são clinicamente importantes, como quando se considera a metástase (disseminação) de células cancerosas. As características dos **carcinomas** (câncer que surge no tecido epitelial da pele) nas duas porções também diferem. Tumores na porção superior são indolores e surgem do epitélio colunar, enquanto aqueles na porção inferior são dolorosos e surgem do epitélio escamoso.

MEGACÓLON CONGÊNITO

Em crianças com **megacólon congênito**, ou **doença de Hirschsprung** (Fig. 12-23), uma parte do cólon está dilatada em decorrência da *ausência de células ganglionares autônomas* no **plexo mioentérico** distal ao segmento dilatado do cólon. O cólon aumentado – **megacólon** – tem o número normal de células ganglionares. A dilatação resulta da *falha do peristaltismo no segmento aganglionar*, que impede o movimento do conteúdo intestinal, resultando em dilatação.

O sexo masculino é mais afetado que o feminino (4 para 1). O **megacólon** resulta da falha das células da crista neural em migrar para dentro da parede do cólon durante a quinta a sétima semanas de desenvolvimento. Dos genes envolvidos na patogênese da doença de Hirschsprung, o *proto-oncogene RET (produto do oncogene)* responde pela maioria dos casos. O megacólon é a causa mais comum de obstrução neonatal do cólon e responde por 33% de todos os casos de obstrução neonatal; esta doença afeta 1 em cada 5.000 recém-nascidos.

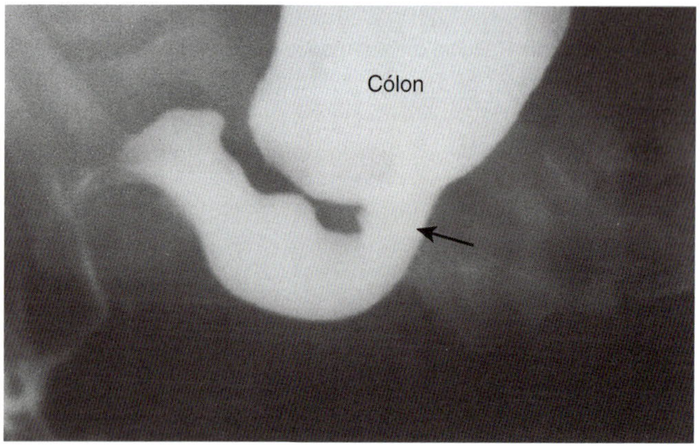

Figura 12-23 Radiografia do cólon, após um enema de bário, em um bebê de 1 mês de idade com megacólon (doença de Hirschsprung). O segmento distal aganglionar é estreito, com um cólon proximal dilatado repleto de material fecal. Observe a zona de transição *(seta)*.

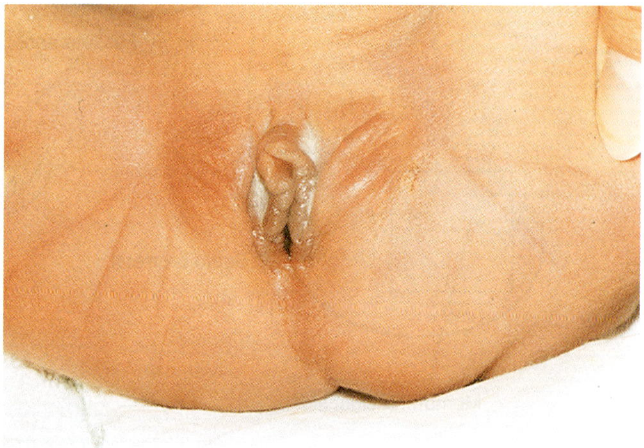

Figura 12-24 Recém-nascido do sexo feminino com atresia anal membranosa (ânus imperfurado – ausência de uma abertura normal). Na maioria dos casos desta atresia, uma fina camada de tecido separa o canal anal do exterior. Alguma forma de ânus imperfurado ocorre aproximadamente uma vez a cada 5.000 nascimentos; é mais comum no sexo masculino.

DEFEITOS CONGÊNITOS ANORRETAIS

O **ânus imperfurado** ocorre em aproximadamente 1 em cada 5.000 recém-nascidos, e é mais comum no sexo masculino que no feminino (Figs. 12-24 e 12-25C). *A maior parte dos defeitos anorretais é decorrente do desenvolvimento anormal do septo urorretal*, resultando na separação incompleta da cloaca nas porções urogenital e anorretal (Fig. 12-25*A*). As lesões são classificadas como baixas ou altas, dependendo se o reto termina superior ou inferior ao músculo puborretal, que mantém a continência fecal e relaxa para possibilitar a evacuação.

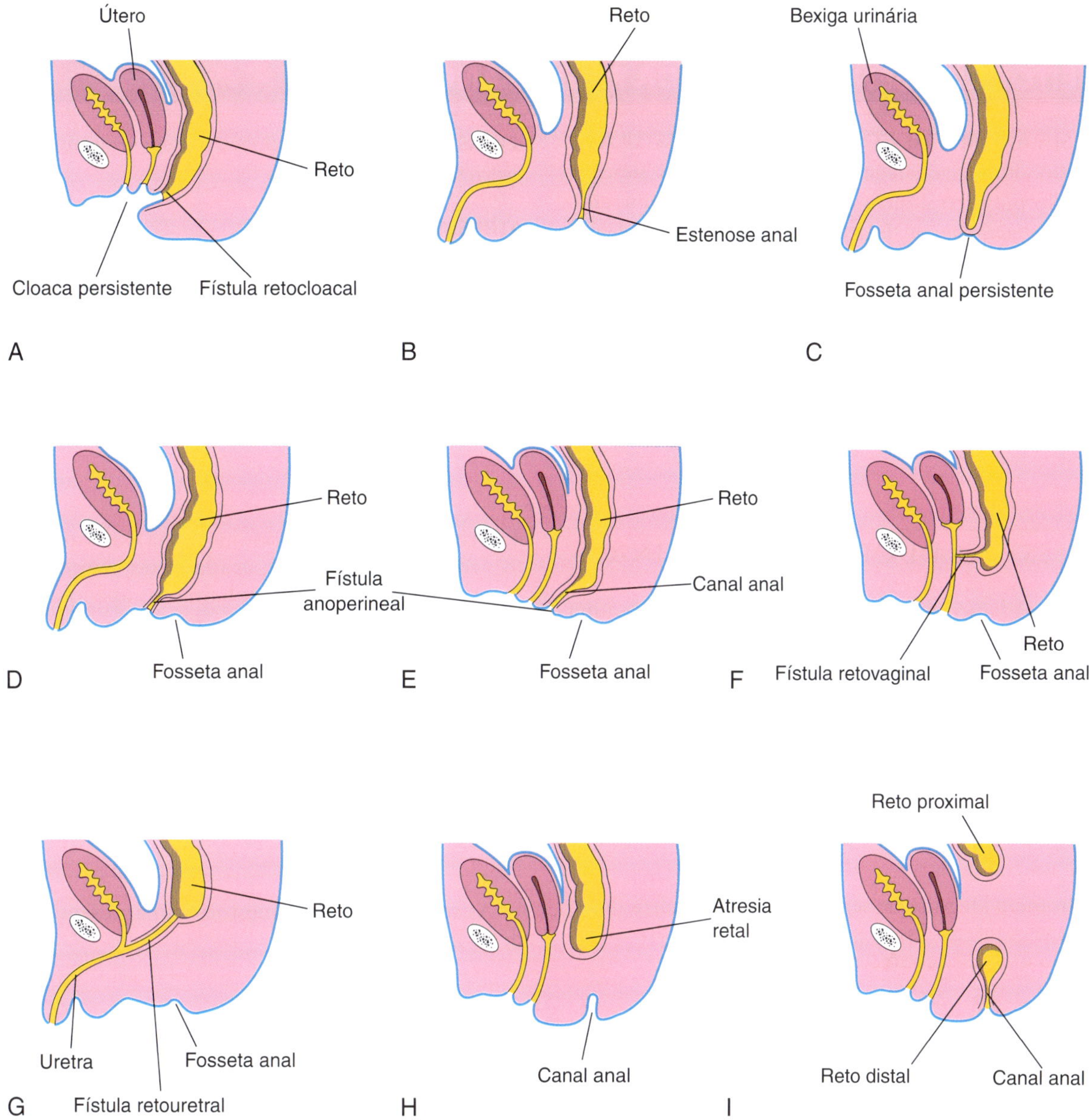

Figura 12-25 Vários tipos de anomalias congênitas anorretais. **A,** Cloaca persistente. Observe a saída anormal dos tratos intestinal, urinário e reprodutivo. **B,** Estenose anal. **C,** Atresia (ânus imperfurado). **D** e **E,** Agenesia anal com uma fístula perineal. **F,** Agenesia anorretal com uma fístula retovaginal. **G,** Agenesia anorretal com uma fístula retouretral. **H** e **I,** Atresia retal.

DEFEITOS CONGÊNITOS BAIXOS DA REGIÃO RETAL

AGENESIA ANAL, COM OU SEM FÍSTULA

O canal anal pode terminar em fundo cego ou pode haver um **ânus ectópico** ou uma **fístula anoperineal (passagem anormal)** que se abre para o períneo (Fig. 12-25*D* e *E*). No entanto, o canal anormal pode abrir para a vagina, nas meninas, ou para a uretra, nos meninos (Fig. 12-25*F* e *G*). A maioria dos defeitos baixos anorretais está associada a uma fístula externa. A **agenesia anal com uma fístula** resulta da separação incompleta da cloaca pelo septo urorretal. *Tais anomalias têm sido associadas a alterações na sinalização da β-catenina.*

ESTENOSE ANAL

Na estenose anal, embora o ânus esteja em sua posição normal, ele e o canal anal são estreitos (Fig. 12-25*B*). Este defeito provavelmente é causado por um ligeiro desvio dorsal do **septo urorretal** à medida que ele cresce caudalmente (Fig. 12-21*D*).

ATRESIA MEMBRANOSA DO ÂNUS

Neste defeito congênito, o ânus está em sua posição normal, mas uma fina camada de tecido separa o canal anal do exterior (Figs. 12-24 e 12-25*C*). O remanescente do tampão epitelial é fino o suficiente para projetar-se ao esforço e parecer azul pela presença de **mecônio (fezes de recém-nascido) superior a ele.** Este defeito resulta da falha do tampão epitelial em ser perfurado no final da oitava semana.

DEFEITOS CONGÊNITOS ALTOS DA REGIÃO ANORRETAL

AGENESIA ANORRETAL COM OU SEM UMA FÍSTULA

Em defeitos altos da região anorretal, o reto termina superior ao músculo puborretal quando ocorre agenesia anorretal. *Este é o tipo mais comum de defeito anorretal* e responde por aproximadamente dois terços das ocorrências. Embora o reto termine em fundo cego, geralmente há uma fístula para a bexiga (**fístula retovesical**) ou para a uretra (**fístula retouretral**) em meninos, ou para a vagina (**fístula retovaginal**) ou o vestíbulo da vagina (**fístula retovestibular**) nas meninas (Fig. 12-25*F* e *G*). A agenesia anorretal com uma fístula é o resultado da separação incompleta da cloaca do seio urogenital pelo septo urorretal (Fig. 12-21*C* a *E*)

ATRESIA RETAL

Nesta atresia, o canal anal e o reto estão presentes, mas separados (Fig. 12-25*H* e *I*). Por vezes, os dois segmentos do intestino estão ligados por um cordão fibroso, o remanescente da porção atrésica do reto. A causa da atresia retal pode ser a recanalização anormal do cólon ou, mais provavelmente, um suprimento sanguíneo defeituoso.

QUESTÕES DE ORIENTAÇÃO CLÍNICA

1. Aproximadamente 2 semanas após o nascimento, uma criança começou a vomitar logo após a alimentação. A cada vez, o vômito era propelido a aproximadamente 60 cm. O médico falou para a mãe que seu bebê apresentava crescimento obstrutivo benigno que causava estreitamento na saída do estômago. Existe uma base embriológica para este defeito?
2. Crianças com síndrome de Down apresentam incidência aumentada de atresia duodenal? Essa condição pode ser corrigida?
3. Um homem alegou que seu apêndice se localizava em seu lado esquerdo. Isso é possível? Em caso afirmativo, como isso pode acontecer?
4. Uma paciente relatou que tinha dois apêndices e que realizou cirurgias separadas para removê-los. É possível que as pessoas tenham dois apêndices?
5. O que é doença de Hirschsprung? Algumas fontes afirmam que é uma condição congênita resultante da obstrução do intestino grosso. Está correto? Em caso afirmativo, qual é a sua base embriológica?
6. Uma enfermeira observou que um bebê, aparentemente, estava eliminando fezes através do umbigo. Como isso poderia acontecer? Em caso afirmativo, quais as condições que provavelmente estariam presentes?

As respostas dessas questões são apresentadas no final deste livro.

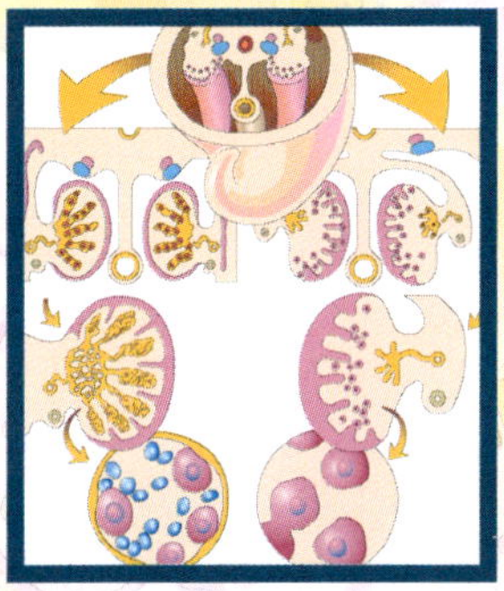

CAPÍTULO

13

Sistema Urogenital

O sistema urogenital é dividido funcionalmente em **sistema urinário** e **sistema genital.** O sistema urogenital inclui todos os órgãos envolvidos na reprodução e na formação e eliminação da urina. Embriologicamente, os sistemas estão intimamente associados, em especial durante os seus estágios iniciais de desenvolvimento.

O **sistema urogenital** se desenvolve a partir do **mesênquima intermediário** (tecido conjuntivo embrionário do **mesoderma**) derivado da parede do corpo dorsal do embrião (Fig. 13-1*A* e *B*). Durante o dobramento do embrião no plano horizontal (Cap. 6), o mesênquima migra ventralmente e perde a sua ligação com os somitos (Fig. 13-1*C* e *D*). A elevação longitudinal do mesênquima – a **crista urogenital** – se forma de cada lado da aorta dorsal (Fig. 13-1*D*). A parte da crista urogenital que dá origem ao sistema urinário é o **cordão nefrogênico** (Fig. 13-1*C* e *D*); a parte que dá origem ao sistema genital é a **crista gonadal** (Fig. 13-18*C*).

DESENVOLVIMENTO DO SISTEMA URINÁRIO

O sistema urinário começa a se desenvolver antes do sistema genital e consiste em rins, ureteres, bexiga urinária e uretra.

Desenvolvimento de Rins e Ureteres

Três conjuntos de rins sucessivos se desenvolvem em embriões humanos. O primeiro conjunto – o **pronefro** – é rudimentar e não funcional. O segundo conjunto – o **mesonefro** – é bem desenvolvido e funciona brevemente durante o período inicial do desenvolvimento. O terceiro conjunto – o **metanefro** – forma os rins permanentes.

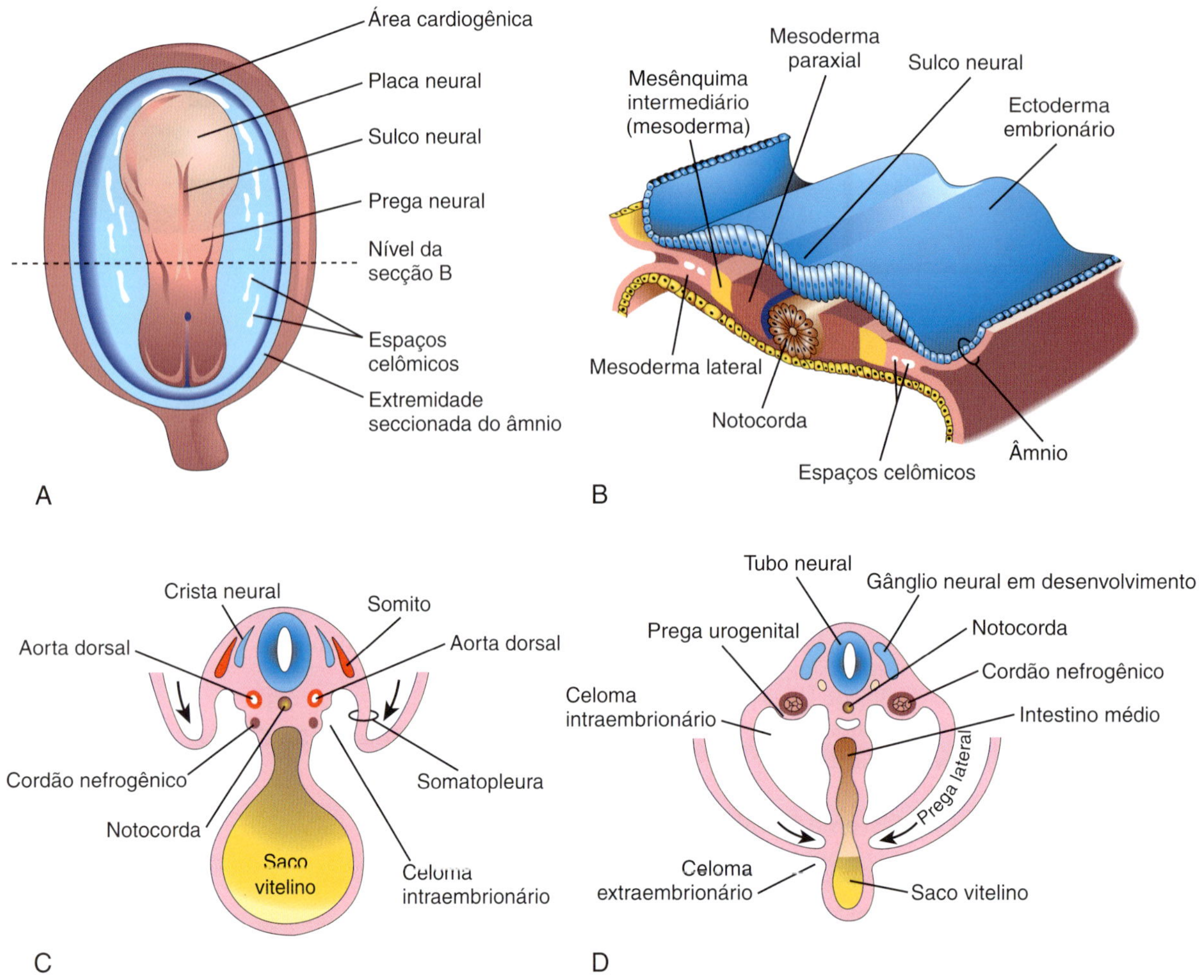

Figura 13-1 **A,** Vista dorsal de um embrião durante a terceira semana (aproximadamente 18 dias). **B,** Corte transversal de um embrião, mostrando a posição do mesênquima intermediário antes de ocorrer o dobramento lateral. **C,** Secção transversal de um embrião após o início do dobramento, demonstrando os cordões nefrogênicos. **D,** Corte transversal do embrião, mostrando as pregas laterais encontrando umas com as outras, ventralmente.

Pronefros

Os pronefros são transitórios, bilaterais e aparecem no início da quarta semana. Eles são representados por aglomerados de células na região do pescoço (Fig. 13-2*A*). Os ductos pronéfricos correm caudalmente e se abrem na cloaca (Fig. 13-2*B*). O pronefro logo se degenera; no entanto, a maior parte dos ductos pronéfricos persiste e é utilizada pelo segundo conjunto de rins.

Mesonefros

Esses órgãos excretórios alongados aparecem ao fim da quarta semana e são caudais ao pronefro (Fig. 13-2). Os rins mesonéfricos consistem em aproximadamente 40 **glomérulos** com **túbulos mesonéfricos** (Fig. 13-3C a *F*). Os túbulos se abrem nos ductos mesonéfricos, originalmente os ductos pronéfricos. Os ductos mesonéfricos se abrem na cloaca (Cap. 12, Fig. 12-21 *A*). Os ductos mesonéfricos produzem urina entre as semanas 6 e 10, até que os rins permanentes comecem a funcionar (Fig. 13-3). Os mesonefros se degeneram ao final do primeiro trimestre (3 meses); no entanto, seus túbulos tornam-se os **dúctulos eferentes dos testículos.** Os ductos mesonéfricos têm vários derivados nos adultos do sexo masculino (Tabela 13-1).

Metanefros

Os metanefros – **primórdios dos rins verdadeiros** – começam a se desenvolver no início da quinta semana (Fig. 13-4) e tornam-se funcionais aproximadamente 4 semanas mais tarde. A formação da urina continua através da vida fetal. A urina é excretada dentro da cavidade amniótica e contribui para a formação do fluido amniótico.

Os rins permanentes se desenvolvem de duas fontes (Fig. 13-4*A*):

- O broto uretérico (divertículo metanéfrico)
- O blastema metanefrogênico (massa metanéfrica do mesênquima).

O **broto uretérico** é um divertículo (protuberância) do ducto mesonéfrico perto de sua entrada na cloaca.

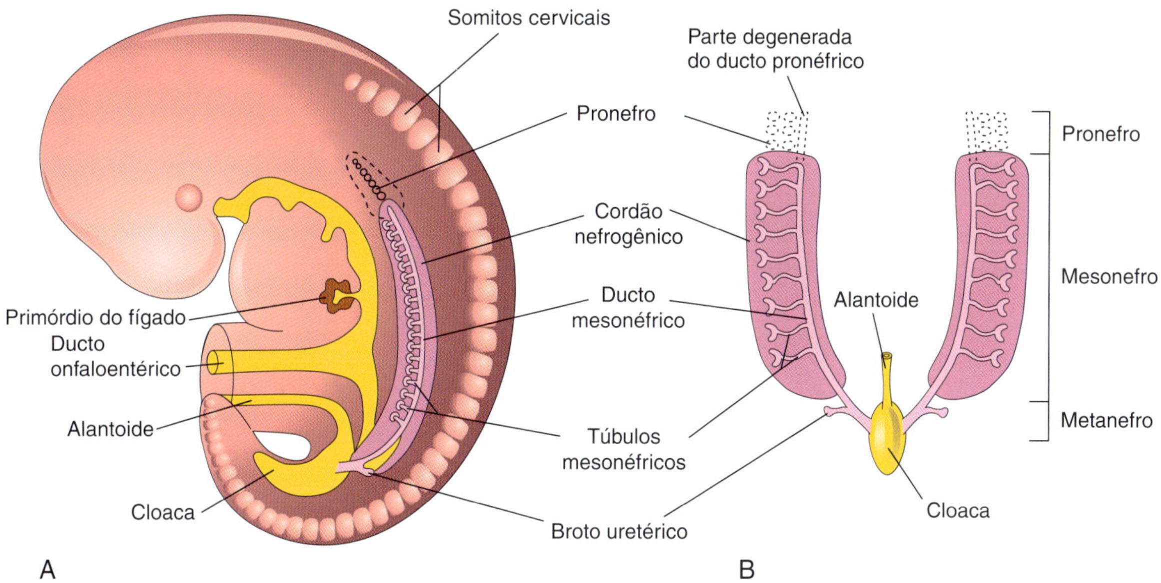

Figura 13-2 Esquemas dos três conjuntos de sistemas néfricos em um embrião durante a quinta semana. **A,** Vista lateral. **B,** Vista ventral. Os túbulos mesonéfricos estão puxados lateralmente; sua posição normal é demonstrada em **A.**

Tabela 13-1 Derivativos Adultos e Remanescentes Vestigiais de Estruturas Urogenitais Embrionárias*

HOMEM	ESTRUTURA EMBRIONÁRIA	MULHER
Testículo	Gônada indiferenciada	*Ovário*
Túbulos seminíferos	Córtex	*Folículos ovarianos*
Rede testicular	Medula	*Rede ovariana*
Gubernáculo	Gubernáculo	*Ligamento ovariano*
		Ligamento redondo do útero
Dúctulos eferentes do testículo	Túbulos mesonéfricos	Epoóforo
Paradídimo		Paraoóforo
Apêndice do epidídimo	Ducto mesonéfrico	Apêndice vesiculoso
Ducto do epidídimo		Ducto do epoóforo
Ducto deferente		Ducto longitudinal, ducto de Gartner
Ureter, pelve, cálices e ductos coletores		*Ureter, pelve, cálices e ductos coletores*
Ductos ejaculatórios e glândula seminal		
Apêndice do testículo	Ducto paramesonéfrico	Hidátide (de Morgani)
		Tuba uterina
		Útero
Bexiga urinária	Seio urogenital	*Bexiga urinária*
Uretra (exceto fossa navicular)		*Uretra*
Utrículo prostático		*Vagina*
Próstata		*Glândulas uretral e parauretral*
Glândulas bulbouretrais		*Glândulas vestibulares maiores*
Colículo seminal	Tubérculo do seio	*Hímen*
Pênis	Falo primordial	*Clitóris*
Glande do pênis		*Glande do clitóris*
Corpo cavernoso do pênis		*Corpo cavernoso do clitóris*
Corpo esponjoso do pênis		*Bulbo do vestíbulo*
Aspecto ventral do pênis	Pregas urogenitais	*Lábios menores*
Escroto	Intumescências labioescrotais	*Lábios maiores*

*Derivativos funcionais são demonstrados em itálicos.

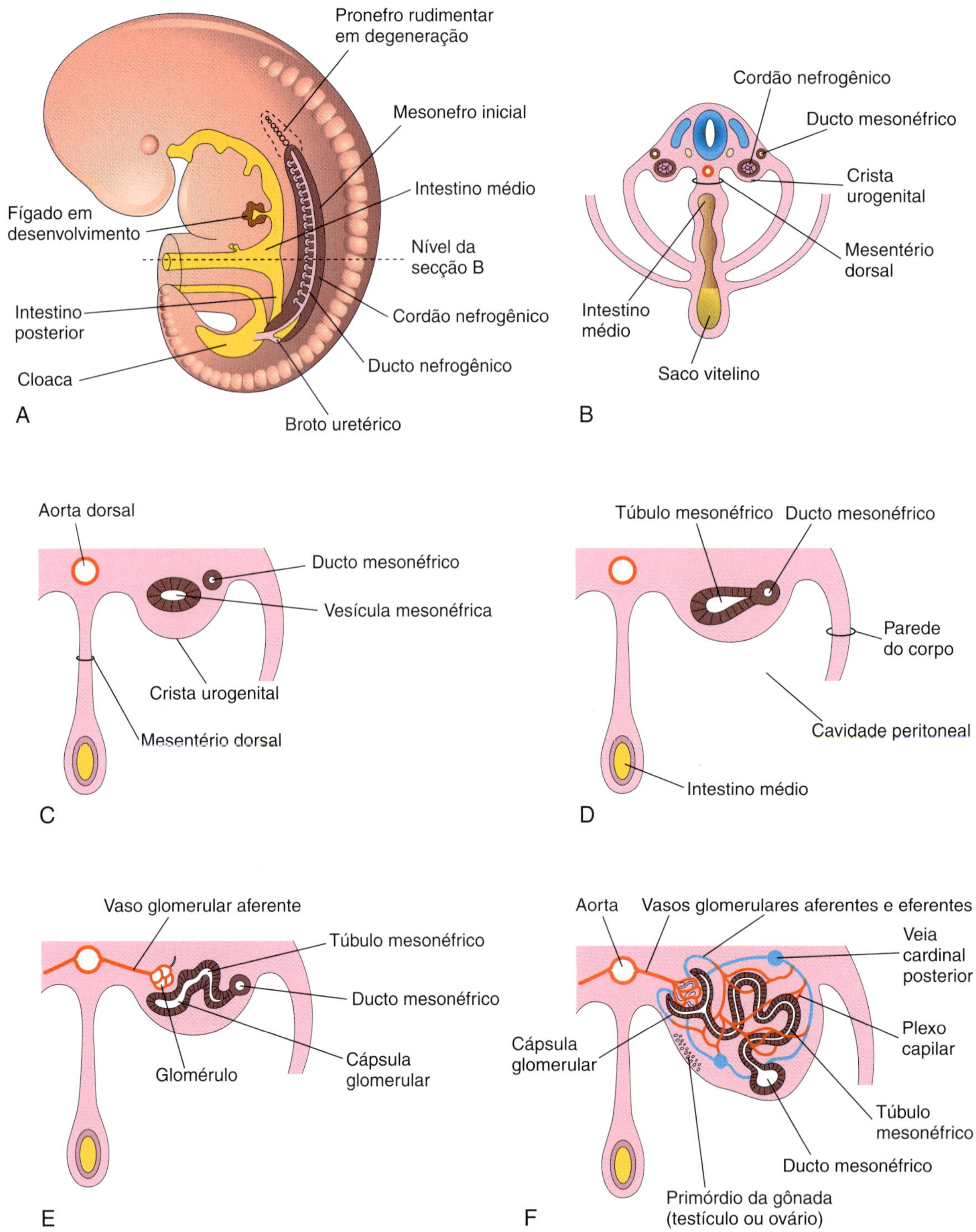

Figura 13-3 **A,** Vista lateral de um embrião de 5 semanas mostrando a extensão do mesonefro inicial e broto uretérico, o primórdio dos metanefros (primórdio do rim permanente). **B,** Secção transversal de um embrião demonstrando os cordões nefrogênicos, a partir dos quais os túbulos mesonéfricos se desenvolvem. **C** a **F,** Etapas sucessivas no desenvolvimento dos túbulos mesonéfricos entre a 5ª e a 11ª semana. A extremidade mediana expandida do túbulo mesonéfrico é invaginada por vasos sanguíneos para formar a cápsula glomerular.

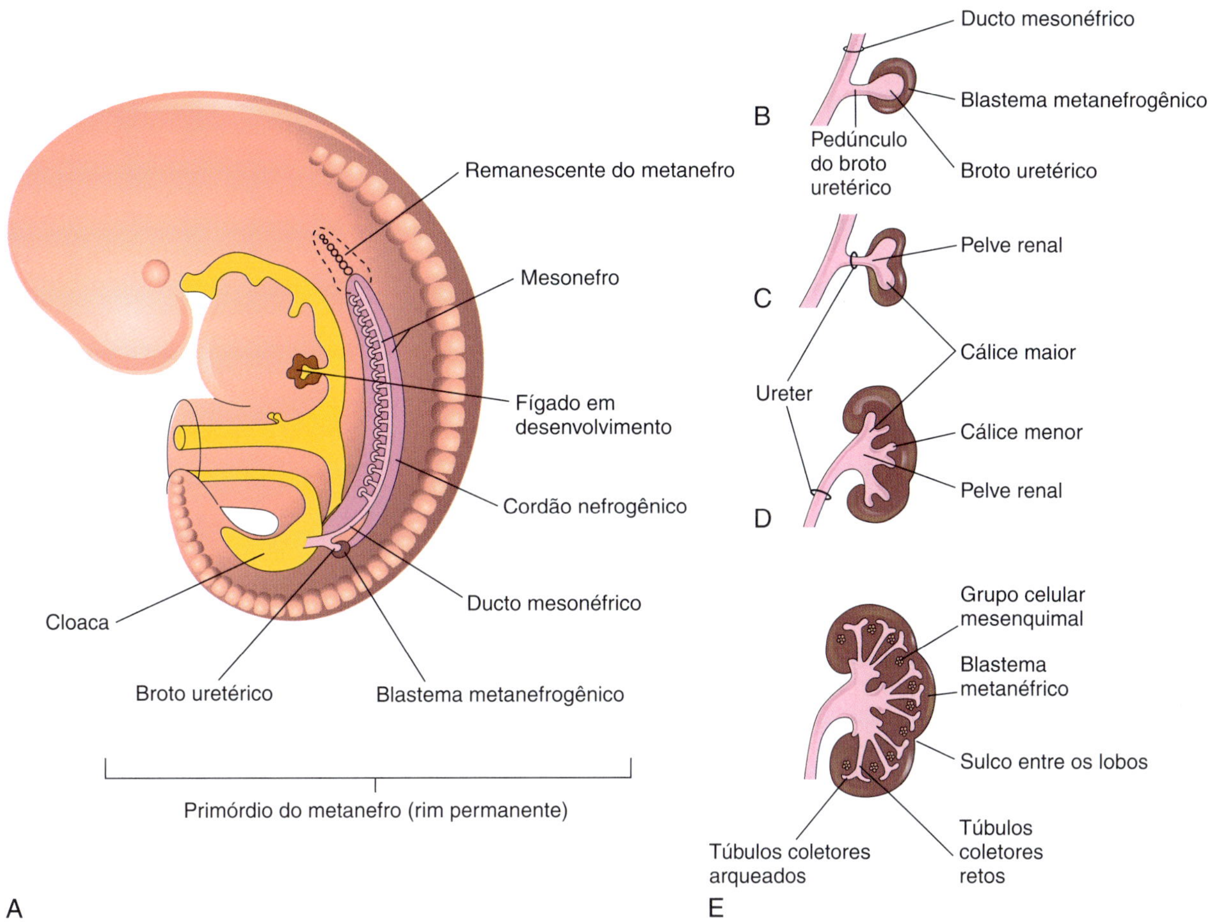

Figura 13-4 Desenvolvimento do rim permanente. **A,** Vista lateral de um embrião de 5 semanas, mostrando o broto uretérico e o primórdio do metanefro. **B** a **E,** Estágios sucessivos do desenvolvimento do broto uretérico (5ª à 8ª semana). Observe o desenvolvimento do rim: ureter, pelve renal, cálices e túbulos coletores.

O broto ureteral é o primórdio do ureter, pelve renal, cálices (subdivisões da pelve renal), e túbulos coletores (Fig. 13-4*B* a *E*). Na medida em que se alonga, o broto penetra no **blastema metanefrogênico** – a massa de células derivadas do **cordão nefrogênico** – que forma os néfros (Fig. 13-4*A*). O **tronco do broto ureteral** torna-se o **ureter** e a parte cranial do divertículo sofre ramificações repetidas. Os ramos diferenciam-se nos **túbulos coletores dos metanefros** (Figs. 13-4*C* a *E* e 13-5).

Os **túbulos coletores retos** passam por ramificações repetidas, formando sucessivas gerações de túbulos coletores. As primeiras quatro gerações de túbulos aumentam de tamanho e coalescem para formar os **cálices maiores** (Fig. 13-4*C* a *E*); as quatro gerações seguintes coalescem para formar os **cálices menores**. A extremidade de cada **túbulo coletor arqueado** induz aglomerados de células mesenquimais no blastema metanefrogênico a formar pequenas **vesículas metanéfricas** (Fig. 13-5*A*). Essas vesículas alongadas tornam-se os *túbulos metanéfricos* (Fig. 13-5*B* e *C*). As extremidades proximais desses túbulos são invaginadas por **glomérulos.** O corpúsculo renal (glomérulo e sua cápsula) e seu túbulo proximal, a **alça do nefron** (alça de Henle) e o túbulo convoluto distal constituem um **néfron** (Fig. 13-5*D*). Cada túbulo contorcido distal faz contato com um túbulo coletor arqueado. Os túbulos coletores confluem e formam um **túbulo urinífero.**

A ramificação do divertículo metanéfrico depende de um sinal indutivo do mesoderma metanéfrico – a diferenciação dos néfrons depende da indução pelos túbulos coletores. Os **aspectos moleculares** das interações recíprocas entre o mesênquima metanéfrico e os túbulos coletores são mostrados na Figura 13-6.

Os **rins fetais são subdivididos em lóbulos.** A lobulação geralmente desaparece durante a infância como o aumento de néfrons em tamanho. A formação dos néfrons está completa ao redor da 36ª semana do desenvolvimento – cada rim **contém em torno de 2 milhões de néfrons.** A maturação funcional dos rins ocorre após o nascimento.

Alterações Posicionais dos Rins

Os rins metanéfricos em desenvolvimentos se posicionam perto uns dos outros na pelve (Fig. 13-7*A*). Como o abdome e a pelve crescem, os rins gradualmente se

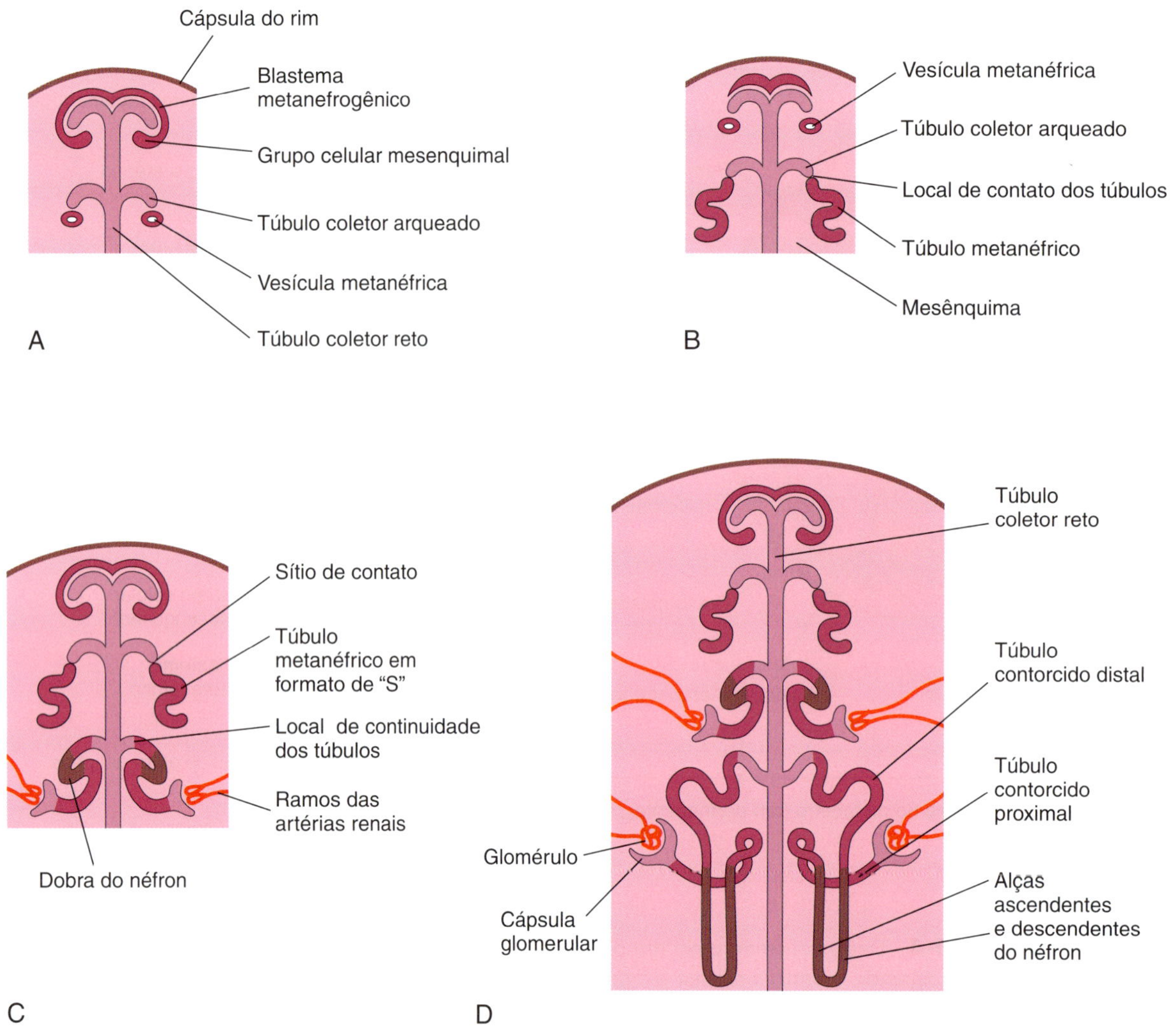

Figura 13-5 Desenvolvimento dos néfrons. **A,** A nefrogênese começa por volta do início da oitava semana. **B e C,** Observe que os túbulos metanéfricos, primórdio dos néfrons, tornam-se conectados com os túbulos coletores para formar os túbulos uriníferos. **D,** Observe que os néfrons são derivados do blastema metanéfrico e os túbulos coletores são derivados do broto ureteral.

reposicionam para o abdome e se afastam um pouco mais (Fig. 13-7*B* e *C*). Eles chegam à posição encontrada no adulto em ambos os lados da coluna vertebral até a 9ª semana (Fig. 13-7*D*). Essa "ascendência" resulta principalmente do crescimento relativo do corpo caudal do embrião em relação aos rins. Conforme os rins alteram as suas posições, eles sofrem movimentos de rotação medial de quase 90 graus. Na 9ª semana, os rins entram em contato com as glândulas suprarrenais, ao mesmo tempo em que essas glândulas atingem a sua posição definitiva (Fig. 13-7*D*).

Mudanças no Suprimento de Sangue nos Rins

Inicialmente, as **artérias renais** são ramos das **artérias ilíacas comuns** (Fig. 13-7*A* e *B*). Posteriormente, os rins recebem seu suprimento sanguíneo da terminação distal da **aorta** (Fig. 13-7*C*). Os rins recebem seus ramos arteriais mais craniais, que se tornam as **artérias renais**, da **aorta abdominal.** Normalmente, os ramos primordiais caudais sofrem involução e desaparecem (Fig. 13-7*C* e *D*).

ARTÉRIAS RENAIS ACESSÓRIAS

As variações comuns no suprimento de sangue para os rins refletem o modo como o fornecimento de sangue continuamente se altera durante a vida fetal e embrionária precoce (Fig. 13-7). Aproximadamente 25% dos rins nos adultos apresentam de duas a quatro artérias renais. **Artérias renais acessórias (supranumerárias)** geralmente surgem da aorta, superior ou inferior à artéria renal principal (Fig. 13-8*A* e *B*). Uma artéria acessória ao polo inferior (artéria renal polar) pode apresentar um posicionamento anterior ao ureter e obstruí-lo, causando **hidronefrose** – distensão da pelve e cálices com urina (Fig. 13-8*B*). *Artérias renais acessórias são artérias terminais*; consequentemente, se uma artéria acessória estiver danificada ou ligada, a parte do rim suprida por ela se tornará isquêmica. Artérias acessórias são aproximadamente duas vezes mais comuns que as veias acessórias.

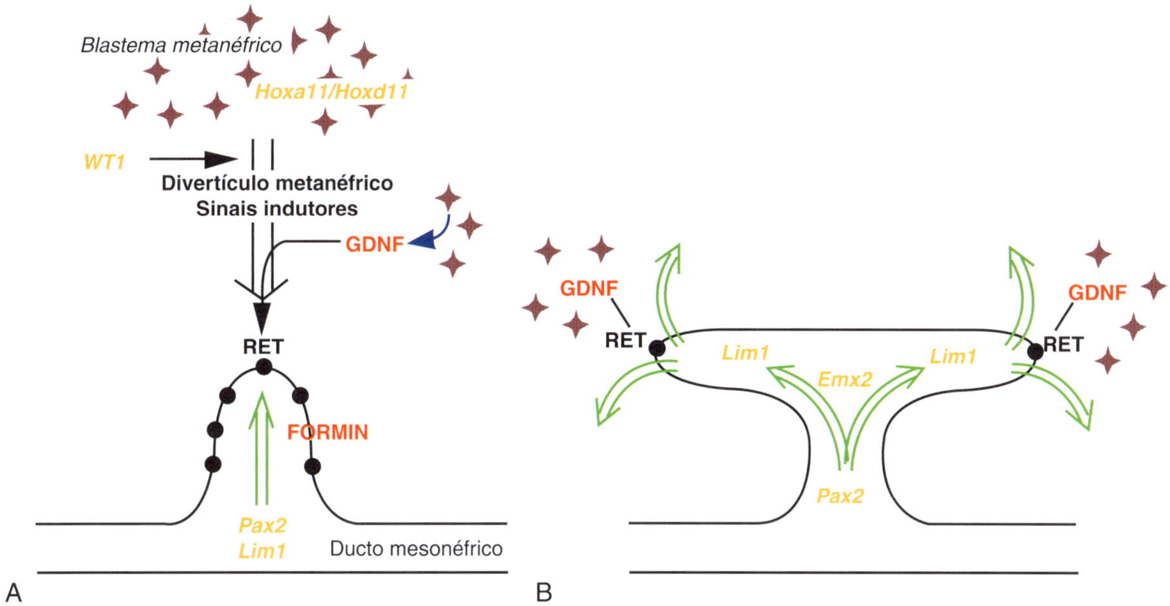

Figura 13-6 Controle molecular do desenvolvimento renal. **A,** O broto uretérico requer sinais indutivos derivados do blastema metanéfrico sob o controle de fatores de transcrição (*texto em amarelo*), tais como WT1, e moléculas de sinalização (*texto em vermelho*), incluindo o fator neurotrópico derivado das células gliais (GDNF) e o seu receptor epitelial, RET. A resposta normal do broto uretérico para esses sinais indutivos estão sob o controle de fatores de transcrição, tais como Pax2, Pax8, Lim1 e o gene *FORMIN*. **B,** A ramificação do botão uretérico é iniciada e mantida pela interação com o mesênquima sob a regulação de fatores de transcrição como Emx2 e a expressão específica de GDNF e RET nas extremidades broto ureteral em processo de invasão. *(De Piscione TD, Rosenblum ND: The malformed kidney: disruption of the glomerular and tubular development. Clin Genet 56: 342, 1999.)*

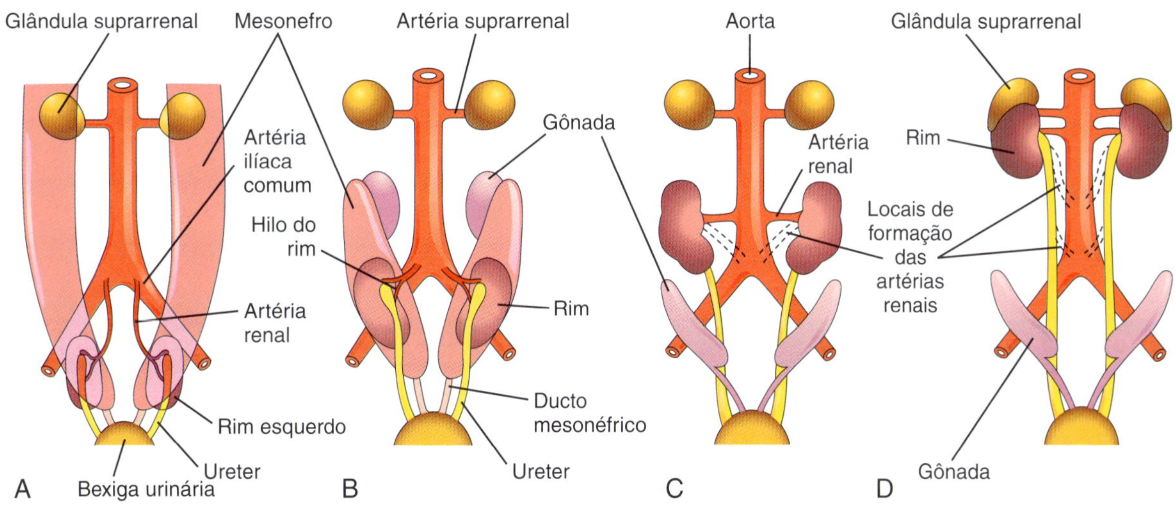

Figura 13-7 **A** a **D,** Vistas diagramáticas ventrais da região abdominopélvica de embriões e fetos (6ª à 9ª semana), demonstrando a rotação medial e relocação dos rins da pelve ao abdome. **C** e **D,** Observe que, como os rins sobem (ascendem), eles são supridos por artérias em níveis sucessivamente mais elevados e o hilo dos rins (onde os vasos e os nervos penetram) são direcionados anteromedialmente.

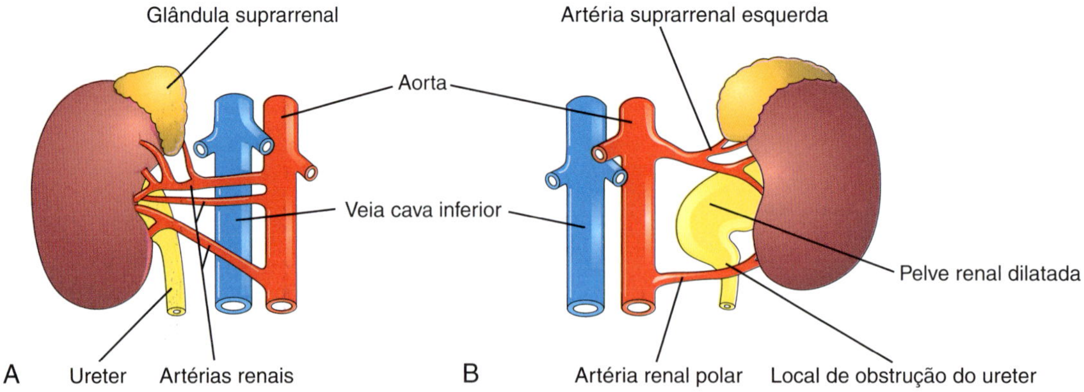

Figura 13-8 Variações comuns das artérias renais. **A** e **B**, Múltiplas artérias renais. A artéria renal polar demonstrada em **B** obstruiu o ureter e produziu uma pelve renal dilatada.

ANOMALIAS CONGÊNITAS DOS RINS E URETERES

Agenesia renal unilateral (ausência de rim) ocorre em cerca de 1 em 1.000 neonatos (Fig. 13-9*A*). Os meninos são mais afetados que as meninas e, em geral, é o rim esquerdo que está ausente. O outro rim geralmente passa por hipertrofia compensatória e executa a função do rim ausente.

Agenesia renal bilateral está associada a oligo-hidrâmnio (pequena quantidade de fluido amniótico), pois pouca ou nenhuma urina é excretada na cavidade amniótica. Esta condição ocorre em aproximadamente 1 em cada 3.000 nascimentos e é incompatível com a vida pós-natal. Esse defeito é três vezes mais comum em meninos. Essas crianças também apresentam **hipoplasia pulmonar (desenvolvimento incompleto dos pulmões)**. A falha do broto uretérico em penetrar no blastema metanéfrico resulta na ausência do desenvolvimento renal, pois nenhum néfron é induzido pelos túbulos coletores a se desenvolverem a partir do blastema.

ANOMALIAS DE FUSÃO

ECTOPIA DE FUSÃO CRUZADA

Às vezes, um rim atravessa para o outro lado, o que resulta em ectopia renal cruzada, com ou sem fusão. Um defeito renal incomum é a fusão unilateral dos rins (Fig. 13-9*D*). Nesses casos, os rins em desenvolvimento se fusionam enquanto estão na pelve, e um rim se movimenta para a sua posição normal, levando o outro com ele.

RIM EM FERRADURA

Em 0,2% da população, os polos dos rins são fusionados (em geral, os polos inferiores) (Fig. 13-10). Grandes rins em formato de U (ferradura) costumam estar localizados na região pélvica, em posição anterior à vértebra lombar inferior. A ascendência normal dos rins fusionados é impedida pela raiz da **artéria mesentérica inferior**. A função desses rins está preservada e cada um tem um ureter normal e suprimento sanguíneo. Um rim em ferradura pode não produzir sintomas, mas está propenso à maior ocorrência de cálculos renais e infecções. Aproximadamente 15% das pessoas com síndrome de Turner têm rins em ferradura (Cap. 19, Fig. 19-3).

MÁ ROTAÇÃO DOS RINS

Se o rim não rotacionar, o hilo se mantém em posição anterior – posição embrionária (Fig. 13-9*C*). Se o hilo se posicionar posteriormente, a rotação avançou demais; se estiver posicionado lateralmente, ocorreu a rotação medial. A rotação anormal dos rins é frequentemente associada a rins ectópicos.

RINS ECTÓPICOS

Um ou ambos os rins podem estar em posição anormal (Fig. 13-9*B* e *E*). A maioria dos rins ectópicos está localizada na pelve, mas alguns deles se encontram na região inferior do abdome. Rins pélvicos e outras formas de ectopia resultam em falha na ascensão dos rins.

DUPLICAÇÕES DE TRATO URINÁRIO

Duplicações da parte abdominal do ureter e pelve renal são comuns, mas rins normais supranumerários são raros (Fig. 13-9*C* e *F*). Essas duplicatas muitas vezes resultam da divisão de um broto uretérico. Divisões parciais resultam em um rim dividido com um ureter bífido (Fig. 13-9*B*). Divisão completa resulta em um duplo rim com um ureter bífido ou ureteres separados (Fig. 13-9*C*). Um rim supranumerário com seu próprio ureter provavelmente resulta da formação de dois brotos ureterais (Fig. 13-9*F*).

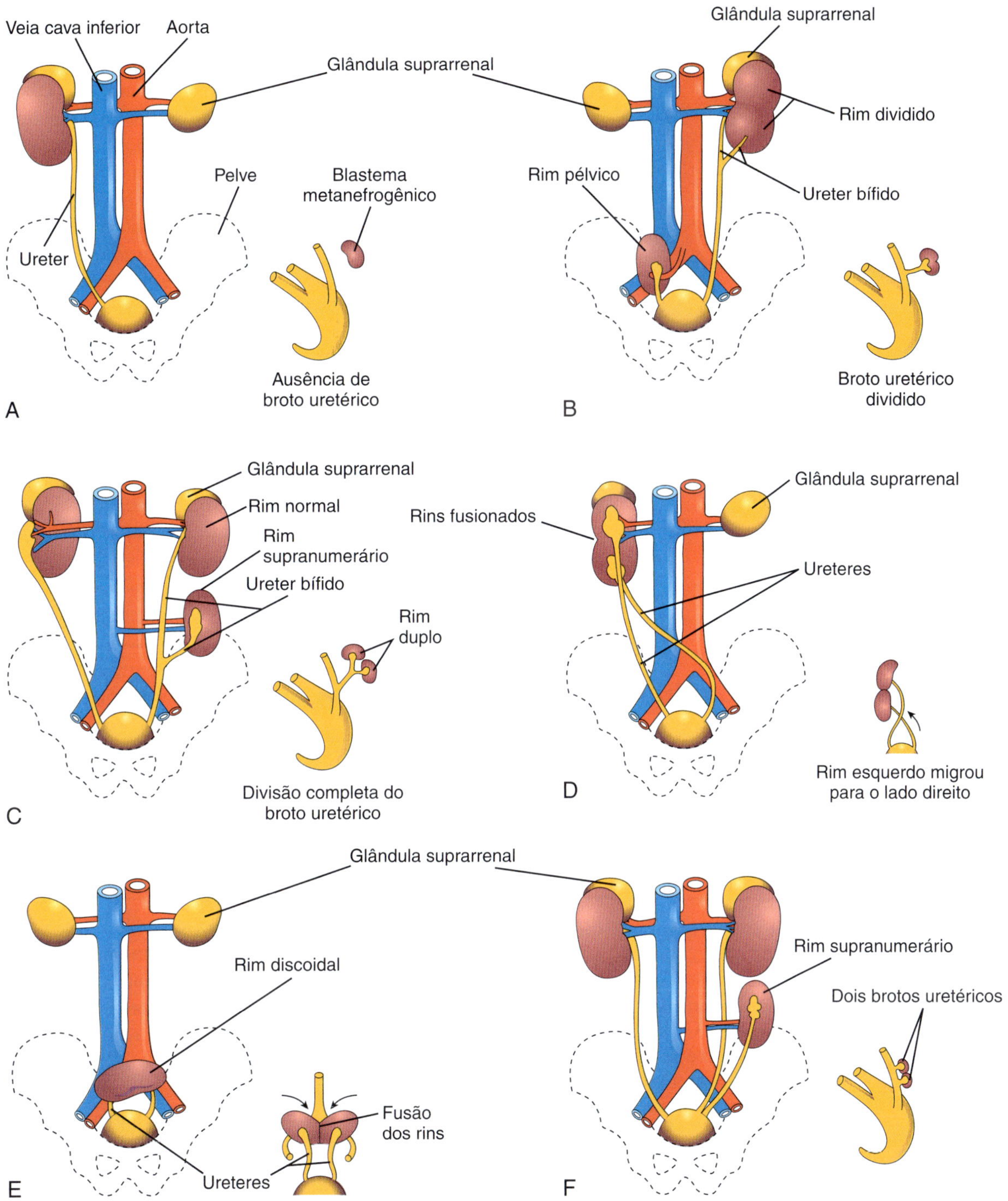

Figura 13-9 Malformações do sistema urinário. O esquema menor no canto inferior direito de cada figura ilustra a base embriológica provável da anomalia. **A,** Agenesia renal unilateral. **B,** Lado direito, rim pélvico; lado esquerdo, rim dividido com ureter bífido. **C,** Lado direito, má rotação do rim; o hilo está posicionado lateralmente. Lado esquerdo, ureter bífido e rins normais supranumerários. **D,** Ectopia renal cruzada. O rim esquerdo cruzou para o lado direito e se fusionou com o rim direito. **E,** Rim pélvico ou discoidal, resultante da fusão dos rins enquanto eles estavam na pelve. **F,** Rim esquerdo supranumerário resultante do desenvolvimento de dois botões ureterais.

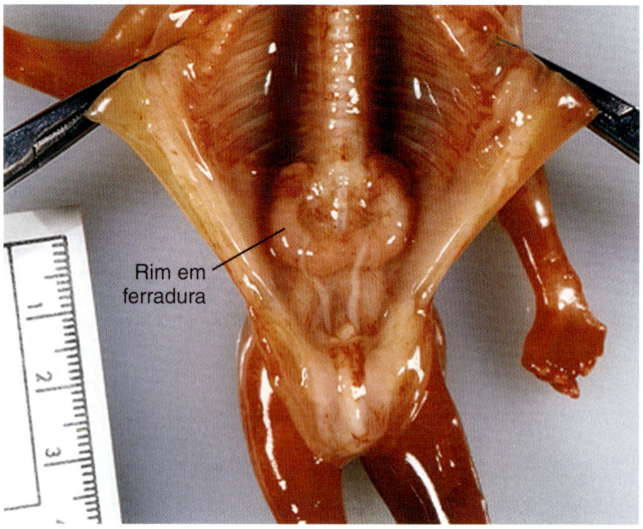

Figura 13-10 Rim em ferradura no baixo ventre de um feto feminino de 13 semanas. Esta anomalia resultou da fusão dos polos inferiores dos rins, enquanto estavam na pelve.

Desenvolvimento da Bexiga Urinária

Para propósitos descritivos, o seio urogenital é dividido em três partes (Fig. 13-11C):

- Uma *parte vesical*, que forma a maioria da bexiga e é continua ao alantoide
- Uma *parte pélvica*, que forma a uretra no colo da bexiga, a parte prostática da uretra nos homens, e toda a uretra em mulheres
- Uma *parte fálica*, que cresce em direção ao tubérculo genital – o primórdio do pênis ou do clitóris.

A bexiga se desenvolve principalmente a partir da parte vesical do seio urogenital (Fig. 13-11C), mas o **trígono** (área triangular na base da bexiga entre as aberturas dos ureteres) é derivado das extremidades caudais dos ductos mesonéfricos (Fig. 13-11*A* e *B*). Inicialmente, a bexiga é contínua com o **alantoide** (Fig. 13-11C). Esta membrana fetal logo regride e forma um cordão fibroso espesso, o úraco (Fig. 13-11*G* e *H*). Em adultos, a **úraco** é representado pelo **ligamento umbilical mediano.** À medida que a bexiga aumenta, partes distais dos ductos mesonéfricos são incorporadas à sua parede dorsal (Fig. 13-11*B* a *H*). Esses ductos contribuem para a formação do tecido conjuntivo no *trígono da bexiga*. O epitélio da bexiga inteira é derivado do endoderma do seio urogenital. As outras camadas da parede da bexiga se desenvolvem do mesênquima esplâncnico adjacente. Como os ductos mesonéfricos são absorvidos, os ureteres se abrem separadamente na bexiga urinária (Fig. 13-11C a *H*). No sexo masculino, os orifícios dos ductos mesonéfricos se movem juntos e se inserem na *uretra prostática* (Fig. 13-22C), à medida que as extremidades caudais desses ductos se tornam os *ductos ejaculatórios* (Fig. 13-22*A*). Nas mulheres, as extremidades distais dos ductos mesonéfricos se degeneram.

URETER ECTÓPICO

Um ureter ectópico não entra na bexiga urinária. Em homens, um ureter ectópico pode se abrir no colo da bexiga ou na parte prostática da uretra; além disso, pode entrar no ducto deferente, no utrículo prostático ou na glândula seminal (Fig. 13-22). Em mulheres, um ureter ectópico pode entrar no colo da bexiga, na uretra, na vagina ou no vestíbulo da vagina. Um ureter ectópico ocorre quando o ureter é carregado caudalmente com o ducto mesonéfrico e é incorporado na porção caudal da parte vesical do seio urogenital. Incontinência pode ocorrer e a urina pode vazar da uretra nos homens e da uretra e/ou da vagina nas mulheres.

ANOMALIAS DO ÚRACO

Um remanescente do lúmen do úraco pode persistir geralmente na parte inferior do **úraco**. Em aproximadamente 50% dos casos, este lúmen é contínuo com a cavidade da bexiga. O remanescente do revestimento epitelial do úraco pode dar origem a **cistos uracais** (Fig. 13-12*A*). A extremidade inferior patente do úraco pode se dilatar para formar um **seio uracal** que se abre para dentro da bexiga. O lúmen na parte superior do úraco também pode permanecer patente e formar um seio uracal que se abre no umbigo (Fig. 13-12*B*). Muito raramente, todo o úraco permanece patente e forma uma **fístula uracal**, que possibilita que a urina escape pelo orifício umbilical (Fig. 13-12C).

EXTROFIA DA BEXIGA

Extrofia da bexiga (deficiência da parede anterior da bexiga e parede abdominal anterior) é uma insuficiência congênita severa que ocorre em aproximadamente 1 em cada 10.000 a 40.000 nascimentos, afetando predominantemente o sexo masculino (Fig. 13-13). *Exposição e protrusão da superfície mucosa da parede posterior da bexiga caracterizam essa anomalia congênita.* O trígono da bexiga e os orifícios uretéricos ficam expostos e a urina escorre intermitentemente a partir da bexiga evertida.

Epispadia é uma insuficiência congênita em que a uretra se abre no dorso do pênis. Epispadias e uma ampla separação dos ossos púbicos estão associadas à extrofia completa da bexiga. Em alguns casos, o pênis é dividido em duas partes e o escroto é bífido (dividido). Acredita-se que a **extrofia da bexiga** é causada pela falha das células mesenquimais em migrar entre o ectoderma e o endoderma da parede abdominal (**membrana cloacal**) durante a quarta semana (Fig. 13-14*B* e *C*). Como resultado, nenhum músculo ou tecido conjuntivo forma a parede abdominal sobre a bexiga urinária. **A ruptura da membrana cloacal** resulta em uma grande comunicação entre o exterior e a membrana mucosa da bexiga. A ruptura da membrana antes da divisão da cloaca pelo septo urorretal leva à **extrofia da cloaca**, resultando na exposição de ambos, da bexiga e do intestino grosso.

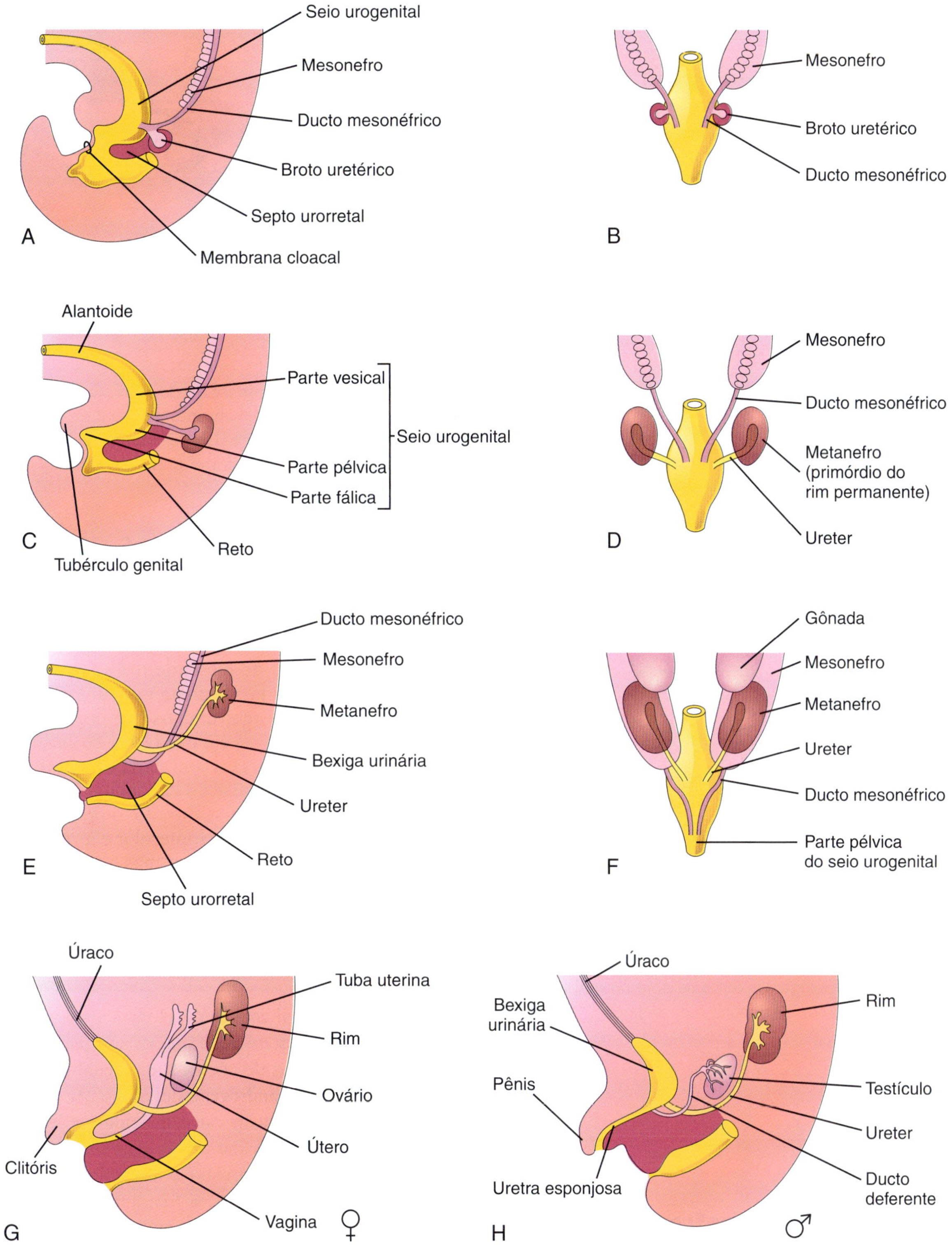

Figura 13-11 **A,** Vista lateral de um embrião de 5 semanas mostrando divisão da cloaca pelo septo urorretal para o seio urogenital e reto. **B, D** e **F,** Vistas dorsais mostrando o desenvolvimento dos rins e da bexiga urinária e alterações na localização dos rins. **C, E, G** e **H,** Visões laterais. Os estágios mostrados em **G** e **H** são alcançados na 12ª semana.

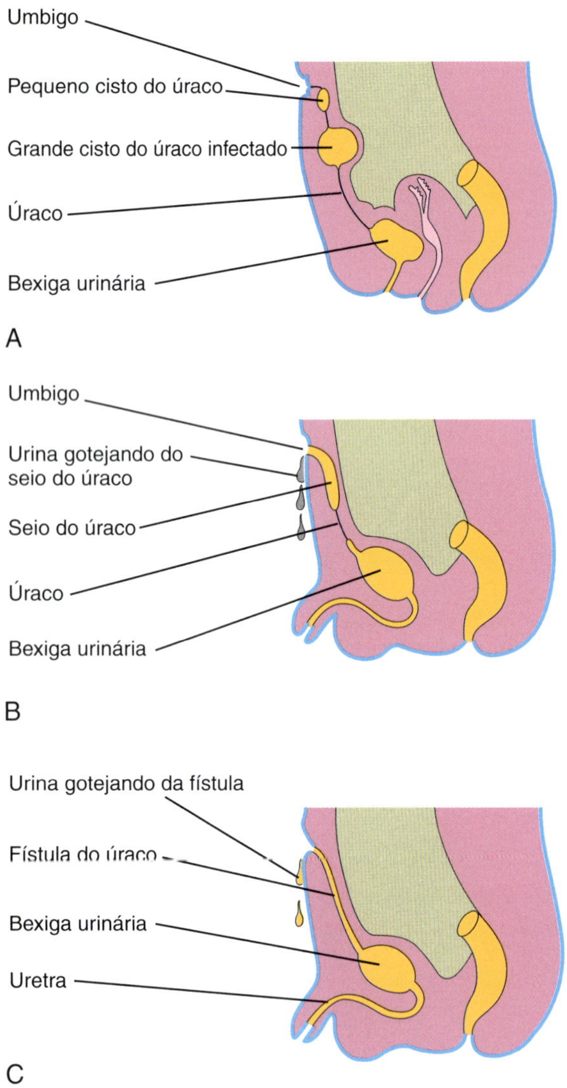

Figura 13-12 Anomalias do úraco. **A,** Cistos uracais; o local mais comum para eles é na extremidade superior do úraco, logo abaixo do umbigo. **B,** Dois tipos de seios uracais são mostrados: um se abre dentro da bexiga e o outro se abre no umbigo. **C,** A fístula uracal conecta a bexiga urinária e o umbigo.

Desenvolvimento da Uretra

O epitélio da maior parte da uretra masculina e de toda a uretra feminina é derivado do endoderma do **seio urogenital** (Figs. 13-11*A* e *B* e 13-15). A parte distal da uretra na **glande do pênis** é derivada de um sólido cordão de células ectodérmicas que crescem a partir do topo da glande e que se juntam com o remanescente da uretra esponjosa (Cap. 2, Fig. 2-1 *B* e Fig. 13-15*A* a C). Consequentemente, o epitélio da porção final da uretra é derivado do ectoderma superficial. O tecido conjuntivo e o músculo liso da uretra de ambos os sexos são derivados do mesênquima esplâncnico.

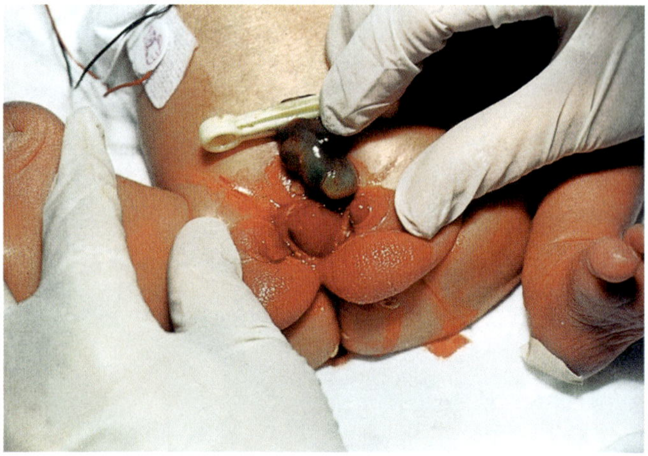

Figura 13-13 Recém-nascido do sexo masculino com extrofia da bexiga. Devido ao fechamento anormal da parte inferior da parede abdominal anterior e parede anterior abdominal da bexiga, a bexiga urinária aparece como uma massa abaulada evertida, inferior ao umbigo.

DESENVOLVIMENTO DAS GLÂNDULAS SUPRARRENAIS

O **córtex e a medula** das glândulas suprarrenais (glândulas adrenais) apresentam origens diferentes (Fig. 13-16). O **córtex** se desenvolve do mesênquima e a **medula** se desenvolve a partir de **células da crista neural** (Fig. 13-16*A* e *B*). Durante a sexta semana, inicia-se no córtex a agregação de células mesenquimais em cada lado do embrião, entre a raiz do mesentério dorsal e a gônada em desenvolvimento (Fig. 13-18C). A diferenciação das zonas corticais suprarrenais características inicia-se durante o período fetal tardio (Fig. 13-16*C* a *E*). A zona glomerular e a zona fasciculada estão presentes ao nascimento, mas a zona reticular não é reconhecível até o final do terceiro ano (Fig. 13-16*H*).

HIPERPLASIA ADRENAL CONGÊNITA

Hiperplasia adrenal congênita (HAC) representa um grupo de *distúrbios autossômicos recessivos* nos quais um aumento anormal das células do córtex suprarrenal resulta na **produção excessiva de andrógeno** durante o período fetal. Nas mulheres, isso geralmente causa masculinização na genitália externa (Fig. 13-17). Crianças do sexo masculino afetadas têm genitália externa normal e o distúrbio pode passar despercebido na primeira infância. Mais tarde, ainda na infância em ambos os sexos, o excesso de andrógeno leva a um rápido crescimento e à maturação óssea acelerada.

A causa mais frequente da HAC é a mutação no gene do citocromo P450c21 esteroide, 21-hidroxilase, resultando na deficiência de enzimas do córtex das suprarrenais, necessárias para a biossíntese de vários hormônios esteroides. A redução na produção e liberação desses hormônios leva a um aumento da liberação do hormônio adrenocorticotrófico pela hipófise anterior, o que causa a HAC e a produção excessiva de andrógenos pelas glândulas suprarrenais hiperplásicas.

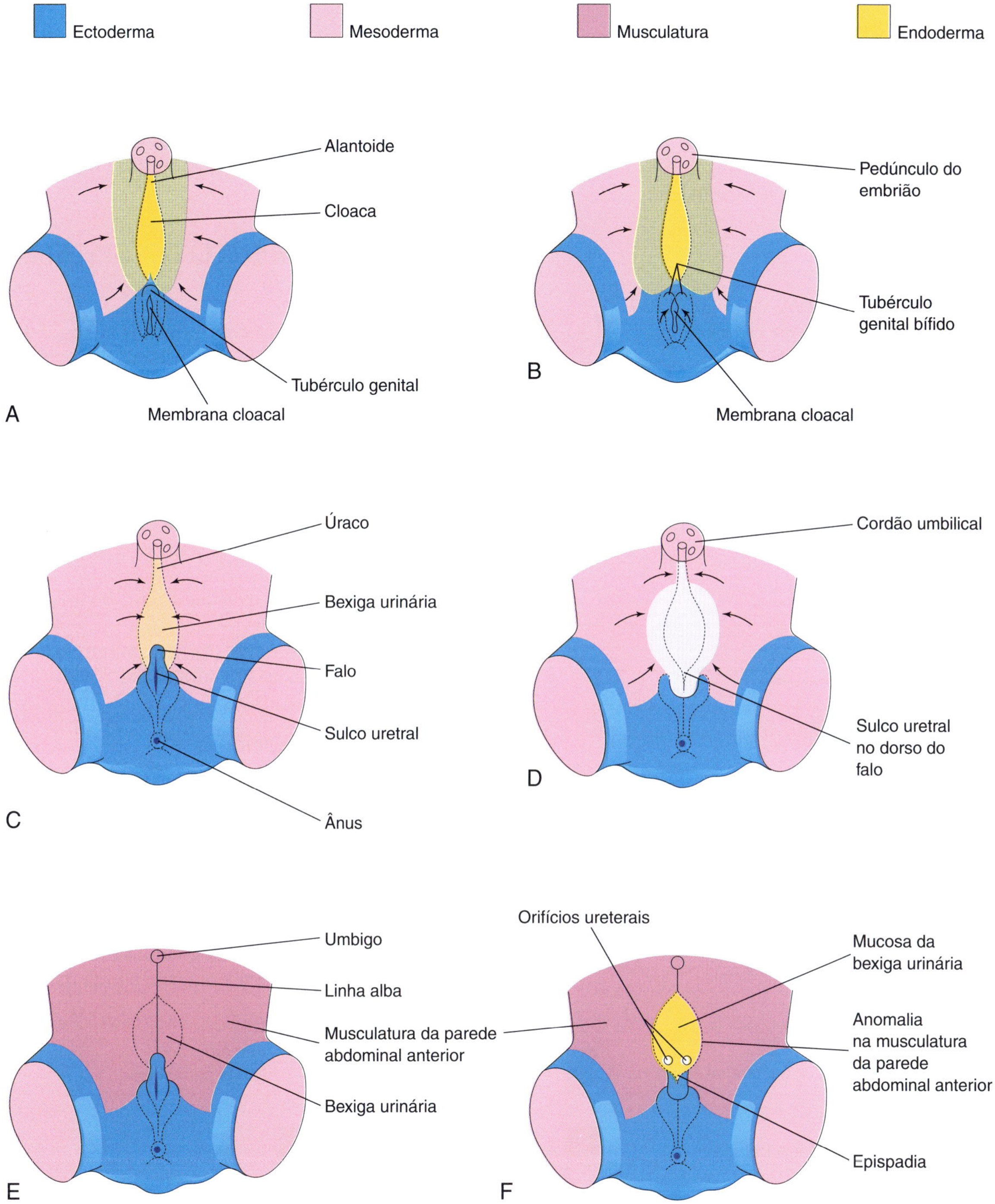

Figura 13-14 **A, C** e **E,** Estágios normais no desenvolvimento da parede abdominal infraumbilical e do pênis durante a quarta e a oitava semana. **B, D** e **F,** Estágios prováveis do desenvolvimento de epispadias e extrofia da bexiga com epispadias. **B** e **D,** Observe que o mesoderma falha em se estender para dentro da parede abdominal anterior, anterior à bexiga urinária. Observe também que o tubérculo genital está localizado em uma posição mais caudal que a usual, e que o sulco uretral se formou na superfície dorsal do pênis. **F,** O ectoderma superficial e a parede anterior da bexiga se romperam, resultando na exposição da parede posterior da bexiga. Observe que a musculatura da parede abdominal anterior está presente em cada um dos lados da anomalia. *(Modificado de Patten BM, Barry A: The genesis of exstrophy of the bladder and epispadias. Am J Anat 90:35, 1952.)*

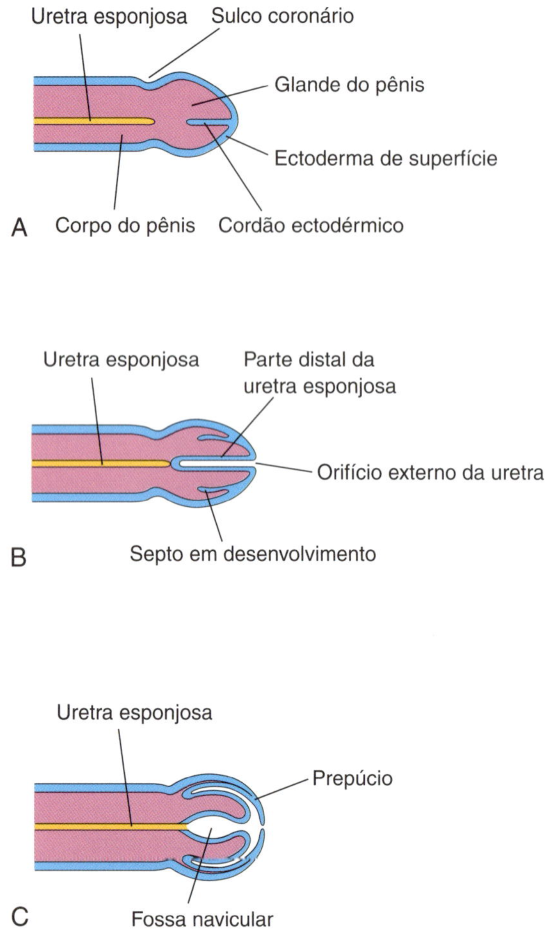

Figura 13-15 Secções longitudinais esquemáticas do desenvolvimento do pênis, ilustrando o desenvolvimento do prepúcio e a parte distal da uretra esponjosa. **A,** Em 11 semanas. **B**, Em 12 semanas. **C**, Em 14 semanas. O epitélio da uretra esponjosa tem origem dupla; a maior parte dele deriva do endoderma da parte fálica do seio urogenital; a parte distal da uretra revestindo a fossa navicular deriva do ectoderma superficial.

Em relação ao peso do corpo, as glândulas suprarrenais dos fetos são 10 a 20 vezes maiores que as glândulas dos adultos, e são grandes em comparação com os rins, devido ao grande tamanho do córtex suprarrenal fetal. A medula permanece pequena até após o nascimento (Fig. 13-16*F*). As glândulas suprarrenais tornam-se rapidamente menores conforme o córtex regride durante o primeiro ano de infância (Fig. 13-16*G*).

DESENVOLVIMENTO DO SISTEMA GENITAL

Os sistemas genitais iniciais nos dois sexos são similares; portanto, o período inicial de desenvolvimento genital é referido como a fase do *desenvolvimento sexual indiferenciado*.

Desenvolvimento das Gônadas

As gônadas (testículos e ovários) são os órgãos que produzem os gametas (espermatozoides e oócitos). As gônadas são derivadas de três fontes (Fig. 13-18):

- Mesotélio (epitélio mesodérmico), revestindo a parede abdominal posterior
- Mesênquima subjacente (tecido conjuntivo embrionário)
- Células germinativas primordiais (células sexuais indiferenciadas primordiais).

Gônadas Indiferenciadas

O desenvolvimento gonadal inicia-se durante a quinta semana, quando uma espessa área de mesotélio se desenvolve na região mediana dos **mesonefros** (Fig. 13-18*A* a *C*). A proliferação desse epitélio e mesênquima subjacente produz uma protuberância na região mediana dos mesonefros – a **crista gonadal** (Fig. 13-18*A* e *C*). Cordões **epiteliais gonadais** – semelhantes a dedos – crescem no mesênquima subjacente (Fig. 13-18D). As **gônadas indiferenciadas** agora consistem em um córtex externo e uma medula interna.

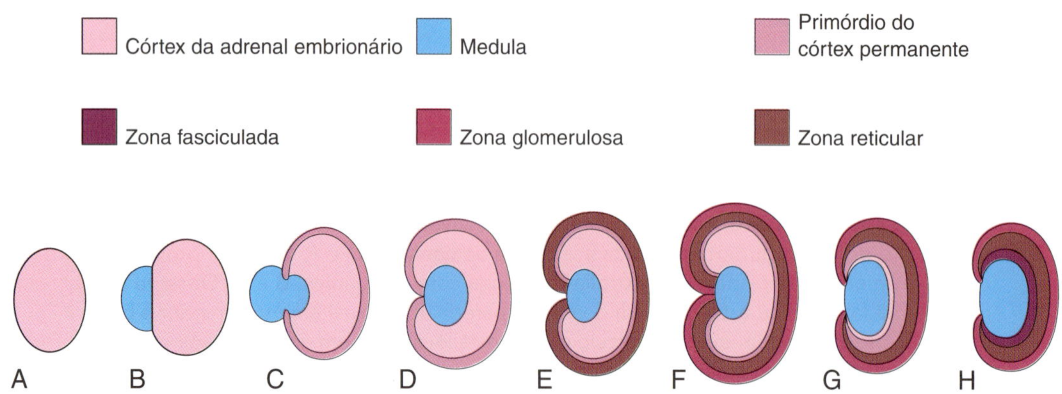

Figura 13-16 Desenhos esquemáticos que ilustram o desenvolvimento das glândulas suprarrenais. **A,** Em 6 semanas, mostrando o primórdio mesodérmico do córtex embrionário. **B,** Em 7 semanas, mostrando a adição de células da crista neural. **C,** Em 8 semanas, mostrando o córtex fetal e o córtex precoce permanente começando a envolver a medula. **D** e **E,** Fases posteriores ao envolvimento da medula pelo córtex. **F,** Glândula de um recém-nascido mostrando o córtex fetal e duas zonas de córtex permanente. **G,** Em 1 ano, o córtex fetal quase desapareceu. **H**, Aos 4 anos, demonstrando o padrão adulto das zonas corticais. Observe que o córtex fetal desapareceu e que a glândula é menor do que era ao nascimento **(F)**.

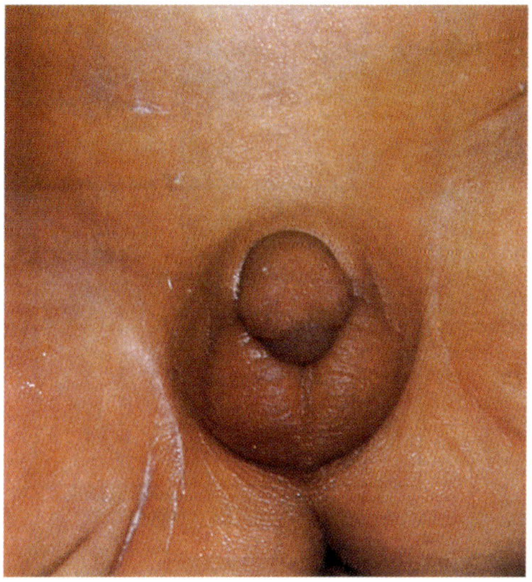

Figura 13-17 Genitália externa de uma menina recém-nascida, com hiperplasia adrenal congênita. A virilização foi causada por andrógenos excessivos produzidos pelas glândulas suprarrenais durante o período fetal. Observe o clitóris aumentado e a fusão dos lábios maiores para formar um escroto.

Em embriões com um **complexo cromossômico sexual XX**, o córtex da gônada indiferenciada se diferencia em ovário, e a medula regride. Em embriões com um **complexo cromossômico sexual XY**, a medula diferencia-se em testículo e o córtex regride (Fig. 13-18 *D*).

Células Germinativas Primordiais

As **células germinativas primordiais** se originam na parede do saco vitelino (do epiblasto) e migram ao longo do mesentério dorsal do intestino posterior para as cristas gonadais (Fig. 13-18*D*). *Sinalização quimiotática precoce pelo fator de célula-tronco (SCF) e, posteriormente, orientação pelo trato nervoso parecem ajudar na migração das células para as cristas gonadais.* Durante a sexta semana, as células germinativas primordiais penetram no mesênquima subjacente e são incorporadas nos **cordões gonadais** (Fig. 13-18*D*). Elas finalmente se diferenciam em oócitos ou espermatozoides.

Determinação do Sexo

Sexo cromossômico e genético, estabelecido na fertilização, depende se um espermatozoide portando X ou Y fertiliza o ovócito portando X. O tipo de gônada que se desenvolve é geralmente determinado pelo **complexo cromossômico sexual** do embrião (XX ou XY). Antes da sétima semana, as gônadas dos dois sexos são idênticas na aparência e são chamadas de gônadas indiferenciadas (Fig. 13-19). O desenvolvimento de um fenótipo masculino (características) requer um cromossomo Y funcional. Dois cromossomos X são necessários para o desenvolvimento do fenótipo feminino.

Desenvolvimento dos Testículos

Uma sequência coordenada de genes induz o desenvolvimento dos testículos. O **gene SRY (região determinante do sexo do Y)** que codifica o fator determinante do testículo (FDT) localiza-se no braço curto do cromossomo Y e age como um interruptor que dirige o desenvolvimento da gônada indiferenciada em um testículo.

COMPLEXOS CROMOSSÔMICOS SEXUAIS ANORMAIS

Em embriões com complexos cromossômicos sexuais anormais, tais como XXX ou XXY, o número de cromossomos X parece não ser importante na determinação do sexo. Se um cromossomo Y estiver presente, o embrião se desenvolve como um homem. Se não estiver presente o cromossomo Y ou se a região determinante do testículo no cromossomo Y tiver sido perdida, ocorre o desenvolvimento de uma mulher. A perda do cromossomo X não parece interferir na migração das células germinativas primordiais para as cristas gonadais, pois algumas células germinativas têm sido observadas em gônadas fetais de mulheres com 45,XO com **síndrome de Turner** (Cap. 19, Fig. 19-3). Dois cromossomos X são necessários, no entanto, para assegurar o desenvolvimento completo do ovário.

FDT induz a condensação dos cordões gonadais e a extensão dentro da medula da gônada indiferenciada, onde eles se ramificam e se anastomosam para formar a **rede testicular** (Fig. 13-19). A conexão dos cordões gonadais – **os cordões seminíferos** – perdem o epitélio de revestimento, quando a túnica albugínea se desenvolve. Esta túnica densa, uma cápsula fibrosa espessa, é uma característica do desenvolvimento testicular. Gradualmente, o testículo se separa do mesonefro em degeneração e passa a ser suspenso pelo seu próprio mesentério, o **mesórquio**. Os cordões seminíferos formam os túbulos seminíferos, *tubuli recti* (túbulos retos) e *rete testis*.

Os **túbulos seminíferos** estão separados pelo mesênquima, que dá origem às **células intersticiais** (células de *Leydig*). Pela oitava semana, essas células secretam o **hormônio androgênico** testosterona, que induz a diferenciação masculina dos ductos mesonéfricos e da genitália externa. A produção de testosterona é estimulada pela **gonadotrofina coriônica humana**, que alcança valores máximos entre a 8ª e a 12ª semana. Os testículos fetais também produzem uma glicoproteína – **o hormônio antimülleriano (HAM)** ou substância inibidora mülleriana (MIS). HAM é produzido pelas **células de sustentação (células de Sertoli)** até a puberdade, após a qual os níveis do hormônio decrescem. *A expressão do fator de transcrição SOX9 é essencial na diferenciação das células de Sertoli no testículo. O HAM suprime o desenvolvimento dos ductos paramesonéfricos*, que formam o útero e as tubas uterinas. Os túbulos seminíferos permanecem até a puberdade (sem lúmen), quando o lúmen começa a se desenvolver. Além das células de sustentação, as paredes dos **túbulos seminíferos** são compostas por (Fig. 13-19):

- Espermatogônias, as células espermáticas primordiais derivadas das células germinativas primordiais
- **Células de Sertoli,** que constituem a maioria do epitélio seminífero do testículo fetal (Fig. 13-19).

A **rede testicular** torna-se contínua com 15 a 20 túbulos mesonéfricos, que se diferenciam em **dúctulos eferentes.**

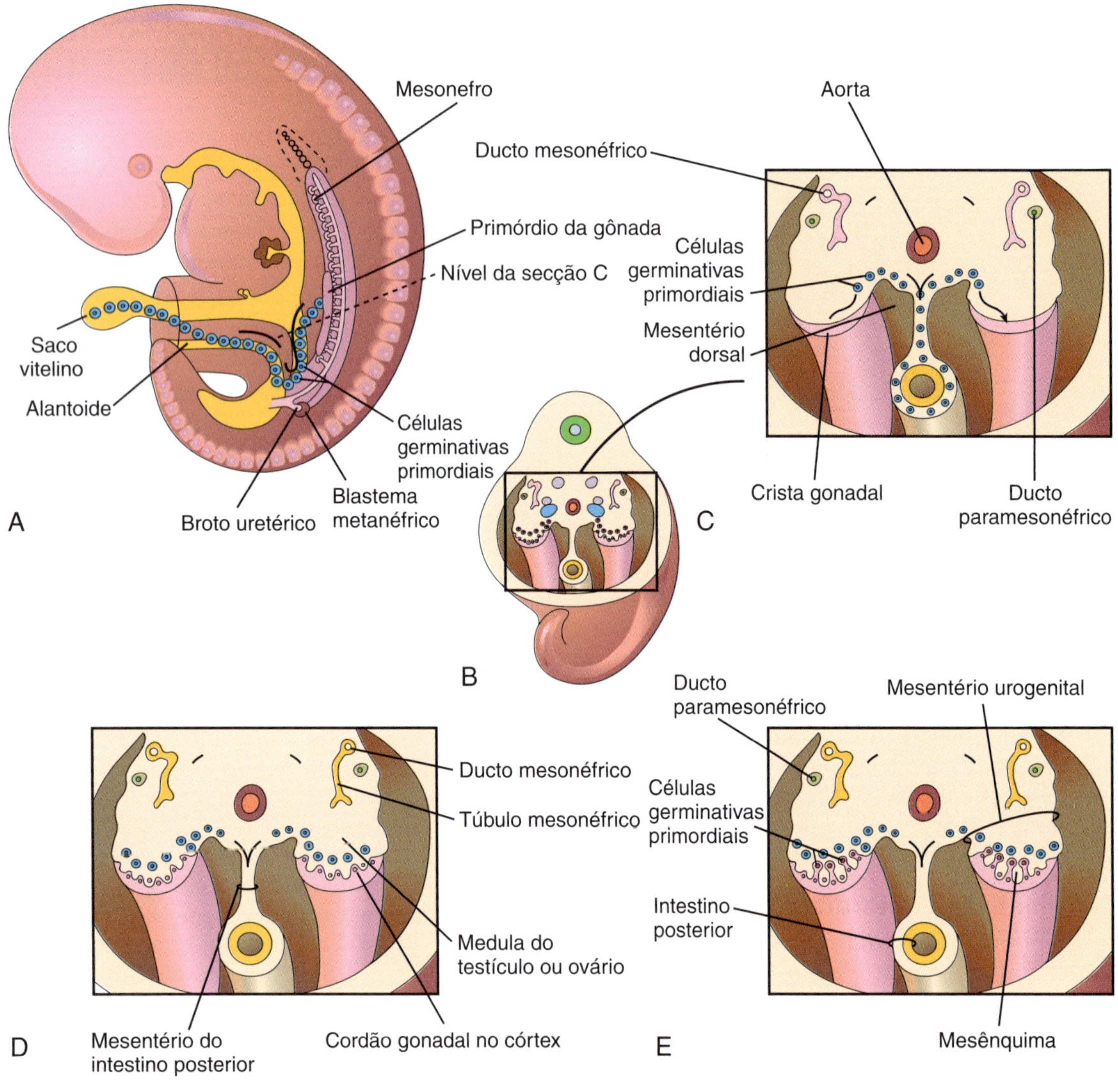

Figura 13-18 **A,** Esquema de um embrião de 5 semanas que ilustra a migração de células germinativas primordiais do saco vitelino (vesícula umbilical) para dentro do embrião. **B,** Esquema tridimensional da região caudal do embrião de 5 semanas, mostrando a localização e a extensão das cristas gonadais. **C,** Secção transversa mostrando as cristas gonadais e a migração das células germinativas primordiais para dentro das gônadas em desenvolvimento. **D,** Corte transversal de um embrião de 6 semanas mostrando os cordões gonadais. **E,** Corte semelhante em um estágio posterior, mostrando as gônadas indiferenciadas e os ductos paramesonéfricos.

Tais dúctulos estão conectados com o ducto mesonéfrico, que se torna o **ducto do epidídimo** (Figs. 13-19 e 13-20*A*).

Desenvolvimento dos Ovários

O desenvolvimento do ovário ocorre aproximadamente 3 semanas mais tarde (pela décima semana) que o desenvolvimento testicular. Os cromossomos X contêm genes que contribuem para o desenvolvimento ovariano; genes autossômicos também parecem desempenhar um papel na **organogênese do ovário.** O ovário não é identificável por exame histológico até aproximadamente a décima semana. Os **cordões gonadais** se estendem para dentro da medula do ovário e formam uma **rede ovariana** rudimentar (Figs. 13-18*D* e 13-19). Essa rede de canais e cordões gonadais geralmente se degenera e desaparece. Os **cordões corticais** se estendem do epitélio superficial do ovário em desenvolvimento até o mesênquima subjacente durante o período fetal inicial. Conforme os cordões corticais aumentam em tamanho, as **células germinativas primordiais** são incorporadas dentro deles. Em aproximadamente 16 semanas, esses cordões começam a se romper em agrupamentos de células isoladas – os **folículos primordiais** –, cada um contendo uma **oogônia** (derivada de uma célula germinativa primordial). Os folículos estão rodeados por uma camada de células foliculares derivadas do epitélio superficial (Fig. 13-19). Mitoses ativas produzem muitas oogonias durante a vida fetal.

Nenhuma oogonia se forma após o nascimento. Embora muitas oogonias se degenerem após o nascimento, cerca de 2 milhões formam os **oócitos primários** (Cap. 2, Fig. 2-5) antes do nascimento. Após o nascimento, a superfície do epitélio do ovário se achata em uma camada única de células, que é contínua com o mesotélio do peritônio. O epitélio superficial se separa dos folículos corticais por uma

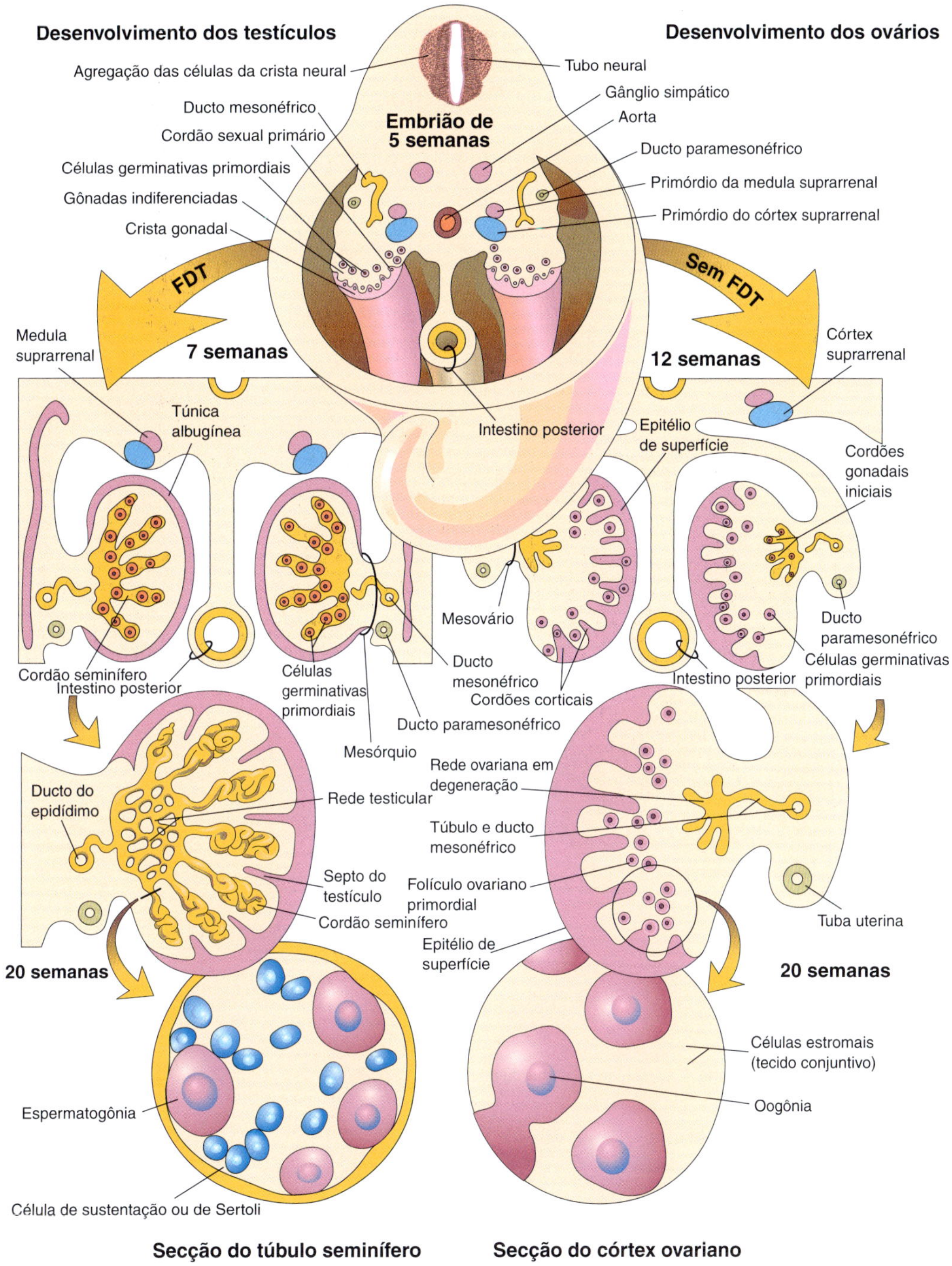

Figura 13-19 Esquemas mostrando a diferenciação das gônadas indiferenciadas de um embrião de 5 semanas (*topo*) em ovários ou testículos. O ***lado esquerdo*** do esquema mostra o desenvolvimento dos testículos, resultante dos efeitos do fator determinante do testículo (FDT), localizado no cromossomo Y. Observe que os cordões sexuais primários se tornam os cordões seminíferos, os primórdios dos túbulos seminíferos. As porções dos cordões sexuais primários que penetram na medula dos testículos formam a rede testicular. Na secção do testículo, na parte inferior esquerda, observe que há dois tipos de células: as espermatogônias, derivadas das células germinativas primordiais, e as células de sustentação ou de Sertoli, derivadas do mesênquima. O ***lado direito*** mostra o desenvolvimento dos ovários na ausência de FDT. Os cordões corticais se estenderam a partir do epitélio superficial da gônada, sendo penetrados pelas células germinativas primordiais. Elas constituem os primórdios das oogonias. As células foliculares são derivadas do epitélio superficial do ovário. As *setas* indicam as mudanças que ocorrem com o desenvolvimento das gônadas (testículos e ovários).

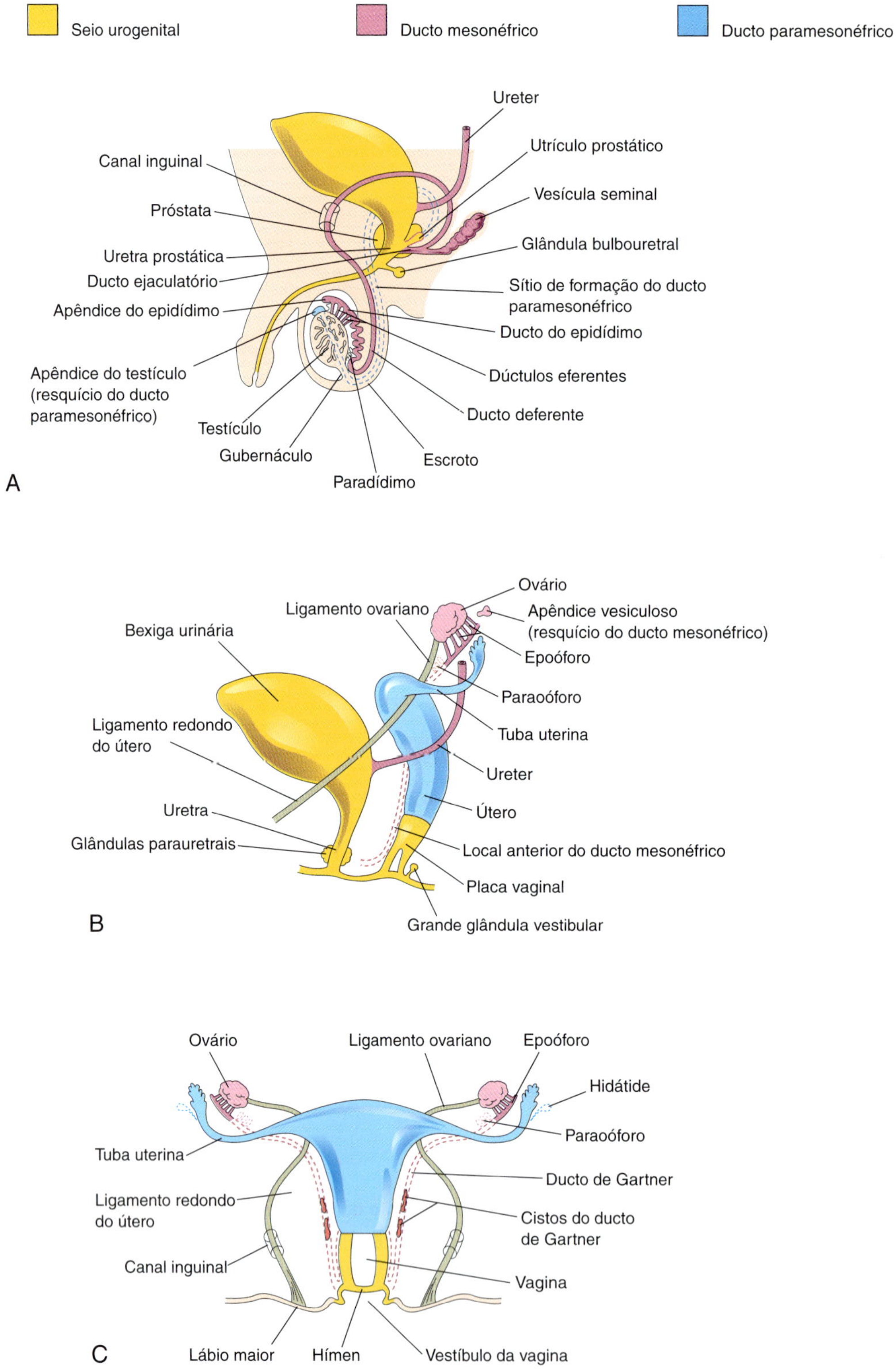

Figura 13-20 Desenhos esquemáticos que ilustram o desenvolvimento dos sistemas reprodutores femininos e masculinos a partir dos ductos genitais e do seio urogenital. Estruturas vestigiais também são mostradas. **A,** Sistema reprodutor de um menino recém-nascido. **B,** Sistema reprodutor feminino em um feto de 12 semanas. **C,** Sistema reprodutor de uma menina recém-nascida.

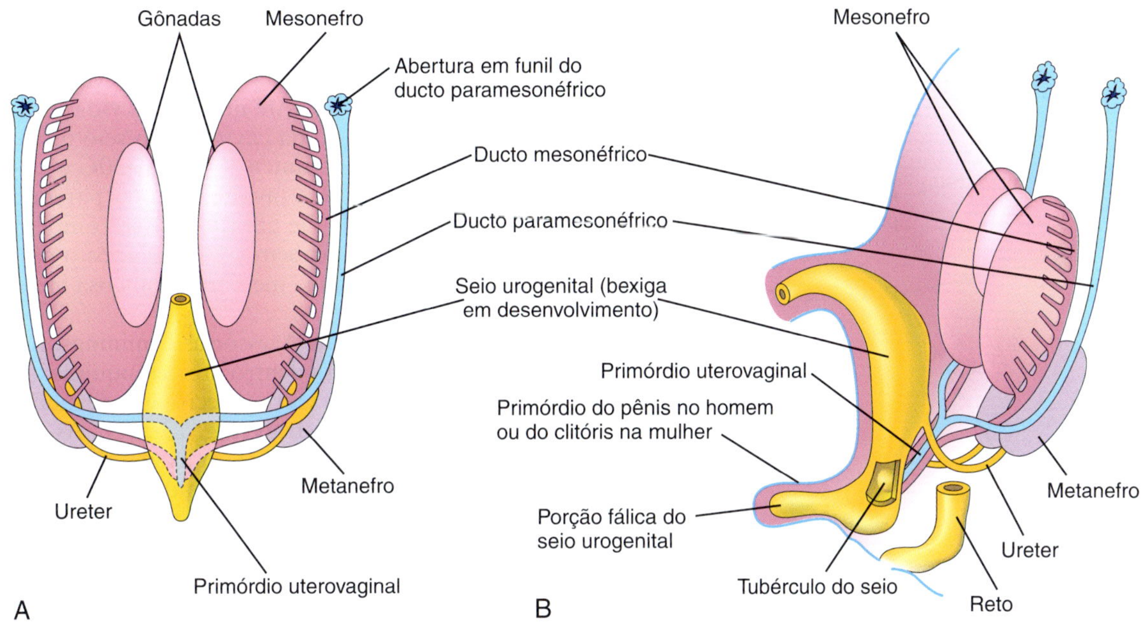

Figura 13-21 **A,** Esquema da vista ventral da parede abdominal posterior de um embrião de 7 semanas, mostrando os dois pares de ductos genitais presentes no estágio de desenvolvimento sexual indiferenciado. **B,** Vista lateral de um feto de 9 semanas, mostrando o tubérculo do seio na parede posterior do seio urogenital. Ele se torna o hímen nas mulheres (Fig. 13-20C) e o colículo seminal nos homens.

cápsula fibrosa espessa, a **túnica albugínea**. Na medida em que o ovário se separa do mesonefro em regressão, ele fica suspenso pelo seu mesentério, o **mesovário** (Fig. 13-19).

Desenvolvimento dos Ductos Genitais

Ambos os embriões masculinos e femininos contêm dois pares de ductos genitais: os **ductos mesonéfricos** (ductos de Wolff ou wolffianos) e **ductos paramesonéfricos** – ductos müllerianos (Fig. 13-21*A*). Os ductos mesonéfricos desempenham um papel essencial no desenvolvimento do sistema reprodutor masculino (Fig. 13-20*A*), enquanto os ductos paramesonéfricos atuam no desenvolvimento do sistema reprodutor feminino (Tabela 13-1 e Fig. 13-20*B* e C). Durante a conversão dos ductos mesonéfricos e paramesonéfricos em estruturas definitivas encontradas nos adultos, partes dos ductos permanecem como **estruturas vestigiais** (Fig. 13-20*A* a C). Esses vestígios são raramente vistos, a menos que alterações patológicas se desenvolvam neles (p. ex., cistos de ducto de Gartner, Fig. 13-20C).

Desenvolvimento dos Ductos e Glândulas Genitais Masculinas

Os testículos produzem testosterona fetal iniciando na oitava semana e atingindo um máximo aproximadamente na 12ª semana, e **HAM** em 6 a 7 semanas. A **testosterona** estimula os ductos mesonéfricos para formar os ductos genitais masculinos, enquanto o HAM faz com que os ductos paramesonéfricos desapareçam por transformação epitélio-mesenquimal. Conforme o mesonefro se degenera, alguns túbulos mesonéfricos persistem e se transformam em **dúctulos eferentes** (Fig. 13-20*A*). Tais dúctulos se abrem no ducto mesonéfrico, que foi transformado no **ducto do epidídimo** nessa região. Distal ao epidídimo, o ducto mesonéfrico adquire um revestimento espesso de músculo liso e torna-se o **ducto deferente** (Fig. 13-20*A*).

Glândulas Seminais. Protuberâncias laterais da extremidade caudal de cada ducto mesonéfrico tornam-se as **glândulas seminais** (vesículas). As secreções deste par de glândulas nutrem os espermatozoides. A parte do ducto mesonéfrico entre o ducto desta glândula e a uretra torna-se o **ducto ejaculatório** (Fig. 13-20*A*).

Próstata. Protuberâncias endodérmicas múltiplas se formam na porção prostática da uretra e crescem para dentro do mesênquima circundante (Fig. 13-22). O epitélio glandular da próstata se diferencia dessas células endodérmicas, e o mesênquima associado se diferencia no estroma denso e no músculo liso da próstata. As secreções da próstata contribuem para o sêmen.

Glândulas Bulbouretrais. As glândulas bulbouretrais são estruturas glandulares do tamanho de uma ervilha que se desenvolvem a partir de protuberâncias pareadas derivadas da parte esponjosa da uretra (Fig. 13-20*A*). As fibras musculares lisas e o estroma se diferenciam do mesênquima adjacente. As secreções dessas glândulas também contribuem para o sêmen.

Desenvolvimento dos Ductos e Glândulas Genitais Femininas

Os **ductos mesonéfricos** dos embriões femininos regridem devido à ausência de testosterona. Os **ductos paramesonéfricos** se desenvolvem devido à ausência de HAM. O desenvolvimento sexual feminino não depende da presença dos ovários ou de hormônios até a puberdade. Os **ductos paramesonéfricos** formam a maioria do trato genital feminino. As tubas uterinas se desenvolvem das porções craniais não fusionadas dos ductos paramesonéfricos (Fig. 13-20*B* e *C*). As porções caudais fusionadas desses ductos formam o *primórdio uterovaginal*, que dá origem ao **útero** e à porção superior da **vagina** (Fig. 13-21).

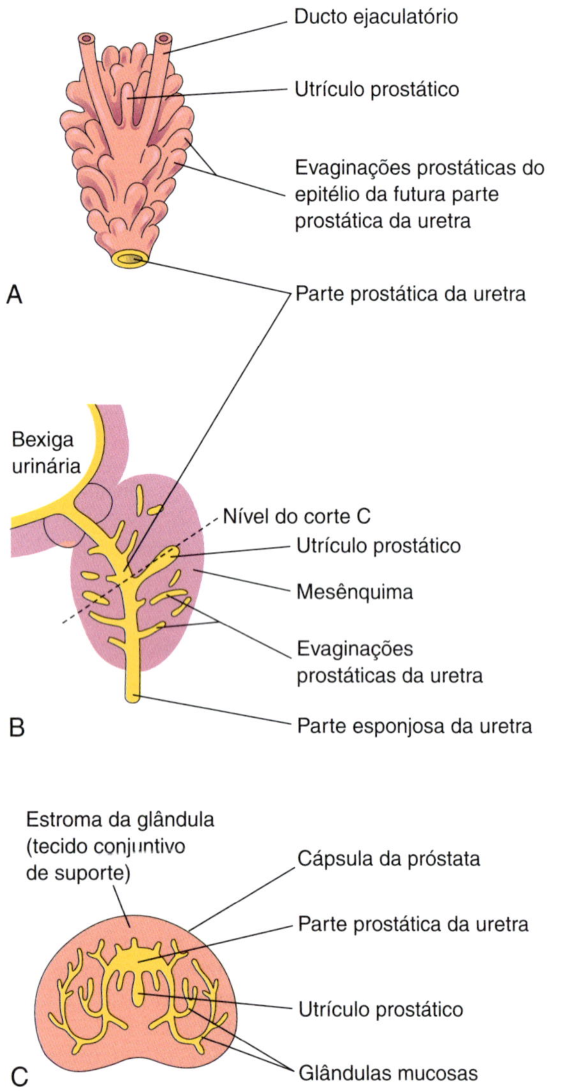

Figura 13-22 **A,** Vista dorsal da próstata em desenvolvimento em um feto de 11 semanas. **B,** Esquema de uma secção mediana durante o desenvolvimento da uretra e da próstata mostrando inúmeras evaginações endodérmicas da uretra prostática. O utrículo prostático vestigial também é mostrado. **C,** Secção da próstata (16 semanas) no nível mostrado em **B**.

Expressão dos genes Hox nos ductos paramesonéfricos regulam o desenvolvimento dos ductos genitais femininos. O estroma endometrial e o miométrio são derivados do mesênquima esplâncnico. A fusão dos ductos paramesonéfricos também forma uma prega peritoneal que se torna o **ligamento largo**, e forma dois compartimentos peritoneais – a **bolsa retouterina** e a **bolsa vesicouterina** (Fig. 13-23*B* a *D*).

Desenvolvimento da Vagina. O epitélio vaginal é derivado do endoderma do **seio urogenital**. A parede fibromuscular da vagina se desenvolve do mesênquima circundante. O contato do ***primórdio uterovaginal*** com o seio urogenital, formando o **seio tubercular** (Fig. 13-21*B*), induz a formação das protuberâncias endodérmicas pareadas – os **bulbos sinovaginais** (Fig. 13-23*A*). Eles se estendem do seio urogenital à extremidade caudal do primórdio uterovaginal. Os bulbos sinovaginais se fusionam para formar **a placa vaginal** (Fig. 13-20*B*). As células centrais dessa placa degeneram, formando o **lúmen da vagina.** As células periféricas da placa formam o epitélio vaginal de revestimento (Fig. 13-20*C*). Até no final da vida fetal, o lúmen da vagina é separado da cavidade do seio urogenital por uma membrana – o **hímen** (Figs. 13-20*C* e 13-24*H*). O hímen é formado pela invaginação da parede posterior do seio urogenital. Ele geralmente se rompe durante o período perinatal (primeiros 28 dias após o nascimento), e permanece como uma membrana mucosa fina dentro do orifício vaginal.

Glândulas Genitais Acessórias Femininas. As protuberâncias da uretra para dentro do mesênquima circundante formam as glândulas uretrais secretoras de muco bilaterais e as **glândulas parauretrais** (Fig. 13-20*B*). As protuberâncias do seio urogenital formam as **glândulas vestibulares maiores** no terço inferior dos **grandes lábios** (Fig. 13-24*F*). Essas glândulas tubuloalveolares também secretam muco e são homólogas às glândulas bulbouretrais em homens (Tabela 13-1).

Desenvolvimento da Genitália Externa

Até a sétima semana, as genitálias externas são sexualmente indiferenciadas (Fig. 13-24*A* e *B*). As características de distinção sexual começam a aparecer durante a nona semana, mas a genitália externa não está totalmente diferenciada até a 12ª semana. No início da quarta semana, o mesênquima em proliferação produz um **tubérculo genital** (Fig. 13-24A) – **primórdio do pênis ou clitóris –** em ambos os sexos, na extremidade cranial da membrana cloacal. *O Fgf8 está envolvido nas vias de sinalização durante o desenvolvimento inicial da genitália externa.*

Intumescências labioescrotais e **pregas urogenitais** logo se desenvolvem em cada lado da membrana cloacal. O tubérculo genital logo se alonga para formar um **falo primordial – pênis ou clitóris** (Fig. 13-24*B*). A **membrana urogenital** situa-se no assoalho de uma fenda mediana, o **sulco uretral**, que é limitado pelas pregas urogenitais (Fig. 13-24*C* e *D*). Em fetos femininos, a uretra e a vagina se abrem no interior de uma cavidade comum, o **vestíbulo da vagina** (Fig. 13-24*B* e *H*).

DETERMINAÇÃO DO SEXO FETAL

Avaliação do sexo fetal por ultrassonografia transabdominal é importante para a tomada de decisões, especialmente em gestações com risco de graves defeitos congênitos ligados ao X. A avaliação baseia-se na visualização direta da genitália externa. Em torno da 12ª semana de gestação, o falo primordial se diferenciou para formar o pênis (Fig. 13-24*G*). Vários estudos indicam que a designação do sexo é altamente precisa na maioria dos casos (99% a 100%), após 13 semanas de gestação, para mostrar que os genitais externos não são malformados. A acurácia do diagnóstico aumenta com a idade gestacional e depende também da experiência do ultrassonografista, do equipamento, da posição do feto e da quantidade de fluido amniótico.

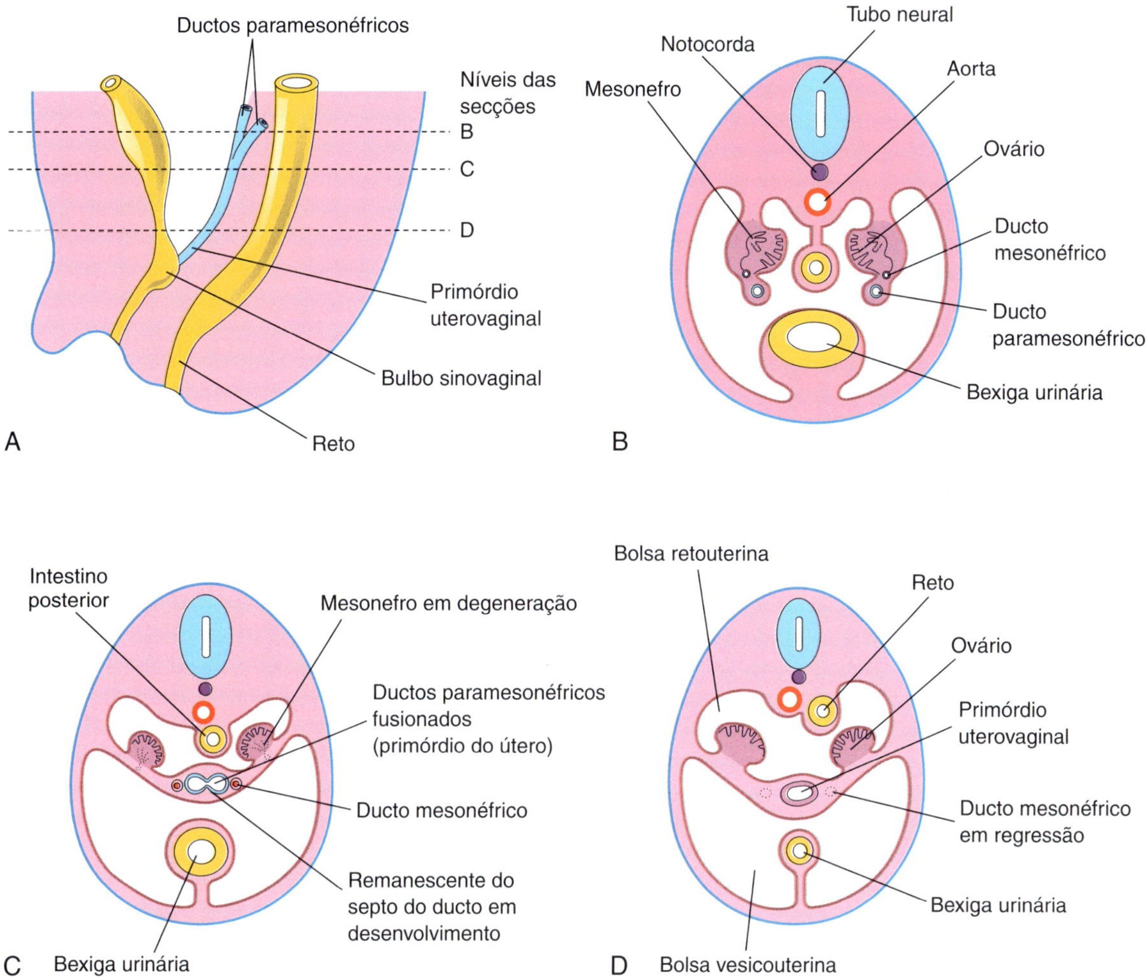

Figura 13-23 Desenvolvimento inicial dos ovários e útero. **A,** Desenho esquemático da secção sagital da região caudal de um embrião feminino de 8 semanas. **B,** Corte transversal mostrando os ductos paramesonéfricos se aproximando um do outro. **C,** Secção semelhante a um nível mais caudal ilustrando a fusão dos ductos paramesonéfricos. Um remanescente do septo que separa os ductos paramesonéfricos é mostrado. **D,** Secção semelhante mostrando o primórdio uterovaginal, o ligamento largo e as bolsas no interior da cavidade pélvica. Observe que os ductos mesonéfricos regrediram.

Desenvolvimento da Genitália Externa Masculina

Masculinização da genitália externa indiferenciada é induzida pela di-hidrotestosterona (produzida perifericamente) por meio da conversão da testosterona (produzida pelas células testiculares de Leydig) pela 5α-redutase (Fig. 13-24*C*, *E* e *G*). À medida que o **falo primordial** se amplia e se alonga para se tornar o pênis, as **pregas urogenitais** formam as paredes laterais ao **sulco uretral** na superfície ventral do pênis. Esse sulco é revestido por uma proliferação de células endodérmicas, a **placa uretral** (Fig. 13-24*C*), que se estende a partir da porção fálica do seio urogenital. As **pregas uretrais** se fusionam umas com as outras ao longo da superfície ventral do pênis para formar a **uretra esponjosa** (Fig. 13-24E_1 a E_3). O ectoderma superficial se fusiona no plano mediano do pênis, formando a **rafe peniana** e envolvendo a uretra esponjosa dentro do pênis. No topo da **glande peniana,** um crescimento interno ectodérmico forma um cordão celular ectodérmico, que se estende em direção à raiz do pênis para encontrar a uretra esponjosa (Fig. 13-15*A*). Esse cordão canaliza e se junta à uretra esponjosa anteriormente formada (Fig. 13-15*B*). Essa junção completa a porção terminal da uretra e move o **orifício uretral externo** para o topo da glande peniana (Figs. 13-15*C* e 13-24*G*). Durante a 12ª semana, um crescimento interno circular do ectoderma ocorre na periferia da glande peniana (Fig. 13-15*B*). Quando esse crescimento interno se rompe, forma-se o **prepúcio** (Fig. 13-24*G*). O **corpo cavernoso** e o **corpo esponjoso** se desenvolvem no falo a partir do mesênquima. As **intumescências labioescrotais** crescem uma em direção à outra e se fusionam para formar o **escroto** (Fig. 13-24*E*). A linha de fusão dessas pregas é claramente visível na **rafe escrotal** (Fig. 13-24*G*).

Desenvolvimento da Genitália Externa Feminina

O crescimento do falo primordial no feto feminino diminui gradualmente à medida que se torna o **clitóris**

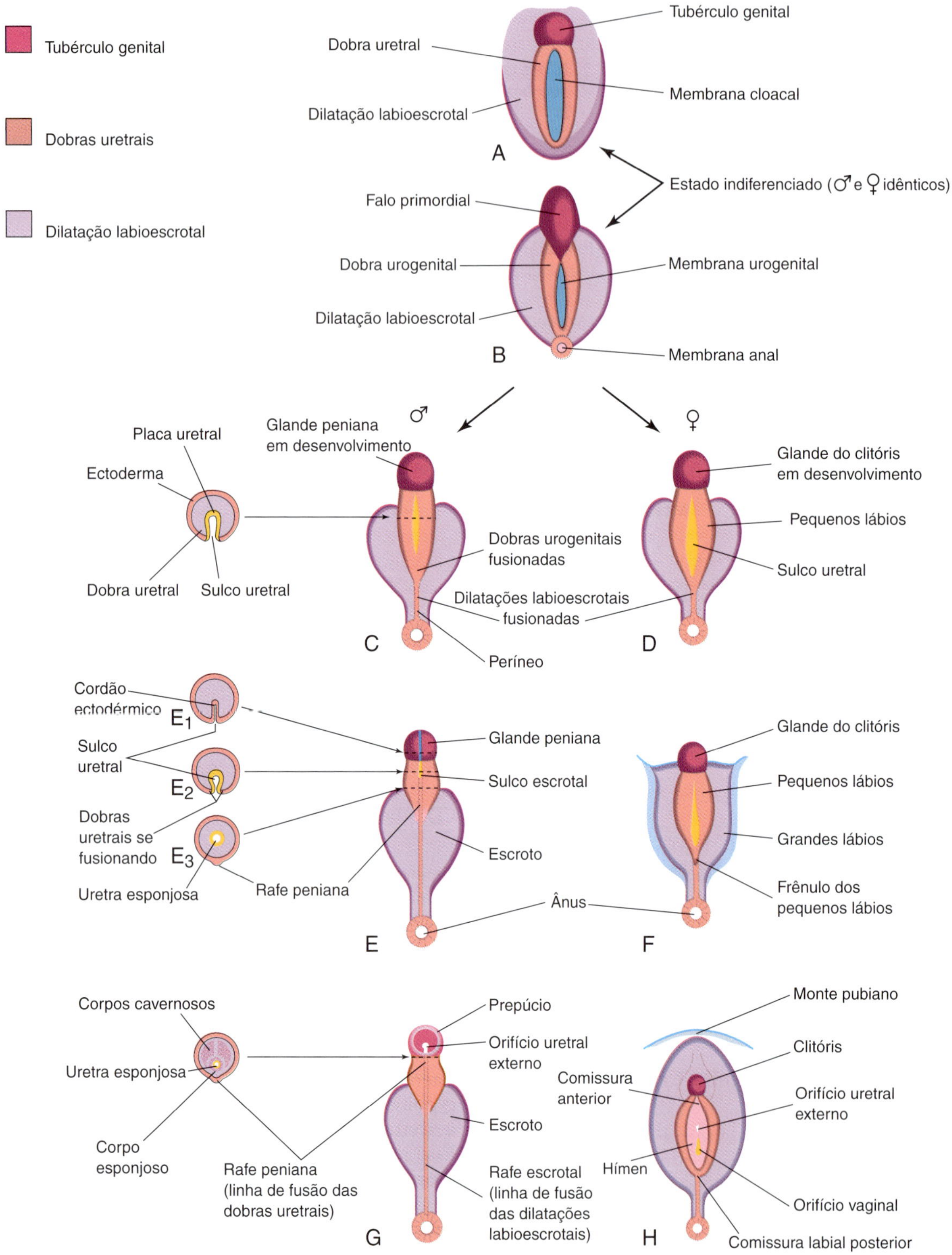

Figura 13-24 Desenvolvimento da genitália externa. **A** e **B,** Diagramas ilustrando a aparência da genitália durante o estágio indiferenciado (da 4ª até à 7ª semana). **C, E** e **G,** Estágios no desenvolvimento da genitália externa masculina na 9ª, 11ª e 12ª semanas, respectivamente. Cortes transversais esquemáticos do pênis em desenvolvimento estão à esquerda, ilustrando a formação da uretra esponjosa. **D, F** e **H,** Estágios do desenvolvimento da genitália externa feminina na 9ª, 11ª e 12ª semanas, respectivamente. O monte pubiano é um coxim de tecido adiposo sobre a sínfise púbica.

(Fig. 13-24*D*, *F* e *H*). O clitóris ainda é relativamente grande na 18ª semana (Fig. 13-24*D*); ele se desenvolve de maneira semelhante ao pênis, exceto que as dobras urogenitais não se fusionam, salvo posteriormente, onde se juntam para formar o **frênulo dos pequenos lábios**. As porções não fusionadas das pregas urogenitais formam os **pequenos lábios**. As pregas labioescrotais se fusionam posteriormente para formar a **comissura labial posterior** e, anteriormente, para formar a **comissura labial anterior** e o **monte pubiano**. A maioria das partes das **pregas labioescrotais** permanece não fusionada e forma duas grandes pregas de pele, os **grandes lábios** (Fig. 13-24*H*).

DISTÚRBIOS INTERSEXUAIS

Os avanços na genética molecular têm levado a uma melhor compreensão do **desenvolvimento sexual anormal** e genitália ambígua. Devido ao estigma psicossocial, e a fim de proporcionar melhor manejo clínico para recém-nascidos com constituição cromossômica ou gonadal atípica, uma nova nomenclatura foi introduzida para descrever essas condições, agora denominadas **distúrbios do desenvolvimento sexual** (DDS). A nova classificação evita usar o termo "hermafrodita" e, em vez disso, usa-se o termo "intersexual." (Lee PA, Houk CP, Ahmed SF, Hughes IA: Consensus statement on management of intersex disorders. Pediatrics 118:e488, 2006.)

DDS OVOTESTICULAR (INTERSEXUAL GONADAL VERDADEIRO)

As pessoas com a condição intersexual extremamente rara DDS ovotesticular geralmente têm uma constituição cromossômica sexual 46,XX. O **DDS ovotesticular** resulta de um erro na determinação do sexo; essas pessoas apresentam tanto o tecido testicular como o ovariano. O fenótipo pode ser masculino ou feminino, mas os genitais externos são sempre ambíguos.

DDS 46,XX (INTERSEXUAL 46, XX)

Os fetos do sexo feminino com DDS 46,XX foram expostos a uma **carga excessiva de andrógenos no útero**, e o efeito principal é a **virilização (masculinização)** da genitália externa (Fig. 13-25). As pessoas com essa condição intersexual apresentam ***núcleos positivos para a cromatina sexual*** e uma constituição cromossômica 46,XX. A causa comum de DDS 46,XX é a **hiperplasia adrenal congênita**. Não há nenhuma anormalidade de ovário, mas a produção excessiva de andrógenos pelas glândulas suprarrenais fetais causa **masculinização da genitália externa**, variando do aumento do clitóris à genitália quase masculina. Em geral, observa-se também a **hipertrofia clitoriana**, a fusão parcial dos grandes lábios e a persistência do seio urogenital.

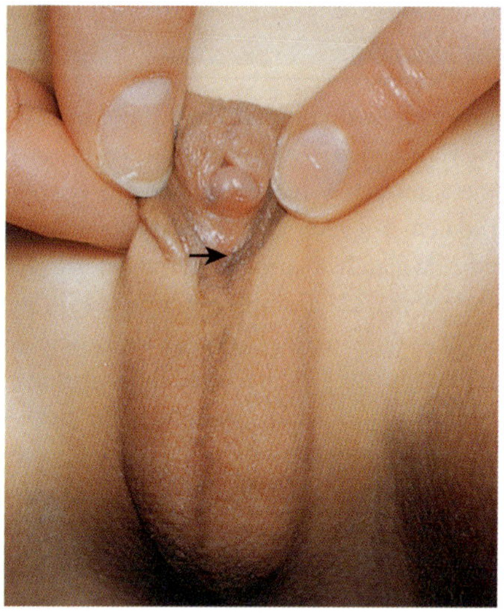

Figura 13-25 Genitália externa de uma menina de 6 anos de idade, mostrando um clitóris aumentado e uma estrutura semelhante a um escroto formada pela fusão dos grandes lábios. A *seta* indica a abertura no seio urogenital. Esta masculinização extrema é o resultado de hiperplasia adrenal congênita.

DDS 46,XY (INTERSEXUAL 46,XY)

Os fetos do sexo masculino com DSD 46,XY contêm ***núcleos negativos para a cromatina sexual*** e uma constituição cromossômica 46,XY. As genitálias externa e interna são variáveis, devido a diferentes graus de desenvolvimento. Essas mudanças são causadas por uma produção inadequada de testosterona e HAM pelos testículos fetais. O desenvolvimento testicular varia de rudimentar a normal.

SÍNDROME DA INSENSIBILIDADE ANDROGÊNICA

A síndrome da insensibilidade androgênica – anteriormente chamada de **síndrome de feminilização testicular** – ocorre em 1 em cada 20.000 recém-nascidos. Indivíduos com esta forma de DDS 46,XY parecem como fetos do sexo feminino, apesar da presença de testículos e constituição cromossômica 46,XY. As genitálias externas são do sexo feminino, mas a vagina geralmente termina em uma bolsa de fundo cego, e o útero e as tubas uterinas estão ausentes ou são rudimentares. Na puberdade, há o desenvolvimento normal das mamas e as características são femininas, mas a menstruação não ocorre e os pelos pubianos são escassos ou ausentes. Em alguns casos, os genitais externos são anormais (p. ex., clitóris aumentado e uma estrutura semelhante ao escroto; Fig. 13-25). A falha na masculinização resulta na resistência da ação da testosterona em nível celular no tubérculo genital e nas pregas labioescrotais e urogenitais.

HIPOSPADIAS

Existem quatro tipos de hipospadias: da glande (tipo mais comum), peniana, pênis-escrotal e hipospadia perineal. **Hipospadia é a anomalia mais frequente** que envolve o pênis e é encontrada em 1 a cada 125 crianças do sexo masculino. Na **hipospadia da glande,** o orifício uretral externo encontra-se na superfície ventral da glande. Na **hipospadia peniana,** o orifício uretral externo encontra-se na superfície ventral do corpo do pênis. Os tipos de hipospadia da glande e peniana são mais comuns (Fig. 13-26). Na **hipospadia pênis-escrotal,** o orifício uretral encontra-se na junção do pênis e escroto. Na **hipospadia perineal,** o orifício externo da uretra está localizado entre as duas metades não fusionadas do escroto. **As hipospadias resultam da produção inadequada de andrógenos pelos testículos fetais.** Acredita-se também que determinados fatores ambientais podem interromper a expressão de genes relacionados com a testosterona.

EPISPADIAS

Em 1 em cada 30.000 recém-nascidos do sexo masculino, a uretra se abre sobre a superfície dorsal do pênis. Embora a epispadia possa ocorrer como uma condição separada, é *frequentemente associada à extrofia da bexiga* (Fig. 13-13). As epispadias podem resultar de interações ectodérmicas-mesenquimais inadequadas durante o desenvolvimento do tubérculo genital. Como consequência, o tubérculo genital desenvolve-se mais dorsalmente do que em embriões normais. Consequentemente, quando a membrana urogenital se rompe, o seio urogenital se abre na superfície dorsal do pênis. A urina é expelida na raiz do pênis malformado.

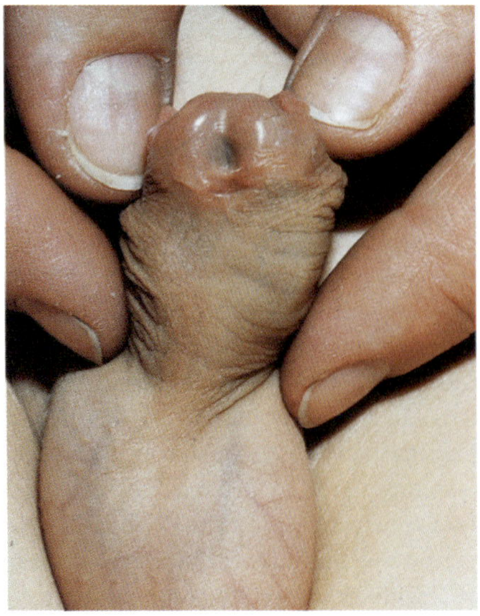

Figura 13-26 Hipospadia da glande em uma criança. O orifício externo da uretra está na superfície ventral da glande do pênis.

DEFEITOS CONGÊNITOS DO TRATO GENITAL FEMININO

Vários tipos de defeitos de duplicação uterina e vaginal resultam da supressão do desenvolvimento do primórdio uterovaginal durante a oitava semana de desenvolvimento (Fig. 13-27*B* a *G*). Os principais defeitos de desenvolvimento são:

* Fusão incompleta dos ductos paramesonéfricos
* Desenvolvimento incompleto de um ou ambos os ductos paramesonéfricos
* Falha no desenvolvimento de partes de um ou de ambos os ductos paramesonéfricos
* Canalização incompleta da placa vaginal que forma a vagina.

Em alguns casos, o útero é dividido internamente por um septo (Fig. 13-27*F*). Se a duplicação envolver apenas a porção superior do corpo do útero, a condição é um **útero bicórneo** (Fig. 13-27*D* e *E*). Se o crescimento de um ducto paramesonéfrico for atrasado e o ducto não se fusionar um com o outro, desenvolve-se um **útero bicórneo com um corno rudimentar** (Fig. 13-27*E*). O corno não pode se comunicar com a cavidade do útero. Um **útero não cornuado ou unicornuado** se desenvolve quando um ducto paramesonéfrico não se desenvolve, formando um útero com uma tuba uterina (Fig. 13-27*G*). Em muitos desses casos, os indivíduos são férteis, mas pode haver aumento da incidência de parto prematuro. Um **útero duplo** (útero *didelphys*) resulta da falta de fusão da parte inferior dos ductos paramesonéfricos. Isso pode estar associado à vagina dupla ou única (Fig. 13-27*B* e *C*).

Agenesia da vagina ocorre por falha do desenvolvimento dos bulbos sinovaginais para formar a placa vaginal (Fig. 13-20*B*). Quando a vagina está ausente, o útero geralmente também está ausente, porque o desenvolvimento do útero (primórdio uterovaginal) induz a formação dos bulbos sinovaginais, que se fusionam para formar a placa vaginal (Fig. 13-24*C*). A falha de canalização da placa vaginal leva à obstrução da vagina. A falha de perfuração da extremidade inferior da placa vaginal resulta em um hímen imperfurado (Fig. 13-20*C*).

DESENVOLVIMENTO DOS CANAIS INGUINAIS

Os canais inguinais formam as vias para os testículos para descerem da parede abdominal dorsal através da parede abdominal anterior para dentro do escroto. *Os canais inguinais se desenvolvem em ambos os sexos* devido ao estágio morfologicamente indiferenciado da fase de desenvolvimento sexual. À medida que o mesonefro se degenera, um ligamento – o **gubernáculo** – se desenvolve em cada lado do abdome a partir do polo inferior da gônada (Fig. 13-28*A*). O gubernáculo passa obliquamente através da parede abdominal anterior em desenvolvimento no local do futuro canal inguinal (Fig. 13-28*B* a *D*). O gubernáculo anexa-se caudalmente à superfície interna das **intumescências labioescrotais (futuras metades do escroto ou lábios maiores).**

O **processo vaginal**, uma evaginação do peritônio, desenvolve-se ventralmente ao gubernáculo e hernia-se através da

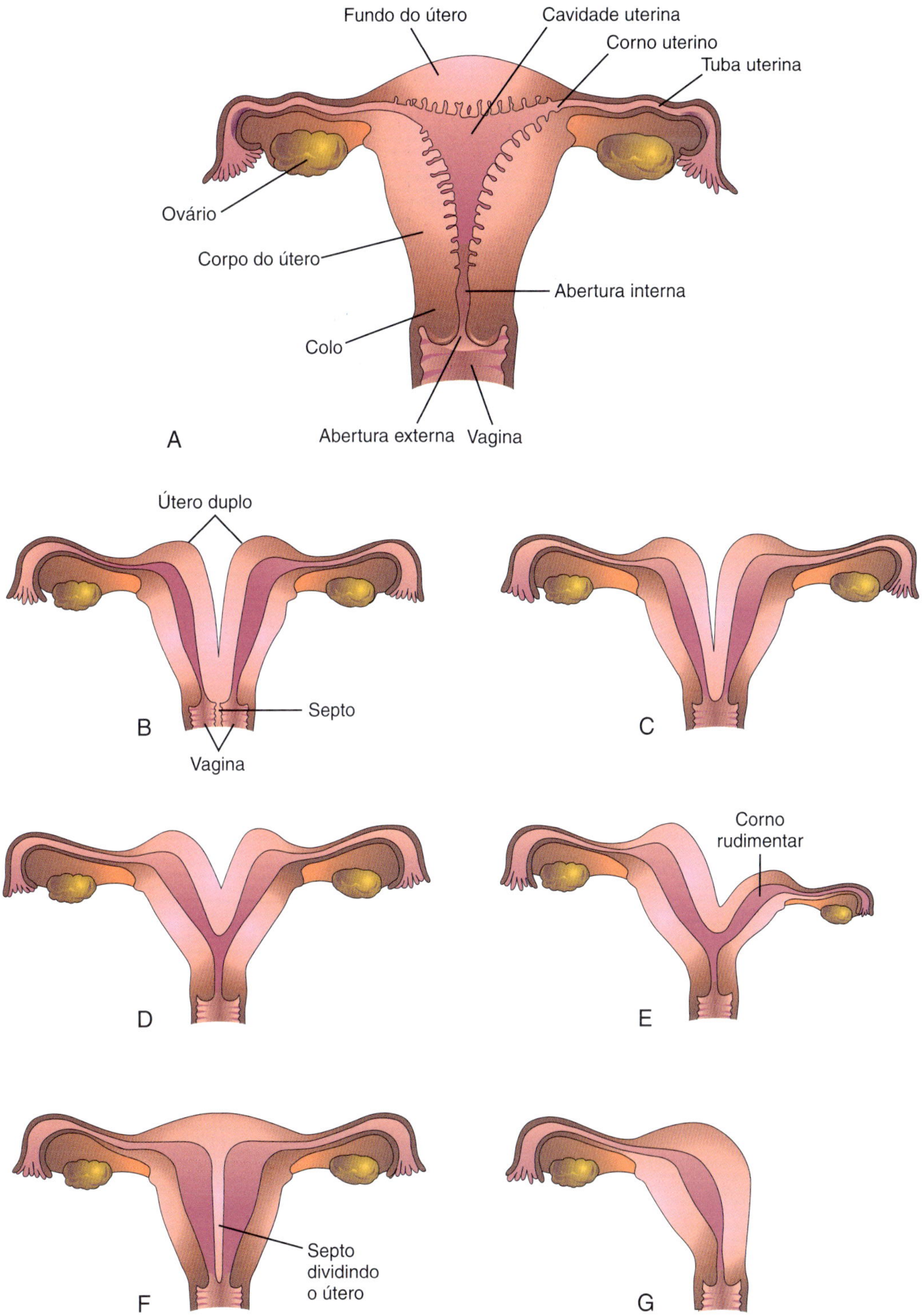

Figura 13-27 Vários tipos de malformações uterinas congênitas. **A,** Útero e vagina normais. **B,** Útero duplo (útero *didelphys*) e vagina dupla. Observe o septo dividindo a vagina. **C,** Útero duplo com vagina única. **D,** Útero bicórneo (dois cornos uterinos). **E,** Útero bicórneo com um corno esquerdo rudimentar. **F,** Útero septado. Observe o septo dividindo o útero. **G,** Útero unicórneo. Observe que apenas a metade do útero existe.

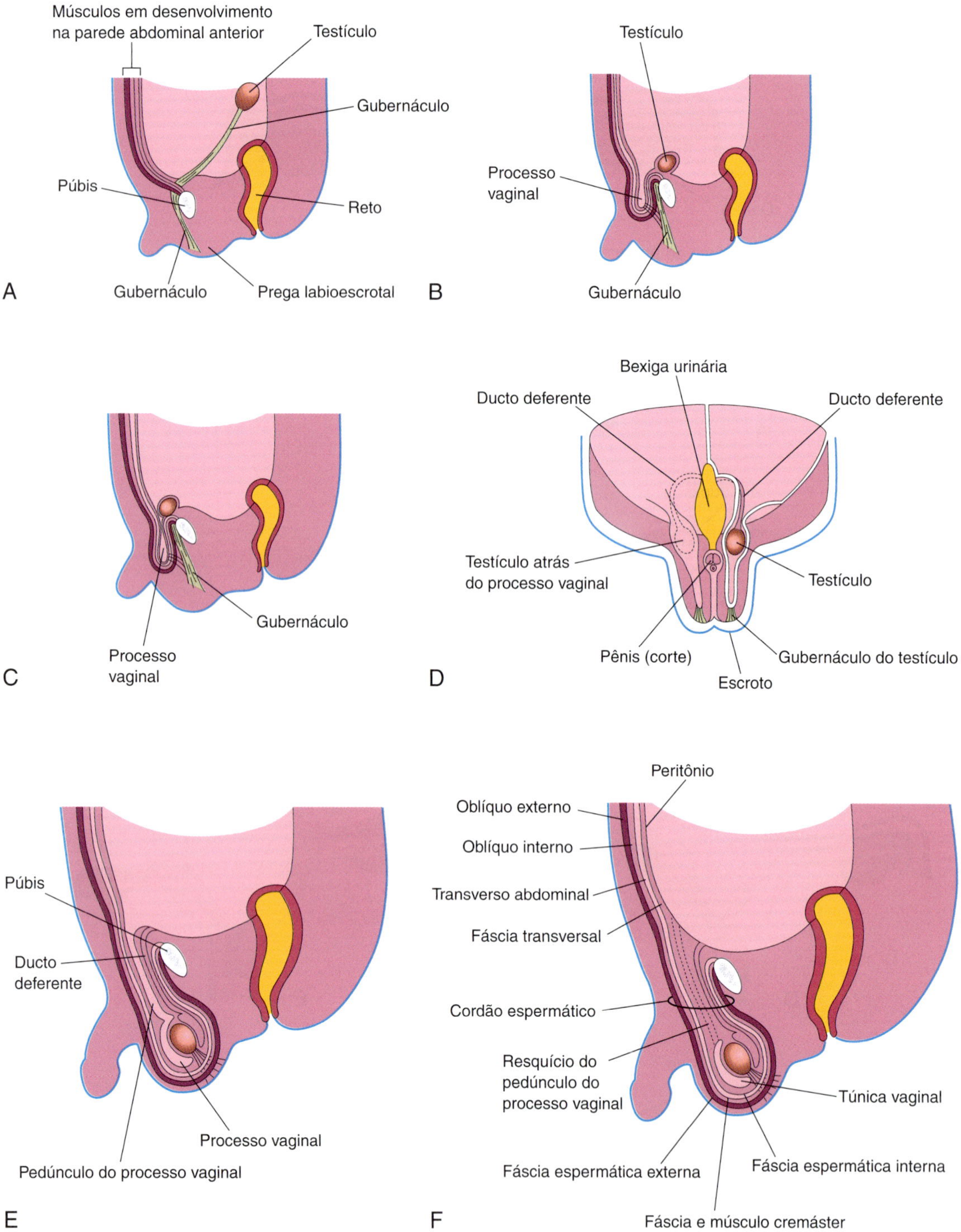

Figura 13-28 Formação dos canais inguinais e descida testicular. **A,** Secção sagital de um embrião de 7 semanas, mostrando o testículo antes de sua descida da parede abdominal dorsal. **B** e **C,** Secções semelhantes, com aproximadamente 28 semanas, mostrando o processo vaginal e o testículo começando a passar pelo canal inguinal. Observe que o processo vaginal traz as camadas da fáscia da parede abdominal à sua frente. **D,** Secção frontal de um feto aproximadamente 3 dias mais tarde, mostrando a descida do testículo em posição posterior ao processo vaginal. O processo vaginal foi seccionado no lado esquerdo para mostrar o testículo e o ducto deferente. **E,** Secção sagital de uma criança recém-nascida, do sexo masculino, mostrando o processo vaginal comunicando-se com a cavidade peritoneal por um pedúnculo estreito. **F,** Secção semelhante de uma criança de 1 mês, do sexo masculino, após a obliteração do pedúnculo do processo vaginal. Observe que as camadas distendidas da fáscia da parede abdominal agora formam as coberturas do cordão espermático.

parede abdominal ao longo da via formada pelo gubernáculo (Fig. 13-28*B* a *E*). O processo vaginal leva com ele extensões das camadas da parede abdominal, que formam as paredes do canal inguinal. Essas camadas também formam as coberturas do cordão espermático e do testículo (Fig. 13-28*E* e *F*). A abertura na fáscia transversal produzida pelo processo vaginal torna-se o **anel inguinal profundo**, e a abertura criada na aponeurose oblíqua externa forma o **anel inguinal superficial.**

RELOCAÇÃO DOS TESTÍCULOS E OVÁRIOS

Descida Testicular

Em torno da 26ª semana, os testículos já desceram retroperitonealmente a partir da parede abdominal posterior ao anel inguinal profundo (Fig. 13-28*B* e *C*). Essa mudança de posição ocorre conforme a pelve fetal cresce e o tronco do embrião se alonga. A relocação transabdominal dos testículos é, em grande parte, um movimento relativo que resulta do crescimento da porção cranial do abdome, distante da futura região pélvica.

A **descida testicular** através dos **canais inguinais** para dentro do escroto é controlada por andrógenos (p. ex., testosterona) produzidos pelos testículos fetais. O **gubernáculo** (cordão fibroso) orienta os testículos durante a sua descida. A relocação dos testículos através dos canais inguinais e para dentro do escroto geralmente começa durante a 26ª semana e pode levar de 2 a 3 dias. Em torno da 32ª semana, ambos os testículos estão no escroto na maioria dos casos. Mais de 97% dos recém-nascidos a termo têm ambos os testículos no escroto. Durante os primeiros 3 meses após o nascimento, a maioria dos testículos que não desceram desce para dentro do escroto. Quando os testículos descem, eles carregam o ducto deferente e vasos com eles. À medida que isso ocorre, testículos e ductos deferentes são rodeados por extensões fasciais da parede abdominal (Fig. 13-28*F*):

- A extensão da fáscia transversal torna-se a **fáscia espermática interna**

CRIPTORQUIDISMO

Criptorquidismo (testículos ocultos ou que não desceram) é a malformação mais comum em recém-nascidos e ocorre em cerca de 30% de meninos prematuros e em torno de 3% a 4% de meninos a termo. O criptorquidismo pode ser unilateral ou bilateral. Na maioria dos casos, os testículos descem para dentro do escroto no final do primeiro ano. Se ambos os testículos permanecem dentro ou fora da cavidade abdominal, eles não amadurecerão e geralmente ocorre esterilidade. Se não for corrigido, há risco significativamente maior para o desenvolvimento de **tumores de células germinativas**, especialmente em casos de *criptorquidismo abdominal*. **Testículos criptorquídicos** podem estar na cavidade abdominal ou em qualquer lugar ao longo da via usual de descida do testículo, mas eles costumam estar no canal inguinal (Fig. 13-29*A*). Na maioria dos casos, a causa dos casos de criptorquidismo é desconhecida, mas uma deficiência de produção de andrógenos pelos testículos fetais é um fator importante.

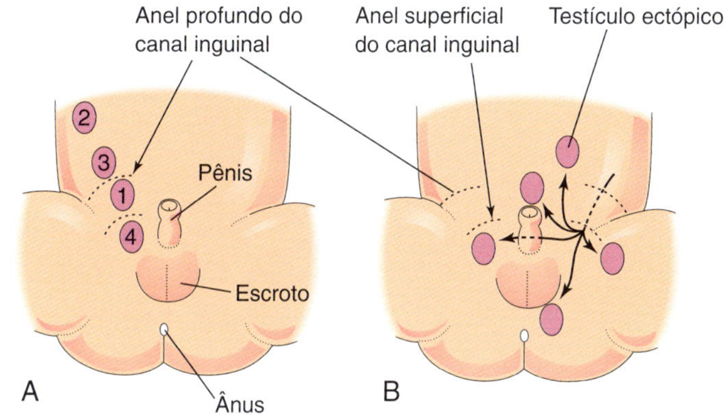

Figura 13-29 Locais possíveis de criptorquidia e ectopia testicular. **A,** Posições de testículos criptorquídicos, numerados de 1 a 4, ordenados de acordo com o aumento da frequência. **B,** Locais usuais de testículos ectópicos.

- As extensões do músculo oblíquo interno e fáscia tornam-se o **músculo e fáscia cremastéricos**
- A extensão da fáscia transversal torna-se a **fáscia espermática externa.**

Dentro do escroto, o testículo projeta-se para dentro da extremidade distal do **processo vaginal.** Durante o período perinatal (primeiras 4 semanas), o pedúnculo de ligação do processo vaginal normalmente se oblitera, formando uma membrana serosa – a **túnica vaginal** – que cobre a frente e os lados do testículo (Fig. 13-28*F*).

Descida dos Ovários

Os ovários também descem a partir da região lombar da parede posterior abdominal e se relocam para a pelve; no entanto, *eles não passam da pelve e penetram o canal inguinal.* O **gubernáculo (cordão fibroso)** é conectado ao útero próximo à fixação da tuba uterina. A parte cranial do gubernáculo torna-se o **ligamento do ovário** e a parte caudal forma o **ligamento redondo do útero** (Fig. 13-20*C*). Os ligamentos redondos passam pelos dos canais inguinais e terminam nos grandes lábios. O processo vaginal relativamente pequeno no sexo feminino é geralmente obliterado e desaparece longo antes do nascimento. O processo persistente no feto é conhecido como **processo vaginal de peritônio** (canal de Nuck).

TESTÍCULOS ECTÓPICOS

Depois de atravessar o canal inguinal, o testículo pode desviar-se de seu trajeto habitual de descida e alojar-se em vários locais anormais (Fig. 13-29*B*):

- Intersticial (externo à aponeurose do músculo oblíquo externo)
- Na parte proximal, em posição mediana, na coxa
- Dorsal ao pênis
- No lado oposto (**ectopia cruzada**)

Todos os tipos de ectopia testicular são raros, mas a **ectopia intersticial** ocorre com mais frequência. O testículo ectópico ocorre quando uma parte do gubernáculo passa para um local anormal e o testículo o segue.

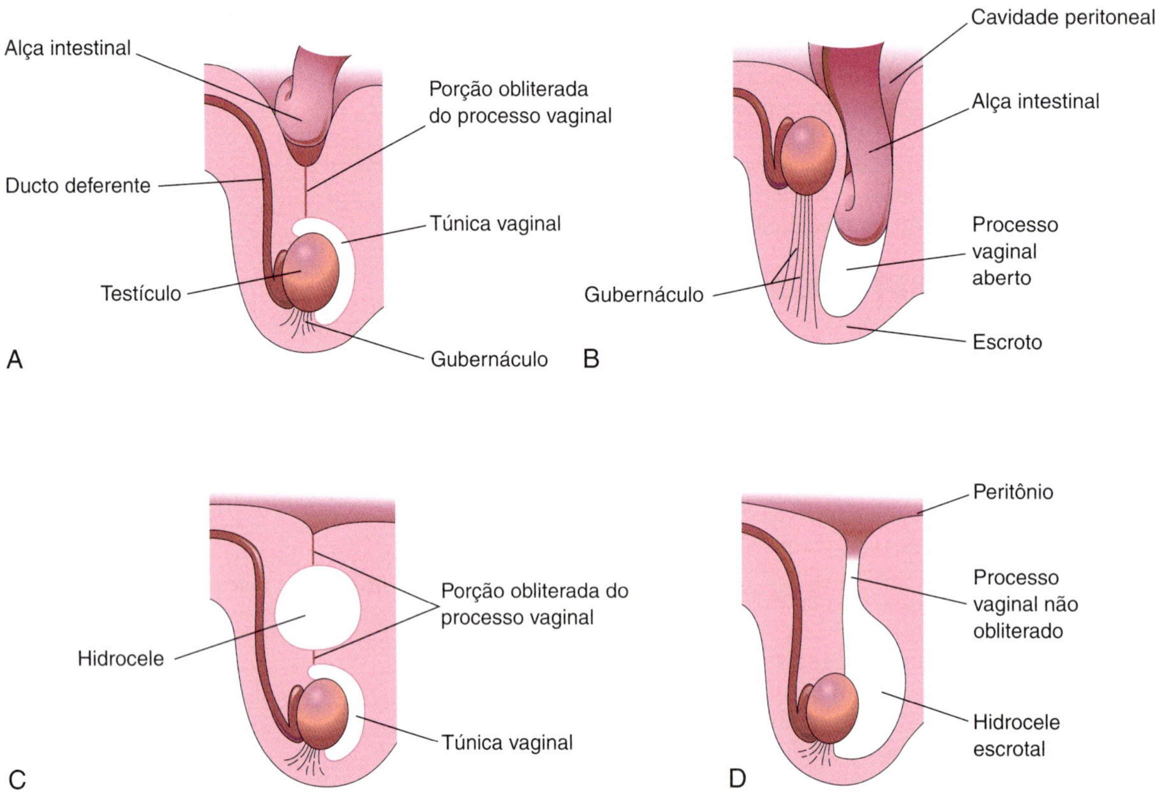

Figura 13-30 Diagramas de secções sagitais que ilustram as condições resultantes da falha de fechamento do processo vaginal. **A,** Hérnia inguinal congênita incompleta no escroto resultante da persistência da parte proximal do processo vaginal. **B,** Hérnia inguinal congênita completa no escroto resultante da persistência do processo vaginal. O criptorquidismo, uma anomalia comumente associada, também está mostrado. **C,** Grande hidrocele que surge na porção não obliterada do processo vaginal. **D,** Hidrocele do testículo e cordão espermático, resultante da passagem do fluido peritoneal por dentro de um processo vaginal não fechado.

HÉRNIA INGUINAL CONGÊNITA

Se a comunicação entre a túnica vaginal e a cavidade peritoneal não se fecha, um **processo vaginal persistente** ocorre. Uma alça intestinal pode se herniar através dele para o escroto ou para os grandes lábios (Fig. 13-30*A e B*). Remanescentes embrionários que lembram o ducto deferente ou o epidídimo são frequentemente encontrados em sacos herniados inguinais. Hérnia inguinal congênita é muito mais comum no sexo masculino, especialmente quando há testículos que não desceram. As hérnias também são comuns com testículos ectópicos e na **síndrome de insensibilidade androgênica** (Fig. 13-25).

HIDROCELE

Ocasionalmente, a extremidade abdominal do processo vaginal permanece aberta, mas é muito pequena para possibilitar a herniação do intestino (Fig. 13-30*D*). O fluido peritoneal passa para o processo vaginal persistente e forma uma **hidrocele escrotal.** Se apenas a porção média do processo vaginal permanecer aberta, o fluido pode acumular-se e dar origem à **hidrocele do cordão espermático** (Fig. 13-30C).

QUESTÕES DE ORIENTAÇÃO CLÍNICA

1. Em geral, um rim em ferradura funciona normalmente? Quais problemas podem ocorrer com esta anomalia e como eles podem ser corrigidos?
2. Um médico afirmou que um homem têm dois rins de um lado e nenhum do outro. Como provavelmente ocorre este defeito congênito? É provável que algum problema esteja associado a tal condição?
3. Os indivíduos com DDS ovotesticular são sempre férteis?
4. Quando um bebê nasce com genitália externa ambígua, quanto tempo leva para atribuir o sexo apropriado? O que o médico diz aos pais? Como o sexo adequado é determinado?
5. Qual é o tipo mais comum de disfunção que produz genitália externa ambígua? Hormônios administrados durante o período fetal de desenvolvimento podem masculinizar ou androgenizar, causando a ambiguidade da genitália externa em fetos do sexo feminino?

As respostas dessas questões são apresentadas no final deste livro.

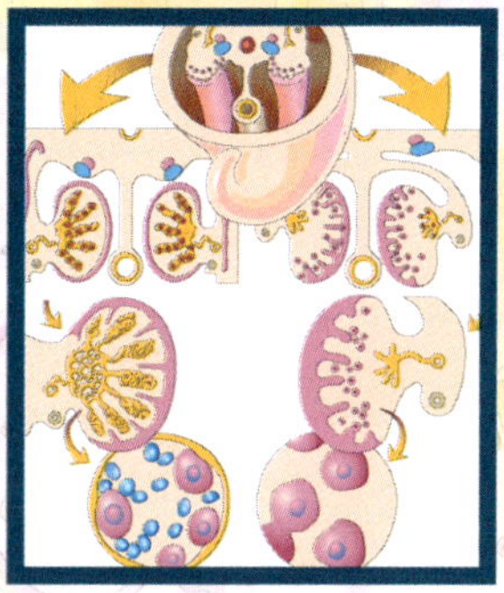

CAPÍTULO

14

Sistema Cardiovascular

O *sistema cardiovascular é o primeiro sistema importante a funcionar no embrião.* O coração primitivo e o sistema vascular surgem no meio da terceira semana (Fig. 14-1). *O coração começa a bater entre o 22ª e o 23ª dia* (Fig. 14-2). Esse desenvolvimento precoce é necessário, pois o embrião em rápido crescimento não pode mais satisfazer suas necessidades nutricionais e de oxigênio somente por difusão. O sistema cardiovascular é derivado do:

- *Mesoderma esplâncnico,* que forma o coração primitivo (Fig. 14-1*A* e *B*)
- *Mesoderma paraxial e lateral* próximo aos placódios óticos – espessamentos semelhantes a placas (Fig. 17-9*A* e *B*)

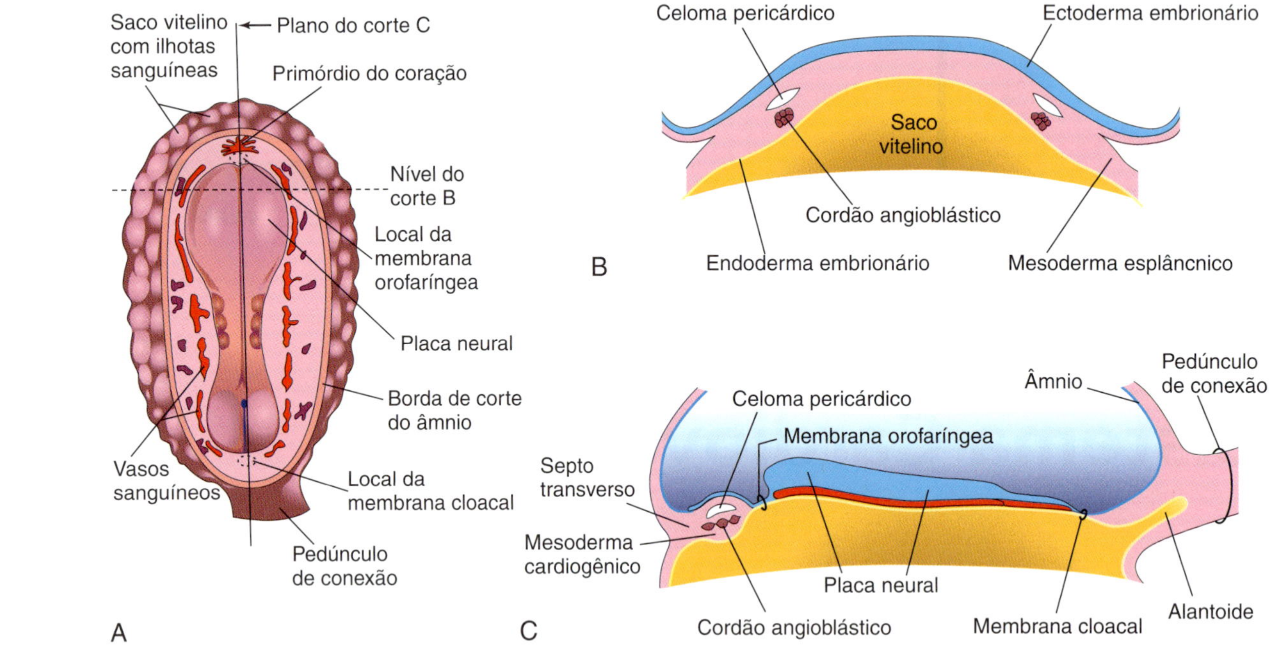

Figura 14-1 Desenvolvimento inicial do coração. **A,** Desenho da face dorsal de um embrião (com aproximadamente 18 dias). **B,** Corte transversal do embrião mostrando os cordões angioblásticos no mesoderma cardiogênico e suas relações com o celoma pericárdico. **C,** Corte longitudinal do embrião ilustrando as relações dos cordões angioblásticos com a membrana orofaríngea, celoma pericárdico e septo transverso.

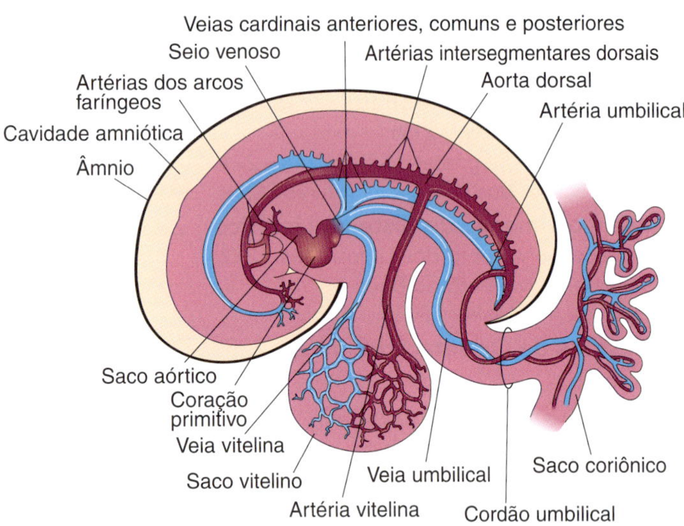

Figura 14-2 Desenho do sistema cardiovascular embrionário (com aproximadamente 26 dias), mostrando apenas vasos do lado esquerdo. A veia umbilical transporta sangue bem oxigenado e nutrientes do saco coriônico para o embrião. As artérias umbilicais transportam sangue pouco oxigenado e produtos residuais do embrião para o saco coriônico (membrana embrionária mais externa; Cap. 8, Fig. 8-1*A* e *B*).

DESENVOLVIMENTO INICIAL DO CORAÇÃO E DOS VASOS SANGUÍNEOS

Células progenitoras cardíacas multipotentes de várias origens contribuem para a formação do coração. Essas células incluem populações mesodérmicas distintas – a área cardiogênica primária (ACP), a área cardiogênica secundária (ACS) e células da crista neural. Células mesodérmicas da linha primitiva migram para formar cordões bilaterais pareados (ACP) e do mesoderma faríngeo a ACS, localizado em posição mediana ao ACP. Esses cordões são canalizados e formam dois finos **tubos** cardíacos que logo se fusionam para formar um único **tubo cardíaco** no fim da terceira semana, como resultado do dobramento embrionário (Fig. 14-5). Uma influência indutiva do endoderma anterior estimula a formação inicial do coração. A morfogênese cardíaca (desenvolvimento) é controlada por uma cascata de *genes reguladores e fatores de transcrição*.

Desenvolvimento de Veias Associadas ao Coração Embrionário

Três pares de veias drenam para o coração tubular de um embrião de 4 semanas (Fig. 14-2):

- *Veias vitelinas* retornam o sangue pouco oxigenado do saco vitelino (vesícula umbilical)
- *Veias umbilicais* retornam o sangue bem oxigenado do saco coriônico
- *Veias cardinais comuns* retornam o sangue pouco oxigenado do corpo do embrião para o coração.

As **veias vitelinas** entram na extremidade venosa do coração – o **seio venoso** do coração primitivo (Figs. 14-3 e 14-4*A* e *B*). À medida que o broto hepático se desenvolve na direção do septo transverso, os **cordões hepáticos** se anastomosam em torno de espaços preexistentes revestidos

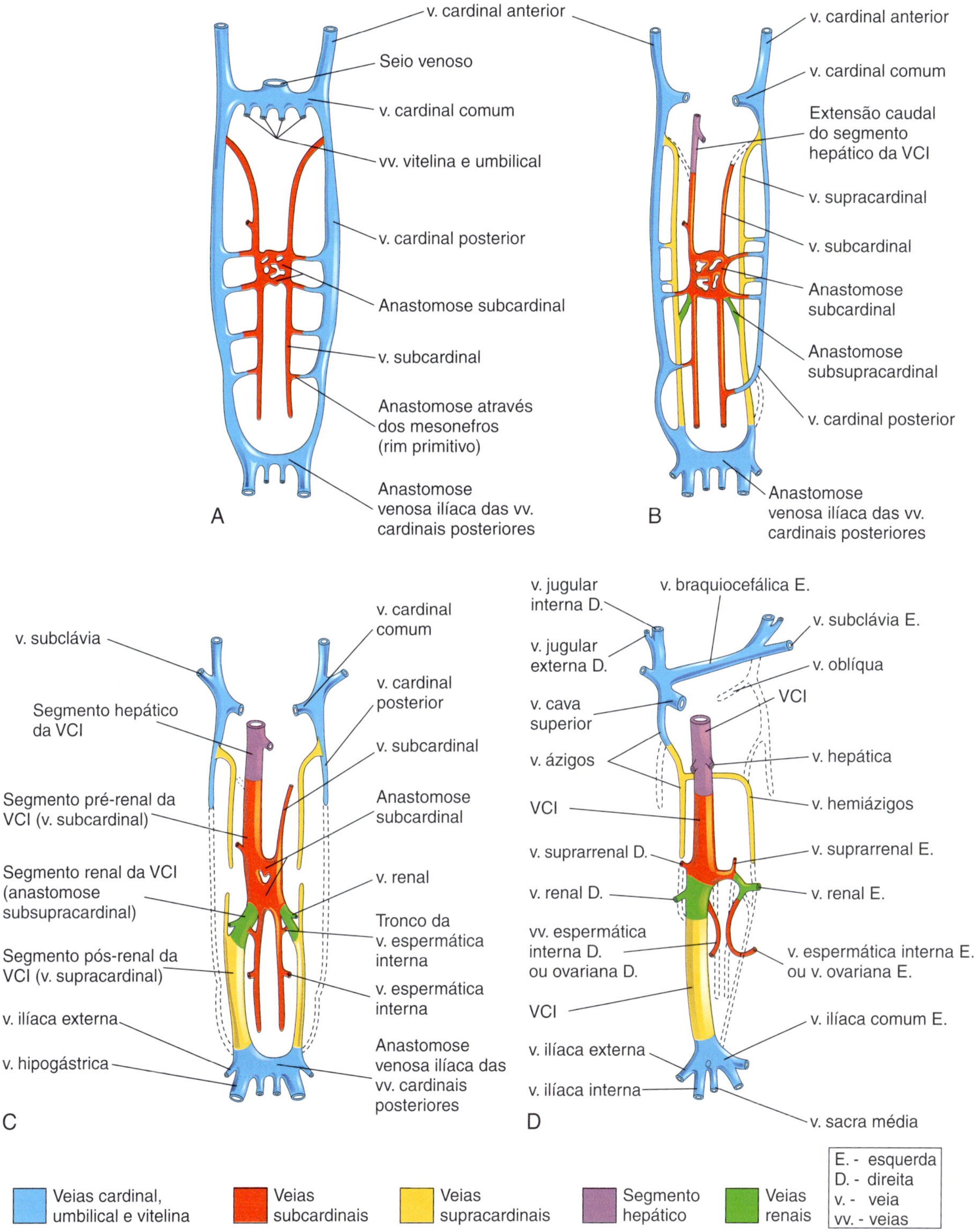

Figura 14-3 Esquemas das veias primordiais do tronco de um embrião (vistas ventrais). Inicialmente, três sistemas de veias estão presentes: as veias umbilicais do saco coriônico, as veias vitelinas do saco vitelino e as veias cardinais do corpo do embrião. A seguir, as veias subcardinais surgem e finalmente desenvolvem-se as veias supracardinais. **A,** Na sexta semana. **B,** Na sétima semana. **C,** Na oitava semana. **D,** Desenho ilustrando as transformações que produzem o padrão venoso do adulto. *VCI*, veia cava inferior (*Modificado de Arey LB: Development Anatomy, 7thed. Philadelphia, Saunders, 1974.*)

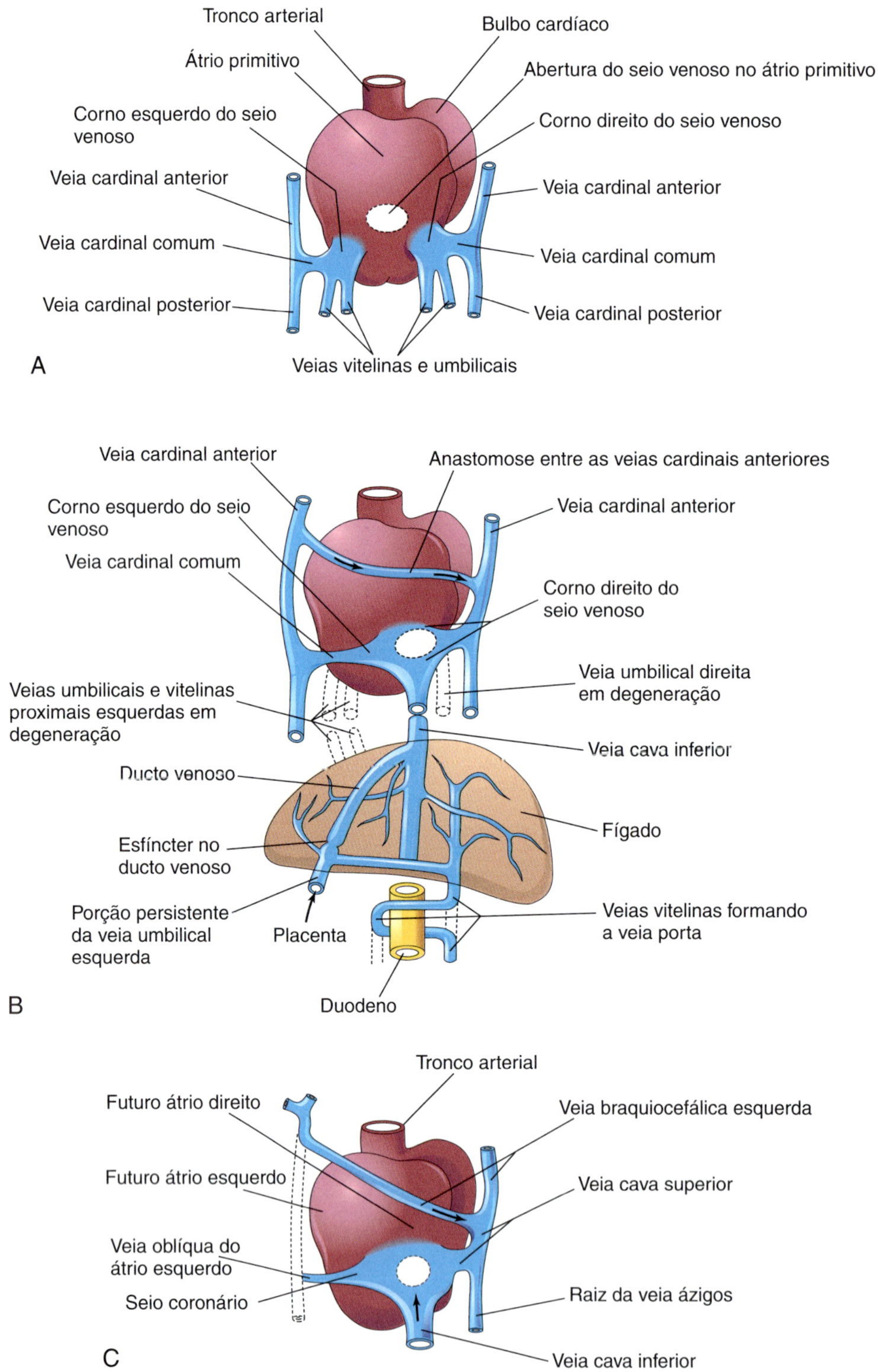

Figura 14-4 Vistas dorsais do coração em desenvolvimento. **A,** Durante a quarta semana (com aproximadamente 24 dias), mostrando o átrio primitivo, seio venoso e veias drenando na sua direção. **B,** Na sétima semana, mostrando o corno direito do seio aumentado e a circulação através do fígado. Os órgãos não estão desenhados em escala. **C,** Na oitava semana, indicando os derivados adultos das veias cardinais mostradas em **A** e **B**. As *setas* indicam o fluxo sanguíneo.

por endotélio. Esses espaços, os primórdios dos sinusoides hepáticos, posteriormente se conectam às veias vitelinas. As **veias hepáticas** se formam dos resíduos da veia vitelina direita na região do fígado em desenvolvimento. A **veia porta** se desenvolve a partir de uma rede de veias vitelinas em torno do duodeno (Fig. 14-4*B*). A transformação das veias umbilicais pode ser resumida da seguinte maneira (Fig. 14-4*B*):

- A veia umbilical direita e a parte cranial da veia umbilical esquerda entre o fígado e o seio venoso sofrem degeneração
- A porção caudal persistente da veia umbilical esquerda se torna a veia umbilical, que transporta sangue oxigenado da placenta para o embrião
- Um grande desvio venoso – o ducto venoso – se desenvolve no interior do fígado e conecta a veia umbilical com a veia cava inferior (VCI).

As **veias cardinais** (Figs. 14-2 e 14-3*A*) constituem o principal sistema de drenagem do embrião. As veias cardinais anteriores e posteriores drenam as regiões cranial e caudal do embrião, respectivamente (Fig. 14-3*A*). Elas se unem às **veias cardinais comuns**, que entram no **seio venoso** (Fig. 14-4*A*). Durante a oitava semana, as **veias cardinais anteriores** são conectadas por uma anastomose oblíqua (Fig. 14-4*B*) que transporta sangue da veia cardinal esquerda para a direita. O *shunt* anastomótico origina a **veia braquiocefálica esquerda** quando a parte caudal da veia cardinal anterior sofre degeneração (Figs. 14-3*D* e 14-4*C*). A **veia cava superior** (VCS) se forma a partir da veia cardinal anterior direita e da veia cardinal comum direita. Os únicos derivados adultos das **veias cardinais posteriores** são: a raiz da **veia ázigos** e as **veias ilíacas comuns** (Figs. 14-3*D* e 14-4*C*). As veias subcardinais e supracardinais gradualmente substituem e suplementam as veias cardinais posteriores.

As **veias subcardinais** surgem precocemente (Fig. 14-3*A*) e formam o tronco da veia renal, as veias suprarrenais, as veias gonadais (testiculares e ovarianas) e um segmento da veia cava inferior (Fig. 14-3*D*). As **veias supracardinais** se separam na região dos rins (Fig. 14-3*C*). Em posição cranial, elas se unem por anastomose, formando as veias **ázigos** e **hemiázigos** (Figs. 14-3*D* e 14-4*C*). Em posição caudal aos rins, a veia supracardinal esquerda sofre degeneração, mas a veia supracardinal direita torna-se a parte inferior da VCI (Fig. 14-3*D*). Forma-se a **veia cava inferior**, pois o sangue que retorna da parte caudal do embrião é deslocado do lado esquerdo para o lado direito do corpo.

ANOMALIAS DA VEIA CAVA

A anomalia mais comum da veia cava é uma VCS persistente. A anomalia mais comum da VCI é a interrupção do seu trajeto abdominal; como resultado, o sangue drena dos membros inferiores, do abdome e da pelve para o coração, por meio das veias do sistema ázigos (Fig. 14-3).

Artérias dos Arcos Faríngeos e Outros Ramos da Aorta Dorsal

À medida *que os arcos faríngeos* se formam, durante a quarta e quinta semanas, eles são irrigados pelas **artérias dos arcos faríngeos**, que surgem do **saco aórtico** e terminam nas **aortas dorsais** (Fig. 14-2). Células da crista neural migram a partir do tubo neural e contribuem para a formação da via de saída do coração e dos arcos faríngeos. Inicialmente, o par de aortas dorsais percorre todo o comprimento do embrião. Posteriormente, as porções caudais das artérias dorsais se fusionam para formar uma única artéria torácica/abdominal inferior. Das regiões remanescentes das aortas dorsais, a direita regride e a esquerda se transforma na aorta primitiva.

Artérias Intersegmentares

Cerca de 30 ramificações da aorta dorsal, as **artérias intersegmentares,** correm no meio e transportam sangue para os somitos (massas de células) e seus derivados (Fig. 14-2). As artérias intersegmentares na região do pescoço se unem para formar as **artérias vertebrais.** A maioria das conexões originais das artérias intersegmentares com a aorta dorsal desaparece.

No tórax, as artérias intersegmentares persistem como **artérias intercostais.** A maioria das artérias intersegmentares do abdome forma as **artérias lombares**; no entanto, o quinto par de artérias intersegmentares lombares permanece como **artérias ilíacas comuns.** Na região sacra, as artérias intersegmentares formam as **artérias sacrais laterais.**

Destino das Artérias Vitelina e Umbilical

Os ramos ventrais não pareados da aorta dorsal suprem o saco vitelino (vesícula umbilical), o alantoide e o cório (Fig. 14-2). As **artérias vitelinas** suprem o saco vitelino (vesícula umbilical) e, posteriormente, o intestino primitivo, que se forma a partir da incorporação de parte do saco vitelino. Somente três artérias vitelinas permanecem: o tronco arterial celíaco para suprir o intestino anterior, a *artéria mesentérica superior* para o intestino médio e a *artéria mesentérica inferior* para o intestino posterior.

As **artérias umbilicais** pareadas passam através do pedúnculo do embrião (cordão umbilical primordial) e se unem aos vasos do cório (membrana que envolve o embrião). As artérias umbilicais transportam sangue fetal pobremente oxigenado para a placenta (Fig. 14-2). As porções proximais dessas artérias formam as **artérias ilíacas internas** e as **artérias vesicais superiores,** enquanto as porções distais são obliteradas depois do nascimento, tornando-se os **ligamentos umbilicais mediais.**

DESENVOLVIMENTO FINAL DO CORAÇÃO

A camada externa do tubo cardíaco embrionário – o **miocárdio primitivo** (precursor cardíaco da área cardíaca primária) – é formada pelo mesoderma esplâncnico que circunda a **cavidade pericárdica** (Figs. 14-5 e 14-6*B* e *C*). Nesse estágio, o coração em desenvolvimento é composto por um fino tubo separado do espesso miocárdio primitivo por um tecido conjuntivo de matriz gelatinosa – **geleia cardíaca** (Fig. 14-6*C* e *D*).

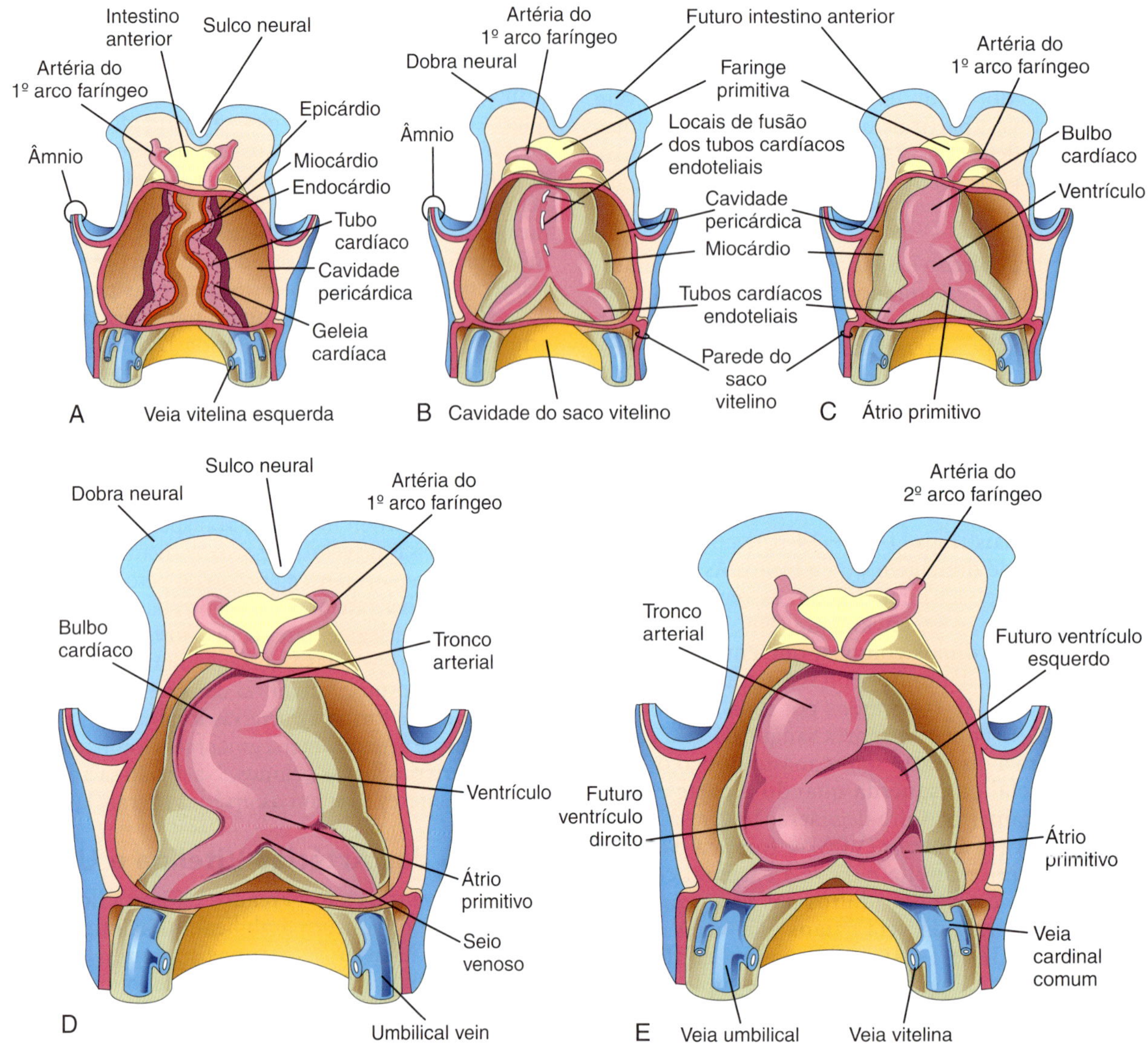

Figura 14-5 Desenhos mostrando a fusão dos tubos cardíacos e o dobramento do coração tubular. **A** a **C,** Vistas ventrais do coração e da região pericárdica em desenvolvimento (22 a 35 dias). A parede pericárdica ventral foi removida a fim de revelar o miocárdio em desenvolvimento e a fusão dos dois tubos cardíacos, formando, assim, o coração tubular. O endotélio do tubo cardíaco passa a constituir o endocárdio do coração. **D** e **E,** À medida que o coração tubular reto se alonga, ele se dobra e se submete a uma dobra, que forma uma alça em D produzindo um coração em formato de S.

O **tubo endotelial** se transforma no revestimento endotelial interno do coração – **endocárdio** – e o miocárdio primitivo forma a parede muscular do coração, o **miocárdio.** O **epicárdio** é originado da ACS e de células mesoteliais que surgem da superfície externa do seio venoso e se espalham sobre o miocárdio (Fig. 14-6*F*).

À medida que o dobramento da região cefálica ocorre, o coração e a cavidade pericárdica surgem em posição ventral ao intestino anterior e em posição caudal à **membrana orofaríngea** (Fig. 14-7*A* a *C*). Simultaneamente, o coração tubular se alonga e desenvolve dilatações e constrições alternadas (Fig. 14-5*C* a *E*): **bulbo cardíaco** (composto pelo **tronco arterial, cone arterioso** e **cone cardíaco**), ventrículo, átrio e seio venoso. O crescimento do tubo cardíaco resulta da adição de células (cardiomiócitos) que se diferenciam do mesoderma na parede dorsal do pericárdio.

O **tronco arterial** tubular é contínuo cranialmente com o saco aórtico (Fig. 14-8*A*), de onde surgem as artérias do arco faríngeo. Células progenitoras da ACS contribuem para a formação das extremidades arterial e venosa do coração em desenvolvimento. O **seio venoso** recebe as veias umbilical, vitelina e cardinal comum do cório, do saco vitelino (vesícula umbilical) e do embrião, respectivamente (Fig. 14-4*A*). As extremidades arterial e venosa do coração são fixadas pelos arcos faríngeos e pelo septo transverso, respectivamente. Como o **bulbo cardíaco** e o ventrículo crescem mais rapidamente que as outras regiões, o coração se dobra, formando uma **alça bulboventricular** em formato de U (Fig. 14-6*E*). *Complexas vias de sinalização envolvendo BMP, Notch, Wnt e Shh constituem reguladores essenciais na remodelação do tubo cardíaco.*

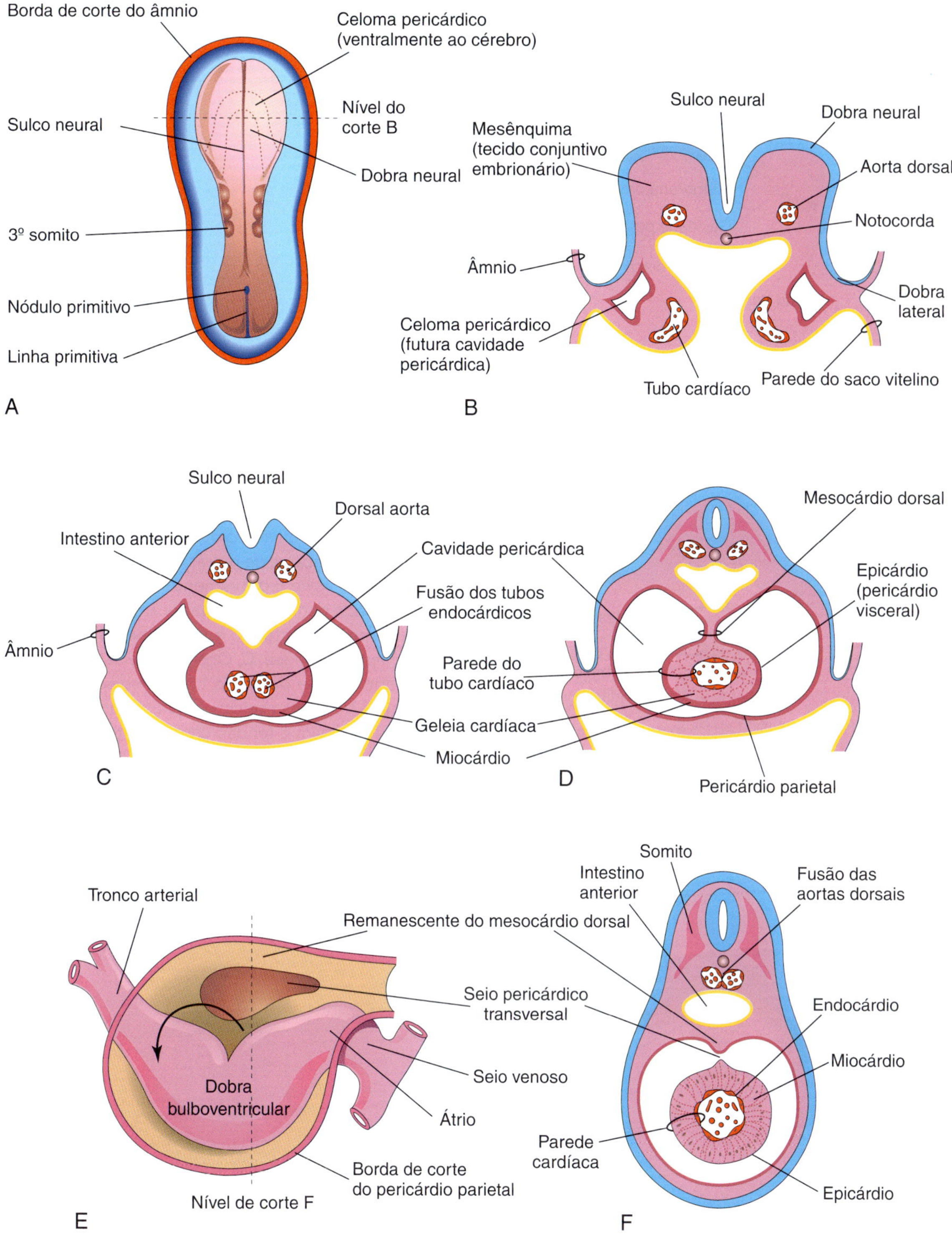

Figura 14-6 **A,** Vista dorsal de um embrião (com aproximadamente 20 dias). **B,** Esquema de corte transversal da região do coração do embrião ilustrado em **A,** mostrando os dois tubos endocárdicos e as dobras laterais do corpo. **C,** Corte transversal de um embrião ligeiramente mais velho mostrando a formação da cavidade pericárdica e a fusão dos tubos cardíacos. **D,** Corte similar (com aproximadamente 22 dias) mostrando o coração tubular suspenso pelo Mesocárdio dorsal. **E,** Desenho esquemático do coração (com aproximadamente 28 dias) mostrando degeneração da parte central do mesocárdio dorsal e a formação do seio pericárdico transverso. A *seta* mostra o dobramento do coração primitivo. O coração tubular agora apresenta uma dobra em D. **F,** Corte transversal de um embrião no nível observado em **E,** mostrando as camadas da parede cardíaca.

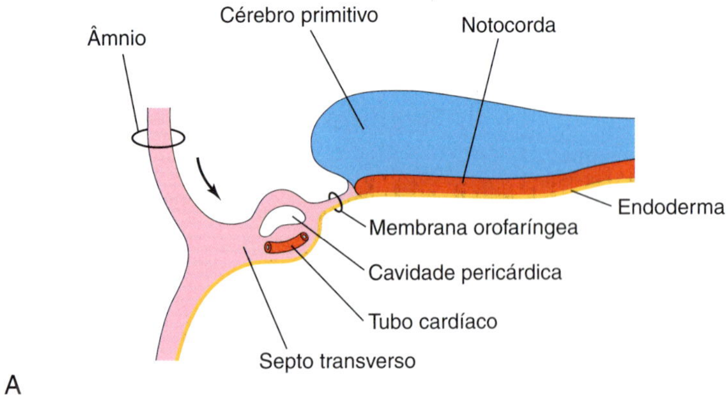

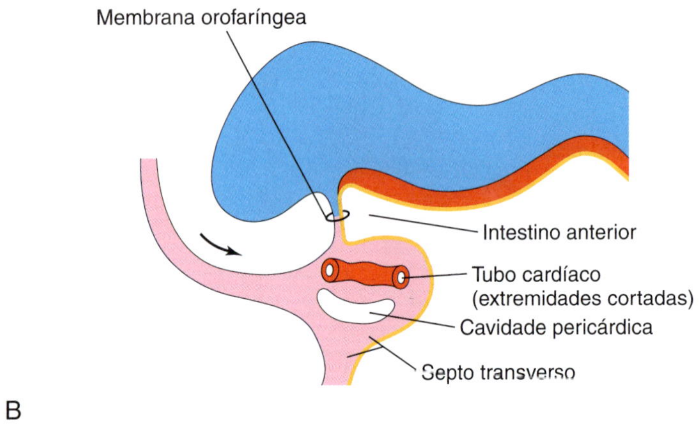

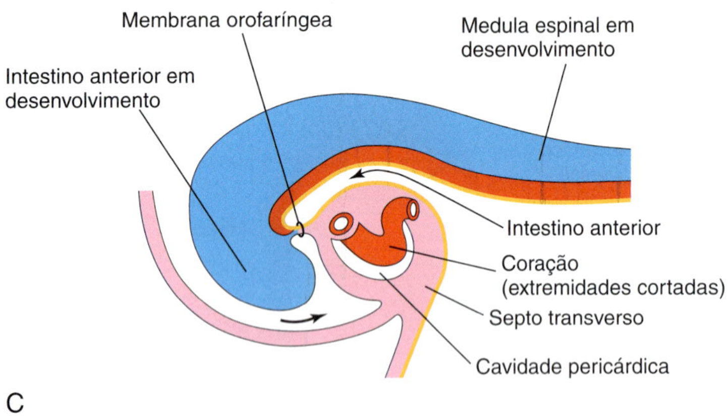

Figura 14-7 Esquemas de cortes longitudinais através da metade cranial do embrião durante a quarta semana, mostrando o efeito do dobramento cefálico (*setas*) na posição do coração e de outras estruturas. **A** e **B,** À medida que se desenvolve o dobramento cefálico, o tubo cardíaco e a cavidade pericárdica se deslocam ventralmente em relação ao intestino anterior, e caudalmente em relação à membrana orofaríngea. **C,** Observe que as posições da cavidade pericárdica e do septo transverso se invertem. Agora, o septo transverso se situa posterior à cavidade pericárdica, onde formará o tendão central do diafragma.

A via nodal (pertencente à superfamília do fator transformador de crescimento β) está envolvida no dobramento do tubo cardíaco. À medida que o coração primitivo se dobra, o átrio e o seio venoso surgem em posição dorsal ao tronco arterial, ao bulbo cardíaco e ao ventrículo (Fig. 14-8*A* e *B*). Nesse estágio, o seio venoso já desenvolveu expansões laterais, os **cornos** direito e esquerdo **do seio venoso.**

Com o desenvolvimento do coração, ele gradualmente envolve a **cavidade pericárdica** (Figs. 14-6*C* e *D* e 14-7*C*). Inicialmente, o coração é suspenso a partir da parede dorsal por um **mesentério** (camada dupla do peritônio), o **mesocárdio dorsal.** No entanto, a parte central desse mesentério sofre degeneração, formando uma comunicação – o **seio pericárdico transverso** – entre o lado direito e o esquerdo da cavidade pericárdica (Fig. 14-6*E* e *F*). Nessa

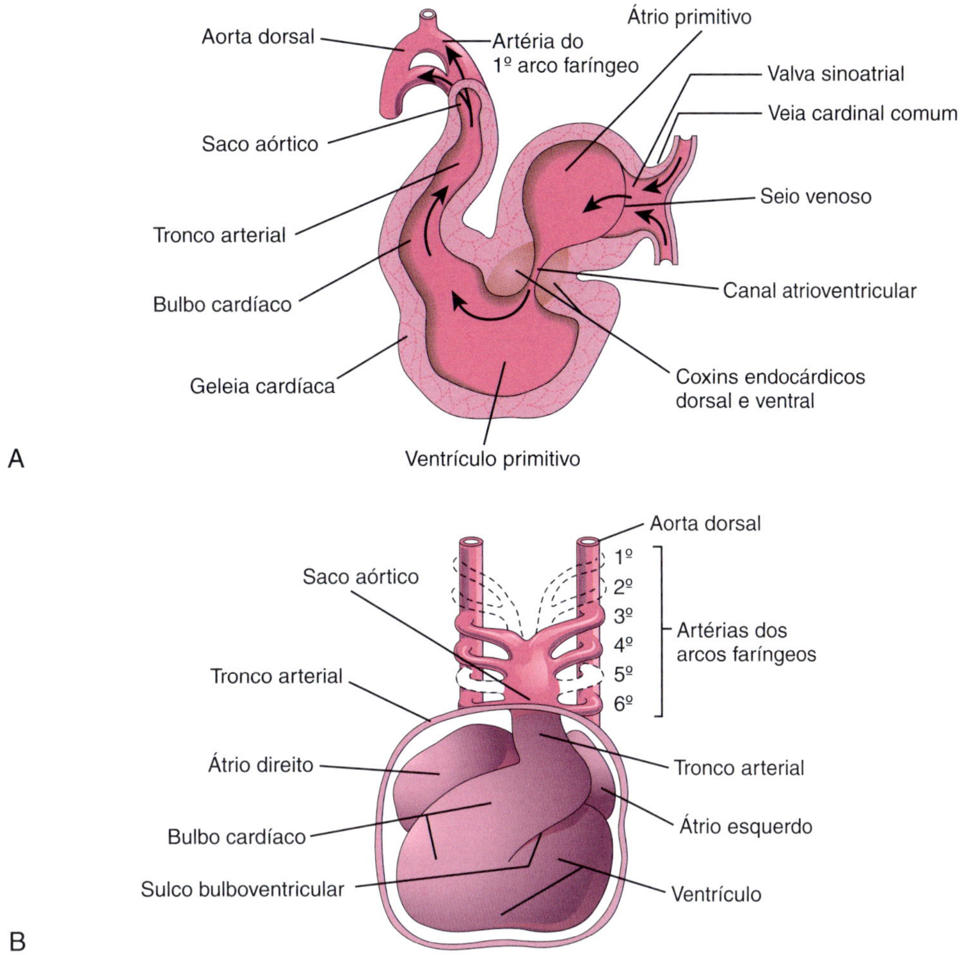

Figura 14-8 **A,** Corte sagital do coração primitivo com aproximadamente 24 dias, mostrando o fluxo sanguíneo através dele (*setas*). **B,** Vista ventral do coração e das artérias dos arcos faríngeos com aproximadamente 35 dias. A parede ventral do saco pericárdico foi removida para revelar o coração na cavidade pericárdica.

etapa, o coração está preso apenas por suas extremidades cranial e caudal.

Circulação através do Coração Primitivo

O sangue entra no seio venoso (Figs. 14-8*A* e 14-4*A*) proveniente:

- Do embrião, pelas veias cardinais comuns
- Da placenta em desenvolvimento, pelas veias umbilicais
- Do saco vitelino (vesícula umbilical), pelas veias vitelinas.

O sangue do **seio venoso** entra no **átrio primitivo;** seu fluxo é controlado pelas **valvas sinoatriais (SA)** (Fig. 14-8*A*). Em seguida, o sangue passa através do **canal atrioventricular (AV)** para chegar ao **ventrículo primitivo.** Quando o ventrículo se contrai, o sangue é bombeado através do **bulbo cardíaco** e do **tronco arterial** para o **saco aórtico,** de onde é distribuído para as artérias dos arcos faríngeos (Fig. 14-8*B*). A seguir, o sangue passa pelas aortas dorsais para distribuição ao embrião, saco vitelino (vesícula umbilical) e placenta (Fig. 14-2).

Septação do Coração Primitivo

A septação do canal AV, do átrio primitivo, do ventrículo e do trato de saída se inicia na metade da quarta semana e está completamente concluída até o final da oitava semana.

Próximo ao final da quarta semana, formam-se os **coxins endocárdicos atrioventriculares** nas paredes dorsal e ventral do canal AV (Fig. 14-8*A*). Esses coxins se aproximam e se fusionam, dividindo o canal AV em canal AV direito e esquerdo (Fig. 14-9*B*). Esses canais separam parcialmente o átrio primitivo do ventrículo e os coxins funcionam como válvulas AV. Os coxins endocárdicos se desenvolvem a partir de uma **matriz** extracelular especializada (substância intercelular), relacionada com o miocárdio e com as células da crista neural. *Sua formação está associada à expressão do fator de crescimento transformante β2 e de proteínas morfogenéticas ósseas 2A e 4.*

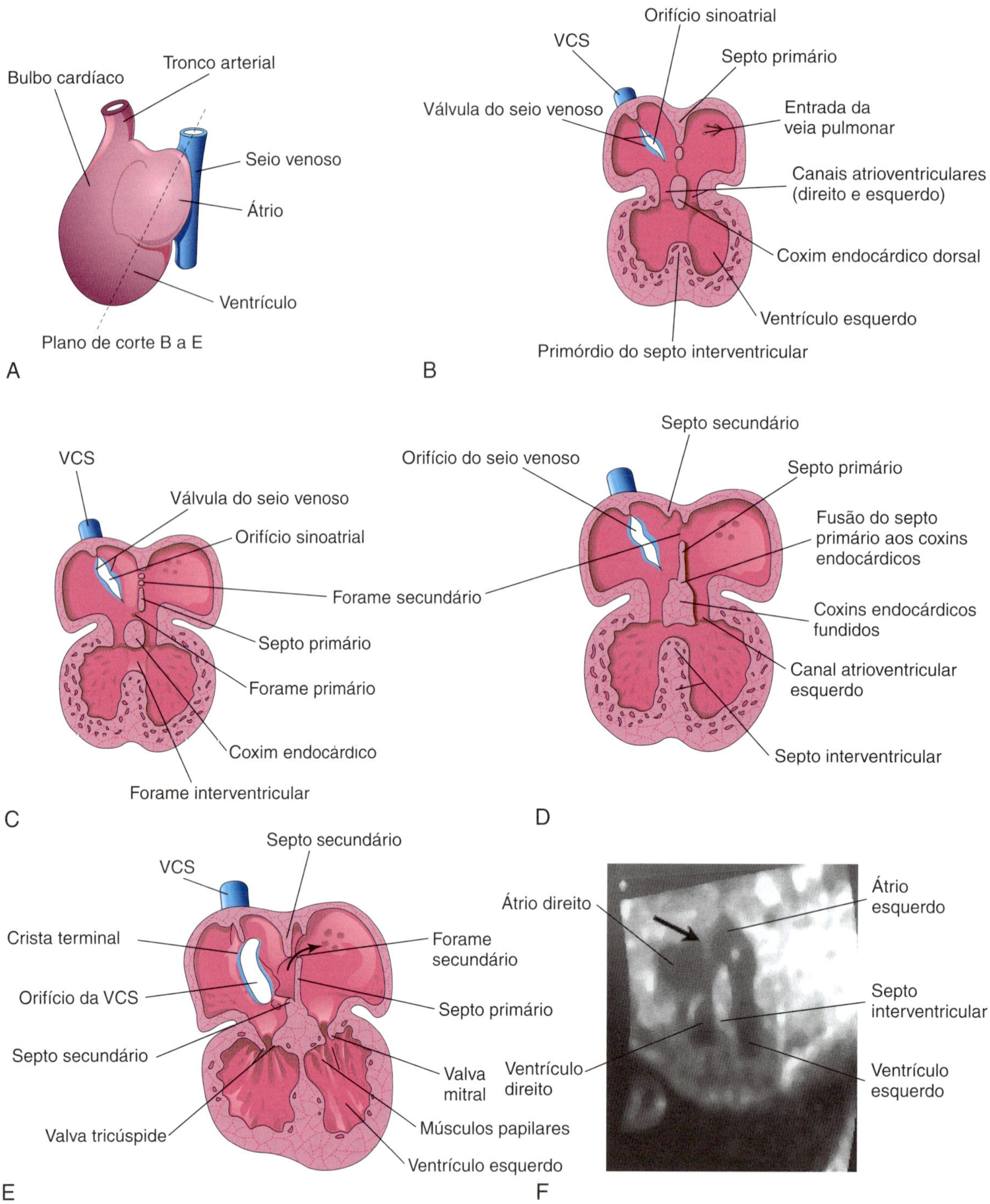

Figura 14-9 Desenhos do coração mostrando a septação do canal atrioventricular (AV), átrio primitivo e ventrículo. **A,** Diagrama mostrando o plano de corte de **B** a **E**. **B,** Corte frontal do coração durante a quarta semana (aproximadamente 28 dias), mostrando a aparência inicial do septo primário, do septo interventricular e do coxim endocárdico dorsal. **C**, Corte frontal do coração (aproximadamente 32 dias), mostrando as perfurações na porção dorsal do septo primário. **D,** Corte frontal do coração (aproximadamente 35 dias), mostrando o forame secundário. **E,** Aproximadamente na oitava semana, o coração é septado em quatro câmaras. A *seta* indica o fluxo de sangue bem oxigenado do átrio direito para o átrio esquerdo. **F,** Ultrassonografia de um feto no segundo trimestre, mostrando as quatro câmaras do coração. Observe o septo secundário (*seta*). VCS, veia cava superior.

Septação do Átrio Primitivo

O átrio primitivo é dividido em átrio direito e esquerdo pela formação e subsequente modificação e fusão de dois septos, o septo primário e o septo secundário (Figs. 14-9*A* a *E* e 14-10). O **septo primário** cresce em direção aos coxins endocárdicos em processo de fusão a partir do teto do átrio primitivo, dividindo parcialmente o átrio em metades direita e esquerda. À medida que esse septo muscular semelhante a uma cortina se desenvolve, forma-se uma grande abertura, o **forame primário,** entre sua borda livre e os **coxins endocárdicos** (Figs. 14-9*C* e 14-10*A* a *C*). Esse forame torna possível o desvio do sangue oxigenado do átrio direito para o esquerdo. O forame se torna cada vez menor e desaparece quando a cobertura mesenquimal do septo primário se funde com os coxins endocárdicos fundidos para formar o **septo AV primitivo** (Fig. 14-10*D* e D_1). *Estudos de biologia molecular revelaram que uma população distinta de células progenitoras extracardíacas, da ACS, migra através do mesocárdio dorsal para completar o septo atrial. A sinalização de Shh tem uma função essencial nesse processo.*

Antes do desaparecimento do forame primário, perfurações produzidas por **apoptose (morte celular programada)** surgem na parte central do septo primário. À medida que o septo se fusiona com os coxins endocárdicos e oblitera o forame primário (Figs. 14-9*D* e 14-10 *D*), as perfurações coalescem para formar outra abertura no septo primário – o **forame secundário** (Fig. 14-10*C*). Esse forame possibilita a passagem contínua de sangue oxigenado do átrio direito para o esquerdo.

O **septo secundário** cresce a partir da parede muscular ventrocranial do átrio, imediatamente adjacente à direita do **septo primário** (Fig. 14-10D_1). Conforme esse espesso septo cresce durante a quinta e a sexta semana, ele gradualmente se sobrepõe ao **forame secundário** no septo primário (Fig. 14-10*E* e *F*). O septo secundário forma uma partição incompleta entre os átrios: a abertura no forame secundário – o **forame oval.** A porção cranial do septo primário desaparece gradualmente (Fig. 14-10G_1). A parte remanescente do septo, aderida aos coxins endocárdicos, forma a **válvula do forame oval.**

Antes do nascimento, o forame oval torna possível que a maior parte do sangue oxigenado que entra no átrio direito vindo da VCI passe para o átrio esquerdo (Fig. 14-10H_1). Isso também evita a passagem de sangue na direção oposta, pois o septo primário se fecha contra o relativamente rígido septo secundário (Fig. 14-10G_1).

Depois do nascimento, o forame oval fecha em virtude da maior pressão no átrio esquerdo em comparação com a do átrio direito. Em aproximadamente 3 meses, a válvula do forame oval se fusiona com o septo secundário, formando a **fossa oval.** Como resultado, o septo interatrial se torna uma septação completa entre os átrios (Fig. 14-10*G*).

Alterações no Seio Venoso

Inicialmente, o seio venoso abre para o centro da parede posterior do átrio primitivo. Até o final da quarta semana, o corno sinusal direito torna-se maior que o corno esquerdo (Fig. 14-11*A* e *B*). Quando isso ocorre, o **orifício sinoatrial** sc move para a direita e se abre na parte do átrio primitivo, que se tornará o átrio direito adulto (Fig. 14-11*C*). À medida que o corno sinusal direito cresce, ele recebe todo o sangue da cabeça e do pescoço através da VCS e da placenta e das regiões caudais do corpo pela VCI.

O **corno esquerdo do seio venoso** se transforma no **seio coronário,** e o **corno direito do seio venoso** é incorporado à parede do átrio direito (Fig. 14-11*B* e *C*) e se torna a parte lisa da parede interna do átrio direito, o seio das veias ou ***sinus venarum*** (Fig. 14-11*B* e *C*). O restante da superfície interna anterior da parede do átrio direito e da **aurícula direita** tem aparência áspera e trabeculada (Fig. 14-11*C*). Essas duas últimas regiões são originárias do átrio primitivo. A parte lisa e a parte áspera são internamente demarcadas no átrio direito por uma crista vertical – a ***crista terminalis***, ou crista terminal (Fig. 14-11*C*) – e externamente por uma crista rasa – o ***sulcus terminalis***, ou sulco terminal (Fig. 14-11*B*).

A crista terminal representa a parte cranial da **valva sinoatrial direita** (Fig. 14-11*C*); a parte caudal dessa valva forma as válvulas da VCI e do seio coronário. A **valva sinoatrial esquerda** se fusiona ao septo secundário e é incorporada com ele no septo interatrial.

Veia Pulmonar Primitiva e Formação do Átrio Esquerdo

A maior parte da parede do átrio esquerdo é lisa, pois é formada pela incorporação da **veia pulmonar primitiva** (Fig. 14-12*A*). Essa veia se desenvolve como um crescimento da parede atrial dorsal, à esquerda do septo primário. À medida que o átrio se expande, a veia pulmonar primitiva e seus ramos principais são gradualmente incorporados à parede do átrio esquerdo (Fig. 14-12*B*). Como resultado, quatro veias pulmonares são formadas (Fig. 14-12*C* e *D*). A pequena aurícula esquerda se origina do átrio primitivo; sua superfície interna tem aparência áspera e trabeculada (Fig. 14-12*D*).

Septação do Ventrículo Primitivo

A divisão do ventrículo primitivo em dois ventrículos é indicada inicialmente por uma crista mediana – o **septo interventricular (IV) muscular** – no assoalho do ventrículo próximo ao ápice (Fig. 14-9*B*). Essa dobra tem uma borda côncava superior livre (Fig. 14-13*A*). Inicialmente, grande parte do seu aumento em altura resulta da dilatação dos ventrículos de cada lado do septo IV muscular (Fig. 14-13*B*). Miócitos (células musculares) dos ventrículos primitivos direito e esquerdo contribuem para a formação da porção ***muscular do septo IV.***

Até a sétima semana, existe uma abertura em formato de crescente (**forame IV**) entre a borda livre do septo IV e os **coxins endocárdicos fusionados.** O forame IV possibilita a comunicação ente os ventrículos direito e esquerdo (Figs. 14-13*B* e 14-14*BB*). O forame IV geralmente fecha até o fim da sétima semana, quando as **cristas bulbares** se fusionam com o coxim endocárdico (14-14*C* a *E*).

O fechamento do forame IV e a formação da porção membranosa do septo IV resultam da fusão de tecidos de três origens: a crista bulbar direita, a crista bulbar esquerda

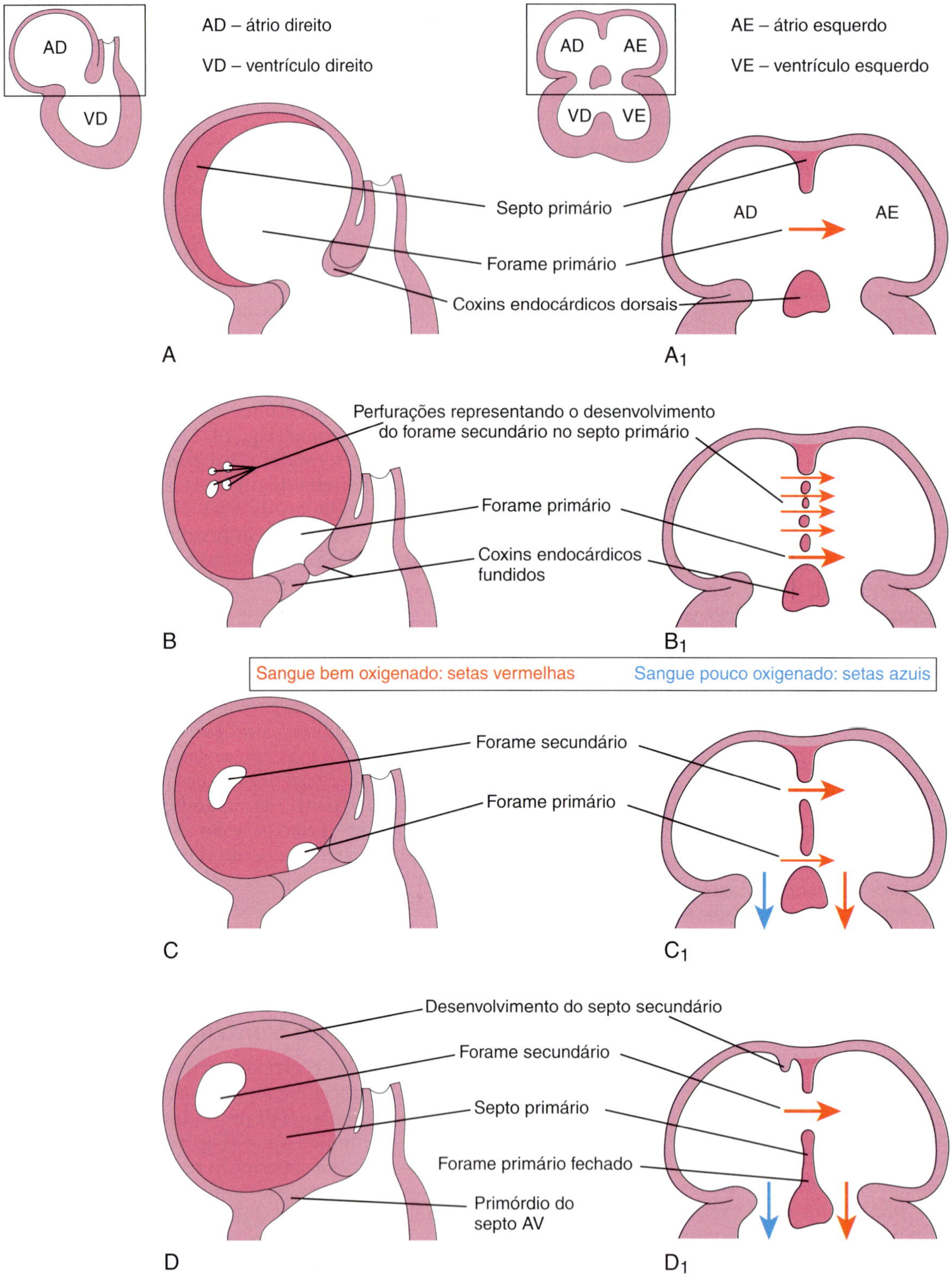

Figura 14-10 Diagramas ilustrando estágios progressivos da septação do átrio primitivo. **A** a **H,** O septo interatrial em desenvolvimento, observado a partir do lado direito. A_1 a H_1**,** Cortes coronais do septo interatrial em desenvolvimento. À medida que o septo secundário cresce, observe que ele se sobrepõe à abertura do septo primário, o forame secundário. Observe a válvula do forame oval em G_1 e H_1. Quando as pressões são equivalentes ou mais elevadas no átrio esquerdo, a válvula fecha o forame oval **(**G_1**)**.

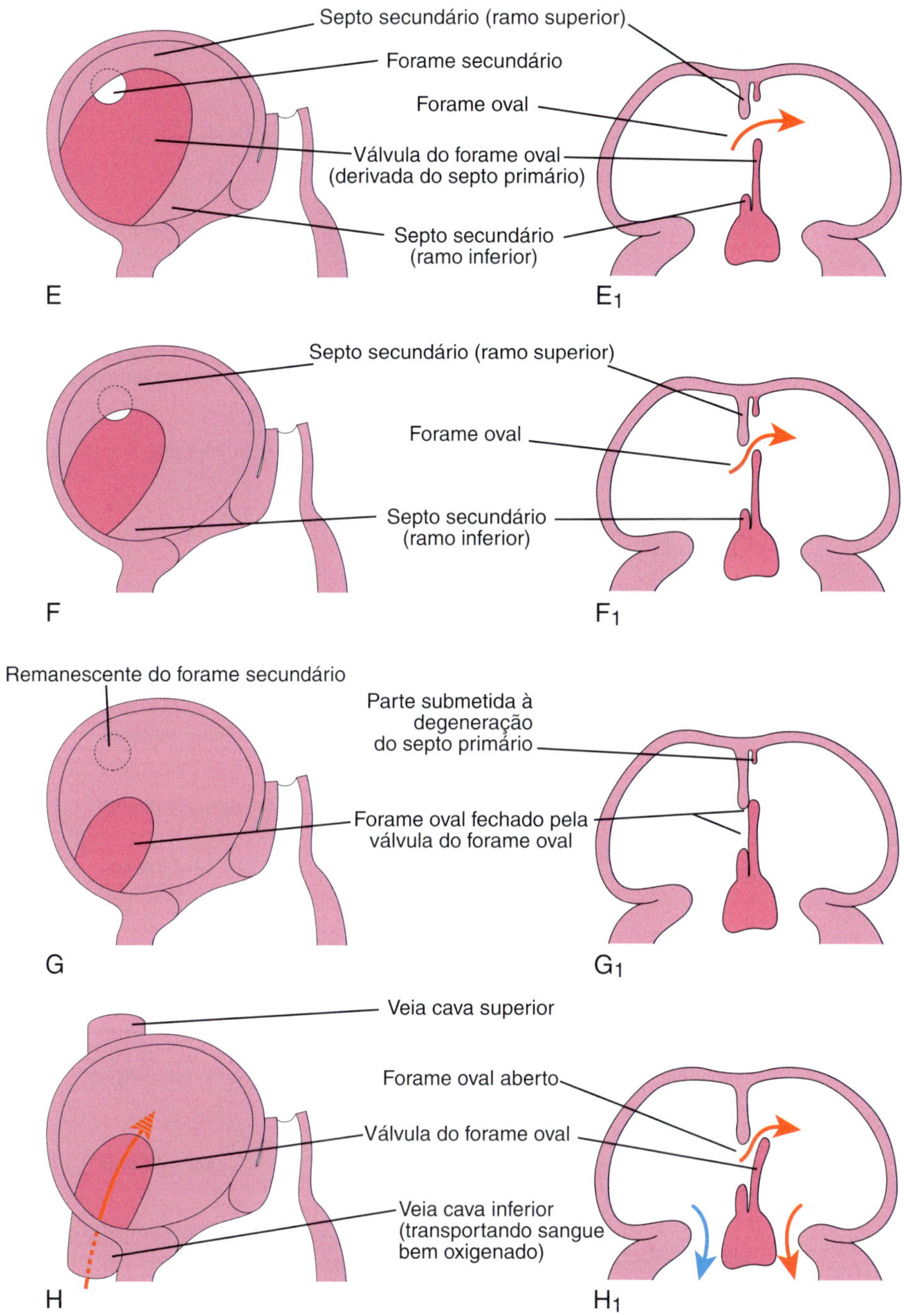

Figura 14-10 *(cont.)*

e o coxim endocárdico. A **porção membranosa do septo IV** deriva de uma extensão de tecido do lado direito do coxim endocárdico em direção à porção muscular do septo IV. O tecido se fusiona ao septo **aorticopulmonar** e à espessa região muscular do septo IV (Fig. 14-15*A* e *B*). O fechamento do forame IV e a formação da porção membranosa do septo IV resultam na comunicação do tronco pulmonar com o ventrículo direito e na comunicação da aorta com o ventrículo esquerdo (Fig. 14-14*E*). A cavitação das paredes ventriculares forma uma massa esponjosa de feixes musculares – as **trabéculas cárneas.** Outros feixes formam os **músculos papilares** e as **cordas (ou cordoalhas) tendíneas.** As cordas tendíneas unem os músculos papilares à valva AV (Fig. 14-15*B*).

Septação do Bulbo Cardíaco e do Tronco Arterial

Durante a quinta semana, a proliferação ativa de células mesenquimais nas paredes do **bulbo cardíaco** resulta na

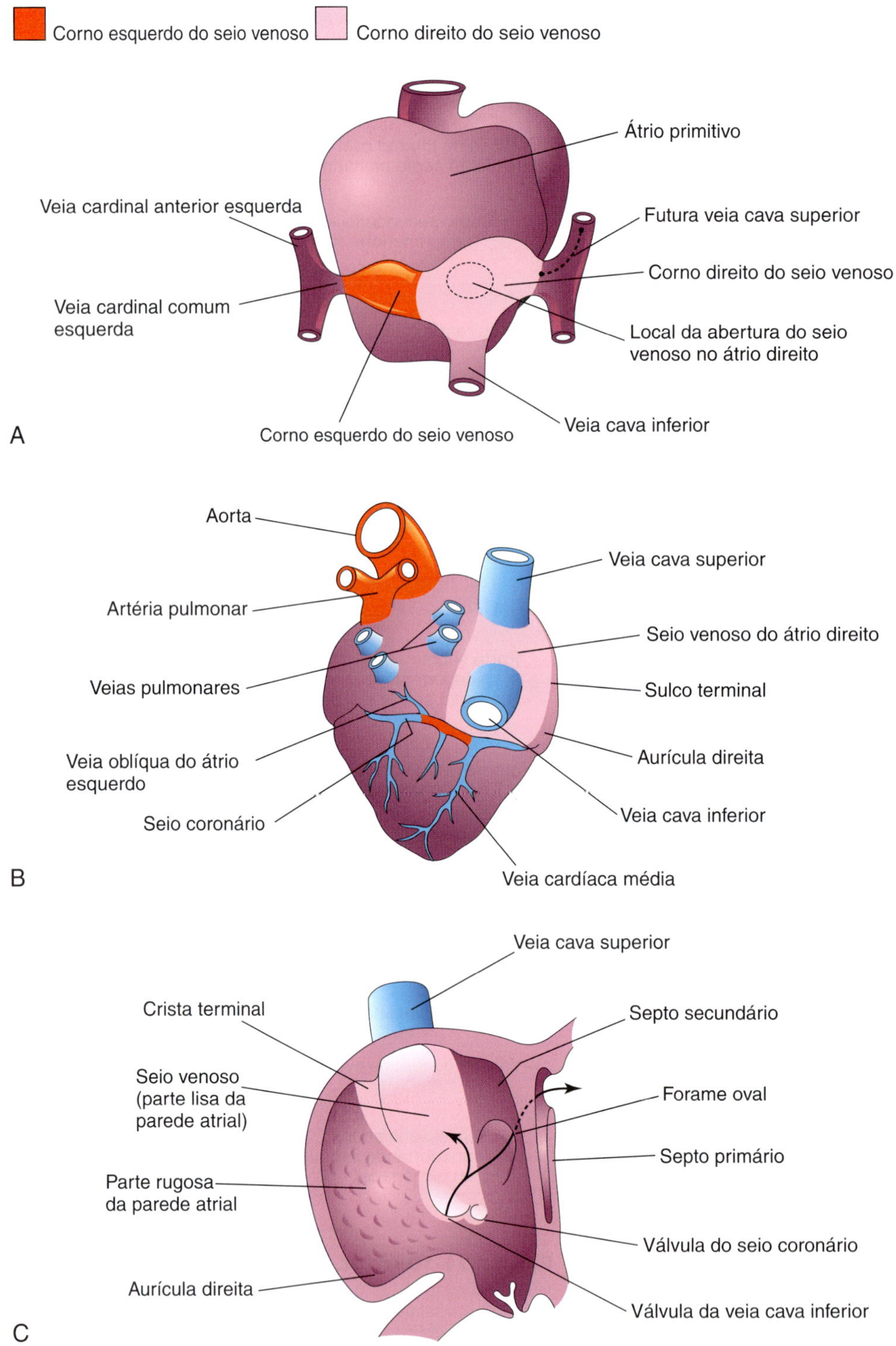

Figura 14-11 Diagramas ilustrando o destino do seio venoso. **A,** Vista dorsal do coração (com aproximadamente 26 dias), mostrando o átrio e o seio venoso primitivos. **B,** Vista dorsal na oitava semana após a incorporação do corno direito do seio venoso ao átrio direito. O corno esquerdo originou o seio coronário. **C,** Vista interna do átrio direito do feto, mostrando: (1) a parte lisa da parede do átrio direito (seio venoso) originária do corno direito do seio venoso; (2) a crista terminal, as válvulas da veia cava inferior e o seio coronário, originados da valva sinoatrial direita. O átrio direito primitivo se torna a aurícula direita, uma bolsa muscular cônica. As *setas* indicam o fluxo sanguíneo.

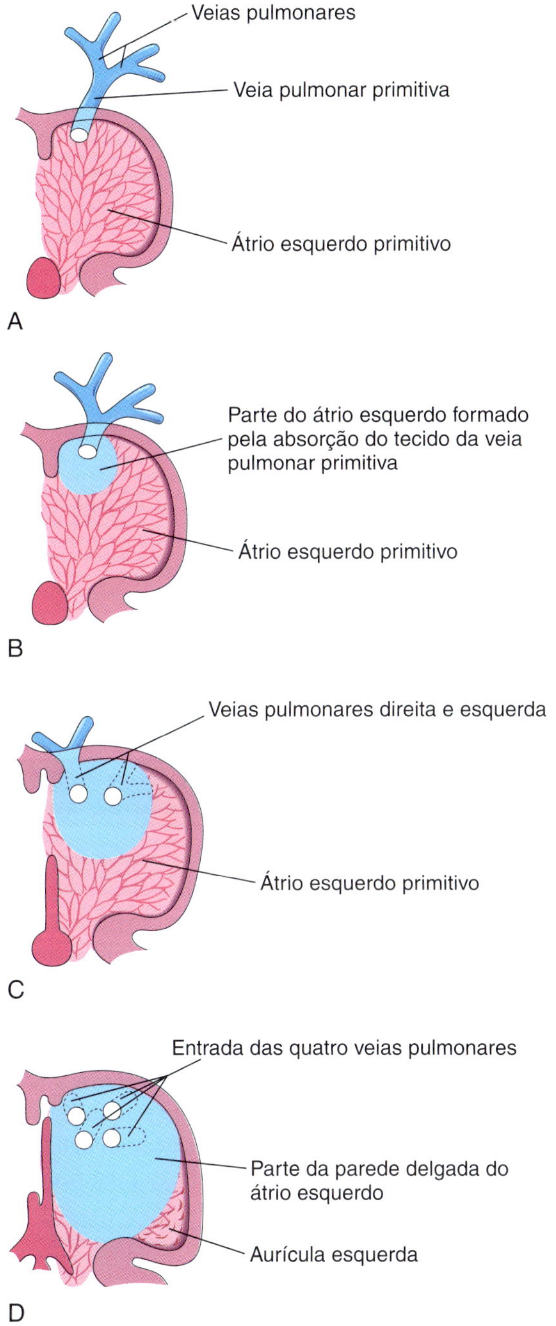

Figura 14-12 Diagramas esquemáticos ilustrando a absorção das veias pulmonares no átrio esquerdo. **A,** Na quinta semana, mostrando a veia pulmonar primitiva se abrindo no átrio esquerdo primitivo. **B,** Estágio posterior mostrando a absorção parcial da veia pulmonar primitiva. **C,** Na sexta semana, mostrando as aberturas de duas veias pulmonares no átrio esquerdo resultantes da absorção da veia pulmonar primitiva. **D,** Na oitava semana, mostrando as quatro veias pulmonares com orifícios atriais separados. O átrio esquerdo primitivo se torna a aurícula esquerda, uma bolsa tubular do átrio. A maior parte do átrio esquerdo é formada pela incorporação da veia pulmonar primitiva e seus ramos.

formação das **cristas bulbares** (Figs. 14-14*C* e *D* e 14-16*B* e *C*). Cristas similares se formam no tronco arterial, contínuas às cristas bulbares. As cristas **bulbares** e **truncais** são originárias principalmente do mesênquima da crista neural. *A proteína morfogenética óssea e outros sistemas de sinalização na ACS, como Wnt e o fator de crescimento de fibroblasto, têm sido implicados na indução e migração das células da crista neural através da faringe primitiva e dos arcos faríngeos.*

Simultaneamente, as cristas bulbares e truncais sofrem espiralamento de 180 graus. A orientação espiralada das cristas bulbares e truncais (possivelmente causada, em parte, pelo fluxo sanguíneo vindo dos ventrículos) resulta na formação de um **septo aorticopulmonar** espiral quando as cristas se fusionam (Fig. 14-16*D* a *G*). Esse septo divide o bulbo cardíaco e o tronco arterial em dois canais arteriais, a **aorta** e o **tronco pulmonar.** Devido ao espiralamento do septo aorticopulmonar, o tronco pulmonar se curva em torno da aorta ascendente (Fig. 14-16*H*).

O **bulbo cardíaco** é incorporado às paredes dos ventrículos definitivos de diversas maneiras (Fig. 14-14*A* e *B*):

- No ventrículo direito, o bulbo cardíaco está representado pelo **cone arterioso** (infundíbulo), que origina o tronco pulmonar.
- No ventrículo esquerdo, o bulbo cardíaco forma as paredes do **vestíbulo aórtico,** a porção da cavidade ventricular logo abaixo da válvula aórtica.

Desenvolvimento das Valvas Cardíacas

As válvulas semilunares se desenvolvem de três intumescências do tecido subendocárdico em torno dos orifícios da aorta e do tronco pulmonar (Fig. 14-17*B* a *F*). Precursores cardíacos, originários das células da crista neural, também contribuem para essa formação. Essas intumescências são escavadas e reestruturadas para formar três cúspides de paredes finas. As **valvas atrioventriculares** (tricúspide e mitral) desenvolvem-se de forma similar a partir de proliferações localizadas no tecido em torno dos canais AV.

Sistema Condutor do Coração

Inicialmente, as camadas musculares do átrio e do ventrículo são contínuas. Quando as câmaras se formam, seu miocárdio conduz a onda de despolarização mais rapidamente que o restante do miocárdio. Durante todo o desenvolvimento, o impulso se move do polo venoso para o

ULTRASSONOGRAFIA CARDÍACA FETAL

A ecocardiografia e a ultrassonografia com Doppler possibilitaram o reconhecimento da anatomia cardíaca fetal normal e anormal. A maioria dos estudos é realizada precocemente entre a 18ª e a 22ª semana de gestação, quando o coração é suficientemente grande para ser examinado com facilidade; no entanto, é possível obter imagens de ultrassom em tempo real do coração fetal na 16ª semana.

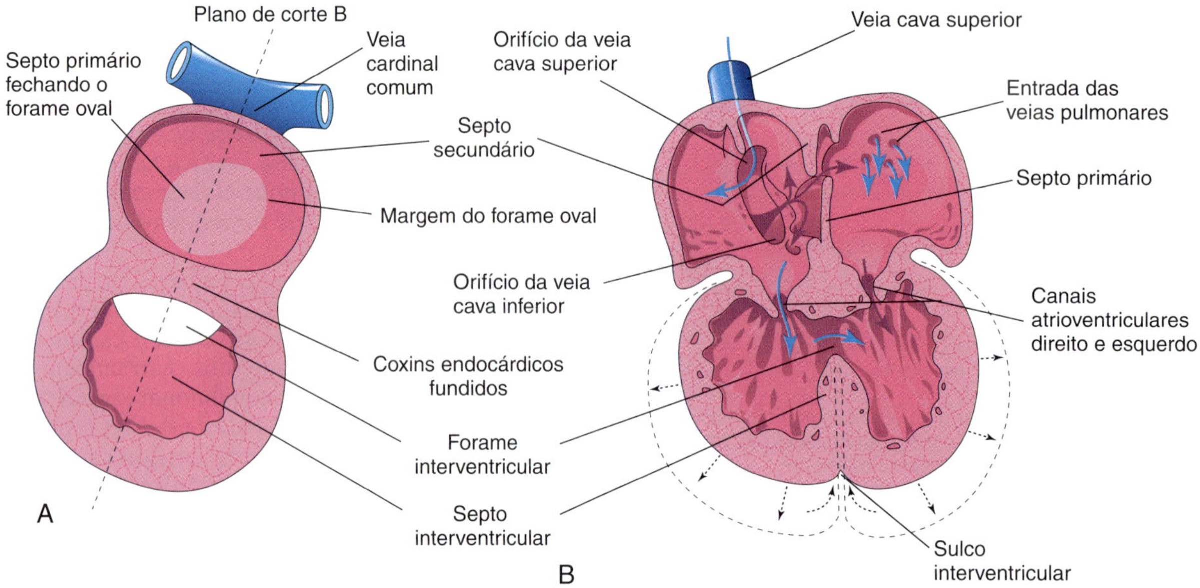

Figura 14-13 Esquemas da septação do coração primitivo. **A,** Corte sagital no final na quinta semana mostrando os septos e forames cardíacos. **B,** Corte frontal em estágio ligeiramente posterior, mostrando as direções do fluxo sanguíneo através do coração (*setas azuis*) e a expansão dos ventrículos (*setas pretas*).

polo arterial do coração. O *átrio age como o marca-passo provisório do coração*, mas o seio venoso logo assume tal função. O **nó sinoatrial** se desenvolve durante a quinta semana. Ele está situado no átrio direito, próximo à entrada da VCS (Fig. 14-15*B*). Depois da incorporação do seio venoso, células da sua parede esquerda são encontradas na base do septo interatrial, próximo à abertura do seio coronário. Juntamente com células da região AV, elas formam o **nó e o feixe atrioventricular,** situado logo acima dos coxins endocárdicos (Fig. 14-15*B*). As câmaras atrial e ventricular ficam eletricamente isoladas uma da outra por tecido fibroso, fazendo com que apenas o nó e o feixe AV sejam capazes de conduzir os impulsos. As fibras que surgem do feixe AV passam do átrio para o ventrículo e se dividem em **ramos** direito e esquerdo, que são distribuídos por todo o miocárdio ventricular (Fig. 14-15*B*). O nó SA, o nó AV e o feixe AV são ricamente inervados; no entanto, o sistema condutor é bem desenvolvido antes que esses nervos entrem no coração. A inervação parassimpática do coração ocorre por contribuições das células da crista neural.

MALFORMAÇÕES CONGÊNITAS DO CORAÇÃO E DOS GRANDES VASOS

Defeitos cardíacos congênitos (DCC) ocorrem com uma frequência de 6 a 8 casos para cada 1.000 nascidos vivos, e constituem uma das principais causas de morbidade neonatal. Alguns DCC são causados por defeitos em um único gene ou por mecanismos cromossômicos; outros são resultantes da exposição a teratógenos, como o vírus da *rubéola* (Cap. 19). A maioria dos DCC aparentemente é causada por múltiplos fatores genéticos e ambientais (ou seja, herança multifatorial). Tecnologias recentes, como a *ecocardiografia* tridimensional, têm tornado possível a detecção de DCC em fetos a partir da 16ª semana.

DEXTROCARDIA

Se o tubo cardíaco embrionário se dobra para a esquerda e não para a direita, o coração é deslocado para a direita (Fig. 14-18) e existe uma transposição pela qual o coração e seus vasos são invertidos, da esquerda para a direita, como na imagem de um espelho. A **dextrocardia** é o defeito posicional do coração mais frequente. Na **dextrocardia com *situs inversus*** (transposição das vísceras abdominais), a incidência de defeitos cardíacos concomitantes é baixa. Na **dextrocardia isolada,** a posição anormal do coração não é acompanhada pelo deslocamento de outras vísceras. A disfunção geralmente se complica com a incidência de graves defeitos cardíacos (p. ex., ventrículo único e transposição dos grandes vasos).

ECTOPIA *CORDIS*

A ectopia *cordis* ou **ectopia cardíaca** (Fig. 14-19) é uma doença extremamente rara, em que o coração está situado em um local anormal. Na **forma torácica de ectopia *cordis*,** o coração fica parcial ou completamente exposto sobre a superfície do tórax. Ocorre óbito na maioria dos casos durante o período neonatal inicial, geralmente por infecção, insuficiência cardíaca ou **hipoxemia** (oxigenação insuficiente do sangue arterial). A forma torácica mais comum de ectopia *cordis* resulta do desenvolvimento insuficiente do esterno e do pericárdio, decorrente da fusão incompleta das dobras laterais na formação da parede torácica durante a quarta semana. Se não houver defeitos cardíacos graves, o tratamento cirúrgico geralmente consiste em cobrir o coração com pele.

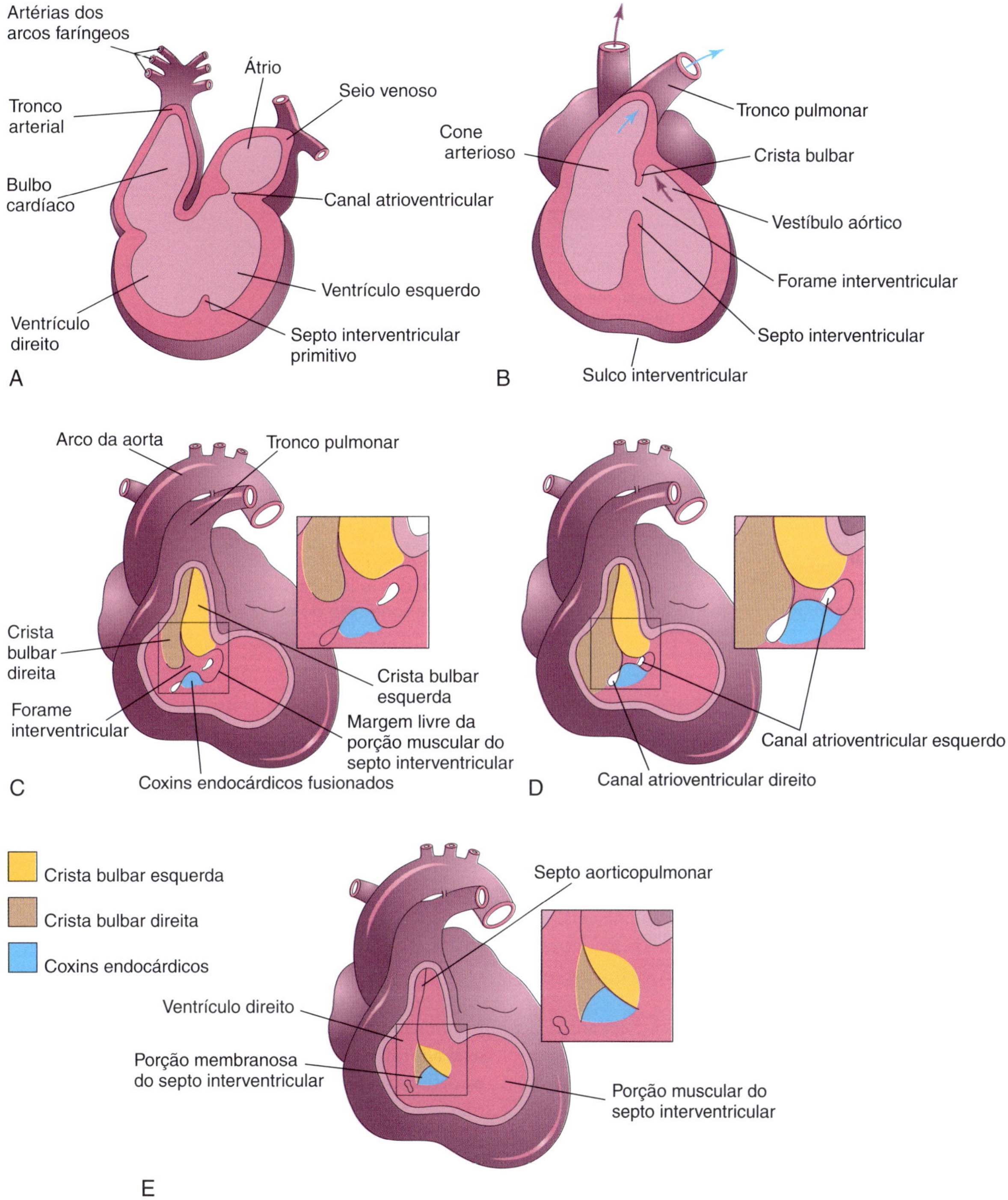

Figura 14-14 Esquemas ilustrando a incorporação do bulbo cardíaco aos ventrículos e a septação do bulbo cardíaco e do tronco arterial na aorta e no tronco pulmonar. **A,** Corte sagital na quinta semana, mostrando o bulbo cardíaco como uma das câmaras do coração primitivo. **B,** Corte coronal na sexta semana após o bulbo cardíaco ter sido incorporado aos ventrículos para se tornar o cone arterial do ventrículo direito, que dá origem ao tronco pulmonar e ao vestíbulo aórtico do ventrículo esquerdo. As *setas* indicam o fluxo sanguíneo. **C** a **E,** Desenhos esquemáticos ilustrando o fechamento do forame interventricular e a formação da porção membranosa do septo interventricular. Foram removidas as paredes do tronco arterial, bulbo cardíaco e ventrículo direito. **C,** Na quinta semana, mostrando as cristas bulbares e os coxins endocárdicos fusionados. **D,** Na sexta semana, mostrando como a proliferação de tecido subendocárdico diminuiu o forame interventricular. **E,** Na sétima semana, mostrando as cristas bulbares fundidas, a porção membranosa do septo interventricular formada pelas extensões do tecido proveniente do lado direito dos coxins endocárdicos e o fechamento do forame interventricular.

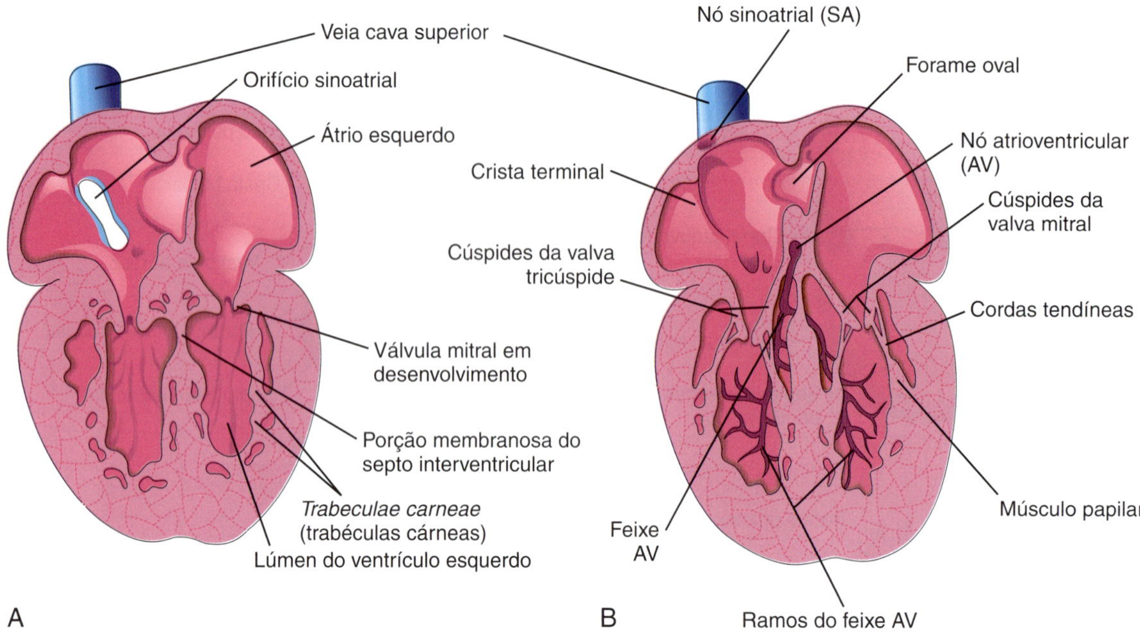

Figura 14-15 Cortes esquemáticos do coração ilustrando estágios sucessivos do desenvolvimento das valvas atrioventriculares, das cordas tendíneas e dos músculos papilares. **A,** Na sétima semana. **B,** Na vigésima semana, mostrando o sistema de condução do coração.

DEFEITOS DO SEPTO ATRIAL

Defeitos do septo atrial (DSA) ocorrem com maior frequência no sexo feminino. A forma de DSA mais comum é o **forame oval patente** (Figs. 14-20*A* e 14-21*A* a *D*).Um pequeno forame patente isolado não apresenta importância hemodinâmica. No entanto, se outros defeitos estiverem presentes (p. ex., atresia pulmonar), o sangue será transportado através do forame oval para o átrio esquerdo, produzindo **cianose.**

Um **forame oval patente à sonda** está presente em até 25% das pessoas. Nessa circunstância, uma sonda pode ser passada de um átrio ao outro através da parte superior do assoalho da fossa oval (Fig. 14-20*B*). Esse defeito não é clinicamente significativo, mas um forame oval patente à sonda pode ser forçado a abrir por outros defeitos cardíacos; este tipo de forame oval resulta da adesão incompleta entre a válvula semelhante a uma aba do forame oval e o septo secundário depois do nascimento.

Existem quatro tipos de DSA clinicamente significativos (Fig. 14-21), dos quais os dois primeiros são relativamente comuns:

- Defeito do óstio secundário
- Defeito do coxim endocárdico com defeito no forame primário
- Defeito no seio venoso
- Átrio comum.

DSA do óstio secundário (Fig. 14-21*A* a *D*) ocorrem na área da fossa oval e incluem defeitos do septo primário e do septo secundário. Os DSA são três vezes mais frequentes no sexo feminino. Esse DSA é um dos mais comuns tipos de DCC, ainda que menos grave. O forame oval patente geralmente é resultante da reabsorção anormal do septo primário durante a formação do forame secundário. Se a reabsorção ocorrer em locais anormais, o septo primário será fenestrado ou terá a aparência de uma rede (Fig. 14-21*A*). Caso ocorra a reabsorção excessiva do septo primário, o curto septo primário resultante não fechará o forame oval (Fig. 14-21*B*). Caso se desenvolva um forame oval anormalmente grande como resultado do desenvolvimento defeituoso do septo secundário, o septo primário normal não fechará o forame oval anormal na ocasião do nascimento (Fig. 14-21*D*). Também podem ocorrer grandes DSA do óstio secundário devido à combinação da reabsorção excessiva do septo primário e um grande forame oval.

Defeitos do coxim endocárdico com o forame primário são formas menos comuns de DSA (Fig. 14-21*E*). O septo primário não se fusiona aos coxins endocárdicos, acarretando forame primário patente. Em geral, existe também uma fenda na cúspide anterior da valva mitral.

DSA do seio venoso estão localizados na porção superior do septo interatrial, próximo à entrada da VCS (Fig. 14-21*F*). Esses defeitos são resultantes da absorção incompleta do seio venoso no átrio direito, do desenvolvimento anormal do septo secundário ou de ambos. O **átrio comum** ocorre em pacientes com todos os três tipos de defeito: óstio secundário, óstio primário e seio venoso.

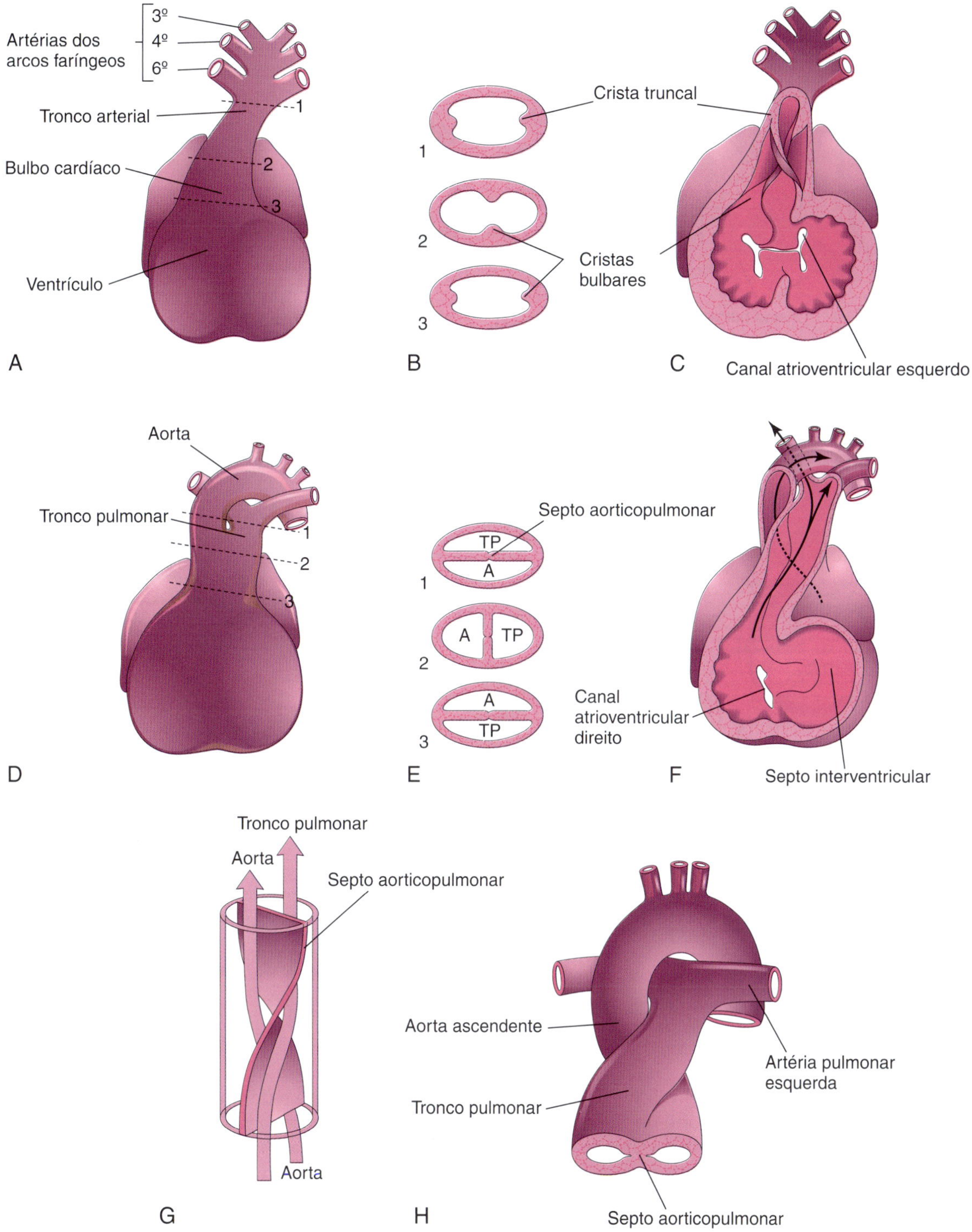

Figura 14-16 Septação do bulbo cardíaco e do tronco arterial. **A,** Face ventral do coração na quinta semana. As *linhas tracejadas* e as *setas* indicam o nível dos cortes mostrados em **B**. **B,** Cortes transversais do tronco arterial e do bulbo cardíaco ilustrando as cristas troncais e as bulbares. **C,** A parede ventral do coração e o tronco arterial foram removidos para revelar essas cristas. **D,** A face ventral do coração após a septação do tronco arterial. As *linhas tracejadas* e as *setas* indicam o nível dos cortes mostrados em **E**. **E,** Cortes através da aorta (A) recém-formada e do tronco pulmonar (TP) mostrando o septo aorticopulmonar. **F,** Na sexta semana. A parede ventral do coração e do tronco pulmonar foi removida para revelar o septo aorticopulmonar. **G,** Diagrama ilustrando a forma espiral do septo aórtico pulmonar. **H,** Desenho mostrando as grandes artérias (aorta ascendente e tronco pulmonar) torcidas uma em torno da outra à medida que elas saem do coração.

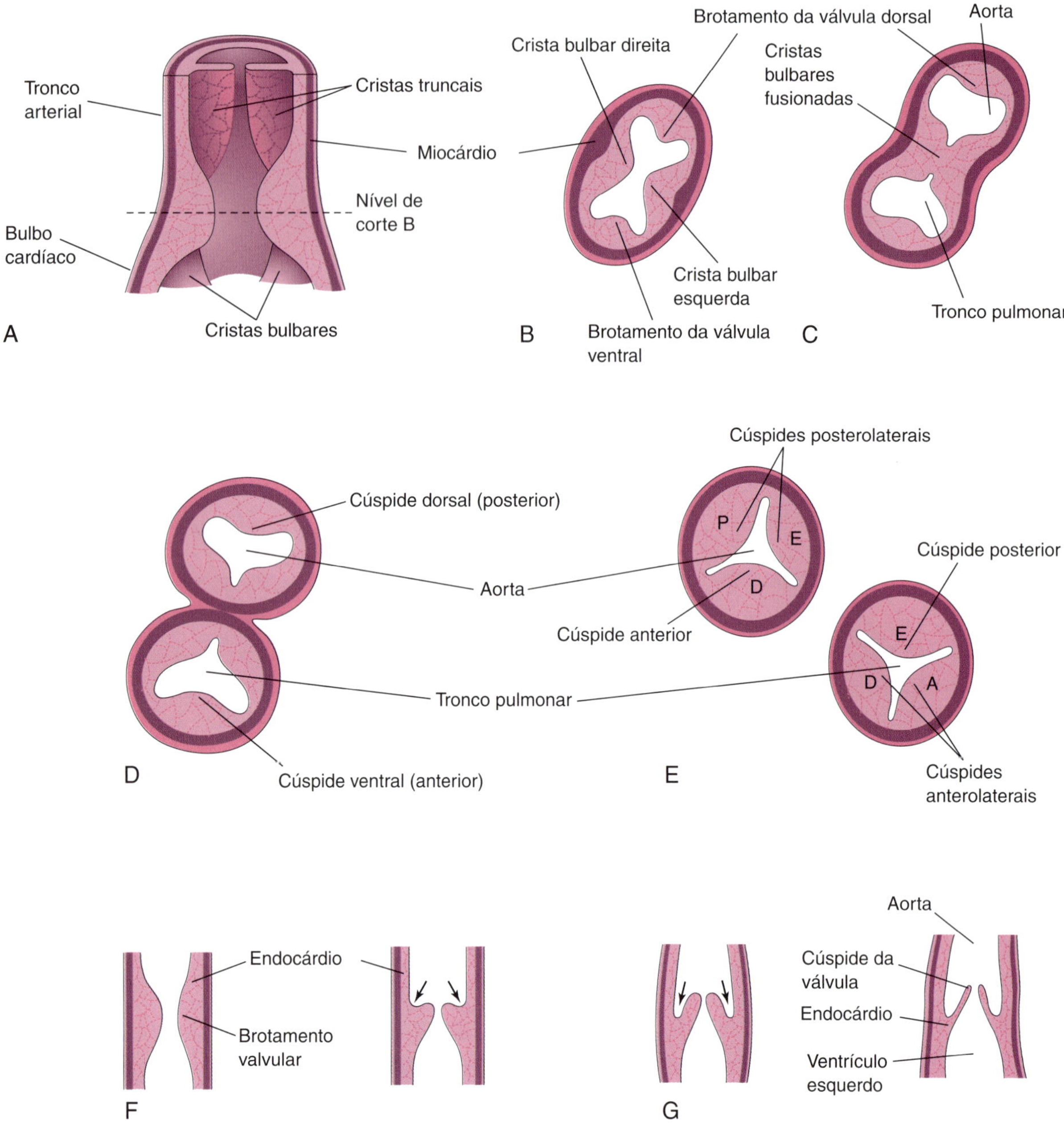

Figura 14-17 Desenvolvimento das válvulas semilunares da aorta e do tronco pulmonar. **A,** Diagrama de um corte do tronco arterial e do bulbo cardíaco mostrando o brotamento das válvulas. **B,** Corte transversal do bulbo cardíaco. **C,** Corte similar após a fusão das cristas bulbares. **D,** Formação das paredes e válvulas da aorta e do tronco pulmonar. **E,** A rotação dos vasos estabeleceu as posições adultas das válvulas entre elas. **F** e **G,** Cortes longitudinais da junção aorticoventricular, ilustrando sucessivos estágios de cavitação (*setas*) e adelgaçamento dos brotos das válvulas para a formação das cúspides. *A*, anterior; *E*, esquerda; *P*, posterior; *D*, direita.

DEFEITOS DO SEPTO VENTRICULAR

Defeitos do septo ventricular (DSVs) constituem o tipo mais comum de DCC, sendo responsáveis por aproximadamente 25% dos casos. DSVs são mais frequentes no sexo masculino. *A maioria dos DSVs envolve a porção membranosa do septo IV* (Fig. 14-22*B*). Muitos pequenos DSVs fecham espontaneamente, geralmente durante o primeiro ano. A maioria das pessoas com grande DSV apresenta desvio sanguíneo significativo da direita para a esquerda. ***O DSV muscular*** é um tipo menos comum de defeito, que pode surgir em qualquer local da porção muscular do septo IV. **A transposição das grandes artérias** (Fig. 14-23) e uma câmara de saída rudimentar estão presentes na maioria dos bebês com esse grave tipo de DCC.

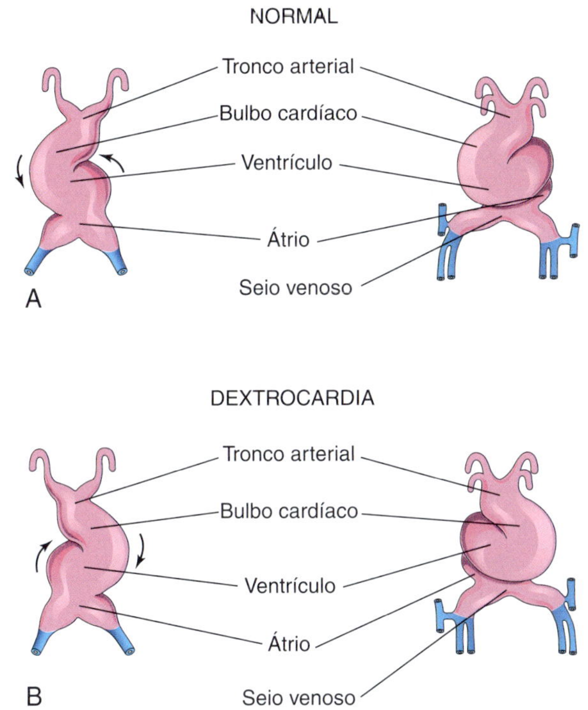

Figura 14-18 O tubo cardíaco embrionário na quarta semana. **A,** Dobramento normal do coração tubular para a direita (*setas*). **B,** Dobramento anormal à esquerda.

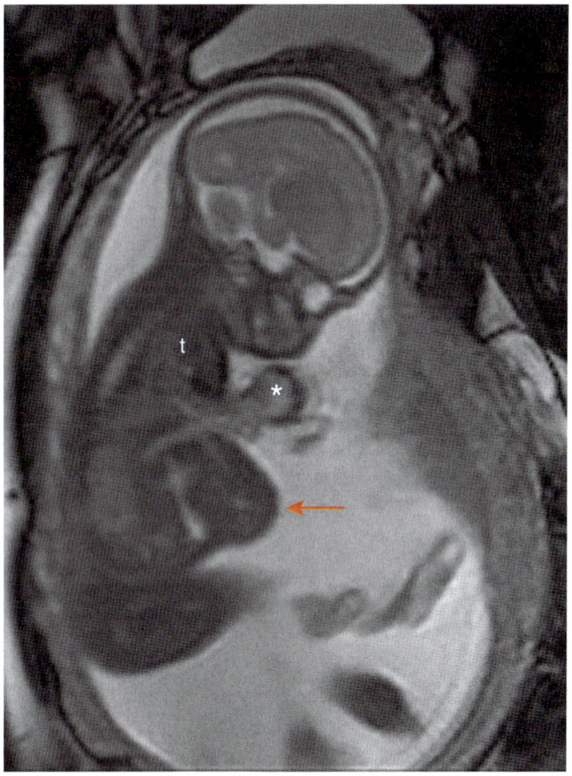

Figura 14-19 Ressonância magnética de um feto mostrando a exteriorização do coração (*) de sua posição normal dentro do tórax (*t*). Uma onfalocele (*seta*) também pode ser observada (Cap. 12). *(De Leyder M, van Berkek K, Done E, Cannie M, Van Hecke W, Voeselmans A: Ultrasound meets magnetic resonance imaging in the diagnosis of pentalogy of Cantrell with complete ectopy of the heart. Gynecol Obstet [Sunnyvale] 4:200, 2014.).*

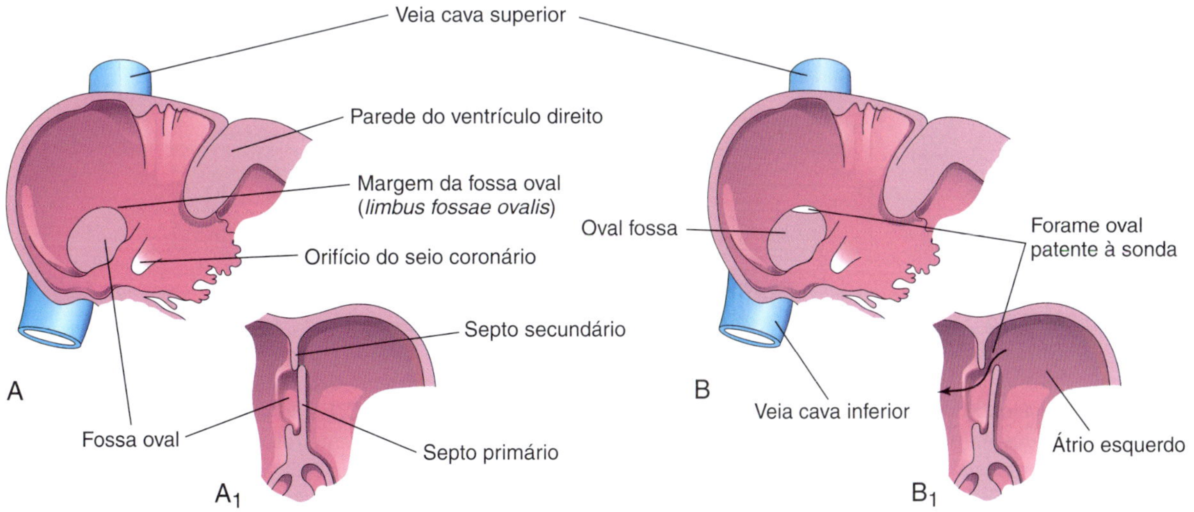

Figura 14-20 **A,** Aparência pós-natal normal do lado direito do septo interatrial após a adesão do septo primário ao septo secundário. **A_1,** Desenho de um corte do septo interatrial ilustrando a formação da fossa oval no átrio direito. Observe que o assoalho da fossa é formado pelo septo primário. **B** e **B_1,** Vistas similares de um forame oval patente à sonda resultante da adesão incompleta do septo primário e do septo secundário. Algum volume de sangue bem oxigenado pode penetrar no átrio direito através do forame oval patente. no entanto, se a abertura for pequena, tal fato geralmente não terá importância hemodinâmica.

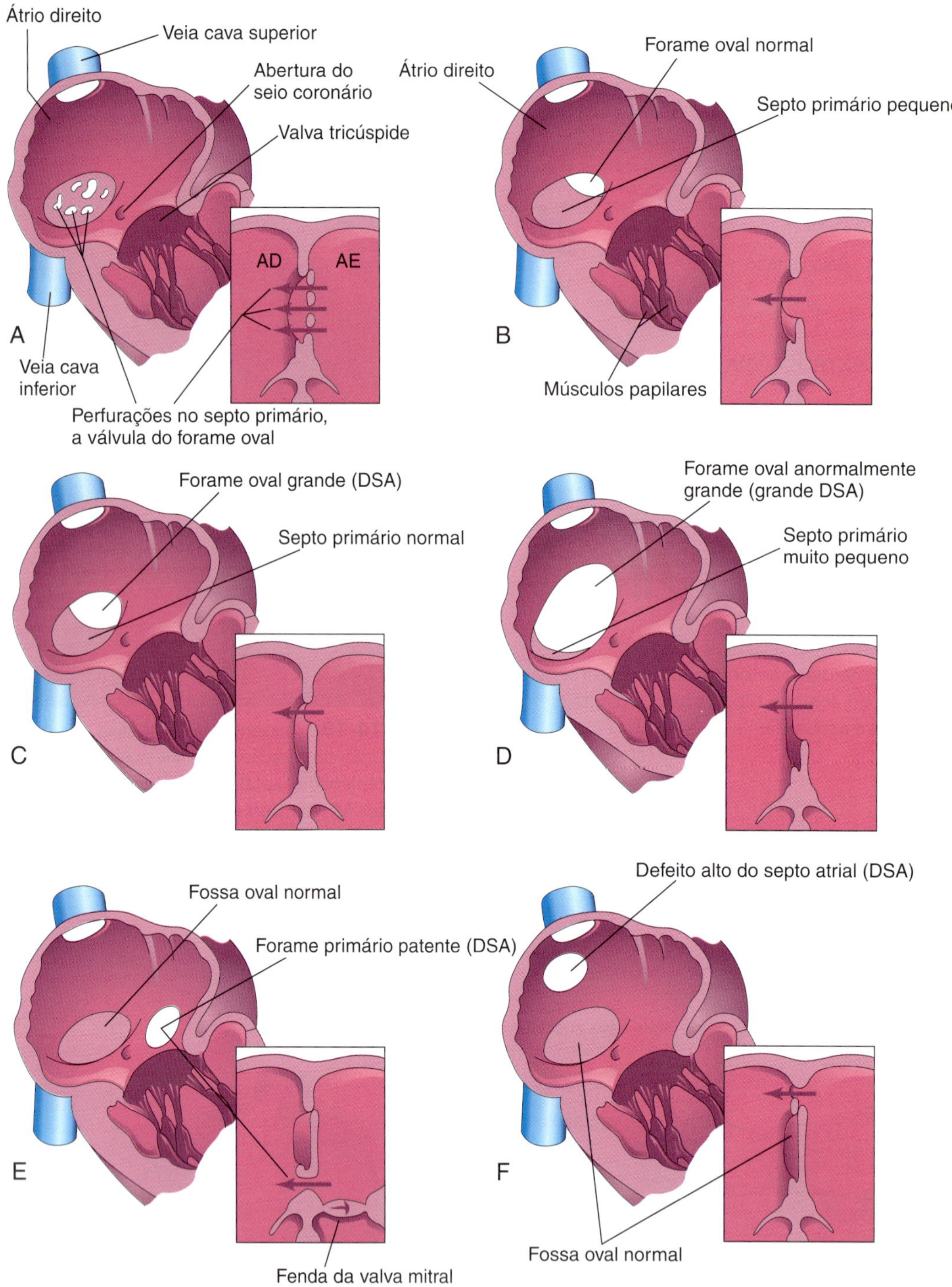

Figura 14-21 Desenhos da face direita do septo interatrial. Os desenhos adjacentes aos cortes do septo ilustram vários tipos de defeitos do septo atrial (*DSA*). **A,** Forame oval patente resultante da reabsorção do septo primário em locais anormais. **B,** Forame oval patente causado pela reabsorção excessiva do septo primário ("defeito da pequena aba"). **C,** Forame oval patente resultante de um forame oval anormalmente grande. **D,** Forame oval patente resultante de um forame oval anormalmente grande e reabsorção excessiva do septo primário. **E,** Defeito do coxim endocárdico com um DSA tipo primário (*primum*). O corte adjacente mostra a fenda na cúspide anterior da valva mitral. **F,** DSA do seio venoso. O defeito septal alto resultou de absorção anormal do seio venoso no átrio direito. Em **E** e **F,** observe que a fossa oval se formou normalmente. As *setas* indicam a direção do fluxo sanguíneo. *AE,* átrio esquerdo; *AD,* átrio direito.

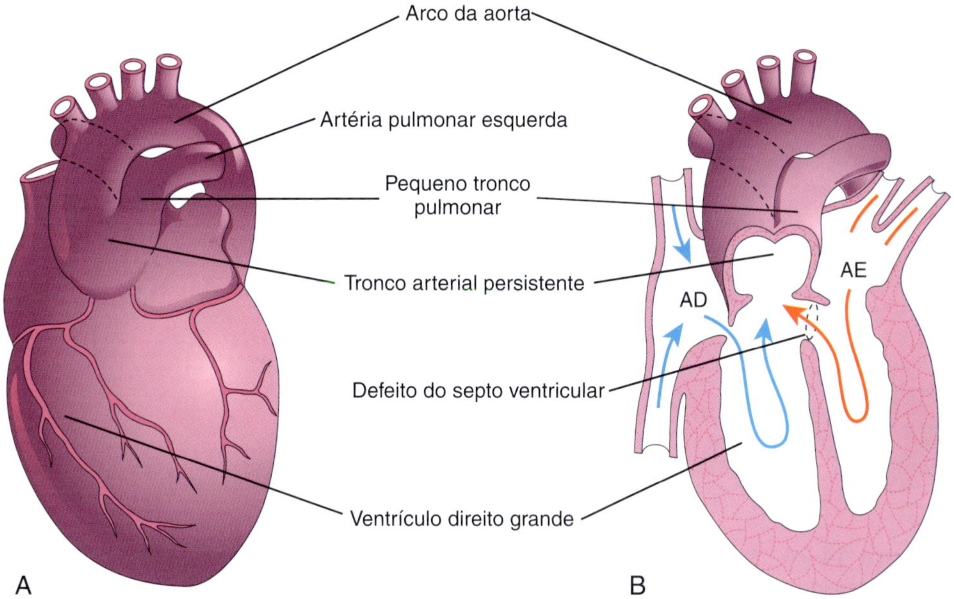

Figura 14-22 Ilustrações do principal tipo de tronco arterial persistente. **A,** O tronco comum divide-se em uma aorta e em um pequeno tronco pulmonar. **B,** Seção coronal do coração mostrada em **A**. Observe a circulação sanguínea nesse coração (*setas*) e o defeito do septo ventricular. *AE*, átrio esquerdo; *AD*, átrio direito.

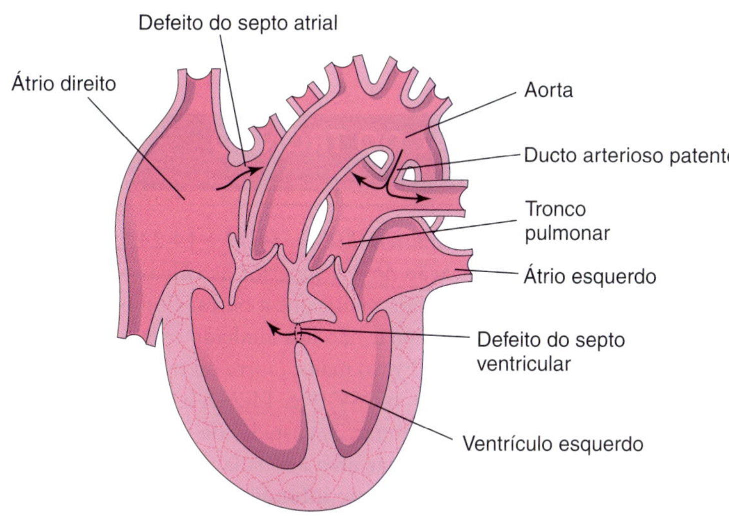

Figura 14-23 Desenho de um coração ilustrando a transposição das grandes artérias (TGA). O defeito do septo ventricular (DSV) e o defeito do septo atrial (DSA) possibilitam a mistura do sangue arterial e venoso. A TGA é a causa isolada mais comum de doença cianótica cardíaca em neonatos. Conforme mostrado, esta malformação congênita está frequentemente associada a outros defeitos cardíacos (DSV e DSA). As *setas* indicam o fluxo sanguíneo. Na TGA, quando existe um DSA, o fluxo sanguíneo do átrio direito passa para o átrio esquerdo.

TRONCO ARTERIAL PERSISTENTE

O *tronco arterial (TA) persistente* é resultante de falha no desenvolvimento normal das cristas truncais e do septo aorticopulmonar e da divisão do TA em aorta e tronco pulmonar (Fig. 14-22). O tipo mais comum de TA persistente é um **tronco arterial único** que se ramifica para formar o tronco pulmonar e a aorta ascendente (Fig. 14-22*A* e *B*), suprindo as circulações sistêmica, pulmonar e coronária. Um DSV está sempre presente com um defeito do TA; o TA estende-se sobre o DSV (Fig. 14-22*B*).

TRANSPOSIÇÃO DAS GRANDES ARTÉRIAS

A *transposição das grandes artérias (TGA)* é a causa mais comum de **cardiopatia cianótica** em neonatos (Fig. 14-23). Nos casos típicos, a aorta se situa em posição anterior e à direita do tronco pulmonar, e surge em posição anterior a partir do ventrículo direito morfológico, enquanto o tronco pulmonar surge do ventrículo esquerdo morfológico. Também há DSA, com ou sem associação ao ducto arterioso patente (DAP) e DSV. Acredita-se que esse defeito seja resultante de **falha no desenvolvimento normal do cone arterioso** durante a incorporação do bulbo cardíaco aos ventrículos. Também pode estar envolvida migração defeituosa de células da crista neural.

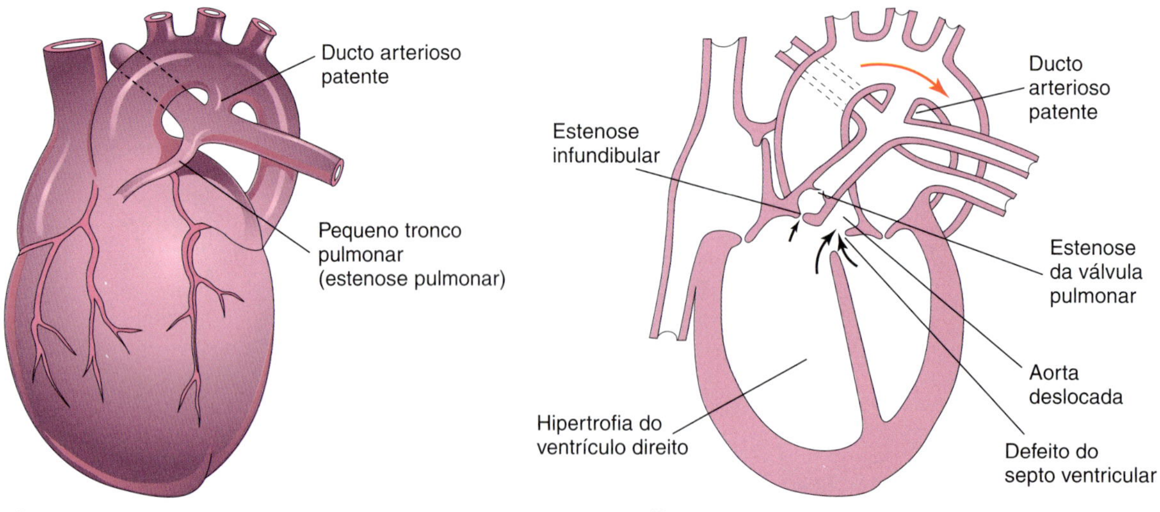

Figura 14-24 Desenhos ilustrando a tetralogia de Fallot. **A,** Desenho do coração de um recém-nascido com um tronco pulmonar pequeno **(estenose pulmonar)** e uma aorta grande resultante da septação desigual do tronco arterial. Ocorre também hipertrofia do ventrículo direito e um ducto arterioso patente. **B,** Corte frontal desse coração ilustrando a tetralogia de Fallot. Observe os quatro defeitos desta tetralogia: estenose da válvula pulmonar, defeito do septo ventricular, aorta deslocada e hipertrofia do ventrículo direito. Nesse caso, também é mostrada a estenose infundibular. As *setas* indicam o fluxo sanguíneo nos grandes vasos (aorta e tronco pulmonar).

DIVISÃO DESIGUAL DO TRONCO ARTERIAL

A divisão desigual do tronco arterial (Figs. 14-22 e 14-24*A* e *B*) ocorre quando a septação do TA superior às valvas é desigual, produzindo uma artéria maior que a outra. Como resultado, o septo aorticopulmonar não fica alinhado com o septo IV, causando um DSA. O vaso maior (aorta ou tronco pulmonar) geralmente encampa o DSV (Fig. 14-24*A* e *B*).

Na **estenose da válvula pulmonar,** as cúspides da válvula pulmonar se fusionam para formar uma abóbada com uma abertura central estreita. Na **estenose infundibular,** o cone arterioso do ventrículo direito é subdesenvolvido. Os dois tipos de estenose pulmonar podem ocorrer simultaneamente. Dependendo do grau de obstrução ao fluxo sanguíneo, existe um grau variável de hipertrofia do ventrículo direito (Fig. 14-24*B*).

TETRALOGIA DE FALLOT

O grupo clássico de quatro defeitos cardíacos – ***tetralogia de Fallot*** – consiste em (Fig. 14-24*A* e *B*):

- Estenose pulmonar (obstrução do fluxo de saída do ventrículo direito)
- Defeito do septo ventricular
- Dextroposição da aorta (abrangendo ou sobrepondo ambos os ventrículos)
- Hipertrofia do ventrículo direito.

Nesses defeitos cardíacos, o tronco pulmonar é comumente pequeno e podem ocorrer também vários graus de estenose da artéria pulmonar.

ESTENOSE AÓRTICA E ATRESIA AÓRTICA

Na **estenose da válvula aórtica,** as bordas da válvula geralmente se encontram fusionadas, formando uma abóbada com uma abertura estreita. Esse defeito pode estar presente ao nascimento ou se desenvolver após o nascimento (adquirido). A estenose valvar acarreta um trabalho adicional ao coração e resulta na **hipertrofia** (**aumento**) do ventrículo esquerdo e em sons cardíacos anormais (**sopros cardíacos**).

Na *estenose subaórtica*, frequentemente existe uma faixa de tecido fibroso logo abaixo da válvula aórtica. O estreitamento da aorta resulta da persistência de tecido que geralmente se degenera no momento da formação da válvula. A **atresia aórtica** ocorre quando a obstrução da aorta ou de sua válvula é completa.

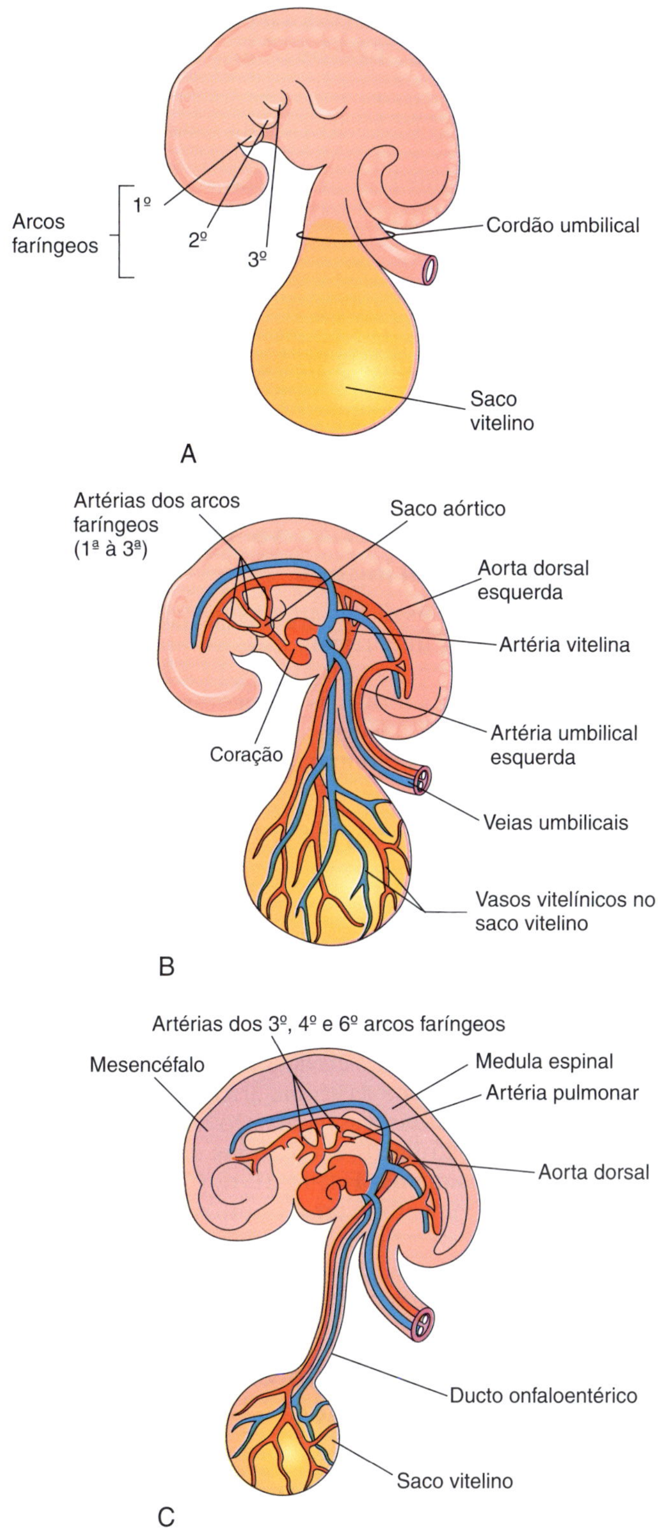

Figura 14-25 Arcos faríngeos e artérias dos arcos faríngeos. **A,** Lado esquerdo de um embrião (com aproximadamente 26 dias). **B,** Desenho esquemático desse embrião mostrando as artérias dos arcos faríngeos esquerdos surgindo a partir do saco aórtico, passando através dos arcos faríngeos e terminando na aorta dorsal esquerda. **C,** Um embrião (com aproximadamente 37 dias) mostrando uma aorta dorsal única, e a maior parte dos dois primeiros pares de artérias dos arcos faríngeos sofreu degeneração.

DERIVADOS DAS ARTÉRIAS DOS ARCOS FARÍNGEOS

À medida que os arcos faríngeos se desenvolvem durante a quarta semana, eles são irrigados pelas **artérias dos arcos faríngeos**, originadas do saco aórtico (Fig. 14-25*B*). Essas artérias terminam na aorta dorsal ipsilateral. Embora geralmente os seis pares de artérias dos arcos se desenvolvam, eles não estão presentes simultaneamente (Fig. 14-25*B* e *C*).

Derivados das Artérias do Primeiro Par de Arcos Faríngeos

O primeiro par de artérias desaparece, mas seus remanescentes formam porções das **artérias maxilares**, que irrigam as orelhas, dentes e músculos dos olhos e da face. Elas podem também contribuir para a formação das artérias carótidas externas (Fig. 14-25*B*).

Derivados das Artérias do Segundo Par de Arcos Faríngeos

As porções dorsais dessas artérias persistem e formam as hastes das **artérias estapédicas**; esses pequenos vasos correm através do anel do **estribo**, um pequeno osso na orelha média (Cap. 17, Fig. 17-11C).

Derivados das Artérias do Terceiro Par de Arcos Faríngeos

As porções proximais dessas artérias formam as **artérias carótidas comuns**, que irrigam as estruturas da cabeça (Fig. 14-26*D*). As porções distais dessas artérias se unem às aortas dorsais para formar as **artérias carótidas internas**, que irrigam as orelhas médias, as órbitas, o cérebro e suas meninges e a glândula pituitária (hipófise).

Derivados das Artérias do Quarto Par de Arcos Faríngeos

A *quarta artéria esquerda* forma parte do **arco da aorta** (Fig. 14-26*C* e *D*). A parte proximal do arco arterial se desenvolve a partir do **saco aórtico** e a parte distal é derivada da **aorta dorsal esquerda**. A *quarta artéria direita* se torna a porção proximal da **artéria subclávia direita**. A porção distal da artéria subclávia direita se forma a partir da **aorta dorsal direita** e da **sétima artéria intersegmentar direita**. A artéria subclávia esquerda não é derivada de uma artéria dos arcos faríngeos; ela se forma da **sétima artéria intersegmentar esquerda** (Fig. 14-26*A*). Com a continuação do desenvolvimento, o crescimento diferenciado desvia a origem da artéria subclávia esquerda cranialmente. Consequentemente, ela se localiza próximo à origem da *artéria carótida comum esquerda* (Fig. 14-26*D*).

Destino das Artérias do Quinto Par de Arcos Faríngeos

Em cerca de 50% dos casos, o quinto par de artérias dos arcos forma vasos rudimentares que logo se degeneram, não deixando derivados vasculares. Nos outros 50%, esses arcos não se desenvolvem.

Derivados das Artérias do Sexto Par de Arcos Faríngeos

A **sexta artéria esquerda** se desenvolve do seguinte modo (Fig. 14-26*B* e C):

- A porção proximal da artéria persiste como a porção proximal da artéria pulmonar esquerda
- A porção distal da artéria passa da artéria pulmonar esquerda para a aorta dorsal e forma um desvio pré-natal, o canal arterial.

A **sexta artéria direita** se desenvolve da seguinte maneira:

- A porção proximal da artéria persiste como a porção proximal da artéria pulmonar direita
- A porção distal da artéria se degenera.

A transformação do sexto par das artérias explica por que o curso dos **nervos laríngeos recorrentes** difere nos dois lados. Esses nervos suprem o sexto par dos arcos e se curvam ao redor do sexto par de artérias no seu trajeto para o local de desenvolvimento da laringe (Fig. 14-27*A*). **À direita**, uma vez que a porção distal da sexta artéria direita sofre degeneração, o nervo laríngeo recorrente direito se move para cima e se curva ao redor da porção proximal da artéria subclávia direita, a derivada da quarta artéria (Fig. 14-27*B*). **À esquerda**, o nervo laríngeo recorrente esquerdo se curva ao redor do **ducto arterioso** (DA) formado pela porção distal da sexta artéria. Quando esse desvio arterial involui após o nascimento, o nervo permanece ao redor do **ligamento arterioso** (remanescente do DA) e do arco da aorta (Fig. 14-27*C*).

COARCTAÇÃO DA AORTA

A coarctação (constrição) da aorta ocorre em aproximadamente 10% das crianças com DCC. A coarctação é caracterizada pela **constrição aórtica** de comprimentos variados (Fig. 14-28). A maioria das constrições ocorre distalmente à origem da artéria subclávia esquerda, na entrada do DA (**coarctação justaductal**).

Um sistema de classificação de coarctação pré-ductal e pós-ductal é comumente utilizado; contudo, em 90% dos casos, a coarctação se situa diretamente oposta ao DA. A **coarctação** é duas vezes mais frequente no sexo masculino que no feminino, e está associada a uma **válvula aórtica bicúspide** em 70% dos casos (Fig. 14-15*B*).

ARTÉRIA DUPLA DO ARCO FARÍNGEO

Essa anomalia rara é caracterizada por um *anel vascular em torno da traqueia e do esôfago* (Fig. 14-29). O anel resulta da falha do desaparecimento da porção distal da aorta dorsal direita (Fig. 14-29*A*); como resultado, ocorre a formação dos arcos direito e esquerdo. Frequentemente, o arco direito da aorta é o maior deles e passa posteriormente à traqueia e ao esôfago (Fig. 14-29*B*). Caso a compressão seja significativa, causará respirações sibilantes, que se agravam pelo choro, alimentação e flexão do pescoço.

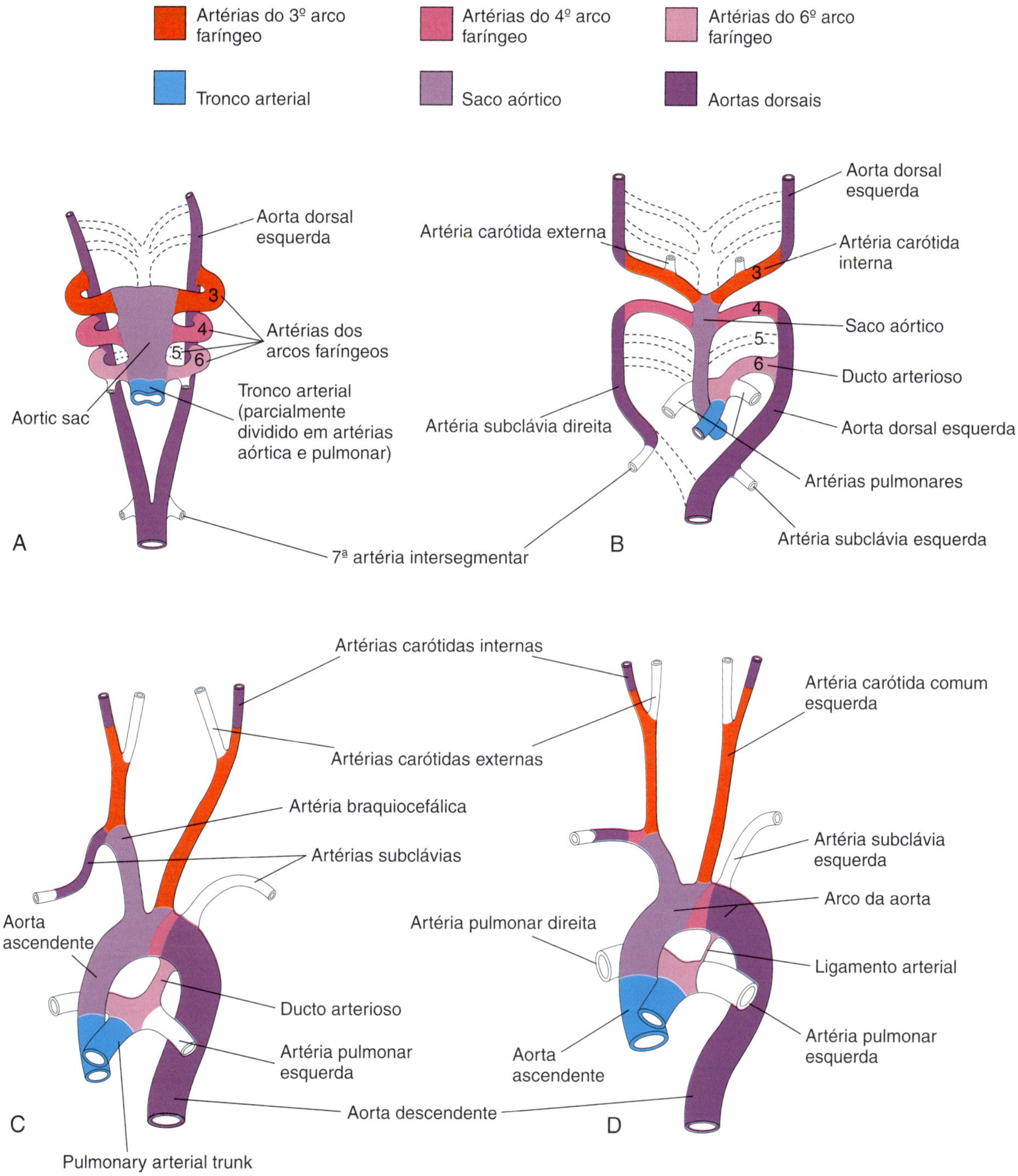

Figura 14-26 Desenhos esquemáticos ilustrando as alterações arteriais resultantes das transformações do tronco arterial, saco aórtico, artérias dos arcos faríngeos e aortas dorsais no padrão arterial do adulto. Os vasos que não estão coloridos não são derivados dessas estruturas. **A**, Artérias dos arcos faríngeos na 6ª semana; neste estágio, os primeiros dois pares de artérias desapareceram. **B**, Artérias dos arcos faríngeos na 7ª semana; as porções das aortas dorsais e as artérias dos arcos faríngeos que normalmente desaparecem estão indicadas com *linhas tracejadas* **C,** Configuração arterial na 8ª semana. **D,** Diagrama dos vasos arteriais de um recém-nascido de 6 meses de vida. Observe que a aorta ascendente e as artérias pulmonares são consideravelmente menores em **C** em comparação com **D**. Isso representa o fluxo relativo através desses vasos em diferentes estágios de desenvolvimento. Observe o grande tamanho do ducto arterioso (DA) em **C,** e que ele é essencialmente uma continuação direta do tronco pulmonar. Em geral, o DA se fecha nos primeiros dias após o nascimento. Por fim, o DA torna-se o ligamento arterial, como mostrado em **D**.

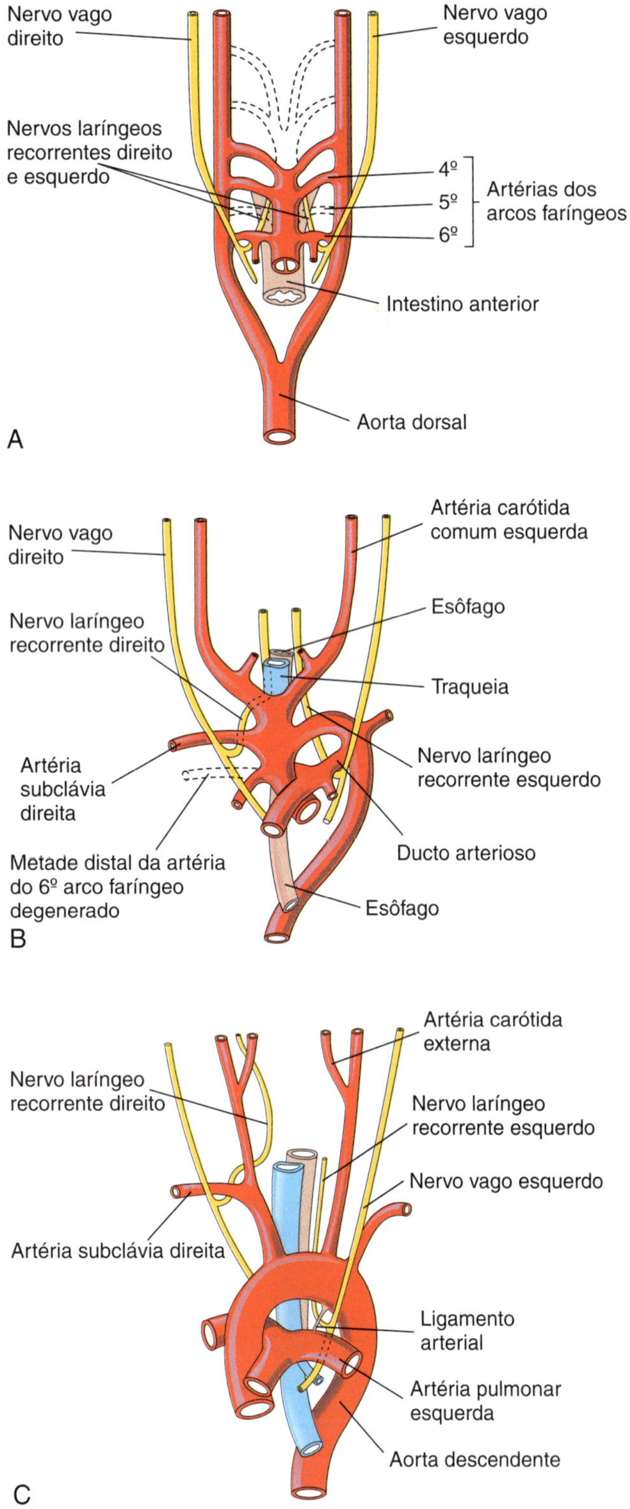

Figura 14-27 A relação dos nervos laríngeos recorrentes com as artérias do arco faríngeo. **A,** Na 6ª semana, mostrando que os nervos laríngeos recorrentes situam-se em torno do sexto par de artérias do arco faríngeo. **B,** Na 8ª semana, mostrando que o nervo laríngeo recorrente direito se encontra em torno da artéria subclávia direita e o nervo laríngeo recorrente esquerdo ao redor do ducto arterioso e do arco da aorta. **C,** Após o nascimento, mostrando que o nervo laríngeo recorrente esquerdo se curva em torno do ligamento arterial e do arco da aorta.

ARCO DIREITO DA AORTA

Quando toda a aorta dorsal direita persiste (Fig. 14-30*A*) e a porção distal da aorta dorsal esquerda involui, resulta um arco direito da aorta. Existem dois tipos principais:

* *Arco direito da aorta sem um componente retroesofágico* (Fig. 14-30*B*). O **ducto arterioso** (ligamento arterioso) liga a artéria pulmonar direita ao arco direito da aorta
* *Arco direito da aorta com um componente retroesofágico* (Fig. 14-30*C*). Originalmente, um pequeno arco esquerdo da aorta provavelmente involuiu, deixando o arco direito da aorta posterior para o esôfago. O DA se une à porção distal do arco da aorta e forma um anel que pode comprimir o esôfago e a traqueia.

ARTÉRIA SUBCLÁVIA DIREITA ANÔMALA

Em geral, a artéria subclávia direita surge a partir da porção distal do arco da aorta e passa posteriormente à traqueia e ao esôfago para irrigar o membro superior direito (Fig. 14-31). Uma **artéria subclávia direita retroesofágica** ocorre quando a quarta artéria direita do arco faríngeo e a aorta dorsal direita desapareceram cranialmente à sétima artéria intersegmentar. Como resultado, a artéria subclávia direita se forma a partir da sétima artéria intersegmentar direita e da porção distal da aorta dorsal direita. À medida que o desenvolvimento prossegue, o crescimento diferencial desloca a origem da artéria subclávia direita cranialmente, até que esta venha a se localizar próximo à origem da artéria subclávia esquerda.

Embora uma artéria subclávia direita anômala seja bastante comum e sempre forme um anel vascular (Fig. 14-31*C*), ela não costuma ser clinicamente significativa, visto que o anel geralmente não é suficientemente apertado para causar a constrição acentuada do esôfago e da traqueia.

MALFORMAÇÕES CONGÊNITAS DAS ARTÉRIAS DOS ARCOS FARÍNGEOS

Em virtude das muitas alterações envolvidas na transformação do sistema de artérias dos arcos faríngeos embrionários no padrão arterial adulto, entende-se por que podem ocorrer defeitos. A maior parte dos defeitos resulta da persistência de porções de artérias dos arcos faríngeos que geralmente desaparecem ou do desaparecimento de partes que costumam persistir.

CIRCULAÇÃO FETAL E NEONATAL

O sistema cardiovascular fetal se destina a suprir as necessidades pré-natais (Fig. 14-32). As modificações ao nascimento estabelecem o padrão neonatal (Fig. 14-33). A boa

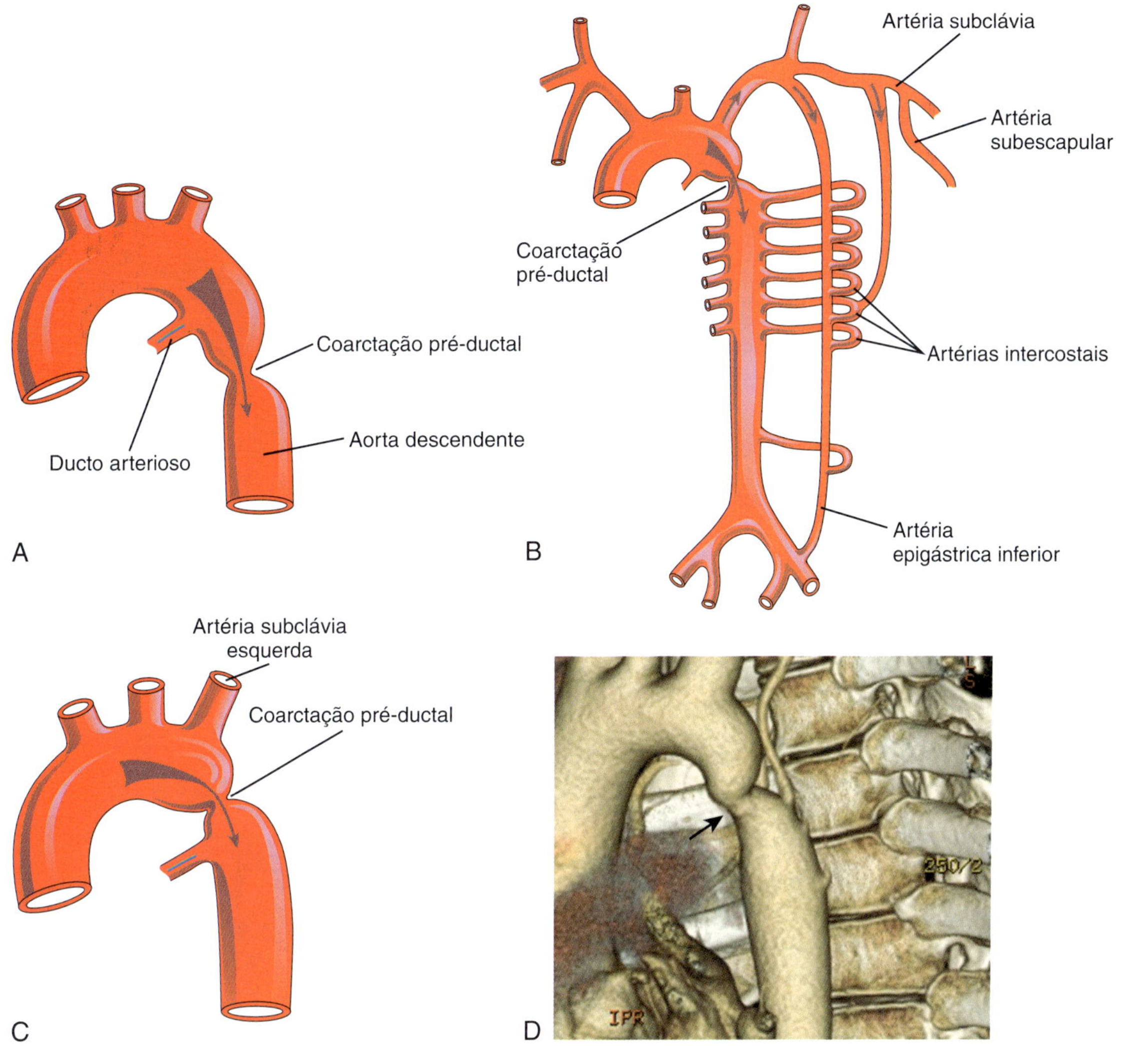

Figura 14-28 **A,** Coarctação pós-ductal da aorta. **B,** Vias comuns da circulação colateral que se desenvolvem em associação à coarctação pós-ductal da aorta. **C,** Coarctação pré-ductal. As *setas* indicam o fluxo sanguíneo. **D,** Coarctação pré-ductal (*seta*) na aorta em um adulto.

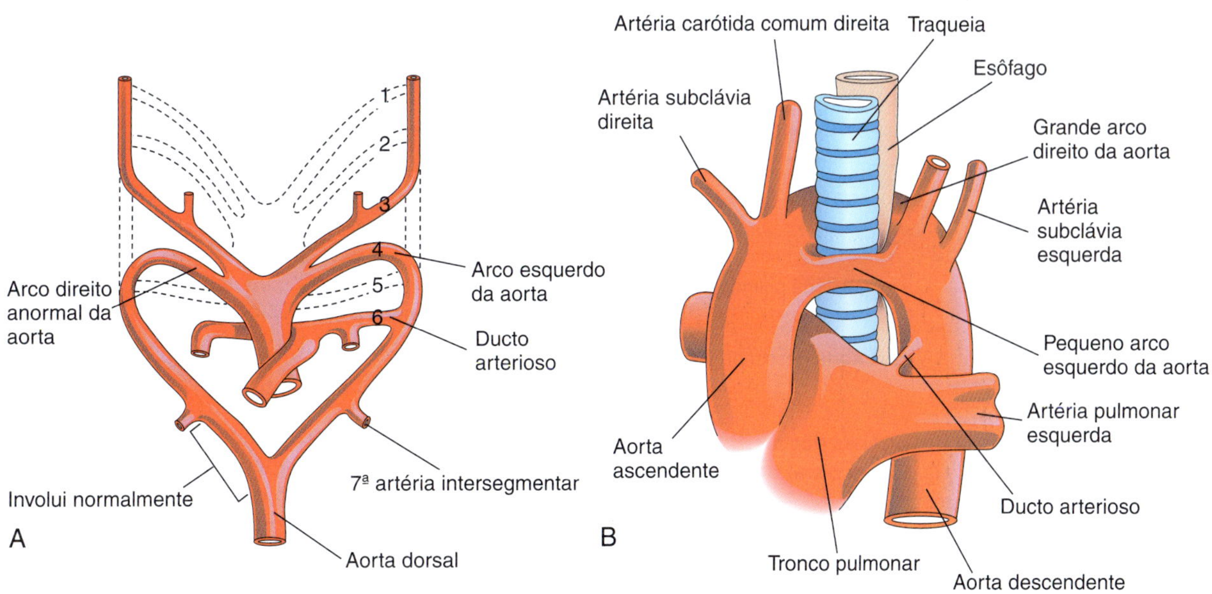

Figura 14-29 **A,** Desenho das artérias dos arcos faríngeos embrionários ilustrando a base embriológica da aorta (arco duplo da aorta). **B,** Um grande arco aórtico à direita e um pequeno arco à esquerda da aorta surgem da aorta ascendente e formam um anel vascular em torno da traqueia e esôfago. Observe que ocorre compressão do esôfago e traqueia. As artérias carótida comum direita e subclávia direita originam-se separadamente do grande arco direito da aorta.

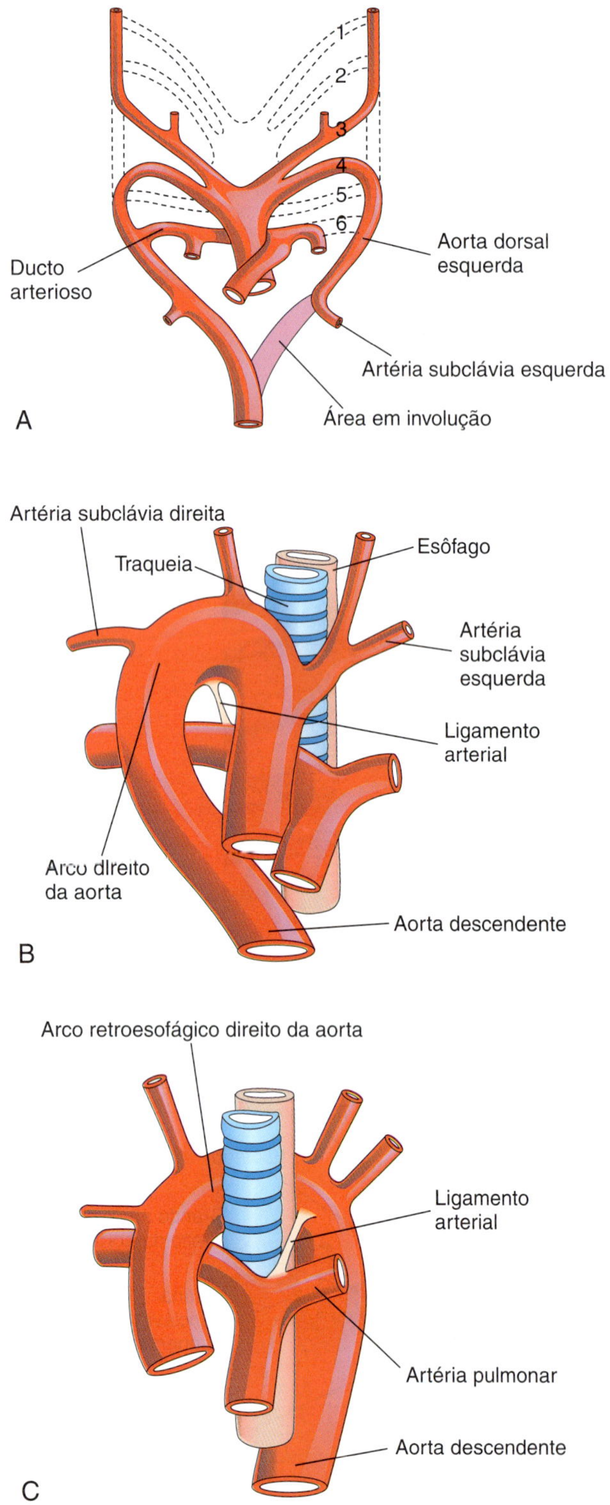

Figura 14-30 **A,** Esquema das artérias dos arcos faríngeos mostrando a involução normal da porção distal da aorta dorsal esquerda. Existe também persistência da aorta dorsal esquerda e da parte distal da artéria do sexto arco faríngeo direito. **B,** Artéria do arco faríngeo direito sem um componente retroesofágico. **C,** Arco direito da aorta com um componente retroesofágico. O arco direito anormal da aorta e o ligamento arterioso (remanescente pós-natal do ducto arterioso) formam um anel vascular que comprime o esôfago e a traqueia.

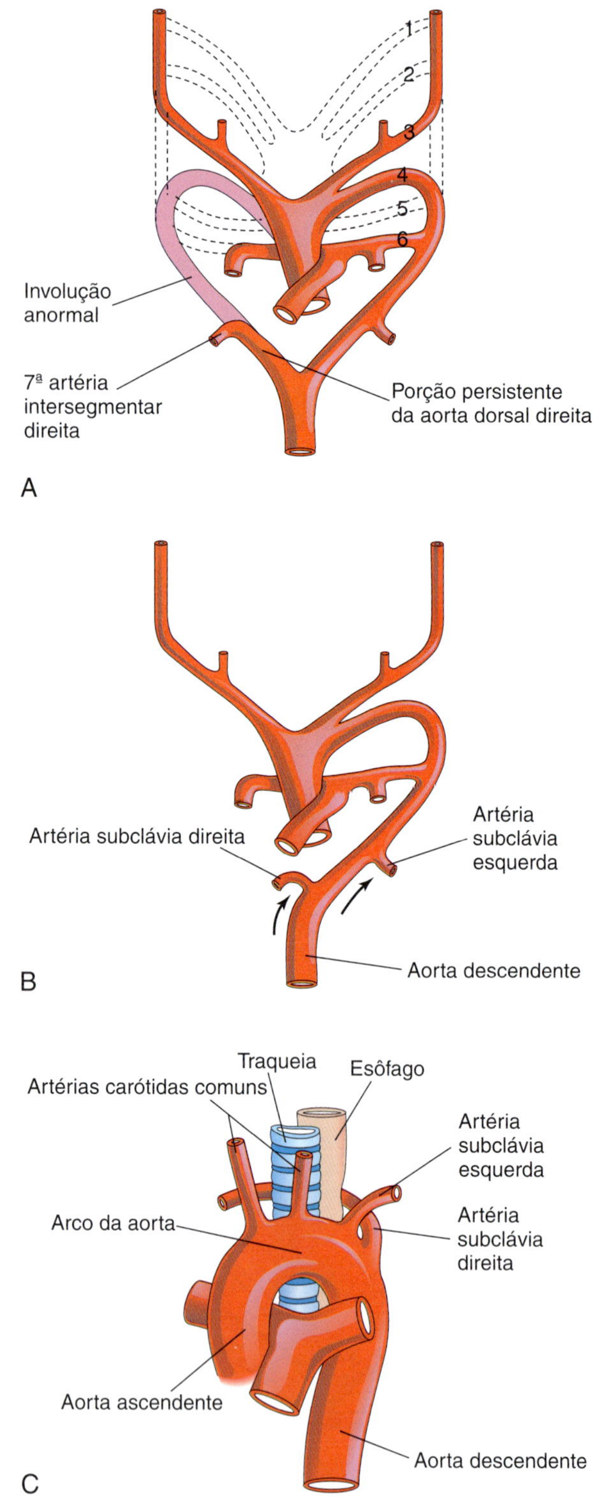

Figura 14-31 Esquema ilustrando a possível base embriológica de uma origem anormal da artéria subclávia direita. **A,** A artéria direita do quarto arco faríngeo e a parte cranial da aorta dorsal direita sofrem involução. Como resultado, a artéria subclávia direita se forma a partir da sétima artéria intersegmentar direita e do segmento distal da aorta dorsal direita. **B,** À medida que o arco da aorta se forma, a artéria subclávia direita é deslocada cranialmente (*setas*) com a artéria subclávia esquerda. **C,** A artéria subclávia direita anormal surge a partir da aorta e passa posteriormente à traqueia e ao esôfago.

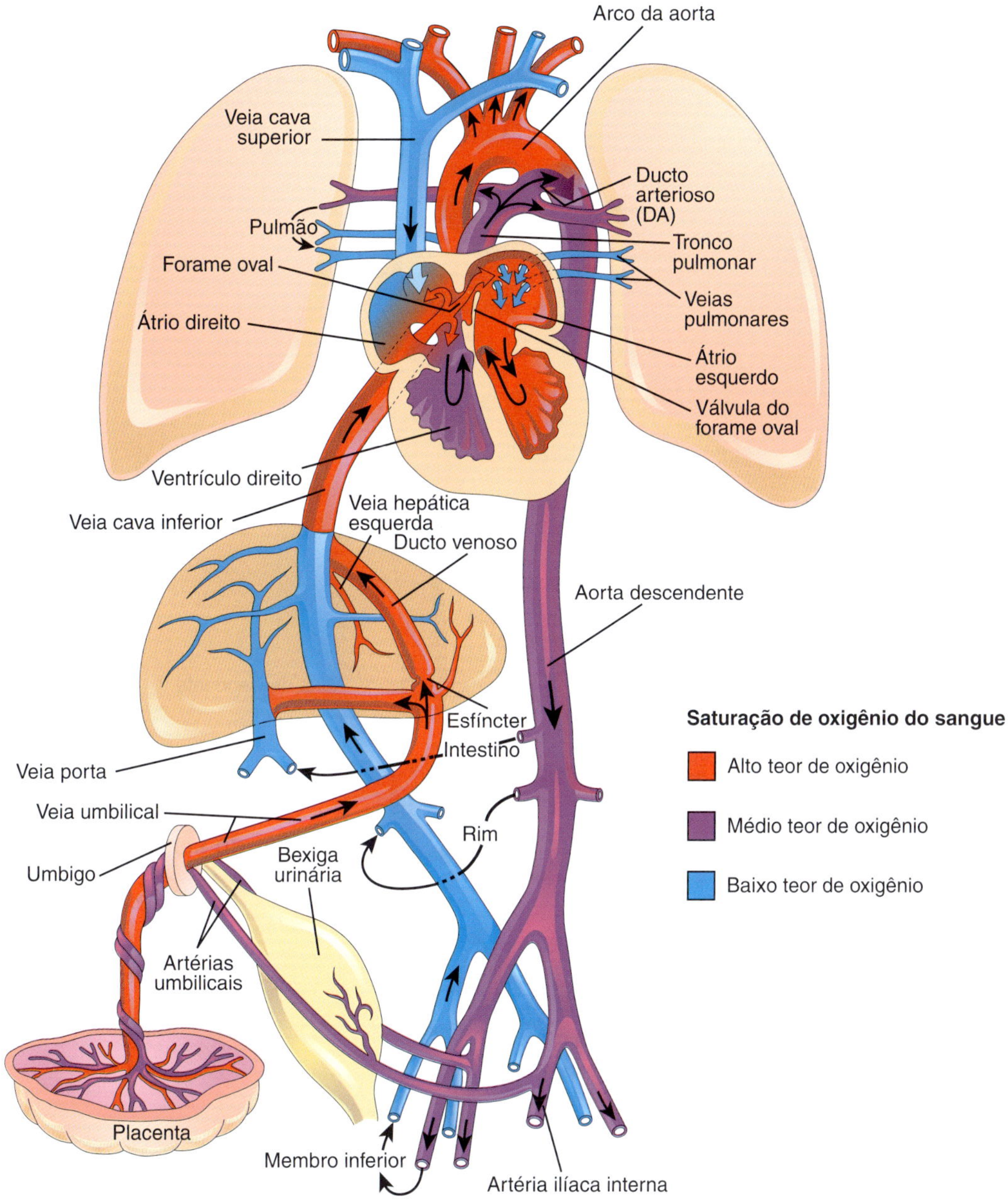

Figura 14-32 Circulação fetal. As cores indicam a saturação de oxigênio do sangue e as *setas* mostram o curso do sangue desde a placenta até o coração. Os órgãos não estão desenhados em escala. Uma pequena quantidade de sangue altamente oxigenado proveniente da veia cava inferior permanece no átrio direito e se mistura com o sangue pouco oxigenado da veia cava superior. Em seguida, o sangue com média oxigenação passa para o ventrículo direito. Observe que os três desvios possibilitam que a maior parte do sangue seja desviada do fígado e dos pulmões: (1) ducto venoso, (2) forame oval e (3) ducto arterioso. O sangue pouco oxigenado retorna para a placenta para receber oxigênio e nutrientes através das artérias umbilicais.

respiração no período neonatal (1 a 28 dias) depende das alterações circulatórias normais ocorridas ao nascimento, que resulta na oxigenação do sangue nos pulmões quando cessa o fluxo sanguíneo fetal pela placenta. Antes do nascimento, os pulmões não possibilitam as trocas gasosas e há vasoconstricção dos vasos pulmonares (vasos sanguíneos estreitos). As três estruturas vasculares mais importantes da circulação de transição são o ducto venoso, o forame oval e o DA (ducto arterioso) (Fig. 14-33).

Circulação Fetal

Sangue altamente oxigenado, rico em nutrientes, retorna sob alta pressão da placenta na **veia umbilical** (Fig. 14-32). Ao aproximar-se do fígado, cerca de metade do sangue passa diretamente para o **ducto venoso**, um vaso fetal que conecta a veia umbilical à VCI; consequentemente, esse sangue é desviado do fígado. A outra metade do sangue da veia umbilical flui para os sinusoides do fígado

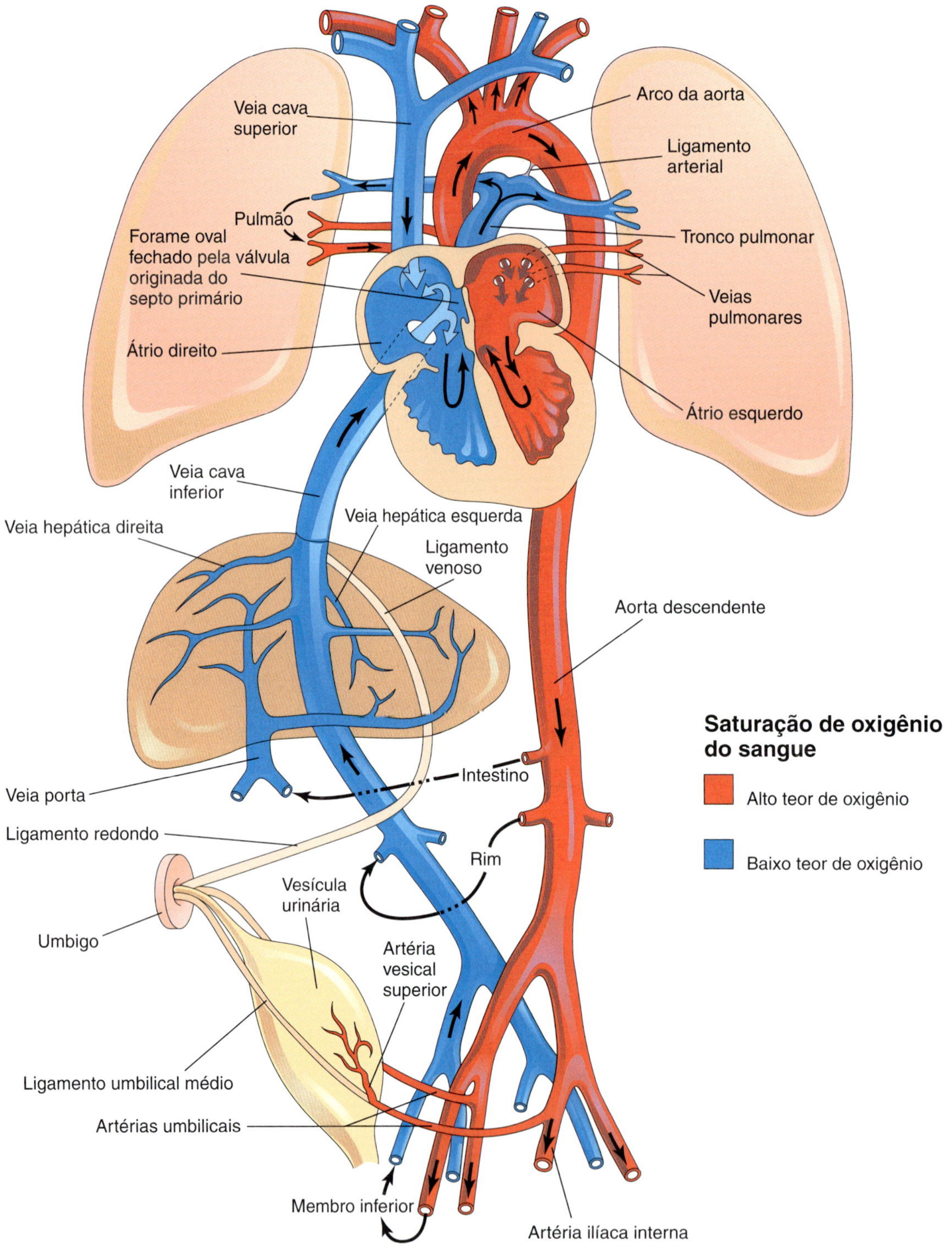

Figura 14-33 Circulação neonatal. São mostrados os derivados adultos de vasos e estruturas fetais que se tornam não funcionais ao nascimento. As *setas* indicam o curso do sangue no recém-nascido. Os órgãos não estão desenhados em escala. Após o nascimento, os três desvios fetais cessam sua função e a circulação pulmonar e sistêmica se separam.

e penetra na VCI através das **veias hepáticas**. O fluxo sanguíneo através do ducto venoso é regulado por um mecanismo de esfíncter próximo à veia umbilical. Após um curto trajeto na VCI, todo o sangue penetra no átrio direito do coração. A maior parte do sangue da VCI é direcionada pela **crista *dividens***, através do **forame oval** para o átrio esquerdo. Lá, ele se mistura com a quantidade relativamente pequena de sangue pouco oxigenado, retornando dos pulmões através das veias pulmonares. Os pulmões fetais utilizam o oxigênio do sangue em vez de fornecê-lo. Do átrio esquerdo, o sangue então passa ao ventrículo esquerdo e sai através da aorta ascendente. As artérias que se dirigem ao coração, pescoço, cabeça e membros superiores recebem o sangue bem oxigenado da aorta ascendente. *O fígado também recebe sangue bem oxigenado da veia umbilical.*

A pequena quantidade de sangue bem oxigenado proveniente da VCI no átrio direito se mistura com o sangue pouco oxigenado oriundo da VCS e do seio coronário, e passa para o ventrículo direito. Esse sangue, com média oxigenação, deixa o coração através do tronco pulmonar. Em virtude da alta resistência vascular pulmonar na vida fetal, o fluxo sanguíneo pulmonar é baixo. Aproximadamente 10% desse sangue flui para os pulmões; a maior parte passa para a aorta através do DA para o corpo do feto. Em seguida, ele retorna à placenta pelas artérias umbilicais (Fig. 14-32). Cerca de 10% do sangue proveniente da aorta ascendente passa à aorta descendente para irrigar as vísceras e a parte inferior do corpo. A maioria do sangue na aorta descendente passa para as artérias umbilicais e retorna à placenta para reoxigenação.

Circulação Neonatal de Transição

Importantes ajustes circulatórios ocorrem ao nascimento, quando cessa a circulação do sangue fetal através da placenta e os pulmões do neonato se expandem e começam a funcionar (Fig. 14-33). *Logo após o nascimento, o forame oval, o DA, o ducto venoso e os vasos umbilicais não são mais necessários*. O esfíncter no ducto venoso se contrai e todo o sangue que penetra no fígado passa através dos sinusoides hepáticos. Isso, em combinação com a oclusão da circulação placentária, causa uma redução imediata da pressão sanguínea na VCI e no átrio direito.

Em virtude do aumento do fluxo sanguíneo pulmonar, a pressão no átrio esquerdo torna-se então mais alta que no átrio direito. O **aumento da pressão atrial esquerda fecha o forame oval,** pelo fato de pressionar a válvula do forame contra o septo secundário (Fig. 14-33). O débito oriundo do ventrículo direito flui inteiramente para a circulação pulmonar. Como a resistência vascular pulmonar é inferior à resistência vascular sistêmica, o fluxo sanguíneo no DA se inverte, passando da aorta para o tronco pulmonar.

O **DA começa a se contrair ao nascimento**, mas, por poucos dias, frequentemente ocorre um pequeno desvio de sangue da aorta para o tronco pulmonar no recém-nascido saudável a termo. Em prematuros e naqueles com hipóxia persistente (oxigênio diminuído), o DA pode permanecer aberto por mais tempo. Nos recém-nascidos a termo, o oxigênio é o fator mais importante no controle do fechamento do DA que parece ser mediado pela ***bradicinina*** (*substância liberada pelos pulmões*) e pelas ***prostaglandinas que agem sobre o músculo liso da parede do DA***.

As **artérias umbilicais contraem-se ao nascimento**, impedindo a perda de sangue pelo neonato. O cordão umbilical não é ligado por cerca de 1 minuto; consequentemente, o fluxo sanguíneo continua através das veias umbilicais, transferindo o sangue fetal da placenta para o neonato.

A mudança do padrão circulatório fetal para o padrão adulto não é uma ocorrência súbita. Algumas alterações ocorrem com a primeira respiração; outras acontecem ao longo de horas e dias. O fechamento dos vasos fetais e do forame oval é inicialmente uma alteração funcional. Posteriormente, o fechamento anatômico ocorre por meio da proliferação de tecido endotelial e fibroso.

Derivados dos Vasos e Estruturas Fetais

Em virtude das alterações no sistema cardiovascular ao nascimento, alguns vasos e estruturas não são mais necessários. Após um período de meses, esses vasos sanguíneos formam ligamentos não funcionais.

Veia Umbilical e Ligamento Redondo do Fígado

A porção intra-abdominal da veia umbilical forma o *ligamento redondo do fígado* (*ligamentum teres*) (Fig. 14-33). A veia umbilical permanece patente por um período considerável e pode ser usada para transfusões de sangue durante o início do período neonatal. Essas transfusões são frequentemente realizadas para evitar danos cerebrais e morte em neonatos com anemia como resultado de eritroblastose fetal.

Ducto Venoso e Ligamento Venoso

O ducto venoso se transforma no *ligamento venoso*; contudo, seu fechamento é mais prolongado que o do DA. O ligamento venoso passa pelo fígado desde o ramo esquerdo da veia porta até a VCI, à qual ele é conectado (Fig. 14-33).

Artérias Umbilicais e Ligamentos Abdominais

A maior porção intra-abdominal das artérias umbilicais forma os **ligamentos umbilicais mediais** (Fig. 14-33); as porções proximais desses vasos persistem como as **artérias vesicais superiores** que irrigam a bexiga urinária.

Forame Oval e Fossa Oval

Em geral, o forame oval se fecha funcionalmente ao nascimento (Fig. 14-33). O fechamento anatômico ocorre no terceiro mês e resulta da proliferação de tecido e da adesão do septo primário à margem esquerda do septo secundário. O septo primário forma o assoalho da fossa oval. A borda inferior do septo secundário forma uma prega arredondada, a margem da fossa oval, que marca o limite anterior do forame oval (Fig. 14-20).

Ducto Arterioso e Ligamento Arterioso

O fechamento funcional do DA costuma ser finalizado 10 a 15 horas após o nascimento. O fechamento anatômico do DA e a formação do ligamento arterial geralmente ocorrem na 12ª semana pós-natal.

DUCTO ARTERIOSO PATENTE

O ducto arterioso patente (DAP), um defeito congênito comum, é duas a três vezes mais frequente no sexo feminino que no masculino (Fig. 14-34*B*). Em geral, o fechamento funcional do DAP ocorre logo após o nascimento; no entanto, caso ele permaneça patente (aberto), o sangue aórtico é desviado para a artéria pulmonar. O *DAP é o defeito congênito mais comumente associado à infecção materna por rubéola durante o início da gravidez*. Os neonatos prematuros e os nascidos em grandes altitudes podem apresentar DAP; esta patência é o resultado de hipóxia (diminuição de oxigênio) e da imaturidade. A base embriológica do DAP é a falha do DA em regredir após o nascimento e formar o ligamento arterioso.

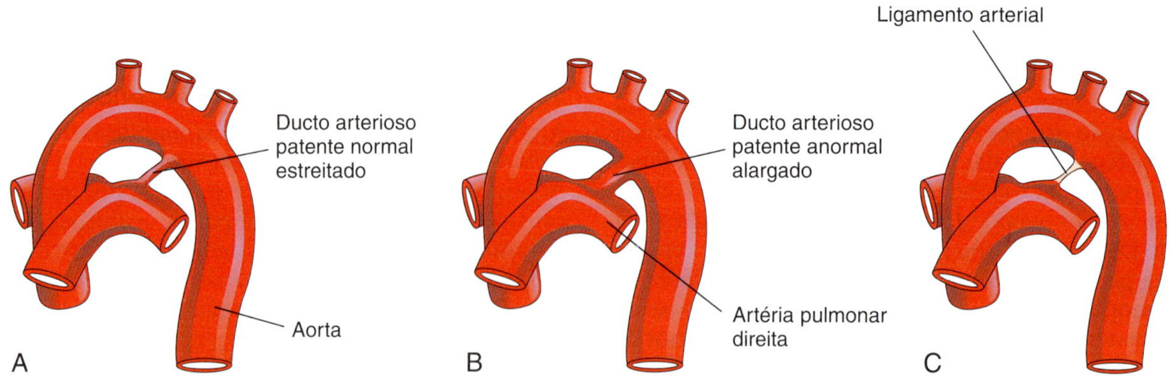

Figura 14-34 Fechamento do ducto arterioso (DA). **A,** O DA de um recém-nascido. **B,** DA patente anormal de um lactente de 6 meses de vida. **C,** O ligamento arterioso em um lactente de 6 meses de vida.

DESENVOLVIMENTO DO SISTEMA LINFÁTICO

O sistema linfático inicia seu desenvolvimento no final da sexta semana. Estudos demostraram que as células endoteliais linfáticas precursoras são derivadas das veias cardinais. Os vasos linfáticos se desenvolvem de forma similar às descritas para os vasos sanguíneos e fazem conexões com o sistema venoso. Os capilares linfáticos iniciais se ligam uns aos outros para formar uma rede linfática. Existem **seis sacos linfáticos primários** presentes no final do período embrionário (Fig. 14-35*A*):

- Dois *sacos linfáticos jugulares* próximos à junção das veias subclávias com as veias cardinais anteriores (futuras veias jugulares internas)
- Dois *sacos linfáticos ilíacos* próximos à junção das veias ilíacas com as veias cardinais posteriores
- Um *saco linfático retroperitoneal* na raiz do mesentério na parede abdominal posterior
- Uma *cisterna do quilo (cisterna chyli)* localizada na área dorsal ao saco linfático retroperitoneal

Os vasos linfáticos logo se conectam aos sacos linfáticos e passam ao longo das veias principais: para a cabeça, pescoço e membros superiores, oriundos dos sacos linfáticos jugulares; para o tronco inferior e membros inferiores, provenientes dos sacos linfáticos ilíacos; e para o intestino primitivo, originário do saco linfático retroperitoneal e da cisterna do quilo. Dois grandes canais (ductos torácico direito e esquerdo) conectam os sacos linfáticos jugulares à cisterna. Na sequência, uma grande anastomose é formada entre esses canais (Fig. 14-35*B*).

O **ducto torácico** se desenvolve a partir da:

- Porção caudal do ducto torácico direito
- Anastomose entre os ductos torácicos e a porção cranial do ducto torácico esquerdo.

O **ducto linfático direito** é proveniente da porção cranial do ducto torácico direito (Fig. 14-35*C*). O **ducto torácico** e o ducto linfático direito se conectam ao sistema venoso no **ângulo venoso** entre as veias jugular interna e a subclávia (Fig. 14-35*B*).

Desenvolvimento dos Linfonodos

Com exceção da porção superior da **cisterna de quilo**, os sacos linfáticos são transformados em grupos de linfonodos durante o início do período fetal. As células mesenquimais invadem cada saco linfático e formam uma rede de canais linfáticos, os primórdios dos ***seios linfáticos***. Outras células mesenquimais originam as cápsulas e a trama de tecido conjuntivo dos linfonodos.

Os **linfócitos** são originalmente derivados de **células-tronco primordiais** no mesênquima do saco vitelino e, posteriormente, provenientes do **fígado e baço**. Por fim, os linfócitos precoces penetram na **medula óssea**, onde se dividem em ***linfoblastos***. Os linfócitos que aparecem nos linfonodos antes do nascimento são provenientes do timo, um órgão com origem no terceiro par de bolsas faríngeas (Cap. 10). Pequenos linfócitos deixam o *timo* e circulam em outros órgãos linfoides. Posteriormente, algumas células mesenquimais nos linfonodos também se diferenciam em linfócitos.

DEFEITOS CONGÊNITOS DO SISTEMA LINFÁTICO

Defeitos congênitos do sistema linfático são incomuns. Pode ocorrer um edema difuso de uma parte do corpo denominada **linfedema congênito**. Esse quadro pode resultar da dilatação de canais linfáticos primitivos ou de **hipoplasia congênita** (**subdesenvolvimento**) dos vasos linfáticos. No **higroma cístico**, geralmente grandes edemas surgem na parte inferolateral do pescoço e consiste em uma grande cavidade simples ou múltipla, preenchida por líquido. Os **higromas** podem estar presentes ao nascimento, mas frequentemente aumentam ou tornam-se evidentes durante o final da infância. Acredita-se que os higromas surjam de porções que se destacaram de um saco linfático jugular ou de espaços linfáticos que não estabeleceram conexão com os principais canais linfáticos.

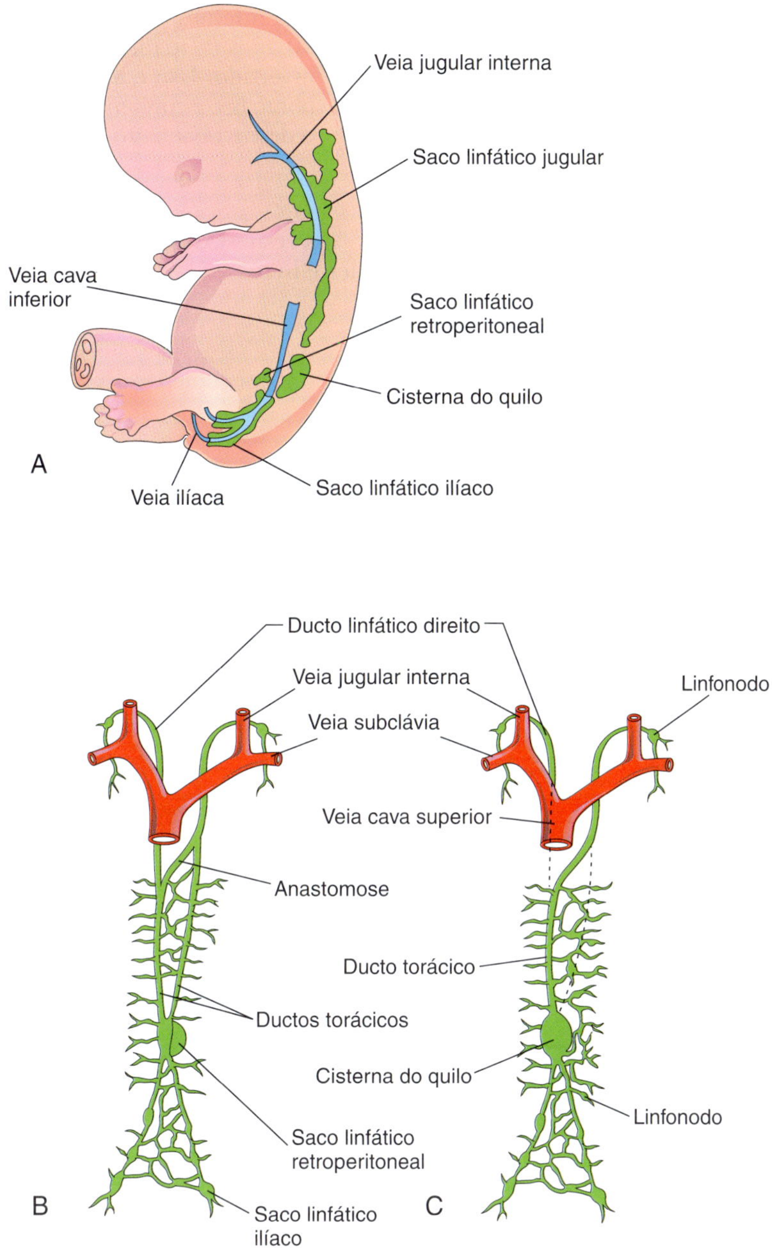

Figura 14-35 Desenvolvimento do sistema linfático. **A,** Lado esquerdo de um embrião na 7,5ª semana mostrando os sacos linfáticos primários. **B,** Vista ventral do sistema linfático na 9ª semana mostrando os ductos torácicos pareados. **C,** Final do período fetal, mostrando a formação do ducto torácico e do ducto linfático direito.

Desenvolvimento do Baço e das Amígdalas

O **baço** se desenvolve a partir de um agregado de células mesenquimais no mesogástrio dorsal (Cap. 12). As **amígdalas palatinas** se desenvolvem a partir do endoderma do segundo par de bolsas faríngeas e próximas ao mesênquima (Cap. 10, Fig. 10-7). As **amígdalas tubárias** se desenvolvem de agregados de nódulos linfáticos em torno de aberturas faríngeas dos tubos faringotimpânicos. As **amígdalas faríngeas** (adenoides) se desenvolvem a partir de um agregado de nódulos linfáticos na parede da nasofaringe. As amígdalas linguais se desenvolvem a partir de agregados de nódulos linfáticos localizados na raiz da língua. Linfonodos também se desenvolvem na mucosa dos sistemas respiratórios e digestivos.

QUESTÕES DE ORIENTAÇÃO CLÍNICA

1. Um pediatra diagnosticou um sopro cardíaco em um neonato. O que isso significa? Quais as causas deste quadro e o que isso indica?
2. Defeitos cardíacos congênitos são comuns? Qual é o defeito cardíaco congênito mais comum em neonatos?
3. Quais são as causas dos defeitos congênitos do sistema cardiovascular? Medicamentos utilizados pelas mães durante a gestação podem causar defeitos cardíacos? O consumo em excesso de álcool pela mãe pode causar defeito cardíaco no neonato?

4. As infecções virais podem causar defeitos cardíacos? Se a mãe teve sarampo durante a gestação, o neonato pode apresentar um defeito do sistema cardiovascular? Uma gestante pode ser vacinada para proteção do feto contra determinadas viroses?
5. Em um neonato, a aorta se origina do ventrículo direito e a artéria pulmonar, do ventrículo esquerdo. Esse neonato morre durante o período neonatal inicial. Como esse defeito é chamado e até que ponto esse distúrbio é comum? É possível corrigir cirurgicamente este quadro? Caso positivo, como é realizado?
6. Durante um exame de rotina de gêmeas idênticas de 40 anos de idade, uma delas apresentava um coração invertido. Isso é um defeito cardíaco grave? Até que ponto isso é comum entre gêmeos idênticos e o que causa o desenvolvimento deste quadro?

As respostas dessas questões são apresentadas no final deste livro.

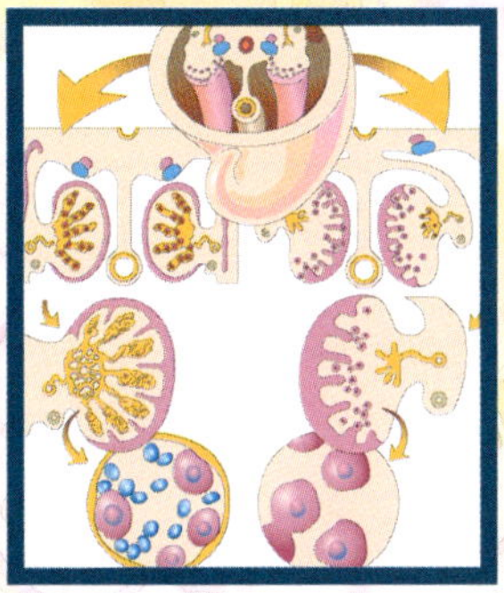

CAPÍTULO

15

Sistema Musculoesquelético

SISTEMA ESQUELÉTICO

À medida que a notocorda e o tubo neural se formam na terceira semana, o ***mesoderma intraembrionário*** lateral a essas estruturas torna-se espesso de modo a formar duas colunas longitudinais de **mesoderma paraxial** (Fig. 15-1*A* e *B*). No final da terceira semana, essas colunas, localizadas no tronco (corpo), transformam-se em blocos segmentados de mesoderma – os **somitos** (Fig. 15-1*C*). Externamente, os somitos aparecem como elevações semelhantes a contas ao longo da superfície dorsolateral do embrião. Cada somito se diferencia em duas partes (Fig. 15-1*D* e *E*):

- A parte ventromedial é o **esclerótomo;** suas células formam as vértebras e as costelas.
- A parte dorsolateral é o **dermatomiótomo;** as células da *região do miótomo* formam os **mioblastos** (células musculares primordiais), e as células da região do *dermátomo* formam a **derme** (fibroblastos).

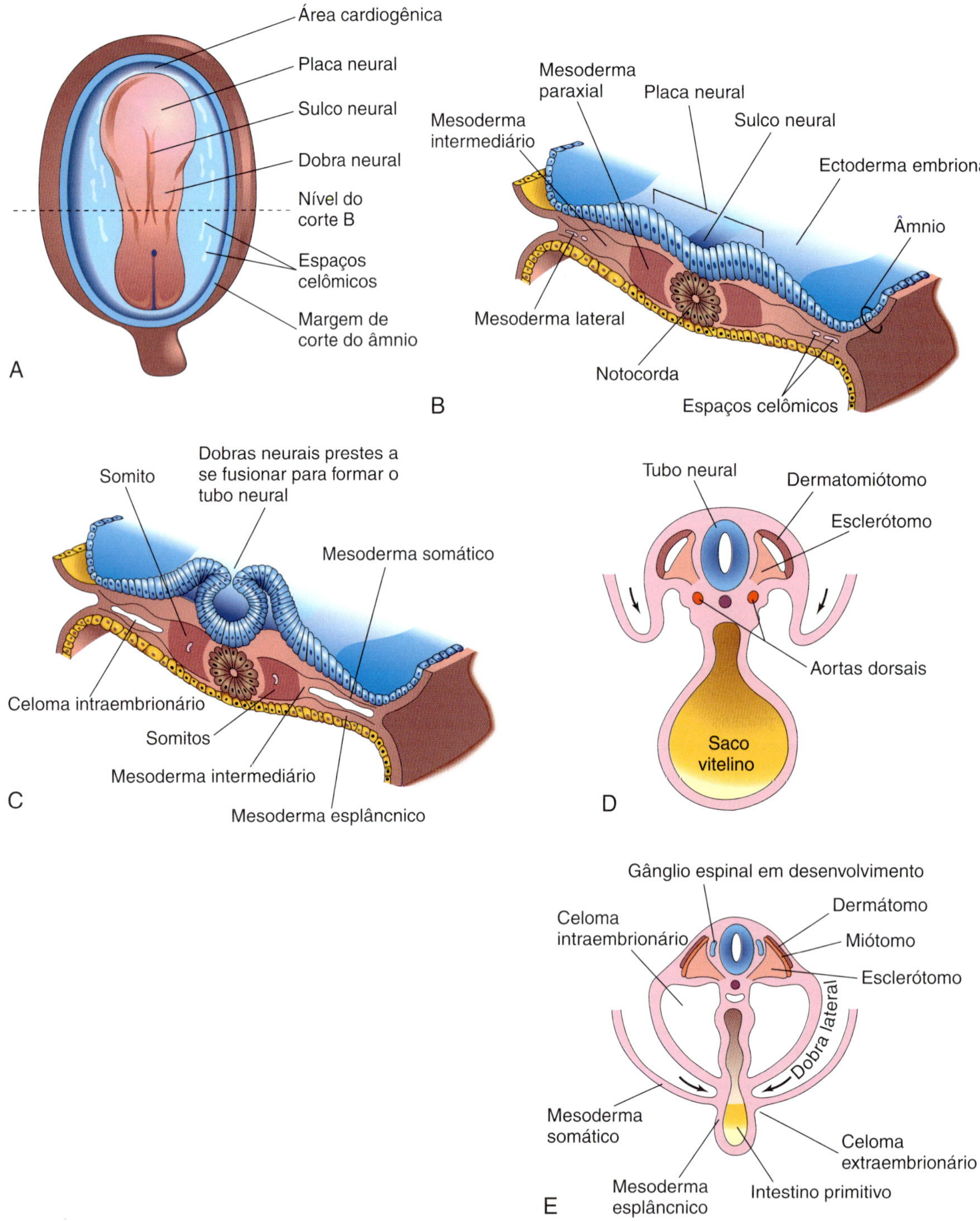

Figura 15-1 Esquemas da formação e diferenciação inicial dos somitos. **A,** Vista dorsal de um embrião com aproximadamente 18 dias. **B,** Corte transversal do embrião mostrado em **A,** mostrando o mesoderma paraxial da qual os somitos são derivados. **C,** Corte transversal de um embrião de aproximadamente 22 dias, mostrando o aparecimento dos primeiros somitos. Observe que as dobras neurais estão prestes a se fusionar para formar o tubo neural. **D,** Corte transversal de um embrião de cerca de 24 dias mostrando o dobramento do embrião no plano horizontal *(setas)*. A região do dermatomiótomo do somito dá origem ao dermátomo e ao miótomo. **E,** Corte transversal de um embrião de cerca de 26 dias mostrando as regiões do dermátomo, miótomo e esclerótomo do somito. As *setas* em **D** e **E** indicam o movimento das dobras corporais laterais.

Os ossos e o tecido conjuntivo das estruturas craniofaciais são formados a partir de mesênquima na região da cabeça, que é derivado de **células da crista neural** craniana.

DESENVOLVIMENTO DE CARTILAGEM E OSSO

Histogênese da Cartilagem

A cartilagem se desenvolve a partir de mesênquima durante a quinta semana. Nas áreas onde a cartilagem irá se desenvolver, o mesênquima se condensa para formar os **centros de condrificação.** As células mesenquimais diferenciam-se em **condroblastos,** que secretam fibrilas de colágeno e **matriz extracelular.** Subsequentemente, fibras elásticas e/ou colagenosas são depositadas na substância intercelular ou **matriz.**

Três tipos de cartilagem se distinguem de acordo com o tipo de matriz de que é formada:

- ***Cartilagem hialina,*** o tipo mais amplamente distribuído (p. ex., nas articulações sinoviais)
- ***Fibrocartilagem*** (p. ex., nos discos intervertebrais)
- ***Cartilagem elástica*** (p. ex., nas aurículas das orelhas externas)

Histogênese do Osso

Essencialmente, o osso se desenvolve a partir de dois tipos de tecido conjuntivo, o mesênquima e a cartilagem, mas também pode se desenvolver a partir de outros tecidos conjuntivos (p. ex., a patela se desenvolve a partir de um tendão). A maioria dos ossos planos desenvolve-se a partir do mesênquima de bainhas membranosas preexistentes; este tipo de osteogênese é chamado de **formação óssea intramembranosa.** Moldes mesenquimais da maioria dos ossos dos membros são transformados em moldes cartilaginosos, que mais tarde se tornam ossificados pela **formação óssea endocondral.** Tal como a cartilagem, o osso é composto de células e substância intercelular orgânica – a **matriz óssea,** que compreende fibrilas de colágeno incorporadas a um componente amorfo.

Estudos de eventos celulares e moleculares que ocorrem durante a formação óssea embrionária sugerem que a osteogênese e a condrogênese são programadas no início do desenvolvimento e são processos independentes sob a influência de eventos vasculares.

Os genes Hox, proteínas morfogenéticas ósseas 5 e 7, e o fator 5 de crescimento e diferenciação – membros da superfamília do fator de crescimento transformante β, bem como outras moléculas de sinalização, têm sido implicados como reguladores endógenos da condrogênese e do desenvolvimento do esqueleto.

Ossificação Intramembranosa

O mesênquima se condensa e se torna altamente vascular; algumas células se diferenciam em **osteoblastos** (células formadoras de osso) e começam a depositar matriz não mineralizada – **osteoide** (Fig. 15-2). A *sinalização via Wnt é um fator fundamental na diferenciação dos osteoblastos.* O **fosfato de cálcio** é então depositado no **tecido osteoide** à medida que é organizado no osso. Os osteoblastos ficam presos na matriz e se transformam em **osteócitos.** Espículas de osso logo se organizam e se unem em **lamelas** (camadas).

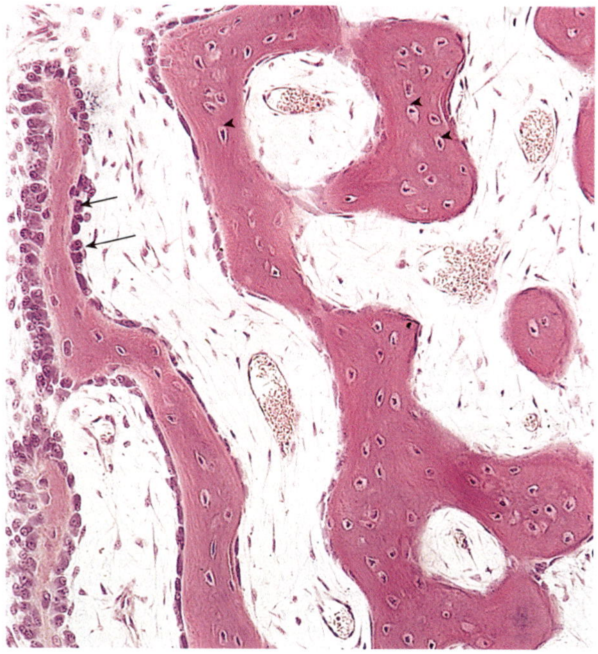

Figura 15-2 Micrografia de luz de ossificação intramembranosa (132 ×). As trabéculas de osso estão se formando por osteoblastos que revestem a sua superfície *(setas).* Observe que os osteócitos estão presos nas lacunas *(pontas de seta)* e que os ósteons primitivos estão começando a se formar. Os ósteons (canais) contêm capilares sanguíneos. *(De Gartner LP, Hiatt JL: Color Textbook of Histology, 2nd ed. Philadelphia, Saunders, 2001.)*

Lamelas concêntricas desenvolvem-se em torno dos vasos sanguíneos, formando **ósteons** (sistemas de Havers). Alguns osteoblastos permanecem na periferia do osso e continuam a depositar lamelas, formando placas de osso compacto nas superfícies. Entre as **placas da superfície,** o osso intermediário permanece espiculado, ou esponjoso. Este ambiente esponjoso é acentuado pela ação dos **osteoclastos** que reabsorvem o osso. Nos interstícios do osso esponjoso, o mesênquima se diferencia em **medula óssea.** Durante a vida fetal e pós-natal, a remodelação óssea contínua ocorre pela ação coordenada dos *osteoclastos* e *osteoblastos.*

Ossificação Endocondral

A ossificação endocondral (formação de osso cartilaginoso) é um tipo de formação óssea que ocorre nos moldes cartilaginosos preexistentes (Fig. 15-3*A* a *E*). Em um osso longo, o **centro de ossificação primário** aparece na **diáfise,** que forma o **eixo de um osso** (p. ex., úmero). Nele, as células cartilaginosas aumentam de tamanho (hipertrofia), a matriz se torna calcificada e as células morrem (Fig. 15-3*B*). Ao mesmo tempo, uma fina camada de osso é depositada sob o **pericôndrio** em torno da diáfise; assim, o pericôndrio se transforma em **periósteo** (Fig. 15-3*A* e *B*). A invasão do tecido conjuntivo vascularizado por vasos sanguíneos que circundam o periósteo rompe a cartilagem. Algumas células progenitoras invasoras diferenciam-se em **células hematopoiéticas** (células sanguíneas da medula óssea). Esse processo continua em direçãoàs **epífises** (extremidades dos ossos). As espículas (pequenos corpos

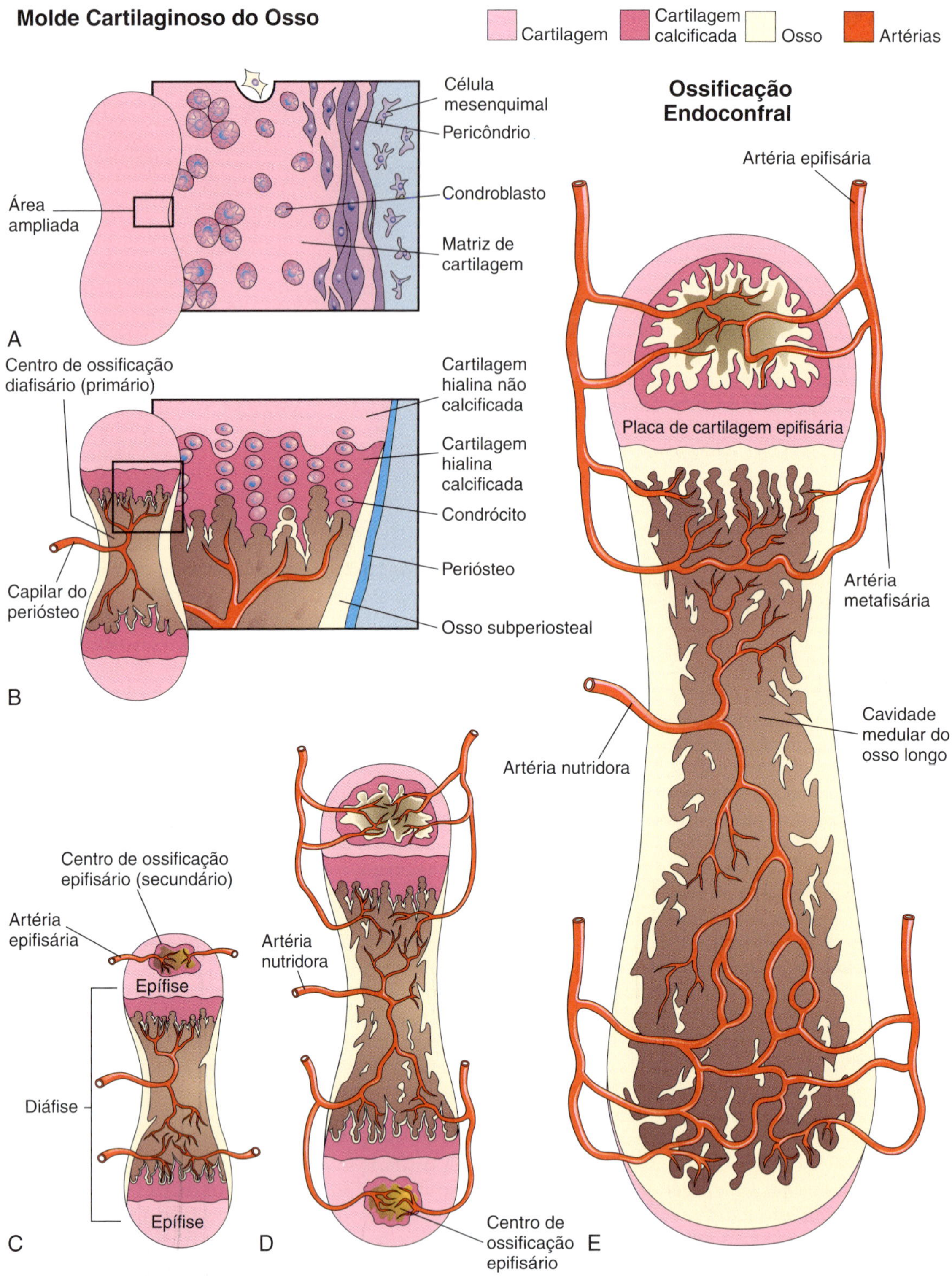

Figura 15-3 **A-E**, Cortes longitudinais esquemáticos de um embrião de 5 semanas, ilustrando a ossificação endocondral de um osso longo em desenvolvimento.

em forma de agulha) do osso são remodeladas pela ação de osteoclastos e osteoblastos.

O *alongamento dos ossos longos ocorre na junção diáfise-epífise*. O alongamento do osso depende das **placas de cartilagem epifisária** (placas de crescimento), cujos condrócitos proliferam e participam na formação do osso endocondral (Fig. 15-3*D* e *E*). Na direção da **diáfise,** as células da cartilagem aumentam de tamanho e a matriz se torna calcificada. As espículas são isoladas umas das outras pela invasão vascular a partir da medula óssea ou da **cavidade medular do osso longo** (Fig. 15-3*E*). O osso é depositado nessas espículas por osteoblastos; a reabsorção desse osso mantém as massas de osso esponjoso relativamente constantes em comprimento e amplia a cavidade medular.

A ossificação dos ossos dos membros começa no fim do período embrionário (**56 dias após a fertilização**). Com isso, a demanda pelo fornecimento materno de cálcio e fósforo aumenta a partir da oitava semana. No nascimento, as diáfises estão em grande parte ossificadas, mas a maioria das epífises ainda são cartilaginosas. Os **centros secundários de ossificação** aparecem nas epífises durante os primeiros anos após o nascimento. As células da cartilagem epifisária hipertrofiam e há invasão por tecido conjuntivo vascular. A ossificação se dissemina radialmente e apenas a cartilagem articular e a **placa de cartilagem epifisária** permanecem cartilaginosas (Fig. 15-3*E*). Após finalizado o crescimento, a placa de cartilagem é substituída por osso esponjoso; as epífises e as diáfises são unidas e não ocorre mais alongamento do osso.

Na maioria dos ossos, as epífises se fusionam às diáfises por volta dos 20 anos de idade. O crescimento do osso em diâmetro resulta da deposição de osso no **periósteo** (Fig. 15-3*B*) e da reabsorção na superfície medular interna. A taxa de deposição e reabsorção é equilibrada para regular a espessura do osso compacto e o tamanho da cavidade medular (Fig. 15-3*E*). A reorganização interna do osso continua durante toda a vida.

RAQUITISMO

Raquitismo é uma doença que ocorre em crianças, atribuível à **deficiência de vitamina D.** Esta vitamina é necessária para a absorção de cálcio pelo intestino. A deficiência de cálcio resultante causa distúrbios na ossificação das placas de cartilagens epifisárias (*i. e.*, elas não são adequadamente mineralizadas), e há desorientação das células na **metáfise – parte dilatada da diáfise mais próxima da epífise** (Fig. 15-3*D*). Os membros são encurtados e deformados, com curvatura severa dos ossos dos membros. O raquitismo também pode atrasar o fechamento das **fontanelas** (membranas fibrosas) dos ossos cranianos em crianças (Fig. 15-8).

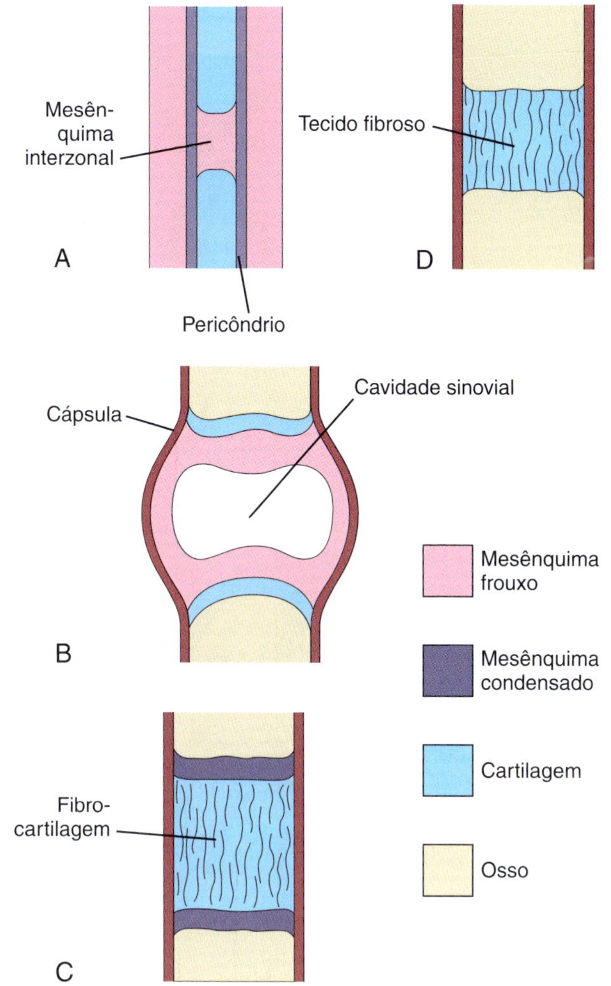

Figura 15-4 Desenvolvimento das articulações durante a sexta e a sétima semana. **A,** Mesênquima interzonal condensado no espaço entre os ossos em desenvolvimento. Esta articulação primitiva pode se diferenciar em uma articulação sinovial (**B**), uma articulação cartilaginosa (**C**) ou uma articulação fibrosa (**D**).

DESENVOLVIMENTO DAS ARTICULAÇÕES

A articulações começam a se desenvolver com o aparecimento de um **mesênquima condensado** durante a sexta semana (Fig. 15-4*A*)*;* no final da oitava semana, elas se assemelham às articulações de adultos (Fig. 15-4*B*).

Articulações Fibrosas

Durante o desenvolvimento das articulações fibrosas, o **mesênquima interzonal** entre os ossos em desenvolvimento diferencia-se em tecido fibroso denso (Fig. 15-4*D*). As suturas do crânio são um exemplo de articulações fibrosas (Fig. 15-8).

Articulações Cartilaginosas

Durante o desenvolvimento das articulações cartilaginosas, o mesênquima interzonal entre os ossos em desenvolvimento se diferencia em **cartilagem hialina** (p. ex., articulações costocondrais) ou **fibrocartilagem** (p. ex., sínfise púbica) (Fig. 15-4*C*).

Articulações Sinoviais

Durante o desenvolvimento de articulações sinoviais (p. ex., articulação do joelho), o mesênquima interzonal entre os ossos em desenvolvimento se diferencia da seguinte forma (Fig 15-4*B*):

- Perifericamente, o mesênquima interzonal forma o **ligamento capsular da articulação** e outros ligamentos.
- Centralmente, o mesênquima desaparece e o espaço resultante torna-se a **cavidade articular** ou cavidade sinovial.
- Onde o mesênquima cobre a cápsula articular e as superfícies articulares, ele forma a **membrana sinovial,** que secreta líquido sinovial.

DESENVOLVIMENTO DO ESQUELETO AXIAL

O esqueleto axial é composto pelo crânio, coluna vertebral, costelas e esterno. Durante a quarta semana, as células nos **esclerótomos** circundam o tubo neural (primórdio da medula espinal) e a notocorda, a estrutura em torno

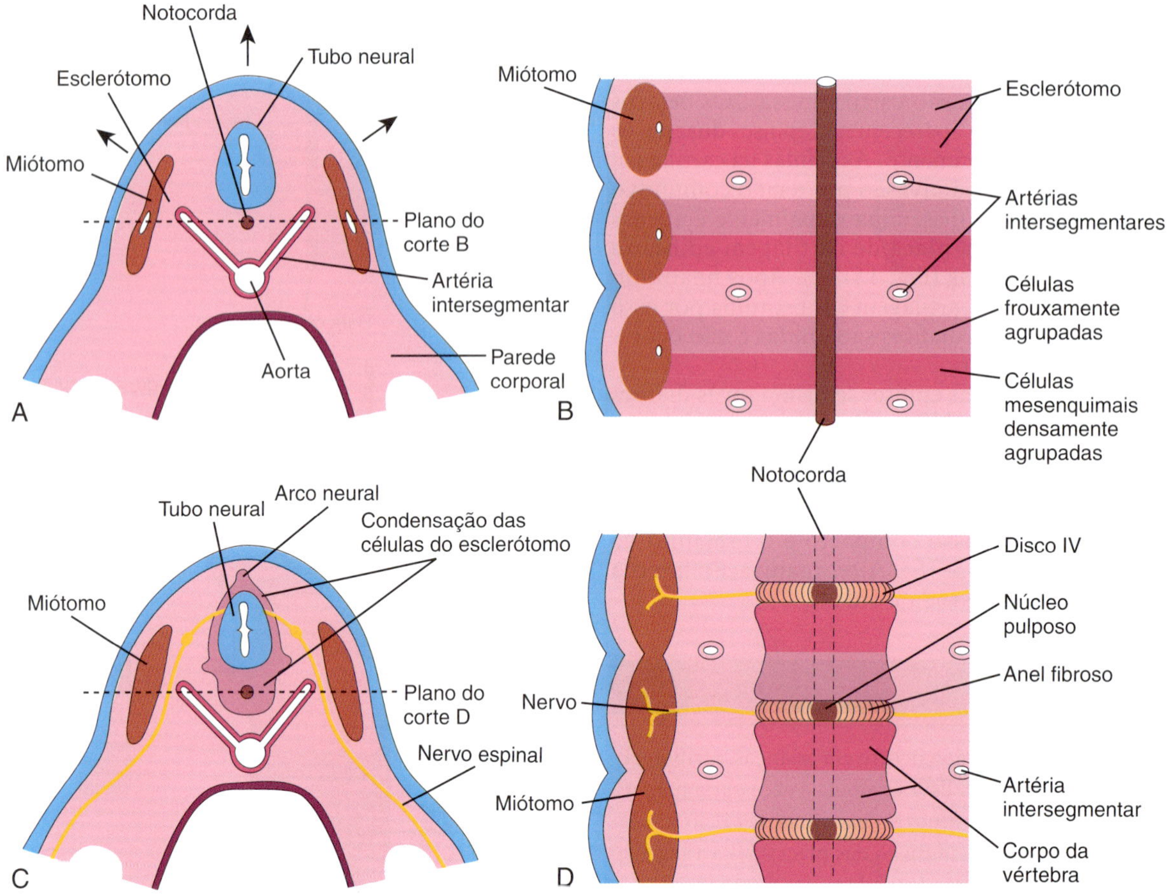

Figura 15-5 **A,** Corte transversal de um embrião de 4 semanas. As *setas* indicam o crescimento dorsal do tubo neural e o movimento dorsolateral simultâneo do somito remanescente, deixando um rastro de células do esclerótomo. **B,** Diagrama de um corte frontal do mesmo embrião mostra que a condensação de células do esclerótomo em torno da notocorda consiste em uma área cranial de células frouxamente agrupadas e uma área caudal de células densamente agrupadas. **C,** Corte transverso de um embrião de 5 semanas mostra a condensação de células do esclerótomo ao redor da notocorda e do tubo neural, que forma uma vértebra mesenquimal. **D,** Diagrama de um corte frontal mostrando que o corpo vertebral se forma a partir das metades cranial e caudal de duas massas de esclerótomo sucessivas. As artérias intersegmentares agora cruzam os corpos das vértebras, e os nervos espinais ficam entre as vértebras. A notocorda entra em degeneração, exceto a região do disco intervertebral, onde ela forma o núcleo pulposo.

da qual se desenvolvem os **primórdios das vértebras.** Esta mudança de posição das células esclerotomais é o resultado do crescimento diferencial das estruturas circundantes, e não da migração de células do esclerótomo.

Desenvolvimento da Coluna Vertebral

Durante o estágio pré-cartilaginoso ou mesenquimal, as células mesenquimais dos **esclerótomos** são encontradas em três áreas principais (Fig 15-5*A*): em torno da notocorda, em torno do tubo neural e na parede corporal. Em uma seção frontal de um embrião de 4 semanas, os **esclerótomos** aparecem como condensações pareadas de células mesenquimais em volta da notocorda (Fig. 15-5*B*). Cada esclerótomo é constituído de células frouxamente agrupadas, na região cranial, e células densamente agrupadas, na região caudal.

Algumas células densamente agrupadas movem cranialmente, em direção oposta ao centro do miótomo, onde formam o **disco intervertebral** (**IV**) (Fig. 15-5*C* e *D*). *Essas células expressam PAX1, um gene box pareado.* As outras células densamente agrupadas fundem-se com as células frouxamente dispostas do esclerótomo imediatamente caudal para formar o ***centrum*** (centro) mesenquimal, o primórdio do corpo de uma vértebra. Assim, cada *centrum* se desenvolve a partir de dois esclerótomos adjacentes e torna-se uma estrutura intersegmentar.

Os nervos espinais então correm em estreita proximidade aos discos IV, com as artérias intersegmentares em cada lado dos corpos vertebrais. No tórax, as **artérias intersegmentares** dorsais tornam-se **artérias intercostais.** *Estudos indicam que o desenvolvimento regional da coluna vertebral é regulado ao longo do eixo anteroposterior por genes homeobox* (HOX) *e genes box pareados* (PAX).

Onde é cercada por corpos vertebrais em desenvolvimento, a notocorda degenera e desaparece. Entre as vértebras, a notocorda se expande para formar o centro gelatinoso do disco IV – o **núcleo pulposo** (Fig. 15-5*D*).

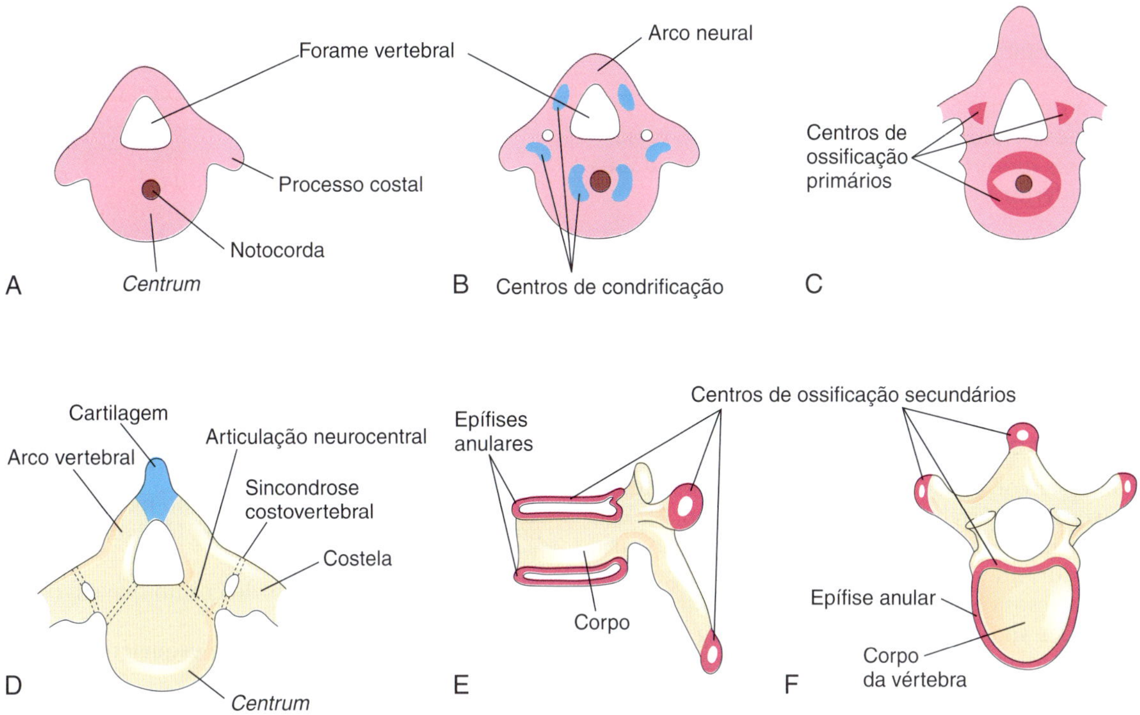

Figura 15-6 Estágios do desenvolvimento vertebral. **A,** Vértebra mesenquimal na quinta semana. **B,** Centros de condrificação em uma vértebra mesenquimal na sexta semana. O arco neural é o primórdio do arco vertebral da vértebra. **C,** Centros de ossificação primários em uma vértebra cartilaginosa na sétima semana. **D,** Vértebra torácica ao nascimento consistindo em três partes ósseas: arco vertebral, corpo da vértebra e processos transversos. Observe a cartilagem entre as metades dos arcos vertebrais e entre o arco e o *centrum* (articulação neurocentral). **E** e **F,** Duas vistas de uma vértebra torácica típica na puberdade mostrando a localização dos centros de ossificação secundários.

Este núcleo é posteriormente circundado por fibras dispostas circularmente que formam o **anel fibroso.** O núcleo pulposo e o anel fibroso constituem, juntos, o **disco IV.** As células mesenquimais que circundam o tubo neural formam o **arco neural,** o primórdio do **arco vertebral** (Figs. 15-5*C* e 15-6*D*). As células mesenquimais na parede corporal formam os **processos costais,** que formam as costelas na região torácica.

CORDOMA

Remanescentes da notocorda podem persistir e formar um **cordoma, uma neoplasia (tumor) rara.** Aproximadamente um terço desses tumores malignos de crescimento lento aparecem na base do crânio e se estendem até a nasofaringe (a parte da faringe acima do palato mole).

Os **cordomas infiltram** o osso e são difíceis de remover. Eles também se desenvolvem na região lombossacral. A ressecção cirúrgica tem proporcionado sobrevida livre de doença por longos períodos para muitas pessoas.

Estágio Cartilaginoso do Desenvolvimento Vertebral

Durante a sexta semana, os **centros de condrificação** aparecem em cada vértebra mesenquimal (Fig. 15-6*A* e *B*). No final do período embrionário, os dois centros em cada ***centrum*** se fusionam para formar um *centrum* cartilaginoso. Ao mesmo tempo, os centros nos arcos neurais se fusionam um ao outro e ao *centrum*. Os processos espinhosos e transversais desenvolvem-se a partir de extensões de centros de condrificação no arco neural. A condrificação continua até que se forme uma coluna vertebral cartilaginosa.

Estágio Ósseo do Desenvolvimento Vertebral

A ossificação de vértebras típicas começa durante o período embrionário e, normalmente, termina por volta dos 25 anos de idade. Há dois **centros de ossificação primários** no *centrum* – ventral e dorsal (Fig. 15-6*C*), que logo se fusionam para formar um centro. Há três centros primários por volta da oitava semana: um no *centrum* e um em cada metade do arco neural.

A ossificação torna-se evidente nos **arcos neurais** durante a oitava semana. No nascimento, cada vértebra consiste em três partes ósseas ligadas por cartilagem (Fig. 15-6*D*). As metades ósseas do **arco vertebral** geralmente se fusionam durante os primeiros 3 a 5 anos. Os arcos primeiramente se unem na região lombar e a união continua em sentido cranial. O arco vertebral articula-se com o ***centrum*** nas **articulações neurocentrais cartilaginosas,** que permitem que os arcos vertebrais cresçam à medida que a medula espinal aumenta. Essas articulações desaparecem quando o arco vertebral se fusiona com o *centrum*, entre o terceiro e o sexto anos.

Cinco **centros secundários de ossificação** aparecem nas vértebras após a puberdade (Fig 15-6*E-F*):

- Um para a extremidade do processo espinhoso
- Um para a extremidade de cada processo transverso
- Duas *epífises anulares,* uma na borda superior e uma na borda inferior do corpo vertebral

O **corpo vertebral** é um composto de epífises anulares e a massa óssea entre elas. Todos os centros secundários se unem ao restante das vértebras por volta dos 25 anos de idade. Variações na ossificação ocorrem nas vértebras C1 (atlas), C2 (áxis) e C7, e nas vértebras lombares, no sacro e no cóccix.

Desenvolvimento das Costelas

As costelas desenvolvem-se a partir dos **processos mesenquimais costais** das vértebras torácicas (Fig. 15-6 *A*). Elas se tornam cartilaginosas durante o período embrionário e ossificadas durante o período fetal. O local original de união dos processos costais com as vértebras é substituído por **articulações sinoviais costovertebrais** (Fig. 15-6*D*). Sete pares de costelas (1–7) – **costelas verdadeiras** – anexam-se, por meio de suas próprias cartilagens, ao esterno. Cinco pares de costelas (8–12) – **falsas costelas** – anexam-se ao esterno por meio da cartilagem de outra(s) costela(s). Os dois últimos pares de costelas (11 e 12) – **costelas flutuantes** – não se anexam ao esterno.

VARIAÇÕES NO NÚMERO DE VÉRTEBRAS

A maioria das pessoas tem sete vértebras cervicais, 12 torácicas, cinco lombares e cinco sacrais. Em alguns casos observa-se a presença de uma ou duas vértebras adicionais ou a ausência de uma vértebra. Uma vértebra adicional (ou ausente) em um segmento da coluna pode ser compensada por uma vértebra ausente (ou adicional) em um segmento adjacente.

SÍNDROME DE KLIPPEL-FEIL (*BREVICOLLIS*)

As principais características desta síndrome são o encurtamento do pescoço, baixa linha do cabelo, movimentos do pescoço restritos, fusão dos corpos vertebrais cervicais e anormalidades do tronco encefálico e cerebelo. Na maioria dos casos, o número de corpos vertebrais cervicais é menor do que o normal em virtude da fusão das vértebras antes do nascimento. Em alguns casos, há falta de segmentação de vários elementos da região cervical da coluna vertebral. O número de raízes nervosas cervicais pode ser normal, mas elas são pequenas, assim como os forames intervertebrais. Pessoas com essa síndrome podem ter outros defeitos congênitos, como **escoliose** (curvatura lateral e rotacional anormal da coluna vertebral) e distúrbios do sistema urinário.

Desenvolvimento do Esterno

Um par de **bandas** mesenquimais verticais – **barras esternais** – desenvolve-se na região ventrolateral na parede corporal. A **condrificação (conversão em cartilagem)** ocorre nessas barras à medida que elas se movem medialmente. *Elas se fundem em sentido craniocaudal, no plano mediano,* para formar moldes cartilaginosos do manúbrio, das estérnebras (segmentos do corpo do esterno) e do processo xifoide. Centros de ossificação aparecem em sentido craniocaudal no esterno antes do nascimento, exceto o centro de ossificação para o processo xifoide, que aparece durante a infância. O xifoide pode nunca ossificar completamente.

Desenvolvimento do Crânio

O crânio desenvolve-se a partir do mesênquima em torno do encéfalo em desenvolvimento. O crânio é constituído de:

- *Neurocrânio,* os ossos do crânio que envolvem o encéfalo (caixa craniana)
- *Viscerocrânio,* os ossos do esqueleto facial derivados dos arcos faríngeos

Neurocrânio Cartilaginoso

A ossificação endocondral do neurocrânio forma os ossos da base do crânio. O padrão de ossificação desses ossos tem uma sequência definida, começando com o osso occipital, o corpo do esfenoide e o osso etmoide. A **cartilagem paracordal,** ou placa basal, é formada em torno da extremidade craniana da notocorda (Fig. 15-7*A*) e se fusiona com as cartilagens derivadas dos esclerótomos de somitos occipitais. Esta massa cartilaginosa contribui para a **base do osso occipital;** mais tarde, as extensões crescem em torno da extremidade craniana da medula espinal e formam os limites do **forame magno** – uma grande abertura na parte basal do osso occipital (Fig. 15-7*C*).

A **cartilagem hipofisária** forma-se ao redor da hipófise em desenvolvimento e fusiona-se para formar o corpo do osso esfenoide (Fig. 15-7*B*). As trabéculas cranianas (*trabeculae cranii*) fusionam-se para formar o corpo do osso etmoide, e a asa orbital (*ala orbitalis*) forma a asa menor do osso esfenoide. Cápsulas óticas desenvolvem-se em torno das vesículas óticas, os primórdios das orelhas internas (Cap. 17), e formam as partes petrosa e mastoide do osso temporal. Cápsulas nasais desenvolvem-se em torno dos sacos nasais (Cap. 10) e contribuem para a formação do osso etmoide.

Neurocrânio Membranoso

A ossificação membranosa ocorre no **mesênquima da cabeça,** nos lados e na parte superior do encéfalo, formando a **calvária** (abóbada craniana). Durante a vida fetal, os ossos planos da **calvária** são separados por membranas de tecido conjuntivo denso que formam articulações fibrosas – as **suturas da calvária** (Fig. 15-8). Seis grandes áreas fibrosas – **fontanelas** – estão presentes onde as várias suturas se encontram. A flexibilidade dos ossos e suas conexões frouxas nas suturas permitem que a calvária sofra alterações em sua forma durante o nascimento (**modelagem do crânio fetal**). Os ossos frontais tornam-se planos, o osso occipital

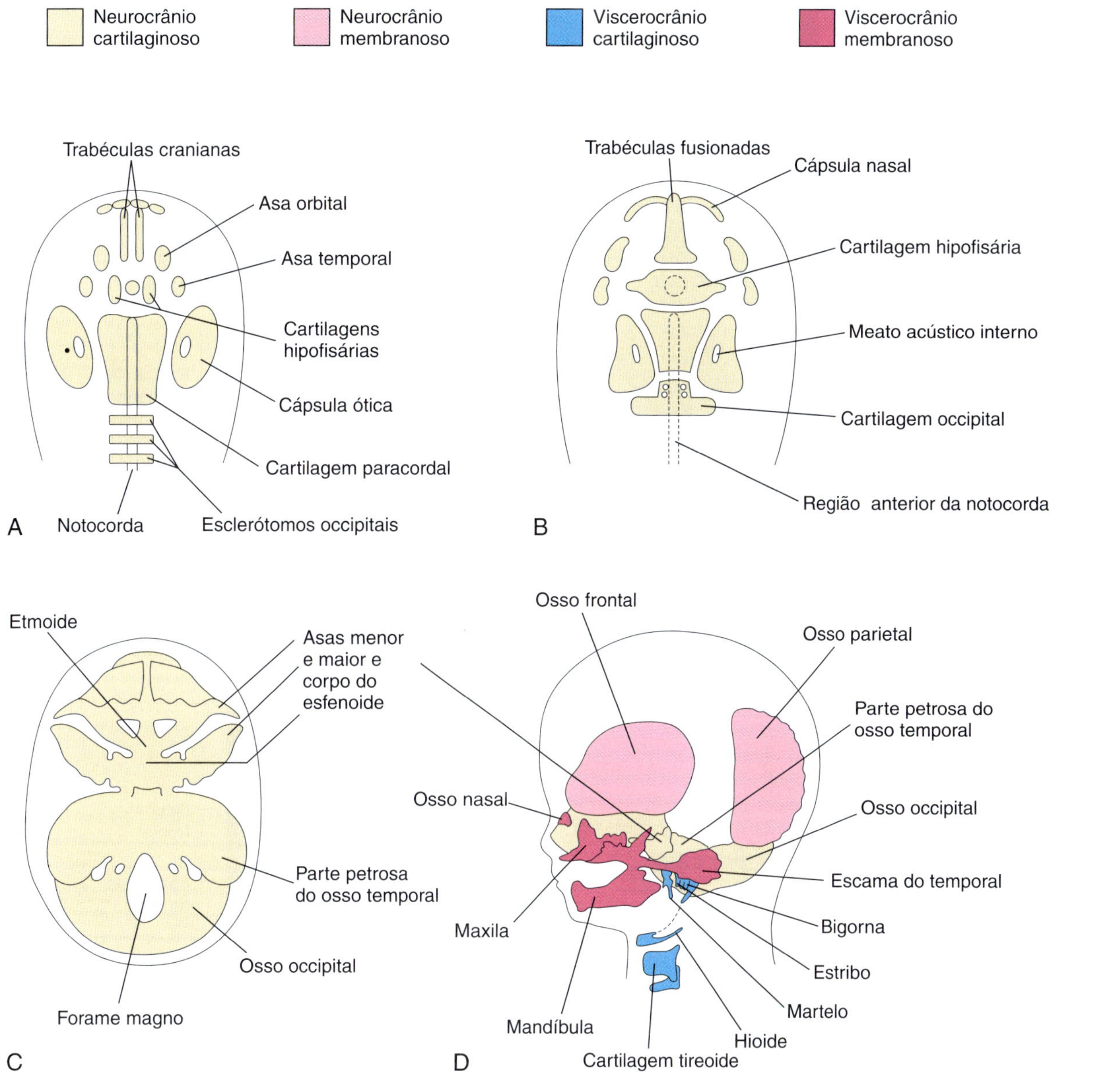

Figura 15-7 Estágios do desenvolvimento do crânio. A base do crânio em desenvolvimento é vista superiormente (**A** a **C**) e lateralmente (**D**). **A,** Sexta semana: as várias cartilagens que se fusionarão para formar o condrocrânio. **B,** Sétima semana, após a fusão de algumas das cartilagens pareadas. **C,** 12ª semana: a base cartilaginosa do crânio é formada pela fusão de várias cartilagens. **D,** 20ª semana: derivação dos ossos do crânio fetal.

se estende, e um osso parietal se sobrepõe ligeiramente ao outro. Alguns dias após o nascimento, a forma da calvária retorna ao normal.

Viscerocrânio Cartilaginoso

O viscerocrânio cartilaginoso é derivado do esqueleto cartilaginoso dos dois primeiros pares de **arcos faríngeos** (Cap. 10).

- A extremidade dorsal da cartilagem do primeiro arco faríngeo forma o martelo e a bigorna da orelha média.
- A extremidade dorsal da cartilagem do segundo arco faríngeo forma uma parte do estribo da orelha média e o processo estiloide do osso temporal. A sua extremidade ventral se ossifica para formar o **corno menor** do osso hioide.
- As cartilagens do terceiro, quarto e sexto arcos faríngeos formam-se apenas nas partes ventrais dos arcos. As cartilagens do terceiro arco formam os cornos maiores do osso hioide.
- As cartilagens do quarto e sexto arcos faríngeos fusionam-se para formar as cartilagens laríngeas, com exceção da epiglote (Cap. 10).

Viscerocrânio Membranoso

A ossificação membranosa ocorre na proeminência maxilar do primeiro arco faríngeo (Cap. 10) e, posteriormente, forma os ossos temporal escamoso, maxilar e zigomático.

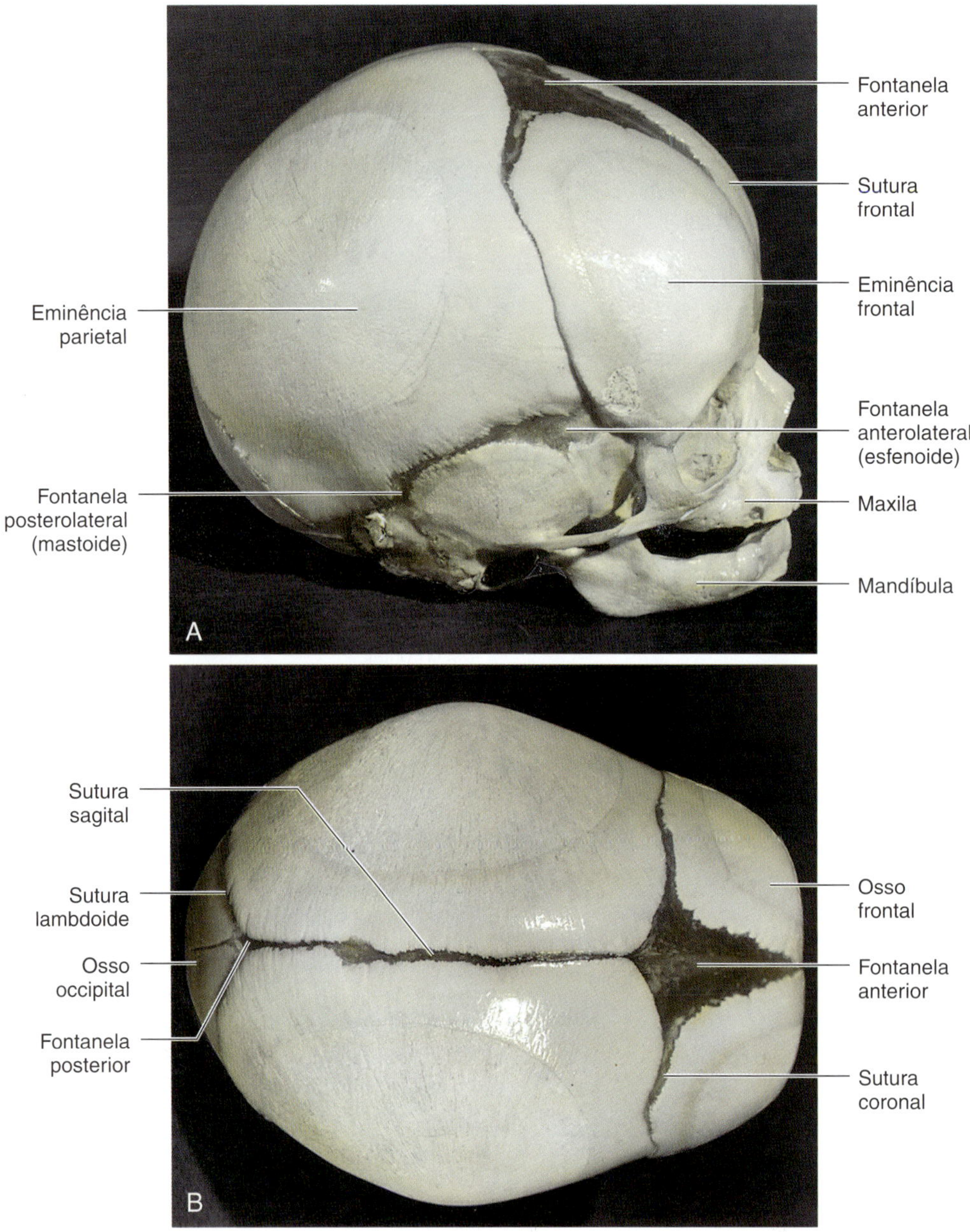

Figura 15-8 Crânio fetal, com os ossos, fontanelas e suturas. **A,** Vista lateral. **B,** Vista superior. As fontanelas posterior e anterolateral desaparecem em 2 ou 3 meses após o nascimento em virtude do crescimento dos ossos circundantes, mas permanecem como suturas por muitos anos. As fontanelas posterolaterais desaparecem de modo semelhante no final do primeiro ano, e a fontanela anterior desaparece no final do segundo ano. As metades do osso frontal normalmente começam a se fusionar no segundo ano, e a sutura frontal geralmente é obliterada por volta do oitavo ano.

Os **ossos temporais escamosos** tornam-se parte do neurocrânio. A **proeminência mandibular** forma a mandíbula. Alguma ossificação endocondral ocorre no plano mediano do queixo e no côndilo mandibular.

Crânio do Recém-nascido

O crânio de um recém-nascido é grande em relação ao resto do esqueleto, e a face é relativamente pequena em comparação com a calvária (teto do crânio). A pequena região facial do crânio resulta do pequeno tamanho das mandíbulas, da ausência virtual dos seios paranasais (ar) e do subdesenvolvimento dos ossos faciais.

Crescimento Pós-natal do Crânio

Após a recuperação da modelagem, o crânio do recém-nascido é bastante redondo e seus ossos são finos. As suturas fibrosas permitem que o encéfalo e a calvária cresçam durante a infância. O aumento de tamanho é maior nos primeiros 2 anos, período de mais rápido crescimento pós-natal do cérebro. A calvária continua a se expandir para se conformar ao crescimento do encéfalo até próximo dos 16 anos; depois disso há, geralmente, um leve aumento de tamanho por 3 a 4 anos em virtude do espessamento dos seus ossos.

Há também um rápido crescimento da face e da mandíbula, coincidindo com a erupção dos dentes primários ou decíduos. Essas alterações faciais são mais acentuadas após a erupção dos dentes permanentes (Cap. 18). O crescimento das regiões frontais e faciais ocorre simultaneamente, associado ao aumento do tamanho dos seios paranasais (p. ex., os seios maxilares). O crescimento desses seios é importante para acrescentar ressonância à voz.

COSTELAS ACESSÓRIAS

Costelas acessórias, geralmente rudimentares, resultam do desenvolvimento de processos costais das vértebras cervicais ou lombares (Fig. 15-6*A*). Esses processos geralmente se formam apenas na região torácica. A costela acessória mais comum é uma **costela lombar,** mas, em geral, é clinicamente insignificante. A **costela cervical** ocorre em 0,5 a 1% das pessoas (Fig. 15-9*A*) e é muitas vezes fusionada com a primeira costela; geralmente é anexada ao manúbrio do esterno ou à sétima vértebra cervical.

Costelas acessórias podem ser unilaterais ou bilaterais. *A pressão de uma costela cervical no plexo braquial de nervos, em parte no pescoço e na axila,* ou na artéria subclávia, muitas vezes causa sintomas neurovasculares (p. ex., paralisia e anestesia do membro superior).

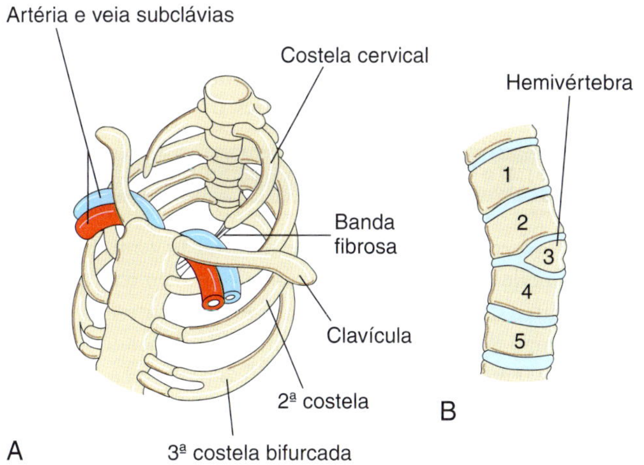

Figura 15-9 Anormalidades das vértebras e costelas. **A,** Costelas cervical e bifurcada. Observe que a costela cervical esquerda tem uma banda fibrosa que passa posteriormente aos vasos subclávios e se anexa ao esterno. **B,** Vista anterior da coluna vertebral mostrando uma hemivértebra. A metade direita da terceira vértebra torácica está ausente. Observe a curvatura lateral associada (escoliose) da coluna vertebral.

HEMIVÉRTEBRA

Normalmente, os corpos vertebrais em desenvolvimento têm dois centros de condrificação que logo se unem. A hemivértebra resulta do não aparecimento de um dos centros de condrificação e, com isso, da não formação de metade da vértebra. Hemivértebra é a causa mais comum de **escoliose congênita** (curvatura lateral e rotacional) da coluna vertebral (Fig. 15-9*B*).

RAQUISQUISE

Raquisquise (fenda da coluna vertebral) refere-se a anormalidades vertebrais em um grupo complexo de anomalias (**disrafismo espinal**) que afetam principalmente as estruturas axiais (Fig. 15-10). Em recém-nascidos acometidos, as dobras neurais não se fusionam, seja pela indução defeituosa pela notocorda subjacente ou devido a um agente teratogênico.

ACRANIA

Na acrania, o neurocrânio está ausente e há grandes defeitos congênitos da coluna vertebral que são incompatíveis com a vida (Fig. 15-10). Acrania está associada à **meroencefalia** (ausência parcial do cérebro), assim como à **raquisquise** (extensas aberturas nos arcos vertebrais da coluna vertebral). A ausência parcial do cérebro ocorre em aproximadamente um em cada 1.000 nascimentos. A meroencefalia ocorre quando a extremidade craniana do tubo neural não se fecha durante a quarta semana de desenvolvimento, resultando na subsequente falha da formação da calvária.

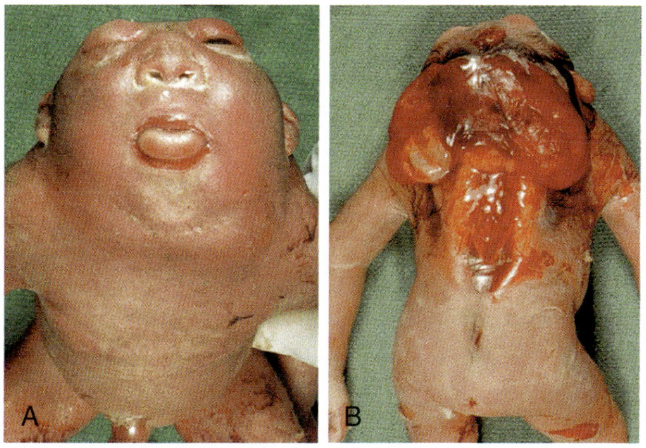

Figura 15-10 Vistas anterior (**A**) e posterior (**B**) de um feto de 20 semanas com defeitos graves, incluindo acrania (ausência da calvária), raquisquise cervical (aberturas extensas nos arcos vertebrais), regressão cerebral (meroencefalia) e iniencefalia (defeito na região occipital – atrás do crânio).

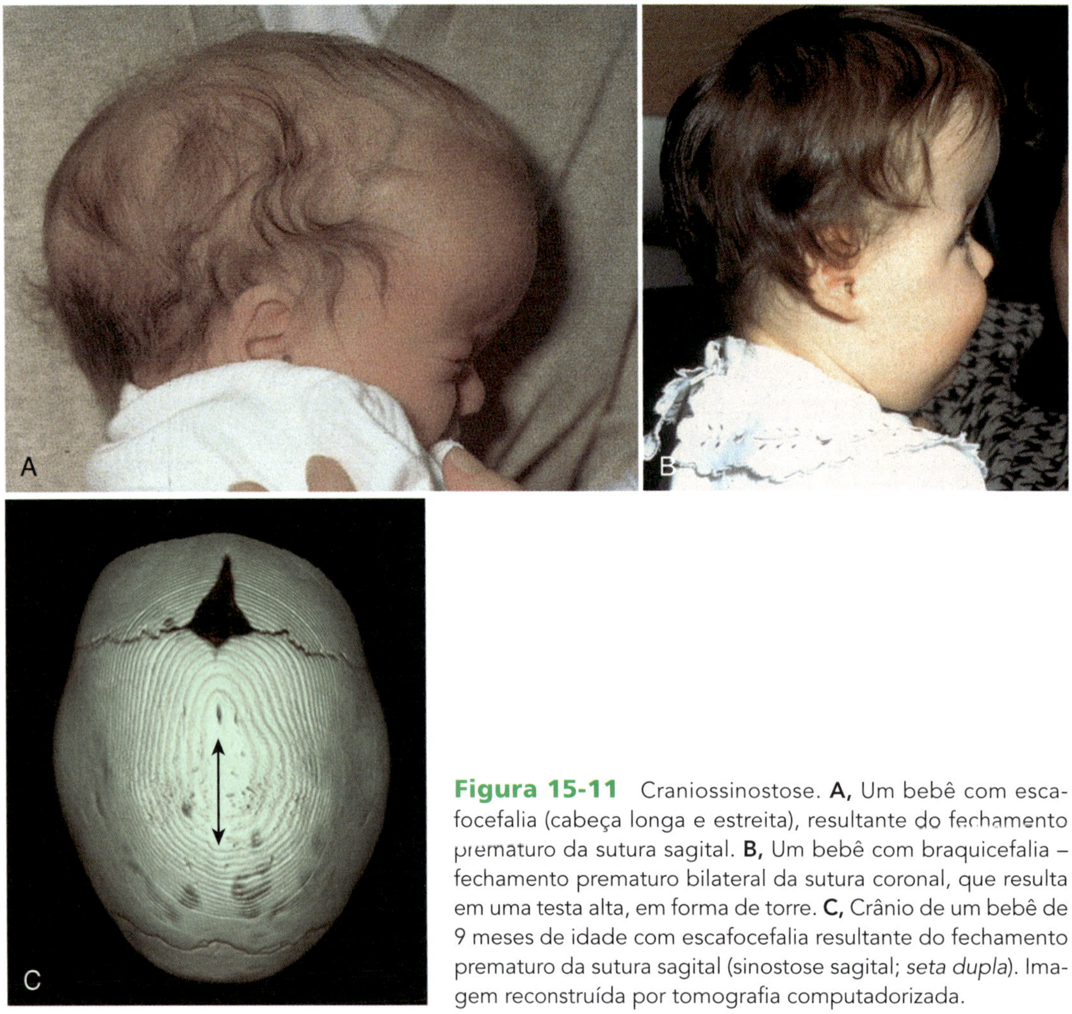

Figura 15-11 Craniossinostose. **A,** Um bebê com escafocefalia (cabeça longa e estreita), resultante do fechamento prematuro da sutura sagital. **B,** Um bebê com braquicefalia – fechamento prematuro bilateral da sutura coronal, que resulta em uma testa alta, em forma de torre. **C,** Crânio de um bebê de 9 meses de idade com escafocefalia resultante do fechamento prematuro da sutura sagital (sinostose sagital; *seta dupla*). Imagem reconstruída por tomografia computadorizada.

CRANIOSSINOSTOSE

Vários defeitos congênitos resultam da fusão pré-natal das suturas cranianas (Fig. 15-11). A causa da craniossinostose não está clara, mas os fatores genéticos parecem ser importantes. *Mutações no gene homeobox* (MSX2 *e* ALX4) *têm sido implicadas em casos de craniossinostose e outros defeitos cranianos.* Esses defeitos são muito mais comuns no sexo masculino do que no feminino, e eles são muitas vezes associados a outros defeitos esqueléticos.

O tipo de deformação craniana decorrente depende da sutura que se fecha prematuramente. Se a sutura sagital fecha cedo, o crânio se torna alongado e em forma de cunha – **escafocefalia** (Fig. 15-11*A* e *C*). Esse tipo de deformidade craniana constitui cerca de metade dos casos de craniossinostose. Outros 30% dos casos envolvem o fechamento prematuro da sutura coronal, que resulta em um crânio alongado, em forma de torre – **braquicefalia** (Fig. 15-11*B*). Se a sutura coronal fechar-se prematuramente apenas de um lado, o crânio é torcido e assimétrico, resultando em **plagiocefalia.** O fechamento prematuro da **sutura frontal (metópica)** (Fig. 15-8) resulta em um defeito do osso frontal e outros defeitos – **trigonocefalia.**

DESENVOLVIMENTO DO ESQUELETO APENDICULAR

O esqueleto apendicular consiste nas cinturas peitoral e pélvica e nos ossos dos membros. Durante a sexta semana, os **moldes de osso mesenquimal nos membros** são submetidos a condrificação para formar **moldes ósseos de cartilagem**

IDADE ÓSSEA

A idade óssea é um bom índice de maturação geral. O radiologista pode determinar a idade óssea por meio da avaliação dos centros de ossificação com base em dois critérios:

- O tempo de aparecimento de material calcificado na diáfise, epífise, ou ambas, é específico para cada diáfise e epífise e para cada osso e sexo.
- O desaparecimento da linha escura que representa a placa de cartilagem da epífise indica que a epífise se fusionou com a diáfise.

A fusão dos centros da diáfise-epífise, que ocorre em tempos específicos para cada epífise, acontece 1 a 2 anos mais cedo em mulheres do que em homens. No feto, a ultrassonografia é utilizada para avaliação e medição dos ossos.

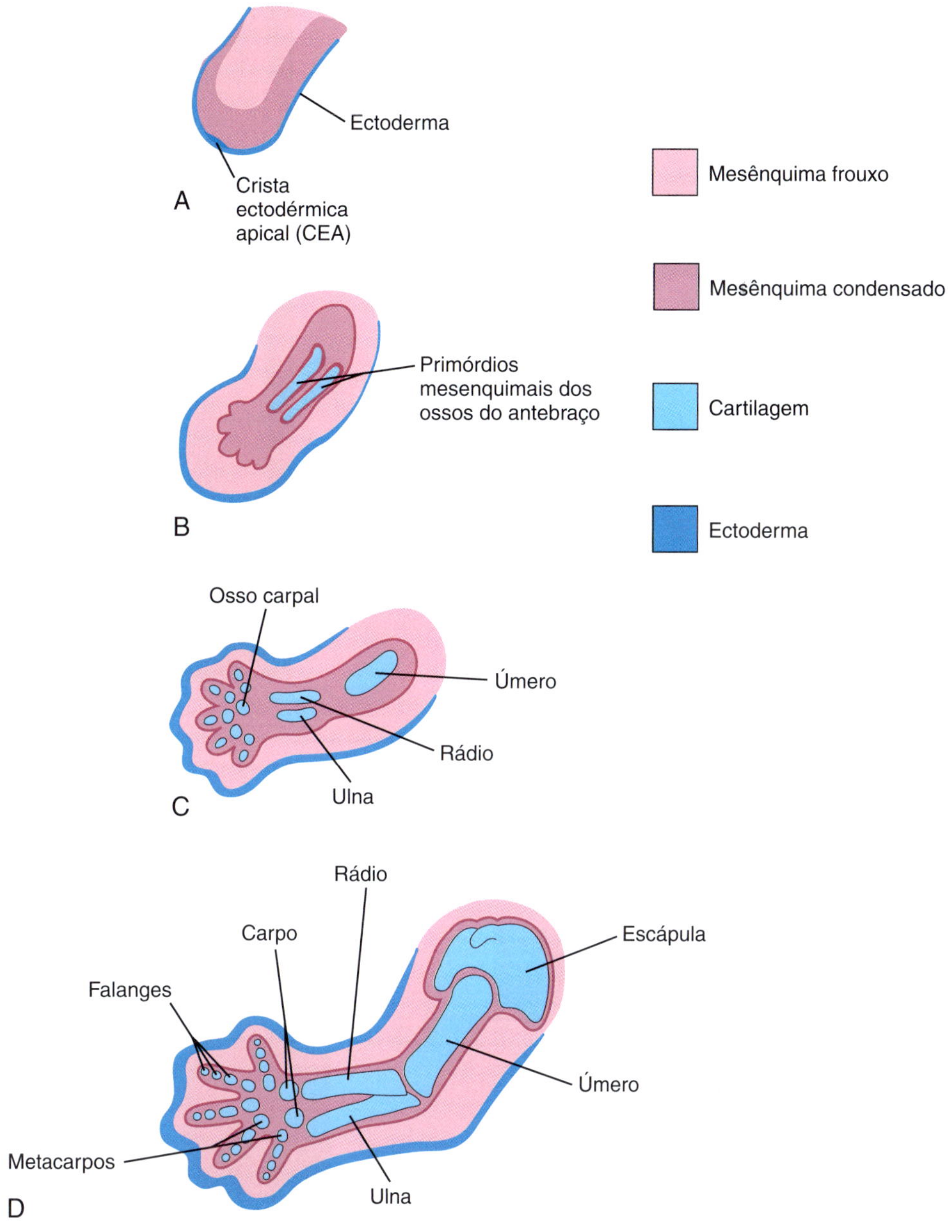

Figura 15-12 Cortes longitudinais de um botão do membro superior de um embrião mostrando o desenvolvimento dos ossos cartilaginosos. **A,** No 28º dia. **B,** No 44º dia. **C,** No 48º dia. **D,** No 56º dia.

hialina (Fig. 15-12). A **clavícula** desenvolve-se inicialmente por ossificação intramembranosa e depois forma cartilagens de crescimento em ambas as extremidades. Os moldes da cintura escapular e ossos dos membros superiores aparecem um pouco antes dos da cintura pélvica e dos ossos dos membros inferiores. Os moldes ósseos aparecem em uma sequência proximodistal. *O mecanismo molecular da morfogênese dos membros é regulada por centros especializados de sinalização ao longo de três eixos de desenvolvimento (proximal/distal, ventral/dorsal e anterior/posterior). A padronização nos membros em desenvolvimento é controlada por Hox e outras complexas vias de sinalização* (Cap. 20).

A ossificação começa nos ossos longos por volta da oitava semana (Fig. 15-3*B* e *C*). Por volta da 12ª semana, os **centros primários de ossificação** já apareceram em quase todos os ossos dos membros (Fig. 15-13). *As clavículas começam a ossificar antes dos demais ossos do corpo*, seguidas pelos fêmures. Praticamente todos os centros primários de ossificação (diáfise) estão presentes ao nascimento.

Os centros para a extremidade distal do fêmur e a extremidade proximal da tíbia normalmente aparecem durante o último mês de vida intrauterina (34–38 semanas). Os centros dos outros ossos aparecem após o nascimento. A parte do osso ossificado a partir do centro secundário é a **epífise.** O osso formado a partir do centro primário na diáfise não se fusiona na **placa de cartilagem epifisária** com aquele formado a partir dos centros secundários nas epífises, até que o osso cresça até o seu comprimento adulto (Fig. 15-3*E*). Este atraso permite que o alongamento do osso continue até que o tamanho final seja atingido.

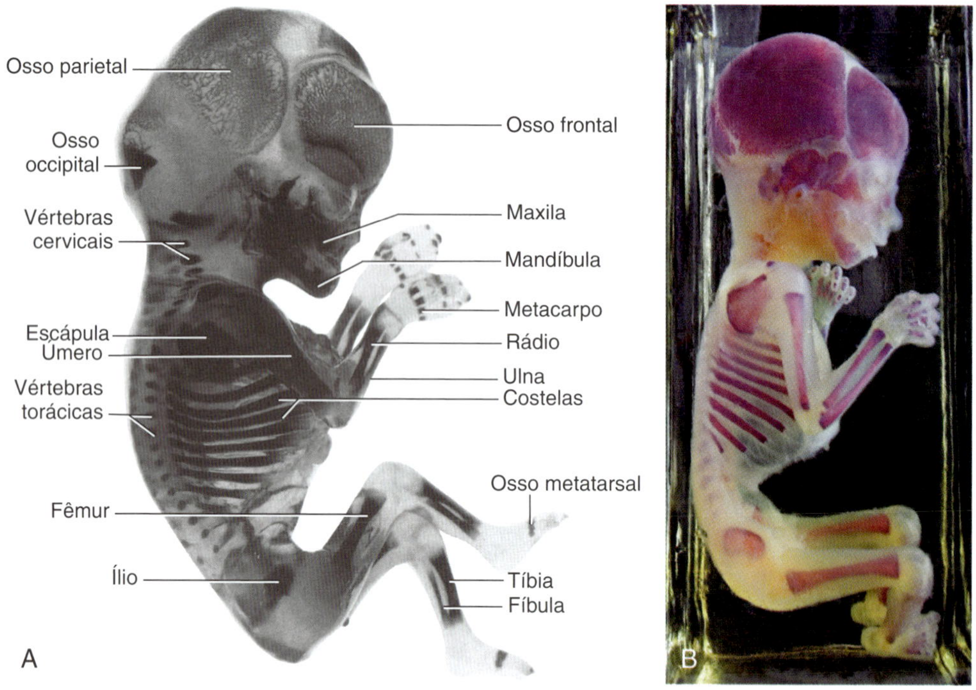

Figura 15-13 **A,** Feto de 12 semanas corado com alizarina. **B,** Feto de 20 semanas corado com alizarina. Observe o grau de progressão da ossificação a partir dos centros de ossificação primários, que são endocondrais nas partes apendicular e axial do esqueleto, com exceção da maior parte dos ossos cranianos. Observe que o carpo e o tarso estão inteiramente cartilaginosos nesta fase, como estão as epífises de todos os ossos longos.

MALFORMAÇÕES ESQUELÉTICAS GENERALIZADAS

A **acondroplasia** é a causa mais comum de nanismo – **baixa estatura** (Cap. 19, Fig. 19-9). Ocorre em aproximadamente um em 15.000 nascimentos. Os membros tornam-se arqueados e curtos por causa de um distúrbio da ossificação endocondral nas placas de cartilagem epifisária, especialmente dos ossos longos, durante a vida fetal (Fig. 15-14). O tronco (do corpo) é geralmente curto, e a cabeça é ampliada, há abaulamento na testa e o nariz tem a forma de concha (osso nasal plano). A acondroplasia é uma **doença autossômica dominante,** e aproximadamente 80% dos casos são decorrentes de novas mutações; a taxa aumenta com a idade paterna. *A maioria dos casos é devida a uma mutação pontual (f.1,11,12) no gene* FGFR3, que resulta em magnificação do efeito inibidor normal da ossificação endocondral, especificamente no zona de proliferação de condrócitos. Isso resulta em encurtamento dos ossos, mas não afeta o crescimento em largura do osso (crescimento do periósteo).

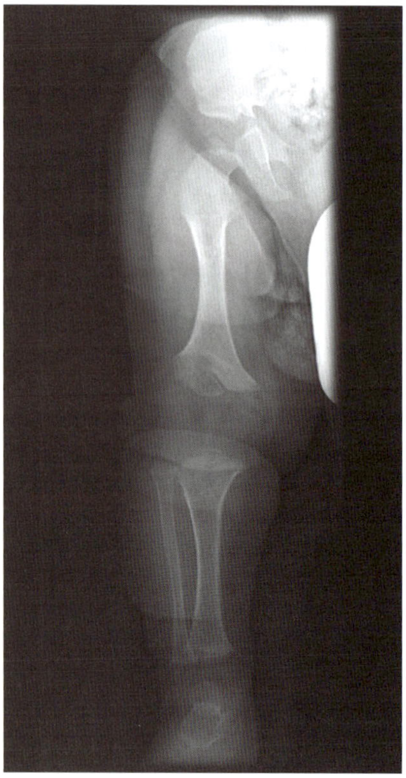

Figura 15-14 Radiografia do sistema esquelético de uma criança de 2 anos de idade com acondroplasia, mostrando encurtamento proximal do fêmur com a metáfise brilhante.

SISTEMA MUSCULAR

O sistema muscular desenvolve-se a partir do **mesoderma,** exceto para os músculos da íris, que se desenvolvem a partir do **neuroectoderma.** Mioblastos – células embrionárias do músculo – são derivados do **mesênquima.**

HIPERPITUITARISMO

O **hiperpituitarismo congênito infantil**, que causa o crescimento anormalmente rápido na infância, é raro. Esta condição pode resultar em **gigantismo** (altura e proporções do corpo excessivas). Em adultos, o hiperpituitarismo causa **acromegalia** (crescimento dos tecidos moles, órgãos viscerais e ossos da face, mãos e pés). Na acromegalia, os centros epifisários e diafisários dos ossos longos se fusionam, evitando, assim, o alongamento dos ossos. *O gigantismo e a acromegalia resultam da secreção excessiva de hormônio do crescimento.*

Desenvolvimento do Músculo Esquelético

Os mioblastos que formam os músculos esqueléticos do tronco são derivados do mesênquima do miótomo dos somitos. Os músculos dos membros desenvolvem-se a partir de **células miogênicas precursoras** nos brotos dos membros. Estudos mostram que essas células têm origem no **dermatomiótomo ventral dos somitos** em resposta a sinais moleculares de tecidos adjacentes (Fig. 15-15). As células miogênicas precursoras migram para os brotos dos membros, onde sofrem transformação epiteliomesenquimal. A primeira indicação de **miogênese** (formação de músculo) é o alongamento dos núcleos e corpos celulares de células mesenquimais à medida que eles se diferenciam em mioblastos.

Essas **células musculares primordiais** logo se fusionam para formar estruturas cilíndricas alongadas, multinucleadas, os **miotubos**. *No âmbito molecular, esses eventos são precedidos pela ativação de genes e pela expressão da família MyoD de fatores de transcrição hélice-alça-hélice básicos específicos dos músculos (MyoD, miogenina, Myf-5 e MRF4) nas células miogênicas precursoras. Foi sugerido que as moléculas de sinalização provenientes do tubo neural ventral (Shh), da notocorda (Shh), do tubo neural dorsal (Wnt, BMP-4) e do ectoderma subjacente (Wnt, BMP-4) regulam o início da miogênese e a indução do miótomo.*

O crescimento muscular resulta da fusão contínua de mioblastos e de miotubos. Os **miofilamentos** desenvolvem-se no citoplasma dos miotubos durante ou após a fusão dos mioblastos. Logo depois, as **miofibrilas** e outras organelas características das células musculares estriadas se desenvolvem. Como as células musculares são longas e estreitas, elas são chamadas de **fibras musculares.** À medida que os miotubos se diferenciam, eles são revestidos por lâminas externas, que os isolam do tecido conjuntivo circundante. Os **fibroblastos** formam as camadas do perimísio e epimísio da bainha fibrosa; o endomísio é formado pela lâmina externa, derivada da fibra muscular, e por fibras reticulares.

A maior parte do músculo esquelético desenvolve-se antes do nascimento, e quase todos os músculos restantes são formados próximo do final do primeiro ano. O aumento do tamanho de um músculo após o primeiro ano é resultado do aumento de diâmetro das fibras, devido à formação de mais miofilamentos. Os músculos aumentam em comprimento e largura para acompanhar o crescimento do esqueleto.

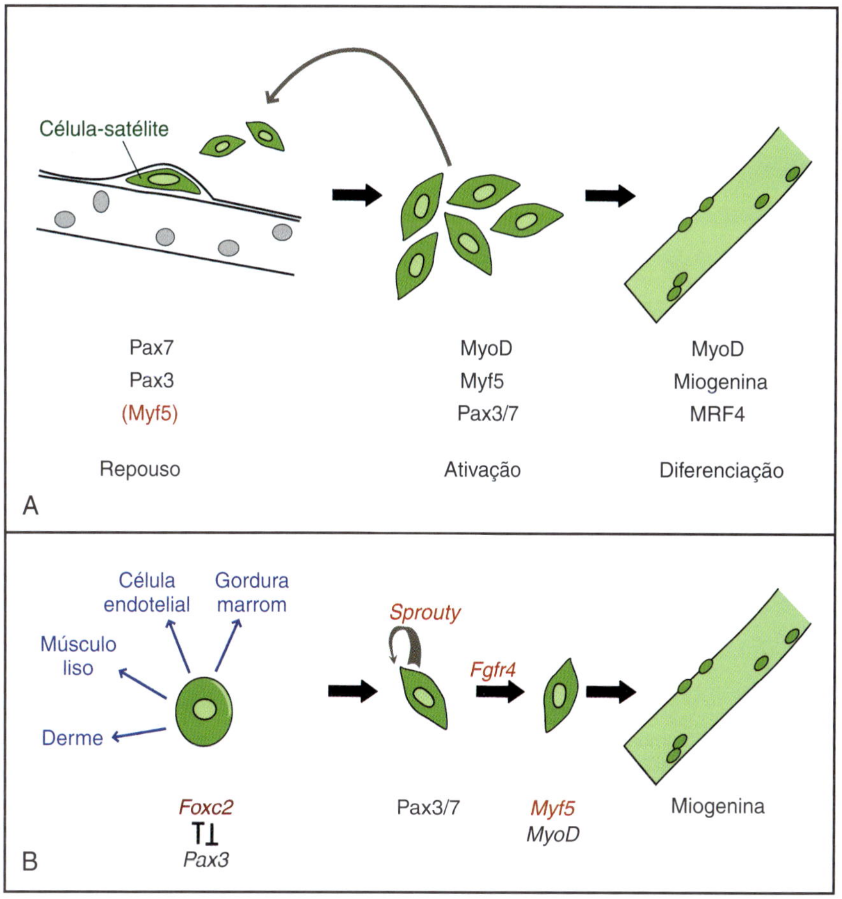

Figura 15-15 Progressão das células musculares progenitoras em direção à formação de músculo esquelético diferenciado. **A,** A progressão das células-satélites musculares adultas em direção à formação de novas fibras musculares. Myf5 é mostrado em vermelho no estado de repouso para indicar que as transcrições estão presentes, mas não a proteína. **B,** A progressão das células somíticas em direção à miogênese, mostrando como Pax3 ativa os genes-alvo que regulam diferentes fases deste processo. Os genes-alvo Pax3 são mostrados em vermelho. *(De Buckingham M, Rigby PWJ: Gene regulatory networks and transcriptional mechanisms that control myogenesis. Dev Cell 28:225, 2014.)*

Miótomos

Os miótomos apresentam uma **divisão epaxial** dorsal e uma **divisão hipaxial** ventral (Fig. 15-16). Cada **nervo espinal** em desenvolvimento também se divide e envia um ramo para cada divisão, o **ramo primário dorsal** supre a divisão epaxial e o **ramo primário ventral** supre a divisão hipaxial. Alguns músculos, como os músculos intercostais, permanecem com arranjo segmentado como os somitos, mas a maioria dos mioblastos migra para longe da miótomo e forma músculos não segmentados.

Derivados das Divisões Epaxiais dos Miótomos

Os mioblastos das divisões epaxiais dos miótomos formam os músculos segmentares do eixo corporal principal, os músculos extensores do pescoço e da coluna vertebral (Fig. 15-17). Os músculos extensores embrionários que são derivados dos miótomos sacrais e coccígeos se degeneram; seus derivados adultos são os ligamentos sacrococcígeos dorsais.

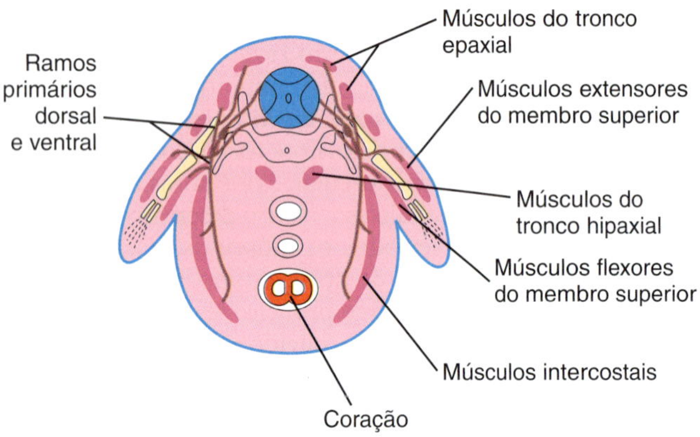

Figura 15-16 Corte transversal do embrião mostrando os derivados epaxial e hipaxial de um miótomo.

Derivados das Divisões Hipaxiais dos Miótomos

Os mioblastos das divisões hipaxiais dos miótomos cervicais formam os músculos escaleno, pré-vertebral, gênio-hióideo e infra-hióideo (Fig. 15-17*A*). Os dos miótomos torácicos formam os músculos flexores lateral e ventral da coluna vertebral, enquanto os miótomos lombares formam o músculo quadrado lombar. Os músculos dos membros, os músculos intercostais e os músculos abdominais são também derivados da divisão hipaxial dos miótomos. Os miótomos sacrococcígeos formam os músculos do diafragma pélvico e, provavelmente, os músculos estriados do ânus e dos órgãos sexuais.

Músculos do Arco Faríngeo

Os mioblastos dos arcos faríngeos formam os músculos da mastigação e da expressão facial, bem como os da faringe e da laringe (Cap. 10). Esses músculos são inervados pelos nervos do arco faríngeo.

Músculos Oculares

Acredita-se que o mesoderma na área da placa pré-cordal origina três *miótomos pré ópticos* a partir do qual os mioblastos se diferenciam (Fig. 15-17*B*). Grupos de mioblastos, cada um inervado pelo seu próprio nervo craniano (NC III, NC IV ou NC VI), formam os músculos extrínsecos do olho.

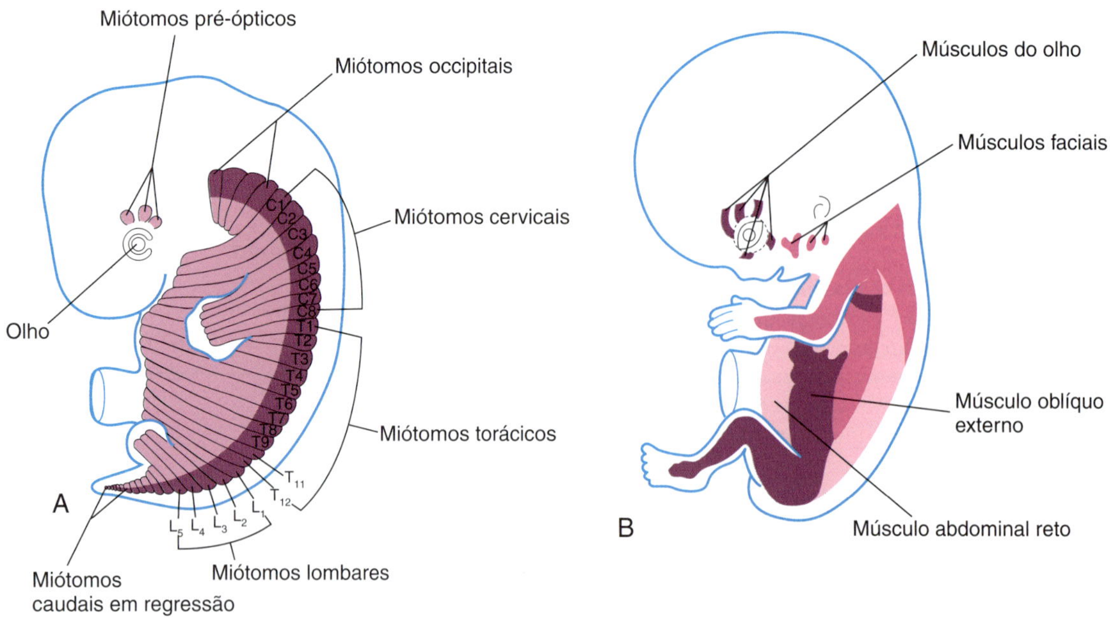

Figura 15-17 Esquemas do sistema muscular em desenvolvimento. **A,** Em um embrião de 6 semanas são mostradas as regiões de miótomo dos somitos que dão origem à maioria dos músculos esqueléticos. **B,** Em um embrião de 8 semanas, observa-se o tronco em desenvolvimento e a musculatura dos membros.

Músculos da Língua

Os mioblastos dos *miótomos occipitais (pós-ópticos)* formam os músculos da língua, que são inervados pelo nervo hipoglosso (NC XII).

Músculos dos Membros

A musculatura de membros desenvolve-se a partir de mioblastos que cercam os ossos em desenvolvimento (Fig. 15-16). As **células miogênicas precursoras** nos brotos dos membros originam-se dos somitos. Essas células são primeiramente localizadas na parte ventral do dermatomiótomo e são epiteliais (Fig. 15-1*D*). Após a **transformação epiteliomesenquimal**, as células migram para o primórdio do membro.

Desenvolvimento do Músculo Liso

Algumas fibras musculares lisas diferenciam-se do **mesênquima esplâncnico** que circunda o endoderma do intestino primitivo e seus derivados (Fig. 15-1*E*). O músculo liso nas paredes de muitos vasos sanguíneos e linfáticos surge do mesoderma somático. Acredita-se que os músculos da íris (esfíncter e dilatador da pupila) e as células **mioepiteliais** das glândulas mamárias e sudoríparas sejam derivados de células mesenquimais que se originam do ectoderma.

O primeiro sinal de diferenciação do músculo liso é o desenvolvimento de núcleos alongados em mioblastos fusiformes. No início do desenvolvimento, novos mioblastos continuam a se diferenciar a partir de células mesenquimais, mas não se fusionam; eles permanecem mononucleados. No final do desenvolvimento, a divisão de mioblastos existentes gradualmente substitui a diferenciação de novos mioblastos na produção de novo tecido muscular liso. Elementos contráteis filamentosos, mas não sarcoméricos, desenvolvem-se no seu citoplasma, e a superfície externa de cada célula diferenciada adquire uma lâmina externa circundante. À medida que as fibras de músculo liso se desenvolvem em lâminas ou feixes, elas recebem inervação autônoma; fibroblastos e células musculares sintetizam e depositam fibras colágenas, elásticas e reticulares.

Desenvolvimento do Músculo Cardíaco

O mesoderma esplâncnico lateral origina o mesênquima em torno do tubo cardíaco em desenvolvimento (Cap. 14). Os **mioblastos cardíacos** são derivados deste mesênquima por diferenciação e crescimento de células únicas, ao contrário das fibras musculares esqueléticas estriadas, que se desenvolvem pela fusão de células. Os mioblastos se mantêm aderidos uns aos outros, como no músculo esquelético em desenvolvimento, mas suas membranas celulares não se desintegram; essas áreas de adesão dão origem aos **discos intercalados**. O crescimento de fibras musculares cardíacas resulta da formação de novos **miofilamentos**. No final do período embrionário, desenvolvem-se feixes especiais de células musculares que têm relativamente poucas miofibrilas e diâmetros relativamente maiores do que das fibras musculares cardíacas típicas. As células se desenvolvem a partir do miocárdio trabecular original e apresentam junções comunicantes de rápida condução, e formam o sistema de condução do coração (fibras de Purkinje) (Cap. 14).

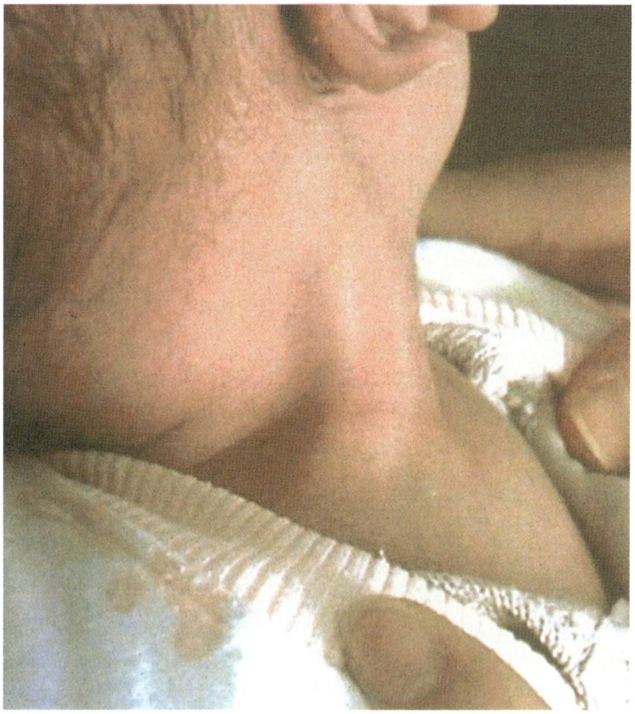

Figura 15-18 Torcicolo muscular congênito (pescoço torto) mostrando extenso comprometimento do músculo esternocleidomastóideo esquerdo em uma criança de 2 meses.

ANOMALIAS DOS MÚSCULOS

Eventualmente algum músculo do corpo pode estar ausente; exemplos comuns são a borda esternocostal do peitoral maior, o palmar longo, o trapézio, o serrátil anterior e o quadrado femoral. A ausência do peitoral maior, geralmente a sua parte esternal, é geralmente associada a *sindactilia* (fusão de dedos). Esse defeito é parte da **síndrome de Poland**, que também inclui aplasia ou hipoplasia da mama e do mamilo, deficiências de pelos axilares e gordura subcutânea, bem como braços e dedos encurtados. Às vezes ocorre lesão do músculo esternocleidomastóideo no nascimento, resultando em **torcicolo congênito**. A rotação e a inclinação da cabeça tornam-se fixadas por causa da fibrose muscular concomitante, assim como do encurtamento do músculo esternocleidomastóideo de um lado (Fig. 15-18). Embora o trauma do nascimento seja comumente considerado uma causa de torcicolo congênito, este também pode resultar de mau posicionamento no útero.

MÚSCULOS ACESSÓRIOS

Ocasionalmente ocorre o desenvolvimento de músculos acessórios. Por exemplo, um *músculo sóleo acessório* é observado em cerca de 3% da população. Acredita-se que o primórdio do músculo sóleo pode sofrer separação precocemente para formar um sóleo acessório.

DESENVOLVIMENTO DOS MEMBROS

Estágios Iniciais do Desenvolvimento dos Membros

O primeiro aparecimento dos **brotos dos membros** ocorre próximo ao final da quarta semana como pequenas elevações da parede corporal ventrolateral (Fig. 15-19, 5ª semana). O desenvolvimento dos membros começa com a ativação de um grupo de células mesenquimais no mesoderma lateral. *Os brotos dos membros superiores são visíveis por volta do 26º ou 27º dia*, ao passo que os brotos dos membros inferiores aparecem 1 a 2 dias mais tarde. Cada botão de membro consiste em uma massa de mesênquima coberta por ectoderma (Fig. 15-12*A* e *B*). O mesênquima é derivado da camada somática do mesoderma lateral.

Os brotos dos membros alongam-se pela proliferação do mesênquima. Embora os estágios iniciais de desenvolvimento dos membros sejam iguais para os membros superiores e inferiores (Cap. 6, Fig. 6-11), existem diferenças distintas por causa de sua forma e função. Os **brotos dos membros superiores** desenvolvem-se no lado oposto aos segmentos cervicais caudais, ao passo que os **brotos dos membros inferiores** se formam no lado oposto aos segmentos lombares e sacrais superiores.

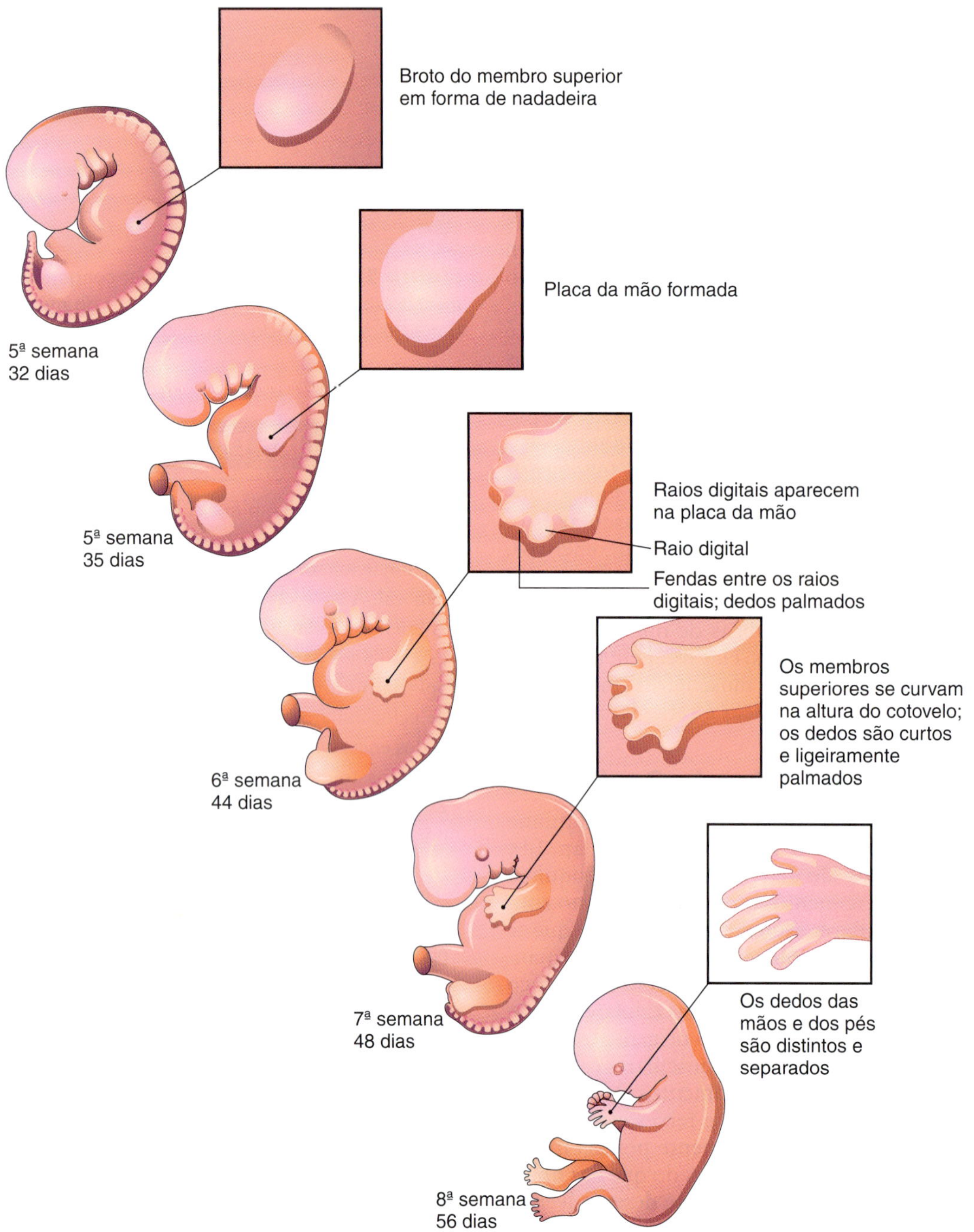

Figura 15-19 Desenvolvimento dos membros de fetos (32 a 56 dias). Observe que o desenvolvimento dos membros superiores antecede o dos membros inferiores.

No vértice de cada botão de membro, o ectoderma torna-se espesso para formar uma **crista ectodérmica apical** (CEA) (Fig. 15-12*A*). A CEA, uma estrutura epitelial especializada de múltiplas camadas, interage com o mesênquima no botão do membro, promovendo o crescimento do broto, *para o qual o BMP é essencial. O ácido retinoico promove a formação do botão do membro inibindo a sinalização do fator de crescimento de fibroblasto (FGF8).* A CEA exerce uma influência indutiva no mesênquima do membro que inicia o crescimento e o desenvolvimento dos membros no eixo proximo distal. As células mesenquimais se agregam na margem posterior do botão do membro para formar uma **zona de atividade polarizadora**. Os *fatores de crescimento de fibroblastos a partir do CEA ativam a zona de atividade polarizada causando a expressão da proteína sonic hedgehog (Shh), que controla a modelagem do membro ao longo do eixo anteroposterior.*

As expressões de Wnt7 a partir da epiderme dorsal do botão do membro e de engrailed-1 (EN-1) a partir da região ventral estão envolvidas na especificação do eixo dorsoventral. Curiosamente, a própria CEA é mantida por sinais indutores de Shh e Wnt7. O mesênquima adjacente à CEA consiste em células de proliferação rápida, indiferenciadas, enquanto as células mesenquimais proximais a ele diferenciam-se em vasos sanguíneos e moldes ósseos de cartilagem. *Para a formação da cartilagem, a sinalização do fator de crescimento transformante β (TGF- β) desempenha um papel fundamental.* As extremidades distais dos brotos dos membros eventualmente se tornam planas e se transformam nas placas das mãos e dos pés (Fig. 15-19).

No final da sexta semana de desenvolvimento, o tecido mesenquimal das **placas das mãos** se condensam para formar *botões dos dedos da mão* – **raios digitais** (Figs. 15-19 e 15-20*A a* C), que definem o padrão dos dedos. Durante a sétima semana, condensações semelhantes de mesênquima em placas dos pés formam os *botões dos dedos dos pés* – raios digitais – (Fig. 15-20*G* a *I*). Na extremidade de cada raio digital, uma parte da CEA induz o desenvolvimento do mesênquima no primórdio mesenquimal dos ossos (falanges) nos dígitos. Os intervalos entre os raios digitais são ocupados por um frouxo mesênquima. Rapidamente, as regiões intermediárias de mesênquima sofrem **apoptose** *(morte celular programada)*, formando *fendas entre os raios digitais* (Figs. 15-19 e 15-20*DeJ*).Com a progressão dessas fendas, aparecem os dedos separados no final da oitava semana do desenvolvimento (Fig. 15-19). Estudos moleculares mostram que o antagonismo entre o ácido retinoico e o TGF-β controla a apoptose celular interdigital. O bloqueio dos eventos celulares e moleculares durante esse processo pode ser responsável pela fusão dos dedos das mãos ou dos pés, uma condição conhecida como **sindactilia** (Fig. 15-25*C* e *D*).

Estágios Finais do Desenvolvimento dos Membros

O mesênquima em um broto de membro dá origem aos ossos, ligamentos e vasos sanguíneos (Fig. 15-12). À medida que os brotos dos membros se alongam no início da quinta semana, moldes mesenquimais dos ossos são formados por agregações celulares (Fig. 15-12*A* e *B*). **Centros de condrificação** aparecem no final da quinta semana. No final da sexta semana, todo o esqueleto do membro é cartilaginoso (Fig. 15-12*C-D*).

A **osteogênese dos ossos longos** começa na sétima semana a partir dos centros primários de ossificação nas diáfises dos ossos longos. Os **centros de ossificação** estão presentes em todos os *ossos longos* por volta da 12ª semana. A ossificação primária dos ossos do carpo (punho) começa no primeiro ano após o nascimento.

A partir das **regiões do dermatomiótomo dos somitos**, as células miogênicas precursoras também migram para o botão do membro e mais tarde se diferenciam em **mioblastos**, os precursores das células musculares. À medida que os ossos longos se formam, os mioblastos se agregam

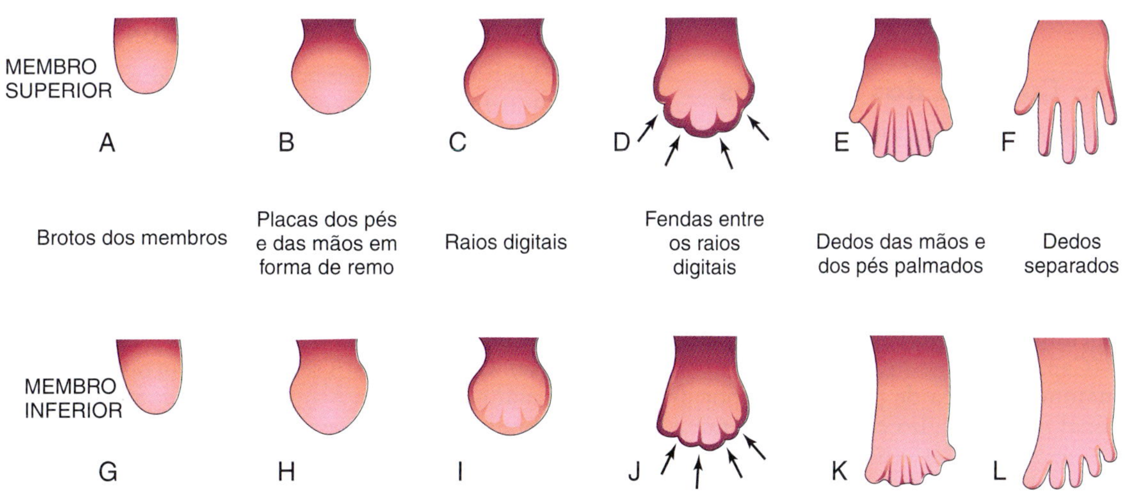

Figura 15-20 Desenvolvimento das mãos e dos pés entre a quarta e a oitava semanas. Os estágios iniciais do desenvolvimento dos membros são semelhantes, com a diferença que o desenvolvimento das mãos precede o dos pés em cerca de 1 dia. **A,** No 27º dia. **B,** No 32º dia. **C,** No 41º dia. **D,** No 46º dia. **E,** No 50º dia. **F,** No 52º dia. **G,** No 28º dia. **H,** No 36º dia. **I,** No 46º dia. **J,** No 49º dia. **K,** No 52º dia. **L,** No 56º dia. As *setas* em **D** e **J** indicam os processos de degradação do tecido que separam os dedos das mãos e dos pés.

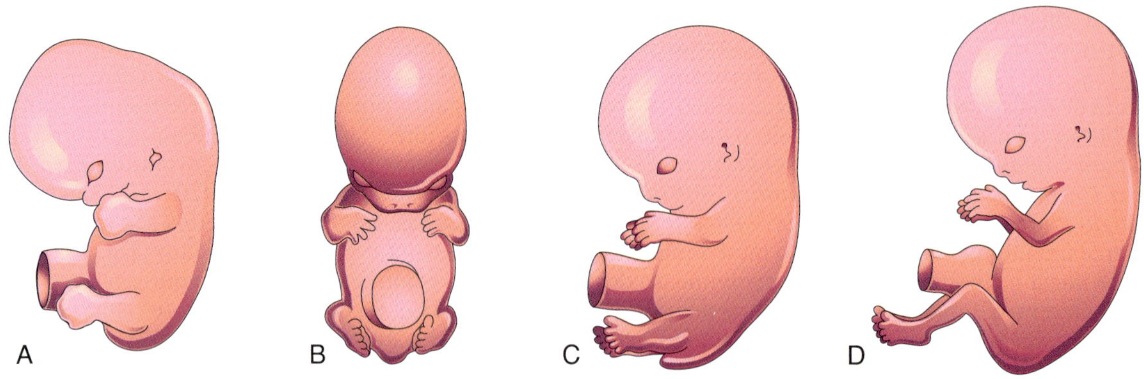

Figura 15-21 Mudanças de posição dos membros em embriões em desenvolvimento. **A,** Aproximadamente aos 48 dias, os membros estendem-se ventralmente e as placas das mãos e dos pés ficam de frente uns aos outros. **B,** Aproximadamente aos 51 dias, os membros superiores são flexionados na altura dos cotovelos e as mãos são curvadas sobre o tórax. **C,** Aproximadamente aos 54 dias, as solas dos pés voltam-se em sentido medial. **D,** Aproximadamente aos 56 dias. Observe que os cotovelos apontam agora em sentido caudal e os joelhos, em sentido cranial.

e formam uma grande massa muscular em cada botão do membro (Fig. 15-16). Em geral, esta massa muscular separa-se em componentes dorsais (extensores) e ventrais (flexores).

No início da sétima semana, os membros se estendem ventralmente e as bordas pré-axial e pós-axial ficam em sentido cranial e caudal, respectivamente (Fig. 15-22*A* e *D*). Os *membros superiores rotacionam lateralmente* por 90 graus sobre os seus eixos longitudinais; desse modo, os futuros cotovelos apontam para a região dorsal e os músculos extensores se localizam nas faces lateral e posterior do membro. Os *membros inferiores rotacionam medialmente* por quase 90 graus; desse modo, os futuros joelhos se posicionam ventralmente e os músculos extensores na face anterior do membro inferior (Fig. 15-21*A* a *D*).

O rádio a tíbia, a ulna e a fíbula são ossos homólogos, assim como o polegar e o hálux são dígitos homólogos. As **articulações sinoviais** aparecem no início do período fetal, coincidindo com a diferenciação funcional dos músculos dos membros e suas inervações.

Inervação Cutânea dos Membros

Os **axônios motores** oriundos da medula espinal inserem-se nos brotos dos membros durante a quinta semana e crescem para as massas musculares dorsais e ventrais. Os **axônios sensoriais** inserem-se nos brotos dos membros após os axônios motores e os usam para orientação. As **células da crista neural**, as precursoras das células de Schwann, circundam as fibras nervosas motoras e sensoriais nos membros e *formam as bainhas de mielina e o neurilema* (Cap. 16).

O **dermátomo** é a área de pele suprida por um único nervo espinal e seu gânglio espinal. Durante a quinta semana, os nervos periféricos estendem-se a partir dos **plexos dos membros** (braquial e lombossacro) em desenvolvimento para o mesênquima dos brotos dos membros (Fig. 15-22*A* e *B*). Os nervos espinais são distribuídos em faixas segmentares, suprindo as superfícies tanto dorsais quanto ventrais dos brotos dos membros. À medida que os membros se alongam, a distribuição cutânea dos nervos espinais migra ao longo dos membros e não mais alcança a superfície da parte distal dos membros. Embora o **padrão do dermátomo** original mude durante o crescimento dos membros, uma sequência ordenada de distribuição ainda pode ser reconhecida no adulto (Fig. 15-22*C* e *F*). No membro superior, as áreas supridas por C5 e C6 são adjacentes às áreas supridas por T2, T1 e C8, mas a sobreposição entre elas é mínima na linha axial ventral.

Como há superposição de **dermátomos**, uma área de pele específica não é exclusivamente inervada por um único nervo segmentar. Os dermátomos do membro podem ser detectados na face lateral do membro superior e apoiando sua face medial. Uma distribuição comparável de dermátomos ocorre nos membros inferiores e pode ser detectada na face ventral e em seguida até a face dorsal do membro inferior. Quando os membros se estendem e rotacionam, eles carregam seus nervos com eles; isso explica o curso oblíquo dos nervos oriundos dos plexos braquial e lombossacro.

Suprimento Sanguíneo dos Membros

Os brotos dos membros são supridos por ramos das **artérias intersegmentares** (Fig. 15-23*A*), que se originam na aorta dorsal e formam uma fina rede capilar em todo o mesênquima. O padrão vascular primordial consiste em uma **artéria axial primária** e seus ramos (Fig. 15-23*B* e *C*), que drenam para um seio marginal periférico. O sangue do seio drena em uma veia periférica.

O padrão vascular muda à medida que os membros se desenvolvem, principalmente como resultado do surgimento de novos vasos a partir de vasos já existentes (**angiogênese**). Os novos vasos se fundem com outros brotos para formar novos vasos. A artéria axial primária torna-se a **artéria braquial** no braço e as **artérias ulnar e radial** no antebraço, seus ramos terminais da artéria braquial (Fig. 15-23*B*). À medida que os dedos se formam, o seio marginal se rompe e o padrão venoso final, representado pelas veias basílica e cefálica e suas veias tributárias, se desenvolve. Na coxa, a artéria axial primária é representada pela **artéria profunda da coxa** (artéria femoral profunda). Na perna, a artéria axial primária é representada pelas artérias tibiais anterior e posterior (Fig. 15-23*C*).

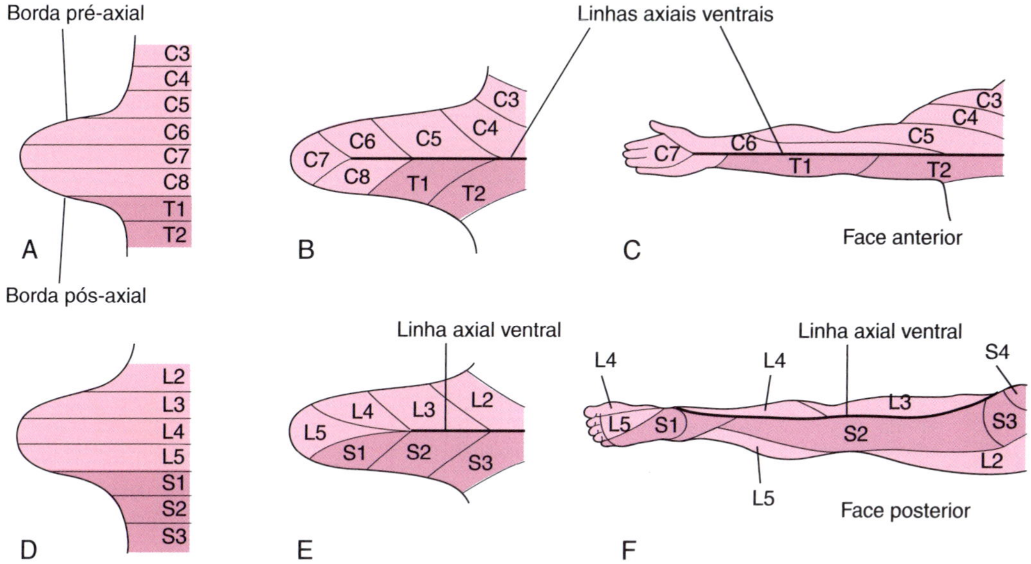

Figura 15-22 Desenvolvimento dos padrões dermatomais dos membros. As linhas axiais indicam onde não há sobreposição sensorial. **A** e **D,** Face ventral dos brotos dos membros no início da quinta semana. Nesse estágio, os padrões dermatomais mostram a organização segmentar primitiva. **B** e **E,** Vistas similares no final da quinta semana mostrando o arranjo modificado dos dermátomos. **C** e **F,** Os padrões dermatomais nos membros superiores e inferiores do adulto. O padrão dermatomal primitivo desapareceu, mas uma sequência ordenada de dermátomos ainda pode ser reconhecida. Em **F,** observe que a maior parte da superfície ventral original do membro inferior encontra-se na parte traseira do membro do adulto. Isso é resultado da rotação medial do membro inferior que ocorre no final do período embrionário. No membro superior, a linha axial ventral estende-se ao longo da superfície anterior do braço e antebraço. No membro inferior, a linha axial ventral estende-se ao longo do lado medial da coxa e do joelho, para a face posteromedial da perna até o calcanhar.

MÃOS E PÉS EM FENDA

Nos raros defeitos de *mãos e pés em fenda*, um ou mais dedos centrais estão ausentes – **ectrodactilia** – resultante do não desenvolvimento de um ou mais raios digitais (Fig. 15-24*A* e *B*). A mão ou o pé são divididos em duas partes que se opõem. Os dedos restantes são parcial ou completamente fusionados (**sindactilia**).

AUSÊNCIA CONGÊNITA DO RÁDIO

Em algumas pessoas ocorre a ausência completa ou parcial do rádio. A mão se desvia lateralmente (radialmente), e a ulna curva-se com a concavidade na face lateral do antebraço. Este defeito resulta de falha na formação do primórdio mesenquimal do rádio durante a quinta semana. A ausência do rádio é geralmente causada por fatores genéticos.

POLIDACTILIA

Dedos supernumerários são comuns (Fig. 15-25*A* e *B*). Muitas vezes, o dedo extra é incompletamente formado e carece de desenvolvimento muscular adequado, tornando-se inútil. Se a mão é afetada, o dedo extra é mais comumente medial ou lateral, em vez de central. No pé, o dedo extra é geralmente lateral. *A polidactilia é herdada como um traço dominante.*

SINDACTILIA

Este defeito congênito ocorre em aproximadamente um em 2.200 nascimentos. A **sindactilia cutânea** (associação simples dos dedos) é o defeito mais comum dos membros (Fig. 15-25*C*). Ocorre com mais frequência no pé do que na mão (Fig. 15-25*C* e *D*). A sindactilia é mais frequentemente observada entre o terceiro e o quarto dedo da mão, e entre o segundo e terceiro dedo do pé (Fig. 15-25*D*). Ela é herdada como um traço dominante simples ou recessivo simples. A sindactilia cutânea resulta da não degeneração das telas entre dois ou mais dedos. Em alguns casos, ocorre **sinostose** (fusão de ossos). A **sindactilia óssea** ocorre quando os entalhes entre os raios digitais não se desenvolvem durante a sétima semana; como resultado, a separação dos dedos não ocorre.

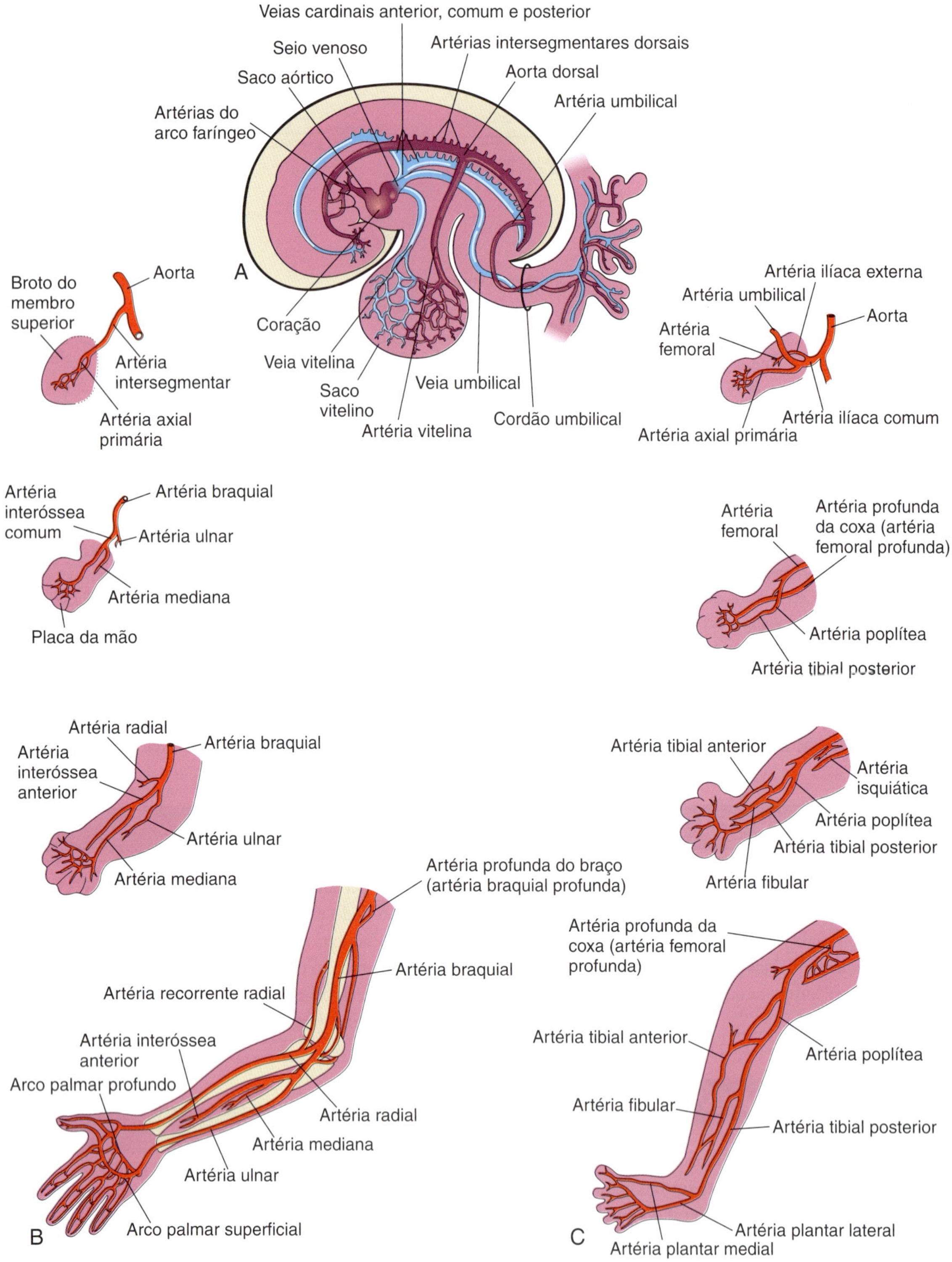

Figura 15-23 Desenvolvimento das artérias dos membros. **A** e **B,** Desenvolvimento das artérias dos membros superiores. **C,** Desenvolvimento das artérias dos membros inferiores.

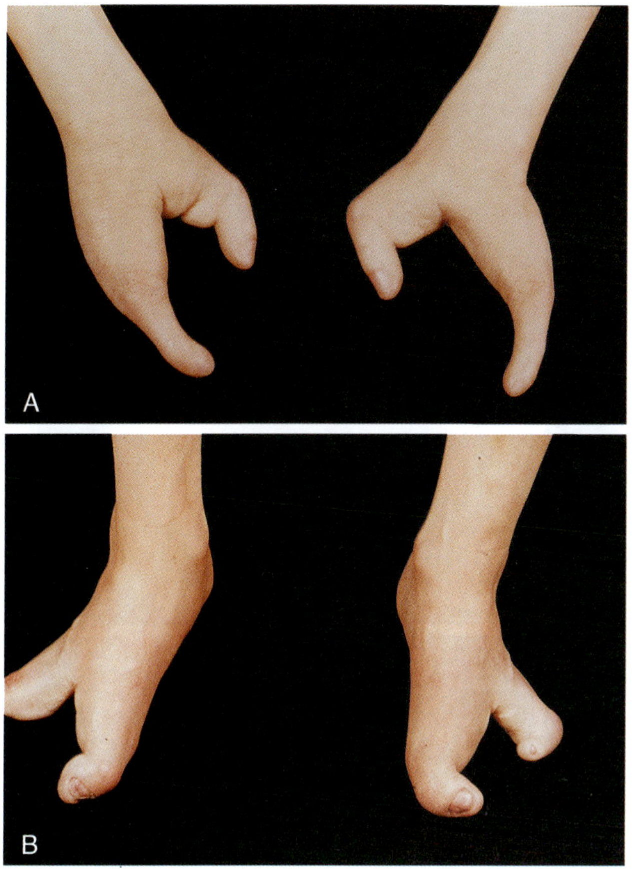

Figura 15-24 Defeitos congênitos das mãos e dos pés. **A,** Ectrodactilia em uma criança. Observe a ausência dos dedos centrais das mãos, resultando em mãos em fenda. **B,** Um tipo semelhante de defeito envolvendo os pés. Esses defeitos dos membros podem ser herdados em um padrão autossômico dominante.

ARTROGRIPOSE

Artrogripose múltipla congênita refere-se a um grupo heterogêneo de distúrbios musculoesqueléticos caracterizados por múltiplas contraturas e imobilidade de duas ou mais articulações, desde o nascimento. A incidência desse defeito congênito é de um em 3.000 nascidos vivos; indivíduos do sexo masculino são mais afetados em casos ligados ao sexo. As causas podem ser tanto neurológicas (defeitos do sistema nervoso central e periférico) quanto não neurológicas (defeitos cartilaginosos e restrição de movimento no útero).

PÉ TORTO CONGÊNITO

Pé torto é uma deformação que ocorre a uma taxa de aproximadamente um em cada 1.000 nascimentos. O pé torto **equinovaro,** o tipo mais comum, é duas vezes mais frequente no sexo masculino do que no feminino. A sola do pé é virada medialmente, e o pé é invertido (Fig. 15-26). Há muita incerteza sobre a causa do pé torto congênito. Fatores hereditários estão envolvidos em alguns casos, e parece que fatores ambientais estão envolvidos na maioria dos casos. O pé torto parece seguir um **padrão de herança multifatorial**; assim, qualquer posição intrauterina que resulte no posicionamento anormal dos pés pode causar o pé torto se o feto for geneticamente predisposto a essa deformação.

ANOMALIAS DOS MEMBROS

Existem dois tipos principais de defeitos dos membros:

- **Amelia –** ausência completa de um membro.
- **Meromelia –** como **hemimelia,** ausência parcial de um membro (p. ex., ausência da fíbula na perna), e **focomelia,** mãos e pés estão ligados perto do corpo.

As anomalias dos membros se originam em diferentes estágios do desenvolvimento. A supressão do desenvolvimento do broto dos membros no início da quarta semana resulta em **amelia** (Fig. 15-27*A*). A interrupção ou distúrbio da diferenciação ou crescimento dos membros durante a quinta semana resulta em **meromelia** (Fig. 15-27*B* e *C*). Alguns defeitos dos membros são causados por:

- **Fatores genéticos,** como anormalidades cromossômicas associadas à trissomia do 18 (Cap. 19).
- **Genes mutantes,** como na braquidactilia (falta de dedos) ou osteogênese imperfeita (doenças do tecido conjuntivo). *Estudos moleculares implicam a mutação genética* (HOX, BMP, SHH, WNT7, EN1 *e outros*) *em alguns casos de anomalias dos membros.*
- **Fatores ambientais,** como teratógenos (p. ex., talidomida).
- **Combinação de fatores genéticos e ambientais** *(herança multifatorial),* como na luxação congênita do quadril.
- **Rompimento vascular e isquemia (suprimento sanguíneo diminuído)**, como nos defeitos de redução de membros.

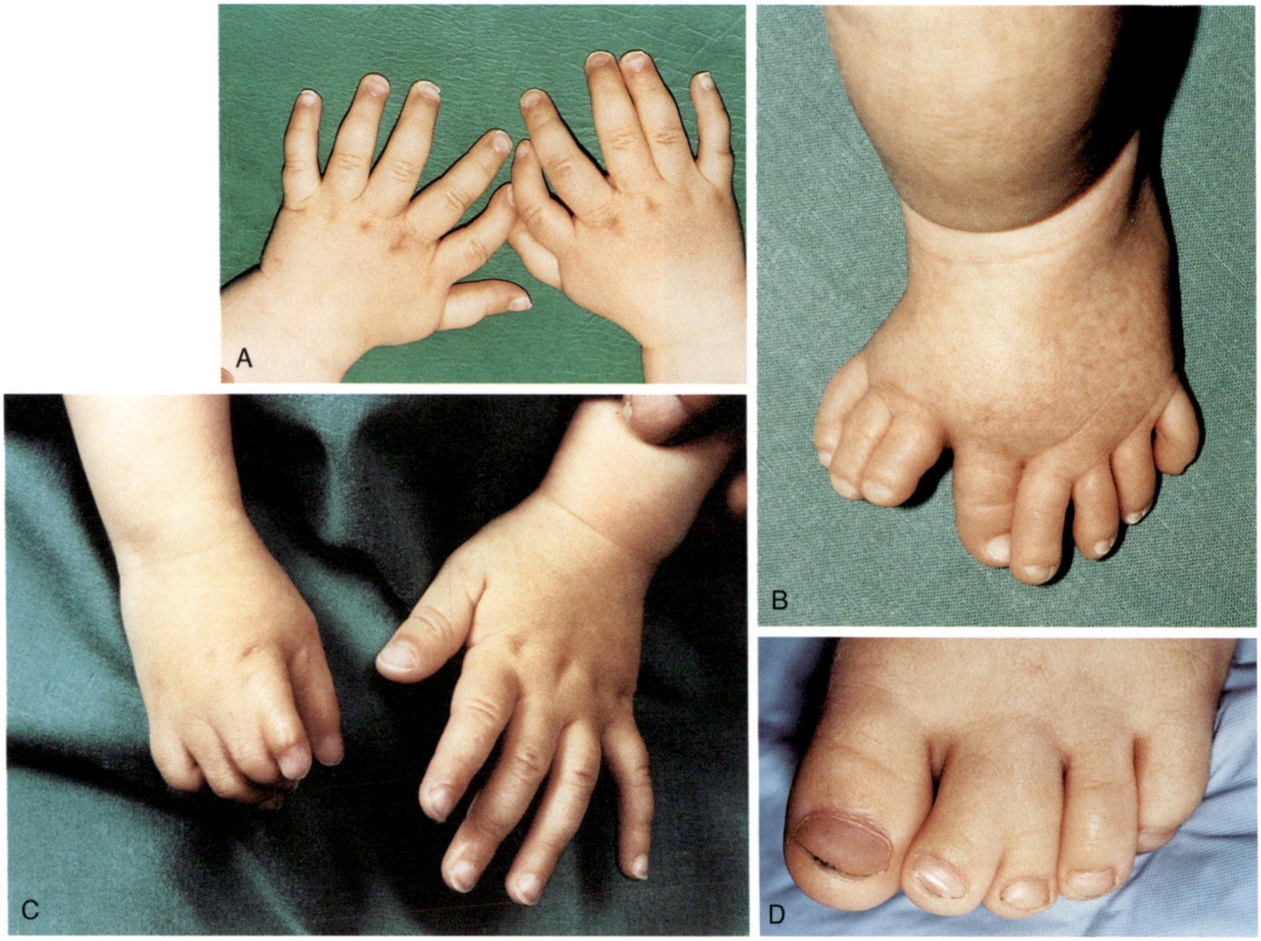

Figura 15-25 Tipos de defeitos congênitos digitais. **A,** Polidactilia das mãos. **B,** Polidactilia do pé. Essa condição resulta da formação de um ou mais raios digitais adicionais durante o período embrionário. **C** e **D,** Várias formas de sindactilia envolvendo os dedos das mãos e dos pés. A sindactilia cutânea (**C**) é provavelmente causada por apoptose incompleta (morte celular programada) nos tecidos entre os raios digitais durante a vida embrionária. **D,** Sindactilia do segundo e do terceiro dedos do pé. Na sindactilia óssea, os raios digitais se juntam como resultado da falta de apoptose, causando a fusão dos ossos.

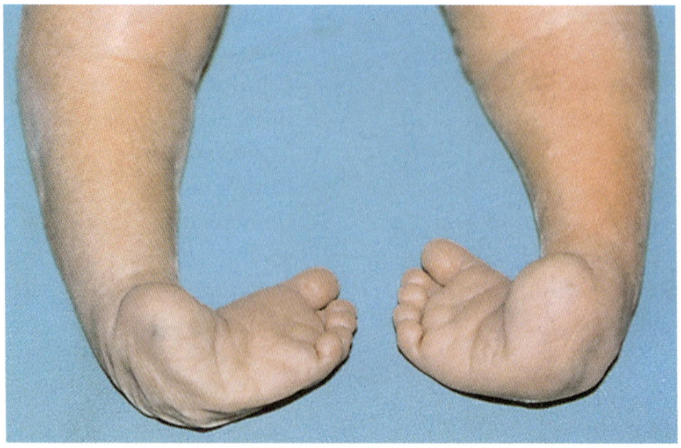

Figura 15-26 Recém-nascido com um tipo clássico de malformação, a deformidade do pé torto ou talipe equinovaro bilateral, caracterizada por inversão e rotação medial das solas dos pés.

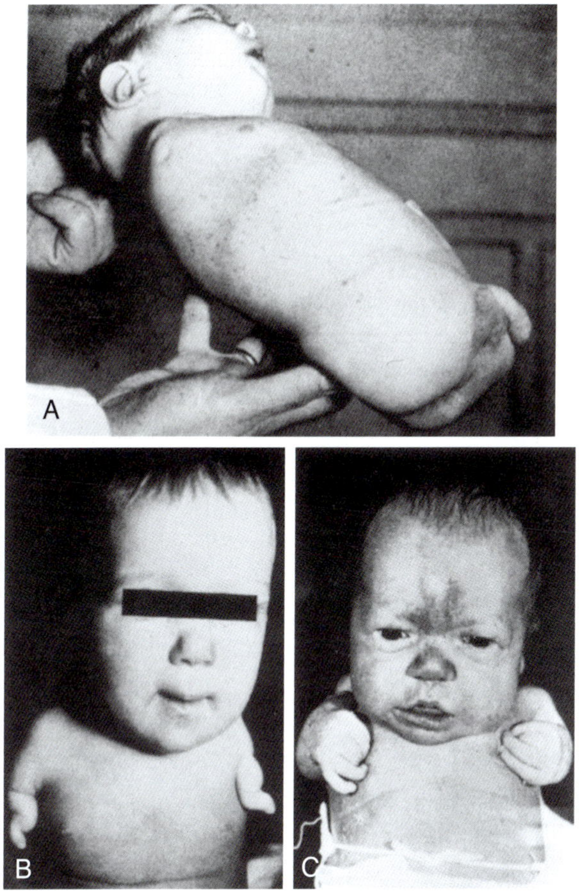

Figura 15-27 Defeitos congênitos causadospela ingestão materna de talidomida. **A,** Amelia quádrupla (ausência dos membros superiores e inferiores). **B,** Meromelia (ausência parcial) dos membros superiores; os membros são representados por cotos rudimentares. **C,** Meromelia com membros superiores rudimentares ligados diretamente ao tronco. *(De Lenz W, Knapp K: Foetal malformations due to thalidomide. Ger Med Mon 7:253, 1962.)*

QUESTÕES DE ORIENTAÇÃO CLÍNICA

1. Ocasionalmente, as costelas acessórias estão associadas à sétima vértebra cervical e à primeira vértebra lombar. Essas costelas acessórias são de importância clínica?
2. Que defeito vertebral pode causar escoliose? Defina essa condição. Qual é a base embriológica de um defeito vertebral?
3. O que significa o termo *craniossinostose*? O que essa anormalidade de desenvolvimento pode causar? Dê um exemplo comum e descreva-o.
4. Uma criança apresentou-se com características da síndrome de Klippel-Feil. Quais são as principais características desta condição? Que defeitos vertebrais geralmente são observados?
5. Uma criança nasceu com a síndrome do abdome em ameixa seca (*prune-belly*). O que você acha que poderia causar este defeito congênito? Que defeito urinário resulta do desenvolvimento anormal da parede abdominal anterior?
6. Um menino apresenta-se com um mamilo muito mais baixo que o outro. Como você explicaria a posição anormalmente baixa do mamilo para os pais?
7. Uma menina de 8 anos de idade perguntou ao seu médico por que o músculo de um lado do seu pescoço era tão proeminente. O que você diria a ela? O que acontecerá se isso não for tratado?
8. Após exercício extenuante, um jovem atleta queixou-se de dor na face posteromedial do tornozelo. Foi-lhe dito que ele tinha um músculo da panturrilha acessório. Isso é possível? Em caso afirmativo, qual é a base embriológica desse defeito?
9. Uma criança tinha pernas curtas. Seu tronco tinha proporções normais, mas sua cabeça era ligeiramente maior do que o normal. Ambos os pais tinham membros normais, e esse problema nunca tinha ocorrido nas suas famílias. Poderia a ingestão de fármacos pela mãe ter causado essas anomalias? Se não, qual seria a provável causa desses distúrbios esqueléticos? Eles poderiam ocorrer novamente se o casal tivesse mais filhos?
10. Um homem tem dedos muito curtos (braquidactilia). Ele diz que dois de seus parentes têm dedos curtos, mas nenhum de seus irmãos ou irmãs tem. Quais são as chances de seus filhos terem braquidactilia se sua esposa tem dedos normais?
11. Uma mulher deu à luz uma criança sem a mão direita. Ela tinha tomado um medicamento que continha doxilamina e diciclomina para aliviar náuseas durante a 10ª semana de gravidez (8 semanas após a fertilização). A mulher está instituindo um processo judicial contra a empresa que fabrica o medicamento. Esse medicamento causa defeitos nos membros? Se sim, ele poderia ter prejudicado o desenvolvimento da mão da criança?
12. Uma criança teve sindactilia da mão esquerda e ausência da borda esternal esquerda do músculo peitoral maior. A criança era, sob outros aspectos, normal, exceto que o mamilo do lado esquerdo estava aproximadamente 5 cm mais baixo que o outro. Qual é a causa desses defeitos? Eles podem ser corrigidos?
13. Qual é o tipo mais comum de pé torto? É uma doença comum? Qual é a aparência dos pés de recém-nascidos com esse defeito?

As respostas dessas questões são apresentadas no final deste livro.

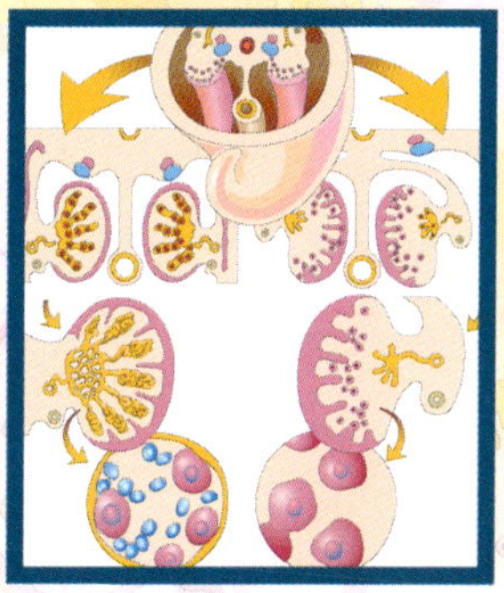

CAPÍTULO

16

Sistema Nervoso

O sistema nervoso é composto por três regiões principais:

- O **sistema nervoso central** (SNC), que inclui o cérebro e a medula espinal e é protegido pelo crânio e pela coluna vertebral
- O **sistema nervoso periférico** (SNP), que inclui os neurônios fora do SNC, os nervos e gânglios cranianos e os nervos e gânglios espinais, que conectam o cérebro e a medula espinal às estruturas periféricas
- O **sistema nervoso autônomo** (SNA), que possui partes no SNC e no SNP e é composto por neurônios que inervam os músculos lisos, os músculos cardíacos, o epitélio glandular ou combinações destes tecidos

DESENVOLVIMENTO DO SISTEMA NERVOSO

As primeiras indicações do desenvolvimento do sistema nervoso surgem durante a terceira semana, com o desenvolvimento da **placa neural** e da **fenda neural** na face posterior do embrião trilaminar (Fig. 16-1*A*). O sistema nervoso se desenvolve a partir da **placa neural,** a área espessada do ectoderma embrionário (Fig. 16-1*A* e *B*). A notocorda e o mesoderma paraxial induzem o ectoderma sobreposto a se diferenciar na placa neural. A formação das

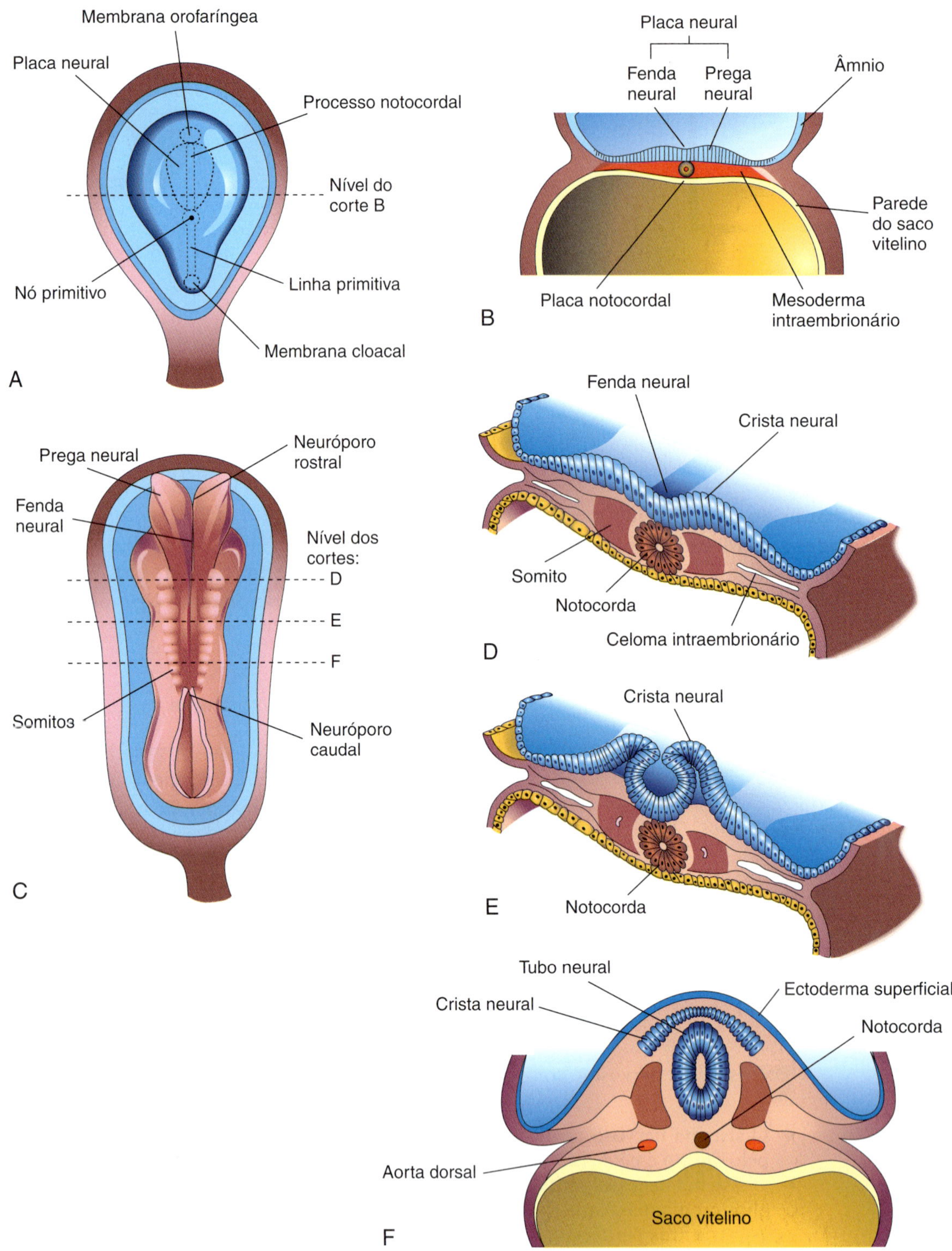

Figura 16-1 Esquemas da placa neural e do seu dobramento para a formação do tubo neural. **A,** Vista dorsal de um embrião de aproximadamente 17 dias, exposto por remoção do âmnio. **B,** Corte transversal do embrião mostrando a placa neural e o início do desenvolvimento da fenda neural e das pregas neurais. **C,** Vista dorsal de um embrião de aproximadamente 22 dias. As pregas neurais se fusionaram na região entre o quarto e o sexto somito, mas estão abertas em ambas as extremidades. **D** a **F,** Cortes transversais deste embrião no nível mostrado em **C,** ilustrando a formação do tubo neural e sua separação do ectoderma superficial. Observe que algumas células neuroectodérmicas não estão incluídas no tubo neural, mas permanecem entre este e o ectoderma superficial, como crista neural.

pregas neurais, da crista neural e do tubo neural está ilustrada na Figura 16-1*B* a *F*. O **tubo neural** se diferencia no SNC, composto pelo cérebro e pela medula espinal. A crista neural dá origem às células que formam a maior parte do SNP e do SNA.

A **neurulação** — formação da placa neural e do tubo neural — começa durante a quarta semana (22–23 dias) na região entre o quarto e sexto pares de somitos (Fig. 16-1*C*). A **fusão das pregas neurais** segue nas direções cranial e caudal até que somente pequenas áreas do tubo neural continuam abertas em ambas as extremidades (Fig. 16-2*A* e *B*). Nestes locais, o lúmen do tubo neural — o **canal neural** — se comunica livremente com a cavidade amniótica (Fig. 16-2*C*). A abertura cranial — o ***neuróporo rostral*** — se fecha aproximadamente no 25º dia e o ***neuróporo caudal*** 2 dias depois (Fig. 16-2*D*).

O **fechamento dos neuróporos** coincide com o estabelecimento da circulação vascular para o tubo neural. *Estudos moleculares mostram a participação de syndecan4 e Vangl2 neste processo*. As células neuroprogenitoras das

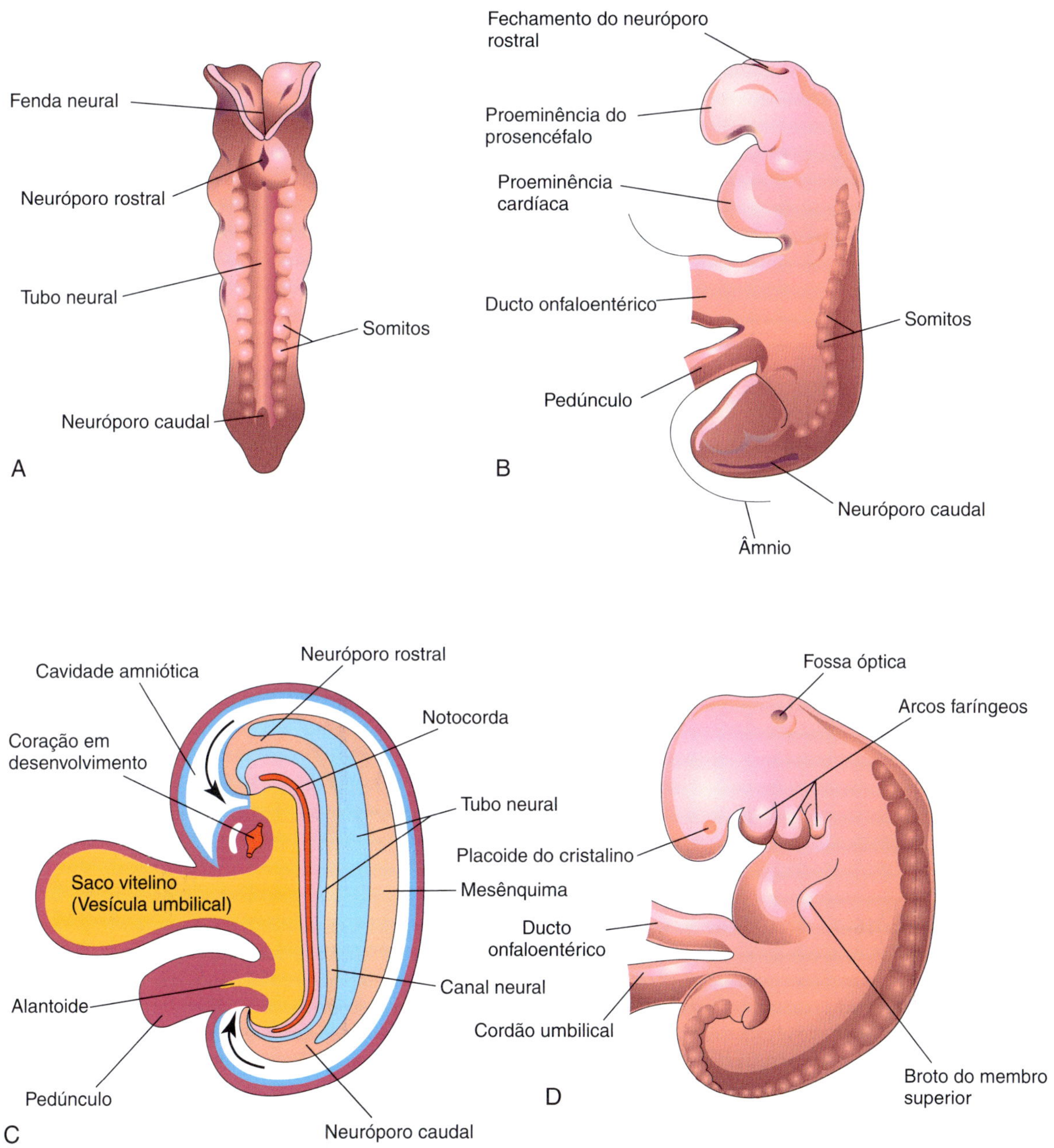

Figura 16-2 **A,** Vista dorsal de um embrião de aproximadamente 23 dias mostrando a fusão das pregas neurais, que formam o tubo neural. **B,** Vista lateral de um embrião de aproximadamente 24 dias, mostrando a proeminência do prosencéfalo e o fechamento do neuróporo rostral. **C,** Corte sagital diagramático do embrião, mostrando a comunicação transitória entre o canal neural e a cavidade amniótica *(setas)*. **D,** Vista lateral de um embrião de aproximadamente 27 dias. Observe que os neuróporos mostrados em **B** estão fechados.

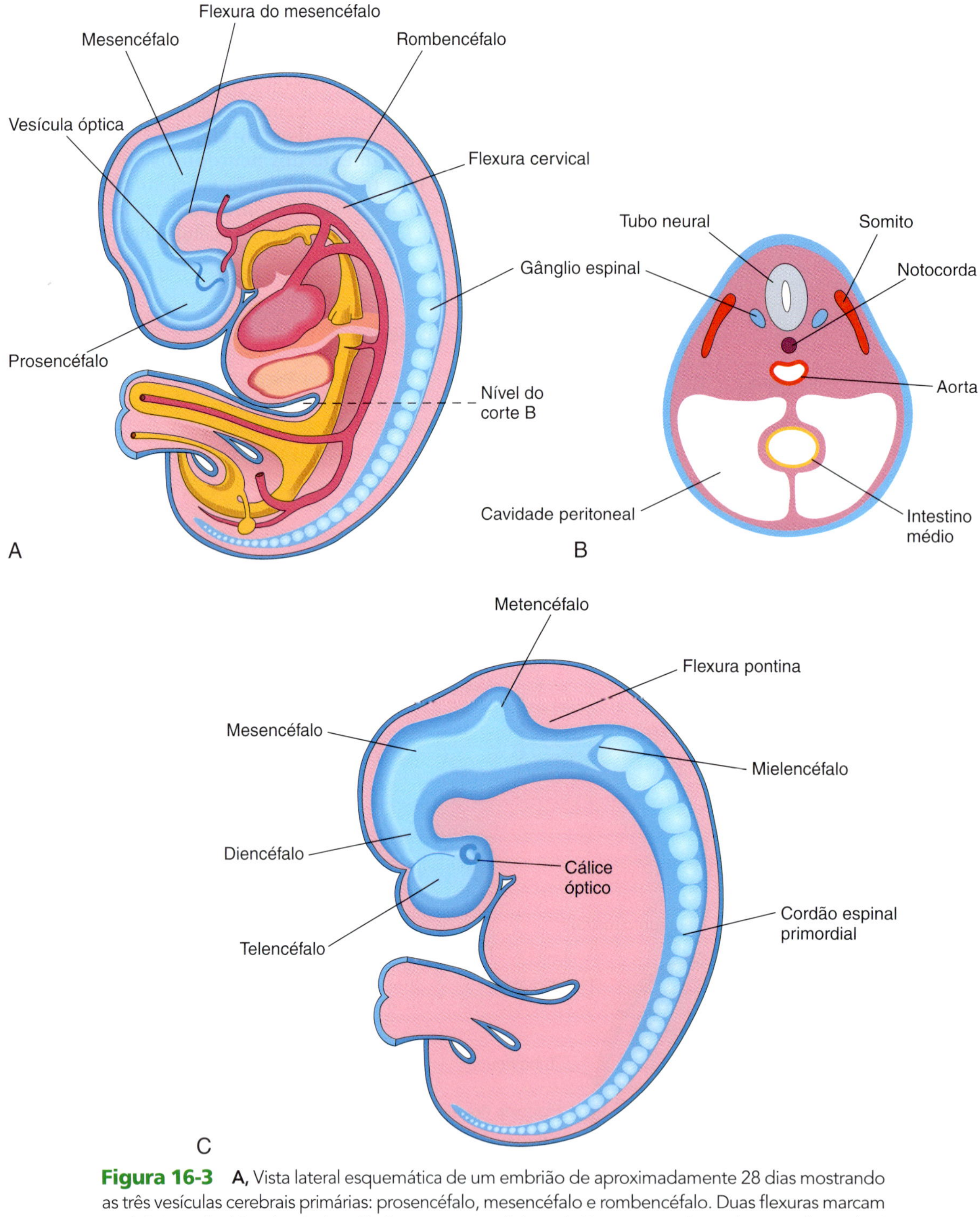

Figura 16-3 **A,** Vista lateral esquemática de um embrião de aproximadamente 28 dias mostrando as três vesículas cerebrais primárias: prosencéfalo, mesencéfalo e rombencéfalo. Duas flexuras marcam as divisões primárias do cérebro. **B,** Corte transversal do embrião, mostrando o tubo neural que dará origem à medula espinal nesta região. Os gânglios espinais derivados da crista neural são também mostrados. **C,** Vista lateral esquemática do sistema nervoso central de um embrião de 6 semanas mostrando as vesículas cerebrais secundárias e a flexura pontina, que ocorre com o rápido crescimento do cérebro.

paredes do tubo neural proliferam para formar o cérebro e a medula espinal (Fig. 16-3). O canal neural forma o sistema ventricular do cérebro e o canal central da medula espinal. *O padrão dorsoventral do tubo neural parece envolver a participação do gene sonic hedgehog (Shh), dos genes Pax, das proteínas morfogenéticas ósseas e da dorsalina, um fator transformador de crescimento (TGF-β).*

DESENVOLVIMENTO DA MEDULA ESPINAL

A medula espinal primordial se desenvolve a partir da porção caudal da placa neural e da eminência caudal. O tubo neural caudal ao quarto par de somitos se desenvolve e dá origem à medula espinal (Fig. 16-3). As paredes laterais do tubo

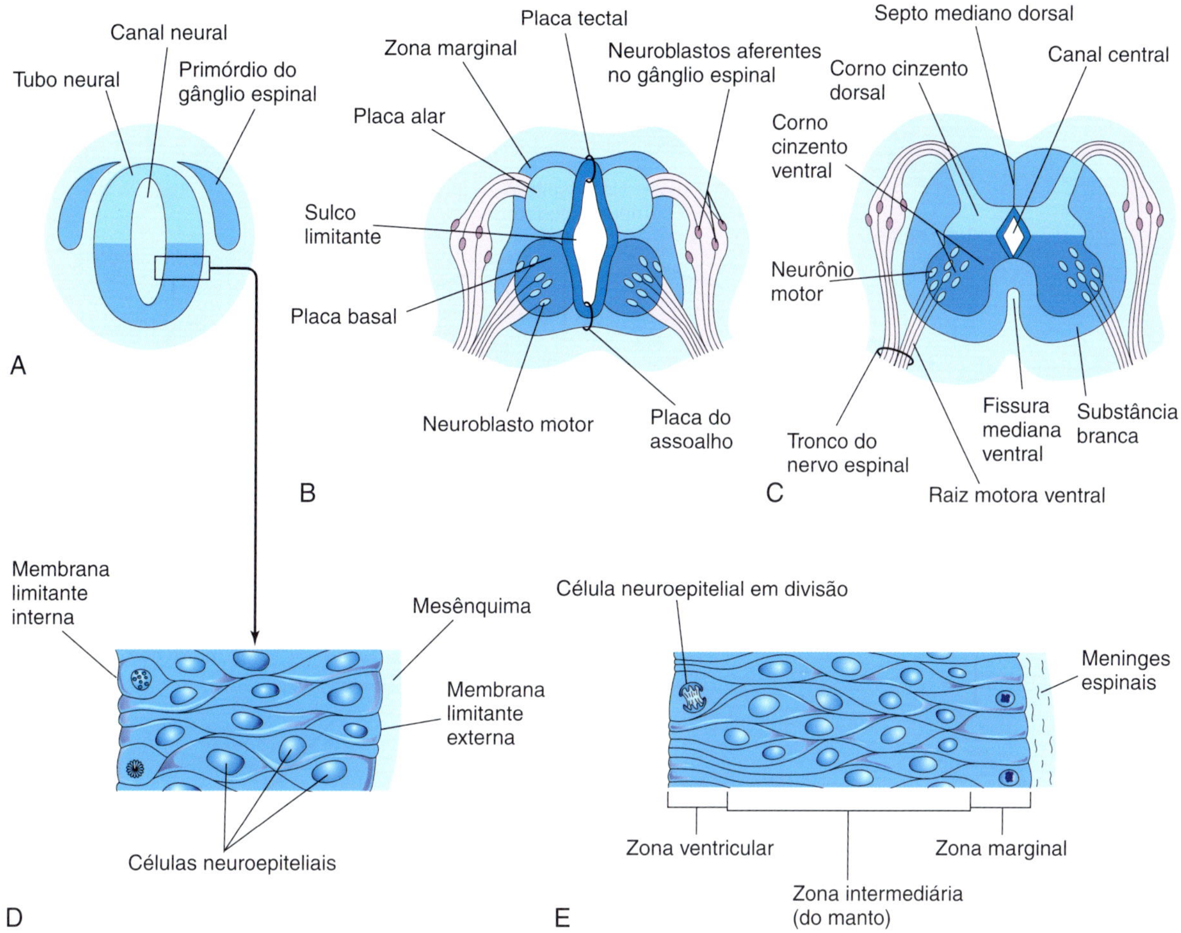

Figura 16-4 Esquemas do desenvolvimento da medula espinal. **A,** Corte transversal do tubo neural de um embrião de aproximadamente 23 dias. **B** e **C,** Cortes similares de 6 e 9 semanas, respectivamente. **D,** Corte da parede do tubo neural mostrado em **A**. **E,** Corte da parede da medula espinal em desenvolvimento, mostrando suas três zonas. Em **A** a **C,** observe que o canal neural do tubo neural é convertido no canal central da medula espinal.

neural se espessam e gradualmente reduzem o tamanho do canal neural até um diminuto **canal central** (Fig. 16-4*A–C*). A princípio, a parede do tubo neural é composta pelo espesso e pseudoestratificado **neuroepitélio** colunar (Fig. 16-4*D*).

Essas células neuroepiteliais constituem a **zona ventricular** (camada ependimal), que dá origem a todos os neurônios e células macrogliais (macróglia) na medula espinal (Fig. 16-5). A **zona marginal** composta pelas partes externas das células neuroepiteliais logo pode ser reconhecida (Fig. 16-4*E*). Essa zona gradualmente se transforma na **substância branca da medula espinal** com o crescimento de axônios a partir dos corpos neuronais na medula espinal, nos gânglios espinais e no cérebro.

Algumas células neuroepiteliais em divisão na zona ventricular se diferenciam nos neurônios primordiais — os **neuroblastos.** Essas células embrionárias formam uma **zona intermediária** (camada do manto) entre a zona ventricular e a zona marginal. *Os neuroblastos se transformam em neurônios* ao desenvolverem processos citoplasmáticos (Fig. 16-5).

As células de suporte do SNC — os **glioblastos** (espongioblastos) — se diferenciam a partir das células neuroepiteliais, principalmente após o término da formação dos neuroblastos. Os glioblastos migram da zona ventricular para a zona intermediária e a zona marginal. Alguns glioblastos se transformam em **astroblastos** e, mais tarde, em **astrócitos,** enquanto outros glioblastos se transformam em oligodendroblastos e, por fim, em **oligodendrócitos** (Fig. 16-5). Quando as células neuroepiteliais param de produzir neuroblastos e glioblastos, elas se diferenciam em células ependimais, que formam o **epêndima** (epitélio ependimal) que reveste o canal central da medula espinal.

A micróglia (**células microgliais**), dispersas em toda a substância cinzenta e branca da medula espinal, são pequenas células derivadas de **células mesenquimatosas** (Fig. 16-5). As células microgliais invadem o SNC no final do período fetal, após a penetração dos vasos sanguíneos. A micróglia é originária da medula óssea e é parte da população de células mononucleares fagocíticas.

A proliferação e a diferenciação das células neuroepiteliais na medula espinal em desenvolvimento produzem paredes espessas e delgadas placas no teto e no assoalho (Fig. 16-4*B*). O espessamento diferencial das paredes laterais da medula espinal logo produz uma rasa fenda longitudinal de cada lado, o **sulco limitante** (Figs. 16-4*B* e 16-6). Essa fenda separa a parte dorsal, a **placa alar,** da parte ventral, a **placa basal.** A placa alar e a placa basal produzem protuberâncias longitudinais que se estendem por quase todo o comprimento da medula espinal em desenvolvimento. *Esta*

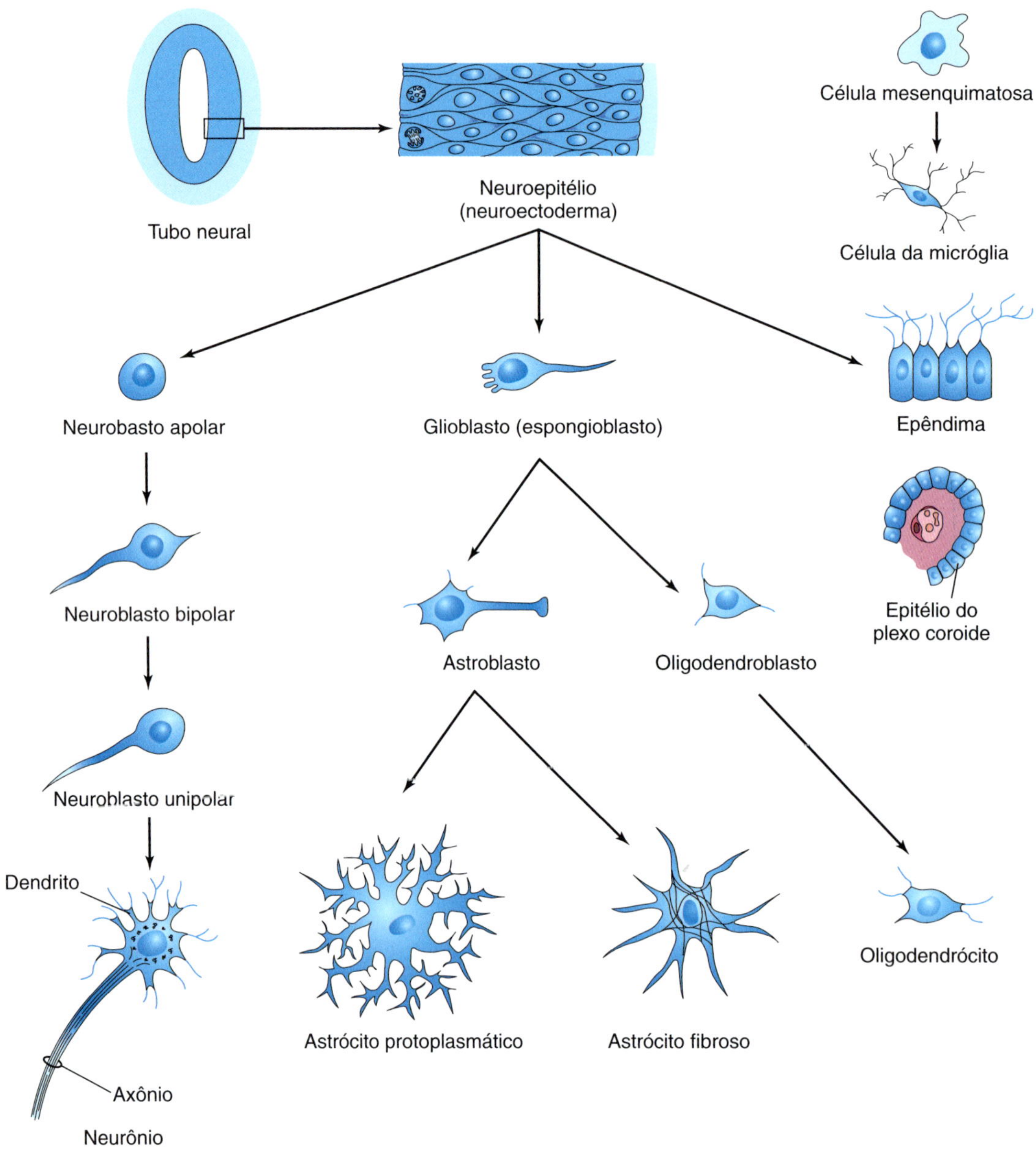

Figura 16-5 Histogênese das células do sistema nervoso central. Após diferenciado, o neuroblasto multipolar *(porção inferior esquerda)* passa a ser a célula nervosa ou neurônio. As células neuroepiteliais dão origem a todos os neurônios e células da macróglia. As células da micróglia são derivadas de células mesenquimatosas que invadem o sistema nervoso em desenvolvimento com vasos sanguíneos.

separação regional é de fundamental importância, uma vez que a placa alar e a placa basal estarão envolvidas, mais tarde, a funções aferentes e eferentes, respectivamente.

Os corpos celulares das placas alares formam as **colunas cinzentas dorsais,** que se estendem por toda a medula espinal. Em cortes transversais, essas colunas formam os **cornos cinzentos dorsais** (Fig. 16-7). Os neurônios dessas colunas constituem os núcleos aferentes, que formam as raízes dorsais dos nervos espinais. Com o aumento de tamanho das placas alares, há a formação do **septo mediano dorsal.** Os corpos celulares das placas basais formam as colunas cinzentas ventral e lateral.

Em cortes transversais da medula espinal, essas colunas formam os **cornos cinzentos ventrais** e os **cornos cinzentos laterais,** respectivamente. Os axônios das células do corno ventral saem da medula espinal e formam as **raízes ventrais dos nervos espinais** (Fig. 16-7). Com o crescimento das placas basais, há a formação de protuberâncias de cada lado do plano mediano. Com isso, há a formação do ***septo mediano ventral*** e uma profunda fenda longitudinal — a **fissura mediana ventral** — se desenvolve na superfície ventral do cordão (Fig. 16-4C).

Desenvolvimento dos Gânglios Espinais

Os neurônios unipolares nos **gânglios espinais** (gânglios da raiz dorsal) são derivados das **células da crista neural** (Fig. 16-7). Os processos periféricos das **células do gânglio espinal** passam pelos nervos espinais para as terminações sensoriais das estruturas somáticas ou viscerais (Fig. 16-7). Os processos centrais entram na medula espinal, constituindo as **raízes dorsais dos nervos espinais.**

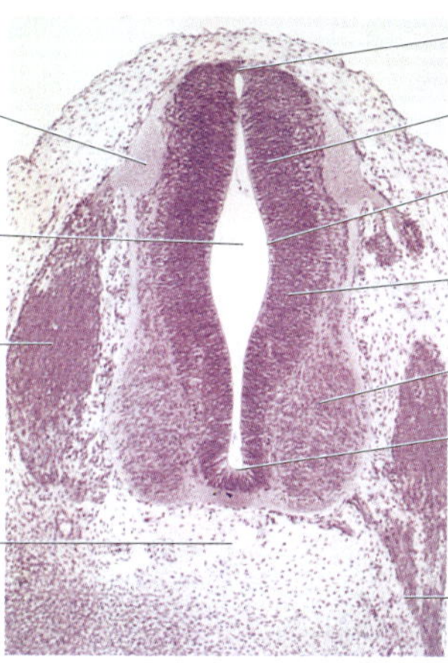

Figura 16-6 Corte transversal de um embrião (100 ×) no estágio 16 de Carnegie, aproximadamente aos 40 dias. A raiz ventral do nervo espinal é composta por fibras nervosas originadas de neuroblastos da placa basal (corno ventral em desenvolvimento da medula espinal), enquanto a raiz dorsal é formada pelos processos nervosos originados de neuroblastos no gânglio espinal. *(De Moore KL, Persaud TVN, Shiota K: Color Atlas of Clinical Embryology, 2nd ed. Philadelphia, Saunders, 2000.)*

Desenvolvimento das Meninges Espinais

As meninges (revestimentos membranosos do cérebro e da medula espinal) se desenvolvem a partir de células do mesênquima e células da crista neural durante os dias 20 a 35. Estas células migram e envolvem o tubo neural (primórdio do cérebro e da medula espinal) e formam as meninges primordiais (Fig. 16-8*A* e *B*). A camada externa destas membranas se espessa para formar a **dura-máter** (Fig. 16-8*A*). A camada interna — a **pia-máter** e a **aracnoide-máter** (**leptomeninges**) — é derivada de células da crista neural. Espaços preenchidos por fluido surgem entre as leptomeninges, que logo coalescem e formam o **espaço subaracnóideo** (Fig. 16-9A). **Liquor** (**líquido cefalorraquidiano ou cerebroespinal**) começa a se formar durante a quinta semana.

Alterações de Posição da Medula Espinal

A medula espinal do embrião se estende por todo o comprimento do canal vertebral na 8ª semana (Fig. 16-8*A*). Os nervos espinais passam pelos forames intervertebrais opostos a seus níveis de origem. Uma vez que a coluna vertebral e a dura-máter crescem mais rapidamente do que a medula espinal, esta relação posicional aos nervos espinais não persiste. A extremidade caudal da medula espinal dos fetos gradualmente se posiciona em níveis relativamente mais altos. Com 24 semanas de idade, se posiciona na altura da primeira vértebra sacral (Fig. 16-8*B*).

A medula espinal **do recém-nascido** termina na altura da segunda ou terceira vértebra lombar (Fig. 16-8*C*). Em um adulto, a medula espinal normalmente termina na borda inferior da primeira vértebra lombar (Fig. 16-8*D*). Em decorrência disso, as raízes do nervo espinal, principalmente aquelas dos segmentos lombar e sacral, correm obliquamente a partir da medula espinal para o nível correspondente da coluna vertebral. As raízes nervosas inferiores à extremidade da medula — o **cone medular** (*conus medullaris*) — forma um feixe de raízes nervosas — a **cauda equina** — que se origina a partir da protuberância (aumento de volume) lombossacral e do cone medular da medula espinal (Fig. 16-8*C* e *D*).

Embora em adultos a dura-máter e a aracnoide normalmente terminem na vértebra S2, isso não ocorre com a pia-máter. Distal à extremidade caudal da medula espinal, a pia-máter forma um longo fio fibroso, o filo terminal (*filum terminalis*), que indica a altura original da extremidade caudal da medula espinal embrionária (Fig. 16-8*C* e *D*). Esse filo se estende do cone medular ao periósteo da primeira vértebra coccígea (Fig. 16-8*D*).

Mielinização das Fibras Nervosas

As bainhas de mielina que envolvem as fibras nervosas no interior da medula espinal começam a se formar durante o final do período fetal e continuam a crescer durante o primeiro ano pós-natal. De modo geral, os tratos fibrosos são mielinizados aproximadamente ao mesmo tempo que passam a ser funcionais. As raízes motoras são mielinizadas antes das raízes sensoriais. As **bainhas de mielina** são formadas por **oligodendrócitos.** As bainhas de mielina que cercam os axônios das fibras nervosas periféricas são formadas pelas membranas plasmáticas do **neurolema** (**bainha** das **células de Schwann**). *A mielinização das fibras nervosas é regulada por integrinas β1 e pela profilina 1 (Pfn1), uma proteína que exerce papel essencial na polimerização de microfilamentos.* As células do neurolema são derivadas das **células da crista neural** que migram perifericamente e envolvem os axônios de neurônios motores somáticos e de neurônios motores autônomos pré-ganglionares ao saírem do SNC (Fig. 16-7). Essas células também envolvem os processos centrais e periféricos de neurônios sensoriais somáticos e viscerais, assim como os axônios de neurônios motores autônomos pós-sinápticos.

DEFEITOS CONGÊNITOS DA MEDULA ESPINAL

A maioria dos defeitos é provocada por falhas na fusão de um ou mais arcos neurais das vértebras em desenvolvimento durante a quarta semana (Fig. 16-9*A*). Os **defeitos do tubo neural** (**NTDs**) afetam os tecidos que revestem a medula espinal: as meninges, os arcos neurais, os músculos e a pele (Fig. 16-9*B* a *D*). Os defeitos congênitos com acometimento dos **arcos neurais** são denominados **espinha bífida**. O termo *espinha bífida* denota a não fusão das metades dos arcos neurais embrionários.

ESPINHA BÍFIDA OCULTA

Este NTD é provocado por uma falha no crescimento normal das metades embrionárias do arco neural e em sua fusão no plano mediano (Fig. 16-9*A*). A espinha bífida oculta ocorre na vértebra L5 ou S1 em aproximadamente 10% de pessoas sem outras anomalias. Em sua forma menos grave, a única evidência de sua presença pode ser uma pequena cova com um tufo de pelos (Fig. 16-10). A espinha bífida oculta normalmente não provoca sintomas clínicos.

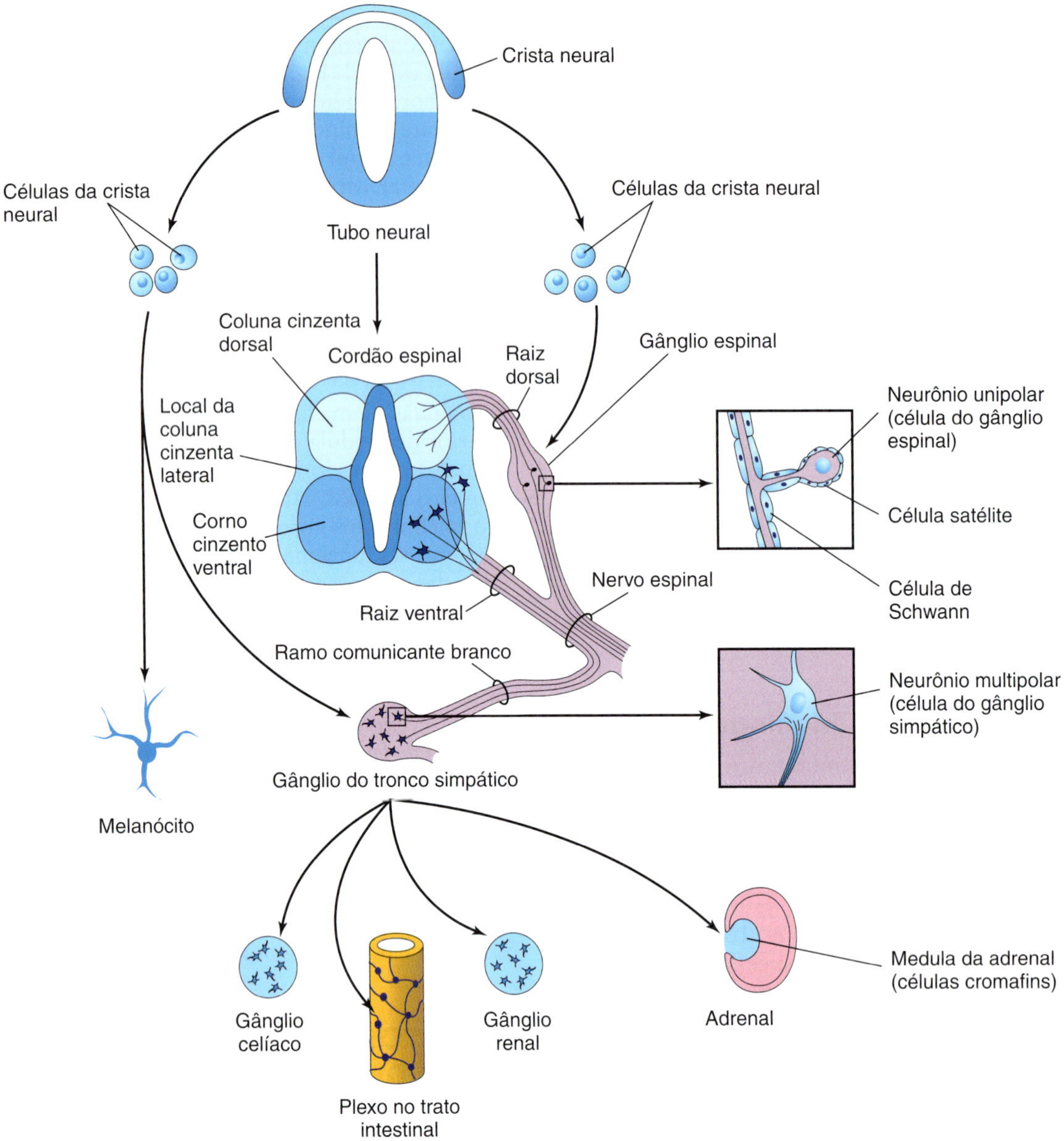

Figura 16-7 Diagramas mostrando alguns derivados da crista neural. As células da crista neural também se diferenciam nas células dos gânglios aferentes dos nervos cranianos e em muitas outras estruturas. A formação de um nervo espinal é também mostrada.

ESPINHA BÍFIDA CÍSTICA

Os tipos graves de espinha bífida envolvem a protrusão da medula espinal e/ou das meninges devido a defeitos causados pela falha de fusão de um ou mais arcos neurais das vértebras em desenvolvimento durante a quarta semana (Fig. 16-9*A a D*). Estes NTDs graves são coletivamente denominados *espinha bífida cística* devido à presença de um saco cístico associado a esses defeitos congênitos (Figs. 16-9*B-D* e 16-11). A espinha bífida cística ocorre em aproximadamente um a cada 1.000 nascimentos. Quando o saco contém meninges e liquor, o defeito é denominado **espinha bífida com meningocele** (Fig. 16-9*B*). A medula espinal e as raízes espinais estão em sua posição normal, mas defeitos da medula espinal podem estar presentes. Caso a medula espinal e/ou as raízes nervosas estão incluídas no saco, o defeito é denominado **espinha bífida com meningomielocele** (Figs. 16-9*C* e 16-11). A espinha bífida com meningomielocele com acometimento de diversas vértebras geralmente é associada à ausência parcial de cérebro — a **meroencefalia** (Fig. 16-12).

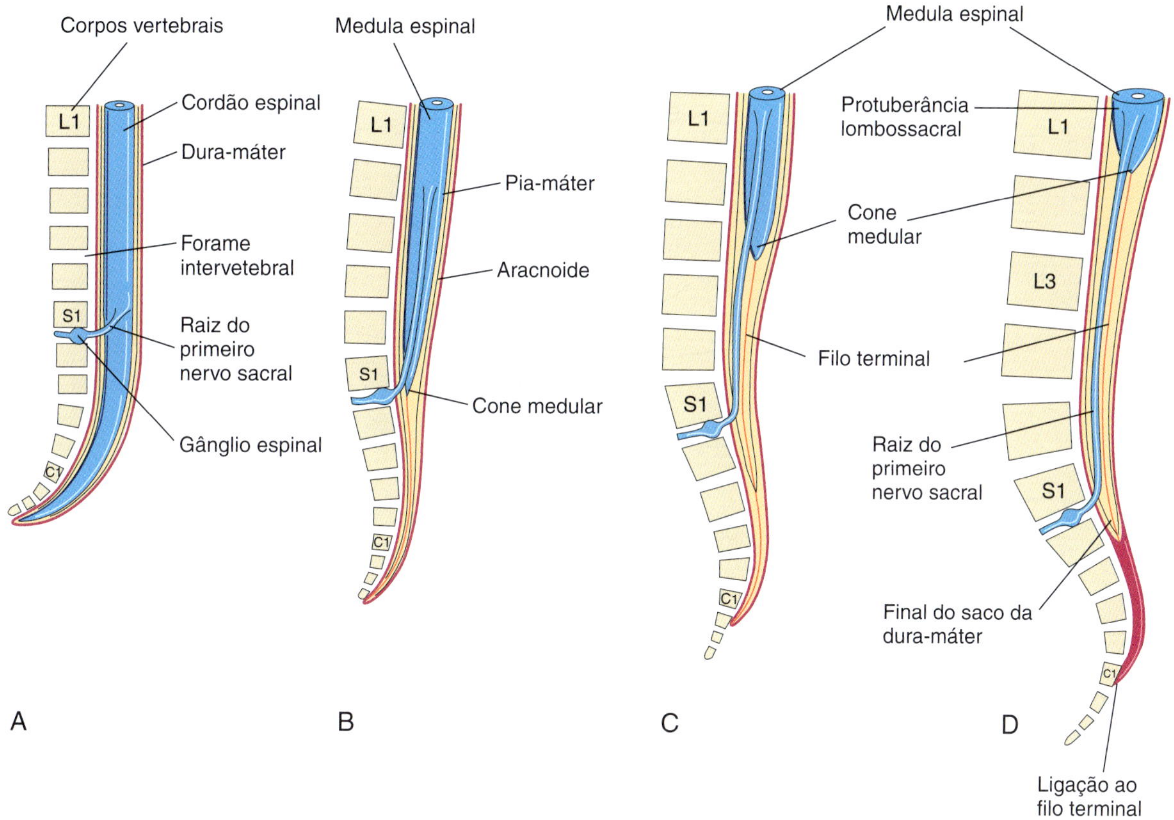

Figura 16-8 Diagramas mostrando a posição da extremidade caudal da medula espinal em relação à coluna vertebral e às meninges em diversos estágios do desenvolvimento. A crescente inclinação da raiz do primeiro nervo sacral é também mostrada. **A,** Na 8ª semana. **B,** Na 24ª semana. **C,** Recém-nascido. **D,** Adulto.

CAUSAS DOS DEFEITOS DO TUBO NEURAL

Fatores genéticos, nutricionais e ambientais atuam na produção dos NTDs. Interações gene-gene e gene-ambiente provavelmente estão envolvidas na maioria dos casos. Estudos epidemiológicos mostraram que a suplementação com ácido fólico (400 μg por dia) iniciada pelo menos 1 mês antes da concepção e mantida pelo primeiro trimestre reduz a incidência de NTDs. Certos fármacos aumentam o risco de NTD. O ácido valproico, por exemplo, um anticonvulsionante, provoca NTDs em 1 a 2% das gestantes se administrado durante a quarta semana de desenvolvimento, quando as pregas neurais estão se fusionando.

DESENVOLVIMENTO DO CÉREBRO

O cérebro começa a se desenvolver na terceira semana, quando a placa neural e o tubo neural se desenvolvem a partir do neuroectoderma (Fig. 16-1). O **tubo neural**, cranial ao quarto par de somitos, dá origem ao cérebro. As células progenitoras neurais proliferam, migram e se diferenciam para formar áreas específicas do cérebro. Mesmo antes da fusão completa das pregas neurais, três distintas vesículas cerebrais primárias podem ser reconhecidas na extremidade rostral do tubo neural em desenvolvimento (Fig. 16-13). De rostral a caudal, essas **vesículas cerebrais primárias** formam o ***prosencéfalo***, o ***mesencéfalo*** e o ***rombencéfalo***.

Durante a quinta semana, o prosencéfalo se divide parcialmente em duas **vesículas cerebrais secundárias** — o *telencéfalo* e o *diencéfalo*; o mesencéfalo não se divide. O rombencéfalo se divide parcialmente em duas vesículas, o *metencéfalo* e o *mielencéfalo*. Consequentemente, há cinco vesículas cerebrais secundárias.

Flexuras Cerebrais

O cérebro embrionário cresce rapidamente durante a quarta semana e se dobra ventralmente com a prega da cabeça. O dobramento produz a **flexura mesencefálica** na região do mesencéfalo e a **flexura cervical** na junção do rombencéfalo e medula espinal (Fig. 16-14*A*). Mais tarde, o crescimento desigual dessas flexuras produz a **flexura pontina** na direção oposta. Essa flexura leva ao adelgaçamento do teto do rombencéfalo (Fig. 16-14*C*). O **sulco limitante** se estende cranialmente até a junção entre o mesencéfalo e o prosencéfalo e as placas alares e as placas basais podem ser reconhecidas somente no mesencéfalo e no rombencéfalo (Figs. 16-14*C*).

Rombencéfalo

A *flexura cervical* demarca a separação entre o rombencéfalo e a medula espinal (Fig. 16-14*A*). A *flexura pontina*

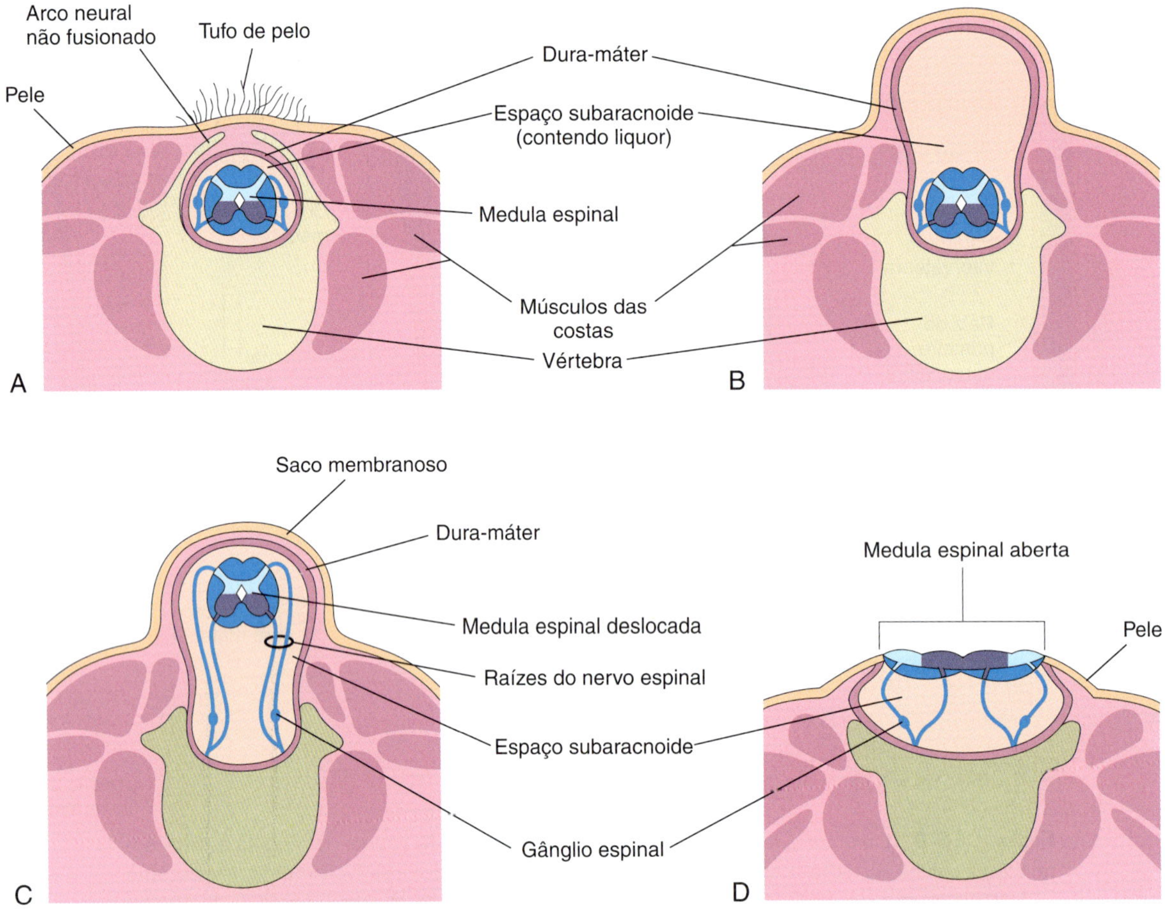

Figura 16-9 Diagramas ilustrando os diversos tipos de espinha bífida e os defeitos associados dos arcos vertebrais. **A,** Espinha bífida oculta. Observe o arco vertebral não fusionado. **B,** Espinha bífida com meningocele. **C,** Espinha bífida com meningomielocele. **D,** Espinha bífida com mielosquise. Os tipos mostrados em **B** a **D** são coletivamente denominados *espinha bífida cística* devido aos sacos similares a cistos a eles associados.

divide o rombencéfalo em partes caudal (mielencéfalo) e rostral (metencéfalo). O ***mielencéfalo*** se transforma na **medula oblonga (bulbo)**, enquanto o ***metencéfalo*** dá origem à **ponte** e ao **cerebelo**. A cavidade do rombencéfalo dá origem ao **quarto ventrículo** e o **canal central** na medula oblonga (Fig. 16-14*B* e *C*).

Mielencéfalo

Os **neuroblastos** das placas alares do mielencéfalo migram para a zona marginal e formam áreas isoladas de substância cinzenta: os **núcleos gráceis** medialmente e os **núcleos cuneados** lateralmente (Fig. 16-14*B*). Esses núcleos estão associados aos tratos nervosos de nomes correspondentes que entram na medula oblonga a partir da medula espinal. A área ventral da medula oblonga contém um par de feixes fibrosos — as **pirâmides** — que são compostas por fibras corticospinais que descendem do córtex cerebral em desenvolvimento (Fig. 16-14*B*).

A parte rostral do **mielencéfalo** é ampla e achatada, principalmente na área oposta à flexura pontina (Fig. 16-14*C* e *D*). Durante a formação da flexura pontina, as paredes da medula oblonga se movem lateralmente e as placas alares passam a se posicionar lateralmente às placas basais (Fig. 16-14*C*). Com a alteração das posições das placas, os núcleos motores geralmente se desenvolvem medialmente aos núcleos sensoriais.

Os **neuroblastos das placas basais da medula** oblonga como aqueles da medula espinal, dão origem aos neurônios motores. Os neuroblastos formam núcleos (grupos de neurônios) que se organizam em três colunas de cada lado (Fig. 16-14*D*). De medial a lateral, essas colunas são:

- A *eferente somática geral*, representada por neurônios do nervo hipoglosso
- A *eferente visceral especial*, representada por neurônios que inervam os músculos derivados dos arcos faríngeos (Cap. 10)
- A *eferente visceral geral*, representada por alguns neurônios do nervo vago e do nervo glossofaríngeo

Os **neuroblastos das placas alares da medula oblonga** formam os neurônios que são dispostos em quatro colunas de cada lado (Fig. 16-14*D*). De medial a lateral, as colunas são:

- A *aferente visceral geral*, que recebe impulsos das vísceras
- A *aferente visceral especial*, que recebe as fibras das papilas gustativas

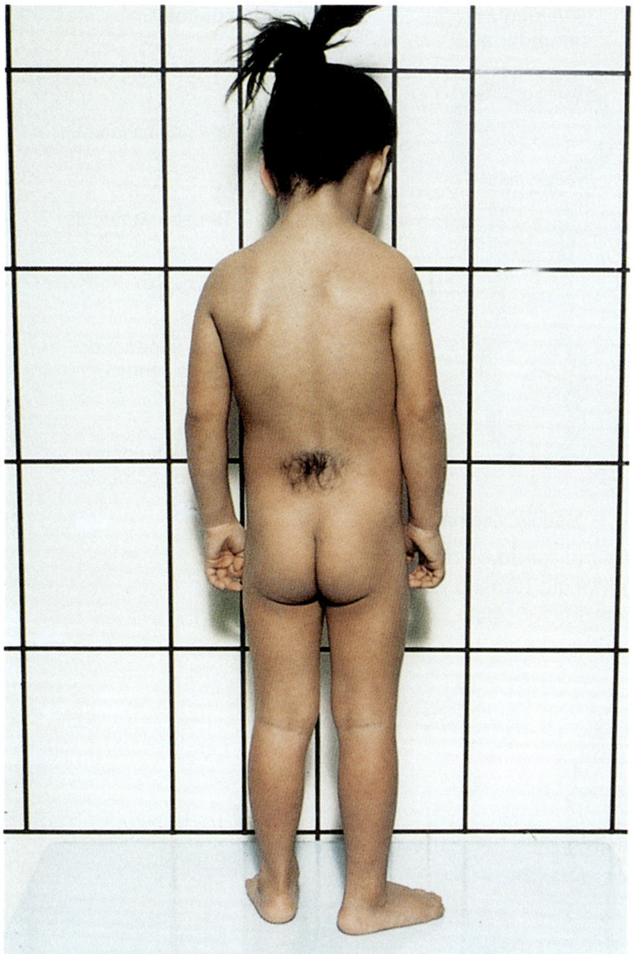

Figura 16-10 Uma menina com tufo de pelos cobrindo uma pequena ondulação (defeito espinal) na região lombossacra, indicando o local de espinha bífida oculta.

- A *aferente somática geral*, que recebe impulsos da superfície da cabeça
- A *aferente somática especial*, que recebe impulsos da orelha

Alguns neuroblastos das placas alares migram ventralmente e formam os neurônios dos **núcleos olivares** (Fig. 16-14*C* e *D*).

Metencéfalo

As paredes do metencéfalo formam a **ponte** e o **cerebelo** e a cavidade do metencéfalo forma a *parte superior do quarto ventrículo* (Fig. 16-15*A*). Como na parte rostral do mielencéfalo, a **flexura pontina** provoca a divergência

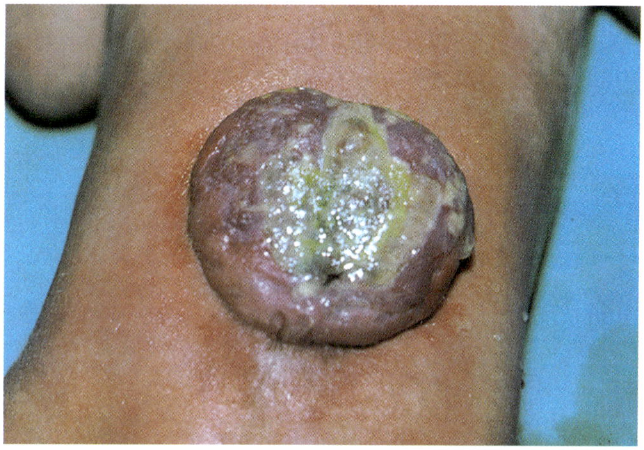

Figura 16-11 Costas de um recém-nascido com uma extensa meningomielocele lombar. O defeito do tubo neural é recoberto por uma membrana delgada.

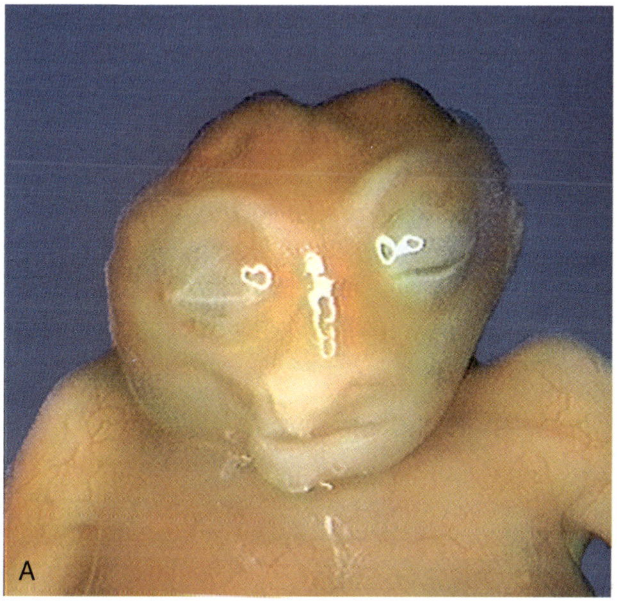

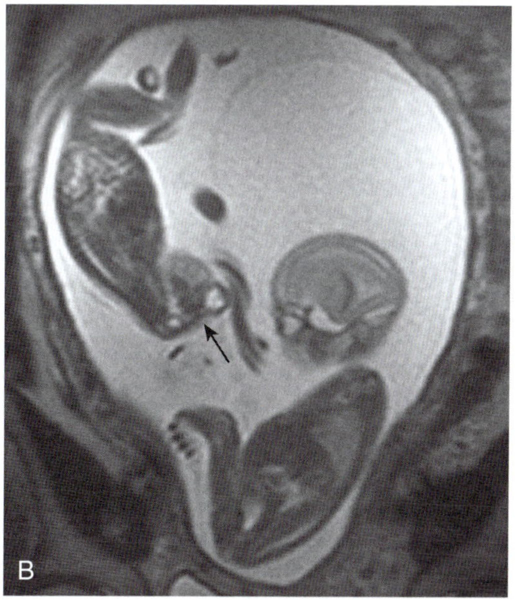

Figura 16-12 **A**, Um feto com meroencefalia. **B**, Imagem de ressonância magnética de gêmeos diamnióticos monocoriônicos, um com meroencefalia. Observe o crânio ausente do gêmeo anormal *(seta)* e o âmnio do gêmeo normal.

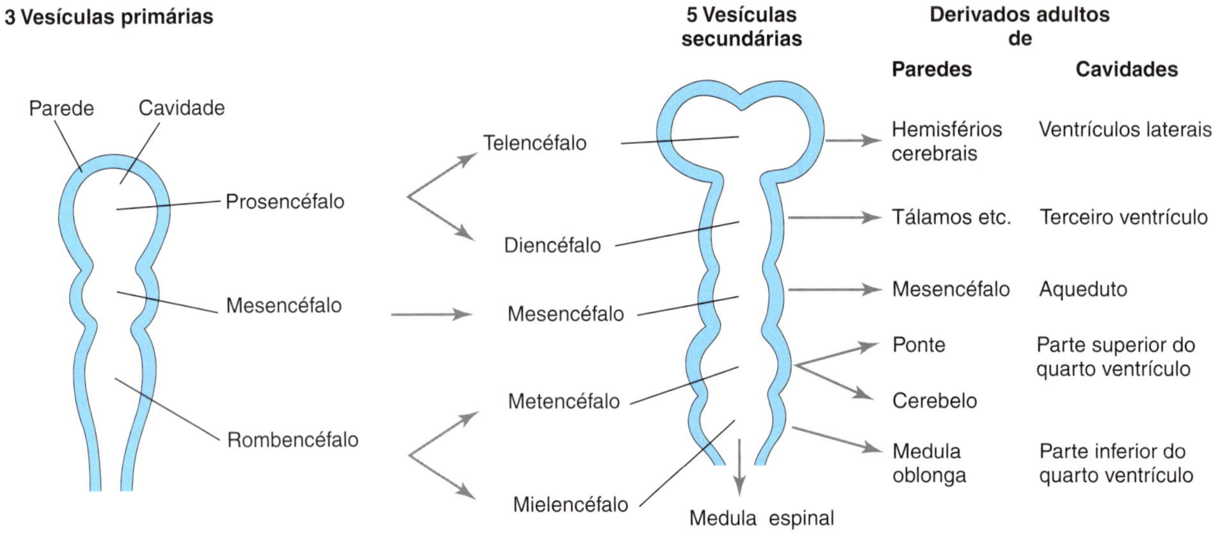

Figura 16-13 Diagramas das vesículas cerebrais indicando os derivados adultos de suas paredes e cavidades. A parte rostral do terceiro ventrículo forma a cavidade do telencéfalo; a maior parte desse ventrículo é derivada da cavidade do diencéfalo.

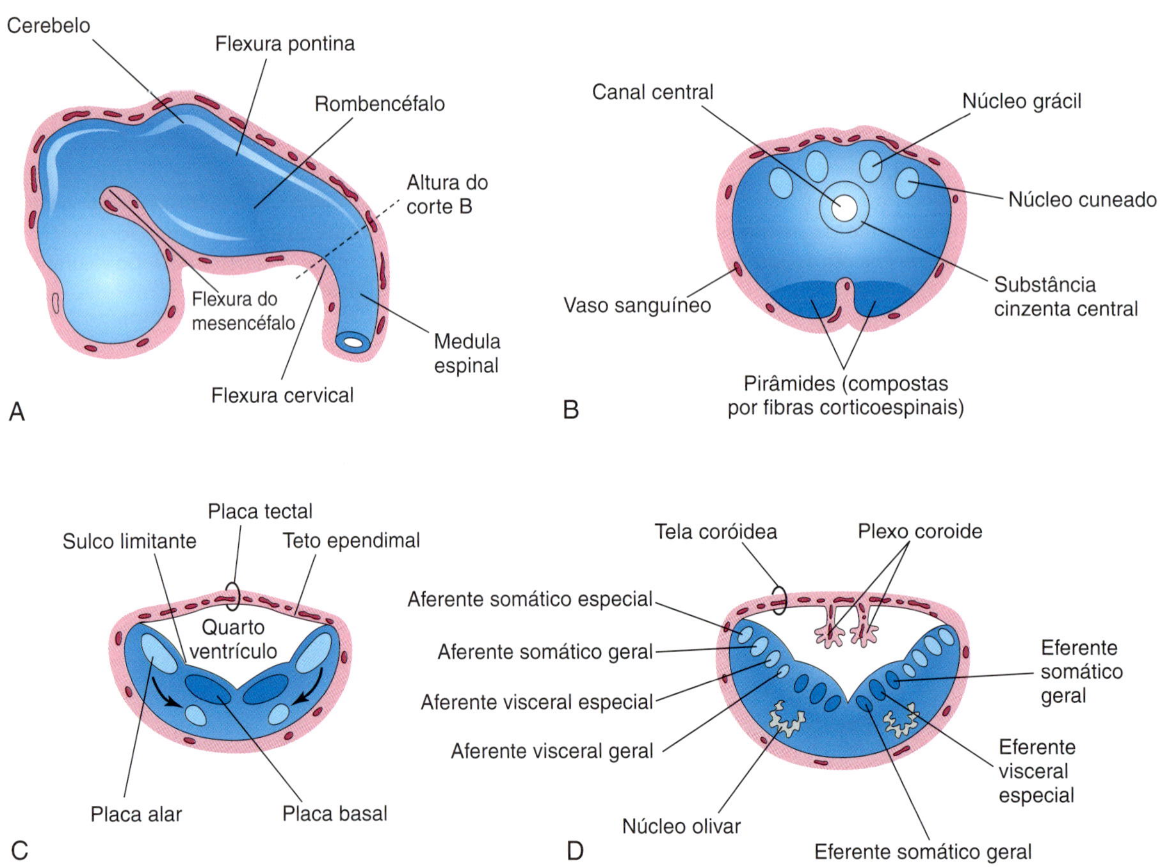

Figura 16-14 **A,** Esquema do cérebro em desenvolvimento no final da quinta semana, mostrando as três divisões primárias do cérebro e as flexuras cerebrais. **B,** Corte transversal da parte caudal do mielencéfalo (parte fechada, em desenvolvimento da medula oblonga). **C** e **D,** Cortes similares da parte rostral do mielencéfalo (parte aberta da medula oblonga em desenvolvimento), mostrando a posição e os sucessivos estágios de diferenciação das placas alar e basal. As *setas* em **C** mostram a via usada pelos neuroblastos das placas alares para formação dos núcleos olivares.

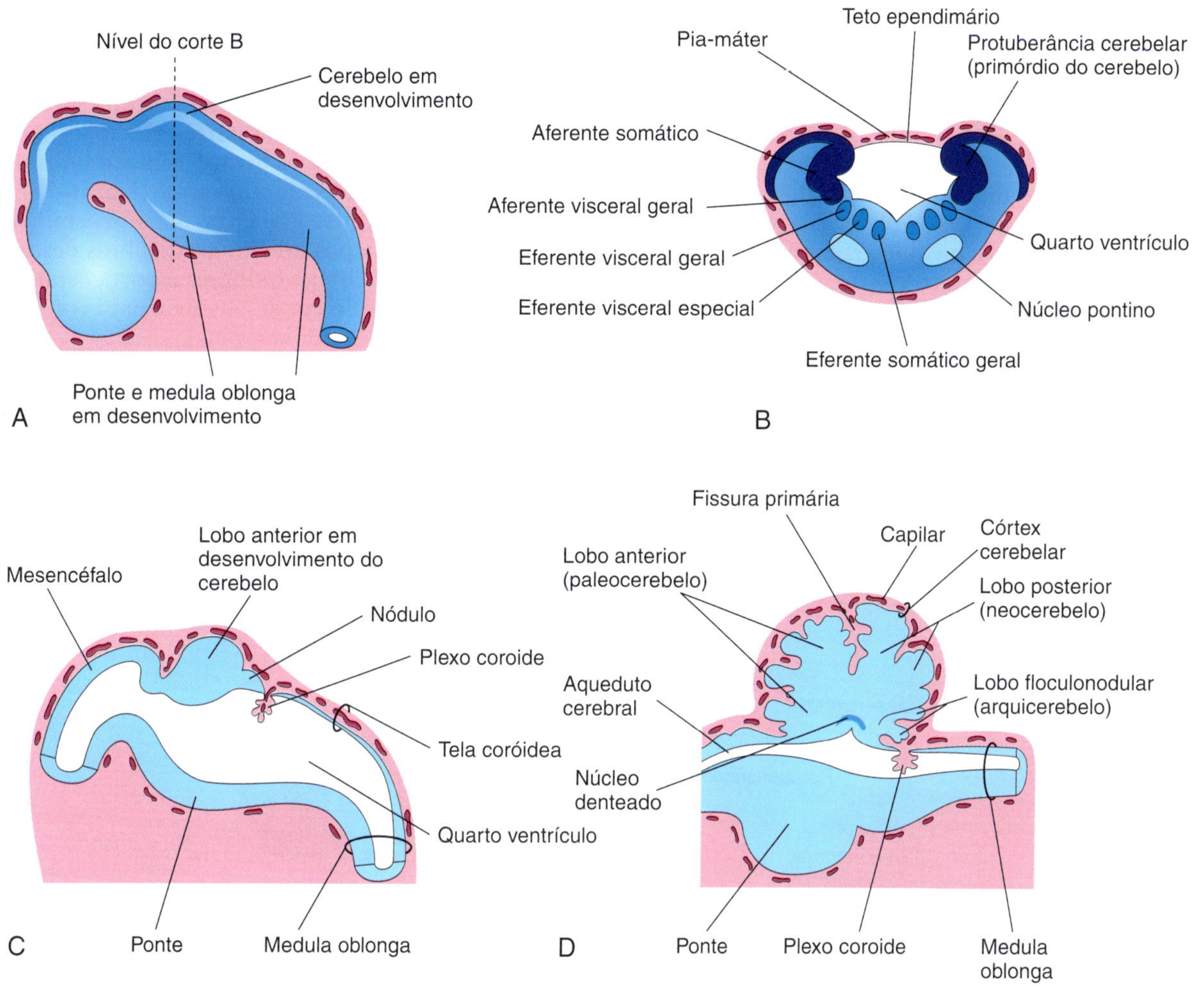

Figura 16-15 **A,** Esquema do cérebro em desenvolvimento ao final da quinta semana. **B,** Corte transversal do metencéfalo (ponte e cerebelo em desenvolvimento) mostrando os derivados das placas alar e basal. **C** e **D,** Cortes sagitais do rombencéfalo na 6ª e 17ª semanas, respectivamente, mostrando os sucessivos estágios da ponte e do cerebelo em desenvolvimento.

das paredes laterais da ponte, que dissemina a substância cinzenta no assoalho do quarto ventrículo (Fig. 16-15 *B*).

O **cerebelo** se desenvolve a partir das porções dorsais das placas alares (Fig. 16-15*A* e *B*). A princípio, as **protuberâncias cerebelares** se projetam no quarto ventrículo (Fig. 16-15*B*). Com o aumento de volume das protuberâncias e sua fusão no plano mediano, elas ficam maiores do que a metade rostral do quarto ventrículo e se sobrepõem à ponte e à medula oblonga (Fig. 16-15*D*). Alguns neuroblastos da zona intermediária das placas alares migram para a zona marginal e se diferenciam nos neurônios do **córtex cerebelar**. Outros neuroblastos dessas placas dão origem aos **núcleos centrais**, cujo maior é o **núcleo dentado** (Fig. 16-15*D*). As células das placas alares também dão origem aos **núcleos pontinos,** ao núcleo coclear, ao núcleo vestibular e aos núcleos sensoriais do nervo trigêmeo.

As fibras nervosas que conectam o córtex cerebral e o córtex cerebelar a medula espinal passam pela camada marginal da região ventral do metencéfalo. Esta região do tronco cerebral é denominada ponte devido ao robusto feixe de fibras nervosas que atravessa o plano mediano (Fig. 16-15*C* e *D*).

Plexos Coroides e Liquor

O delgado teto ependimário do quarto ventrículo é externamente revestido pela ***pia-máter***. Esta membrana vascular, junto com o teto ependimário, forma a **tela coróidea** do quarto ventrículo (Fig. 16-15*C* e *D*). Devido à ativa proliferação da pia-máter, a tela coróidea invagina no quarto ventrículo, onde se diferencia em **plexo coroide**, dobramentos das artérias coroides da pia-máter (Figs. 16-14C e 16-15*C* e *D*). Plexos coroides similares se desenvolvem no teto do terceiro ventrículo e nas paredes mediais dos ventrículos laterais.

Os plexos coroides secretam fluido ventricular, que se torna o ***liquor (ou líquido cefalorraquidiano)****. Diversos morfógenos de sinalização presentes no liquor e no plexo coroide são necessários para o desenvolvimento do cérebro.* O delgado teto do quarto ventrículo e vagina em três locais. Estas áreas se rompem, formando as **aberturas mediana e lateral**. Essas aberturas permitem que o liquor entre no **espaço subaracnóideo** do quarto ventrículo. Estudos mostraram que moléculas neurogênicas específicas, como o ácido retinoico, controlam a proliferação e a diferenciação das células neuroprogenitoras. Assim, o epitélio que reveste o plexo coroide é derivado do neuroepitélio, mas o estroma se desenvolve a partir de células mesenquimatosas.

Mesencéfalo

O mesencéfalo sofre menos alteração do que qualquer outra parte do cérebro em desenvolvimento. O canal neural se estreita e passa a ser o **aqueduto cerebral** (Fig. 16-15*D*), o canal que conecta o terceiro e o quarto ventrículo. Os **neuroblastos** migram das placas alares do mesencéfalo para o **teto**, onde se agregam para formar quatro grandes grupos de neurônios — os pares de **colículos superiores e inferiores** (Fig. 16-16*B*), que participam dos reflexos visuais e auditivos, respectivamente. Os neuroblastos das placas basais parecem dar origem a grupos de neurônios no **tegmento do mesencéfalo** (núcleos rubros, núcleos do terceiro e do quarto nervos cranianos e núcleos reticulares). A **substância negra**, uma ampla camada de substância cinzenta adjacente ao pedúnculo cerebral (Fig. 16-16*D* = *E*), pode também se diferenciar a partir da placa basal, mas alguns especialistas acreditam que seja derivado de células da placa alar que migram em direção ventral.

As fibras que crescem na parte principal do cérebro, incluindo o diencéfalo e os hemisférios cerebrais, formam os **pedúnculos cerebrais** anteriormente (Fig. 16-16*B*). Esses pedúnculos tornam-se cada vez mais proeminentes na medida em que grupos adicionais de fibras descendentes (corticopontinas, corticobulbares e corticospinais) passam pelo mesencéfalo em desenvolvimento em direção ao tronco cerebral e à medula espinal.

Prosencéfalo

Com o fechamento do neuróporo rostral surgem duas protuberâncias laterais, as **vesículas ópticas** (Fig. 16-3*A*), uma de cada lado do prosencéfalo. As vesículas ópticas são os primórdios das retinas e do nervo óptico (Cap. 17). Um

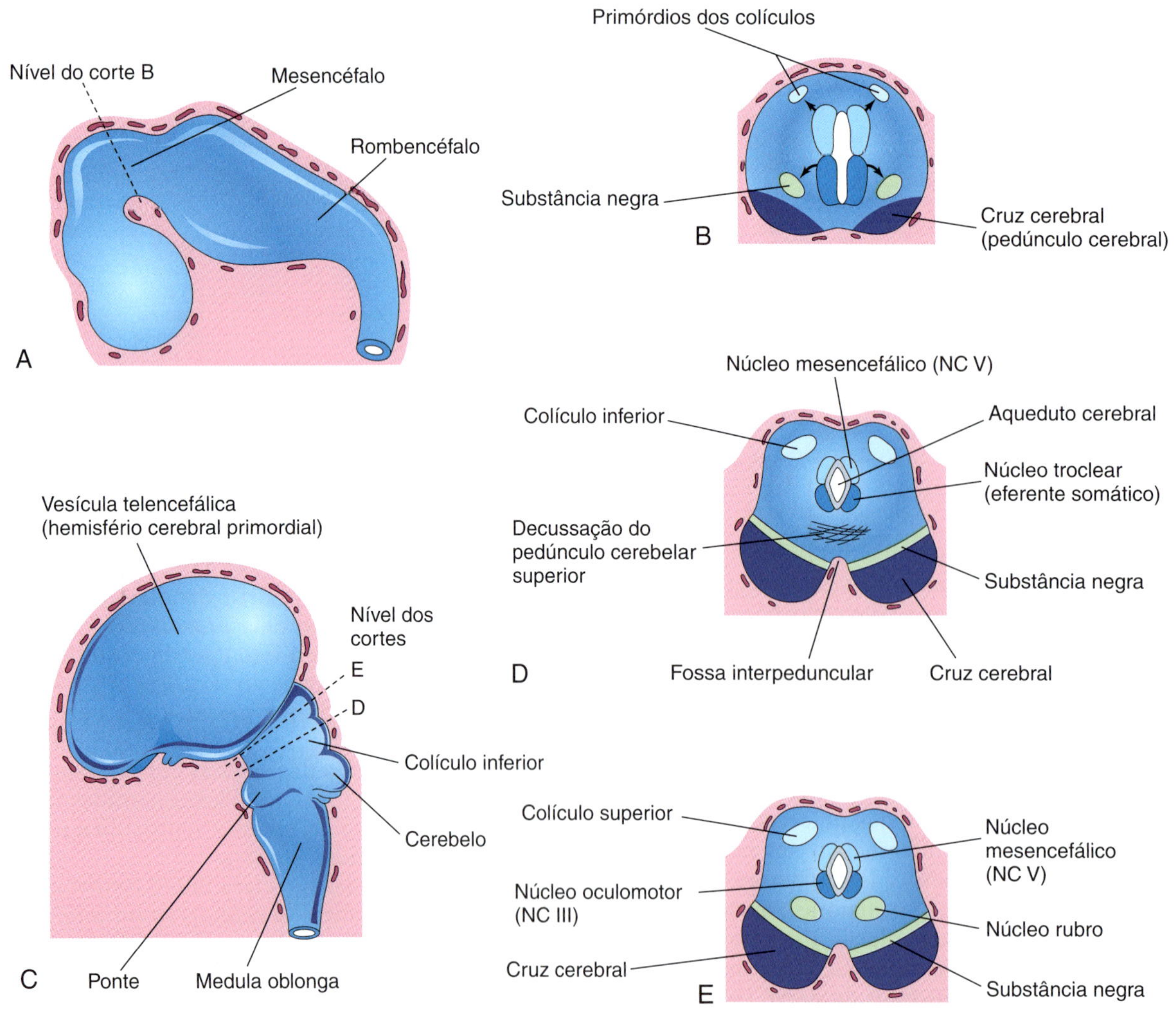

Figura 16-16 **A,** Diagrama do cérebro em desenvolvimento ao final da quinta semana. **B,** Corte transversal do mesencéfalo em desenvolvimento mostrando o início da migração das células das placas basal e alar. **C,** Esquema do cérebro em desenvolvimento na 11ª semana. **D** e **E,** Cortes transversais do mesencéfalo em desenvolvimento à altura dos colículos inferior e superior, respectivamente. *NC,* Nervo craniano.

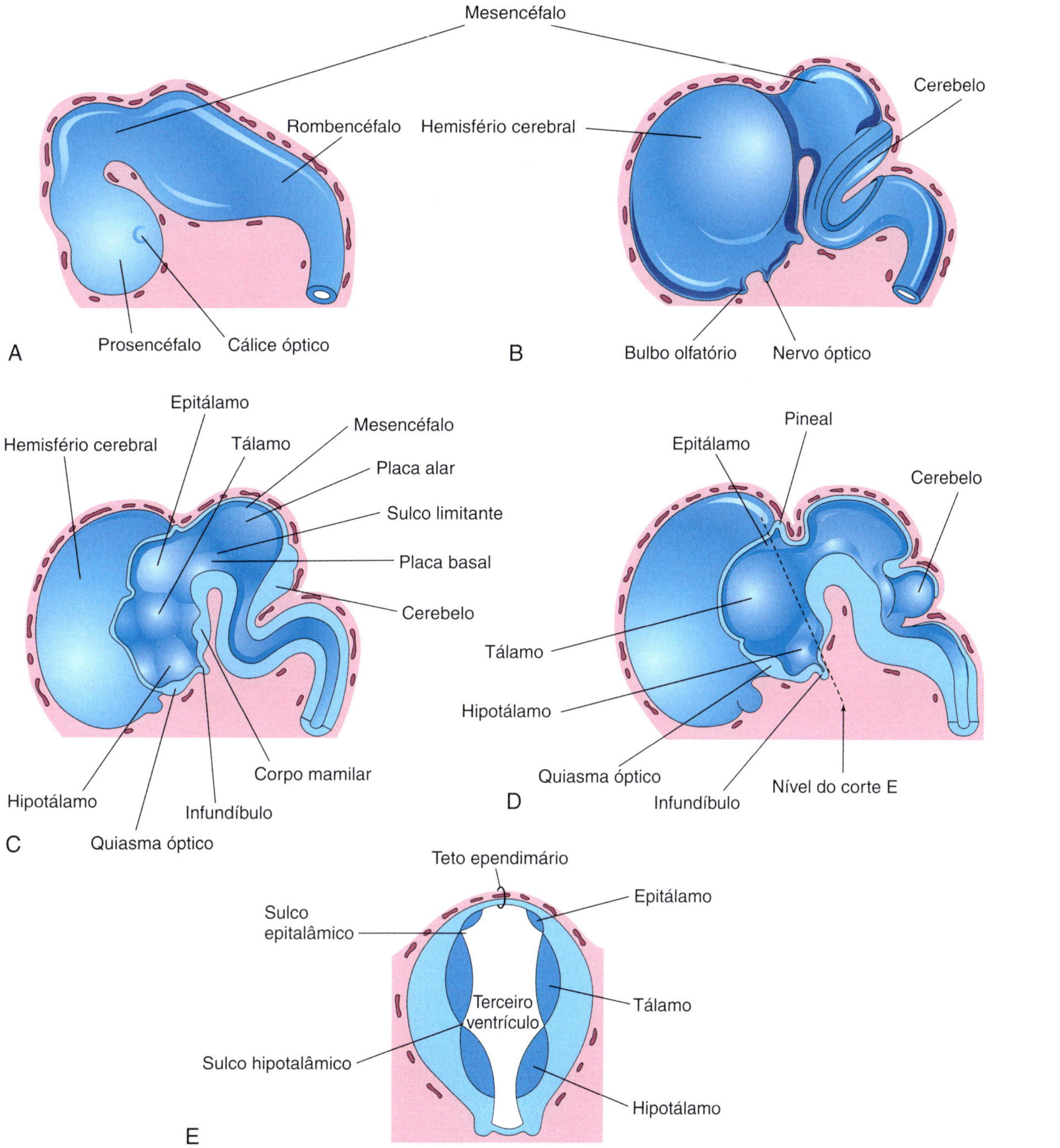

Figura 16-17 **A,** Vista externa do cérebro ao final da quinta semana. **B,** Vista similar na 7ª semana. **C,** Corte mediano desse cérebro, mostrando a superfície medial do prosencéfalo e do mesencéfalo. **D,** Corte similar na 8ª semana. **E,** Corte transversal do diencéfalo mostrando o epitálamo dorsalmente, o tálamo lateralmente e o hipotálamo ventralmente.

segundo par de divertículos logo surge em posição mais dorsal e rostral, representando as **vesículas telencefálicas** (Fig. 16-16*C*). Essas vesículas são os primórdios dos hemisférios cerebrais e suas cavidades dão origem aos **ventrículos laterais** (Fig. 16-19*B*).

A parte rostral (anterior) do prosencéfalo, incluindo os primórdios dos **hemisférios cerebrais**, é o ***telencéfalo***; a parte caudal (posterior) do prosencéfalo é o diencéfalo. As cavidades do telencéfalo e do **diencéfalo** contribuem para a formação do **terceiro ventrículo** (Fig. 16-17*D* e *E*).

Diencéfalo

Três protuberâncias se desenvolvem nas paredes laterais do terceiro ventrículo, que mais tarde passam a ser o *tálamo*, o *hipotálamo* e o *epitálamo* (Fig. 16-17*C* a *E*). O **tálamo** se desenvolve rapidamente de cada lado e forma

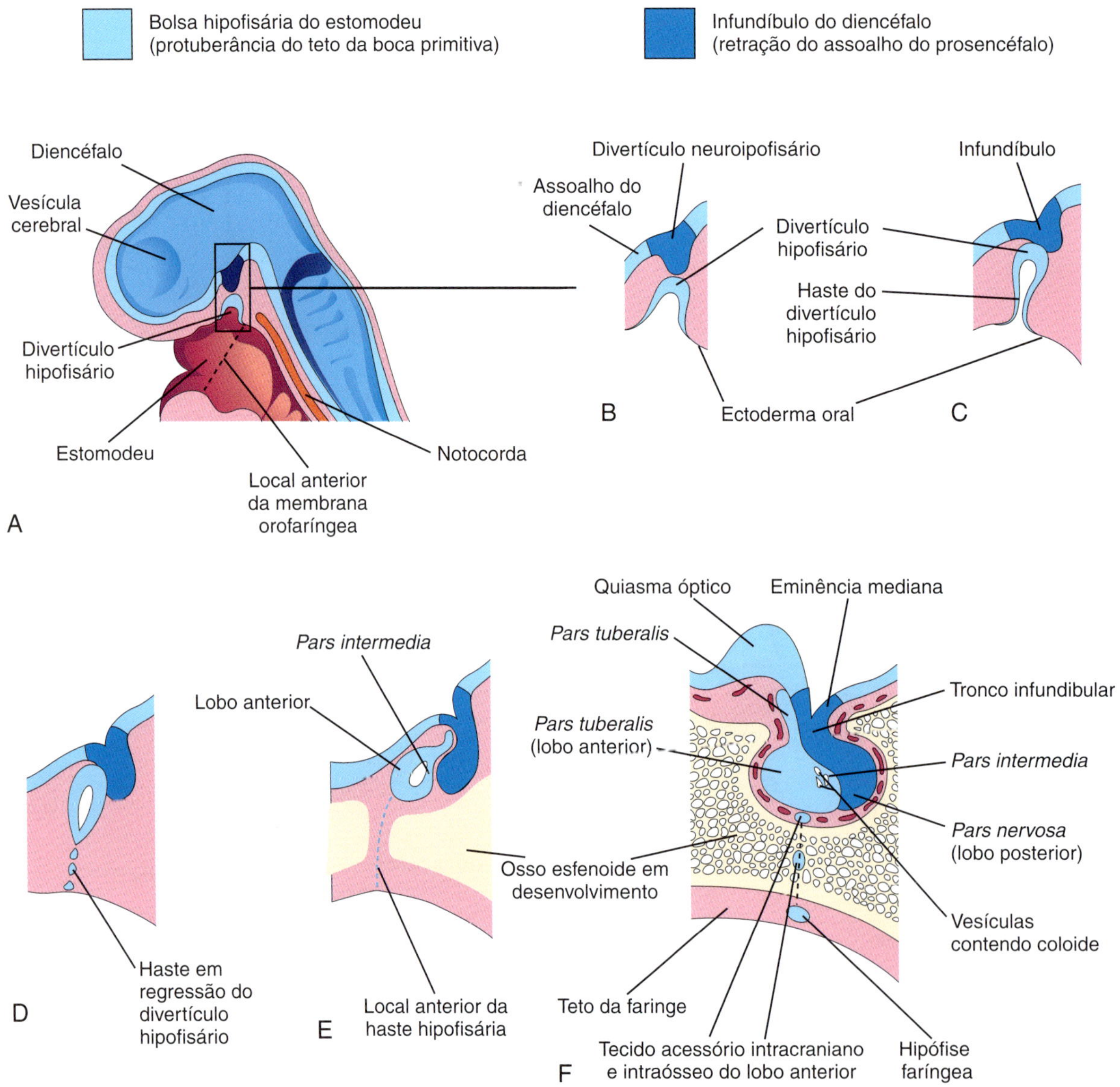

Figura 16-18 Diagramas ilustrando o desenvolvimento da hipófise. **A,** Corte sagital da extremidade cranial de um embrião aproximadamente aos 36 dias mostrando o divertículo hipofisário, uma protuberância do estomodeu e o divertículo neuroipofisário, uma retração do prosencéfalo. **B** a **D,** Estágios sucessivos da hipófise em desenvolvimento. Na 8ª semana, o divertículo perde sua conexão com a cavidade oral e está bem próximo do infundíbulo e do lobo posterior (neuroipófise) da hipófise. **E** e **F,** Estágios posteriores, mostrando a proliferação da parede anterior do divertículo hipofisário para formação do lobo anterior (adenoipófise) da hipófise.

um abaulamento na cavidade do terceiro ventrículo, e por fim se reduz a uma fenda estreita. O **hipotálamo** surge da proliferação de neuroblastos na zona intermediária das paredes diencefálicas. Um par de núcleos, os **corpos mamilares**, forma protuberâncias em formato de ervilha na superfície ventral do hipotálamo (Fig. 16-17*C*).

O **epitálamo** se desenvolve a partir do teto e da parte dorsal da parede lateral do diencéfalo. A princípio, as protuberâncias epitalâmicas são extensas, mas, com o tempo tornam-se relativamente pequenas (Fig. 16-17*C* a *E*).

A glândula pineal (**corpo pineal**) se desenvolve como um divertículo mediano da parte caudal do teto do diencéfalo (Fig. 16-17*D*). A proliferação das células em suas paredes logo a converte em uma glândula sólida e cuneiforme.

A **hipófise** tem origem ectodérmica (Fig. 16-18 e Tabela 16-1). Este órgão se desenvolve a partir de duas fontes:

- Uma protuberância do teto ectodérmico do estomodeu — o **divertículo hipofisário** (**bolsa de Rathke**)
- Uma reentrância do neuroectoderma do diencéfalo — o **divertículo neuroipofisário**

Tabela 16-1 Derivação e Terminologia da Hipófise

Ectoderma Oral (Divertículo hipofisário do teto do estomodeu)	→	Adenoipófise (porção glandular)	*Pars anterior* *Pars tuberalis* *Pars intermedia*	Lobo anterior
Neuroectoderma (Divertículo neuroipofisário do assoalho do diencéfalo)	→	Neuroipófise (porção nervosa)	*Pars nervosa* Haste infundibular Eminência mediana	Lobo posterior

Esta dupla origem embrionária da hipófise explica por que é composta por dois diferentes tipos de tecido:

- A **adenoipófise** (parte glandular), ou lobo anterior, é derivada do ectoderma oral.
- A **neuroipófise** (parte nervosa), ou lobo posterior, é derivada do neuroectoderma.

Durante a terceira semana, o **divertículo hipofisário** se projeta do teto do estomodeu (cavidade oral primordial) e se posiciona adjacente ao assoalho (parede ventral) do diencéfalo (Fig. 16-18*A* e *B*). Na quinta semana, esse divertículo está alongado e comprimido em sua inserção ao epitélio oral, assumindo aparência mamilar (Fig. 16-18*C*). Neste estágio, entra em contato com o **infundíbulo** (derivado do divertículo neuroipofisário), uma reentrância ventral do diencéfalo (Figs. 16-17*C* e *D* e 16-18). A haste do divertículo hipofisário gradualmente regride (Fig. 16-18*C* a *E*). As partes da hipófise que se desenvolvem a partir do ectoderma do estomodeu — a *pars anterior*, a *pars intermedia* e a *pars tuberalis* — formam a **adenoipófise** (Tabela 16-1).

As células da parede anterior do divertículo hipofisário proliferam e dão origem à **parte anterior da hipófise**. Mais tarde, uma extensão, a ***pars tuberalis***, cresce ao redor do ***tronco infundibular*** (Fig. 16-18*F*). A extensa proliferação da parede anterior do divertículo hipofisário reduz seu lúmen a uma fenda estreita (Fig. 16-18*E*). As células da parede posterior do divertículo hipofisário não proliferam; elas dão origem à fina e mal definida ***pars intermedia*** (Fig. 16-18*F*). A parte da hipófise que se desenvolve a partir do neuroectoderma do cérebro (infundíbulo) é a **neuroipófise** (Fig. 16-18*B* a *F* e Tabela 16-1). O infundíbulo dá origem à *eminência mediana*, ao *tronco infundibular* e à *pars nervosa*.

Telencéfalo

O telencéfalo é composto por uma parte mediana e dois divertículos laterais, as vesículas cerebrais (Figs. 16-16*C* e 16-18*A*). Essas vesículas são os primórdios dos **hemisférios cerebrais**, que são identificáveis na 7ª semana (Fig. 16-19*A*). A cavidade da parte mediana do telencéfalo forma a parte anterior do terceiro ventrículo. A princípio, os hemisférios cerebrais estão em ampla comunicação com a cavidade do terceiro ventrículo por meio dos forames **interventriculares** (Fig. 16-19*B*). Com a expansão dos hemisférios cerebrais, o diencéfalo, o mesencéfalo e o rombencéfalo são sucessivamente recobertos. Os hemisférios por fim se encontram na linha média, achatando suas superfícies mediais.

O **corpo estriado** surge durante a sexta semana com uma protuberância proeminente no assoalho de cada hemisfério cerebral (Fig. 16-20*B*). O assoalho de cada hemisfério se expande de forma mais lenta do que as delgadas paredes corticais, uma vez que contém o extenso corpo estriado; em consequência disso, os hemisférios cerebrais assumem o formato da letra "c" (Fig. 16-21).

O crescimento e a curvatura dos hemisférios também afetam o formato dos ventrículos laterais. Estas estruturas se transformam em cavidades com o formato aproximado da letra "c" preenchidas por liquor. A extremidade caudal de cada hemisfério cerebral se vira em direção ventral e então rostral, formando o **lobo temporal**; ao fazer isso, o hemisfério leva consigo o ventrículo (formando o **corno temporal**) e a fissura coroide (Fig. 16-21). Aqui, a delgada parede medial do hemisfério invagina ao longo da fissura coroide pela pia-máter vascular, formando o *plexo coroide do corno temporal do ventrículo lateral* (Figs. 16-20*B* e 16-21*B*).

Durante a diferenciação do córtex cerebral, as fibras que entram e saem dele passam pelo **corpo estriado** e o dividem nos *núcleos caudado e lentiforme*. Esta via fibrosa — a **cápsula interna** (Fig. 16-20C) — assume o formato da letra "c" quando o hemisfério também o faz. O **núcleo caudado** passa a ser alongado e a apresentar o formato da letra "c", conformando-se ao delineamento do ventrículo lateral (Fig. 16-21*A* a *C*). Sua cabeça piriforme e o corpo alongado se posicionam no assoalho da coluna frontal e no corpo do ventrículo lateral; sua cauda faz uma curva em forma de "u" para alcançar o teto do corno temporal.

Comissuras Cerebrais

Com o desenvolvimento do córtex cerebral, grupos de fibras nervosas — as **comissuras** — conectam áreas correspondentes dos hemisférios cerebrais (Fig. 16-20*A*). A mais importante dessas comissuras atravessa a **lâmina terminal**, a extremidade rostral (anterior) do prosencéfalo. Essa lâmina se estende da placa do teto do diencéfalo ao **quiasma óptico (decussação ou cruzamento das fibras do nervo óptico)**.

A **comissura anterior** conecta o bulbo olfatório e áreas cerebrais relacionadas de um hemisfério com aqueles do lado oposto. A **comissura** do **hipocampo** conecta as formações do hipocampo. O **corpo caloso**, a maior comissura cerebral, conecta as áreas neocorticais (Fig. 16-20*A*). O restante da **lâmina terminal** se alonga e forma o **septo pelúcido,** uma delgada placa de tecido cerebral.

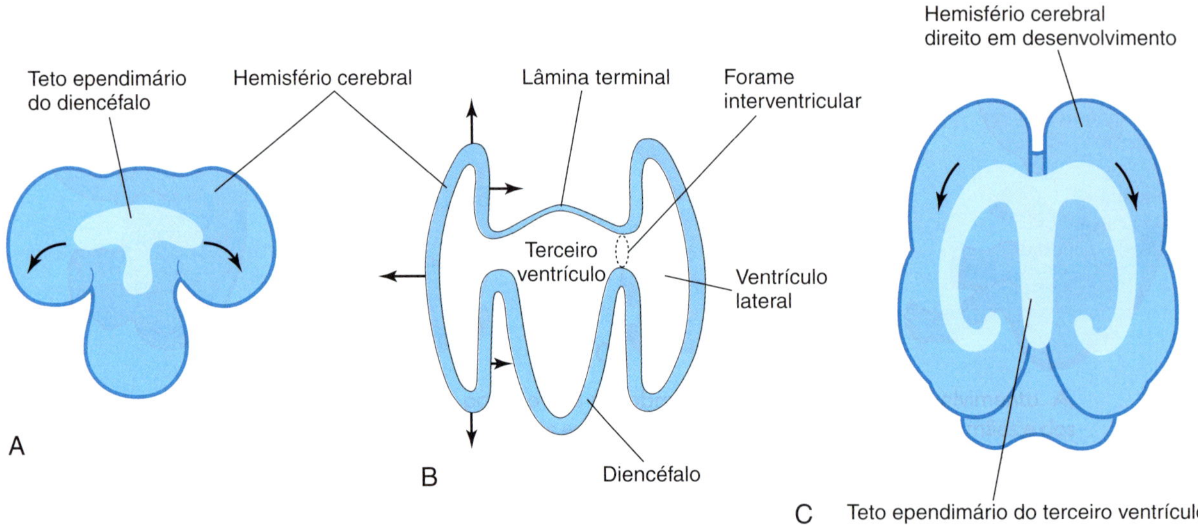

Figura 16-19 **A,** Esquema da superfície dorsal do prosencéfalo indicando como o teto ependimário do diencéfalo é carreado até a superfície dorsomedial dos hemisférios cerebrais. **B,** Corte diagramático do prosencéfalo mostrando como os hemisférios cerebrais em desenvolvimento crescem nas paredes laterais do prosencéfalo e se expandem em todas as direções até recobrirem o diencéfalo. A parede rostral do prosencéfalo, a lâmina terminal, é muito delgada. **C,** Esquema do prosencéfalo mostrando como o teto ependimário é por fim carreado para os lobos temporais pelo padrão de crescimento em formato da letra "c" dos hemisférios cerebrais. As *setas* indicam algumas das direções de expansão dos hemisférios.

Ao nascimento, o corpo caloso se estende sobre o teto do diencéfalo. O **quiasma óptico,** que se desenvolve na parte ventral da lâmina terminal (Fig. 16-20*A)*, é composto por fibras das metades mediais da retina, que se cruzam e se unem ao trato óptico do lado oposto.

A princípio, a superfície dos hemisférios é regular (Fig. 16-22); no entanto, durante o crescimento, há o desenvolvimento de **sulcos** (fendas entre os giros) e **giros** (convoluções tortuosas) (Fig. 16-22). Os sulcos e giros permitem um considerável aumento da área superficial do córtex cerebral sem necessidade de crescimento extenso do tamanho do crânio. Com o crescimento de cada hemisfério cerebral, o córtex que reveste a superfície externa do corpo estriado se desenvolve de forma relativamente lenta e logo é superado. Este córtex subjacente, oculto nas profundezas do **sulco lateral** (fissura) do hemisfério cerebral, é a **ínsula** (ilha).

ANOMALIAS CONGÊNITAS DO CÉREBRO

Defeitos do cérebro são comuns — aproximadamente três a cada 1.000 nascimentos. A maioria dos principais defeitos congênitos, como a **meroencefalia** e a **meningoencefalocele,** é provocada pelo *fechamento defeituoso do neuróporo rostral (**defeitos do tubo neural [NTDs]**)* durante a quarta semana de desenvolvimento (Fig. 16-23*A)* e envolve os tecidos sobrejacentes (meninges e crânio). A ressonância magnética (RM) é geralmente usada na avaliação do cérebro fetal em gestações com risco de defeitos congênitos (Fig. 16-24). Os fatores que provocam os NTDs são de natureza genética, nutricional e/ou ambiental.

HIPÓFISE FARÍNGEA E CRANIOFARINGIOMA

O resquício da haste do divertículo hipofisário pode persistir e formar uma **hipófise faríngea** no teto da orofaringe (Fig. 16-18*E e F)*. Ocasionalmente, raros tumores benignos — os **craniofaringiomas,** formados a partir de resquícios da haste — desenvolvem-se na faringe ou no basiesfenoide (parte posterior do osso esfenoide), mas, com maior frequência, na porção superior à sela túrcica do crânio (Fig. 16-24).

CRÂNIO BÍFIDO

Defeitos na formação do crânio — o **crânio bífido** — são geralmente associados a defeitos congênitos do cérebro e/ou das meninges. Os defeitos do crânio normalmente envolvem seu plano mediano. O defeito geralmente ocorre na parte espinocelular do osso occipital e pode incluir a parte posterior do forame magno. Quando o defeito é pequeno, normalmente há herniação apenas das meninges e o defeito é denominado ***meningocele craniana.*** O crânio bífido associado à herniação do cérebro e/ou das meninges ocorre em aproximadamente um a cada 2.000 nascimentos. Quando o defeito craniano é extenso, há herniação das meninges e de parte do cérebro, formando uma ***meningoencefalocele*** (Fig. 16-23*A e B)*. Caso o cérebro protraído contenha parte do sistema ventricular, o defeito é denominado ***meningoidroencefalocele*** (Fig. 16-23*C)*.

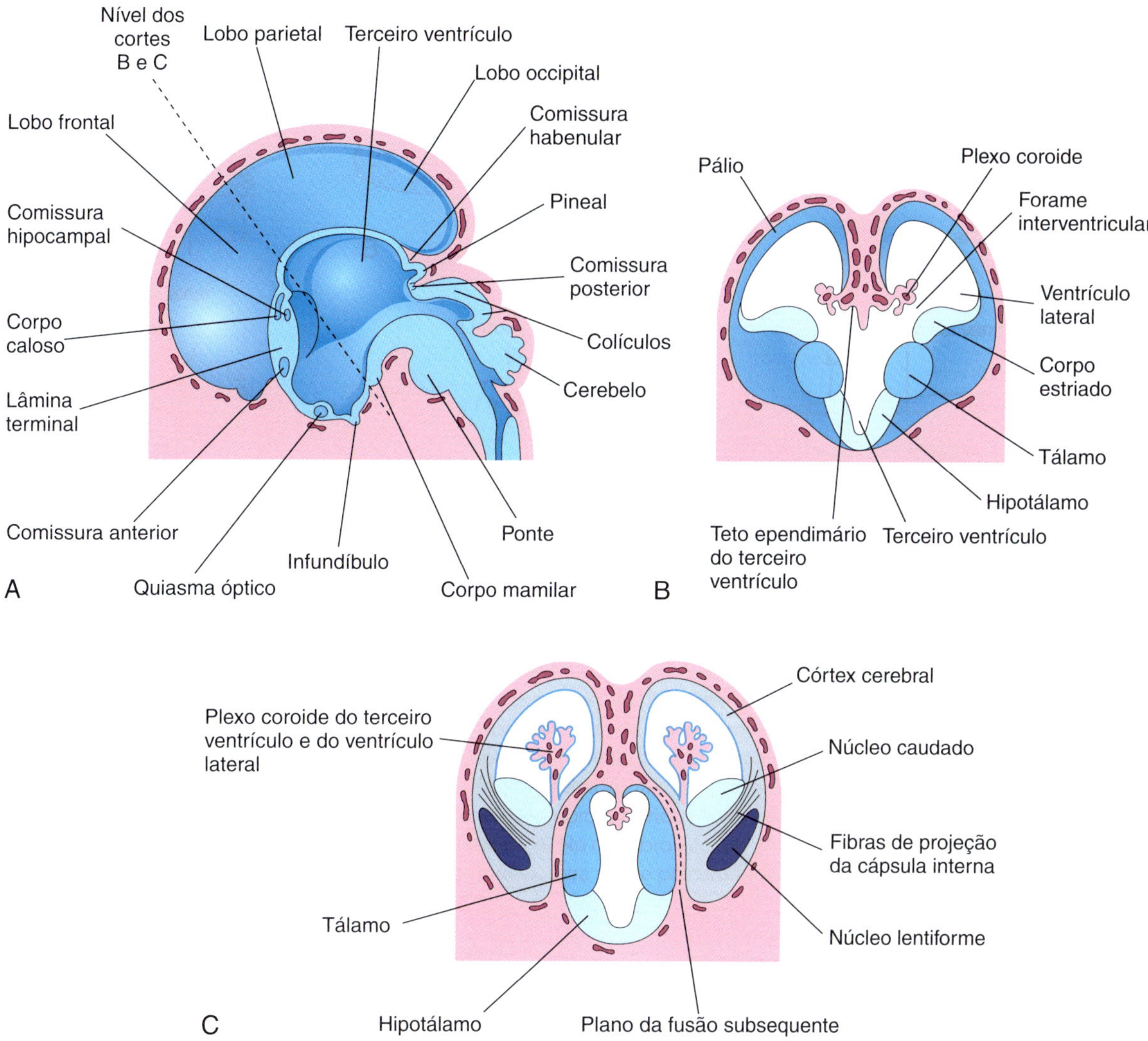

Figura 16-20 **A,** Esquema da superfície medial do prosencéfalo de um embrião de 10 semanas mostrando os derivados diencefálicos, as comissuras maiores e os hemisférios cerebrais em expansão. **B,** Corte transversal do prosencéfalo à altura dos forames interventriculares, mostrando o corpo estriado e os plexos coroides dos ventrículos laterais. **C,** Corte similar aproximadamente na 11ª semana, mostrando a divisão do corpo estriado nos núcleos caudados e lentiformes pela cápsula interna. A relação entre o desenvolvimento dos hemisférios cerebrais e do diencéfalo está também mostrada.

MEROENCEFALIA

A meroencefalia (também denominada anencefalia, um termo inadequado) é um grave defeito congênito do crânio provocado por uma falha no fechamento do neuróporo rostral durante a quarta semana (Fig. 16-12). Em decorrência disso, o prosencéfalo, o mesencéfalo, a maior parte do rombencéfalo e o crânio estão ausentes. A **meroencefalia** é um defeito letal comum, ocorrendo pelo menos uma vez a cada 1.000 nascimentos. É duas a quatro vezes mais comum em fetos do sexo feminino do que masculino. A meroencefalia é normalmente associada a um padrão multifatorial de herança.

MICROCEFALIA

Na microcefalia (uma doença do desenvolvimento neurológico), o crânio e o cérebro são pequenos, mas a face é de tamanho normal. Os bebês acometidos normalmente apresentam grave deficiência mental devido ao subdesenvolvimento do crânio e do cérebro. A microcefalia é provocada por uma redução do crescimento cerebral. Alguns casos de **microcefalia** parecem ser genéticos (autossômicos recessivos); outros são causados por fatores ambientais, como a infecção *in utero* pelo citomegalovírus (Cap. 19). A exposição durante o período fetal a grandes quantidades de radiação ionizante, a agentes infecciosos e a determinadas drogas é um fator contribuinte em alguns casos.

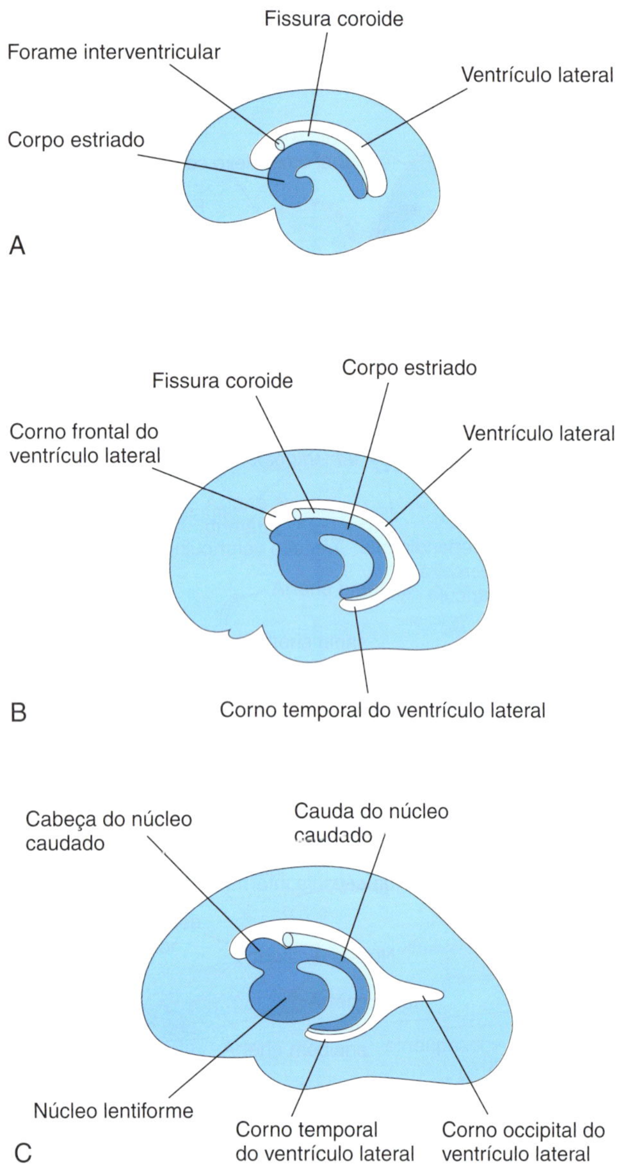

Figura 16-21 Diagramas esquemáticos da superfície medial do hemisfério cerebral direito em desenvolvimento, mostrando o crescimento do ventrículo lateral, da fissura coroide e do corpo estriado. **A,** Na 13ª semana. **B,** Na 21ª semana. **C,** Na 32ª semana.

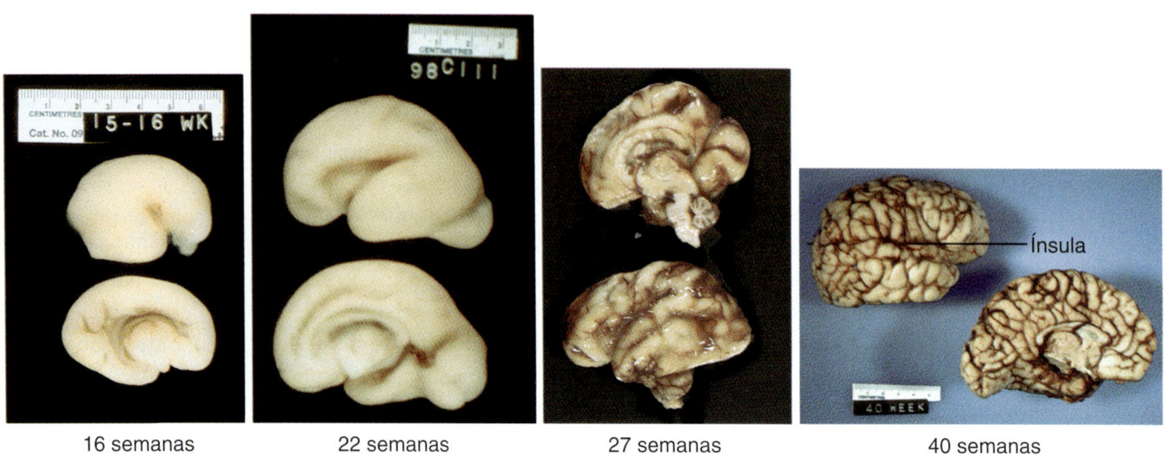

Figura 16-22 Superfícies lateral e medial de cérebros de fetos humanos na 16ª, 22ª, 27ª e 40ª semana de gravidez.

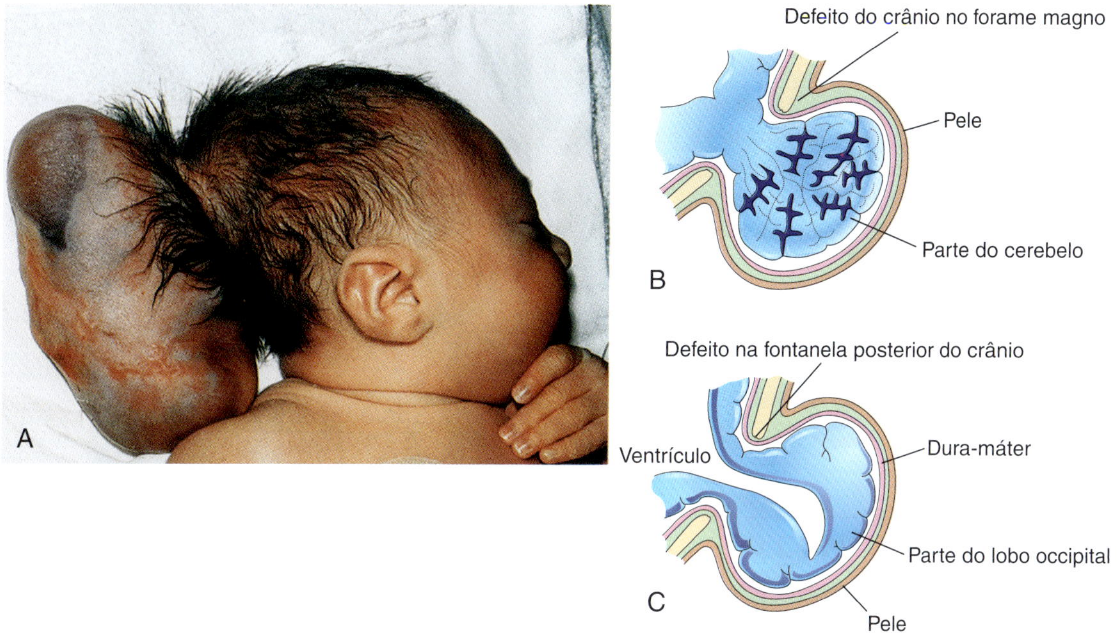

Figura 16-23 Crânio bífido (defeito ósseo do crânio) e herniação do cérebro e das meninges. **A,** Bebê com uma extensa meningoencefalocele na área occipital. **B,** Meningoencefalocele, composta por uma protrusão de parte do cerebelo, que é recoberta por meninges e pele. **C,** Meningoidroencefalocele, composta por uma protrusão de parte do lobo occipital que contém parte da corno posterior do ventrículo lateral.

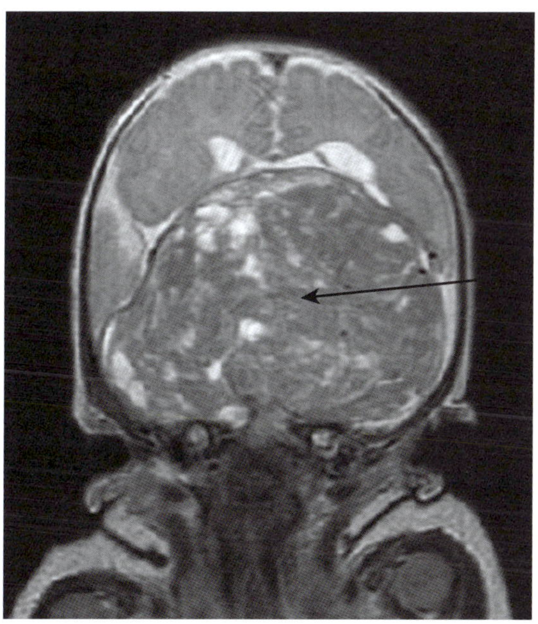

Figura 16-24 Imagem de ressonância magnética de um extenso craniofaringioma *(seta).*

HIDROCEFALIA

Um bebê com hidrocefalia apresenta um aumento de volume significativo da cabeça, mas a face é de tamanho normal. Este defeito é normalmente associado à deficiência mental. A hidrocefalia é provocada por um distúrbio da circulação e absorção do liquor ou, em casos incomuns, da maior produção deste fluido. O excesso de liquor está presente no sistema ventricular do cérebro (Fig. 16-25). O distúrbio da circulação de liquor geralmente é provocado pela **estenose congênita do aqueduto** (estreitamento do aqueduto cerebral). O bloqueio da circulação do liquor leva à dilatação dos ventrículos proximais à obstrução e ao aumento da pressão nos hemisférios cerebrais. Isto comprime o cérebro entre o fluido ventricular e o crânio. Em bebês, a pressão interna aumenta a taxa de expansão do cérebro e do crânio, uma vez que as suturas cranianas fibrosas não estão fundidas.

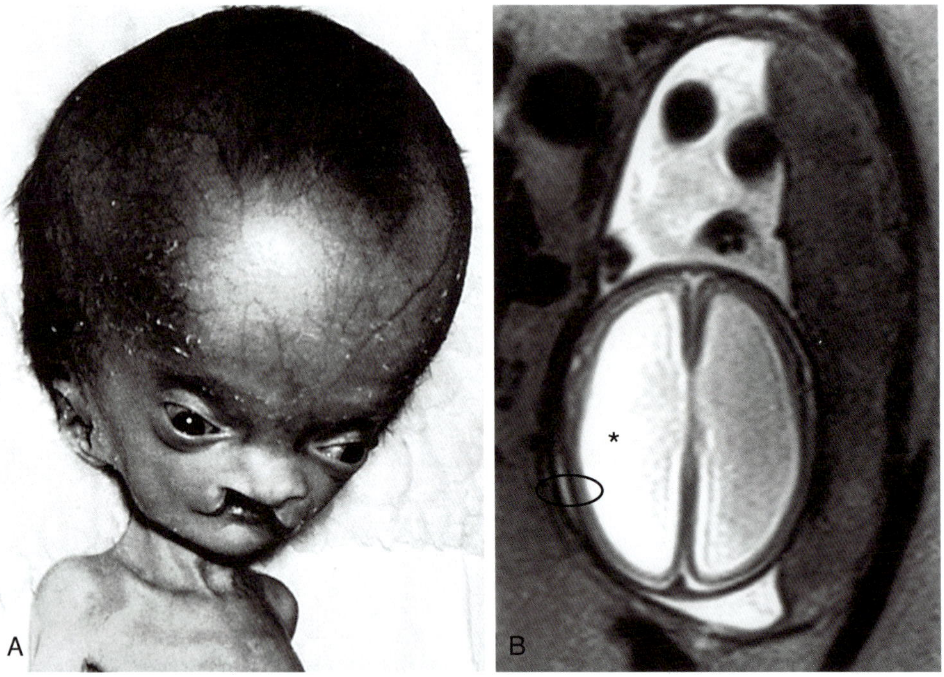

Figura 16-25 **A,** Um bebê com hidrocefalia e fenda palatina bilateral. A hidrocefalia geralmente produz adelgaçamento dos ossos do crânio, proeminência da testa e atrofia do córtex cerebral e substância branca. **B,** Imagem de ressonância magnética axial (corte transversal do cérebro) de um feto com hidrocefalia ligada ao cromossomo X aproximadamente na 29ª semana de gravidez, mostrando os ventrículos bastante aumentados *(*)* e o córtex delgado *(oval).*

MALFORMAÇÃO DE CHIARI

A malformação de Chiari (CM) é um defeito estrutural do cerebelo. É caracterizada por uma projeção em formato de língua da medula oblonga e deslocamento inferior da tonsila cerebelar através do forame magno no canal vertebral. A fossa craniana posterior tende a ser anormalmente pequena, exercendo, assim, pressão sobre o cerebelo e o tronco cerebral. Esta malformação pode provocar um tipo de hidrocefalia não comunicante que obstrui a absorção e o fluxo de liquor; em decorrência disso, todo o sistema ventricular é distendido. A CM pode ser diagnosticada por RM e, por isso, hoje mais casos são detectados.

Diversos tipos de CM foram descritos. No ***Tipo I,*** a parte inferior do cerebelo hernia pelo forame magno. Esta é a forma mais comumente observada, normalmente assintomática e detectada geralmente na adolescência. No ***Tipo II,*** também conhecido como malformação Arnold-Chiari, há herniação do tecido cerebelar e do tronco cerebral através do forame magno, geralmente acompanhada por encefalocele occipital e mielomeningocele lombar (Fig. 16-26). No ***Tipo III,*** a forma mais grave, há herniação do cerebelo e do tronco cerebral através do forame magno na coluna vertebral, com graves consequências neurológicas. No ***Tipo IV,*** há ausência ou subdesenvolvimento do cerebelo, e os bebês acometidos não sobrevivem.

DESENVOLVIMENTO DO SISTEMA NERVOSO PERIFÉRICO

O SNP é composto pelos nervos cranianos, espinais e viscerais e pelos gânglios cranianos, espinais e autônomos. Todas as células sensoriais (somáticas e viscerais) do SNP são derivadas de **células da crista neural.** Os corpos celulares dessas células sensoriais estão localizados fora do SNC. O corpo celular de cada neurônio aferente é envolto por uma cápsula de células de Schwann modificadas — as ***células satélites*** (Fig. 16-7), que são derivadas de células da crista neural. Essa cápsula é contínua à **bainha de neurolema das células de Schwann** que cercam os axônios dos neurônios aferentes.

As células da crista neural no cérebro em desenvolvimento migram para formar os gânglios sensoriais somente em relação ao nervo trigêmeo (NC V), facial (NC VII), vestibulococlear (NC VIII), glossofaríngeo (NC IX) e vago (NC X). As células da crista neural também se diferenciam em neurônios multipolares dos ***gânglios autônomos*** (Fig. 16-7), incluindo os gânglios dos troncos simpáticos que se posicionam nas laterais dos corpos vertebrais; os gânglios colaterais ou pré-vertebrais dos plexos do tórax e do abdome (p. ex., plexos cardíacos, celíacos e mesentéricos); e os gânglios parassimpáticos ou terminais em vísceras ou suas adjacências (p. ex., plexo submucoso ou de Meissner).

As células dos paragânglios — as **células cromafins** — são também derivadas da crista neural. O termo ***paragânglios*** inclui diversos grupos amplamente dispersos de células que são similares, de muitas maneiras, às células

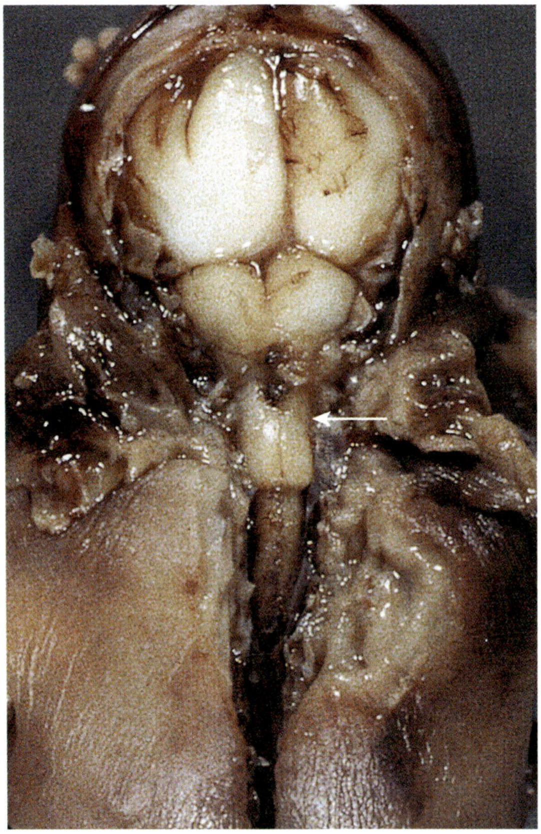

Figura 16-26 Malformação de Arnold-Chiari do tipo II em um feto de 23 semanas. A exposição *in situ* do rombencéfalo mostra a presença de tecido cerebelar bem abaixo do forame magno *(seta).*

medulares das glândulas suprarrenais (ou adrenais). Os grupos celulares se localizam, em grande parte, no retroperitônio, geralmente em associação aos gânglios simpáticos. Os corpos carotídeos e aórticos também possuem pequenas ilhas de células cromafins associadas. Esses grupos de células cromafins amplamente disseminados constituem o **sistema cromafin.**

Nervos Espinais

As fibras nervosas motoras originadas da medula espinal começam a aparecer ao final da quarta semana (Fig. 16-4). As fibras nervosas são originárias de células das ***placas basais*** da medula espinal em desenvolvimento e emergem como uma série contínua de radículas ao longo de sua superfície ventrolateral. As fibras destinadas a um determinado grupo muscular em desenvolvimento se organizam em feixe, formando a **raiz nervosa ventral** (Figs. 16-6 e 16-7). As fibras nervosas da **raiz nervosa dorsal** são derivadas de células da crista neural que migram para a face dorsolateral da medula espinal, onde se diferenciam nas células do **gânglio espinal** (Fig. 16-7).

Os processos centrais dos neurônios do gânglio espinal formam um único feixe que cresce na medula espinal, oposto ao ápice do corno dorsal de substância cinzenta (Fig. 16-4*B* e *C)*. Os processos distais das células do gânglio espinal crescem em direção à raiz nervosa ventral e, por fim, se unem para formar um **nervo espinal** (Fig. 16-7).

Com o desenvolvimento dos brotos dos membros, os nervos dos segmentos da medula espinal opostos a eles se alongam e crescem nos membros. As fibras nervosas são distribuídas a seus músculos, que se diferenciam de células miogênicas originárias dos somitos (Cap. 15). A pele dos membros em desenvolvimento é também inervada de maneira segmentar.

Nervos Cranianos

Os doze pares de nervos cranianos se formam durante a quinta e a sexta semana. Esses nervos são classificados em três grupos de acordo com suas origens embriológicas.

Nervos Cranianos Eferentes Somáticos

O nervo troclear (NC IV), o nervo abducente (NC VI), o nervo hipoglosso (NC XII) e a maior parte do nervo oculomotor (NC III) são homólogos às raízes ventrais dos nervos espinais (Fig. 16-27*A)*. As células de origem desses nervos estão localizadas na *coluna eferente somática* (derivada das placas basais) do tronco cerebral. Seus axônios estão distribuídos nos músculos derivados dos miótomos da cabeça (pré-ótico e occipital) (Fig. 15-17*A)*.

O **nervo troclear** (NC IV) é originário de neurônios da coluna eferente somática da parte posterior do mesencéfalo. Embora seja um nervo motor, emerge dorsalmente a partir do tronco cerebral e segue em direção ventral para inervar o músculo oblíquo superior do olho.

O **nervo abducente** (NC VI) é originário de neurônios das placas basais do metencéfalo. Passa a superfície ventral para a posterior dos três miótomos pré-óticos, considerados a origem do músculo reto lateral do olho.

O **nervo hipoglosso** (NC XII) se desenvolve por fusão das fibras da raiz ventral de três ou quatro nervos occipitais (Fig. 16-27*A)*. As raízes sensoriais, correspondentes às raízes dorsais dos nervos espinais, estão ausentes. As fibras motoras somáticas dão origem ao *núcleo hipoglosso*. Essas fibras deixam a parede ventrolateral da medula oblonga em diversos grupos — as *raízes do nervo hipoglosso* — que convergem para formar o tronco comum do NC XII (Fig. 16-27*B)*. Essas raízes crescem em direção rostral e, por fim, inervam os músculos da língua, que são derivados dos miótomos occipitais (Fig. 15-17*A)*.

O **nervo oculomotor** (NC III) supre os músculos reto superior, inferior e medial e oblíquo inferior do olho.

Nervos dos Arcos Faríngeos

Os nervos cranianos V, VII, IX e X suprem os arcos faríngeos embrionários; assim, as estruturas que se desenvolvem a partir desses arcos são inervadas por tais nervos cranianos (Fig. 16-27*A* e Tabela 10-1).

O **nervo trigêmeo** (NC V) é o nervo do primeiro arco faríngeo, mas possui uma divisão oftálmica que não é um componente do arco faríngeo. *O NC V é o principal nervo sensorial da cabeça.* As células do extenso **gânglio trigêmeo** são derivadas da parte mais anterior da crista neural. Os processos centrais das células desse gânglio formam a grande raiz sensorial do NC V, que adentra a parte lateral da ponte. Os processos periféricos das células desse gânglio se separam em três grandes divisões (os nervos oftálmico, maxilar e mandibular). Suas fibras sensoriais suprem a pele da face, assim como o revestimento da boca e do nariz. As *fibras motoras do NC V* são originárias de células da parte mais anterior da *coluna eferente especial*

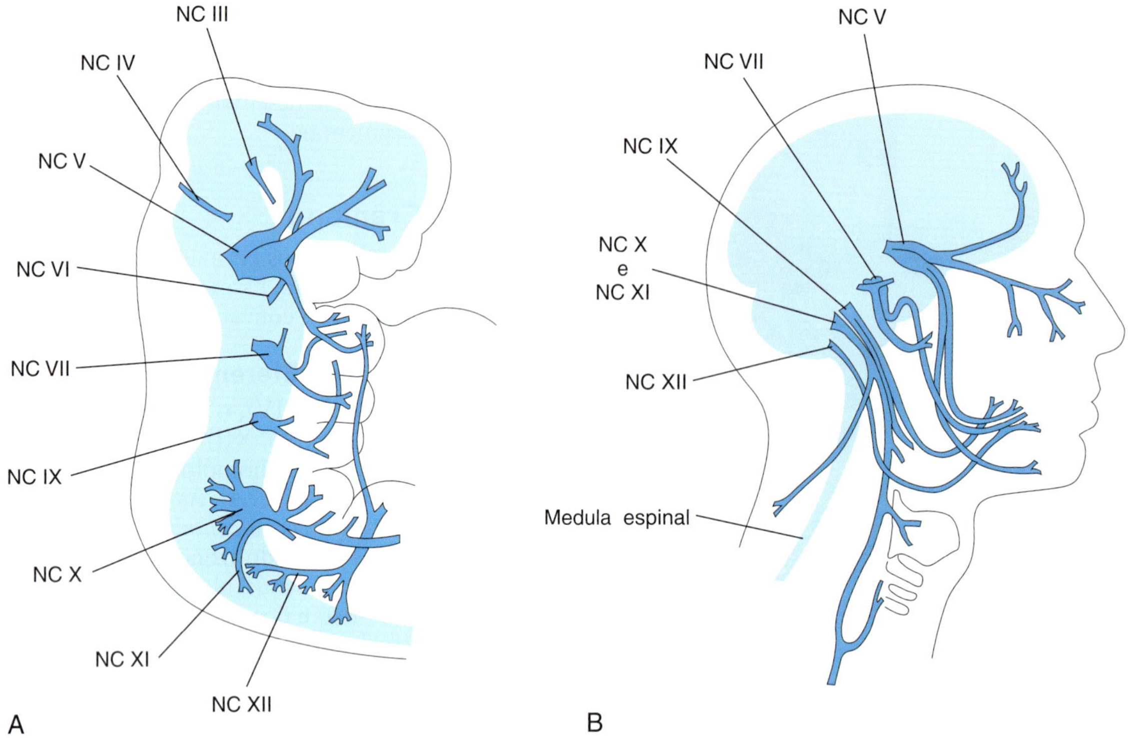

Figura 16-27 **A,** Desenho esquemático de um embrião de 5 semanas, mostrando a distribuição da maioria dos nervos cranianos, principalmente daqueles que suprem os arcos faríngeos. **B,** Desenho esquemático da cabeça e do pescoço de um adulto, mostrando a distribuição geral da maioria dos nervos cranianos. *NC,* Nervo craniano.

visceral do metencéfalo. Essas fibras chegam aos músculos da mastigação e a outros músculos que se desenvolvem na proeminência mandibular do primeiro arco faríngeo (Tabela 10-1). O núcleo mesencefálico do NC V se diferencia a partir de células do mesencéfalo.

O **nervo facial** (NC VII) é o nervo do segundo arco faríngeo. É composto em grande parte por fibras motoras originárias principalmente do grupo nuclear da *coluna eferente especial visceral* da parte caudal da ponte. Essas fibras são distribuídas para os *músculos da expressão facial* e a outros músculos que se desenvolvem no mesênquima do segundo arco faríngeo (Tabela 10-1). O pequeno componente eferente visceral geral do NC VII termina nos gânglios autônomos periféricos da cabeça. As fibras sensoriais do NC VII são originárias das células do *gânglio geniculado*. Os processos centrais dessas células entram na ponte e os processos periféricos passam para o nervo petroso superficial maior e, através do nervo da corda timpânica, para as papilas gustativas dos dois terços anteriores da língua.

O **nervo glossofaríngeo** (NC IX) é um nervo do terceiro arco faríngeo. Suas fibras motoras são originárias da coluna eferente visceral especial e, em menor grau, da coluna eferente visceral geral da parte anterior do mielencéfalo. O NC IX é formado por diversas radículas originárias da medula imediatamente caudal à orelha interna em desenvolvimento. Todas as fibras da coluna eferente especial visceral estão distribuídas no músculo estilofaríngeo, que é derivado do mesênquima do terceiro arco faríngeo (Tabela 10-1). As fibras eferentes gerais estão distribuídas no gânglio ótico, de onde as fibras pós-sinápticas passam para a glândula parótida e para a glândula lingual posterior. As *fibras sensoriais do NC IX* se distribuem como fibras aferentes sensoriais gerais e viscerais especiais (fibras gustativas) para a parte posterior da língua.

O **nervo vago** (NC X) é formado pela fusão dos nervos do quarto e sexto arcos faríngeos (Tabela 10-1). O nervo do quarto arco faríngeo se transforma no nervo laríngeo superior, que supre o músculo cricotireóideo e os músculos constritores da faringe. O nervo do sexto arco faríngeo se transforma no nervo laríngeo recorrente, que supre diversos músculos laríngeos.

O **nervo acessório espinal** (NC XI) é originário do quinto segmento cranial ou sexto segmento cervical da medula espinal (Fig. 16-27*A)*. As fibras da raiz tradicional do NC XI são agora consideradas parte do NC X. Essas fibras suprem os músculos esternocleidomastóideo e trapézio.

Nervos Sensoriais Especiais

O **nervo olfatório** (NC I) é originário do órgão olfatório. As células olfatórias são neurônios bipolares que se diferenciam a partir de células do revestimento epitelial do saco nasal primordial. Os axônios das células olfatórias são coletados em 18 a 20 feixes, ao redor dos quais se desenvolve a placa cribriforme do osso etmoide. Estas fibras nervosas não mielinizadas terminam no **bulbo olfatório.**

O **nervo óptico** (NC II) é formado por mais de um milhão de fibras nervosas que crescem no cérebro a partir de neuroblastos da retina primordial. Uma vez que o nervo óptico se desenvolve de uma evaginação da parede do prosencéfalo, representa, na verdade, um trato fibroso do cérebro. O desenvolvimento do nervo óptico é descrito no Capítulo 17.

O **nervo vestibulococlear** (NC VIII) é composto por dois tipos de fibras sensoriais em dois feixes; essas fibras são conhecidas como *nervo vestibular e nervo coclear.* O **nervo vestibular** é originário dos ductos semicirculares e o **nervo coclear** advém do ducto coclear, onde se desenvolve o **órgão espiral** (de Corti) (Cap. 17). Os corpos dos neurônios bipolares do nervo vestibular se localizam no **gânglio vestibular.** Os processos centrais destas células terminam nos núcleos vestibulares do assoalho do quarto ventrículo. Os corpos celulares dos neurônios bipolares do nervo coclear se localizam no **gânglio espiral.** Os processos centrais destas células terminam nos *núcleos cocleares* ventral e dorsal da medula oblonga.

DESENVOLVIMENTO DO SISTEMA NERVOSO AUTÔNOMO

Funcionalmente, o SNA pode ser dividido em partes simpáticas (toracolombar) e parassimpáticas (craniossacrais).

Sistema Nervoso Simpático

Durante a quinta semana, as células da crista neural da região torácica migram para cada lado da medula espinal, onde formam pares de massas celulares (gânglios) dorsolaterais à aorta (Fig. 16-7). Todos esses **gânglios simpáticos** de disposição segmentar estão conectados a uma cadeia bilateral por fibras nervosas longitudinais. Estes cordões ganglionados — os **troncos simpáticos** — estão localizados de cada lado dos corpos vertebrais. Algumas células da crista neural migram ventralmente para a aorta e formam neurônios nos **gânglios pré-aórticos,** como os gânglios celíacos e mesentéricos (Fig. 16-7). Outras células da crista neural migram para a área do coração, dos pulmões e do trato gastrointestinal, onde formam gânglios terminais nos **plexos orgânicos simpáticos,** localizado nas adjacências ou no interior desses órgãos.

Após a formação dos troncos simpáticos, os axônios dos neurônios simpáticos localizados na **coluna celular intermediolateral** (corno lateral) dos segmentos toracolombares da medula espinal passam pela raiz ventral do nervo espinal e um **ramo comunicante branco** para o gânglio paravertebral (Fig. 16-7). Aqui, estes axônios podem fazer sinapse com neurônios ou ascender ou descender pelo tronco simpático para fazer sinapse em outros níveis. Outras fibras pré-sinápticas passam pelos **gânglios paravertebrais** sem fazer sinapse, formando os nervos esplâncnicos para as vísceras. As fibras pós-sinápticas seguem pelo **ramo comunicante cinzento,** passando do gânglio simpático para o nervo espinal; assim, os troncos simpáticos são compostos por fibras ascendentes e descendentes.

Sistema Nervoso Parassimpático

As fibras parassimpáticas pré-sinápticas são originárias de neurônios nos núcleos do tronco cerebral e da região sacral da medula espinal. As fibras do tronco cerebral saem pelo nervo oculomotor (NC III), facial (NC VII), glossofaríngeo (NC IX) e vago (NC X). Os **neurônios pós-sinápticos** estão localizados nos gânglios periféricos ou em plexos próximos ou no interior da estrutura sendo inervada (p. ex., pupila do olho e glândulas salivares).

QUESTÕES DE ORIENTAÇÃO CLÍNICA

1. Os defeitos congênitos do tubo neural são hereditários? Uma mulher teve um bebê com espinha bífida cística e sua filha teve um bebê com meroencefalia. É provável que a filha tenha outra criança com um defeito do tubo neural? A meroencefalia e a espinha bífida podem ser detectadas no início da vida fetal?
2. Alguns dizem que as gestantes que bebem muito podem ter bebês com deficiência mental e do crescimento. Isto é verdade? Há relatos de mulheres que ficam embriagadas durante a gestação, mas ainda assim têm bebês que parecem normais. Há um limiar seguro para o consumo de álcool durante a gestação?
3. Disseram para uma mulher que o tabagismo durante a gestação provavelmente provocou a leve deficiência mental de seu filho. A mulher foi corretamente informada?
4. Todos os tipos de espinha bífida causam perda da função motora nos membros inferiores? Quais são os tratamentos para bebês com espinha bífida cística?

As respostas a essas questões são apresentadas no final deste livro.

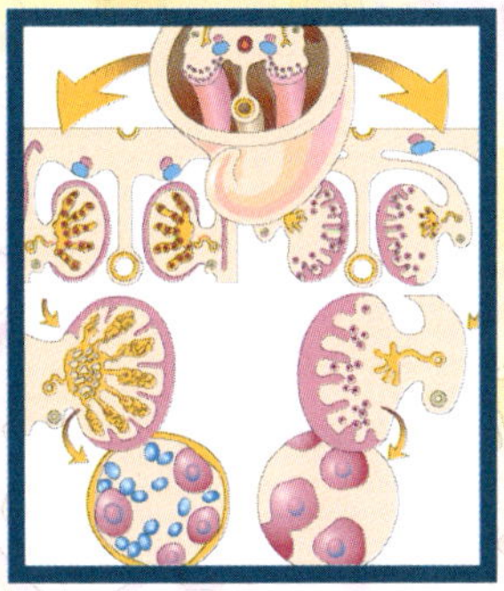

CAPÍTULO

17

Desenvolvimento dos Olhos e das Orelhas

DESENVOLVIMENTO DOS OLHOS E DAS ESTRUTURAS RELACIONADAS

Os olhos se originam de quatro fontes:

- Neuroectoderma do cérebro
- Ectoderma superficial da cabeça
- Mesoderma situado entre as camadas acima
- Células da crista neural

O início do desenvolvimento dos olhos é resultante de uma série de sinais indutivos e é inicialmente evidente no começo da quarta semana, quando os **sulcos ópticos** surgem nas pregas neurais craniais (Fig. 17-1*A* e *B*). À medida que as pregas neurais se fusionam, os sulcos ópticos sofrem evaginação para formar os divertículos ocos – **as vesículas ópticas** – que se projetam da parede do mesencéfalo para o mesênquima adjacente (Fig. 17-1*C*). A formação das vesículas ópticas é induzida pelo mesênquima adjacente ao cérebro em desenvolvimento. À medida que as vesículas ópticas crescem, suas conexões com o prosencéfalo se estreitam para formar os **pedículos ópticos** ocos (Fig. 17-1*D*).

Um sinal indutivo oriundo das vesículas ópticas estimula o ectoderma superficial a se espessar e formar o placódio do cristalino, os primórdios do cristalino (Fig. 17-1*C*). Os placódios sofrem invaginação e afundam no ectoderma superficial, formando as **fossetas do cristalino** (Figs. 17-1*D* e 17-2). As bordas das fossetas se aproximam e se fusionam para formar as esféricas **vesículas do cristalino** (Fig. 17-1*F* e *H*), que logo perdem suas conexões com o ectoderma superficial.

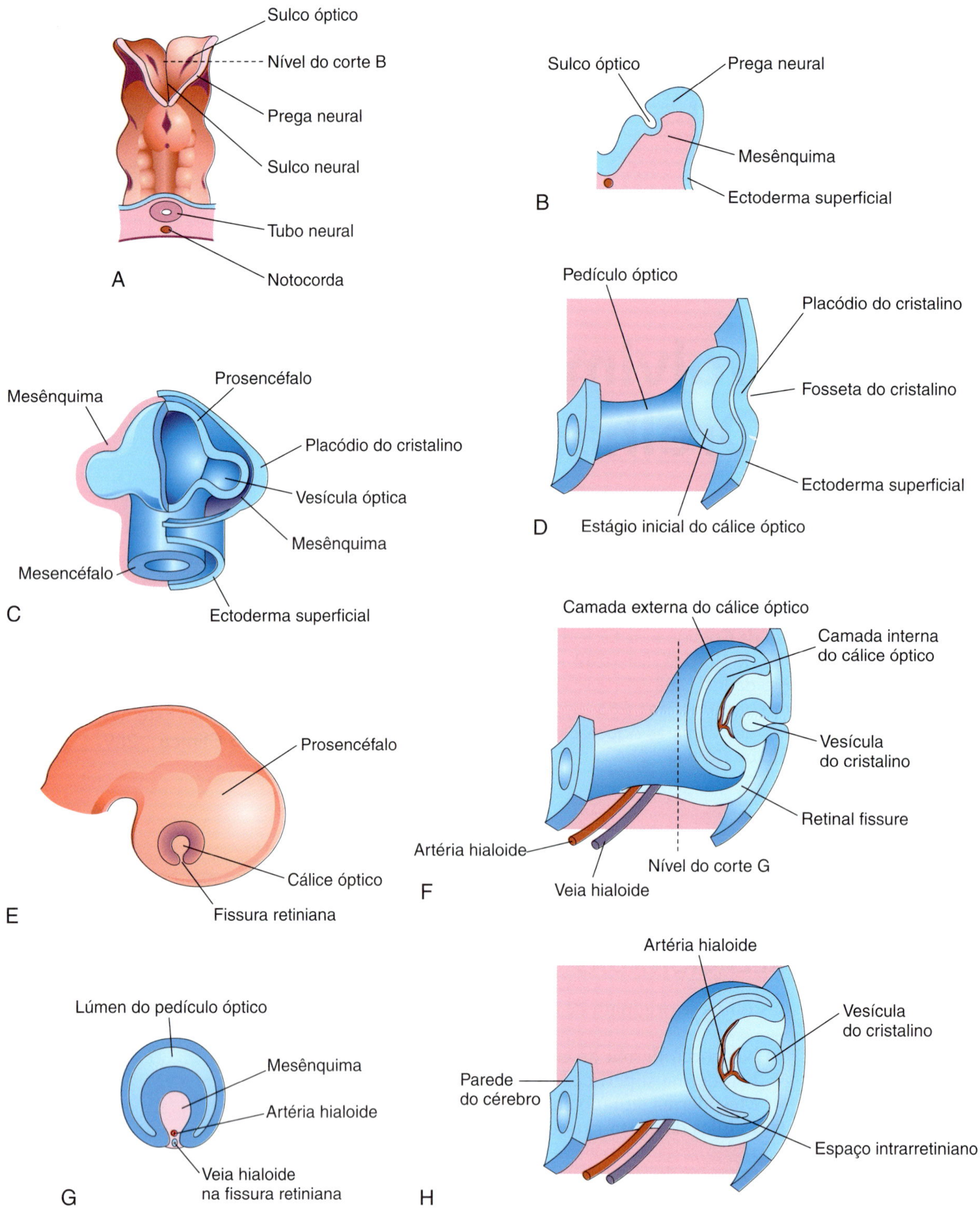

Figura 17-1 Esquemas dos estágios iniciais do desenvolvimento do olho. **A,** Vista dorsal da extremidade cranial de um embrião de aproximadamente 22 dias, que mostra os sulcos ópticos, a primeira indicação do desenvolvimento do olho. **B,** Corte transversal de uma prega neural mostrando o sulco óptico em seu interior. **C,** Desenho esquemático do prosencéfalo de um embrião de aproximadamente 28 dias, que mostra suas camadas de cobertura de mesênquima e ectoderma superficial. **D, F** e **H,** Cortes esquemáticos do olho em desenvolvimento, que ilustram estágios sucessivos do desenvolvimento do cálice óptico e da vesícula do cristalino. **E,** Vista lateral do cérebro de um embrião de aproximadamente 32 dias, que mostra a aparência externa do cálice óptico. **G,** Corte transversal do pedículo óptico mostrando a fissura retiniana e seu conteúdo. Observe que as bordas da fissura retiniana crescem juntas, completando, portanto, o cálice óptico e envolvendo a veia e a artéria centrais da retina no pedículo e no cálice.

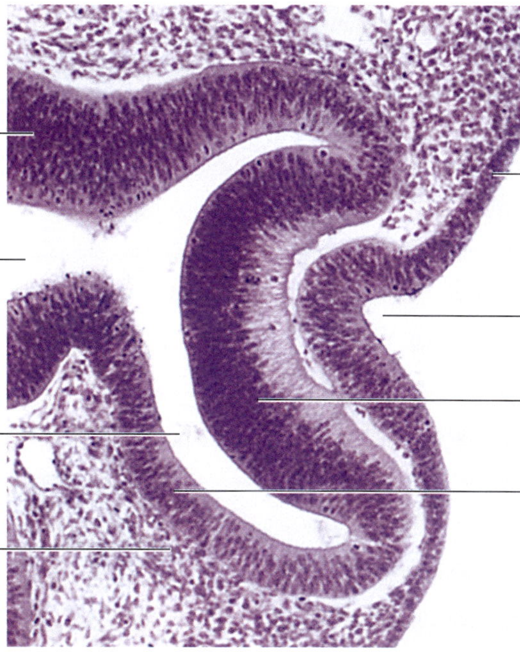

Figura 17-2 Fotomicrografia de um corte sagital do olho de um embrião (200 ×) de aproximadamente 32 dias. Observe o primórdio do cristalino (placódio do cristalino invaginado), as paredes do cálice óptico (primórdio da retina) e o pedículo óptico (primórdio do nervo óptico). *(De Moore KL, Persaud TVN, Shiota K: Color Atlas of Clinical Embryology, 2nd ed. Philadelphia, Saunders, 2000.)*

À medida que as vesículas do cristalino se desenvolvem, as **vesículas ópticas** invaginam-se para formar **cálices ópticos** de parede dupla (Figs. 17-1*F* e 17-2), com o cristalino sendo envolvido pela borda do cálice óptico (Fig. 17-3*A*). Nesse estágio, as vesículas do cristalino entram nas cavidades dos cálices ópticos (Fig. 17-4) Sulcos lineares – as **fissuras retinianas (fissuras ópticas)** – desenvolvem-se na superfície ventral dos cálices ópticos e ao longo dos **pedículos ópticos** (Figs. 17-1*E* a *H* e 17-3*A* a *D*). As fissuras retinianas contêm mesênquima vascular, a partir do qual os vasos sanguíneos hialoides se desenvolvem. A **artéria hialoide, ramo da artéria oftálmica**, alimenta a camada interna do cálice óptico, a vesícula do cristalino e o mesênquima do cálice óptico (Figs. 17-1*H* e 17-3). À medida que as bordas da fissura retiniana se fusionam, os vasos hialoides são mantidos enclausurados no **nervo óptico primordial** (Fig. 17-3*C* a *F*). As partes distais dos vasos hialoides acabam por sofrer degeneração, mas as partes proximais persistem, formando a **veia** e a **artéria centrais** da retina (Fig. 17-5*D*). *As proteínas morfogenéticas ósseas (BMPs), sonic hedgehog (Shh) e o fator de crescimento de fibroblastos (FGF) são essenciais para a sinalização da vesícula óptica e para o fechamento da fissura retiniana.*

Desenvolvimento da Retina

A retina se desenvolve das paredes do **cálice óptico, uma protuberância do prosencéfalo** (Figs. 17-1 e 17-2). As paredes do cálice se desenvolvem em duas camadas da retina: a fina camada externa se torna o **epitélio pigmentar da retina** e a camada espessa se diferencia na **retina neural**. As duas camadas da retina são separadas pelo **espaço intrarretiniano** (Figs. 17-1*H* e 17-4), que é originário da cavidade do cálice óptico. Esse espaço gradualmente desaparece, à medida que as duas camadas da retina se fusionam (Fig. 17-5*D*). Como o cálice óptico é uma protuberância do mesencéfalo, suas camadas são uma continuidade da parede do cérebro (Fig. 17-1*H*).

DESCOLAMENTO DA RETINA

Essa malformação ocorre quando as camadas interna e externa do cálice óptico não se fusionam durante o período fetal para formar a retina e obliterar o espaço intrarretiniano (Figs. 17-3 e 17-5). A separação das camadas neural e pigmentar pode ser parcial ou completa. O descolamento da retina pode ser consequência de taxas de crescimento desiguais das duas camadas retinianas; consequentemente, as camadas do cálice óptico não ficam em perfeita aposição. Embora separada do epitélio pigmentar da retina, a retina neural conserva sua irrigação sanguínea (artéria central da retina). Normalmente, o epitélio pigmentar da retina se prende firmemente à coroide, mas sua conexão com retina neural não é forte; portanto, o descolamento da retina não é raro.

Sob a influência do cristalino em desenvolvimento, a camada interna do cálice óptico prolifera para formar um espesso **neuroepitélio** (Fig. 17-4). Subsequentemente, as células dessa camada se diferenciam na **retina neural,** região fotossensível da retina (Fig. 17-7). Essa região contém **fotorreceptores** (bastonetes e cones) e os corpos celulares de neurônios (p. ex., células ganglionares e bipolares). Como a vesícula óptica se invagina ao formar o cálice óptico, a retina neural é "invertida", ou seja, as partes fotossensíveis das células fotorreceptoras ficam adjacentes ao epitélio

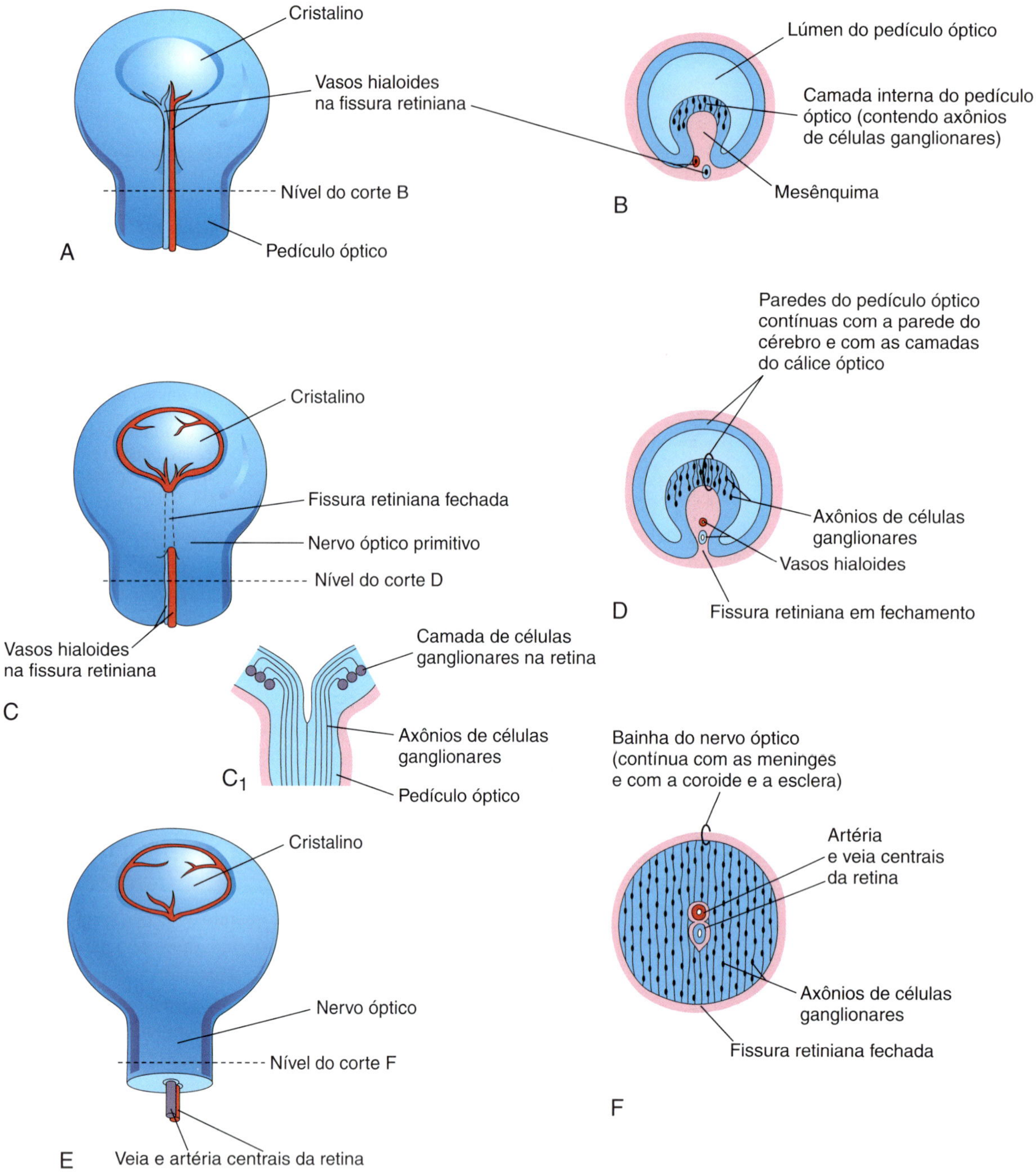

Figura 17-3 Esquemas que ilustram o fechamento da fissura retiniana e a formação do nervo óptico. **A, C** e **E,** Vistas da superfície inferior do cálice e do pedículo óptico, que mostram os estágios progressivos do fechamento da fissura retiniana. **C_1,** Desenho esquemático de um corte longitudinal de uma parte do cálice e do pedículo óptico, que mostra o disco óptico e os axônios das células ganglionares da retina que crescem através do pedículo óptico até o cérebro. **B, D** e **F,** Cortes transversais do pedículo óptico que mostram os estágios sucessivos do fechamento da fissura retiniana e da formação do nervo óptico. Observe que lúmen do pedículo óptico é gradualmente obliterado à medida que os axônios das células ganglionares se acumulam na camada interna do pedículo óptico durante a formação do nervo óptico.

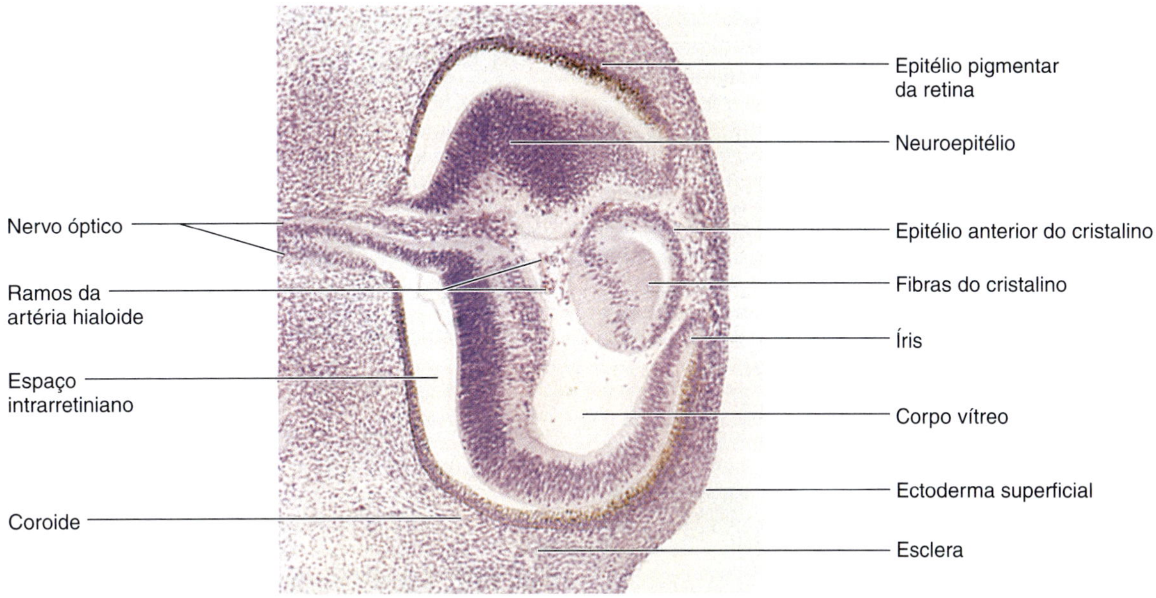

Figura 17-4 Fotomicrografia de um corte sagital do olho de um embrião (100 ×) de aproximadamente 44 dias. Observe que é a parede posterior da vesícula do cristalino que forma as fibras do cristalino. A parede anterior não sofre alterações consideráveis à medida que se transforma no epitélio anterior do cristalino. *(De Nishimura H [ed]: Atlas of Human Prenatal Histology. Tokyo, Igaku-Shoin, 1983.)*

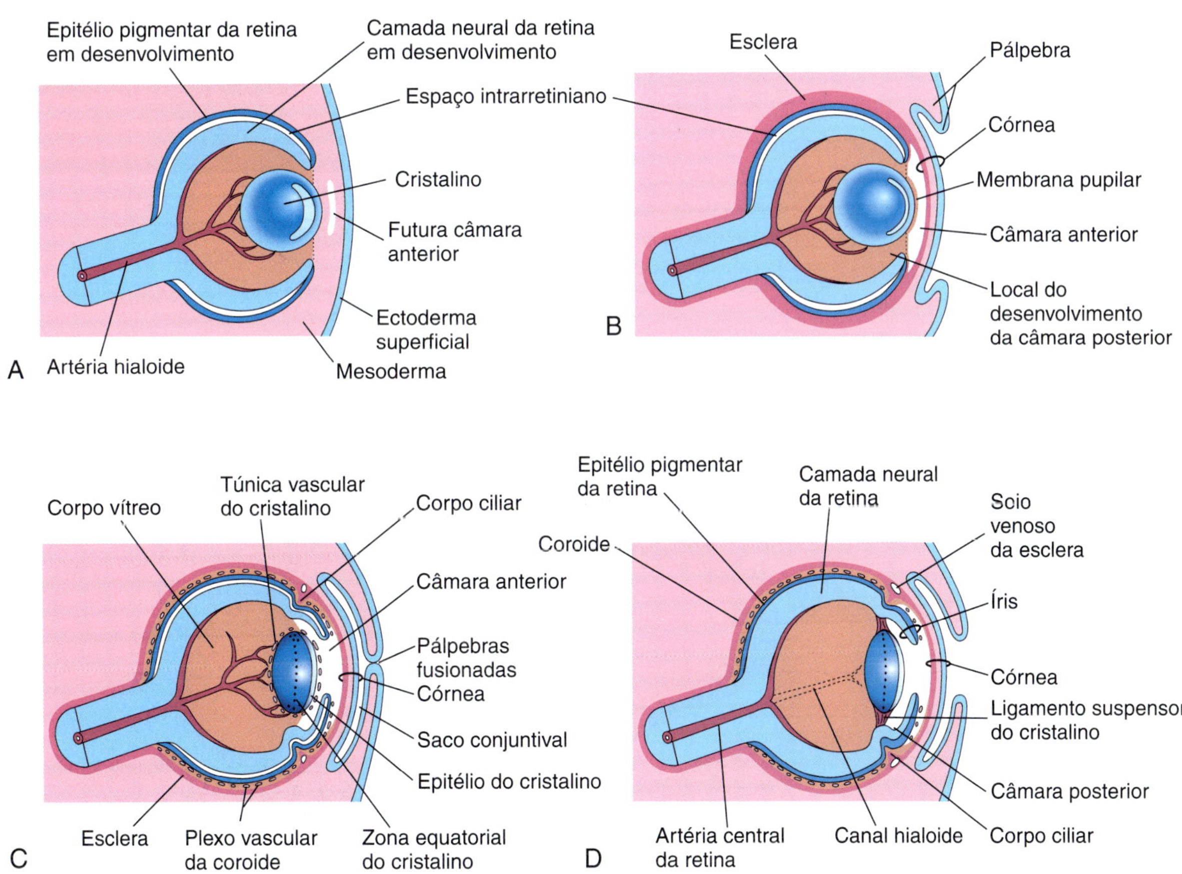

Figura 17-5 Esquemas de cortes sagitais do olho, que mostram os sucessivos estágios do desenvolvimento do cristalino, da retina, da íris e da córnea. **A,** Na quinta semana. **B,** Na sexta semana. **C,** Na vigésima semana. **D,** Neonato. Observe que a retina e o nervo óptico são formados do cálice óptico e do pedículo óptico (Fig. 17-1*D*).

pigmentar da retina. Como resultado, a luz obrigatoriamente passa através da parte mais espessa da retina antes de atingir os fotorreceptores; entretanto, como a retina é, além de tudo, fina e transparente, isso não constitui uma barreira à luz.

Os axônios das células ganglionares da camada superficial da retina neural crescem proximalmente na parede do **pedículo óptico** para o cérebro (Fig. 17-3*A*). A cavidade do pedículo é gradualmente obliterada à medida que os axônios das células ganglionares formam o **nervo óptico** (Fig. 17-3*F*). *A mielinização (formação de uma bainha de mielina) das fibras do nervo óptico* começa no final do período fetal e é concluída até a décima semana após o nascimento. *Estudos moleculares mostraram que os genes homeobox* PAX6 *e* OTX2 *regulam a diferenciação retiniana e a formação de pigmento, respectivamente.*

COLOBOMA DA RETINA

O coloboma da retina é uma malformação congênita caracterizada por uma fenda localizada na retina, geralmente abaixo do disco óptico. Na maioria dos casos, a malformação é bilateral. Um coloboma típico é resultante do fechamento defeituoso da fissura retiniana.

COLOBOMA DA ÍRIS

Em bebês, essa malformação congênita no setor inferior da íris ou da margem da pupila dá a esta última a aparência de um buraco de fechadura (Fig. 17-6). O coloboma pode ser limitado à íris ou pode se estender mais profundamente e envolver o corpo ciliar e a retina. Um coloboma típico *é resultante de falha do fechamento da fissura retiniana* durante a sexta semana. O defeito pode ser geneticamente determinado ou causado por fatores ambientais. Um coloboma simples da íris muitas vezes é hereditário e é transmitido como característica autossômica dominante.

Desenvolvimento da Coroide e da Esclera

O mesênquima adjacente ao cálice óptico se diferencia em uma camada vascular interna, a **coroide**, e em uma camada fibrosa externa, a **esclera** (Figs. 17-5*C* e 17-7). Na borda do cálice óptico, a coroide forma os núcleos dos **processos ciliares**, que consistem, principalmente, em capilares sustentados por um delicado tecido conjuntivo.

Desenvolvimento do Corpo Ciliar

Esse corpo é uma extensão cuneiforme da **coroide** (Fig. 17-5*C* e *D*). Sua superfície medial se projeta na direção do cristalino, formando os **processos ciliares.** A porção pigmentada do epitélio ciliar é derivada da camada

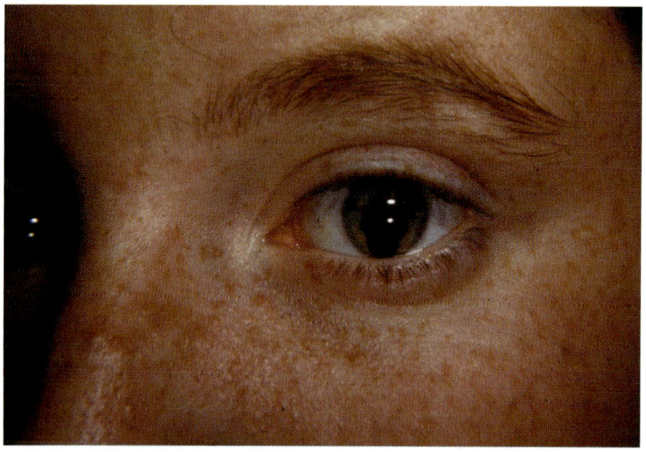

Figura 17-6 Coloboma da íris esquerda. Observe o defeito na parte inferior da íris (na posição de 6 horas). O defeito representa uma falha na fusão da fissura retiniana. *(De Guercio J, Martyn L: Congenital malformations of the eye and orbit. Otolaryngol Clin North Am 40(1):113, 2007. Copyright 2007, com permissão da Elsevier.)*

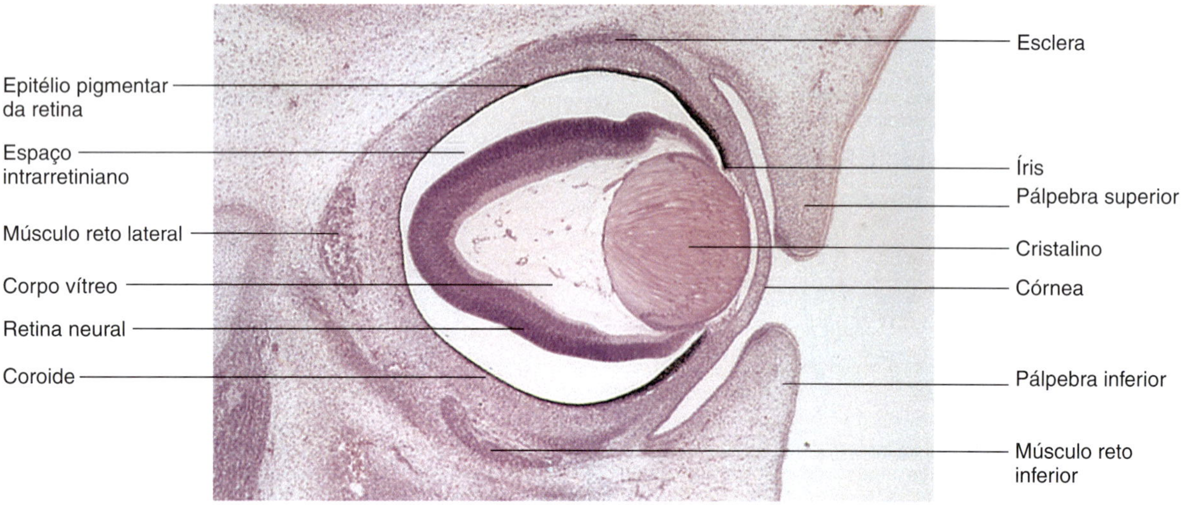

Figura 17-7 Fotomicrografia de um corte sagital do olho de um embrião (50 ×) de aproximadamente 56 dias. Observe a retina neural em desenvolvimento e a camada pigmentada da retina. O grande espaço intrarretiniano desaparece quando essas duas camadas da retina se fusionam. *(De Moore KL, Persaud TVN, Shiota K: Color Atlas of Clinical Embryology, 2nd ed. Philadelphia, Saunders, 2000.)*

externa do cálice óptico, que é contínua com o epitélio pigmentar da retina. A porção da **retina não relacionada com a visão** é o epitélio ciliar não pigmentado, que representa o prolongamento anterior da retina neural em que nenhum elemento neura se desenvolve. O **músculo liso ciliar** é responsável pela acomodação do cristalino – e o tecido conjuntivo no corpo ciliar. Ele se desenvolve do mesênquima na borda do cálice óptico entre a condensação escleral anterior e o epitélio pigmentar ciliar.

Desenvolvimento da Íris

A íris se desenvolve da borda do **cálice óptico**, que cresce para dentro e cobre parcialmente o cristalino (Fig. 17-5*D*). O epitélio da íris representa ambas as camadas do cálice óptico; ele é contínuo com o epitélio de dupla camada do **corpo ciliar** e com o epitélio pigmentar da retina e a retina neural. A estrutura do tecido conjuntivo (estroma) da íris se origina das células da crista neural que migram para a íris. Os **músculos dilatador da pupila** e **esfíncter da pupila** da íris se originam do *neuroectoderma do cálice óptico*. Esses músculos lisos resultam de uma transformação de células epiteliais em células musculares lisas.

Desenvolvimento do Cristalino

O cristalino se desenvolve da **vesícula do cristalino,** derivada do ectoderma superficial (Fig. 17-1*F* e *H*). A parede anterior da vesícula do cristalino se transforma no **epitélio subcapsular do cristalino** (Fig. 17-5*C*). Os núcleos da células colunares altas que formam a parede posterior da vesícula do cristalino sofrem dissolução (dissolvem-se). Essas células se alongam consideravelmente para formar células epiteliais muito transparentes, **as fibras primárias do cristalino.** À medida que essas fibras crescem, obliteram gradualmente a cavidade da vesícula do cristalino (Figs. 17-5*A* a *C*, 17-7 e 17-8). A borda do cristalino – a **zona equatorial** – está localizada no meio do caminho entre os polos anterior e posterior do cristalino. As células da zona equatorial são cuboidais; à medida que se alongam, perdem o núcleo e se tornam **fibras secundárias do cristalino** (Fig. 17-8), que são adicionadas aos lados externos das fibras primárias do cristalino. *A formação do cristalino envolve a expressão de L-Maf (Maf específico do cristalino) e de outros fatores de transcrição no placódio e na vesícula do cristalino. Os fatores de transcrição Pitx3 e GAT-3 também são essenciais para a formação do cristalino.*

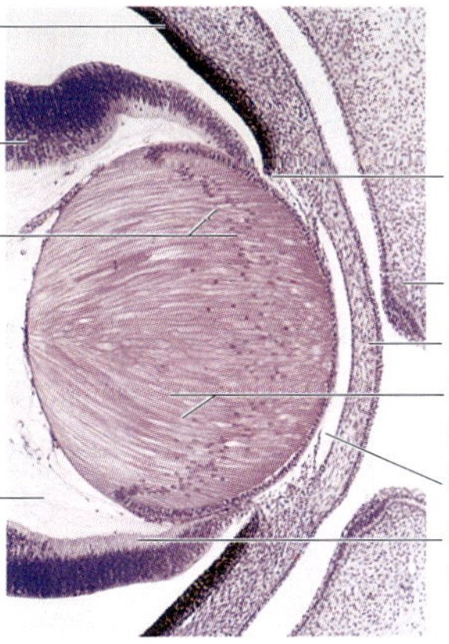

Figura 17-8 Fotomicrografia de um corte sagital de uma porção de um olho em desenvolvimento de um embrião de aproximadamente 56 dias. Observe que as fibras do cristalino se alongaram e obliteraram a cavidade da vesícula do cristalino. *(De Moore KL, Persaud TVN, Shiota K: Color Atlas of Clinical Embryology, 2nd ed. Philadelphia, Saunders, 2000.)*

Embora as fibras secundárias do cristalino continuem a se formar na idade adulta e, consequentemente, o cristalino aumente de diâmetro, as fibras primárias do cristalino precisam durar a vida toda. O cristalino em desenvolvimento recebe irrigação sanguínea da parte distal da **artéria hialoide** (Figs. 17-4 e 17-5); entretanto, torna-se avascular no período fetal, quando essa porção da artéria sofre degeneração (Fig. 17-5*D*). Depois disso, o cristalino depende de difusão a partir do **humor aquoso** (fluido aquoso) na câmara anterior do olho (Fig. 17-5*C*), que banha sua **superfície** anterior, e a partir do humor vítreo em outras partes. A **cápsula do cristalino** é produzida pelo epitélio anterior do cristalino e representa uma membrana basal altamente espessa e de estrutura lamelar. O local em que anteriormente se posicionava a **artéria hialoide** é indicado pelo **canal hialoide** no corpo vítreo (Fig. 17-5*D*); esse canal geralmente é imperceptível no olho do ser humano vivo.

O **corpo vítreo** se forma no interior da cavidade do cálice óptico (Figs. 17-4 e 17-5*C*). É composto de **humor vítreo** – massa avascular de substância intracelular transparente e gelatinosa.

Desenvolvimento das Câmaras Aquosas

A **câmara anterior do olho** se desenvolve de um espaço em formato de fenda que se forma no mesênquima situado entre o cristalino em desenvolvimento e a córnea (Figs. 17-5*A* a *C* e 17-8). Por sua vez, a **câmara posterior do olho** se desenvolve de um espaço que se forma no mesênquima posterior à íris em desenvolvimento e anterior ao cristalino em desenvolvimento (Fig. 17-5*D*). Depois que o cristalino é estabelecido, ele induz o ectoderma superficial a se desenvolver no epitélio da córnea e da conjuntiva. Quando a **membrana pupilar** desaparece (Fig. 17-5*B*) e a pupila se forma, as câmaras anterior e posterior do olho se comunicam entre si pelo **seio venoso escleral** (Fig. 17-5*D*). Essa estrutura vascular circunda a câmara anterior e possibilita que o humor aquoso flua da câmara anterior para o sistema venoso.

PERSISTÊNCIA DA ARTÉRIA HIALOIDE

A parte distal da artéria hialoide normalmente sofre degeneração à medida que sua parte proximal se torna a artéria central da retina (Fig. 17-5*C* e *D*). Se parte da artéria hialoide persistir distalmente, poderá ter a aparência de um vaso não funcional de movimento livre ou de uma estrutura vermiforme projetando-se do disco óptico (Fig. 17-3*C*) ou de um filamento delgado que atravessa o corpo vítreo. Em outros casos, o remanescente da artéria hialoide pode formar um cisto.

GLAUCOMA CONGÊNITO

A tensão intraocular em neonatos (elevação anormal da pressão intraocular) ocorre em razão de um desequilíbrio entre a produção de humor aquoso e sua via de saída, o qual pode ser causado pelo desenvolvimento anormal do **seio venoso escleral** (Fig. 17-5*D*). O glaucoma congênito (presente no nascimento) é geneticamente **heterogêneo,** mas esse quadro pode ser resultante de uma infecção por rubéola no feto durante o início da gestação (Cap. 19, Fig. 19-16*B*). Foi mostrado que o gene *CYP1B1* é responsável pela maioria dos casos de glaucoma congênito primário.

CATARATA CONGÊNITA

Nessa malformação congênita, o cristalino é opaco e frequentemente tem aparência branco-acinzentada. Sem tratamento, ocorre cegueira. Muitas opacidades do cristalino são hereditárias, com transmissão dominante mais comum que a transmissão recessiva ou relacionada com gênero. Algumas cataratas congênitas são causadas por agentes teratogênicos – particularmente o **vírus da rubéola** (Cap. 19, Fig. 19-16*A)* – que afetam o desenvolvimento inicial do cristalino. O cristalino é vulnerável ao vírus da rubéola entre a quarta e a sétima semanas, quando as fibras do cristalino primário estão se formando. Agentes físicos, como **radiação,** também podem danificar o cristalino e produzir catarata (Cap. 19).

Desenvolvimento da Córnea

A córnea, induzida pela vesícula do cristalino, tem três origens:

- Epitélio corneal externo, derivado do **ectoderma superficial**
- **Mesênquima,** originário do mesoderma, que é contínuo com a esclera em desenvolvimento
- **Células da crista neural** que migram da orla do cálice óptico (essas células também formam a camada média de estroma de matriz extracelular rica em colágeno).

Desenvolvimento das Pálpebras

As pálpebras se desenvolvem durante a sexta semana a partir do mesênquima originário das células da crista neural e de duas dobras da pele que crescem sobre a córnea (Fig. 17-5*B*). As pálpebras aderem-se entre si durante a oitava semana e permanecem fusionadas até entre a 26ª e a 28ª semana (Fig. 17-5*C*). A **conjuntiva palpebral** reveste a superfície interna das pálpebras. Os **cílios** e as **glândulas** das pálpebras são originários do ectoderma superficial (Cap. 18). O tecido conjuntivo e as **placas tarsais** (**placas fibrosas das pálpebras**) se desenvolvem do mesênquima das pálpebras em desenvolvimento. O ***músculo orbicular do olho*** deriva do mesênquima do segundo arco faríngeo (Cap. 10) e é suprido por seu nervo (nervo craniano [NC] VII).

PTOSE CONGÊNITA DA PÁLPEBRA

A queda da pálpebra superior no nascimento é relativamente comum. **A ptose** (**blefaroptose**) pode ser resultante de distrofia do **músculo elevador da pálpebra superior.** A ptose congênita ocorre mais raramente como resultado de lesão pré-natal ou **distrofia** (nutrição deficiente) da divisão superior do **nervo oculomotor** (NC III), que inerva este músculo. A ptose congênita também pode ser transmitida como um traço autossômico dominante. A ptose grave pode interferir no desenvolvimento da visão normal e pode necessitar de tratamento cirúrgico.

COLOBOMA DAS PÁLPEBRAS

Essa malformação congênita é caracterizada por um entalhe na pálpebra superior; o coloboma da pálpebra inferior é raro. Os **colobomas palpebrais** parecem ser causados por distúrbios do desenvolvimento local na formação e no crescimento das pálpebras.

Desenvolvimento das Glândulas Lacrimais

As glândulas lacrimais são derivadas de diversos brotos sólidos do ectoderma superficial. Os brotos se ramificam e canalizam para formar os **ductos excretores lacrimais** e os alvéolos das glândulas. As **glândulas lacrimais** são pequenas no nascimento e não funcionam por completo até aproximadamente a sexta semana; consequentemente, os neonatos não produzem lágrimas quando choram. As lágrimas frequentemente não são produzidas até entre o primeiro e o terceiro mês.

DESENVOLVIMENTO DAS ORELHAS

As orelhas são compostas de partes anatômicas externas, médias e internas. As partes externa e média regulam a transferência das ondas sonoras do exterior para as orelhas internas, que convertem as ondas sonoras em impulsos nervosos. As orelhas internas estão relacionadas com a audição e o equilíbrio.

Desenvolvimento das Orelhas Internas

As orelhas internas constituem a primeira das três partes da orelha a se desenvolverem. No início da quarta semana, um espessamento do ectoderma superficial – o **placódio ótico** – aparece em cada lado do embrião no nível da parte caudal do rombencéfalo (Fig. 17-9*A* e *B*). Influências indutivas da notocorda e do mesoderma paraxial estimulam o ectoderma superficial para formar os **placódios óticos.** *Fatores de crescimento de fibroblastos (FGF-3 e FGF-10) podem desempenhar uma função nesse processo.* Cada placódio ótico logo sofre invaginação e afunda no ectoderma superficial na direção do mesênquima subjacente, formando a **fosseta ótica** (Fig. 17-9*C).* As bordas da fosseta se unem e

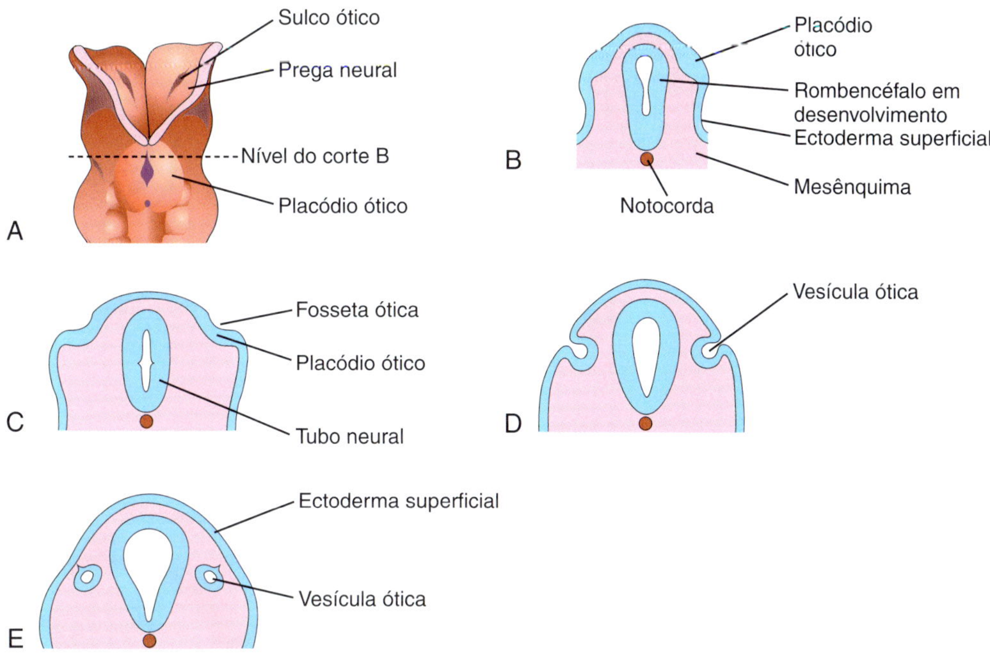

Figura 17-9 Desenhos ilustrando o desenvolvimento inicial da orelha interna. **A,** Vista dorsal de um embrião de aproximadamente 22 dias mostrando os placódios óticos. **B** a **E,** Cortes coronais esquemáticos ilustrando estágios sucessivos do desenvolvimento das vesículas óticas.

se fusionam para formar uma **vesícula ótica** (Fig. 17-9*D* e *E*). A vesícula logo perde sua conexão com o ectoderma superficial, e um divertículo se forma na vesícula e se alonga para formar o **saco** e o **ducto endolinfático** (Fig. 17-10 *A* a *E*). Duas regiões das vesículas óticas são visíveis:

- Partes dorsais utriculares, das quais surgem os pequenos ductos endolinfáticos, os utrículos e os ductos semicirculares
- Partes saculares ventrais, que dão origem aos sáculos e ductos cocleares

Três divertículos semelhantes a discos crescem para fora das partes utriculares dos **labirintos membranosos primitivos.** Logo, as partes centrais desses divertículos se fusionam e desaparecem (Fig. 17-10*B* a *E*). As partes periféricas não fusionadas dos divertículos tornam-se os **ductos semicirculares,** que estão conectados aos utrículos e, mais tarde, ficam encerrados nos **canais semicirculares** do **labirinto ósseo.** Dilatações localizadas, as **ampolas,** desenvolvem-se em uma das extremidades de cada ducto semicircular (Fig. 17-10*E*). Áreas receptoras especializadas – as **cristas ampulares** – se diferenciam nas ampolas, no utrículo e no sáculo (máculas utriculares e sáculos).

A partir da porção sacular ventral da vesícula ótica, cresce um divertículo tubular – o **ducto coclear** –, que forma uma espiral e dá origem à **cóclea membranosa** (Fig. 17-10C a *E*). Em seguida, é formada uma conexão entre a cóclea e o sáculo, o **ducto de união.** O **órgão espiral** se diferencia a partir das células da parede do ducto coclear (Fig. 17-10*F* a *I*). Células ganglionares do **nervo vestibulococlear** (NC VIII) migram ao longo das espirais da cóclea membranosa e formam o **gânglio espiral.** Processos nervosos se estendem desse gânglio para o órgão espiral, onde terminam nas **células ciliadas.** As células do gânglio espiral conservam sua condição bipolar embrionária.

Influências indutivas da vesícula ótica estimulam o mesênquima adjacente a se diferenciar na **cápsula ótica cartilaginosa** (Fig. 17-10*F*). Posteriormente, a cápsula ótica cartilaginosa ossifica para formar o **labirinto ósseo** da orelha interna. *O ácido retinoico e o fator transformador de crescimento β_1 parecem desempenhar funções na modulação da interação epitélio-mesenquimal da orelha interna e direcionar a formação da cápsula ótica.*

À medida que o labirinto membranoso cresce, aparecem vacúolos na cápsula ótica cartilaginosa que logo coalescem para formar o **espaço perilinfático.** O labirinto membranoso fica, então, suspenso na **perilinfa** (líquido no interior do espaço perilinfático). O espaço perilinfático, relacionado com o ducto coclear, desenvolve-se em duas divisões, a **escala timpânica** e a **escala vestibular** (Fig. 17-10*H* e *I*). A orelha interna atinge seu tamanho e formato adultos próximo ao meio do período fetal (20ª à 22ª semana).

Desenvolvimento das Orelhas Médias

O desenvolvimento do **recesso tubotimpânico** (Fig. 17-11*B*) a partir da primeira bolsa faríngea é descrito no Capítulo 10. A parte proximal do recesso forma a **tuba faringotimpânica** (tuba auditiva). A parte distal do recesso se expande e se torna a **cavidade timpânica** (Fig. 17-11*C*), que gradualmente envolve os pequenos ossos da orelha média – os **ossículos auditivos** (martelo, bigorna e estribo), seus tendões e ligamentos e o **nervo corda do tímpano.**

Essas estruturas recebem um revestimento epitelial quase completo, originário de células da crista neural e do endoderma. As células da crista neural sofrem transformação epitélio-mesenquimal. Um organizador do tipo epitelial, situado na ponta do recesso tubotimpânico, provavelmente desempenha uma função no desenvolvimento inicial da cavidade da orelha média ao induzir morte

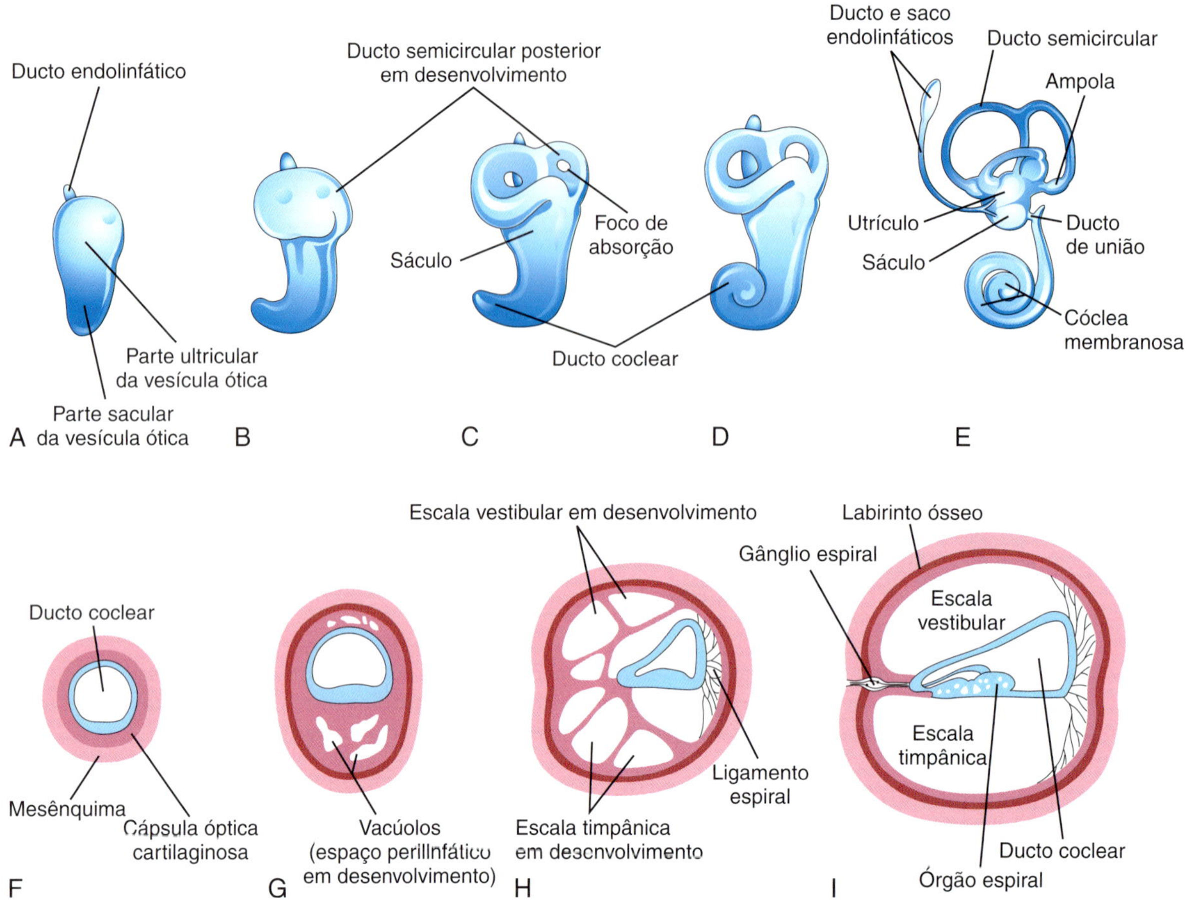

Figura 17-10 Desenhos das vesículas óticas mostrando o desenvolvimento dos labirintos membranoso e ósseo da orelha interna. **A** a **E,** Incidências laterais mostrando estágios sucessivos do desenvolvimento da vesícula ótica no labirinto membranoso, entre a quinta e a oitava semana. **A** a **D,** Diagramas que ilustram o desenvolvimento de um ducto semicircular. **F** a **I,** Cortes do ducto coclear mostrando estágios sucessivos do desenvolvimento do órgão espiral e do espaço perilinfático, entre a oitava e a vigésima semanas.

celular programada, **apoptose.** O martelo e a bigorna se desenvolvem da cartilagem do primeiro arco faríngeo. O estribo tem múltiplas origens. A cabeça e a crura são formadas de células da crista neural. O limite externo da base do estribo tem origem mesenquimal, ao passo que o anel interno se origina de células da crista neural. O **tensor do tímpano,** músculo ligado ao martelo, é derivado do mesênquima do primeiro arco faríngeo, e o **músculo estapédio** é originário do segundo arco faríngeo.

No final do período fetal, a expansão da **cavidade timpânica** dá origem ao **antro mastoide,** localizado no osso temporal. O antro tem quase o tamanho adulto, no nascimento; contudo, *as células mastóideas não estão presentes nos neonatos.* Até os dois anos de idade, as células mastóideas já estão bem desenvolvidas e produzem projeções cônicas dos ossos temporais, os **processos mastóideos.** A orelha média continua crescer até a puberdade.

Desenvolvimento das Orelhas Externas

O **meato acústico externo,** passagem da orelha externa que conduz à membrana timpânica, desenvolve-se da parte dorsal do primeiro sulco faríngeo. As células ectodérmicas da parte inferior desse tubo proliferam-se para formar uma sólida placa epitelial, o **tampão meatal** (Fig. 17-11*C*). No final do período fetal, as células centrais desse tampão sofrem degeneração, formando uma cavidade que se torna a parte interna do meato acústico externo (Fig. 17-11*D*).

O primórdio da **membrana timpânica** é a primeira membrana faríngea, que separa o primeiro sulco faríngeo da primeira bolsa faríngea (Fig. 17-11*A*). A cobertura externa da membrana timpânica é derivada do ectoderma superficial, enquanto seu revestimento interno se origina no endoderma do recesso tubotimpânico.

A **aurícula (pavilhão auricular), que se projeta da lateral da cabeça,** desenvolve-se de proliferações mesenquimais do primeiro e do segundo arcos faríngeos. Proeminências – **saliências auriculares** – circundam o primeiro sulco faríngeo (Fig. 17-12*A*). Com o desenvolvimento do pavilhão auricular, a contribuição do primeiro arco é reduzida (Fig. 17-12*B* a *D*). O **lóbulo** é a última parte do pavilhão auricular a se desenvolver. O pavilhão auricular inicialmente se localiza na base do pescoço (Fig. 17-12*A* e *B*). À medida que a mandíbula se desenvolve, os pavilhões auriculares assumem sua posição normal, na parte lateral da cabeça (Fig. 17-12*C* e *D*).

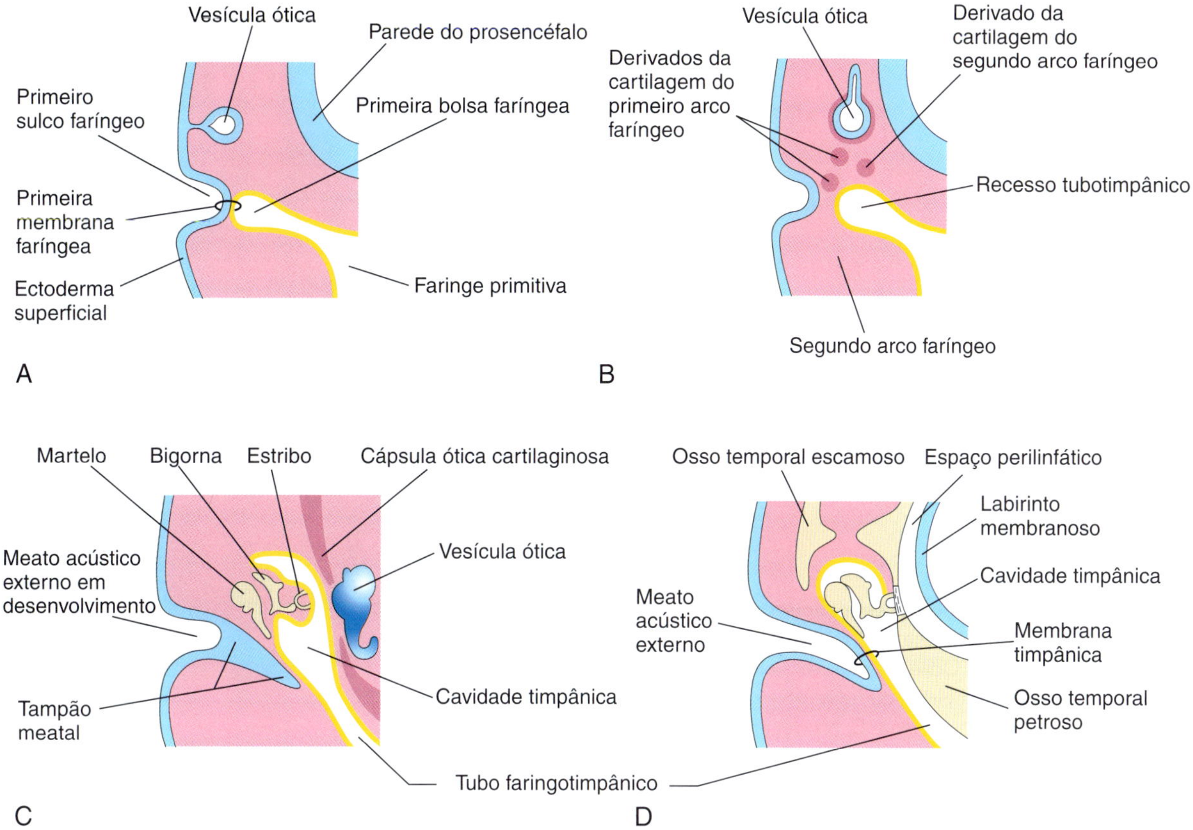

Figura 17-11 Desenho esquemático ilustrando o desenvolvimento das partes externa e média da orelha. Observe a relação entre essas partes da orelha e a vesícula ótica, o primórdio da orelha interna. **A,** Na quarta semana, ilustrando a relação entre a vesícula ótica e o aparelho faríngeo. **B,** Na quinta semana, mostrando o recesso tubotimpânico e as cartilagens do arco faríngeo. **C,** Estágio posterior, mostrando o recesso tubotimpânico (futura cavidade timpânica e antro mastoide) começando a envolver os ossículos. **D,** Estágio final do desenvolvimento da orelha, mostrando a relação entre a orelha média e o espaço perilinfático e o meato acústico externo. Observe que a membrana timpânica se desenvolve de três camadas germinativas: ectoderma superficial, mesênquima e endoderma do recesso timpânico.

SURDEZ CONGÊNITA

Aproximadamente 3 em cada 1.000 neonatos apresentam perda auditiva significativa. A surdez pode ser resultante do desenvolvimento inadequado do aparelho condutor de som das orelhas média e externa, ou das estruturas neurossensoriais da orelha interna. *O alargamento do aqueduto vestibular e do ducto endolinfático* constitui a malformação congênita da orelha mais comum em crianças com perda auditiva (Fig. 17-13). Esse defeito normalmente é bilateral e é um **distúrbio autossômico recessivo.**

Infecção por rubéola durante o período crítico (quarta semana) do desenvolvimento da orelha interna pode causar o desenvolvimento inadequado do órgão espiral e surdez. A **fixação congênita do estribo** resulta em surdez de condução em uma orelha sem outras anormalidades. A falha na diferenciação do ligamento anular, que liga à base do estribo à janela oval, causa a fixação do estribo no labirinto ósseo e perda de condução sonora.

ANORMALIDADES AURICULARES

Defeitos graves da orelha externa são raros, mas pequenas deformidades são comuns e podem funcionar como indicadores de um padrão específico de defeitos congênitos. Por exemplo, os pavilhões auriculares muitas vezes são implantados em posição baixa e com formato anormal em bebês com **síndromes cromossômicas,** como trissomia do cromossomo 18 (Cap. 19), e em bebês afetados pela ingestão materna de certos medicamentos (p. ex., trimetadiona).

APÊNDICES AURICULARES

Esses apêndices (acrocórdons) são comuns e podem ser resultantes do desenvolvimento de **saliências auriculares acessórias** (Fig. 17-14). Os apêndices geralmente aparecem em posição anterior ao pavilhão auricular, na maioria das vezes unilateralmente. Os apêndices, muitas vezes com pedículos estreitos, são formados de pele, mas também podem conter cartilagem.

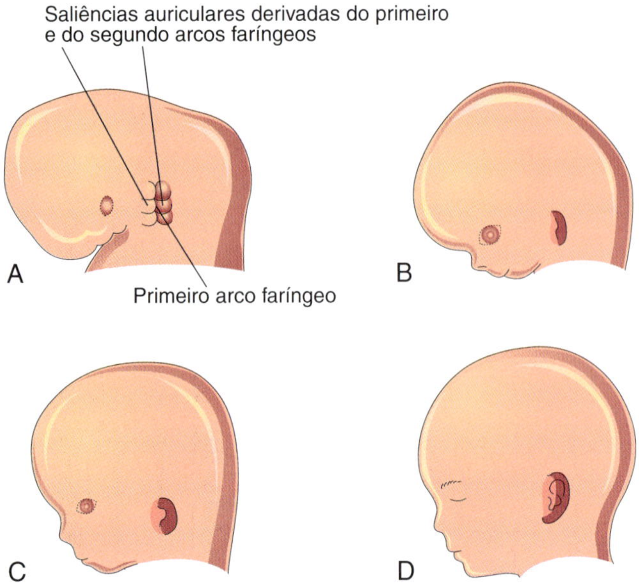

Figura 17-12 Esquemas do desenvolvimento do pavilhão auricular, a parte da orelha externa que não está no interior da cabeça. **A,** Na sexta semana. Observe que três saliências auriculares estão localizadas no primeiro arco faríngeo e que três estão no segundo arco. **B,** Na oitava semana. **C,** Na décima semana. **D,** Na 32ª semana.

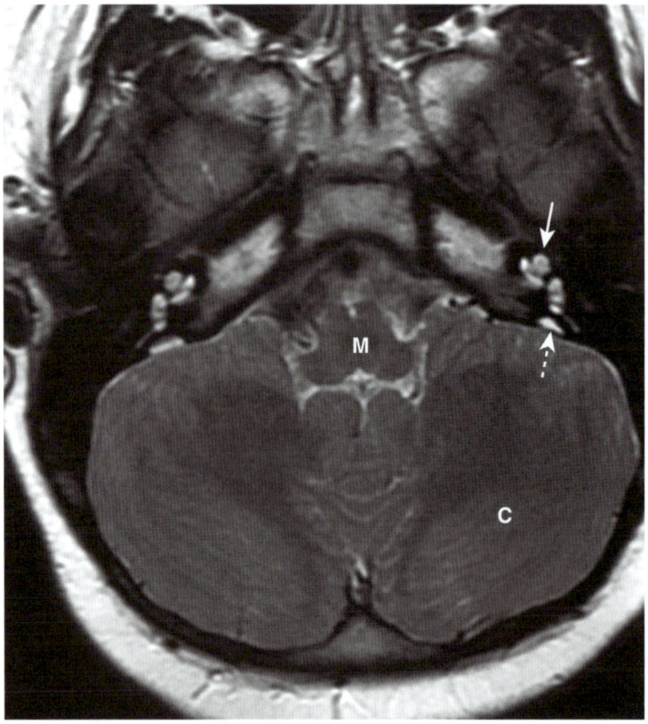

Figura 17-13 Ressonância magnética de criança de 5 anos de idade que mostra alargamento bilateral do aqueduto vestibular e do ducto endolinfático *(seta tracejada)*. Observe também a cóclea *(seta cheia)*, a medula *(M)* e o cerebelo *(C)*.

MICROTIA

Microtia (pavilhão auricular pequeno ou rudimentar) é resultante de supressão da proliferação mesenquimal (Fig. 17-14). Esse defeito frequentemente funciona como um indicador de malformações congênitas associadas, como **atresia (ausência de abertura)** do meato acústico externo (80% dos casos), e de anormalidades da orelha média. A causa pode ser genética e ambiental.

SEIOS PRÉ-AURICULARES

Seios cutâneos rasos semelhantes a escavações estão localizados, ocasionalmente, em posição anterior ao pavilhão auricular (Fig. 10-9*D*). Esses seios geralmente apresentam minúsculas aberturas externas. Alguns seios contêm vestígios de massa cartilaginosa. Esses defeitos provavelmente estão relacionados com desenvolvimento anormal das saliências auriculares e fechamento defeituoso da parte dorsal do primeiro sulco faríngeo. *Seios pré-auriculares* têm origem familiar e frequentemente são bilaterais. Esses seios podem estar associados a defeitos internos, como surdez e malformações renais.

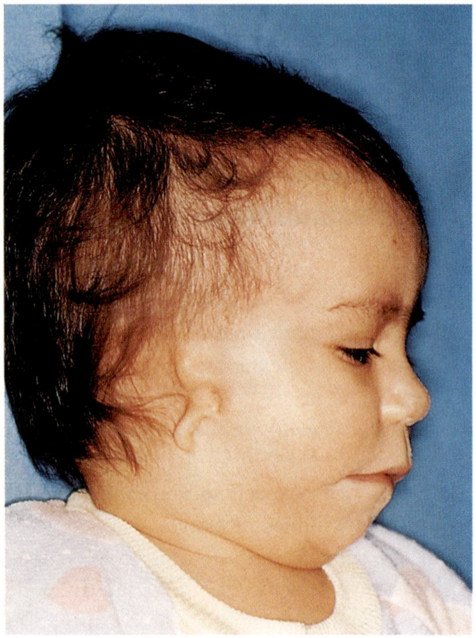

Figura 17-14 Criança com pavilhão auricular rudimentar (**microtia**) e um apêndice pré-auricular. Ela ainda apresenta várias outras malformações congênitas, e seu meato acústico externo também está ausente.

ATRESIA DO MEATO ACÚSTICO EXTERNO

A atresia (bloqueio) do meato acústico externo é resultante de falha na canalização – na formação de um canal – do tampão meatal (Fig. 17-11C). Geralmente, a parte profunda do canal é aberta, mas a porção superficial é bloqueada por tecido ósseo ou fibroso. A maioria dos casos está associada à *síndrome do primeiro arco* (Cap. 10). Frequentemente, o pavilhão auricular também é gravemente afetado, podendo estar presentes defeitos na orelha média, na orelha interna, ou em ambas. A atresia do meato acústico externo pode ocorrer bilateral ou unilateralmente, e resulta, em geral, de herança autossômica dominante.

AUSÊNCIA DO MEATO ACÚSTICO EXTERNO

A ausência do meato (canal) acústico externo é rara (Fig. 17-14). Essa malformação resulta de falha na expansão interna do primeiro sulco faríngeo e no não desaparecimento do tampão meatal.

QUESTÕES DE ORIENTAÇÃO CLÍNICA

1. Se uma mulher tiver rubéola durante o primeiro trimestre de gestação, quais as probabilidades de olhos e orelhas do feto serem afetados? Qual a manifestação mais comum de infecção por rubéola no final do período fetal? Se uma gestante for exposta à rubéola, isso pode ocorrer se ela for imune à infecção?
2. A exposição intencional de meninas à rubéola é a melhor maneira de evitar infecções por rubéola mais tarde, durante a gestação? Em caso negativo, o que pode ser feito para proporcionar imunização contra a infecção por rubéola?
3. Foi relatado que surdez e malformações dentais durante a infância podem ser causadas por sífilis fetal. Isso é verdadeiro? Em caso positivo, como isso pode acontecer? Essas malformações congênitas podem ser evitadas?
4. Há relatos de que cegueira e surdez podem ser resultantes de infecções por herpes-vírus. Isso é verdade? Em caso positivo, que herpes-vírus está envolvido? Quais são as probabilidades de a criança afetada ter desenvolvimento normal?
5. Foi relatado que a exposição ao metilmercúrio durante a vida uterina pode causar deficiência mental, surdez e cegueira. O artigo citou a ingestão de peixe contaminado como causa das anormalidades. Como esses defeitos congênitos podem ter sido causados por metilmercúrio?

As respostas dessas questões são apresentadas no final deste livro.

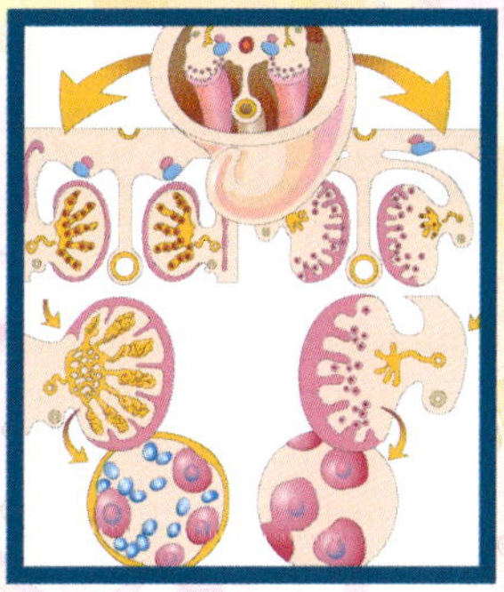

CAPÍTULO

18

Sistema Tegumentar

O sistema tegumentar é formado pela pele e por seus apêndices: glândulas sudoríparas, unhas, pelos, glândulas sebáceas e músculos eretores dos pelos. O sistema também inclui as glândulas mamárias e os dentes.

DESENVOLVIMENTO DA PELE E DOS APÊNDICES

A pele, a proteção externa que recobre o corpo, é um complexo sistema orgânico e o maior órgão do corpo. Consiste em duas camadas (epiderme e derme), que são derivadas de outras duas camadas germinativas distintas (Fig. 18-1): ectoderma e mesoderma.

- A epiderme é um tecido epitelial superficial que é derivado do ectoderma embrionário superficial.
- A derme, subjacente à epiderme, é uma camada profunda composta por tecido conjuntivo denso, organizado irregularmente, que é derivado do mesênquima.

As interações ectodérmicas (epidérmicas) e mesenquimais (dérmicas) envolvem mecanismos indutores mútuos. A pele embrionária da quarta à quinta semanas consiste em uma camada simples de ectoderma superficial sobrejacente ao mesoderma (Fig. 18-1*A*).

Epiderme

O primórdio da epiderme é o ectoderma superficial (Fig. 18-1*A*). As células nessa camada se proliferam e formam uma camada de epitélio pavimentoso, a periderme, e uma camada basal (Fig. 18-1*B*). As células da periderme sofrem continuamente queratinização (formação de uma camada córnea) e descamação (destacamento da cutícula em escamas) e são substituídas por células que se originam na camada basal. As células peridérmicas esfoliadas

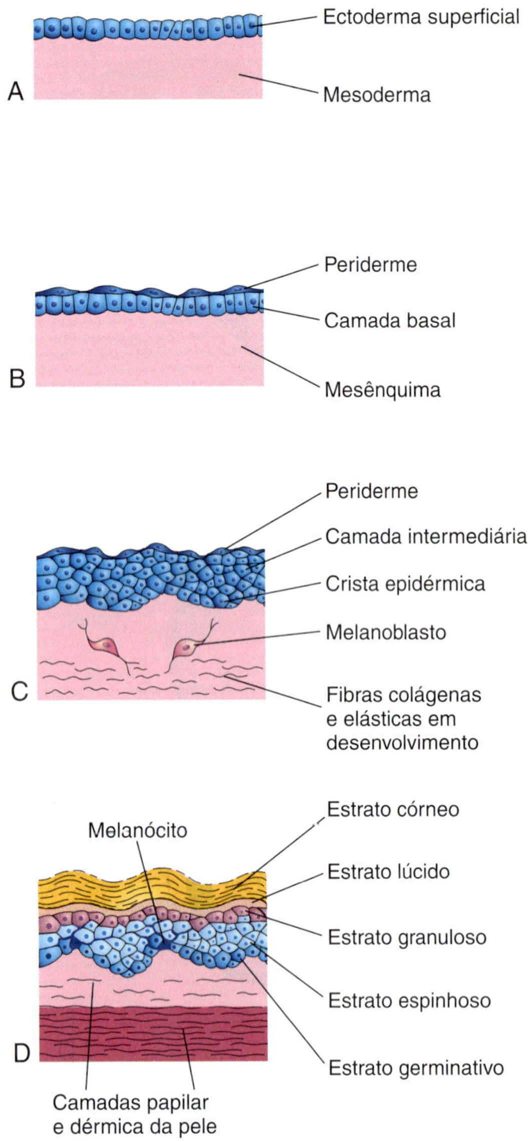

Figura 18-1 Esquemas mostrando os sucessivos estágios do desenvolvimento da pele. **A,** Em quatro semanas. **B,** Em sete semanas. **C,** Em 11 semanas. As células da periderme sofrem contínuo processo de queratinização e descamação. As células peridérmicas esfoliadas formam parte do vérnix caseoso. **D,** Neonato. Observe os melanócitos na camada basal da epiderme e o modo pelo qual seus processos se estendem entre as células epidérmicas a fim de supri-las com melanina.

formam parte de uma substância branca, oleosa – **vérnix ou verniz caseoso** – que cobre a pele fetal (Fig. 18-2). O vérnix protege a pele em desenvolvimento da exposição constante ao fluido amniótico contendo urina, sais biliares e células descamadas.

A camada basal da epiderme se torna o estrato germinativo (Fig. 18-1*D*), fonte de novas células que são deslocadas para as camadas mais superficiais. Na 11ª semana, as células do estrato germinativo já formaram uma camada intermediária (Fig. 18-1*C*). A substituição das células epidérmicas continua até aproximadamente a 21ª semana, após a qual a periderme desaparece e o estrato córneo se forma do estrato lúcido (Fig. 18-1*D*).

DISTÚRBIOS DE QUERATINIZAÇÃO

Ictiose é um termo geral para um grupo de distúrbios cutâneos que resultam de **queratinização excessiva** (formação de queratina). A pele é caracterizada por ressecamento e descamação, que podem envolver toda a superfície corporal (Fig. 18-3). A **ictiose arlequim** é um raro distúrbio de queratinização herdado como traço autossômico recessivo e causado por mutação no gene *ABCA12*. A pele é notavelmente espessada, enrugada e com fissuras. A maioria dos neonatos afetados requer cuidado intensivo, e mesmo assim, 70% morrem precocemente. Um **neonato colódio** é coberto por uma espessa membrana retesada, semelhante a colódio ou pergaminho, a qual sofre rachaduras após os primeiros esforços respiratórios e começa a descolar em grandes folhas. A descamação completa das membranas pode levar várias semanas, deixando ocasionalmente uma pele de aparência normal.

A proliferação de células no **estrato germinativo** também produz **cristas epidérmicas,** as quais se estendem em direção à derme em desenvolvimento (Fig. 18-1*C*). Estas cristas começam a surgir nos embriões na décima semana e se estabelecem permanentemente até a 17ª semana. O padrão das cristas epidérmicas que se desenvolve na superfície das palmas das mãos e plantas dos pés é geneticamente determinado e constitui a base para o exame de impressões digitais (**dermatoglifia**) em investigações criminais e exames genéticos. Complementos cromossômicos anormais afetam o desenvolvimento dos padrões de crista: por exemplo, aproximadamente 50% dos neonatos com a síndrome de Down apresentam padrões de cristas distintos nas mãos e pés, o que tem valor diagnóstico.

No final do período embrionário, **células da crista neural** migram em direção ao mesênquima da derme em desenvolvimento e se diferenciam em **melanoblastos** (Fig. 18-1*B* e *C*). Mais tarde, estas células migram à **junção dermoepidérmica** e se diferenciam em **melanócitos** (Fig. 18-1*D*), os quais começam a produzir **melanina** antes do nascimento e a distribuem às células epidérmicas. Após o nascimento, quantidades elevadas de melanina são produzidas em resposta à luz ultravioleta. O conteúdo relativo de melanina nos melanócitos é responsável pelas diferentes colorações de pele. *Estudos moleculares indicam que o receptor de superfície celular do hormônio melanócito-estimulante e a proteína P-melanossômica determinam o grau de pigmentação pela regulação dos níveis e atividade da tirosinase.*

Derme

A derme se desenvolve do mesênquima subjacente ao ectoderma superficial (Fig. 18-1*A e B*). A maioria do mesênquima que se diferencia no tecido conjuntivo da derme se origina da camada somática do mesoderma lateral. Na 11ª semana, as células mesenquimais já começaram a produzir as fibras colágenas e elásticas do tecido conjuntivo (Fig. 18-1*C*). À proporção que se formam as **cristas epidérmicas,** a derme se projeta em direção à epiderme, formando as **papilas dérmicas.** Alças capilares se desenvolvem em algumas das **cristas dérmicas** e fornecem nutrição à epiderme. Terminações

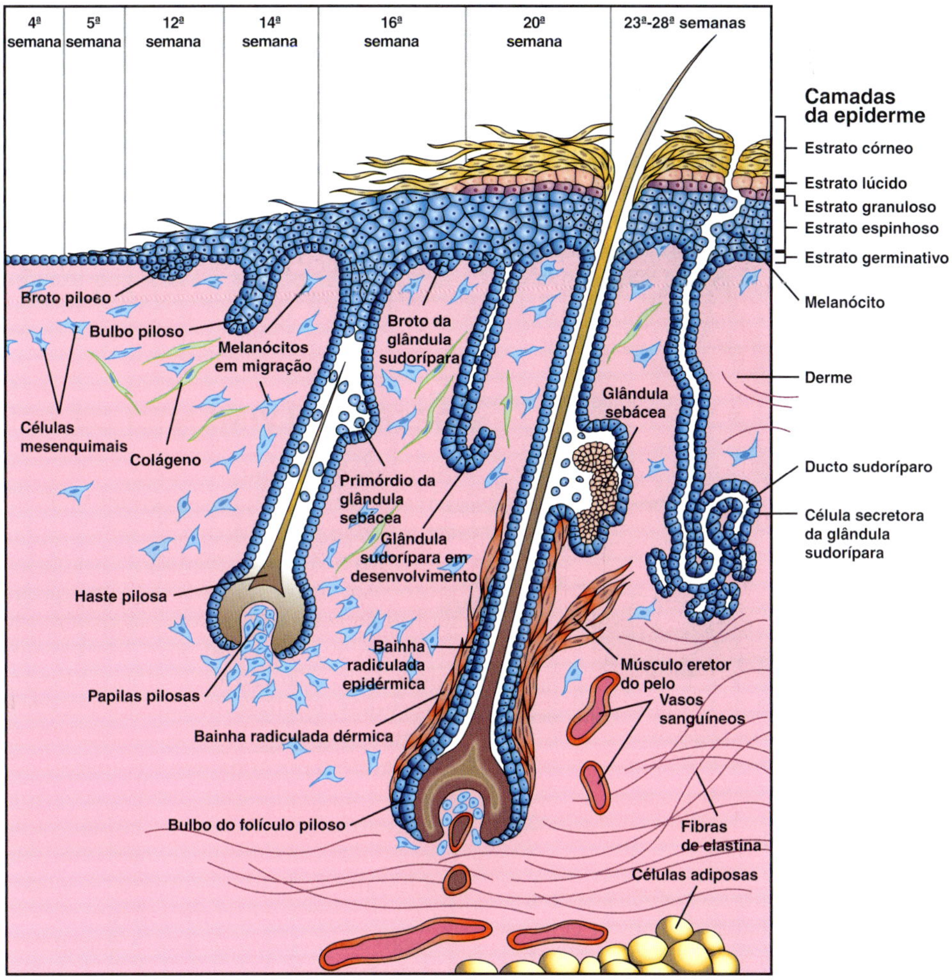

Figura 18-2 Desenho mostrando os sucessivos estágios do desenvolvimento de pelos, glândulas sebáceas e músculos eretores dos pelos. Observe que a glândula sebácea se desenvolve como um brotamento da lateral do folículo piloso.

nervosas sensoriais se formam em outras cristas. As **fibras nervosas aferentes** em desenvolvimento aparentemente desempenham função importante na sequência espacial e temporal da formação das cristas dérmicas.

ANGIOMAS DA PELE

Essas anomalias vasculares são defeitos nos quais persistem vasos sanguíneos ou linfáticos transitórios e/ou excedentes. Esses compostos de vasos sanguíneos podem ser principalmente arteriais, venosos ou angiomas **cavernosos.** Lesões semelhantes que são compostas de vasos linfáticos são chamadas de **linfangiomas císticos** ou **higromas císticos.** Angiomas verdadeiros são tumores benignos de células endoteliais, usualmente compostas de cordões sólidos ou ocos; os cordões ocos contêm sangue.

Nevos flâmeos denotam uma mancha semelhante à chama, plana, rósea ou avermelhada, que frequentemente aparece na superfície posterior do pescoço. Um **hemangioma de coloração vinho do Porto** é um angioma maior e mais escuro que um nevo flâmeo e quase sempre está presente na superfície anterior ou lateral da face, no pescoço ou em ambos.

Os vasos sanguíneos na derme da pele se diferenciam a partir do mesênquima (vasculogênese). À medida que a pele cresce, novos capilares surgem dos vasos primordiais (**angiogênese**). Alguns capilares adquirem camadas musculares por meio da diferenciação de mioblastos que se desenvolvem no mesênquima circunjacente, tornando-se arteríolas, artérias, vênulas e veias. No fim do **primeiro trimestre**, o suprimento sanguíneo da derme fetal está bem estabelecido.

Desenvolvimento de Glândulas

As glândulas da pele incluem as sudoríparas écrinas e apócrinas, as sebáceas e as mamárias. Derivam da epiderme e crescem em direção à derme (Fig. 18-2).

Glândulas Sebáceas

A maioria das glândulas sebáceas se desenvolve como brotos oriundos das laterais das **bainhas radiculares epidérmicas** dos folículos pilosos em desenvolvimento (Fig. 18-2). Os brotos crescem em direção ao tecido conjuntivo circunjacente e se ramificam para formar os primórdios dos **alvéolos** (sacos terminais) e ductos associados. As células centrais dos alvéolos se desintegram, formando

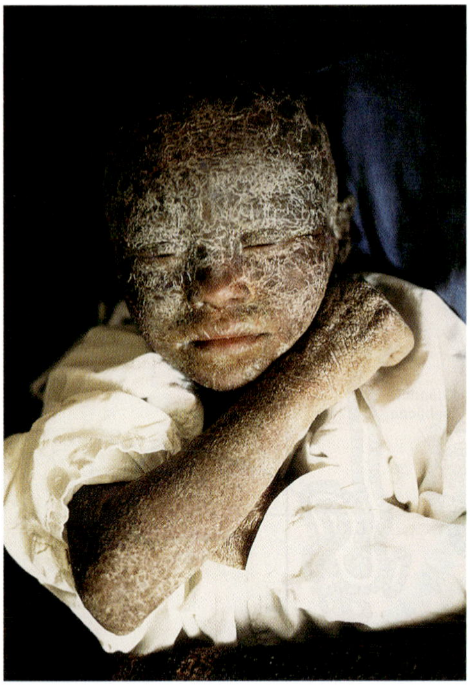

Figura 18-3 Criança com severa queratinização da pele (ictiose) desde o momento do nascimento. Esse defeito particular apresenta um padrão de hereditariedade autossômico dominante.

uma secreção oleosa – **sebo**. Esta substância é liberada dos folículos para a superfície da pele e se mistura a células peridérmicas descamadas para formar o **vérnix caseoso**. As glândulas sebáceas, independentes dos folículos pilosos (p. ex., na glande peniana e lábios menores), desenvolvem-se de maneira semelhante como brotos oriundos da epiderme que invadem a derme.

Glândulas Sudoríparas

Glândulas sudoríparas écrinas se desenvolvem como invaginações epidérmicas – **brotos celulares** – em direção ao mesênquima subjacente (Fig. 18-2). Conforme o broto se alonga, sua extremidade se enovela para formar o primórdio da porção secretora da glândula. A ligação epitelial da glândula em desenvolvimento com a epiderme forma o **primórdio do ducto sudoríparo**. As células centrais dos ductos primordiais se degeneram, formando um lúmen. As células periféricas da porção secretora da glândula se diferenciam em *células mioepiteliais e secretoras* (Fig. 18-2). Acredita-se que as células mioepiteliais sejam células musculares lisas especializadas que ajudam a expelir o suor das glândulas. As glândulas sudoríparas écrinas começam a funcionar logo após o nascimento.

Glândulas sudoríparas apócrinas se desenvolvem de invaginações do estrato germinativo da epiderme que dão origem aos folículos pilosos (Fig. 18-2). Como resultado, os ductos dessas glândulas desembocam na porção superior dos folículos pilosos, superficialmente às aberturas das glândulas sebáceas; estas últimas estão majoritariamente confinadas às regiões axilares, púbicas e perineais, e às aréolas que circundam os mamilos. Sua secreção começa somente na puberdade.

ALBINISMO

No *albinismo generalizado*, uma característica autossômica recessiva, a pele, pelos e retina não apresentam pigmentação; entretanto, a íris geralmente mostra alguma pigmentação. O **albinismo** ocorre quando os melanócitos não produzem melanina em razão da ausência da enzima tirosinase. No *albinismo localizado* – **piebaldismo** –, uma característica autossômica dominante, há ausência de melanina em manchas na pele, no pelo ou em ambos.

DESENVOLVIMENTO DE PELOS

Os pelos começam a se desenvolver durante a nona e a 12ª semana, mas não se tornam facilmente reconhecíveis até aproximadamente a 20ª semana (Fig. 18-2). Os pelos são primeiramente reconhecidos nas sobrancelhas, no lábio superior e no queixo. Um folículo piloso é originado como uma proliferação do estrato germinativo da epiderme e se estende até a derme subjacente. O **broto piloso** logo se torna um bulbo piloso em forma de haste. As células epiteliais do bulbo piloso constituem a **matriz germinativa**, a qual depois produz o pelo. O **bulbo piloso** é invaginado por uma pequena **papila pilosa** mesenquimal (Fig. 18-2). As células periféricas do folículo piloso em desenvolvimento formam a **bainha radicular epidérmica**, e as células mesenquimais circunjacentes se diferenciam em **bainha radicular dérmica**. À medida que as células na matriz germinativa proliferam-se, são empurradas em direção à superfície, onde são **queratinizadas** para formar as **hastes pilosas**. O pelo cresce através da epiderme nas sobrancelhas e no lábio superior até o final da 12ª semana.

Os primeiros pelos – **lanugo** – são finos, macios e discretamente pigmentados. O lanugo começa a surgir próximo ao final da 12ª semana e é abundante entre a 17ª e a 20ª semana. Esses pelos ajudam a manter o vérnix na pele. O lanugo é substituído durante o período perinatal por pelos mais grosseiros que persistem sobre a maior parte do corpo. Nas regiões axilares e púbicas, o lanugo é substituído na puberdade por **pelos terminais** ainda mais grosseiros. Em meninos, pelos grosseiros semelhantes também surgem na face e frequentemente no tórax.

Melanoblastos migram em direção aos bulbos pilosos e se diferenciam em **melanócitos**. A melanina produzida por essas células é transferida às células que formam os pelos na matriz germinativa, várias semanas antes do nascimento. O conteúdo relativo de melanina é responsável pelas diferentes colorações dos pelos. Os **músculos eretores dos pelos**, pequenos feixes de fibras de musculatura lisa, se diferenciam a partir do mesênquima que circunda o folículo piloso e se ligam à bainha radicular dérmica e à camada papilar da derme (Fig. 18-2). Os músculos eretores são pobremente desenvolvidos nos pelos da axila e em certas áreas da face. Os pelos que formam as sobrancelhas e cílios não têm músculos eretores.

DESENVOLVIMENTO DE UNHAS

As unhas das mãos e dos pés começam a se desenvolver nas pontas dos dígitos (mãos e pés) com aproximadamente

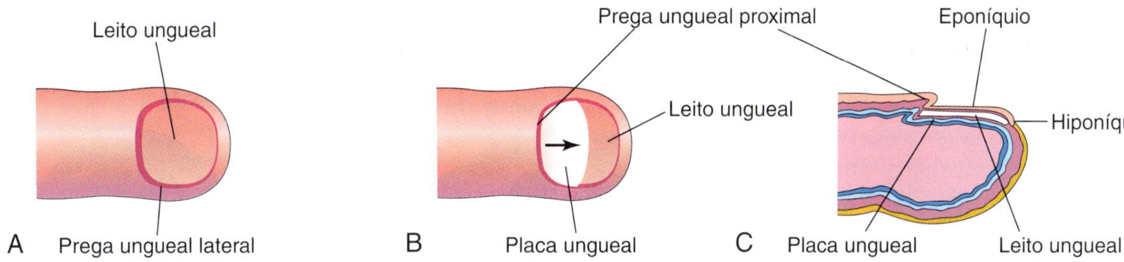

Figura 18-4 Estágios sucessivos do desenvolvimento de uma unha de um dedo da mão. **A,** A primeira indicação da formação de uma unha é um espessamento da epiderme, o leito ungueal, na ponta do dedo. **B,** Conforme a placa ungueal se desenvolve, ela cresce lentamente em direção à ponta do dedo. **C,** A unha normalmente alcança o fim do dígito até a 32ª semana.

dez semanas (Fig. 18-4). O desenvolvimento das **unhas das mãos** precede o das **unhas dos pés** em aproximadamente quatro semanas. Os primórdios das unhas surgem como áreas espessadas, campos ou leitos, da epiderme na ponta de cada dígito. Estes **leitos ungueais** migram até a superfície dorsal (Fig. 18-4*A*), deixando sua inervação na superfície ventral. Os leitos ungueais são circundados lateral e proximalmente por pregas de epiderme – **pregas ungueais.**

As células da prega ungueal proximal crescem sobre o leito ungueal e se queratinizam para formar a **placa ungueal** (Fig. 18-4*B*). Inicialmente, a unha em desenvolvimento é coberta por uma camada superficial da epiderme, o **eponíquio** (Fig. 18-4*C*). Estas camadas se degeneram, expondo a unha, exceto a sua base, onde ele persiste como **cutícula**. A pele sob a margem livre da unha é o **hiponíquio** (Fig. 18-4*C*). As unhas das mãos alcançam a ponta dos dedos em aproximadamente 32 semanas; as unhas dos pés alcançam as pontas dos dedos em aproximadamente 36 semanas.

DESENVOLVIMENTO DAS GLÂNDULAS MAMÁRIAS

As glândulas mamárias são tipos de glândulas sudoríparas modificadas e altamente especializadas. Os **brotos mamários** começam a se desenvolver durante a sexta semana como sólidas invaginações da epiderme em direção ao mesênquima subjacente (Fig. 18-5*C*). Essas alterações ocorrem em resposta a uma influência indutora do tecido mesenquimal. Os brotos mamários se desenvolvem a partir das **cristas mamárias,** as quais são faixas espessas de ectoderma que se estendem desde as regiões axilares até as inguinais (Fig. 18-5*A*). As **cristas mamárias** surgem durante a quarta semana, mas normalmente persistem somente na área peitoral, na qual as mamas se desenvolvem (Fig. 18-5*B*). Cada broto mamário primário logo dá origem a vários brotos mamários secundários que se desenvolvem em **ductos lactíferos** e seus ramos (Fig. 18-5*D* e *E*). A canalização dos brotos é induzida pelos hormônios sexuais maternos que adentram a circulação fetal. Esse processo continua até o fim da gestação e, perto do parto, 15 a 20 ductos lactíferos já estarão formados. O tecido conjuntivo fibroso e a gordura da glândula mamária se desenvolvem a partir do mesênquima circunjacente.

Durante o período fetal final, a epiderme no local de origem da **glândula mamária primordial** torna-se uma depressão, formando uma fossa mamária rasa (Fig. 18-5*C* e *E*). Os mamilos são malformados e surgem como depressões, em neonatos. Logo após o nascimento, os mamilos geralmente surgem das fossas mamárias em razão da proliferação do tecido conjuntivo adjacente à **aréola** (Fig. 18-5*F*). As glândulas mamárias se desenvolvem de maneira semelhante e são oriundas das mesmas estruturas em ambos os gêneros. Em mulheres, as glândulas crescem rapidamente durante a puberdade, principalmente em decorrência do desenvolvimento de gordura e outros tecidos conjuntivos nas mamas, sob a influência do estradiol. O crescimento dos sistemas de ductos e lobos também ocorre por causa dos níveis aumentados de **estrógenos** e **progesterona** circulantes.

GINECOMASTIA

As glândulas mamárias rudimentares em homens normalmente não sofrem nenhum tipo de desenvolvimento pós-natal. A **ginecomastia** se refere ao desenvolvimento excessivo do tecido mamário masculino. Isso ocorre na maioria dos neonatos do gênero masculino em razão da estimulação das glândulas mamárias por hormônios sexuais maternos. Esses efeitos desaparecem em poucas semanas. Durante a fase média da puberdade, aproximadamente dois terços dos meninos apresentam graus variados de **hiperplasia** (aumento) das mamas. Aproximadamente 80% dos homens com *síndrome de Klinefelter* apresentam ginecomastia (Fig. 19-7).

MAMAS E MAMILOS SUPRANUMERÁRIOS

Uma mama extra (**polimastia**) ou mamilo (**politelia**) é uma condição herdada, que ocorre em aproximadamente 0,2% a 5,6% da população feminina. **Mamilos supranumerários** também são relativamente comuns em homens, são frequentemente confundidos com verrugas. A politelia ocorre frequentemente em associação a outros defeitos congênitos, incluindo anomalias renais e do trato urinário. Menos comumente, **mamas supranumerárias** ou mamilos surgem nas regiões axilares ou abdominal de mulheres. Nesses locais, os mamilos ou as mamas surgem de brotos mamários extras que se desenvolvem ao longo das cristas mamárias (Fig. 18-5*A* e *B*).

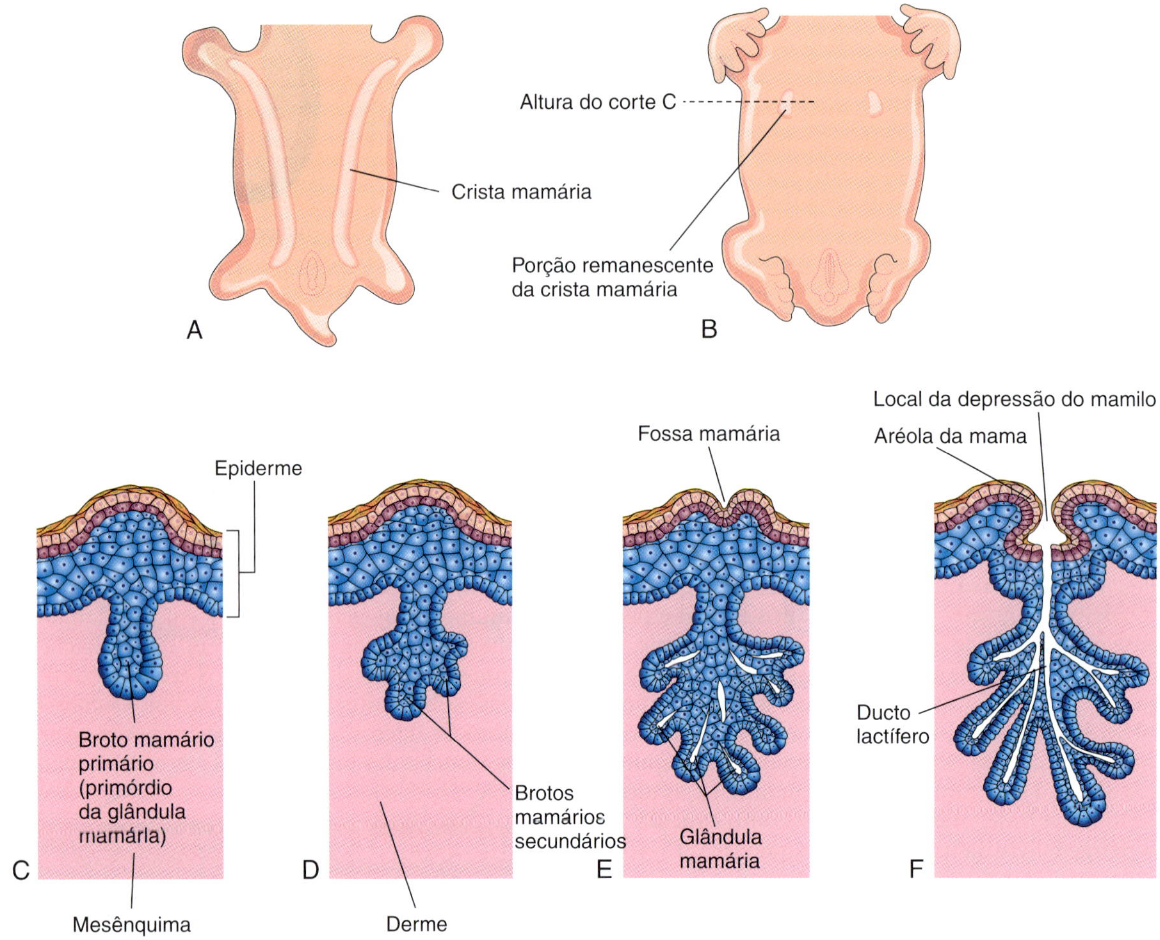

Figura 18-5 Desenvolvimento de glândulas mamárias. **A,** Vista ventral de um embrião com aproximadamente 28 dias mostrando as cristas mamárias. **B,** Vista semelhante com seis semanas mostrando a porção remanescente dessas cristas. **C,** Corte transversal de uma crista mamária no local de uma glândula mamária em desenvolvimento. **D** a **F,** Cortes semelhantes mostrando estágios sucessivos do desenvolvimento das mamas entre a 12ª semana e o nascimento.

DESENVOLVIMENTO DE DENTES

Normalmente, dois conjuntos de dentes se desenvolvem: a dentição primária, ou **dentes decíduos**, e a dentição secundária, ou **dentes permanentes**. Os dentes se desenvolvem do ectoderma oral, mesênquima e células da crista neural. O **esmalte** é derivado do ectoderma da cavidade oral; todos os outros tecidos se diferenciam do tecido mesenquimal circunjacente e células da crista neural. *A expressão dos genes homeobox MSX e Dlx, assim como de BPM, Tnf, Wnt, Shh e Fgf nas células migratórias da crista neural, assim como no ectoderma e no mesênquima, é essencial para o início do desenvolvimento dentário. A sinalização via Wnt/β-catenina também regula vários estágios do desenvolvimento dentário.*

A **odontogênese** (desenvolvimento dentário) é iniciada pela influência indutora do mesênquima induzido pela **crista neural sobre** o ectoderma sobrejacente. Os primeiros brotos dentários surgem na região mandibular anterior; o desenvolvimento dentário tardio ocorre na região maxilar anterior e progride na direção posterior em ambas as mandíbulas. O desenvolvimento dentário continua anos após o nascimento (Tabela 18-1). A primeira indicação do desenvolvimento dentário é um espessamento do epitélio oral, derivado do ectoderma superficial observado durante a sexta semana. Estas bandas em forma de "U" – **lâminas dentárias** – seguem as curvas das mandíbulas primordiais (Figs. 18-6*A* e 18-7*A*).

Estágio de Germe de Desenvolvimento Dentário

Cada lâmina dentária (Fig. 18-6*A*) desenvolve dez centros de proliferação dos quais crescem **germes dentários** em direção ao mesênquima subjacente (Figs. 18-6*B* e 18-7*B*). Estes germes se desenvolvem em **dentes decíduos**, os quais são perdidos durante a infância (Tabela 18-1). Existem dez germes dentários em cada mandíbula, um para cada dente decíduo. Os germes dentários para os **dentes permanentes** começam a surgir em aproximadamente dez semanas a partir de projeções profundas das lâminas dentárias (Fig. 18-7*D*). Os molares permanentes não apresentam predecessores decíduos; eles se desenvolvem como germes a partir de extensões posteriores das **lâminas dentárias**. Os germes dentários para os dentes permanentes surgem em períodos diferentes, principalmente durante o período fetal. Os germes para o segundo e terceiro dentes molares se desenvolvem após o nascimento.

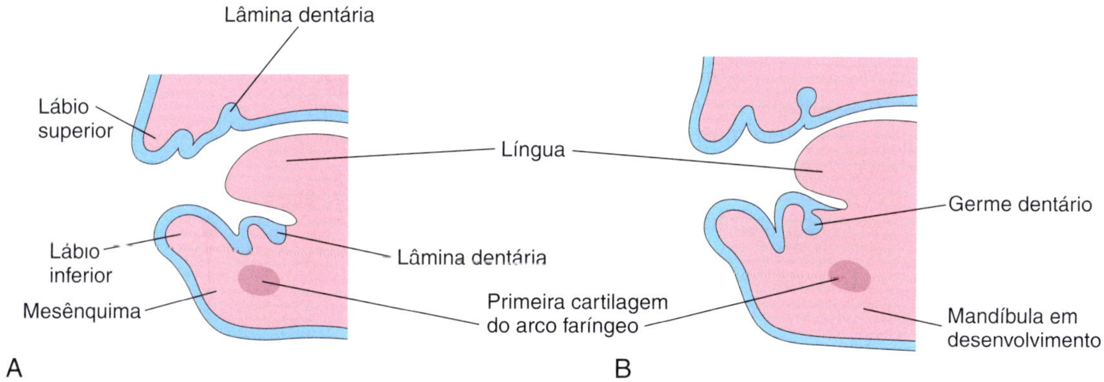

Figura 18-6 Esboços de secções sagitais ao longo das mandíbulas em desenvolvimento, ilustrando o desenvolvimento inicial dos dentes. **A,** No início da sexta semana, mostrando as lâminas dentárias. **B,** No final da sexta semana, exibindo os germes dentários surgido das lâminas.

Tabela 18-1 Ordem e Período Usual de Erupção dos Dentes e Período de Queda dos Dentes Decíduos

DENTE	PERÍODO USUAL DE ERUPÇÃO	PERÍODO DE QUEDA
Decíduos		
Incisivo central	6–8 meses	6–7 anos
Incisivo lateral	8–10 meses	7–8 anos
Canino	16–20 meses	10–12 anos
Primeiro molar	12–16 meses	9–11 anos
Segundo molar	20–24 meses	10–12 anos
Permanentes		
Incisivo central	7–8 anos	
Incisivo lateral	8–9 anos	
Canino	10–12 anos	
Primeiro pré-molar	10–11 anos	
Segundo pré-molar	11–12 anos	
Primeiro molar	6–7 anos	
Segundo molar	12 anos	
Terceiro molar	13–25 anos	

Dados de Moore KL, Dalley AF, Agur AMR: Clinically Oriented Anatomy, 6th ed. Baltimore, Williams & Wilkins, 2010.

Estágio de Capuz de Desenvolvimento Dentário

À medida que cada germe dentário invagina-se no mesênquima – o **primórdio das papilas e folículos dentários** – o germe assume o formato de capuz (Fig. 18-7C). A porção ectodérmica do dente em desenvolvimento, o **órgão do esmalte**, produz eventualmente **esmalte**. A porção interna de cada dente em formato de capuz, a **papila dentária**, é o primórdio da polpa dentária. Juntos, a papila dentária e o órgão do esmalte formam o **germe dentário** (dente primordial). A camada celular externa do órgão do esmalte é o **epitélio externo do esmalte,** enquanto a camada celular interna delineando o "capuz" é o **epitélio interno do esmalte** (Fig. 18-7*D*).

O núcleo central das células frouxamente arranjadas entre as camadas do epitélio do esmalte é o **retículo do esmalte (retículo estrelado)** (Fig. 18-7*E*). À proporção que o órgão do esmalte e as papilas dentárias se desenvolvem, o mesênquima ao redor do dente em desenvolvimento se condensa para formar o **saco dentário,** uma estrutura capsular vascularizada (Fig. 18-7*E*). O saco dentário é o primórdio do **cemento** e **ligamento periodontal.** O cemento é o tecido conjuntivo rígido, semelhante a osso, que recobre a raiz do dente. O ligamento periodontal é derivado de células da crista neural. É um tecido conjuntivo vascular especializado que circunda a raiz do dente, separando-a e ligando-a ao **osso alveolar** (Fig. 18-7*G*).

Estágio de Campânula de Desenvolvimento Dentário

Conforme o órgão do esmalte se diferencia, o dente em desenvolvimento toma o formato de uma campânula (Figs. 18-7*D* e 18-8). As células mesenquimais na papila dentária adjacentes ao epitélio interno do esmalte se diferenciam em **odontoblastos,** os quais produzem pré-dentina e a deposita ao redor do epitélio. Mais tarde, a pré-dentina sofre calcificação e se torna a **dentina.** Uma vez que a dentina se torna espessa, os odontoblastos retornam em direção ao centro da papila dentária; entretanto, seus processos citoplasmáticos – **processos odontoblásticos** – permanecem embebidos na dentina (Fig. 18-7*F* e *I*). O esmalte é o tecido mais duro do corpo. Ele recobre a dentina amarelada, o segundo tecido mais duro do corpo, e a protege de possíveis fraturas.

As células do *epitélio interno do esmalte* se diferenciam em **ameloblastos,** os quais produzem esmalte na forma de prismas (bastões) sobre a dentina. Conforme o esmalte cresce, os ameloblastos se voltam para o *epitélio externo do esmalte*. A **raiz do dente** começa a se desenvolver após a formação da dentina e do esmalte estar bem avançada. Os epitélios interno e externo do esmalte se juntam no colo do dente, onde eles formam uma prega, a **bainha radicular epitelial** (Fig. 18-7*F*), que cresce em direção ao mesênquima e inicia a formação da raiz. Os odontoblastos adjacentes à bainha radicular epitelial formam a dentina que é contínua à coroa. Quando a dentina cresce, reduz a cavidade pulpar (ou polpa coronária) a um **canal radiculado** estreito pelo qual passarão vasos e nervos. As células internas do saco dentário se diferenciam em **cementoblastos,** os quais produzem cemento que é restrito à raiz. O

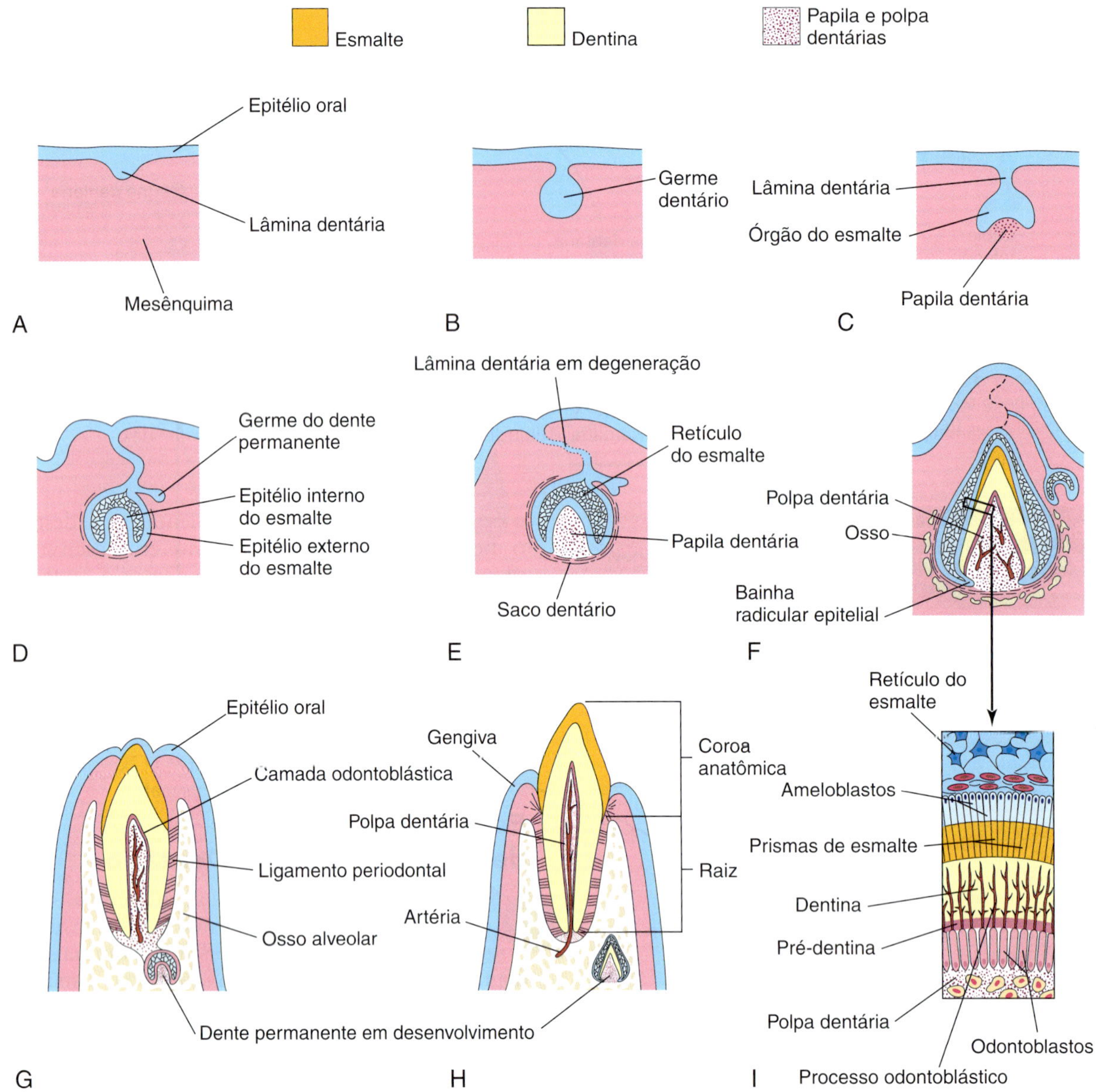

Figura 18-7 Desenho esquemático de secções sagitais ilustrando estágios sucessivos no desenvolvimento e na erupção de um dente incisivo. **A,** Em seis semanas, mostrando a lâmina dentária. **B,** Em sete semanas, mostrando o germe dentário se desenvolvendo a partir da lâmina dentária. **C,** Em oito semanas, mostrando o estágio de capuz de desenvolvimento do dente. **D,** Em dez semanas, mostrando o estágio inicial de campânula de um dente decíduo e o estágio de germe de um dente permanente. **E,** Em 14 semanas, mostrando o estágio avançado de campânula de desenvolvimento do dente. Observe que a conexão (lâmina dentária) do dente ao epitélio oral está em degeneração. **F,** Em 28 semanas, mostrando as camadas do esmalte e dentina. **G,** Seis meses após o nascimento, mostrando o início da erupção do dente. **H,** Dezoito meses após o nascimento, mostrando um dente incisivo decíduo totalmente eclodido. O dente incisivo agora apresenta coroa bem desenvolvida. **I,** Secção ao longo de um dente em desenvolvimento, mostrando ameloblastos (produtores de esmalte) e odontoblastos (produtores de dentina).

cemento é depositado sobre a dentina da raiz e encontra o esmalte no colo do dente.

Conforme o dente se desenvolve e as mandíbulas sofrem ossificação, as células externas do saco dentário também se tornam ativas na formação do osso. Cada dente logo se torna circundado por osso, exceto sobre sua coroa. O dente é mantido em seu **alvéolo** (gonfose) pelo forte **ligamento periodontal**, uma derivação do saco dentário (Fig. 18-7*G* e *H*). Algumas fibras deste ligamento são embebidas no cemento da raiz; outras fibras são embebidas na parede óssea do alvéolo. O ligamento periodontal está localizado entre o cemento da raiz e o alvéolo ósseo.

Erupção dos Dentes

Conforme os **dentes decíduos** se desenvolvem, iniciam um lento movimento contínuo em direção à cavidade oral (Fig. 18-7*F* e *G*). Os **dentes mandibulares** geralmente eclodem antes dos dentes maxilares; no gênero feminino usualmente os dentes eclodem antes. A dentição de uma criança contém **20 dentes decíduos.** À medida que a raiz do dente cresce, sua coroa gradualmente eclode através do epitélio oral. A parte da mucosa oral ao redor da coroa eclodida transforma-se na **gengiva.** Normalmente, a erupção dos dentes decíduos ocorre entre seis e 24 meses após o nascimento (Tabela 18-1). Os incisivos centrais mandibulares – ou **incisivos centrais** – geralmente eclodem seis a oito meses após o nascimento, mas esse processo pode não ser iniciado até 12 a 13 meses em algumas crianças. Apesar disso, todos os 20 dentes decíduos estão usualmente presentes até o final do segundo ano de vida em uma criança saudável.

Os **dentes permanentes** se desenvolvem de maneira semelhante à descrita para os dentes decíduos. À proporção que o dente permanente cresce, a raiz do dente decíduo correspondente é gradualmente reabsorvida pelos **osteoclastos.** Consequentemente, quando o dente decíduo é trocado, consiste somente na coroa e no colo, ou, no máximo, na parte superior da raiz. Os dentes permanentes em geral começam a eclodir durante o sexto ano e continuam a surgir até o início da vida adulta (Fig. 18-9; Tabela 18-1).

HIPOPLASIA DE ESMALTE

A formação defeituosa do esmalte causa fossas, fissuras, ou ambos, no esmalte dentário (Fig. 18-10). Esses defeitos resultam de distúrbios temporários da formação do esmalte. Vários fatores podem lesar ameloblastos (fonte de esmalte), como deficiências nutricionais, terapia com tetraciclina e doenças infecciosas. **Raquitismo** durante o período crítico do desenvolvimento de dentes permanentes (6–12 semanas) é a causa mais comum da hipoplasia de esmalte. O raquitismo, uma doença em crianças com deficiência de vitamina D, é caracterizado por distúrbio da ossificação das cartilagens epifisárias e desorientação de células na metáfise – porção do osso entre a epífise e diáfise (Fig. 15-3).

VARIAÇÕES DO FORMATO DO DENTE

Dentes com formatos anormais são relativamente comuns. Ocasionalmente há massas esféricas de esmalte – **pérolas de esmalte** – ligadas ao dente (Fig. 18-10*E*), as quais são formadas por **grupos aberrantes de ameloblastos.** Em outros casos, os dentes incisivos laterais maxilares podem ter um formato delgado e afunilado (incisivos em forma de prego). A **sífilis congênita** afeta a diferenciação dos dentes permanentes, resultando em incisivos com ranhuras centrais.

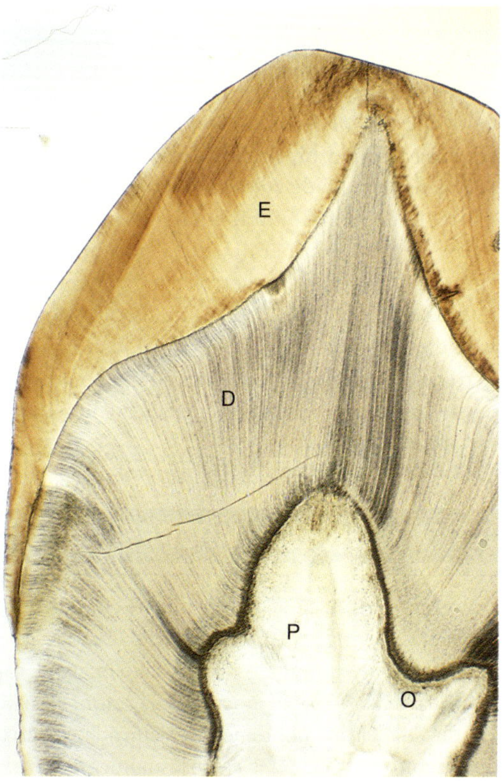

Figura 18-8 Microfotografia de uma secção da coroa e do colo do dente (17 ×). Observe o esmalte (*E*), dentina (*D*), polpa dentária (*P*) e odontoblastos (*O*). (De *Gartner LP, Hiatt JL: Color Textbook of Histology, 2nd ed. Philadelphia, Saunders, 2001.)*

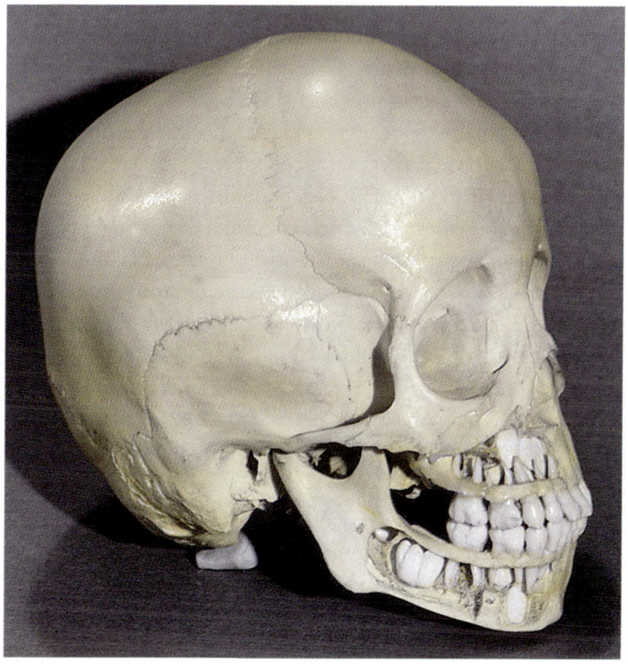

Figura 18-9 Crânio de criança com 4 anos de idade. O osso foi removido das mandíbulas para evidenciar a relação entre os dentes permanentes em desenvolvimento e os dentes decíduos eclodidos.

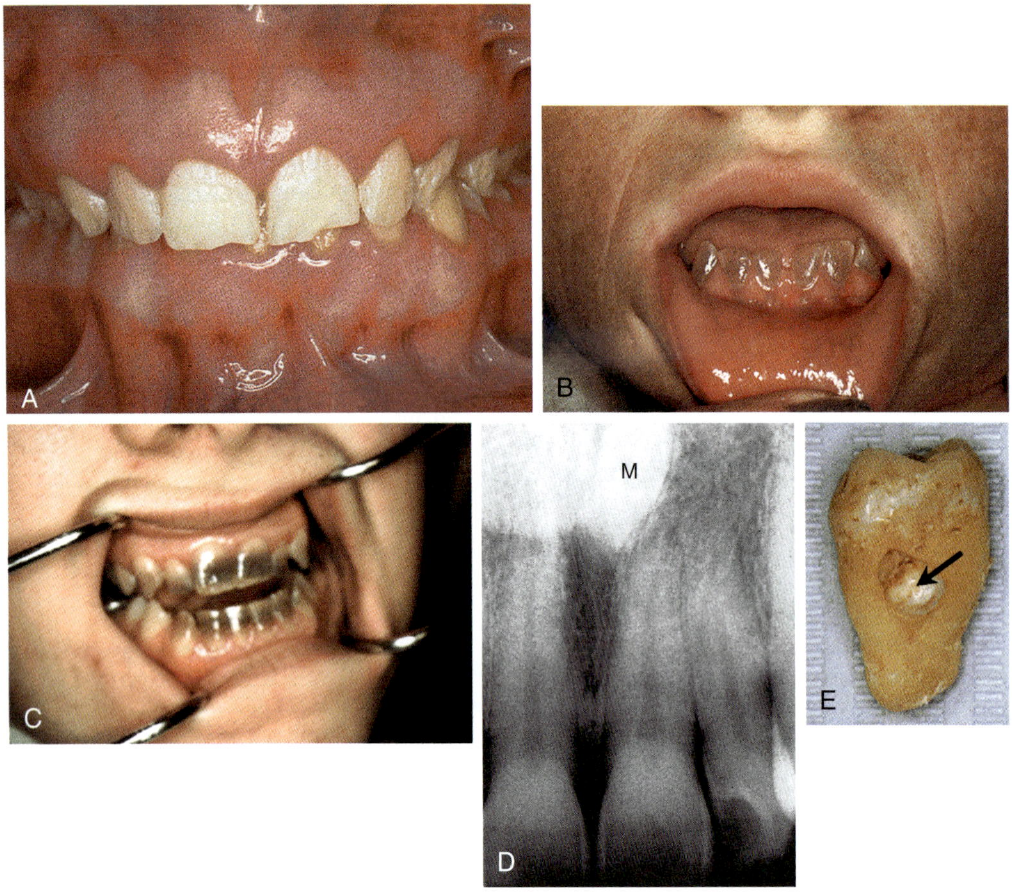

Figura 18-10 Anomalias comuns dos dentes. **A,** Amelogênese imperfeita. **B,** Dentinogênese imperfeita. **C,** Dente manchado por tetraciclina. **D,** Dente supranumerário na linha média (*M, mesiodens*), localizado próximo ao ápice da raiz do incisivo central. **E,** Dente molar com uma pérola de esmalte (*seta*).

ANORMALIDADES NUMÉRICAS DOS DENTES

Um ou mais **dentes supranumerários** podem se desenvolver, ou o número normal de dentes pode não se formar (Fig. 18-10*D*). Dentes supranumerários usualmente se desenvolvem na área dos incisivos maxilares e podem prejudicar a posição e erupção dos dentes normais. Os dentes extras comumente eclodem na região posterior aos dentes normais. Na **anodontia parcial**, um ou mais dentes estão ausentes. A ausência congênita de um ou mais dentes é frequentemente uma característica familiar. Na **anodontia total**, nenhum dente se desenvolve; essa condição muito rara está usualmente associada à **displasia ectodérmica congênita** (distúrbios envolvendo tecidos com origem ectodérmica).

MACRODONTIA

A macrodontia (um único dente grande) é uma condição causada pela união de dois germes dentários adjacentes. As coroas dos dentes podem estar fusionadas parcial ou completamente – isso também se aplica às raízes. Ocasionalmente, um germe dentário se divide, ou dois germes se fusionam parcialmente para formar os dentes fusionados. Essa condição é comumente observada nos incisivos mandibulares da dentição primária, mas também pode ocorrer na dentição permanente.

AMELOGÊNESE IMPERFEITA

Na amelogênese imperfeita, o esmalte dentário está macio e friável em razão da **hipocalcificação** (calcificação deficiente), e os dentes são de coloração amarelada ou marrom (Fig. 18-10*A*). Defeitos mutacionais do gene que codifica esmalte, dentina e mineralização estão provavelmente envolvidos. Os dentes são cobertos com somente uma fina camada de esmalte de formação anormal por meio da qual a coloração da dentina subjacente é visível, dando aos dentes uma aparência escurecida. Essa rara condição autossômica dominante afeta aproximadamente de 1 em 700 a 1 em 8.000 crianças.

DENTINOGÊNESE IMPERFEITA

A dentinogênese imperfeita é relativamente comum em crianças caucasianas (Fig. 18-10*B*). Em crianças afetadas, os dentes são marrons a azul-acinzentados, com brilho opaco. É causada pela falha da diferenciação normal dos odontoblastos, os quais produzem dentina pobremente calcificada. Tanto dentes decíduos quanto permanentes estão usualmente envolvidos. O esmalte tende a ser gasto rapidamente, expondo a dentina. Esse defeito é herdado como uma característica autossômica dominante.

DENTES DESCOLORIDOS

Substâncias estranhas ao organismo descolorem os dentes se forem incorporadas ao esmalte e à dentina em desenvolvimento. A **hemólise** associada à **doença hemolítica** do neonato (Cap. 8) pode ocasionar descoloração de tom azul ou enegrecido aos dentes. *Tetraciclinas em geral são extensivamente incorporadas aos dentes.* O período crítico de risco vai de aproximadamente 14 semanas da vida fetal ao décimo mês após o nascimento para os dentes decíduos, e de aproximadamente 14 semanas da vida fetal ao 16º ano após o nascimento para os dentes permanentes. As **tetraciclinas** ocasionam descoloração marrom-amarelada (manchas) e hipoplasia de esmalte, pois interferem nos processos metabólicos dos ameloblastos (Fig. 18-10C). O esmalte está completamente formado em todos os dentes, com exceção dos terceiros molares, com aproximadamente 8 anos de idade. Por esse motivo, *as tetraciclinas não devem ser administradas em mulheres grávidas ou em crianças com idade inferior a 8 anos.*

QUESTÕES DE ORIENTAÇÃO CLÍNICA

1. Um neonato nasceu sem pele. Isso é possível? Em caso positivo, tal neonato poderia sobreviver?
2. Uma pessoa de pele negra apresentou manchas cutâneas brancas na face, tórax e membros. Havia até um topete branco. Como é chamada essa condição, e qual é a base de seu desenvolvimento? Há qualquer tratamento para esses defeitos de pele?
3. Alguns meninos apresentam mamas aumentadas ao nascimento. Essa é uma indicação de desenvolvimento sexual anormal?
4. Uma garota desenvolveu uma mama na axila durante a puberdade. Ela também apresentou um mamilo extra no seu peito. Qual é a base embriológica para esses defeitos congênitos?
5. Um neonato nasceu com dois dentes. Eles poderiam ser normais? Essa é uma ocorrência comum? Normalmente eles são extraídos?

As respostas dessas questões são apresentadas no final deste livro.

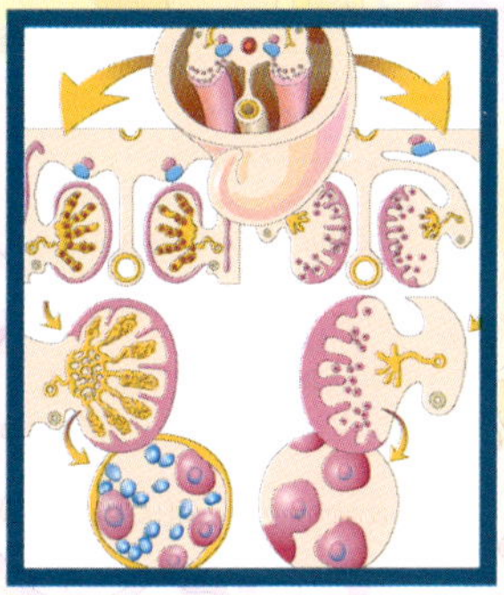

CAPÍTULO

19

Defeitos Congênitos em Seres Humanos

Os *defeitos congênitos (anomalias)* são distúrbios do desenvolvimento presentes ao nascimento. Como problema global, foi estimado que quase 8 milhões de crianças em todo o mundo nascem com um defeito congênito grave. Os defeitos congênitos são a principal causa de mortalidade neonatal (desfecho fetal) e podem ser estruturais, funcionais, metabólicos, comportamentais ou hereditários. Um **defeito congênito** é uma anomalia estrutural de qualquer tipo; no entanto, *nem todas as variações são anomalias.* Há quatro tipos clinicamente significativos de defeitos congênitos: malformação, alteração grave, deformação e displasia.

- **Malformação:** Um defeito morfológico de um órgão, parte de um órgão ou região mais extensa do corpo causado por um processo intrinsecamente anormal do desenvolvimento.
- **Alteração grave:** Um defeito morfológico de um órgão, parte de um órgão ou região mais extensa do corpo causado por uma falha extrínseca ou uma interferência em um processo originalmente normal do desenvolvimento.
- **Deformação:** Uma forma, formato ou posição anormal de parte do corpo causados por uma força mecânica.
- **Displasia:** Uma organização anormal de células em tecido(s) e seu(s) resultado(s) morfológico(s) – um processo e uma consequência da disistogênese.

TERATOLOGIA: ESTUDO DO DESENVOLVIMENTO ANORMAL

Teratologia é o ramo de ciência que estuda as causas, os mecanismos e os padrões do desenvolvimento anormal. Um conceito fundamental em teratologia é que determinados estágios do desenvolvimento embrionário são mais vulneráveis à alteração grave que outros (Fig. 19-11).

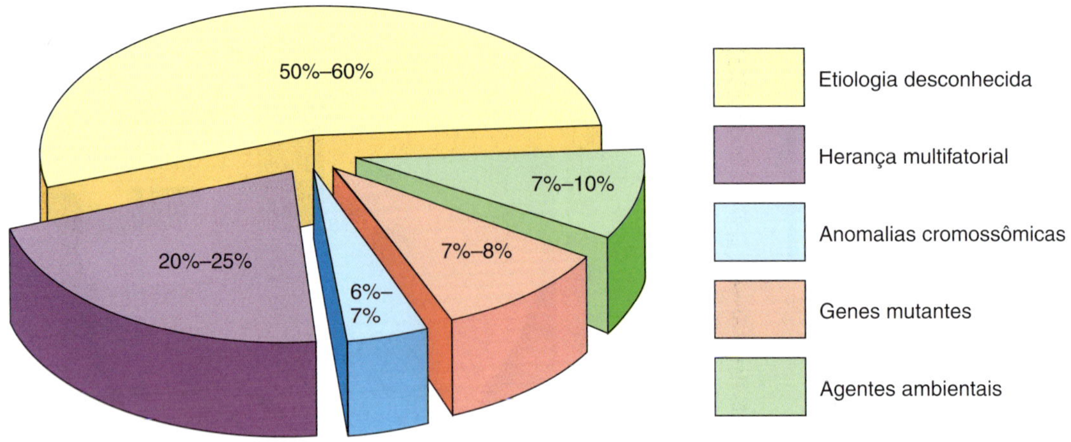

Figura 19-1 Ilustração gráfica das causas dos defeitos congênitos em seres humanos. Observe que as causas da maioria dos defeitos são desconhecidas e que 20% a 25% deles são causados por uma combinação de fatores genéticos e ambientais (herança multifatorial).

Mais de 20% das mortes de bebês na América do Norte são atribuídas aos defeitos congênitos. As anomalias estruturais maiores são observadas em aproximadamente 3% dos neonatos. Outros defeitos podem somente ser detectados após o nascimento. A incidência de defeitos congênitos chega a 6% em bebês de 2 anos de idade e a 8% em crianças de 5 anos de idade.

As causas dos defeitos congênitos podem ser ***fatores genéticos,*** como anomalias cromossômicas, assim como ***fatores ambientais,*** como fármacos. No entanto, muitos defeitos comuns são o resultado da **herança multifatorial**; ou seja, são causados por fatores genéticos e ambientais de atuação conjunta. Além disso, mecanismos epigenéticos podem também estar envolvidos. Em 50% a 60% dos defeitos congênitos, a etiologia (a causa da doença) é desconhecida (Fig. 19-1). Os defeitos congênitos podem ser únicos ou múltiplos e de maior ou menor importância clínica.

Os **defeitos menores únicos** estão presentes em aproximadamente 14% dos neonatos. Defeitos da orelha externa, por exemplo, não são de grave importância médica, mas indicam a possível presença de defeitos maiores associados. Por exemplo, a presença de uma única artéria umbilical alerta o médico para a possível presença de anomalias cardiovasculares e renais.

Os **defeitos maiores** são muito mais comuns em embriões jovens (10%–15%), mas a maioria deles é abortada espontaneamente durante as primeiras seis semanas. As **anomalias cromossômicas** estão presentes em mais de 50% a 60% dos embriões espontaneamente abortados.

DEFEITOS CONGÊNITOS CAUSADOS POR FATORES GENÉTICOS*

Numericamente, os *fatores genéticos são a causa mais importante de defeitos congênitos.* Estima-se que os fatores genéticos provoquem aproximadamente um terço de todos os defeitos (Fig. 19-1). Qualquer mecanismo complexo, como a mitose ou a meiose, pode, ocasionalmente, dar errado; assim, as *aberrações cromossômicas são comuns e estão presentes em 6% a 7% dos zigotos.* Muitos embriões jovens nunca sofrem a clivagem normal para se tornarem blastocistos. As alterações podem afetar os cromossomos sexuais e/ou os autossomos. As pessoas com anomalias cromossômicas normalmente apresentam fenótipos característicos, como as características físicas de bebês com a síndrome de Down (Fig. 19-4).

Anomalias Cromossômicas Numéricas

As aberrações numéricas de cromossomos normalmente são provocadas por **não disjunção,** um erro na divisão celular em que um par de cromossomos ou duas cromátides de um cromossomo não se separam durante a mitose ou a meiose. Em decorrência disso, o par de cromossomos ou as cromátides passam para uma célula-filha, enquanto a outra célula não recebe nada (Fig. 19-2). A não disjunção pode ocorrer durante a gametogênese materna ou paterna (Cap. 2). Os cromossomos em células somáticas (do corpo) são normalmente pareados. Os ***cromossomos homólogos***

INATIVAÇÃO DE GENES

Durante a embriogênese, um dos dois cromossomos X em células somáticas do gênero feminino é aleatoriamente inativado e observado como massa de **cromatina sexual.** A inativação dos genes em um cromossomo X em células somáticas de embriões do gênero feminino ocorre durante a implantação.

A inativação do cromossomo X é clinicamente importante, pois significa que cada célula de um portador de uma doença ligada ao cromossomo X apresenta o gene mutante que causa a doença, seja no cromossomo X ativo ou no cromossomo X inativado que é representado pela cromatina sexual. A inativação irregular do cromossomo X em gêmeos monozigóticos é um motivo dado para a variação em diversos defeitos congênitos. A base genética para essa variação é que um gêmeo preferencialmente expressa o X paterno, e o outro, o X materno.

*Os autores agradecem a Dr. A. E. Chudley, MD, FRCPC, FCCMG, Medical Director, Program in Genetics and Metabolism; Professor of Pediatrics and Child Health; e Professor, Department of Biochemistry and Medical Genetics, University of Manitoba, Winnipeg, Manitoba, Canadá, seu auxílio no preparo desta seção sobre doenças genéticas.

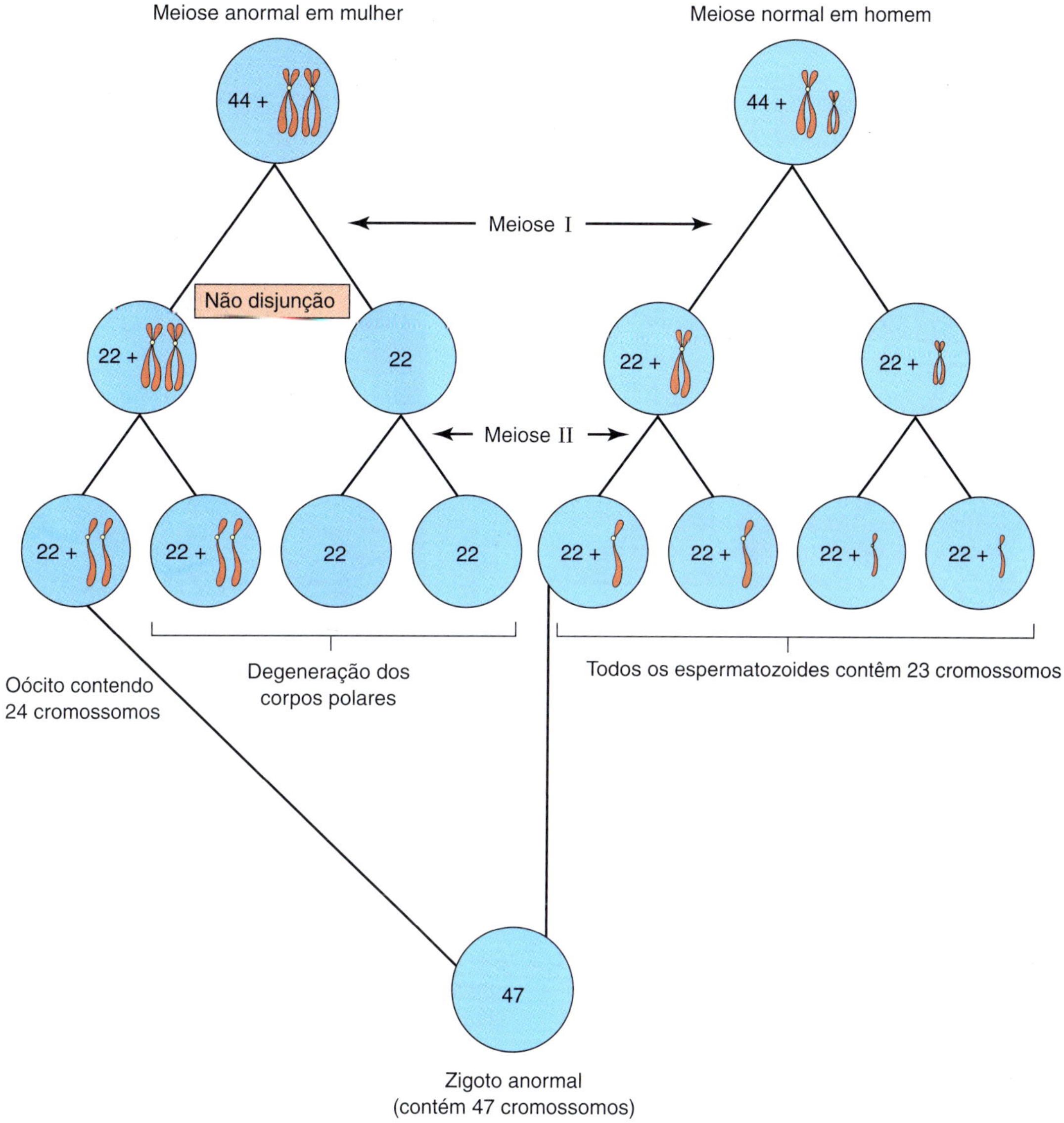

Figura 19-2 Diagrama mostrando a não disjunção de cromossomos sexuais durante a primeira divisão meiótica de um oócito primário, resultando em um oócito anormal com 24 cromossomos. A subsequente fertilização por um espermatozoide normal produz um zigoto com 47 cromossomos – aneuploidia – um desvio do número diploide humano de 46.

SÍNDROME DE TURNER

Aproximadamente 1% dos embriões do gênero feminino com monossomia do X (45,X) sobrevive (45 cromossomos e somente um X cromossomo). A incidência de 45,X – ou **síndrome de Turner** – em neonatos do gênero feminino é de aproximadamente 1 em 8.000 nascimentos vivos. Metade das pessoas acometidas apresenta 45,X; a outra metade tem diversas anomalias que afetam o cromossomo sexual. *O fenótipo da síndrome de Turner é feminino* (Fig. 19-3). O **fenótipo** se refere às características morfológicas individuais, que são determinadas pelo genótipo e pelo ambiente em que é expresso. Características sexuais secundárias não se desenvolvem em 90% das meninas com a síndrome de Turner, que necessitam de terapia de reposição hormonal.

A anomalia cromossômica da monossomia do X é a anomalia citogenética mais comum observada em neonatos nascidos vivos e fetos espontaneamente abortados; é responsável por aproximadamente 18% de todos os abortos espontâneos causados por anomalias cromossômicas. Em aproximadamente 75% dos casos, o cromossomo X paterno é o ausente.

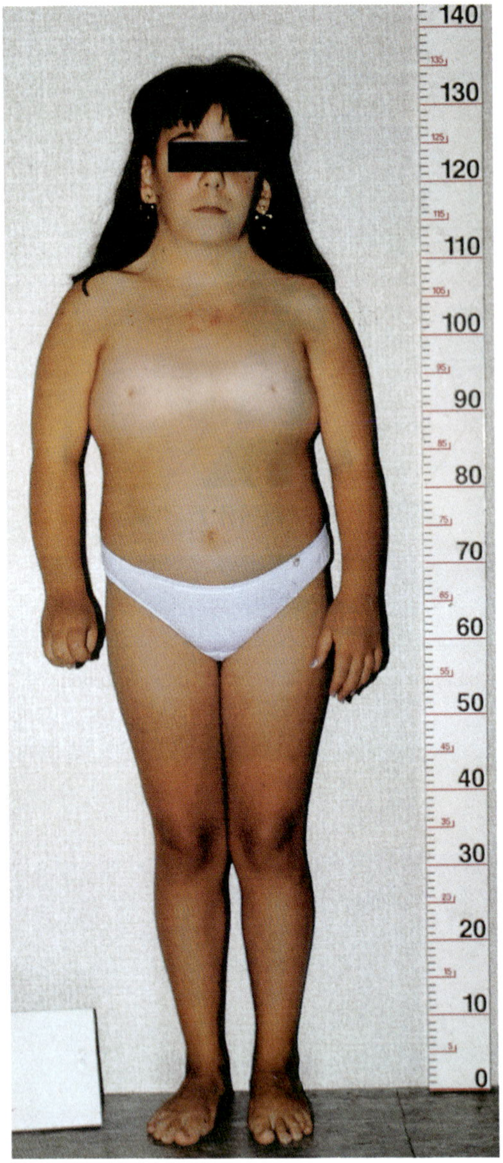

Figura 19-3 Síndrome de Turner em uma menina de 14 anos de idade. Observe as características clássicas da síndrome: baixa estatura; pescoço alado; ausência de amadurecimento sexual; tórax amplo com mamilos bem espaçados; e linfedema de mãos e pés.

que formam um par são homólogos. As mulheres normais possuem 22 pares de autossomos mais dois cromossomos X, enquanto os homens normais possuem 22 pares de autossomos mais um cromossomo X e um Y.

Trissomia

Caso, em vez do par usual, estejam presentes três cromossomos de um tipo, a anomalia é denominada ***trissomia.*** As trissomias são as anomalias cromossômicas numéricas mais comuns. A causa usual deste erro numérico é a **não disjunção meiótica de cromossomos** (Fig. 19-2), resultando em um gameta com 24, em vez de 23 cromossomos e, subsequentemente, um zigoto com 47 cromossomos.

A **trissomia de autossomos** é associada principalmente a três síndromes (Tabela 19-1):

- Trissomia do cromossomo 21 ou síndrome de Down (Fig. 19-4)
- Trissomia do cromossomo 18 ou síndrome de Edwards (Fig. 19-5)
- Trissomia do cromossomo 13 ou síndrome de Patau (Fig. 19-6)

Bebês com a trissomia do cromossomo 13 e a trissomia do cromossomo 18 apresentam malformação grave e retardo mental. Normalmente morrem no início da infância. Mais de 50% dos **embriões trissômicos** são espontânea

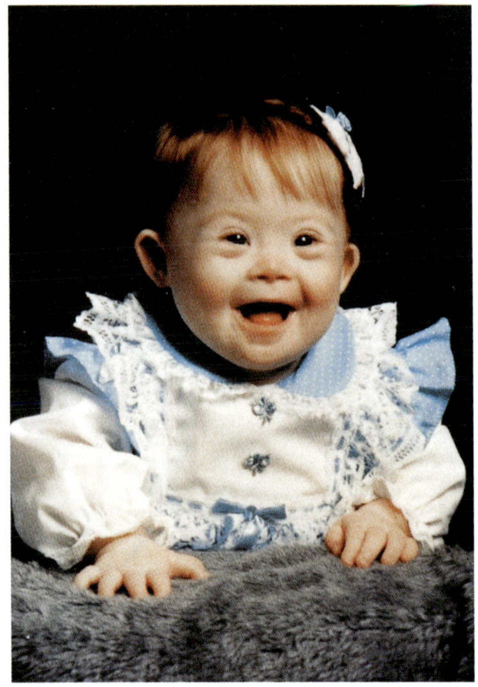

Figura 19-4 Criança com a síndrome de Down (trissomia do cromossomo 21). Observe a face redonda, as fissuras palpebrais elevadas e os dedos curtos, com curvatura do quinto dedo (clinodactilia).

ANEUPLOIDIA E POLIPLOIDIA

As alterações no número de cromossomos levam a aneuploidia ou poliploidia. A **aneuploidia** é qualquer desvio do número diploide de 46 cromossomos. Um aneuploide é um indivíduo ou célula que possui número de cromossomos que não é um múltiplo exato do número haploide de 23 (p. ex., 45 ou 47). A principal causa de aneuploidia é a não disjunção durante a divisão celular (Fig. 19-2), resultando em uma distribuição desigual de um par de cromossomos homólogos para as células-filhas. Uma célula possui dois cromossomos e a outra não tem nenhum dos cromossomos do par. Assim, as células do embrião podem ser hipodiploides (p. ex., 45,X, ou síndrome de Turner) (Fig. 19-3) ou hiperdiploides, geralmente 47, como na trissomia do cromossomo 21 ou síndrome de Down (Fig. 19-4). Embriões com **monossomia** — ausência de um cromossomo — geralmente morrem. A monossomia de um autossomo é extremamente incomum e aproximadamente 99% dos embriões que não possuem um cromossomo sexual (45,X) são abortados de forma espontânea.

Tabela 19-1 Trissomia de Autossomos

ABERRAÇÃO CROMOSSÔMICA/SÍNDROME	INCIDÊNCIA	CARACTERÍSTICAS MORFOLÓGICAS USUAIS	FIGURA
Trissomia do cromossomo 21 (síndrome de Down)*	1:800	Deficiência mental; braquicefalia; ponte nasal achatada; inclinação superior das fissuras palpebrais; protrusão da língua; prega simiesca; clinodactilia de quinto dedo; defeitos cardíacos congênitos	19-4
Trissomia do cromossomo 18 (síndrome de Edwards)†	1:8.000	Deficiência mental; retardo do crescimento; crânio proeminente; esterno curto; defeito do septo ventricular; micrognatia; orelhas baixas e malformadas; dedos flexionados; unhas hipoplásicas; tálus vertical congênito	19-5
Trissomia do cromossomo 13 (síndrome de Patau) †	1:25.000	Deficiência mental; malformações graves do sistema nervoso central; testa inclinada; orelhas malformadas; defeitos do couro cabeludo; microftalmia; fenda labial ou palatina bilateral; polidactilia; proeminência posterior dos calcanhares	19-6

*A importância dessa doença no problema geral da deficiência mental é indicada pelo fato de os portadores da síndrome de Down representarem 10% a 15% das pessoas com deficiência mental institucionalizada. A incidência de trissomia do cromossomo 21 na fertilização é maior que ao nascimento; no entanto, 75% dos embriões acometidos são espontaneamente abortados e pelo menos 20% são natimortos.
†Os bebês com essa síndrome raramente sobrevivem além dos 6 meses de idade.

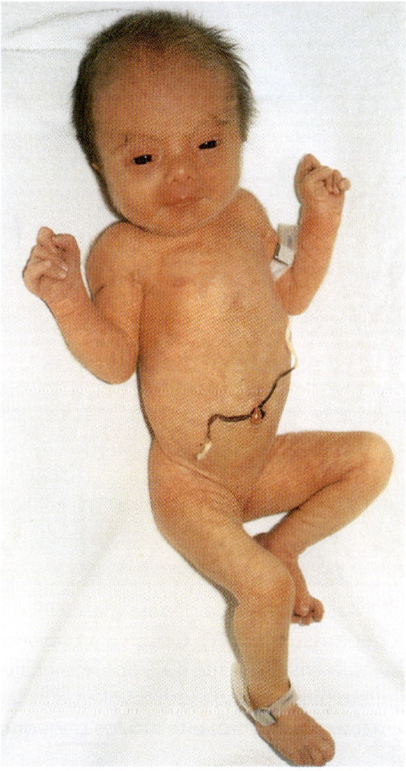

Figura 19-5 Neonato do gênero feminino com trissomia do cromossomo 18. Observe o retardo do crescimento, os punhos cerrados com posicionamento característico dos dedos (sobreposição do segundo e do quinto dedos ao terceiro e quarto), o esterno curto e a pelve estreita.

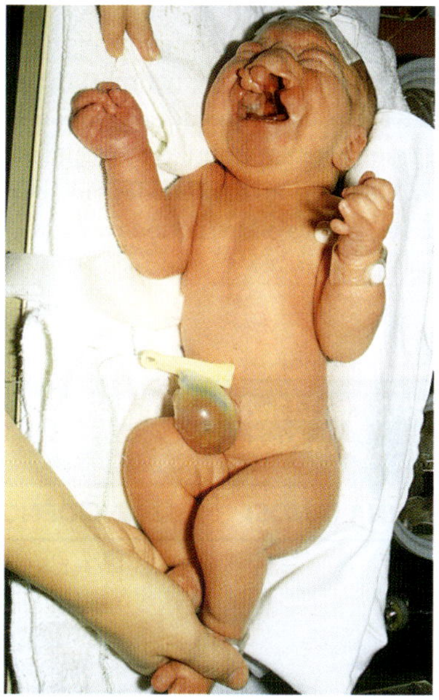

Figura 19-6 Neonato do gênero feminino com a trissomia do cromossomo 13. Observe a fenda labial bilateral, as orelhas baixas e malformadas e a polidactilia (dedos extras). Uma pequena onfalocele (herniação de vísceras no cordão umbilical) é também observada.

e precocemente abortados. *A trissomia de autossomos ocorre com maior frequência conforme a idade materna aumenta* (Tabela 19-2).

A **trissomia de cromossomos sexuais** é comum (Tabela 19-3); no entanto, uma vez que os achados físicos característicos não são observados em bebês ou crianças, esse defeito não é normalmente detectado antes da puberdade (Fig. 19-7). O diagnóstico é mais bem estabelecido por análises cromossômicas e moleculares.

MOSAICISMO

Uma pessoa que apresente pelo menos duas linhagens celulares com *dois ou mais diferentes genótipos* (constituições genéticas) é um **mosaico.** Os autossomos ou cromossomos sexuais podem estar envolvidos. Normalmente, os defeitos congênitos são menos graves em pessoas com monossomia ou trissomia (p. ex., as características da síndrome de Turner não são tão evidentes em mulheres mosaicas 45,X/46,XX que nas mulheres 45,X usuais). O **mosaicismo** normalmente é causado pela não disjunção durante a clivagem inicial do zigoto (Cap. 3). O mosaicismo provocado por perda de um cromossomo por *lag anafásico* também ocorre; os cromossomos se separam normalmente, mas um deles atrasa sua migração e acaba por se perder.

TRIPLOIDIA

O tipo mais comum de poliploidia é a **triploidia** (69 cromossomos). Os **fetos triploides apresentam grave restrição ao crescimento intrauterino** (RCIU), com tronco desproporcionalmente pequeno e outros defeitos. A triploidia pode ser causada pela não separação do segundo corpo polar do oócito durante a segunda divisão meiótica (Cap. 2); é mais provável, no entanto, que a triploidia seja provocada pela fertilização do oócito por dois espermatozoides (**dispermia**) de modo quase simultâneo. A triploidia ocorre em aproximadamente 2% dos embriões, mas a maioria deles é espontaneamente abortada. Os fetos triploides são responsáveis por aproximadamente 20% dos abortos com anomalia cromossômica.

TETRAPLOIDIA

O dobramento do número diploide de cromossomos para 92 (tetraploidia) provavelmente ocorre durante a primeira divisão por clivagem. A divisão desse zigoto anormal subsequentemente resulta em um embrião com células contendo 92 cromossomos. Os **embriões tetraploides** são abortados muito cedo; geralmente, apenas o saco coriônico vazio é recuperado.

Tabela 19-2 Incidência da Síndrome de Down em Neonatos

IDADE MATERNA (ANOS)	INCIDÊNCIA
20–24	1:1.400
25–29	1:1.100
30–34	1:700
35	1:350
37	1:225
39	1:140
41	1:85
43	1:50
Acima de 45	1:25

Anomalias Cromossômicas Estruturais

A maioria das anomalias estruturais dos cromossomos é provocada por quebra cromossômica, seguida pela reconstituição em uma combinação anormal (Fig. 19-8). A quebra cromossômica pode ser induzida por diversos fatores ambientais, como radiação, fármacos, substâncias químicas e vírus. A anomalia resultante na estrutura do cromossomo depende do que ocorre com os fragmentos. As únicas duas aberrações da estrutura cromossômica que provavelmente são transmitidas de pais para filhos são os *rearranjos estruturais,* como a inversão e a translocação.

Translocação

A translocação é a transferência de um pedaço de um cromossomo para um cromossomo não homólogo. Caso dois

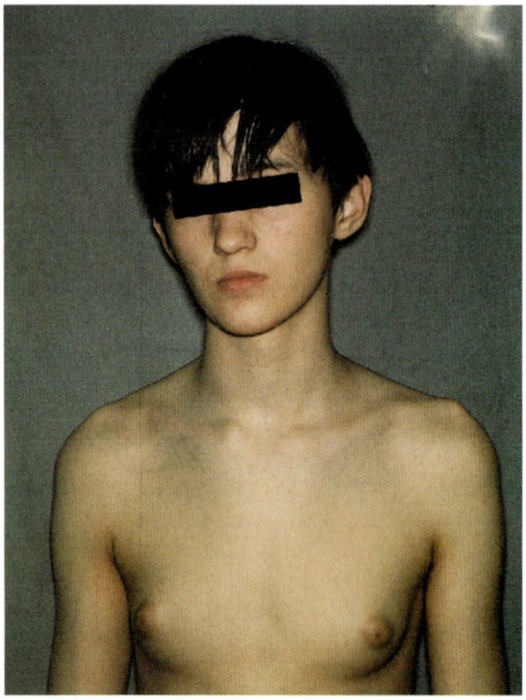

Figura 19-7 Adolescente do gênero masculino com a síndrome de Klinefelter (trissomia XXY). Observe a presença de mamas desenvolvidas; aproximadamente 40% dos homens com essa síndrome apresentam ginecomastia (desenvolvimento excessivo das glândulas mamárias masculinas) e testículos pequenos.

Tabela 19-3 Trissomia de Cromossomos Sexuais

CROMOSSOMO COMPLEMENTAR*	GÊNERO	INCIDÊNCIA	CARACTERÍSTICAS USUAIS
47,XXX	Feminino	1:1.000	Aparência normal; normalmente fértil; 15%–25% apresentam branda deficiência mental
47,XXY	Masculino	1:1.000	Síndrome de Klinefelter; testículos pequenos; hialinização de túbulos seminíferos; aspermatogênese; pessoas geralmente altas, com membros inferiores desproporcionalmente longos; inteligência inferior à de irmãos normais; a ginecomastia é observada em aproximadamente 40% dos pacientes
47,XYY	Masculino	1:1.000	Aparência normal; indivíduos normalmente altos

*Os números indicam o número total de cromossomos, incluindo os cromossomos sexuais (mostrados após a vírgula).
Dados de Nussbaum RL, McInnes RR, Willard HF: Thompson & Thompson Genetics in Medicine, 7th ed. Philadelphia, Saunders, 2007.

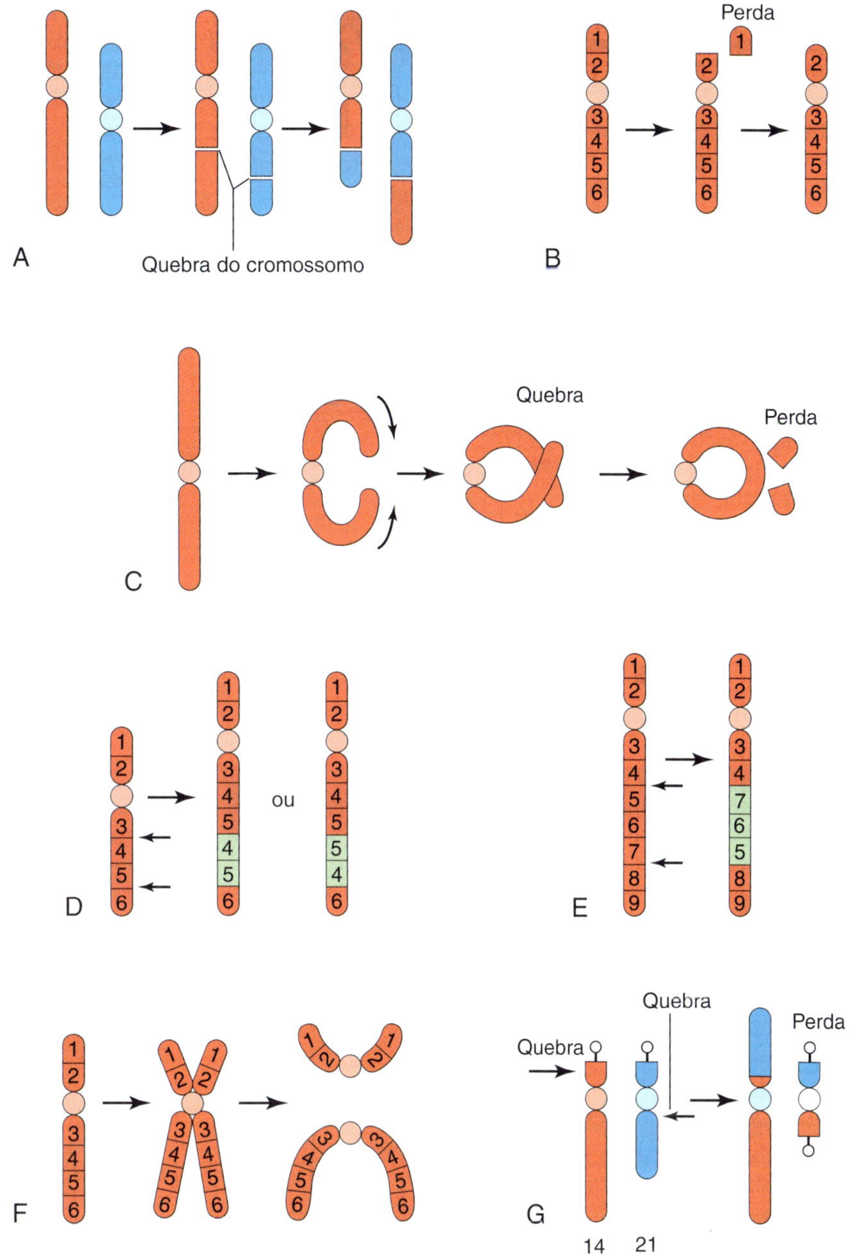

Figura 19-8 Diagramas ilustrando diversas anomalias estruturais de cromossomos. **A,** Translocação recíproca. **B,** Deleção terminal. **C,** Cromossomo anelar. **D,** Duplicação. **E,** Inversão paracêntrica. **F,** Isocromossomo. **G,** Translocação de Robertson. As *setas* indicam como as anomalias estruturais são produzidas. *(Modificado de Nussbaum RL, McInnes RR, Willard HE: Thomson & Thompson Genetics in Medicine, 6th ed. Philadelphia, Saunders, 2004.)*

cromossomos não homólogos troquem trechos, o processo é denominado ***translocação recíproca*** (Fig. 19-8*A*). A translocação não necessariamente provoca desenvolvimento anormal. Pessoas com translocação entre o cromossomo 21 e o cromossomo 14, por exemplo (Fig. 19-8*G*), são fenotipicamente normais. Tais pessoas são denominadas ***portadoras de translocação balanceada.*** Elas têm tendência, independentemente da idade, a produzir células germinativas com uma translocação cromossômica anormal. Entre 3% e 4% das pessoas com a síndrome de Down apresentam **trissomias de translocação**, ou seja, o cromossomo 21 extra é ligado a outro cromossomo.

Deleção

Em caso de quebra de um cromossomo, uma porção dele pode ser perdida (Fig. 19-8*B*). A deleção terminal parcial do braço curto do cromossomo 5 provoca a **síndrome *cri du chat*** (**miado de gato**). Os neonatos acometidos choram de maneira fraca, similar ao miado de um gato, ao nascimento; também apresentam retardo do crescimento com microcefalia (cabeça anormalmente pequena), hipertelorismo (olhos bem afastados), orelhas baixas e micrognatia (mandíbula pequena). Essas crianças apresentam retardo mental grave e doença cardíaca congênita.

O **cromossomo anelar** é um tipo de deleção em que há perda das duas extremidades do cromossomo e união das extremidades partidas constituindo um cromossomo em forma de anel (Fig. 19-8*C*). Os **cromossomos anelares** são muito raros, mas já foram encontrados em todos os cromossomos. Esses cromossomos anormais foram descritos em pessoas com a síndrome de Turner, a trissomia do cromossomo 18 e outras anomalias.

DUPLICAÇÕES

As duplicações podem ser manifestadas como uma parte duplicada de um cromossomo localizado em um cromossomo (Fig. 19-8*D*), ligado ao cromossomo ou em separado como um fragmento. *As duplicações são mais comuns que as deleções e são menos danosas, já que não há perda de material genético.* A duplicação pode envolver parte de um gene, um gene inteiro ou uma série de genes.

INVERSÃO

A inversão é uma aberração cromossômica em que um segmento de um cromossomo é revertido. A *inversão paracêntrica* é confinada a um único braço do cromossomo (Fig. 19-8*E*), enquanto a *inversão pericêntrica* envolve ambos os braços e inclui o centrômero. Os portadores de ***inversões pericêntricas*** são suscetíveis a ter filhos com defeitos congênitos em decorrência do cruzamento desigual e da errada segregação durante a meiose.

ISOCROMOSSOMOS

A anomalia que provoca os **isocromossomos** ocorre quando o centrômero se divide de modo transversal em vez de longitudinal (Fig. 19-8*F*). Um *isocromossomo* é um cromossomo em que há ausência de um braço e duplicação do outro. Parece ser a *anomalia estrutural mais comum do cromossomo X*. Pessoas com essa anomalia cromossômica geralmente apresentam baixa estatura e outras características da síndrome de Turner. Essas características são relacionadas com a perda de um braço de um cromossomo X.

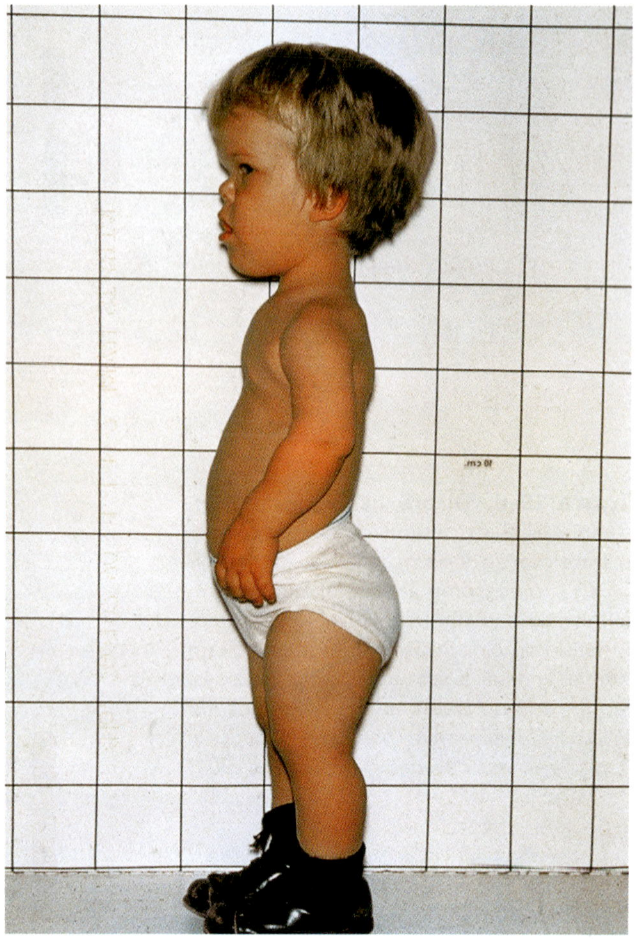

Figura 19-9 Menino com acondroplasia. Observe a baixa estatura, os membros e dedos curtos, o comprimento normal do tronco, a cabeça relativamente grande, a testa proeminente e a ponte nasal deprimida.

Defeitos Congênitos Causados por Genes Mutantes

Entre 7% e 8% dos defeitos congênitos são causados por **defeitos genéticos** (Fig. 19-1). A **mutação** normalmente envolve perda ou alteração da função de um gene, e consiste em qualquer alteração permanente e passível de herança na sequência do DNA genômico. Uma vez que é improvável que uma alteração aleatória melhore o desenvolvimento, *a maioria das mutações é deletéria e algumas são letais*. A *taxa de mutação* pode ser aumentada por diversos agentes ambientais, como grandes doses de radiação. Os defeitos congênitos causados por mutações genéticas são herdados de acordo com as **leis mendelianas** (as leis de herança das características de um único gene que formam a base da ciência da genética); consequentemente, é possível prever a probabilidade de sua ocorrência nos filhos e em outros parentes da pessoa acometida.

Um exemplo de *defeito congênito de herança dominante* é a **acondroplasia** –anomalia da conversão de cartilagem em osso – (Fig. 19-9), que é causada pela *mutação do DNA complementar no gene do receptor 3 do fator de crescimento de fibroblastos no cromossomo 4p*. Outros defeitos congênitos podem ser atribuídos à *herança autossômica recessiva*. Os genes autossômicos recessivos se manifestam apenas em homozigose; por isso, muitos portadores desses genes (pessoas heterozigotas) não são identificados.

Seguido somente pela síndrome de Down, a **síndrome do X frágil** é a causa herdada mais comum de deficiência intelectual moderada. A doença do espetro autista também é prevalente nesta doença (Fig. 19-10). A incidência da síndrome do X frágil é de 1 em 1.500 nascimentos do gênero masculino, e a doença pode ser responsável pela grande predominância de homens na população de deficientes mentais.

Diversas doenças genéticas foram associadas à expansão de **trinucleotídeos** em genes específicos. Exemplos incluem a distrofia miotônica, a coreia de Huntington, a atrofia espinobulbar (doença de Kennedy) e a ataxia de Friedreich. Os genes recessivos ligados ao cromossomo X genes são normalmente manifestos nos homens acometidos (homozigotos) e, ocasionalmente, em *mulheres portadoras (heterozigotas)* (p. ex., síndrome do X frágil).

Estima-se que o **genoma humano** seja composto por 20.000 a 25.000 genes por conjunto haploide ou 3 bilhões de pares de bases. Graças ao ***Projeto Genoma Humano***

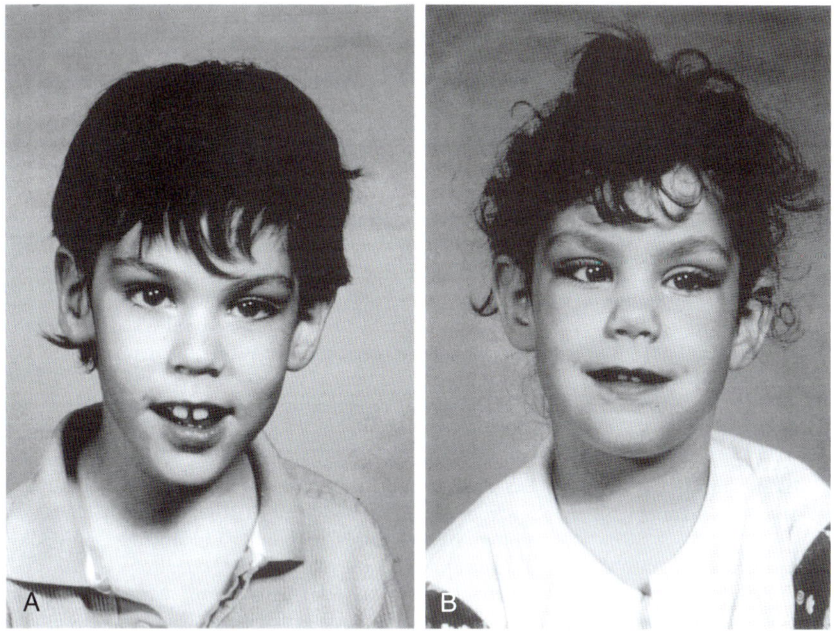

Figura 19-10 Síndrome do X frágil. **A,** Menino de 8 anos de idade e deficiente mental com essa síndrome apresenta aparência relativamente normal, com face longa e orelhas proeminentes. **B,** Sua irmã de 6 anos de idade também tem essa síndrome. Ela apresenta um leve distúrbio de aprendizado e características similares de face longa e orelhas proeminentes. Observe o estrabismo (olho direito).

e ao trabalho conjunto científico internacional, muitas mutações genéticas causadoras de doenças e de defeitos congênitos foram e continuarão a ser identificadas. Muitos genes serão sequenciados e terão sua função específica determinada. O entendimento da causa dos defeitos congênitos depende da melhoria de nossa compreensão acerca da expressão gênica durante o início do desenvolvimento.

A maioria dos genes que são expressos pelas células é encontrada em uma ampla variedade de células. Esses ***genes housekeeping*** participam de funções metabólicas celulares básicas, como a síntese de ácido nucleico e proteínas, a biogênese do citoesqueleto e de organelas e o transporte de nutrientes. Os *genes especializados* são expressos em momentos específicos e em células específicas e definem as centenas de diferentes tipos celulares que formam o corpo humano. Um aspecto essencial da biologia do desenvolvimento é a regulação da expressão gênica. A regulação é geralmente conseguida por fatores de transcrição, que se ligam a elementos reguladores ou promotores de genes específicos.

O ***imprinting* genômico** é um processo epigenético em que as linhagens celulares femininas e masculinas conferem uma marca sexual específica em uma sub-região do cromossomo, de modo que somente o alelo paterno ou materno de um gene é ativo na prole. Em outras palavras, o gênero do parental transmissor influencia a expressão ou não de determinados genes na prole.

DEFEITOS CONGÊNITOS CAUSADOS POR FATORES AMBIENTAIS

Embora o embrião seja bem protegido no útero, certos agentes ambientais – os **teratógenos** – podem causar alterações do desenvolvimento após a exposição materna (Tabela 19-4). Um teratógeno é *qualquer agente que possa produzir um defeito congênito ou aumentar a incidência de um defeito na população.* Fatores ambientais, como infecções e fármacos, podem simular doenças genéticas, como quando dois ou mais filhos de pais normais são afetados. *O princípio importante a ser lembrado é que nem tudo o que é familiar é genético.*

Os órgãos e partes de um embrião são mais sensíveis aos agentes teratogênicos durante os períodos de diferenciação rápida (Fig. 19-11). Uma vez que a sinalização molecular e a indução embrionária precedem a diferenciação morfológica, o período em que as estruturas são sensíveis à interferência por teratógenos geralmente é anterior ao estágio de seu desenvolvimento visível.

Os teratógenos não parecem ser eficazes em provocar defeitos congênitos até o início da diferenciação celular; no entanto, suas ações iniciais podem causar a morte de um embrião. Os mecanismos exatos pelos quais muitos fármacos, substâncias químicas e outros fatores ambientais alteram o desenvolvimento embrionário e induzem anomalias não são claros.

O rápido progresso da biologia molecular traz novas informações sobre o controle genético da diferenciação, assim como da cascata de sinais moleculares e fatores que controlam a expressão gênica e a formação de padrões. Os pesquisadores agora dão maior atenção aos mecanismos moleculares do desenvolvimento anormal na tentativa de compreender melhor a patogênese dos defeitos congênitos.

Princípios da Teratogênese

Ao considerar a possível teratogenicidade de um agente, como um fármaco ou uma substância química, três fatores são importantes:

- Os períodos críticos do desenvolvimento (Fig. 19-11)
- A dose de fármaco ou substância química
- O genótipo (constituição genética) do embrião

Tabela 19-4 Alguns Teratógenos Conhecidos por Causar Defeitos Congênitos em Seres Humanos

AGENTES	DEFEITOS CONGÊNITOS MAIS COMUNS
Substâncias diversas	
Álcool	Síndrome alcóolica fetal; RCIU; deficiência mental; microcefalia; defeitos oculares; anomalias articulares; fissuras palpebrais curtas; doenças fetais do espectro alcóolico; distúrbios cognitivos e neurocomportamentais
Andrógenos e altas doses de progestágenos	Graus variáveis de masculinização de fetos do gênero feminino; genitália externa ambígua (fusão labial e hipertrofia de clitóris)
Cocaína	RCIU; prematuridade; microcefalia; infarto cerebral; defeitos urogenitais; distúrbios neurocomportamentais
Dietilstilbestrol	Anomalias de útero e vagina; erosão e sulcos cervicais
Isotretinoína (13-*cis*-ácido retinoico)	Anomalias craniofaciais; defeitos do tubo neural, como espinha bífida cística; defeitos cardiovasculares; fenda palatina; aplasia tímica
Carbonato de lítio	Diversos defeitos congênitos, normalmente com acometimento do coração e dos grandes vasos
Metotrexato	RCIU; múltiplos defeitos congênitos, principalmente esqueléticos (com acometimento de face, crânio, membros e coluna vertebral) e renais
Misoprostol	Desenvolvimento anormal dos membros; defeitos oculares; defeitos de nervos cranianos; doenças do espectro autista
Fenitoína (Dilantin®)	Síndrome de hidantoína fetal; RCIU; microcefalia; deficiência mental; sutura metópica saliente; pregas epicantais internas; ptose palpebral; ponte nasal ampla e deprimida; hipoplasia de falanges
Tetraciclina	Tingimento de dentes; hipoplasia de esmalte
Talidomida	Desenvolvimento anormal de membros: meromelia (ausência parcial de membro) e amelia (ausência completa de membro); defeitos faciais; defeitos sistêmicos (p. ex., defeitos cardíacos e renais e anomalias oculares)
Trimetadiona	Retardo do desenvolvimento; sobrancelhas em formato de "V"; orelhas baixas; fenda labial e/ou palatina
Ácido valproico	Defeitos craniofaciais; defeitos do tubo neural; geralmente hidrocefalia; defeitos cardíacos e esqueléticos; mau desenvolvimento cognitivo pós-natal
Warfarina	Hipoplasia nasal; epífises pontilhadas; falanges hipoplásicas; defeitos oculares; deficiência mental
Substâncias químicas	
Metilmercúrio	Atrofia cerebral; espasticidade; convulsões; deficiência mental
Bifenilpoliclorados	RCIU; descoloração cutânea
Infecções	
Citomegalovírus	Microcefalia; coriorretinite; perda neurossensorial; retardo do desenvolvimento psicomotor e mental; hepatoesplenomegalia; hidrocefalia; paralisia cerebral; calcificação cerebral (periventricular)
Vírus da hepatite B	Nascimento prematuro; macrossomia fetal
Vírus do herpes simples	Vesículas e cicatrizes cutâneas; coriorretinite; hepatomegalia; trombocitopenia; petéquias; anemia hemolítica; hidranencefalia
Parvovírus humano B19	Anemia fetal; hidropsia fetal não imune; morte fetal
Vírus da rubéola	RCIU; retardo do crescimento pós-natal; anomalias cardíacas e dos grandes vasos; microcefalia; surdez neurossensorial; catarata; microftalmia; glaucoma; retinopatia pigmentar; deficiência mental; sangramento neonatal; hepatoesplenomegalia; osteopatia; defeitos dentais
Toxoplasma gondii	Microcefalia; deficiência mental; microftalmia; hidrocefalia; coriorretinite; calcificações cerebrais; perda de audição; distúrbios neurológicos
Treponema pallidum	Hidrocefalia; surdez congênita; deficiência mental; anomalias em dentes e ossos
Vírus da catapora	Cicatrizes cutâneas (distribuição de dermátomos); defeitos neurológicos (p. ex., paresia de membros, hidrocefalia, convulsões); catarata; microftalmia; síndrome de Horner; atrofia óptica; nistagmo; coriorretinite; microcefalia; deficiência mental; defeitos esqueléticos (p. ex., hipoplasia de membros, dedos das mãos e dos pés); defeitos urogenitais
Altos Níveis de Radiação Ionizante	Microcefalia; deficiência mental; defeitos esqueléticos; retardo do crescimento; catarata

RCIU, restrição do crescimento intrauterino.

Períodos Críticos do Desenvolvimento Humano

A suscetibilidade de um embrião a um teratógeno depende de seu estágio de desenvolvimento à exposição ao agente, como um fármaco. O período mais crítico no desenvolvimento é durante o pico da diferenciação celular e da morfogênese. *O período mais crítico para o desenvolvimento cerebral é entre a terceira e a 16ª semana* (Fig. 19-11), mas o cérebro ainda pode ter seu desenvolvimento prejudicado após este tempo, já que se diferencia e cresce rapidamente até o nascimento.

Os teratógenos (p. ex., drogas) podem limitar o desenvolvimento mental durante os períodos embrionário e fetal. *O desenvolvimento dos dentes continua por muito tempo após o nascimento*; assim, o desenvolvimento dos dentes permanentes pode ser prejudicado pelas *tetraciclinas* da 18ª semana pré-natal aos 16 anos de idade.

O sistema esquelético apresenta um prolongado período crítico de desenvolvimento, estendendo-se pela infância; assim, o crescimento dos tecidos esqueléticos é uma boa medida do crescimento geral. Distúrbios ambientais durante as duas primeiras semanas após a fertilização podem interferir na clivagem do zigoto e na implantação do blastocisto, o que pode provocar morte precoce e aborto espontâneo do embrião (Fig. 19-11).

O desenvolvimento do embrião é mais facilmente prejudicado durante a formação de tecidos e órgãos (Fig. 19-11).

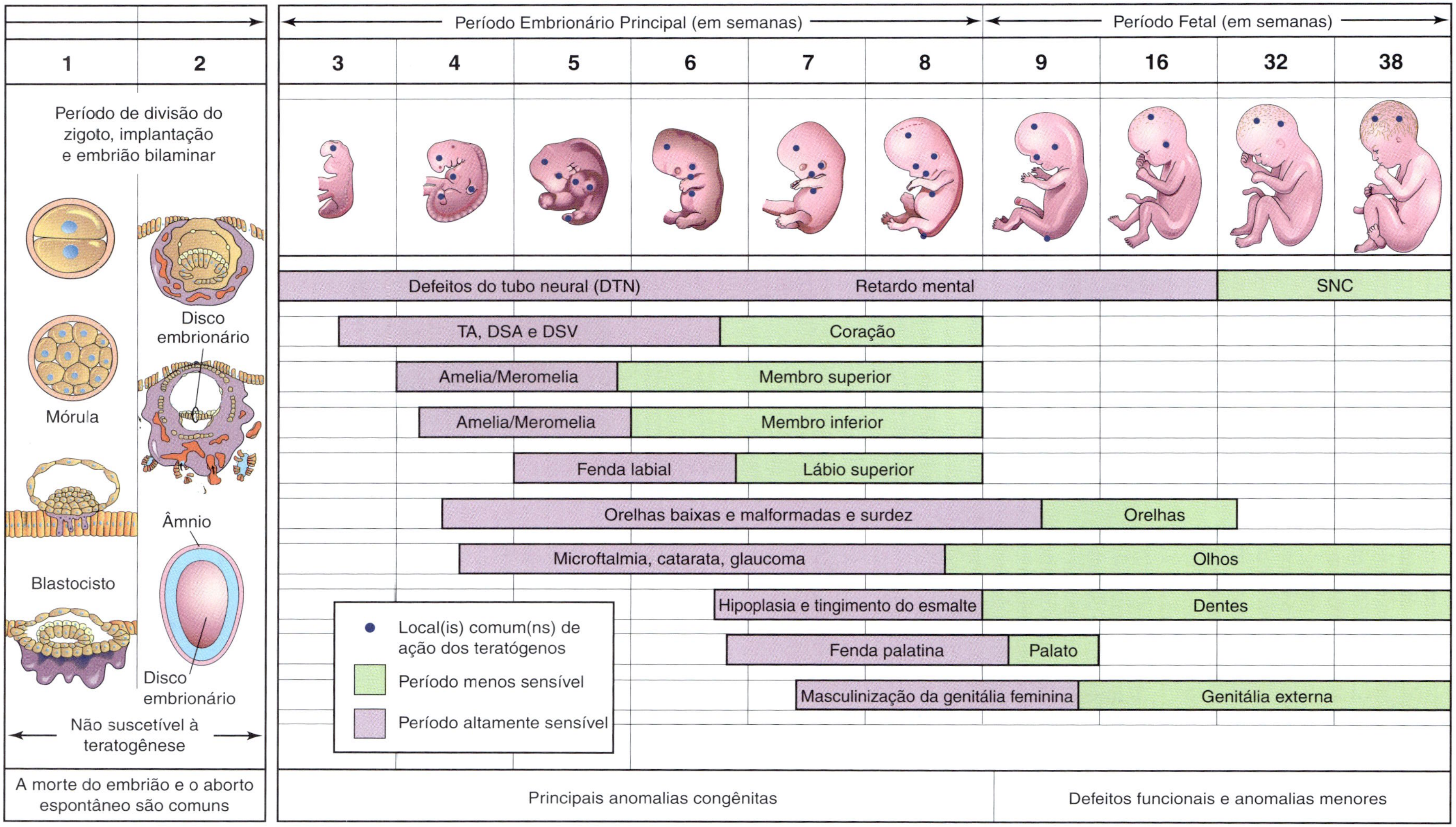

Figura 19-11 Períodos críticos no desenvolvimento pré-natal humano. Durante as duas primeiras semanas, o embrião normalmente não é suscetível a teratógenos. Nesse ponto, o teratógeno danifica todas ou a maioria das células, resultando em morte do embrião, ou apenas algumas células, possibilitando a recuperação do concepto e o desenvolvimento do embrião sem defeitos congênitos. As áreas roxas indicam os períodos altamente sensíveis, quando defeitos maiores podem ser produzidos (p. ex., amelia, ausência de membros). As seções verdes indicam os estágios que são menos sensíveis a teratógenos, quando defeitos congênitos menores podem ser induzidos. *DSA*, defeito do septo atrial; *SNC*, sistema nervoso central; *TA*, tronco arterial; *DSV*, defeito do septo ventricular.

Durante esse **período organogenético (entre a quarta e a oitava semana)**, os agentes teratogênicos podem induzir defeitos congênitos maiores. Defeitos fisiológicos – defeitos morfológicos menores do pavilhão auricular, por exemplo – e distúrbios funcionais, como a limitação do desenvolvimento mental, são provavelmente provocados por uma alteração grave do desenvolvimento durante o período fetal. *Cada parte, tecido e órgão de um embrião tem um período crítico durante o qual seu desenvolvimento pode ser prejudicado* (Fig. 19-11). O tipo de defeito congênito produzido depende de quais partes, tecidos e órgãos são mais suscetíveis no momento em que o teratógeno é ativo.

As **tabelas embriológicas**, como a mostrada na Fig. 19-11, auxiliam a consideração da causa dos defeitos congênitos. No entanto, é errado supor que os defeitos são sempre provocados por um único evento ocorrido durante o período crítico de desenvolvimento ou que é possível determinar, a partir de tais tabelas, o dia em que o defeito foi produzido. O que se sabe é que o teratógeno prejudica o desenvolvimento do tecido, parte ou órgão antes do final do período crítico. *O período crítico para o desenvolvimento dos membros, por exemplo, é de 21 a 36 dias após a fertilização.*

Teratógenos Humanos

O conhecimento de que determinados agentes podem alterar o desenvolvimento pré-natal possibilita a prevenção de alguns defeitos congênitos. Caso as mulheres sejam informadas acerca dos efeitos perigosos de fármacos, álcool, substâncias químicas ambientais e vírus, por exemplo, a maioria das gestantes evitará a exposição a tais agentes teratogênicos.

A teratogenicidade dos fármacos é altamente variável. Alguns teratógenos, como a talidomida, provocam grave alteração do desenvolvimento caso sejam administrados durante o período organogenético de certas partes (p. ex., os membros) do embrião (Fig. 19-15). Outros teratógenos provocam deficiência mental e restrição do crescimento de embriões (Tabela 19-4). O consumo de fármacos tende a ser maior durante os períodos críticos de desenvolvimento entre as mulheres que fumam e bebem muito. Apesar disso, *menos de 2% dos defeitos congênitos são causados por fármacos e substâncias químicas.* Somente alguns fármacos foram positivamente indicados como agentes teratogênicos em seres humanos, mas novos agentes continuam a ser identificados. É melhor que as mulheres evitem o uso de quaisquer medicamentos durante o primeiro trimestre da gestação, a não ser que haja um forte motivo médico para sua utilização.

Tabagismo

O tabagismo materno durante a gestação é uma causa bem estabelecida de **RCIU**. Apesar dos alertas de que o tabagismo é prejudicial para o embrião/feto, mais de 25% das mulheres continuam a fumar durante a gestação. Nas mulheres que fumam muito (20 cigarros por dia), a frequência de parto prematuro é duas vezes maior que em mães que não fumam. Além disso, os bebês de fumantes pesam menos que o normal.

Um estudo populacional com controle de casos revelou que os defeitos dos septos conotruncais e atrioventriculares são mais frequentes em bebês de mães que fumaram durante o primeiro trimestre da gestação.

A nicotina provoca a constrição dos vasos sanguíneos uterinos, reduzindo o fluxo sanguíneo uterino e o suprimento de oxigênio e nutrientes para o embrião ou feto a partir do sangue materno no espaço interviloso da placenta. Altos níveis de ***carboxiemoglobina***, causados pelo tabagismo, surgem no sangue materno e fetal e podem alterar a capacidade de transporte de oxigênio. Em decorrência disso, pode ocorrer hipóxia fetal crônica (redução do nível de oxigênio para abaixo do valor normal), afetando o crescimento e o desenvolvimento fetal.

Álcool

O alcoolismo é um problema de abuso de drogas que afeta 1% a 2% das mulheres em idade reprodutiva. Níveis moderados e altos de ingestão de bebidas alcoólicas durante o início da gestação podem provocar alterações no crescimento e na morfogênese do feto; quanto maior a ingestão, mais graves os sinais. Bebês nascidos de mães com alcoolismo crônico apresentam um padrão específico de defeitos, incluindo redução do crescimento pré e pós-natal, deficiência mental e outros defeitos (Fig. 19-12). Esse padrão de defeitos, a **síndrome alcóolica fetal,** é detectado em 1 a 2 bebês por 1.000 nascimentos vivos. *Hoje, acredita-se que o abuso materno de bebidas alcoólicas é a causa mais comum de deficiência mental.*

Mesmo o consumo moderado de álcool pela mãe (p. ex., 30 a 60 mL por dia) pode produzir **efeitos alcóolicos fetais** – crianças com problemas comportamentais e dificuldades de aprendizado, por exemplo –, principalmente quando o consumo de bebidas alcoólicas está associado à desnutrição. É muito provável que o **consumo eventual e excessivo de álcool** (por 1 a 3 dias, por exemplo) durante a gestação produza efeitos alcóolicos fetais. O período suscetível de desenvolvimento do cérebro se estende pela maior parte da

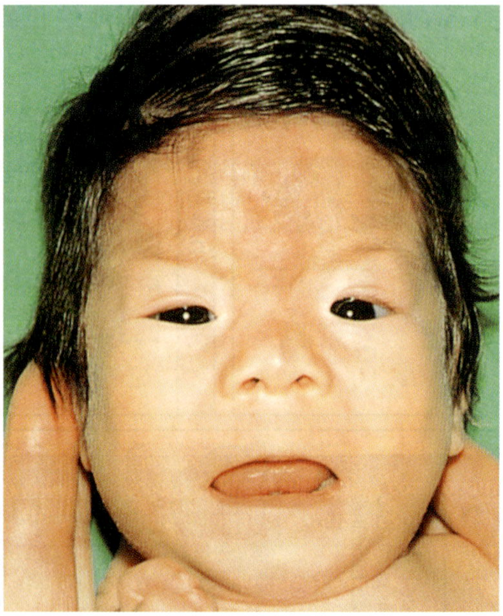

Figura 19-12 Bebê com a síndrome alcóolica fetal. Observe o lábio superior fino, as fissuras palpebrais curtas, a ponte nasal achatada, o nariz curto e alongado e o filtro malformado (fenda vertical na parte mediana do lábio superior). Acredita-se que o abuso grave de bebidas alcoólicas pela mãe seja a causa ambiental mais comum de deficiência mental.

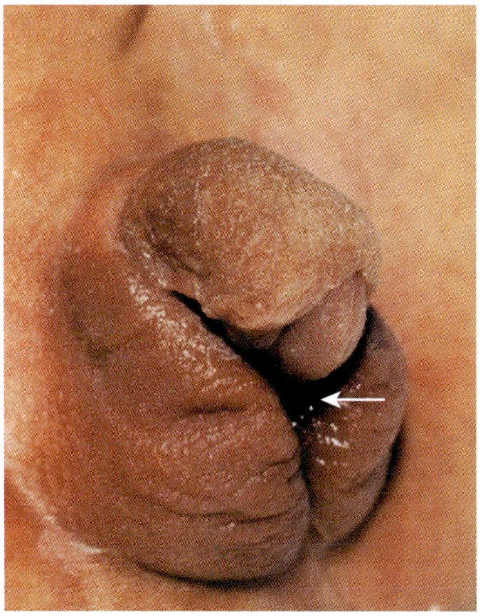

Figura 19-13 Genitália externa masculinizada de um bebê do gênero feminino com constituição cromossômica 46,XX. Observe o clitóris com aumento de volume e os lábios maiores fusionados. A *seta* indica o único orifício do seio urogenital. A virilização (presença de características masculinas maduras em pessoa do gênero feminino) foi causada pela produção excessiva de andrógenos pelas glândulas suprarrenais durante o período fetal (hiperplasia adrenal congênita).

gravidez; portanto, **o conselho mais seguro é a abstinência total de álcool durante a gestação.**

Andrógenos e Progestágenos

Andrógenos e progestágenos podem afetar o feto do gênero masculino, produzindo masculinização da genitália externa (Fig. 19-13). Devem ser evitados os preparados que contêm *progestinas, etisterona ou noretisterona.* Do ponto de vista prático, o risco teratogênico desses hormônios é baixo. No entanto, a exposição à progestina durante o período crítico de desenvolvimento é também associada à maior prevalência de *defeitos cardiovasculares* e a exposição de fetos do gênero masculino durante esse período pode dobrar a incidência de *hipospádia* na prole (Cap. 13, Fig. 13-26).

Acredita-se que os *contraceptivos orais* contendo progestágenos e estrógenos, quando administrados durante os primeiros estágios de uma gestação não reconhecida, sejam agentes teratogênicos. Muitos bebês de mães que tomaram *pílulas contraceptivas de progestágeno-estrógeno* durante o período crítico de desenvolvimento apresentam a síndrome VACTERL – anomalias *v*ertebrais, *a*nais, *c*ardíacas, *tra*queais, *e*sofágicas, *r*enais e em membros (do inglês, *limb*).

Antibióticos

As **tetraciclinas** atravessam a membrana placentária e são depositadas nos ossos e dentes do embrião em locais de calcificação ativa. Apenas 1 g por dia de **tetraciclina** durante o terceiro trimestre de gestação pode produzir coloração amarelada dos dentes decíduos. O tratamento com tetraciclina entre o quarto e o nono mês de gestação pode também causar defeitos dentários (p. ex., hipoplasia do esmalte – **descoloração dos dentes**, que apresentam cor amarelada a amarronzada) e diminuição do crescimento de ossos longos (Cap. 18, Fig. 18-10). Além disso, mais de 30 casos de déficit de audição e dano ao nervo craniano (NC) VIII foram relatados em bebês expostos a derivados da **estreptomicina** *in utero*. Por outro lado, a *penicilina* é extensamente usada durante a gestação e parece ser inofensiva para o embrião/feto.

Anticoagulantes

Todos os anticoagulantes, à exceção da heparina, atravessam a membrana placentária e podem causar hemorragia no embrião/feto. A **warfarina,** um anticoagulante, definitivamente é um teratógeno. O período de maior sensibilidade é seis a 12 semanas após a fertilização ou oito a 14 semanas após o último período menstrual normal. A exposição durante o segundo e o terceiro trimestre pode provocar deficiência mental, atrofia do nervo óptico e microcefalia. A heparina não atravessa a membrana placentária e, assim, é o fármaco de escolha em gestantes que precisam de terapia anticoagulante.

Anticonvulsionantes

A epilepsia afeta aproximadamente 1 em 200 gestantes, e estas mulheres precisam de tratamento com um anticonvulsionante. Entre os fármacos anticonvulsionantes disponíveis, a **fenitoína** foi definitivamente identificada como teratógeno. A **síndrome de hidantoína fetal** ocorre em 5% a 10% das crianças nascidas de mães tratadas com fenitoínas ou hidantoína (Fig. 19-14).

O **ácido valproico** é o fármaco de escolha para o tratamento de diferentes tipos de epilepsia; no entanto, seu uso por gestantes gera um padrão de defeitos congênitos compostos por mau desenvolvimento cognitivo e craniofacial pós-natal e defeitos em coração e membros. Há também maior risco de **defeitos do tubo neural.** O fenobarbital é considerado o fármaco antiepiléptico de uso mais seguro durante a gestação.

Agentes Antineoplásicos

As substâncias químicas inibidoras de tumores são altamente teratogênicas. Isso não é surpreendente, uma vez que tais agentes inibem a mitose em células de divisão rápida. Recomenda-se a não utilização desses fármacos, principalmente durante o primeiro trimestre de gestação. O **metotrexato,** *antagonista do ácido fólico* e derivado da *aminopterina,* é um conhecido teratógeno potente que produz defeitos congênitos maiores.

Inibidores da Enzima Conversora da Angiotensina

A exposição do feto a inibidores da enzima conversora da angiotensina, usados como agentes anti-hipertensivos, provoca oligo-hidrâmnio, morte fetal, hipoplasia duradoura dos ossos do crânio, RCIU e disfunção renal.

Ácido Retinoico (Vitamina A)

A **isotretinoína** (13-*cis*-ácido retinoico), usado no tratamento oral da acne cística grave, é teratogênica em seres humanos, mesmo em doses muito baixas. O período crítico de exposição parece ser entre a terceira e a quinta semanas (cinco a sete semanas após o último período menstrual normal). O risco de **aborto espontâneo** e de defeitos congênitos após a exposição ao **ácido retinoico** é

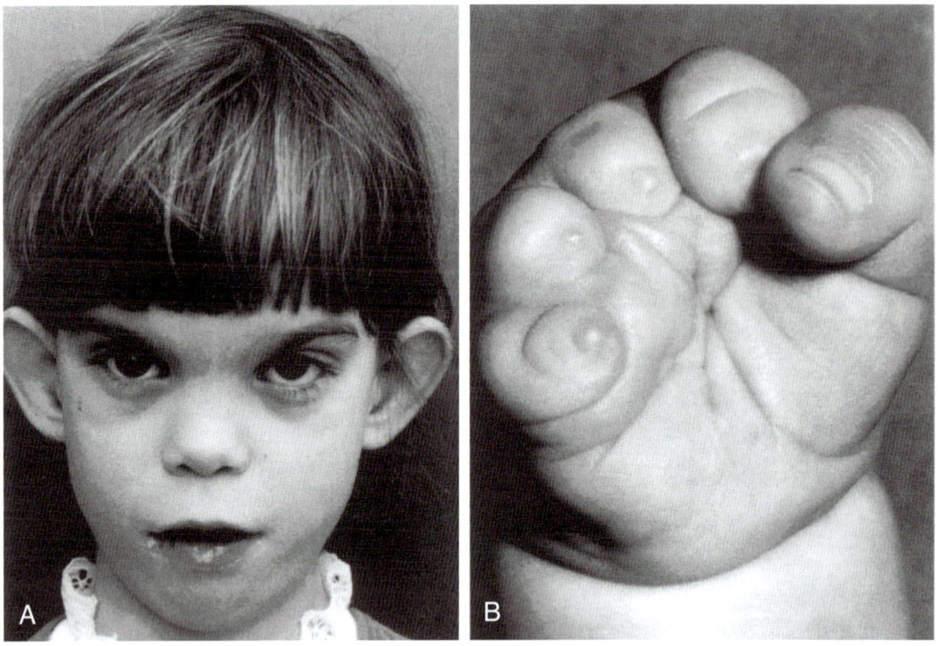

Figura 19-14 Síndrome de hidantoína fetal. **A,** Esta menina apresenta distúrbio de aprendizado. Observe as orelhas raras, o amplo espaçamento dos olhos, as pregas epicantais, o nariz curto e o filtro longo. Sua mãe tem epilepsia e usou fenitoína (Dilantin®) durante toda a gestação. **B,** Mão direita de um bebê com grave hipoplasia digital (dedos curtos), cuja mãe utilizou fenitoína (Dilantin®) durante toda a gestação. *(B, De Chodirker BN, Chudley AE, Persaud TVN: Possible prenatal hydantoin effect in child born to a nonepileptic mother. Am J Med Genet 27:373, 1987.)*

alto. Estudos de acompanhamento pós-natal de crianças expostas à **isotretinoína** *in utero* mostraram significativo **prejuízo neuropsicológico.** A vitamina A é um nutriente valioso e necessário durante a gestação, mas a exposição prolongada a altas doses desta vitamina não é indicada, dada a quantidade insuficiente de evidências para descartar a existência do risco teratogênico.

Salicilatos

O *ácido acetilsalicílico,* ou **aspirina,** é o fármaco mais comumente ingerido durante a gestação. Altas doses podem ser prejudiciais para o embrião/feto. Estudos indicam que baixas doses parecem não ser teratogênicas.

Acetaminofeno

O acetaminofeno (paracetamol), um medicamento comum de venda livre, é amplamente usado no tratamento de cefaleia, febre, dor e sintomas do resfriado comum. Uma extensa pesquisa com mulheres que consumiram esse fármaco durante o início da gestação mostrou que seus filhos apresentavam maior incidência de problemas comportamentais, incluindo o transtorno de déficit de atenção e hiperatividade.

Fármacos Tireoidianos

Os *compostos iodados* atravessam facilmente a membrana placentária e interferem na produção de tiroxina. Podem também provocar o aumento de volume da tireoide e **cretinismo** (atraso do desenvolvimento físico e mental e distrofia de ossos e tecido mole). A *deficiência materna de iodo* pode causar *cretinismo congênito.* A administração de fármacos antitireoidianos para o tratamento de doenças maternas da tireoide pode causar *bócio congênito* caso a dose administrada exceda à necessária ao controle da doença.

Tranquilizantes

A talidomida é um potente teratógeno. Quase 12 mil neonatos apresentaram defeitos congênitos causados por esse fármaco. A principal característica da *síndrome da talidomida* é a **meromelia** – *focomelia* ou "membros de foca" (Fig. 19-15). Foi clinicamente bem estabelecido que o período em que a talidomida provoca defeitos congênitos é entre 20 e 36 dias após a fertilização (34 a 50 dias após o último período menstrual normal). ***A talidomida é absolutamente contraindicada em mulheres de idade reprodutiva.***

Fármacos Psicotrópicos

O **lítio** é o fármaco de escolha na terapia de manutenção em longo prazo de pacientes com doença mental – *transtorno bipolar*; no entanto, sabe-se que o lítio provoca defeitos congênitos, principalmente do coração e dos grandes vasos, em neonatos nascidos de mães que utilizaram o fármaco no início da gestação. Embora o **carbonato de lítio** seja um teratógeno para seres humanos, a agência Food and Drug Administration (FDA) dos Estados Unidos declarou que o agente pode ser usado durante a gestação caso "na opinião do médico, os possíveis benefícios sejam superiores aos possíveis riscos".

Os **benzodiazepínicos** são fármacos psicoativos, frequentemente prescritos a gestantes, que incluem o *diazepam* e o *oxazepam,* que atravessam facilmente a membrana placentária (Cap. 8, Fig. 8-7). Seu uso durante o primeiro trimestre da gestação é associado a sintomas transientes de abstinência e a defeitos craniofaciais em neonatos. Os **inibidores seletivos da recaptação da serotonina** são usados no tratamento da depressão durante a gestação. A utilização destes fármacos pela mãe pode provocar distúrbios

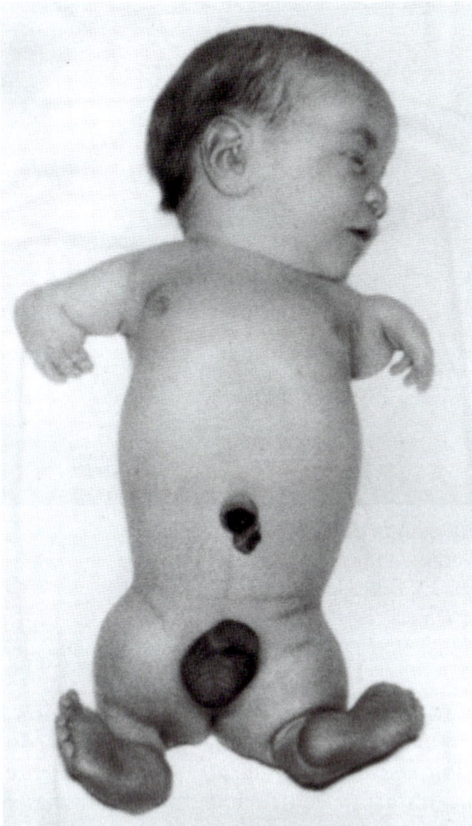

Figura 19-15 Neonato do gênero masculino com membros malformados (meromelia – ausência congênita de partes dos membros) causados por ingestão materna de talidomida durante o período crítico de desenvolvimento dos membros. *(De Moore KL: The vulnerable embryo: causes of malformation in man. Manitoba Med Rev 43:306, 1963.)*

neurocomportamentais transientes, doença do espectro autista e hipertensão pulmonar persistente em bebês.

Drogas Ilícitas

A **cocaína** é uma das drogas ilícitas de abuso mais comum na América do Norte e o aumento de seu uso por mulheres em idade reprodutiva é muito preocupante. Há muitos relatos acerca dos efeitos pré-natais da cocaína; entre eles, incluem-se aborto espontâneo, prematuridade e diversos defeitos congênitos.

A **metadona**, usada no tratamento do vício em heroína, é considerada um "teratógeno comportamental", assim como a própria heroína. Os bebês de mulheres dependentes de narcóticos apresentam menor peso ao nascimento e os bebês de mulheres que recebem a terapia de manutenção com metadona apresentam *disfunção do sistema nervoso central* e circunferência da cabeça menor que os não expostos. Os efeitos pós-natais a longo prazo da metadona são também preocupantes.

Substâncias Químicas Ambientais como Teratógenos

A possível teratogenicidade de substâncias químicas ambientais, industriais e agrícolas, poluentes e aditivos alimentares é cada vez mais preocupante. A maioria dessas substâncias químicas não foi positivamente apontada como teratógenos em seres humanos.

Mercúrio Orgânico

Os bebês de mães cuja principal dieta durante a gestação era composta por peixes contendo níveis anormalmente altos de mercúrio orgânico apresentam a **doença de Minamata** fetal – distúrbios neurológicos e comportamentais similares àqueles associados à paralisia cerebral. O **metilmercúrio** *é um teratógeno* que provoca atrofia cerebral, espasticidade, convulsões e retardo mental.

Chumbo

O chumbo, presente em abundância no local de trabalho e no ambiente, atravessa a membrana placentária e se acumula nos tecidos fetais. A exposição pré-natal ao chumbo é associada a uma incidência maior de abortos, defeitos fetais, RCIU e déficits funcionais.

Bifenilpoliclorados

Os bifenilpoliclorados (PCBs) são substâncias químicas teratogênicas que provocam RCIU e descoloração cutânea nos fetos expostos. A principal fonte dietética de PCBs na América do Norte provavelmente consiste em peixes pescados de maneira esportiva em águas contaminadas.

Agentes Infecciosos como Teratógenos

Rubéola

O **vírus da rubéola** atravessa a membrana placentária e infecta o embrião/feto. Em casos de infecção materna primária durante o primeiro trimestre da gestação, o risco geral de infecção embrionária ou fetal é de aproximadamente 20%. As características clínicas da **síndrome da rubéola congênita** são *catarata, glaucoma congênito, defeitos cardíacos e surdez* (Fig. 19-16). Quanto antes ocorrer a infecção materna pela rubéola durante a gestação, maior o perigo de malformação do embrião.

Citomegalovírus

Esse patógeno é a infecção viral mais comum do feto. Uma vez que a doença parece ser fatal ao acometer o embrião, a maioria das gestações provavelmente termina em aborto espontâneo quando a infecção ocorre durante o primeiro trimestre. Em fases posteriores da gestação, a *infecção pelo citomegalovírus pode provocar RCIU e graves defeitos congênitos*. Os casos de infecção assintomática pelo citomegalovírus são muito preocupantes e geralmente estão associados a distúrbios auditivos, neurológicos e neurocomportamentais da infância.

Vírus do Herpes Simples

A infecção materna pelo **vírus do herpes simples** no início da gestação triplica a taxa de aborto e a infecção após a 20ª semana é associada a uma maior taxa de prematuridade e de defeitos congênitos (p. ex., microcefalia e deficiência mental). A infecção do feto com vírus do herpes simples normalmente ocorre ao final da gestação e é provável que a maioria se dê durante o parto.

Varicela (Catapora)

A varicela e o **herpes-zóster** (cobreiro) são causados pelo mesmo vírus, o **vírus da varicela-zoster, que é altamente**

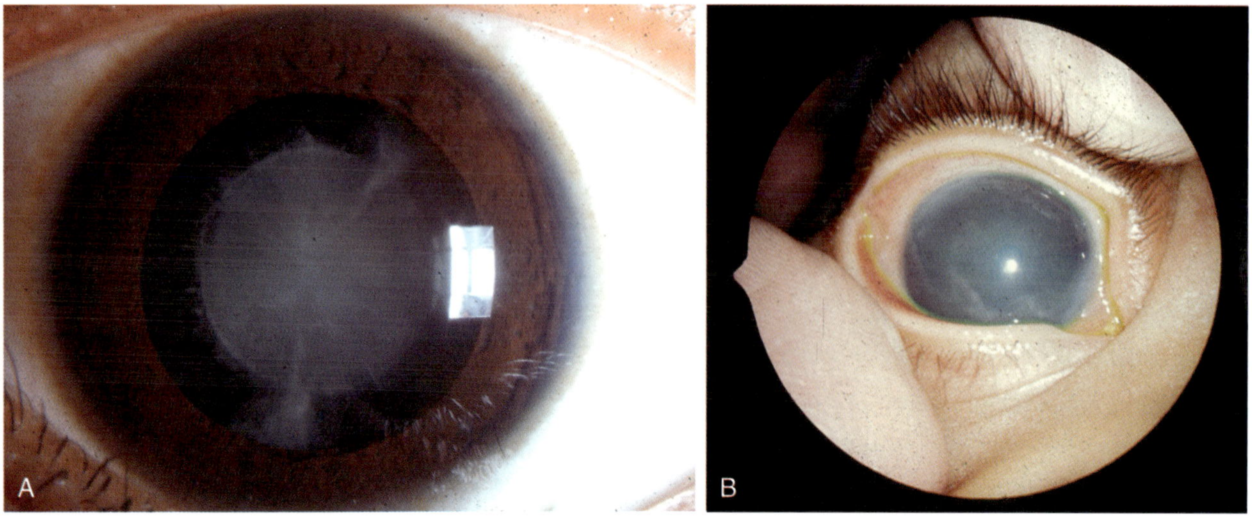

Figura 19-16 **A,** Aparência típica da catarata congênita que pode ter sido causada pelo vírus da rubéola. Defeitos cardíacos e surdez são outros defeitos congênitos comuns a essa infecção. **B,** Opacificação da córnea causada por glaucoma congênito. A opacificação da córnea pode também ser provocada por infecções, traumas ou doenças metabólicas. *(De Guercio J, Martyn L: Congenital malformations of the eye and orbit. Otolaryngol Clin North Am 40:113, 2007.)*

infeccioso. Há evidências convincentes de que a infecção materna pela varicela durante os primeiros 4 meses de gestação provoca diversos defeitos congênitos (atrofia muscular e deficiência mental). Há uma incidência de 20% destes ou de outros defeitos quando a infecção ocorre durante o período crítico de desenvolvimento (Fig. 19-11).

Vírus da Imunodeficiência Humana

O vírus da imunodeficiência humana (HIV) é o retrovírus que provoca a ***síndrome da imunodeficiência adquirida*** (**AIDS**). A infecção de gestantes pelo HIV é associada a graves problemas de saúde do feto. Entre eles, incluem-se a infecção do feto, o parto prematuro, o baixo peso ao nascimento, a RCIU, a microcefalia e os defeitos craniofaciais. A transmissão do vírus HIV ao feto pode ocorrer durante a gestação, o trabalho de parto ou o parto.

Toxoplasmose

A infecção materna pelo parasita intracelular ***Toxoplasma gondii*** normalmente ocorre por uma das seguintes vias:

- Consumo de carne crua ou mal cozida (normalmente de porco ou de carneiro, contendo cistos de *Toxoplasma*)
- Contato íntimo com animais domésticos infectados (normalmente gatos) ou solo infectado

T. gondii atravessa a membrana placentária e infecta o feto, provocando alterações destrutivas no cérebro que resultam em *deficiência mental* e outros defeitos congênitos. Mães de bebês com defeitos congênitos geralmente não sabem que tiveram **toxoplasmose.** Uma vez que animais (gatos, cães, coelhos e outros animais domésticos e silvestres) podem ser infectados por esse parasita, as gestantes devem evitar o contato com eles. Além disso, o consumo de leite não pasteurizado deve ser evitado.

Sífilis Congênita

A prevalência da sífilis tem aumentado em muitos países, com a consequente infecção de gestantes. A sífilis acomete aproximadamente 1 em 10.000 neonatos nos Estados Unidos. ***Treponema pallidum,*** o pequeno microrganismo espiralado que causa a sífilis, atravessa facilmente a membrana placentária já entre a sexta e a oitava semana de desenvolvimento. O feto pode ser infectado em qualquer estágio da doença ou da gestação. As **infecções maternas primárias** (adquiridas durante a gestação e não tratadas) quase sempre provocam grave infecção fetal e defeitos congênitos. No entanto, o tratamento adequado da mãe mata o parasita. Somente 20% das mulheres não tratadas dão à luz a um neonato normal. As **infecções maternas secundárias** (adquiridas antes da gestação) raramente provocam doença fetal e defeitos congênitos.

Radiação como Teratógeno

A exposição a **altos níveis de radiação ionizante** pode danificar as células embrionárias, provocando morte celular, lesão cromossômica, deficiência mental e retardo do crescimento físico. A gravidade do dano embrionário está relacionada com a dose absorvida, a frequência de administração e o estágio do desenvolvimento embrionário ou fetal à exposição. A exposição acidental de gestantes à radiação é uma causa comum de ansiedade.

Não há provas conclusivas de que defeitos congênitos humanos tenham sido causados por níveis diagnósticos de radiação (< 10 rad). A radiação difusa do exame radiográfico de uma parte do corpo que não seja próxima ao útero (p. ex., tórax, seios, dentes) produz a dose de somente alguns milirads, que não é teratogênica para o embrião. O limite recomendado de exposição materna de todo o corpo à radiação de todas as fontes é de 500 mrad (0,005 Gy) em todo o período gestacional.

Fatores Maternos como Teratógenos

O **diabetes melito** mal controlado em uma mãe com hiperglicemia persistente e cetose, principalmente durante a embriogênese, é associada a uma incidência duas a três vezes maior de defeitos congênitos. Os neonatos de mães diabéticas normalmente são grandes (**macrossomia**). Os defeitos comumente observados são a *holoprosencefalia* (não divisão ao prosencéfalo em hemisférios), a *meroencefalia* (ausência parcial de cérebro), a agenesia sacral e os defeitos vertebrais, cardíacos congênitos e em membros.

Se não tratadas, as mulheres homozigotas para a deficiência de fenilalanina hidroxilase – ou seja, acometidas pela **fenilcetonúria** – e aquelas com **hiperfenilalaninemia** apresentam maior risco de ter filhos com **microcefalia** (cabeça anormalmente pequena), defeitos cardíacos, deficiência mental e RCIU. Os defeitos congênitos podem ser evitados caso a mãe com fenilcetonúria siga uma dieta com restrição de fenilalanina antes e durante a gestação.

Fatores Mecânicos como Teratógenos

O pé torto equinovarus e o deslocamento congênito do quadril podem ser causados por forças mecânicas, principalmente em um útero malformado. Tais defeitos congênitos podem ser causados por qualquer fator que restrinja a mobilidade do feto, provocando, assim, a compressão prolongada em uma postura anormal. A significativa redução da quantidade de fluido amniótico *(oligo-hidrâmnio)* pode provocar a deformação mecanicamente induzida de membros, como a hiperextensão do joelho. As **amputações intrauterinas** ou outros defeitos causados por constrição local durante o crescimento fetal podem ser provocados por **bandas amnióticas** (Cap. 8, Fig. 8-14), anéis formados pela ruptura do âmnio no início da gestação.

DEFEITOS CONGÊNITOS CAUSADOS POR HERANÇA MULTIFATORIAL

Muitos defeitos congênitos comuns (p. ex., fenda labial, com ou sem fenda palatina) apresentam distribuições familiares compatíveis com a herança multifatorial (Fig. 19-1). A herança multifatorial pode ser representada por um modelo em que a "responsabilidade" de alguém pela doença é uma variável contínua determinada por uma combinação de fatores genéticos e ambientais, com um limiar do desenvolvimento que diferencia pessoas com e sem o defeito. *Características* multifatoriais *geralmente são defeitos maiores únicos*, como fenda labial, fenda palatina isolada e defeitos do tubo neural. Alguns desses defeitos podem também ocorrer como parte do fenótipo em síndromes determinadas pela herança de um único gene, anomalias cromossômicas ou um teratógeno ambiental. Os riscos de recidiva usados no aconselhamento genético de famílias que apresentam defeitos congênitos determinados pela herança multifatorial são *riscos empíricos* baseados na frequência do defeito na população geral e em diferentes categorias de parentes. Em dada família, tais estimativas podem ser imprecisas, na medida em que normalmente são médias para a população em vez de probabilidades exatas para a família em questão.

QUESTÕES DE ORIENTAÇÃO CLÍNICA

1. Caso a gestante utilize aspirina em doses normais, o fármaco provocará defeitos congênitos?
2. Caso a mulher seja viciada em drogas, seu filho apresentará sinais do vício?
3. Todos os fármacos são testados quanto à teratogenicidade antes de serem comercializados? Em caso afirmativo, por que esses teratógenos ainda são vendidos?
4. O tabagismo durante a gestação é prejudicial para o embrião ou feto? Em caso afirmativo, a não inalação da fumaça do cigarro seria mais segura?
5. A administração de algum fármaco é segura durante a gestação? Em caso afirmativo, quais são?

As respostas dessas questões são apresentadas no final deste livro.

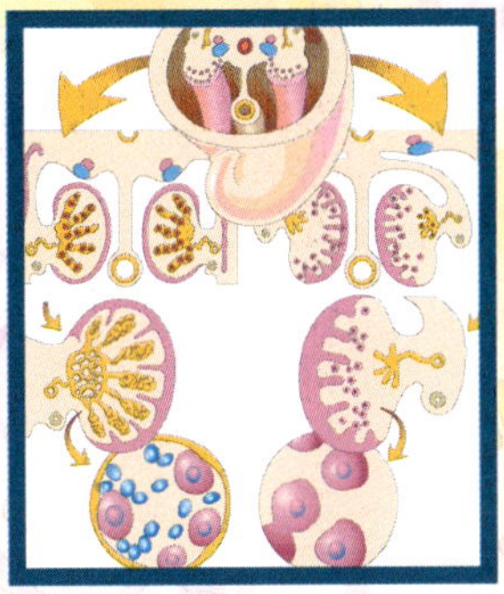

CAPÍTULO

20

A Base Celular e Molecular do Desenvolvimento

Jeffrey T. Wigle e David D. Eisenstat

Durante o desenvolvimento embrionário, as células precursoras indiferenciadas se distinguem e se organizam nas estruturas complexas encontradas nos tecidos adultos funcionais. Esse processo requer que as células integrem diversas indicações, intrínsecas e extrínsecas, para que o desenvolvimento ocorra de forma correta. Essas indicações controlam a proliferação, a diferenciação e a migração de células, determinando o tamanho e o formato final dos órgãos em desenvolvimento. Uma alteração grave nessas vias de sinalização pode provocar distúrbios do desenvolvimento e defeitos congênitos em seres humanos. É interessante notar que as principais vias de sinalização do desenvolvimento podem também ser cooptadas em indivíduos adultos por doenças como o câncer. Embora diversas alterações ocorram durante a embriogênese, a diferenciação de vários tipos celulares é regulada por um conjunto relativamente restrito de vias de sinalização molecular:

- **Comunicação intercelular:** O desenvolvimento envolve a interação de uma célula com sua célula vizinha, direta (junções do tipo *gap* ou comunicante) ou indiretamente (moléculas de adesão celular).
- **Morfógenos:** São moléculas passíveis de difusão que especificam qual tipo celular será gerado em determinada localização anatômica. Os morfógenos também direcionam a migração de células e seus processos até o destino final. Entre essas moléculas estão o ácido retinoico, o fator transformador do crescimento β (TGF-β)/proteínas morfogenéticas ósseas (BMPs) e as famílias das proteínas *hedgehog* e Wnt (veja a nomenclatura de genes e proteínas na Tabela 20-1).

Tabela 20-1 Normas Internacionais de Nomenclatura de Genes e Proteínas

Gene	Humano	Itálico, todas as letras maiúsculas	*PAX6*
	Murino	Itálico, primeira letra maiúscula	*Pax6*
Proteína	Humana	Não itálico, todas as letras maiúsculas	PAX6
	Murina	Não itálico, todas as letras maiúsculas	PAX6

- **Receptores tirosina quinases (RTKs):** A sinalização de muitos fatores de crescimento ocorre por meio da ligação e da ativação de RTKs conectados à membrana. Essas quinases são essenciais para a regulação da proliferação, da apoptose e da migração celular.
- **Notch-Delta:** Esta via geralmente especifica o destino das células precursoras.
- **Fatores de transcrição:** Este conjunto de proteínas conservadas ao longo da evolução ativa ou reprime genes a jusante (*downstream*) que são essenciais em diversos processos celulares. Muitos fatores de transcrição são membros das famílias *homeobox* ou hélice-alça-hélice. Sua atividade pode ser regulada por todas as outras vias descritas neste capítulo.
- **Epigenética:** A epigenética está relacionada às funções gênicas que não ocorrem por alterações na sequência do código do DNA. Isso pode incluir variações no empacotamento e modificações químicas do DNA.
- **Células-tronco:** As células-tronco do embrião podem dar origem a todas as células e tecidos do organismo em desenvolvimento. As células-tronco adultas mantêm os tecidos do organismo maduro. Esses tipos de células-tronco e as células-tronco pluripotentes induzidas (iPS) são possíveis fontes para a regeneração e/ou o reparo de células e órgãos lesionados ou degenerados.

COMUNICAÇÃO INTERCELULAR

As células se comunicam entre si de diversas formas.

Junções do Tipo *Gap*

As **junções do tipo *gap*** são canais que permitem a passagem de íons e pequenas moléculas (< 1 kD) diretamente de uma célula a outra, num processo denominado comunicação intercelular por junções do tipo *gap* (GJIC). No entanto, proteínas grandes e ácidos nucleicos não podem ser transferidos por meio de junções do tipo *gap*. Elas são formadas por hemicanais presentes na superfície de cada célula, denominados *connexons*. Cada *connexon* é formado por seis moléculas de *conexina*, que formam hexâmeros. No início do desenvolvimento, as junções do tipo *gap* normalmente estão abertas, permitindo a troca de pequenas moléculas em regiões relativamente extensas. Porém, com a progressão do desenvolvimento, a GJIC é mais restrita, com o estabelecimento de fronteiras, como nos rombômeros do rombencéfalo em crescimento. As junções do tipo *gap* são particularmente importantes no acoplamento elétrico do coração e do cérebro. Mutações de moléculas específicas de conexina são associadas a doenças humanas (p. ex., a mutação de *Cx43* é associada à aterosclerose).

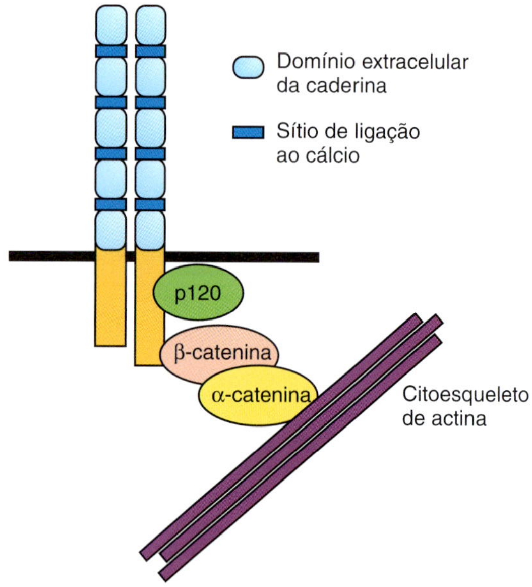

Figura 20-1 Estrutura da caderina. O domínio extracelular da caderina contém quatro sítios de ligação ao cálcio e cinco domínios repetidos, conhecidos como domínios extracelulares da caderina. Cada molécula de caderina forma um homodímero. No domínio intracelular, a caderina se liga diretamente à p120 -catenina e à β-catenina, que se liga à α-catenina. Esse complexo une as moléculas de caderina ao citoesqueleto de actina.

Moléculas de Adesão Celular

As moléculas de adesão celular apresentam grandes domínios extracelulares que interagem com componentes da matriz extracelular ou moléculas de adesão das células vizinhas. Essas moléculas geralmente contêm um segmento transmembrânico e um curto domínio citoplasmático, que regula as cascatas de sinalização intracelular. Exemplos de moléculas de adesão celular são as caderinas que têm importantes papéis durante o desenvolvimento embrionário.

As **caderinas** são críticas para a morfogênese embrionária, na medida em que regulam a separação das camadas celulares (endoteliais e epidérmicas), a migração celular, a separação dos tipos celulares, o estabelecimento de limites bem-definidos, as conexões sinápticas e os cones de neurônios em crescimento. Essas propriedades são resultantes da interação entre a célula e seu meio extracelular (as células vizinhas e a *matriz extracelular)*, que é mediada pelas caderinas. As caderinas foram primeiramente classificadas de acordo com seu local de expressão. A E-caderina, por exemplo, é altamente expressa em células epiteliais, enquanto a N-caderina é altamente expressa em células nervosas.

A molécula típica de caderina possui um extenso domínio extracelular, um domínio transmembrânico e uma cauda intracelular (Fig. 20-1). O domínio extracelular contém cinco repetições extracelulares e quatro sítios de ligação a Ca^{2+}. As caderinas formam dímeros que interagem com outros dímeros de caderina nas células adjacentes. Esses complexos são encontrados em agrupamentos nas *junções aderentes*, que resultam na formação de uma firme barreira entre as células epiteliais ou endoteliais. Por meio de seu domínio intracelular, a caderina se liga à p120-catenina, à β-catenina e à α-catenina. Essas proteínas conectam a caderina ao citoesqueleto. A expressão de

E-caderina é perdida quando as células epiteliais se transformam em células mesenquimatosas, processo conhecido como *transição epitelial-mesenquimal* (EMT). A EMT é necessária à formação de células da crista neural durante o desenvolvimento, e o mesmo processo também ocorre durante o desenvolvimento de tumores.

MORFÓGENOS

A sinalização extrínseca por morfógenos orienta a diferenciação e a migração de células durante o desenvolvimento, determinando a morfologia e a função dos tecidos e órgãos em desenvolvimento (Cap. 6). Muitos morfógenos são encontrados em gradientes de concentração no embrião. Diferentes morfógenos podem ser expressos em gradientes opostos nos eixos dorsoventral, anteroposterior (AP) e mediolateral. O destino de uma célula específica pode ser determinado por sua localização ao longo desses diferentes gradientes. As células podem também ser atraídas ou repelidas pelos morfógenos, dependendo do conjunto de receptores expressos em sua superfície.

Ácido Retinoico

O eixo AP do embrião é crucial para a determinação da localização correta de estruturas, como os membros, e para a padronização do sistema nervoso. Por décadas, observou-se clinicamente que alterações no nível de vitamina A (retinol) na dieta (quantidades excessivas ou insuficientes) poderiam levar ao desenvolvimento de malformações congênitas (Cap. 19). A forma bioativa da vitamina A é o ácido retinoico, formado por oxidação enzimática mediada pelo retinol aldeído desidrogenase e, subsequentemente, pelo retinal aldeído desidrogenase. Os níveis de ácido retinoico livre podem ser modulados por ligantes celulares de ácido retinoico-proteína, que sequestram o ácido retinoico. O ácido retinoico pode também ser ativamente degradado em metabólitos inativos por enzimas como a CYP26 (Fig. 20-2).

Normalmente, o ácido retinoico "posterioriza" o plano corpóreo e a concentração excessiva de ácido retinoico, ou a inibição de sua degradação prejudica o eixo corpóreo, levando as estruturas a uma região posterior. Por outro lado, concentrações insuficientes de ácido retinoico ou defeitos enzimáticos (p. ex., do retinal aldeído desidrogenase) geram uma estrutura mais "anteriorizada". Em nível molecular, o ácido retinoico se liga a seus receptores (fatores de transcrição) no interior da célula, e sua ativação regula a expressão de uma cascata de genes a jusante (*downstream*). Os genes *Hox* são alvos cruciais dos receptores de ácido retinoico durante o desenvolvimento. Devido à sua profunda influência sobre o início do desenvolvimento, os retinoides são poderosos teratógenos, principalmente durante o primeiro trimestre.

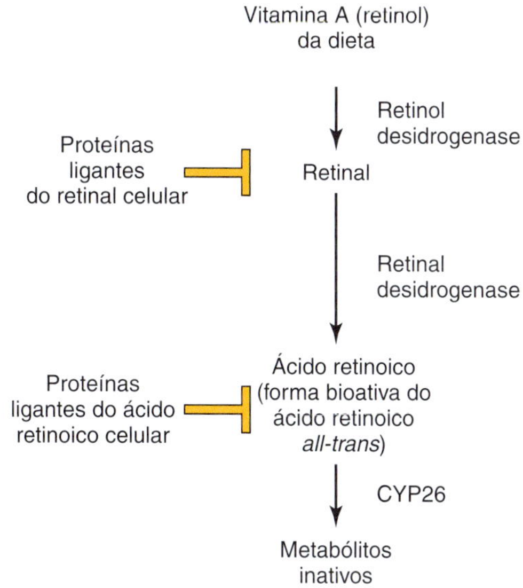

Figura 20-2 Regulação do metabolismo e de sua sinalização. O retinol (vitamina A) da dieta é convertido no retinal por meio da ação do retinol desidrogenases. A concentração de retinal livre é controlada pela ação das proteínas ligantes do retinal celular. Da mesma maneira, o retinal é convertido em ácido retinoico por retinal desidrogenases, e seu nível livre é modulado pelo sequestro por proteínas ligantes do ácido retinoico celular e pela degradação por CYP26. A forma bioativa do ácido retinoico é o ácido retinoico *all-trans*.

Fator Transformador do Crescimento β/Proteína Morfogenética Óssea

Os membros da superfamília do TGF-β incluem o TGF β, as BMPs e a activina. Essas moléculas contribuem para o estabelecimento da padronização dorsoventral, para as decisões sobre o destino das células e para a formação de órgãos e sistemas específicos, incluindo os rins, o sistema nervoso, o esqueleto e o sangue. Nos seres humanos, há três diferentes formas de TGF-β: as isoformas TGF-β1, TGF-β2 e TGF-β3.

A interação desses ligantes a receptores quinasetransmembrânicos leva à fosforilação de proteínas Smad intracelulares associadas ao receptor (R-Smads) (Fig. 20-3). As proteínas Smad são uma grande família de proteínas intercelulares divididas em três classes: as ativadas por receptor (R-Smads), as Smads de parceiro comum (co -Smads [p. ex., Smad4]) e as Smads inibidoras (I-Smads). Os complexos R-Smad/Smad4 regulam a transcrição de genes-alvo por meio da interação com outras proteínas ou como fatores de transcrição pela sua ligação direta ao DNA. A diversidade de combinações de ligantes de TGF-β, receptores e R-Smads participa de determinados processos do desenvolvimento celular específicos, geralmente em associação a outras vias de sinalização.

Sonic Hedgehog

O *sonic hedgehog* (Shh) foi o primeiro ortólogo mamífero do gene *hedgehog* de *Drosophila* a ser identificado. O Shh e outras proteínas relacionadas, como a *desert hedgehog* e a *Indian hedgehog*, são morfógenos secretados críticos para o início da padronização, da migração celular e da diferenciação de muitos tipos celulares e sistemas orgânicos. As células possuem limiares variáveis de resposta ao sinal Shh secretado. O receptor primário de Shh é denominado *Patched* (PTCH em humanos, família PTC em camundongos), uma proteína de domínio transmembrânico. Na ausência de Shh, o *Patched* inibe o domínio transmembrânico, a

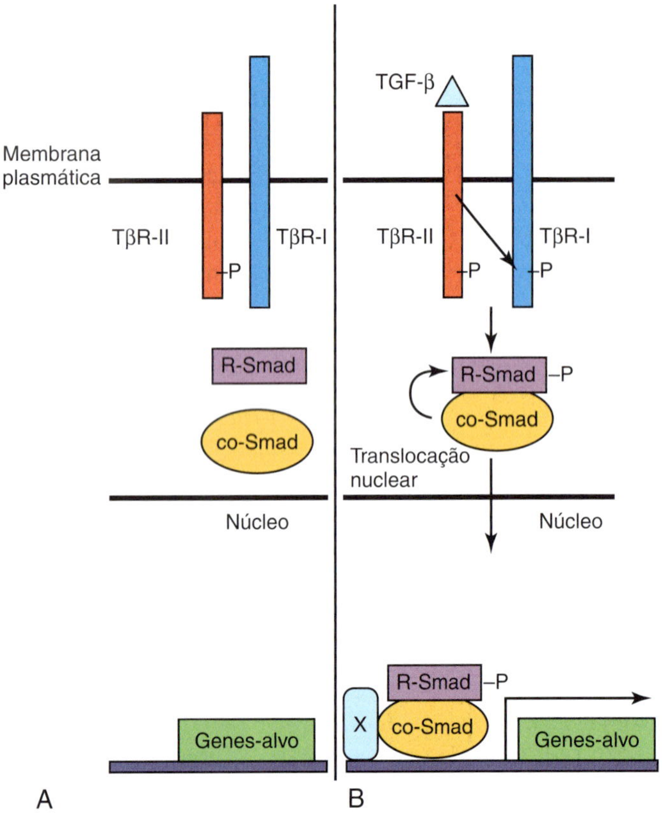

Figura 20-3 Via de sinalização do fator transformador do crescimento β (TGF-β)/Smad. **A)** A subunidade do tipo II do receptor de TGF-β (TβR-II) é constitutivamente ativa. **B)** Após a interação entre o ligante e o TβR-II, a subunidade de tipo I do receptor de TGF-β (TβR-I) é recrutada para a formação do complexo receptor heterodimérico e a transfosforilação (-P) do domínio quinase do TβR-I. A sinalização do complexo receptor ativado fosforila R -Smads, que então se liga a co-Smad, transloca do citoplasma para o núcleo e ativa a transcrição gênica com cofator(es) (X).

proteína associada à proteína G (*Smoothened* [Smo]). Isso leva à inibição da sinalização posterior para o núcleo. No entanto, na presença de Shh, a inibição por Ptc é bloqueada e os eventos posteriores ocorrem, incluindo a ativação de genes-alvo da transcrição, como *Ptc-1*, *Engrailed* e outros (Fig. 20-4). A modificação pós-tradução da proteína Shh afeta sua associação à membrana celular, a formação de multímeros de Shh e a movimentação de Shh, que, por sua vez, altera sua distribuição tecidual e os gradientes de concentração.

O papel de Shh na padronização do tubo neural ventral dos vertebrados é uma de suas atividades mais bem estudadas. O Shh é secretado em altos níveis pela notocorda. Portanto, a concentração de Shh é maior na placa do assoalho do tubo neural e menor na placa do teto, onde membros da família do TGF-β são altamente expressos. Os destinos das células das classes interneuronais ventrais e dos neurônios motores são determinados pelas concentrações relativas de Shh nos tecidos e por outros fatores.

O entendimento da necessidade de sinalização pela via Shh em muitos dos processos do desenvolvimento foi realçado pela descoberta de mutações humanas em componentes dessa via. Além disso, os fenótipos correspondentes de camundongos geneticamente modificados,

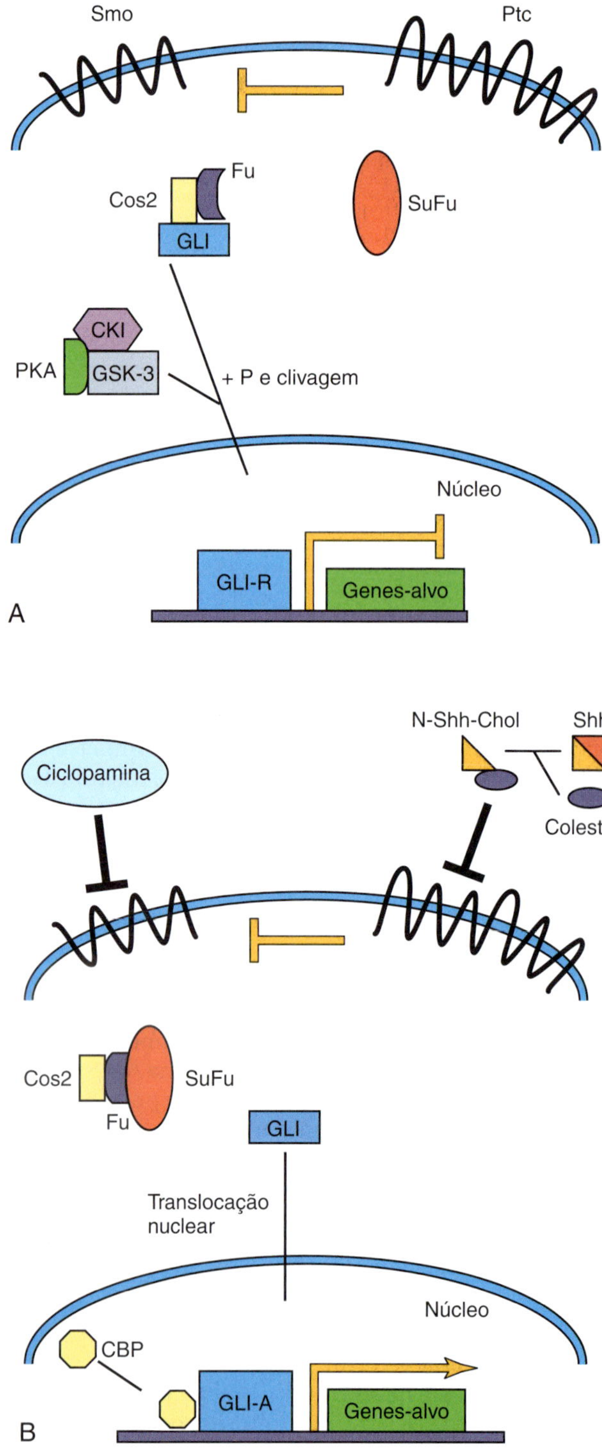

Figura 20-4 Via de sinalização *Sonic hedgehog/Patched*. **A)** O receptor *Patched* (Ptc) inibe a sinalização do receptor *Smoothened* (Smo). Num complexo com *Costal-2* (Cos2) e *Fused* (Fu), GLI é modificado para se tornar um repressor da transcrição, GLI-R. **B)** *Sonic hedgehog* (Shh) é clivado e há adição de colesterol à porção N-terminal (N-Shh-Chol). Esse ligante Shh modificado inibe o receptor Ptc, permitindo a sinalização de Smo, e, por fim, o GLI ativado (GLI-A) é translocado para o núcleo para ativar genes-alvo com CBP. *CBP*, proteína ligante de AMP cíclico; *CKI*, caseína quinase I; *GSK-3*, glicogênio sintase quinase 3; *P*, grupo fosfato; *PKA*, proteína quinase A; *SuFu*, supressor de *Fused*.

nos quais componentes da via Shh são inativados (perda de função/*knockout*) ou superexpressos (ganho de função), também aumentaram tal compreensão. As mutações de *SHH* e *PTCH* foram associadas à holoprosencefalia em humanos, um defeito cerebral congênito comum, provocado pela fusão dos dois hemisférios cerebrais, pela dorsalização das estruturas do prosencéfalo e pela anoftalmia ou ciclopia (Cap. 17). Em ovelhas, esse mesmo defeito foi associado à exposição *in utero* ao teratógeno ciclopamina, que impede a sinalização de Shh (Fig. 20-4). A síndrome de Gorlin, geralmente atribuída a mutações de *PTCH* na linhagem germinativa, é uma constelação de malformações congênitas que afetam principalmente a epiderme, as estruturas craniofaciais e o sistema nervoso. Mutações do gene *GLI3*, que codifica um dedo de zinco mediador da sinalização de Shh, são associadas a síndromes de polidactilia autossômica dominante.

Via Wnt/β-Catenina

As glicoproteínas secretadas por Wnt são ortólogos vertebrados do gene Wingless de *Drosophila*. Similar a outros morfógenos, os 19 membros da família Wnt controlam diversos processos durante o desenvolvimento, incluindo o estabelecimento da polaridade celular, a proliferação, a apoptose, a especificação do destino celular e a migração. A sinalização por Wnt é um processo muito complexo, e três vias de sinalização foram elucidadas até o momento. Somente a via clássica ou "regular" dependente de β-catenina é discutida aqui (Fig. 20-5). Wnts específicos se ligam a um dos 10 receptores Frizzled (Fzd) de sete domínios transmembrânicos na superfície celular e a correceptores da proteína de baixa densidade, relacionada ao receptor de lipoproteínas 5 e 6 (LRP5/LRP6), ativando assim os eventos intracelulares posteriores de sinalização. Na ausência de ligação de Wnt, a β-catenina citoplasmática é fosforilada pelo glicogênio sintase quinase 3 (GSK-3) e se transforma em alvo para a degradação. Na presença de Wnts, a GSK-3 é inativada e a β-catenina não é fosforilada, acumulando-se no citoplasma. A β-catenina transloca para o núcleo, onde ativa a transcrição de genes-alvo num complexo com os fatores de transcrição do fator de linfócitos T (TCF). Os genes-alvo da β-catenina/TCF incluem o fator de crescimento endotelial vascular *(VEGF)* e as metaloproteinases de matriz.

A sinalização desregulada de Wnt é uma característica proeminente em muitos distúrbios do desenvolvimento, como a síndrome de Williams-Beuren (defeitos cardíacos, do neurodesenvolvimento e da face) e o câncer. As mutações em *LRP5* são observadas na síndrome de osteoporose-pseudoglioma (cegueira congênita e osteoporose juvenil). Similar ao que ocorre com a via Shh, mutações comuns da via Wnt foram descritas em crianças com meduloblastoma, um tumor maligno cerebral comum.

RECEPTORES DE TIROSINA QUINASES

Características Comuns

Os fatores do crescimento, como a insulina, o fator de crescimento epidérmico, o fator de crescimento nervoso e outras neurotrofinas e membros da família do fator de crescimento derivado de plaquetas se ligam a receptores transmembrânicos na superfície de células alvo. Esses receptores, membros da superfamília da RTK, têm três domínios: (1) um domínio extracelular de interação com o ligante, (2) um domínio transmembrânico e (3) um

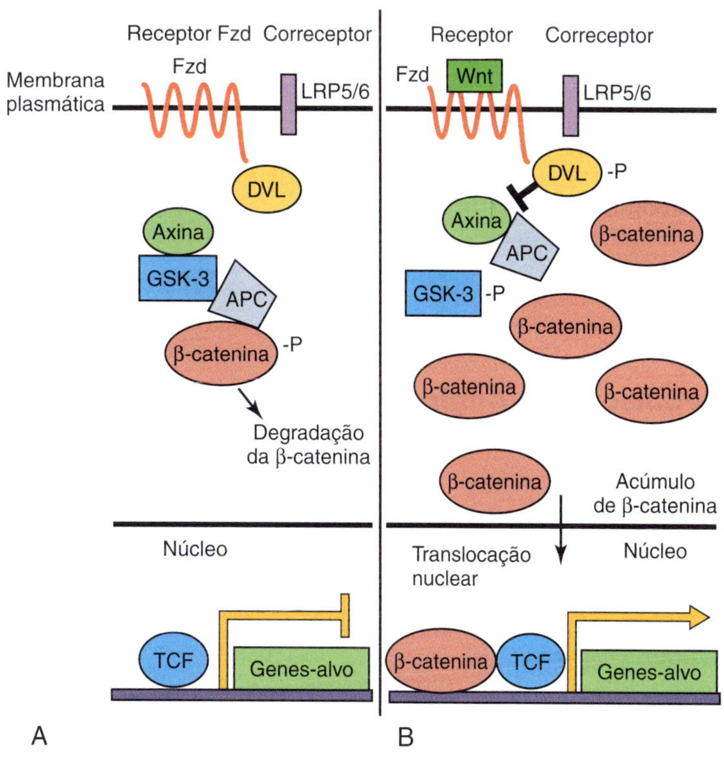

Figura 20-5 Via canônica de sinalização Wnt/β-catenina. **A)** Na ausência de interação entre o ligante de Wnt ao receptor Frizzled (Fzd), a β-catenina é fosforilada (-P) por um complexo multiproteico e passa a ser alvo de degradação. A expressão do gene-alvo é reprimida pelo fator de linfócitos T (TCF). **B)** Quando Wnt se liga ao receptor Fzd, os correceptores LRP são recrutados, *Disheveled* (DVL) é fosforilado e a β-catenina, então, se acumula no citoplasma. Parte da β-catenina entra no núcleo para ativar a transcrição de genes-alvo. *APC*, Polipose adenomatosa de cólon; *GSK-3*, glicogênio sintase quinase 3; *LRP*, proteína relacionada ao receptor de lipoproteína.

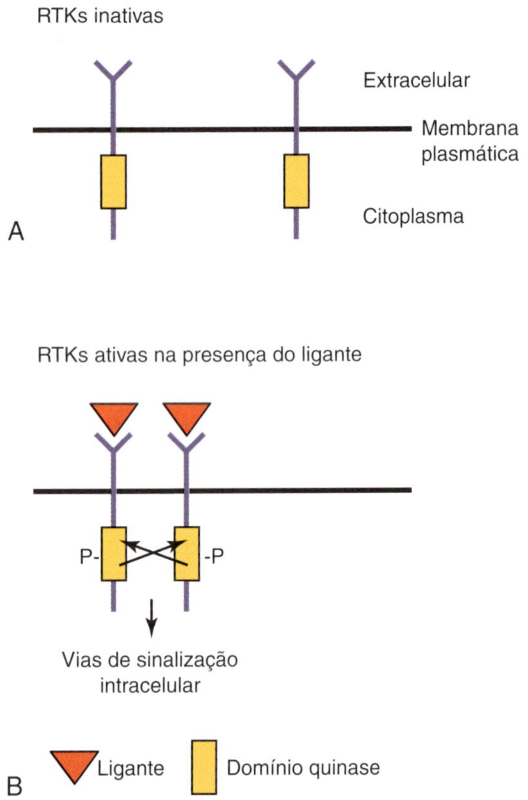

Figura 20-6 Sinalização do receptor tirosina quinase (RTK). **A)** Na ausência do ligante, os receptores são monômeros e inativos. **B)** Dada a interação com o ligante, os receptores se dimerizam e sofrem transfosforilação, o que ativa as cascatas de sinalização subsequentes. *P*, Fosforilado.

domínio quinase intracelular (Fig. 20-6). Tais receptores são encontrados como monômeros em seu estado não ligado, mas dimerizam quando interagem com o ligante. Esse processo de dimerização aproxima dois domínios quinases intracelulares, de modo que um domínio quinase pode fosforilar e ativar o outro receptor (transfosforilação), o que é necessário para a ativação completa dos receptores. Por sua vez, isso inicia uma série de cascatas intracelulares de sinalização. Uma mutação inativadora de uma subunidade do domínio quinase do receptor resulta na abolição da sinalização. Tal mutação no domínio quinase do receptor de VEGF 3 *(VEGFR-3)* provoca uma doença linfática de herança autossômica dominante chamada doença de Milroy.

Regulação da Angiogênese por Receptores de Tirosina Quinases

Os fatores de crescimento geralmente promovem a proliferação, a migração e a sobrevida celular (i.e., são antiapoptóticos). Durante a embriogênese, a sinalização por RTKs é crucial para o desenvolvimento normal e afeta diversos processos, como o crescimento de novos vasos sanguíneos (Cap. 5), a migração celular e a orientação dos axônios dos neurônios.

As células endoteliais são derivadas de uma célula progenitora (o hemangioblasto) que pode dar origem à linhagem de células hematopoiéticas e às células endoteliais. As primeiras células endoteliais proliferam e acabam por coalescer e formar os primeiros vasos sanguíneos primitivos. Esse processo é denominado *vasculogênese*. Após sua formação, os primeiros vasos sanguíneos sofrem intenso remodelamento e amadurecimento, por meio de um processo denominado angiogênese, até se transformarem nos vasos sanguíneos maduros. Esse amadurecimento envolve o recrutamento de células da musculatura lisa vascular para os vasos, a fim de estabilizá-los. A vasculogênese e a angiogênese são dependentes da função de duas classes distintas de RTK, membros das famílias do VEGF e do receptor Tie. O VEGF-A é essencial ao desenvolvimento de células endoteliais e do sangue. Camundongos VEGF-A *knockout* não formam sangue ou células endoteliais e morrem nos primeiros estágios embrionários. Uma molécula relacionada, o VEGF-C, é crucial para o desenvolvimento de células endoteliais linfáticas. A sinalização de VEGF-A ocorre por meio de três receptores — VEGFR-1, VEGFR-2 e VEGFR-3 —, expressos por células endoteliais.

O processo de refinamento angiogênico depende da função da via de sinalização Angiopoietina/Tie2. Tie2 é uma RTK especificamente expressa por células endoteliais, e a Angiopoietina 1 e Angiopoietina 2 são seus ligantes, expressos pelas células adjacentes da musculatura lisa vascular. Isso representa um sistema parácrino de sinalização, em que o receptor e o ligante são expressos por células adjacentes. As vias de sinalização VEGF/VEGFR-2 e Angiopoietina/Tie2 são cooptadas por tumores para estimular o crescimento de novos vasos sanguíneos, o que, por sua vez, estimula seu crescimento e metástase. Isso demonstra como as vias normais de sinalização do embrião podem ser reutilizadas em doenças como o câncer.

VIA NOTCH-DELTA

A via de sinalização *Notch* é essencial para a determinação do destino celular, incluindo a manutenção de nichos de células-tronco, a proliferação, a apoptose e a diferenciação. Esses processos são essenciais a todos os aspectos do desenvolvimento de órgãos por meio de regulação da sinalização lateral e da sinalização induzida célula a célula. As proteínas *Notch* são receptores transmembrânicos únicos que interagem com ligantes de *Notch* associados à membrana (p. ex., ligantes *Delta-like* e ligantes *serrate-like* [*Jagged*]) nas células adjacentes (Fig. 20-7). A interação entre o ligante e o receptor desencadeia eventos proteolíticos que levam à liberação do domínio intracelular de Notch (NICD). Quando o NICD é translocado para o núcleo, uma série de eventos intranucleares culmina na indução da expressão de um fator de transcrição que mantém o estado progenitor da célula.

A *inibição lateral* assegura o número correto de dois tipos celulares distintos de uma população de células com potencial equivalente de desenvolvimento. Na interação inicial célula a célula, a sinalização pelo receptor *Notch* mantém uma célula como progenitora não comprometida. A célula adjacente mantém menor sinalização por *Notch* e sofre diferenciação. A sinalização induzida com outras células adjacentes que expressam morfógenos pode superar o comprometimento das células com o destino comum e levá-las a outro destino. A compreensão da função da via

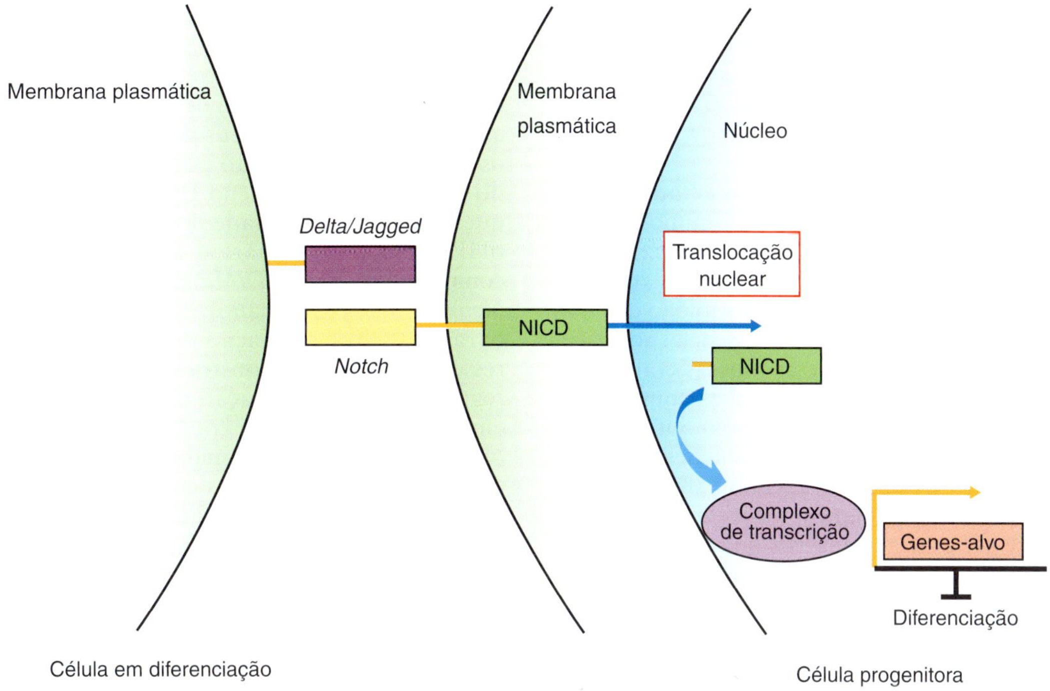

Figura 20-7 Via de sinalização *Notch-Delta*. Nas células progenitoras (*à direita*), a ativação da sinalização *Notch* leva à clivagem do domínio intracelular de *Notch* (NICD). O NICD transloca para o núcleo, liga-se ao complexo de transcrição e ativa genes-alvo, como o gene bHLH *Hes1*, que inibe a diferenciação. Nas células em diferenciação (*à esquerda*), a sinalização por Notch não está ativa.

de sinalização *Notch-Delta* no desenvolvimento mamífero foi auxiliada por estudos de perda de função realizados em camundongos. As descobertas de que as mutações em *Jagged1* são associadas à síndrome de Alagille (displasia arterio-hepática) e às malformações hepáticas, renais, cardiovasculares, oculares e esqueléticas — bem como que as mutações genéticas em *NOTCH-3* são encontradas na CADASIL (arteriopatia cerebral autossômica dominante com infartos subcorticais e leucoencefalopatia), uma doença degenerativa vascular de adultos que provoca tendência ao surgimento precoce de eventos similares a derrames — indicam a importância da via de sinalização *Notch* no desenvolvimento embrionário e pós-natal, respectivamente.

FATORES DE TRANSCRIÇÃO

Fatores de transcrição pertencem a uma extensa classe de proteínas que regulam a expressão de muitos genes-alvo, seja por mecanismos de ativação, seja por mecanismos de repressão. De modo geral, um fator de transcrição se liga a sequências específicas de nucleotídeos nas regiões promotoras/*enhancer* de genes-alvo e regulam suas taxas de transcrição por meio da interação com proteínas acessórias. Os fatores de transcrição podem ativar ou reprimir a transcrição de genes-alvo dependendo da célula em que são expressos, do promotor específico a que se ligam, do contexto da cromatina e do estágio do desenvolvimento. Alguns fatores de transcrição não precisam se ligar ao DNA para regular a transcrição; eles podem se ligar a outros fatores de transcrição já ligados ao DNA promotor, regulando, assim, a transcrição, ou se ligar a outros fatores de transcrição de seus genes-alvo e sequestrá-los, reprimindo sua transcrição. A superfamília dos fatores de transcrição é composta por diferentes classes de proteínas. Três exemplos dessa diversa família de proteínas são os fatores de transcrição *Hox/Homeobox*, *Pax* e hélice-alça-hélice básica (bHLH).

Proteínas *Hox/Homeobox*

Os genes *Hox* foram primeiramente descobertos nas moscas-das-frutas, *Drosophila melanogaster*. A ordem dos genes *Hox* ao longo do eixo AP é fielmente reproduzida na sua organização em nível cromossômico. Mutações nesses genes do complexo HOM-C geram fenótipos dramáticos (transformação homeótica), como o gene *Antennapedia*, em que pernas, em vez de antenas, brotam da cabeça das moscas-das-frutas. Em humanos, a ordem dos genes *Hox* ao longo do eixo AP e a localização cromossômica são também conservadas. Defeitos em *HOXA1* prejudicam o desenvolvimento neural humano, e as mutações em *HOXA13* e *HOXD13* resultam em malformações nos membros.

Todos os genes *Hox* contêm uma sequência de 180 pares de bases, o *homeobox*, que codifica um homeodomínio de 60 aminoácidos composto por três α-hélices. A terceira hélice (de reconhecimento) se liga a sítios do DNA que contêm um ou mais motivos de ligação nos promotores de seus genes-alvo. O homeodomínio é altamente conservado na evolução, enquanto outras regiões da proteína não são tão bem conservadas. Mutações na região de ligação ao DNA do gene *homeobox NKX2.5* são associadas a defeitos cardíacos dos septos atriais e as mutações em *ARX* são associadas a uma síndrome de malformação do sistema nervoso central conhecida como lissencefalia.

Genes *Pax*

Todos os genes *Pax* contêm motivos conservados bipartidos de ligação ao DNA denominados domínio *Pax* (ou pareado), e a maioria dos membros da família *Pax* contém ainda um homeodomínio. As proteínas PAX ativam e reprimem a transcrição de genes-alvo. O ortólogo de *Pax6* de *Drosophila melanogaster*, *eyeless*, é essencial ao desenvolvimento do olho, uma vez que as moscas com mutação homozigótica não têm olhos. O *eyeless* compartilha alto grau de conservação da sequência com seu ortólogo humano *PAX6* e é associado a malformações oculares, como a aniridia (ausência de íris) e a anomalia de Peters. Nas doenças oftálmicas humanas, o nível de expressão de *PAX6* parece ser crucial, uma vez que pacientes com apenas uma cópia funcional (haploinsuficiência) apresentam defeitos oculares e pacientes sem a função *PAX6* são anoftálmicos. Este conceito de haploinsuficiência é um tema recorrente em diferentes fatores de transcrição e malformações humanas correspondentes.

PAX3 e *PAX7* codificam o homeodomínio e os domínios de *Pax* que se ligam ao DNA. O rabdomiossarcoma alveolar, um câncer da infância humana, resulta de uma translocação provocada pela formação de uma proteína quimérica em que PAX3 ou PAX7 (incluindo os dois domínios de DNA) se fusiona aos potentes domínios de ativação da família do fator de transcrição *Forkhead FOXO1*. A síndrome de Waardenburg do tipo I, uma doença autossômica dominante humana, é causada por mutações no gene *PAX3*. Os pacientes com essa síndrome apresentam déficits de audição, defeitos oculares (distopia *canthorum*) e anomalias de pigmentação, caracterizadas por uma madeixa branca.

Fatores de Transcrição Básicos Hélice-Alça-Hélice

Os genes bHLH são uma classe de fatores de transcrição que regulam a determinação do destino e a diferenciação celular em variados tecidos durante o desenvolvimento. Em nível molecular, as proteínas bHLH contêm uma região básica (de carga positiva) de ligação ao DNA, seguida por duas α-hélices que são separadas por uma alça. As α-hélices apresentam um lado hidrofílico e um lado hidrofóbico (anfipático). O lado hidrofóbico da hélice é um motivo para interações proteicas entre diferentes membros da família bHLH. Esse domínio é a região mais conservada das proteínas bHLH nas diferentes espécies. As proteínas bHLH geralmente se ligam a outras bHLHs (heterodimerizam) para regular a transcrição. Esses heterodímeros são compostos por proteínas bHLH específicas de tecidos ligadas a proteínas bHLH de expressão ubíqua. O potente efeito pró-diferenciação dos genes bHLH pode ser reprimido por diversos mecanismos. Por exemplo, as proteínas inibidoras de diferenciação (Id) são proteínas HLH que não têm o motivo básico de ligação ao DNA. Quando as proteínas Id heterodimerizam com proteínas bHLH específicas, elas impedem a ligação dessas proteínas bHLH às sequências promotoras de seu gene-alvo (denominadas *E-boxes*).

Os fatores de crescimento, que tendem a inibir a diferenciação, aumentam o nível de proteínas Id que sequestram as proteínas bHLH de seus promotores alvos. Além disso, os fatores de crescimento podem estimular a fosforilação do domínio de ligação ao DNA das proteínas bHLH, o que inibe sua capacidade de ligação ao DNA. Os genes bHLH são cruciais para o desenvolvimento de tecidos como músculos *(MyoD/Miogenina)* e neurônios *(NeuroD/Neurogenina)* em humanos. A expressão *MyoD* é suficiente para a transdiferenciação de diversas linhagens celulares em miócitos, demonstrando ser um importantíssimo regulador da diferenciação muscular. Estudos realizados em camundongos *knockout* confirmaram que *MyoD* e outro bHLH, *Myf5*, são fundamentais para a diferenciação de células precursoras nas células musculares primitivas (mioblastos). Da mesma maneira, *Mash1/Ascl1* e *Neurogenina1* são genes pró-neurais que regulam a formação dos neuroblastos do neuroepitélio. Os modelos murinos mostraram que esses genes são essenciais para a especificação de diferentes subpopulações de precursores no sistema nervoso central em desenvolvimento. Os camundongos *Mash1/Ascl1 knockout*, por exemplo, apresentam defeitos no desenvolvimento do prosencéfalo, enquanto os camundongos *Neurogenina1 knockout* apresentam defeitos em neurônios dos gânglios sensoriais cranianos e no cordão espinal ventral. A diferenciação muscular e neuronal é controlada por uma cascata de genes bHLH que atuam nos estágios inicias e finais da diferenciação celular. Além disso, as duas vias de diferenciação são inibidas pela sinalização por meio da via *Notch*.

EPIGENÉTICA

A epigenética se refere às modificações herdadas que afetam a expressão gênica, provocadas por outros mecanismos que não as alterações na sequência de DNA. Exemplos incluem a metilação do DNA e as modificações da cromatina, como a acetilação, a metilação e a fosforilação de histonas. Essas marcas epigenéticas *("código epigenético")* são reguladas por classes de enzimas que: a) reconhecem as marcas epigenéticas *("readers"*, leitoras), b) adicionam marcadores epigenéticos ao DNA ou à histona *("writers"*, escritoras) ou c) removem essas marcas epigenéticas *("erasers"*, apagadoras). As doenças do remodelamento da cromatina incluem as síndromes de Rett, Rubinstein-Taybi e alfa-talassemia/retardo mental ligado ao cromossomo X.

Metilação do DNA

O DNA é metilado nos resíduos de citosina por metiltransferases de DNA nos sítios CpG — onde os nucleotídeos citosina e guanina estão diretamente pareados. As ilhas de CpG são regiões do DNA com altas concentrações de sítios CpG e geralmente estão localizadas nas áreas promotoras proximais dos genes. A metilação do DNA nos sítios CpG, de modo geral, reduz a expressão gênica ou silencia o gene, enquanto a hipometilação do DNA nos sítios CpG leva à superexpressão do gene. O silenciamento de genes de supressão tumoral ou a superexpressão de oncogenes pode provocar câncer. Proteínas como a metil-CpG-proteína ligante 2 (MECP2), que é mutada na doença do neurodesenvolvimento — denominada síndrome de Rett —, atuam como *"readers"* ao se ligarem ao DNA metilado e, subsequentemente, formam complexos proteicos que reprimem a expressão gênica.

Modificações de Histonas

As histonas são proteínas nucleares de carga positiva ao redor das quais o DNA genômico se enrola e é empacotado no núcleo. A modificação dessas proteínas é uma via comum pela qual os fatores de transcrição regulam a atividade de seus promotores-alvo. Exemplos de modificações de histonas incluem fosforilação, ubiquitinilação, sumoilação, acetilação e metilação. As duas últimas modificações são discutidas aqui em maior profundidade.

Acetilação

O DNA é menos fortemente ligado às histonas acetiladas, assim permitindo o acesso mais aberto dos fatores de transcrição e de outras proteínas aos promotores de seus genes-alvo. O estado de acetilação da histona é controlado por genes que adicionam grupos acetil (histona transferase, uma *writer)* ou removem grupos acetil (histona deacetilase, uma *eraser)* (Fig. 20-8). A fosforilação de histonas também provoca uma abertura na estrutura da cromatina e a

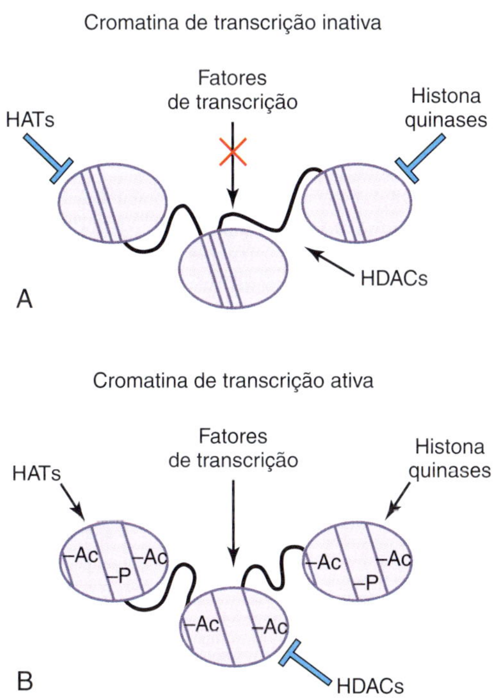

Figura 20-8 As modificações da histona alteram as propriedades de transcrição da cromatina. **A)** Nas áreas de cromatina de transcrição inativa, o DNA é fortemente ligado aos centros de histona. As histonas não são acetiladas ou fosforiladas. As deacetilases de histona (HDACs) são ativas, enquanto as histonas acetiltransferases (HATs) e as histonas quinases são inativas. **B)** Nas áreas de cromatina de transcrição ativa, o DNA não está fortemente ligado aos centros de histona. As proteínas da histona são acetiladas (Ac) e fosforiladas (-P). As HDACs são inativas, enquanto as HATs e as histonas quinases são ativas.

ativação da transcrição gênica. Essas marcas epigenéticas são reconhecidas *("lidas")* por proteínas bromodomínios e por domínios homólogos a *pleckstrin*.

Metilação

As histonas metiltransferases ou *"writers"* catalisam a adição de um grupo metil a resíduos de lisina nas caudas de histona. Essa modificação é removida pelas histonas demetilases ou *"erasers."* Diferentemente da acetilação de histonas, a metilação de histonas pode resultar a) na adição de um, dois ou três grupos metil a um resíduo individual de lisina e b) na ativação ou repressão de expressão gênica, dependendo de qual resíduo de lisina é modificado. A trimetilação de lisina 9 na histona 3 (H3K9me3), por exemplo, é associada a promotores reprimidos, enquanto a trimetilação de lisina 4 na histona 3 (H3K4me3) é associada a promotores ativos. O estado de metilação da histona é *"lido"* por um grande número de classes de proteínas. Mutações nas modificadoras de histonas *readers*, *writers e erasers* podem provocar doenças como distúrbios do neurodesenvolvimento e câncer.

CÉLULAS-TRONCO: DIFERENCIAÇÃO *VERSUS* PLURIPOTÊNCIA

As células-tronco apresentam a propriedade de autorrenovação por meio de divisões celulares simétricas ou assimétricas e, em condições específicas no embrião e no adulto, podem dar origem a todos os tipos celulares diferenciados do corpo (totipotentes ou pluripotentes). Diversos tipos de populações de células-tronco foram caracterizados: as **células-tronco embrionárias** (ESCs), as **células-tronco adultas** e as **células-tronco cancerosas** (CSCs). As ESCs, derivadas da massa celular interna do blastocisto, são **pluripotentes** e podem dar origem a todos os tipos celulares diferenciados do ectoderma, do endoderma e do mesoderma — as camadas germinativas primárias (Cap. 5) —, mas não contribuem para os tecidos extraembrionários. As ESCs expressam diversos fatores de transcrição, como SOX2 e OCT-4, que reprimem a diferenciação.

As células-tronco adultas são encontradas em relativa abundância em tecidos e órgãos diferenciados que sofrem rápida regeneração, como a medula óssea, os folículos pilosos e o epitélio da mucosa intestinal. No entanto, há "ninhos" de células-tronco adultas em muitos outros tecidos, incluindo aqueles que eram considerados não regenerativos, como o sistema nervoso central e a retina. Essas populações de célula-tronco são pequenas e localizadas na zona subventricular e nas margens ciliares, respectivamente. As células-tronco hematopoiéticas derivadas da medula óssea, do sangue periférico e do cordão umbilical são agora rotineiramente usadas no tratamento de imunodeficiências primárias e de diversas doenças metabólicas hereditárias, como estratégia de "salvamento" após terapias contra o câncer que destroem a medula óssea.

As CSCs vêm sendo intensamente estudadas desde que se tornou evidente, mediante análise de leucemias e tumores sólidos (p. ex., câncer colorretal, gliomas malignos), que uma pequena população dessas células, identificada por diversos marcadores da superfície celular (p. ex., CD133 nos tumores sólidos), geralmente é resistente aos tratamentos contra o câncer, como a radiação ou a quimioterapia. Os cientistas agora concentram seus esforços na erradicação da população CSC, além das terapias padrões, para aumentar as taxas de cura.

É possível aproveitar o poder das células-tronco para reparar doenças degenerativas, como o mal de Parkinson, e tecidos gravemente danificados por isquemia (derrame) e trauma (lesão da medula espinal). No entanto, os pesquisadores têm sido limitados pelas fontes disponíveis de células-tronco no embrião ou no adulto. Por isso, há um enorme interesse na desdiferenciação das células somáticas, como as células epiteliais e os fibroblastos de adultos em **células-tronco pluripotentes induzidas** (células iPS). Estudos recentes identificaram diversos fatores de transcrição importantíssimos (Fig. 20-9), como OCT-3/4, SOX2 e KLF4 ou *Nanog*, que podem reprogramar células diferenciadas em células pluripotentes. Estas células iPS podem ser manipuladas usando-se formas de inserção não virais de genes e podem vir a servir de tratamento à maioria das doenças humanas em que a regeneração celular pode restaurar a estrutura e/ou a função.

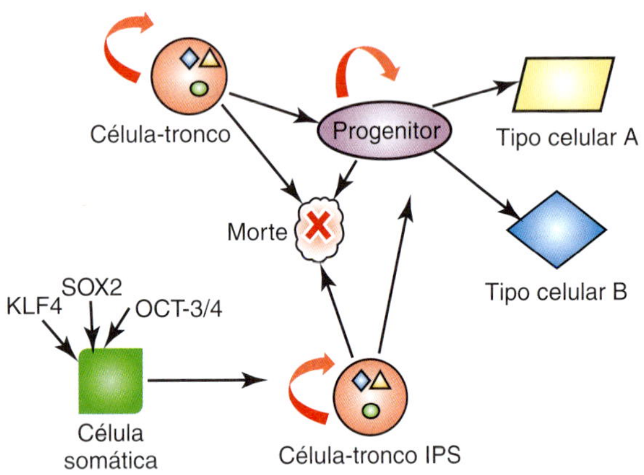

Figura 20-9 Células-tronco pluripotentes induzidas. As células-tronco e as células-tronco pluripotentes induzidas (IPS) têm capacidade de autorrenovação para morte celular e/ou para se tornarem progenitoras. As células progenitoras têm capacidade mais limitada de autorrenovação, mas também podem se diferenciar em variados tipos celulares ou sofrer morte celular. As células somáticas diferenciadas adultas, como os fibroblastos da pele, podem ser reprogramadas em IPS com a introdução dos principais fatores de transcrição SOX2, OCT-3/4 ou KLF4.

RESUMO DAS VIAS COMUNS DE SINALIZAÇÃO USADAS DURANTE O DESENVOLVIMENTO

- Há grandes diferenças entre as diversas vias de sinalização, mas elas compartilham muitas características comuns: ligantes, receptores e correceptores ligados à membrana, domínios de sinalização intracelular, adaptadores e moléculas efetoras.
- As vias de sinalização são cooptadas em diversos momentos durante o desenvolvimento para renovação e proliferação das células-tronco, migração, apoptose e diferenciação celular.
- As vias apresentam composições "padrão" que resultam na geração ou manutenção de um destino celular em detrimento de outro.
- Muitos genes e vias de sinalização são altamente conservados durante toda a evolução.
- O conhecimento da função do gene vem sendo adquirido por meio da genética reversa, usando-se sistemas de modelo com abordagens transgênicas de perda ou ganho de função. Da mesma forma, muito foi aprendido com a genética direta, que começa com a descrição de fenótipos anormais originados espontaneamente em camundongos e seres humanos e, então, a subsequente identificação do gene mutante.
- Há evidências de comunicação cruzada entre as vias. Essa comunicação entre as diversas vias de sinalização facilita nossa compreensão das profundas consequências de mutações genéticas únicas que provocam síndromes de malformação, afetando o desenvolvimento de múltiplos sistemas orgânicos ou mesmo cânceres.

Bibliografia e Leituras Sugeridas

CAPÍTULO 1

Abdelalim EM: Molecular mechanisms controlling the cell cycle in embryonic stem cells. Stem Cell Rev 9:764, 2013.

Abdelalim EM, Bonnefond A, Bennaceur-Griscelli A, et al: Pluripotent stem cells as a potential tool for disease modelling and cell therapy in diabetes. Stem Cell Rev 9:764, 2013.

Gasser R: Atlas of Human Embryos. Hagerstown, MD, Harper & Row, 1975.

Gasser R: Virtual Human Embryo DREM Project. Baltimore, MD, NICHD, 2007.

Hopwood N: A history of normal plates, tables and stages in vertebrate embryology. Int J Dev Biol 51:1, 2007.

Jirásel JE: An Atlas of Human Prenatal Developmental Mechanics:. Anatomy and Staging, London, Taylor & Francis, 2004.

O'Rahilly R, Müller F: Developmental Stages in Human Embryos (Publication 637). Washington, DC, Carnegie Institution of Washington, 1987.

Rodrigues AR, Tabin CJ: Deserts and waves in gene expression. Science 340:1181, 2013.

Smith A: Cell biology: potency unchained. Nature 505:622, 2014.

Streeter GL: Developmental horizons in human embryos: description of age group XI, 13 to 20 somites, and age group XII 21 to 29 somites. Contrib Embryol Carnegie Inst 30:211, 1942.

Yamada S, Samtani RR, Lee ES, et al: Developmental atlas of the early first trimester embryo. Dev Dyn 239:1585, 2010.

Zech NH, Preisegger KH, Hollands P: Stem cell therapeutics—reality versus hype and hope. J Assist Reprod Genet 28:287, 2011.

CAPÍTULO 2

Buzadzic B, Vucetic M, Jankovic A: New insights into male (in)fertility: the importance of NO. Br J Pharmacol, 2014, Mar 7. [Epub ahead of print]

Cameron S: The normal menstrual cycle. In Magowan BA, Owen P, Thomson A (eds): Clinical Obstetrics & Gynaecology, 3rd ed. Philadelphia, Saunders, 2014.

Duggavathi R, Murphy BD: Ovulation signals. Science 324:890, 2009.

Moore KL, Dalley AF, Agur AMR: Clinically Oriented Anatomy, 7th ed. Philadelphia, Lippincott Williams & Wilkins, 2014.

CAPÍTULO 3

Evans JP: Sperm-egg interaction. Annu Rev Physiol 74:477, 2012.

Gadella BM: Dynamic regulation of sperm interactions with the zona pellucida prior to and after fertilisation. Reprod Fertil Dev 25:26, 2012.

Gleicher N, Kushnir VA, Barad DH: Preimplantation genetic screening (PGS) still in search of a clinical application: a systematic review. Reprod Biol Endocrinol. 12:22, 2014.

Hansen M, Kurinczuk JJ, Milne E, et al: Assisted reproductive technology and birth defects: a systematic review and meta-analysis. Hum Reprod Update 19:330, 2013.

Plaisier M: Decidualisation and angiogenesis. Best Prac Res Clin Obstet Gynaecol 25:259, 2011.

Quenby S, Brosens JJ: Human implantation: a tail of mutual maternal and fetal attraction. Biol Reprod 88:81, 2013.

Rock J, Hertig AT: The human conceptus during the first two weeks of gestation. Am J Obstet Gynecol 55:6, 1948.

Simpson JL: Birth defects and assisted reproductive technology. Semin Fetal Neonatal Med 19:177, 2014.

CAPÍTULO 4

Hertig AT, Rock J, Adams EC: A description of 34 human ova within the first seventeen days of development. Am J Anat 98:435, 1956.

Kirk E, Bottomley C, Bourne T: Diagnosing ectopic pregnancy and current concepts in the management of pregnancy of unknown location. Hum Reprod Update 20:250, 2014.

Luckett WP: Origin and differentiation of the yolk sac and extraembryonic mesoderm in presomite human and rhesus monkey embryos. Am J Anat 152:59, 1978.

Quenby S, Brosens JJ: Human implantation: a tail of mutual maternal and fetal attraction. Biol Reprod 88:81, 2013.

Zorn AM, Wells JM: Vertebrate endoderm development and organ formation. Annu Rev Cell Dev Biol 25:221, 2009.

CAPÍTULO 5

Dias AS, de Almeida I, Belmonte JM: Somites without a clock. Science 343:791, 2014.

Flake AW: The fetus with sacrococcygeal teratoma. In Harrison MR, Evans MI, Adzick NS, Holzgrev W (eds): The Unborn Patient: The Art and Science of Fetal Therapy, 3rd ed. Philadelphia, Saunders, 2001.

Gasser RF: Evidence that some events of mammalian embryogenesis can result from differential growth, making migration unnecessary. Anat Rec New Anat 289B:53, 2006.

Jagannathan-Bogdan M, Zon LI: Hematopoiesis. Development 140:2463, 2013.

Lewis J, Hanisch A, Holder M: Notch signaling, the segmentation clock, and the patterning of vertebrate somites. J Biol 8:44, 2009.

Mayor R, Theveneau E: The neural crest. Development 140:2247, 2013.

Piccolo S: Developmental biology: mechanics in the embryo. Nature 504:223, 2013.

Satoh N, Tagawa K, Takahasi H: How was the notochord born? Evol Dev 14:56, 2012.

Savage P: Gestational trophoblastic disease. In Magowan BA, Owen P, Thomson A (eds): Clinical Obstetrics & Gynaecology, 3rd ed. Philadelphia, Saunders, 2014.

Tovar JA: The neural crest in pediatric surgery. J Pediatr Surg 42:915, 2007.

Van Mieghem T, Al-Ibrahim A, Deprest J, et al: Minimally invasive therapy for fetal sacrococcygeal teratoma: case series and systematic review of the literature. Ultrasound Obstet Gynecol 43:611, 2014.

Wang Y, Steinbeisser H: Molecular basis of morphogenesis during vertebrate gastrulation. Cell Mol Life Sci 66:2263, 2009.

CAPÍTULO 6

De Bakker BS, de Jong KH, Hagoort J, et al: Towards a 3-dimensional atlas of the developing human embryo: the Amsterdam experience. Reprod Toxicol 34:225, 2012.

FitzPatrick DR: Human embryogenesis. In Magowan BA, Owen P, Thomson A (eds): Clinical Obstetrics & Gynaecology, 3rd ed. Philadelphia, Saunders, 2014.

Gasser R: Virtual Human Embryo DREM Project. New Orleans, Louisiana State University, 2007.

Jirásel JE: An Atlas of Human Prenatal Developmental Mechanics:. Anatomy and Staging, London, Taylor & Francis, 2004.

O'Rahilly R, Müller F: Development Stages in Human Embryos (Publication 637). Washington, DC, Carnegie Institution of Washington, 1987.

Persaud TVN, Hay JC: Normal embryonic and fetal development. In Reece EA, Hobbins JC (eds): Clinical Obstetrics: The Fetus and Mother, 3rd ed. Oxford, Blackwell Publishing, 2006.
Pooh RK, Shiota K, Kurjak A: Imaging of the human embryo with magnetic resonance imaging microscopy and high-resolution transvaginal 3-dimensional sonography: human embryology in the 21st century. Am J Obstet Gynecol 204:77e1, 2011.
Steding G: The Anatomy of the Human Embryo: A Scanning Electron-Microscopic Atlas. Basel, Karger, 2009.
Whitworth M, Bricker L, Neilson JP, et al: Ultrasound for fetal assessment in early pregnancy. Cochrane Database Syst Rev 4:CD007058, 2010.
Yamada S, Samtani RR, Lee ES, et al: Developmental atlas of the early first trimester embryo. Dev Dyn 239:1585, 2010.

CAPÍTULO 7

FitzPatrick DR: Human embryogenesis. In Magowan BA, Owen P, Thomson A (eds): Clinical Obstetrics & Gynaecology, 3rd ed. Philadelphia, Saunders, 2014.
Jirásel JE: An Atlas of Human Prenatal Developmental Mechanics: Anatomy and Staging. London, Taylor & Francis, 2004.
Khambalia AZ, Roberts CL, Nguyen M, et al: Predicting date of birth and examining the best time to date a pregnancy. Int J Gynaecol Obstet 123:105, 2013.
Kilby M: Prenatal diagnosis. In Magowan BA, Owen P, Thomson A (eds): Clinical Obstetrics & Gynaecology, 3rd ed. Philadelphia, Saunders, 2014.
Korf BR, Rehm HL: New approaches to molecular diagnosis. JAMA 309:1511, 2013.
Moran S, Greene MF, Mello MM: A new era in noninvasive prenatal testing. N Engl J Med 369:2164, 2013.
Owen P: Small babies. In Magowan BA, Owen P, Thomson A (eds): Clinical Obstetrics & Gynaecology, 3rd ed. Philadelphia, Saunders, 2014.
Steding G: The Anatomy of the Human Embryo: A Scanning Electron-Microscopic Atlas. Basel, Karger, 2009.
Whitworth M, Bricker L, Neilson JP, et al: Ultrasound for fetal assessment in early pregnancy. Cochrane Database Syst Rev 4:CD007058, 2010.

CAPÍTULO 8

Banks CL: Labour. In Magowan BA, Owen P, Thomson A (eds): Clinical Obstetrics & Gynaecology, 3rd ed. Philadelphia, Saunders, 2014.
Collins JH: Umbilical cord accidents: Human studies. Semin Perinatol 26:79, 2002.
Forbes K: IFPA Gabor Than Award lecture: molecular control of placental growth: the emerging role of microRNAs. Placenta 34(Suppl):S27, 2013.
Gibson J: Multiple pregnancy. In Magowan BA, Owen P, Thomson A (eds): Clinical Obstetrics & Gynaecology, 3rd ed. Philadelphia, Saunders, 2014.
Harman CR: Amniotic fluid abnormalities. Semin Perinatol 32:288, 2008.
Jabrane-Ferrat N, Siewiera J: The up side of decidual natural killer cells: new developments in immunology of pregnancy. Immunology 141:490, 2014.
Knöfler M, Pollheimer J: Human placental trophoblast invasion and differentiation: a particular focus on Wnt signaling. Front Genet 4:190, 2013.
Masselli G, Gualdi G: MRI imaging of the placenta: what a radiologist should know. Abdom Imaging J38:573, 2013.
Redline RW: Placental pathology. In Martin RJ, Fanaroff AA, Walsh MC (eds): Fanaroff and Martin's Neonatal-Perinatal Medicine: Diseases of the Fetus and Infant, 9th ed. Philadelphia, Mosby, 2011.

CAPÍTULO 9

Badillo A, Gingalewski C: Congenital diaphragmatic hernia: treatment and outcome. Semin Perinatol 38:92, 2014.
Clugston RD, Zhang W, Alvarez S, et al: Understanding abnormal retinoid signaling as a causative mechanism in congenital diaphragmatic hernia. Am J Res Cell Mol Biol 42:276, 2010.
Hedrick HL: Management of prenatally diagnosed congenital diaphragmatic hernia. Semin Pediatr Surg 22:37, 2013.
Kays DW: Congenital diaphragmatic hernia and neonatal lung lesions. Surg Clin North Am 86:329, 2006.
Merrell AJ, Kardon G: Development of the diaphragm—a skeletal muscle essential for mammalian respiration. FEBS J 280:4026, 2013.
Turell DC: Advances with surfactant. Emerg Med Clin North Am 26:921, 2008.
Wells LJ: Development of the human diaphragm and pleural sacs. Contrib Embryol Carnegie Inst 35:107, 1954.

CAPÍTULO 10

Bajaj Y, Ifeacho S, Tweedie D, et al: Branchial anomalies in children. Int J Pediatr Otorhinolaryngol 75:1020, 2011.
Berkovitz BKB, Holland GR, Moxham B: Oral Anatomy, Histology and Embryology, 4th ed. Philadelphia, Mosby, 2009.
Hinrichsen K: The early development of morphology and patterns of the face in the human embryo. Adv Anat Embryol Cell Biol 98:1, 1985.
Jones KL, Jones MC, Campo MD: Smith's Recognizable Patterns of Human Malformation, 7th ed. Philadelphia, Saunders, 2013.
Mueller DT, Callanan VP: Congenital malformations of the oral cavity. Otolaryngol Clin North Am 40:141, 2007.
Nanci A: Ten Cate's Oral Histology: Development, Structure and Function, 8th ed. Philadelphia, Mosby, 2012.
Parada C, Han D, Chai Y: Molecular and cellular regulatory mechanisms of tongue myogenesis. J Dent Res 91:528, 2012.
Rice DPC: Craniofacial anomalies: from development to molecular pathogenesis. Curr Mol Med 5:699, 2009.
Waldhausen JHT: Branchial cleft and arch anomalies in children. Semin Pediatr Surg 15:70, 2006.
Yatzey KE: DiGeorge syndrome, Tbx1, and retinoic acid signaling come full circle. Circ Res 106:630, 2010.

CAPÍTULO 11

Brown E, James K: The lung primordium an outpunching from the foregut! Evidence-based dogma or myth. J Pediatr Surg 44:607, 2009.
Gowen CW Jr: Fetal and neonatal medicine (respiratory diseases of the newborn). In Marcdante KJ, Kliegman RM (eds): Nelson Essentials of Pediatrics, 7th ed. Philadelphia, Saunders, 2015.
Herriges M, Morrisey EE: Lung development: orchestrating the generation and regeneration of a complex organ. Development 141:502, 2014.
Jobe AH: Lung development and maturation. In Martin RJ, Fanaroff AA, Walsh MC (eds): Fanaroff and Martin's Neonatal-Perinatal Medicine: Diseases of the Fetus and Infant, 9th ed. Philadelphia, Mosby, 2011.
Morrisey EE, Cardosa WV, Lane RH, et al: Molecular determinants of lung development. Ann Am Thorac Soc 10:S12, 2013.
O'Rahilly R, Boyden E: The timing and sequence of events in the development of the human respiratory system during the embryonic period proper. Z Anat Entwicklungsresch 141:237, 1973.
Rawlins EL: The building blocks of mammalian lung development. Dev Dyn 240:403, 2011.
Warburton D, El-Hashash A, Carraro G, et al: Lung organogenesis. Curr Top Dev Biol 90:73, 2010.
Wells LJ, Boyden EA: The development of the bronchopulmonary segments in human embryos of horizons XVII and XIX. Am J Anat 95:163, 1954.

CAPÍTULO 12

Baxter KJ, Bhatia AM: Hirschsprung's disease in the preterm infant: implications for diagnosis and outcome. Am Surg 79:734, 2013.
Belo J, Krishnamurthy M, Oakie A, Wang R: The role of SOX9 transcription factor in pancreatic and duodenal development. Stem Cells Dev 22:2935, 2013.
De La Forest A, Duncan SA: Basic science of liver development. In Gumucio DL, Samuelson LC, Spence JR (eds): Translational Research and Discovery in Gastroenterology: Organogenesis to Disease, New York, John Wiley & Sons, 2014.
Keplinger KM, Bloomston M: Anatomy and embryology of the biliary tract. Surg Clin North Am 94:203, 2014.
Klezovitch O, Vasioukhin V: Your gut is right to turn left. Dev Cell 26:553, 2013.

Kluth D, Fiegel HC, Metzger R: Embryology of the hindgut. Semin Pediatr Surg 20:152, 2011.
Ledbetter DJ: Gastroschisis and omphalocele. Surg Clin North Am 86:249, 2006.
Metzger R, Metzger U, Fiegel HC, et al: Embryology of the midgut. Semin Pediatr Surg 20:145, 2011.
Mundt E, Bates MD: Genetics of Hirschsprung disease and anorectal malformations. Semin Pediatr Surg 19:107, 2010.
Naik-Mathuria B, Olutoye OO: Foregut abnormalities. Surg Clin North Am 86:261, 2006.
Vakili K, Pomfret EA: Biliary anatomy and embryology. Surg Clin North Am 88:1159, 2008.
Van den Brink GR: Hedgehog signaling in development and homeostasis of the gastrointestinal tract. Physiol Rev 87:1343, 2007.
Van der Putte SCJ: The development of the human anorectum. Anat Rec 292:952, 2009.

CAPÍTULO 13

Creighton S: Disorders of sex development. In Magowan BA, Owen P, Thomson A (eds): Clinical Obstetrics & Gynaecology, 3rd ed. Philadelphia, Saunders, 2014.
Haynes JH: Inguinal and scrotal disorders. Surg Clin North Am 86:371, 2006.
Kollin C, Ritzén EM: Cryptorchidism: a clinical perspective. Pediatr Endocrinol Rev 11(Suppl 2):240, 2014.
Lee PA, Houk CP, Ahmed SF, et al: Consensus statement on management of intersex disorders. Pediatrics 118:e4888, 2006.
Mahan JD, Patel HP: Nephrology and urology. In Marcdante KJ, Kliegman KJ (eds): Nelson Essentials of Pediatrics, 7th ed. Philadelphia, Saunders, 2015.
Persaud TVN: Embryology of the female genital tract and gonads. In Copeland LJ, Jarrell J (eds): Textbook of Gynecology, 2nd ed. Philadelphia, Saunders, 2000.
Sisto PAP, Heneghan MK: Endocrinology. In Marcdante KJ, Kliegman KJ (eds): Nelson Essentials of Pediatrics, 7th ed. Philadelphia, Saunders, 2015.
Svingen T, Koopman P: Building the mammalian testis: origins, differentiation, and assembly of the component cell populations. Genes Dev 27:2409, 2013.
Virtanen HE, Toppari J: Embryology and physiology of testicular development and descent. Pediatr Endocrinol Rev 11(Suppl 2):206, 2014.
Woo LL, Thomas JC, Brock JW: Cloacal exstrophy: a comprehensive review of an uncommon problem. J Pediatr Urol 6:102, 2010.

CAPÍTULO 14

Adams SM, Good MW, DeFranco GM: Sudden infant death syndrome. Am Fam Physician 79:870, 2009.
Dyer LA, Kirby ML: The role of secondary heart field in cardiac development. Dev Dyn 336:137, 2009.
Hildreth V, Anderson RH, Henderson DJH: Autonomic innervations of the developing heart: origins and function. Clin Anat 22:36, 2009.
Horsthuis T, Christoffels VM, Anderson RH, et al: Can recent insights into cardiac development improve our understanding of congenitally malformed heart? Clin Anat 22:4, 2009.
International Society of Ultrasound in Obstetrics Gynecology (ISUOG): ISUOG Practice Guidelines (updated): sonographic screening examination of the fetal heart. Ultrasound Obstet Gynecol 41:348, 2013.
Kamedia Y: Hoxa3 and signaling molecules involved in aortic arch patterning and remodeling. Cell Tissue Res 336:165, 2010.
Kudo K, Yamagishi H: A decade of advances in the molecular embryology and genetics underlyng congenital heart defects. Circ J 75:2296, 2011.
Loukas M, Bilinsky C, Bilinski E, et al: The normal and abnormal anatomy of the coronary arteries. Clin Anat 22:114, 2009.
Loukas M, Groat C, Khangura R, et al: Cardiac veins: a review of the literature. Clin Anat 22:129, 2009.
Männer J: The anatomy of cardiac looping: a step towards the understanding of the morphogenesis of several forms of congenital cardiac malformations. Clin Anat 22:21, 2009.
Martinsen BJ, Lohr JL: Cardiac development. In Iaizzo PA (ed): Handbook of Cardiac Anatomy, Physiology, and Devices, Totowa, NJ, Humana Press Inc, 2003.
Schneider DS: The cardiovascular system. In Marcdante KJ, Kliegman KJ (eds): Nelson Essentials of Pediatrics, 7th ed. Philadelphia, Saunders, 2015.
Solloway M, Harvey RP: Molecular pathways in myocardial development: a stem cell perspective. Cardiovasc Res 58:264, 2006.
Stoller JZ, Epstein JA: Cardiac neural crest. Semin Cell Dev Biol 16:704, 2005.
Sylva M, van den Hoff MJB, Moorman AFM: Development of the human heart. Am J Med Genet A 164A:1347, 2013.
Watanabe M, Schaefer KS: Cardiac embryology. In Martin RJ, Fanaroff AA, Walsh MC (eds): Fanaroff and Martin's Neonatal-Perinatal Medicine: Diseases of the Fetus and Infant, 9th ed. Philadelphia, Mosby, 2011.
Zaffran S, Kelly RG: New developments in the second heart field. Differentiation 84:17, 2012.

CAPÍTULO 15

Bentzinger CF, Wang YX, Rudnicki MA: Building muscle: molecular regulation of myogenesis. Cold Spring Harb Perspect Biol 4:a008342, 2012.
Buckingham M, Rigby PWJ: Gene regulatory networks and transcriptional mechanisms that control myogenesis. Dev Cell 28:225, 2014.
Chang KZ, Likes K, Davis K, et al: The significance of cervical ribs in thoracic outlet syndrome. J Vasc Surg 57:771, 2013.
Cole P, Kaufman Y, Hatef DA, et al: Embryology of the hand and upper extremity. J Craniofac Surg 20:992, 2009.
Cohen MM Jr: Perspectives on craniosynostosis: sutural biology, some well-known syndromes and some unusual syndromes. J Craniofac Surg 20:646, 2009.
Cooperman DR, Thompson GH: Musculoskeletal disorders. In Martin RJ, Fanaroff AA, Walsh MC (eds): Fanaroff and Martin' s Neonatal-Perinatal Medicine: Diseases of the Fetus and Infant, 9th ed. Philadelphia, Mosby, 2011.
Dallas SL, Bonewald LF: Dynamic of the transition from osteoblast to osteocyte. Ann N Y Acad Sci 1192:437, 2010.
Gillgrass TJ, Welbury RR: Craniofacial growth and development. In Welbury RR, Duggal MS, Hosey MT (eds): Paediatric Dentistry, 4th ed. Oxford, UK, Oxford University Press, 2014.
Hall BK: Bones and Cartilage: Developmental Skeletal Biology. Philadelphia, Elsevier Academic Press, 2005.
Hinrichsen KV, Jacob HJ, Jacob M, et al: Principles of ontogenesis of leg and foot in man. Ann Anat 176:121, 1994.
Jiang Z, Von den Hoff JW, Torensma R, et al: Wnt16 is involved in intramembranous ossification and suppresses osteoblast differentiation through the Wnt/β-catenin pathway. J Cell Physiol 229:384, 2014.
O'Rahilly R, Gardner E: The timing and sequence of events in the development of the limbs of the human embryo. Anat Embryol (Berl) 148:1, 1975.
Towers M, Tickle C: Generation of pattern and form in the developing limb. Int J Dev Biol 53:805, 2009.

CAPÍTULO 16

Catala M, Kubis N: Gross anatomy and development of the peripheral nervous system. In Said G, Krarup C (eds): Handbook of Clinical Neurology, Amsterdam, Elsevier B.V, 2013.
De Wals P, Tairou F, Van Allen MI, et al: Reduction in neural-tube defects after folic acid fortification in Canada. N Engl J Med 357:135, 2007.
Diaz AL, Gleeson JG: The molecular and genetic mechanisms of neocortex development. Clin Perinatol 36:503, 2009.
Evans OB: Development of the nervous system. In Haines D (ed): Fundamental Neuroscience for Basic and Clinical Applications, Philadelphia, Saunders, 2013.
Haines DE: Fundamental Neuroscience for Basic and Clinical Applications. Philadelphia, Saunders, 2013.
O'Rahilly R, Müller F: Embryonic Human Bra: An Atlas of Developmental Stages, 2nd ed. New York, Wiley-Liss, 1999.
Osterhues A, Ali NS, Michels KB: The role of folic acid fortification in neural tube defects: a review. Crit Rev Food Sci Nutr 53:1180, 2013.
Schiller JH, Shellhaas R: Neurology: congenital anomalies of the central nervous system. In Marcdante KJ, Kliegman KJ (eds): Nelson Essentials of Pediatrics, 7th ed. Philadelphia, Saunders, 2015.
ten Donkelaar HT, Lammens M: Development of the human cerebellum and its disorders. Clin Perinatol 36:513, 2009.
Zhan J, Dinov ID, Li J, et al: Spatial-temporal atlas of human fetal brain development during the early second trimester. Neuroimage 82:115, 2013.

CAPÍTULO 17

Barishak YR: Embryology of the Eye and Its Adnexa, 2nd ed. Basel, Karger, 2001.
Bauer PW, MacDonald CB, Melhem ER: Congenital inner ear malformation. Am J Otol 19:669, 1998.
Chung HA, Medina-Ruiz S, Harland RM: Sp8 regulates inner ear development. Proc Natl Acad Sci U S A 111:632, 2014.
FitzPatrick DR, van Heyningen V: Developmental eye disorders. Curr Opin Genet Dev 15:348, 2005.
Jason R, Guercio BS, Martyn LJ: Congenital malformations of the eye and orbit. Otolaryngol Clin North Am 40:113, 2007.
Jones KL, Jones MC, del Campo M: Smith's Recognizable Patterns of Human Malformation, 7th ed. Philadelphia, Saunders, 2013.
Munnamalai V, Fekete DM: Wnt signaling during cochlear development. Semin Cell Dev Biol 24:480, 2013.
O'Rahilly R: The prenatal development of the human eye. Exp Eye Res 21:93, 1975.
Porter CJW, Tan SW: Congenital auricular anomalies: topographic anatomy, embryology, classification, and treatment strategies. Plast Reconstr Surg 115:1701, 2005.
Thompson H, Ohazama A, Sharpe PT, Tucker AS: The origin of the stapes and relationship to the otic capsule and oval window. Dev Dyn 241:1396, 2012.

CAPÍTULO 18

Caton J, Tucker AS: Current knowledge of tooth development: patterning and mineralization of the murine dentition. J Anat 214:407, 2009.
Chiu YE: Dermatology. In Marcdante KJ, Kliegman KJ (eds): Nelson Essentials of Pediatrics, 7th ed. Philadelphia, Saunders, 2015.
Crawford PJM, Aldred MJ: Anomalies of tooth formation and eruption. In Welbury RR, Duggal MS, Hosey MT (eds): Paediatric Dentistry, 4th ed. Oxford, UK, Oxford University Press, 2014.
Gillgrass TS, Welbery R: Craniofacial growth and development. In Welbury RR, Duggal MS, Hosey MT (eds): Paediatric Dentistry, 4th ed. Oxford, UK, Oxford University Press, 2014.
Harryparsad A, Rahman L, Bunn BK: Amelogenesis imperfecta: a diagnostic and pathological review with case illustration. SADJ 68:404, 2013.
Kawasaki M, Porntaveetus T, Kawasaki K, et al: R-spondins/Lgrs expression in tooth development. Dev Dyn 243:844, 2014.
Nanci A: Ten Cate's Oral Histology: Development, Structure and Function, 8th ed. Philadelphia, Mosby, 2012.
Paller AS, Mancini AJ: Hurwitz Clinical Pediatric Dermatology: A Textbook of Skin Disorders of Childhood and Adolescence, 3rd ed. Philadelphia, Saunders, 2006.
Papagerakis P, Mitsiadis T: Development and structure of teeth and periodontal tissues. In Rosen CJ (ed): Primer on the Metabolic Bone Diseases and Disorders of Mineral Metabolism, 8th ed. New York, John Wiley & Sons, 2013.
Patil S, Doni B, Kaswan S, Rahman F: Prevalence of dental anomalies in Indian population. J Clin Exp Dent 5:e183, 2013.
Smolinski KN: Hemangiomas of infancy: clinical and biological characteristics. Clin Pediatr 44:747, 2005.

CAPÍTULO 19

Benedum CM, Yazdy MM, Mitchell AA, et al: Risk of spina bifida and maternal cigarette, alcohol, and coffee use during the first month of pregnancy. Int J Environ Res Public Health 10:3263, 2013.
Briggs GG, Freeman RK, Yaffe SJ: Drugs in Pregnancy and Lactation, 8th ed. Baltimore, Lippincott, Williams & Wilkins, 2011.
Dolk H, Loane M, Garne E: The prevalence of congenital anomalies in Europe. Adv Exp Med Biol 686:349, 2010.
Holbrook BD, Rayburn WF: Teratogenic risks from exposure to illicit drugs. Obstet Gynecol Clin N Am 41:229, 2014.
Holloway AC, Salomon A, Soares MJ, et al: Characterization of the adverse effects of nicotine on placental development: in vivo and in vitro studies. Am J Physiol Endocrinol Metab 306:E443, 2014.
Jia J, Geng L, Zong Y: Birth defects in assisted reproductive technology and spontaneously conceived children: a meta-analysis. J Reprod Contraception 24:237, 2013.
Levine DA: Growth and development. In Marcdante KJ, Kliegman KJ (eds): Nelson Essentials of Pediatrics, 7th ed. Philadelphia, Saunders, 2015.
Levy PA, Marion RW: Human genetics and dysmorphology. In Marcdante KJ, Kliegman KJ (eds): Nelson Essentials of Pediatrics, 7th ed. Philadelphia, Saunders, 2015.
Medicode, Inc: Medicodes' Hospital and Payer: International Classification of Diseases, Clinical Modification, ICD-9-CM 2006, vols. 1-3. Salt Lake City, Medicode, 2006.
Rasmussen SA: Human teratogens update 2011 can we ensure safety during pregnancy? Birth Defects Res A Clin Mol Teratol 94:123, 2012.
Rasmussen SA, Erickson JD, Reef SE, et al: Principles and practice of teratology for the obstetrician. Clin Obstet Gynecol 51:106, 2009.
Simpson JL: Birth defects and assisted reproductive technology. Semin Fetal Neonatal Med 19:177, 2014.
Slaughter SR, Hearns-Stokes R, van der Vlugt T, et al: FDA approval of doxylamine-pyridoxine therapy for use in pregnancy. N Engl J Med 370:1081, 2014.
Turnpenny P, Ellard S: Emery's Elements of Medical Genetics, 14th ed. Philadelphia, Churchill Livingstone, 2012.
Waldorf KMA, McAdams RM: Influence of infection during pregnancy on fetal development. Reproduction 146:R151, 2013.

CAPÍTULO 20

Alvarez-Buylla A, Ihrie RA: Sonic hedgehog signaling in the postnatal brain. Semin Cell Dev Biol 33:105, 2014.
Amakye D, Jagani Z, Dorsch M: Unraveling the therapeutic potential of the Hedgehog pathway in cancer. Nat Med 19:1410, 2013.
Andersson ER, Lendahl U: Therapeutic modulation of Notch signalling—are we there yet? Nat Rev Drug Discov 13:357, 2014.
Aster JC: In brief: Notch signalling in health and disease. J Pathol 232:1, 2014.
Beets K, Huylebroeck D, Moya IM, et al: Robustness in angiogenesis: Notch and BMP shaping waves. Trends Genet 29:140, 2013.
Benoit YD, Guezguez B, Boyd AL, Bhatia M: Molecular Pathways: epigenetic modulation of Wnt/glycogen synthase kinase-3 signaling to target human cancer stem cells. Clin Cancer Res 20(21):1, 2014.
Berdasco M, Esteller M: Genetic syndromes caused by mutations in epigenetic genes. Hum Genet 132:359, 2013.
Blake JA, Ziman MR: Pax genes: regulators of lineage specification and progenitor cell maintenance. Development 141:737, 2014.
Castro DS, Guillemot F: Old and new functions of proneural factors revealed by the genome-wide characterization of their transcriptional targets. Cell Cycle 10:4026, 2011.
Das BC, Thapa P, Karki R, et al: Retinoic acid signaling pathways in development and diseases. Bioorg Med Chem 22:673, 2014.
De Robertis EM: Spemann's organizer and the self-regulation of embryonic fields. Mech Dev 126:925, 2009.
Dekanty A, Milán M: The interplay between morphogens and tissue growth. EMBO Rep 12:1003, 2011.
Dhanak D, Jackson P: Development and classes of epigenetic drugs for cancer. Biochem Biophys Res Commun, 2014, Jul 10. [Epub ahead of print]
Gaarenstroom T, Hill CS: TGF-β signaling to chromatin: how Smads regulate transcription during self-renewal and differentiation. Semin Cell Dev Biol 32C:107, 2014.
Giannotta M, Trani M, Dejana E: VE-cadherin and endothelial adherens junctions: active guardians of vascular integrity. Dev Cell 26:441, 2013.
Goldman D: Regeneration, morphogenesis and self-organization. Development 141:2745, 2014.
Guillot C, Lecuit T: Mechanics of epithelial tissue homeostasis and morphogenesis. Science 340:1185, 2013.
Gutierrez-Mazariegos J, Theodosiou M, Campo-Paysaa F, Schubert M: Vitamin A: a multifunctional tool for development. Semin Cell Dev Biol 22:603, 2011.
Hendriks WJ, Pulido R: Protein tyrosine phosphatase variants in human hereditary disorders and disease susceptibilities. Biochim Biophys Acta 1832:1673, 2013.
Hori K, Sen A, Artavanis-Tsakonas S: Notch signaling at a glance. J Cell Sci 126(Pt 10):2135, 2013.
Imayoshi I, Kageyama R: bHLH factors in self-renewal, multipotency, and fate choice of neural progenitor cells. Neuron 82:9, 2014.
Inoue H, Nagata N, Kurokawa H, Yamanaka S: iPS cells: a game changer for future medicine. EMBO J 33:409, 2014.
Kieran MW: Targeted treatment for sonic hedgehog-dependent medulloblastoma. Neuro Oncol 16:1037, 2014.

Kim W, Kim M, Jho EH: Wnt/β-catenin signalling: from plasma membrane to nucleus. Biochem J 450:9, 2013.
Lamouille S, Xu J, Derynck R: Molecular mechanisms of epithelial-mesenchymal transition. Nat Rev Mol Cell Biol 15:178, 2014.
Le Dréau G, Martí E: The multiple activities of BMPs during spinal cord development. Cell Mol Life Sci 70:4293, 2013.
Li CG, Eccles MR: PAX genes in cancer: friends or foes? Front Genet 3:6, 2012.
Lien WH, Fuchs E: Wnt some lose some: transcriptional governance of stem cells by Wnt/β-catenin signaling [review]. Genes Dev 28:1517, 2014.
Lim J, Thiery JP: Epithelial-mesenchymal transitions: insights from development. Development 139:3471, 2012.
MacGrogan D, Luxán G, de la Pompa JL: Genetic and functional genomics approaches targeting the Notch pathway in cardiac development and congenital heart disease. Brief Funct Genomics 13:15, 2014.
Mallo M, Alonso CR: The regulation of Hox gene expression during animal development. Development 140:3951, 2013.
Mallo M, Wellik DM, Deschamps J: Hox genes and regional patterning of the vertebrate body plan. Dev Biol 344:7, 2010.
Manoranjan B, Venugopal C, McFarlane N, et al: Medulloblastoma stem cells: where development and cancer cross pathways. Pediatr Res 71(4 Pt 2):516, 2012.
Maze I, Noh KM, Soshnev AA, Allis CD: Every amino acid matters: essential contributions of histone variants to mammalian development and disease. Nat Rev Genet 15:259, 2014.
Meijer DH, Kane MF, Mehta S, et al: Separated at birth? The functional and molecular divergence of OLIG1 and OLIG2. Nat Rev Neurosci 13:819, 2012.
O'Brien P, Morin P Jr, Ouellette RJ, Robichaud GA: The Pax-5 gene: a pluripotent regulator of B-cell differentiation and cancer disease. Cancer Res 71:7345, 2011.
Park KM, Gerecht S: Harnessing developmental processes for vascular engineering and regeneration. Development 141:2760, 2014.
Pignatti E, Zeller R, Zuniga A: To BMP or not to BMP during vertebrate limb bud development. Semin Cell Dev Biol 32C:119, 2014.
Rhinn M, Dollé P: Retinoic acid signalling during development. Development 139:843, 2012.
Ring A, Kim YM, Kahn M: Wnt/catenin signaling in adult stem cell physiology and disease. Stem Cell Rev 10:512, 2014.
Roussel MF, Robinson GW: Role of MYC in medulloblastoma. Cold Spring Harb Perspect Med 3(11), 2013.
Sánchez Alvarado A, Yamanaka S: Rethinking differentiation: stem cells, regeneration, and plasticity. Cell 157:110, 2014.
Scadden DT: Nice neighborhood: emerging concepts of the stem cell niche. Cell 157:41, 2014.
Schlessinger J: Receptor tyrosine kinases: legacy of the first two decades. Cold Spring Harb Perspect Biol 6(3), 2014.
Shah N, Sukumar S: The Hox genes and their roles in oncogenesis. Nat Rev Cancer 10:361, 2010.
Shearer KD, Stoney PN, Morgan PJ, McCaffery PJ: A vitamin for the brain. Trends Neurosci 35:733, 2012.
Sotomayor M, Gaudet R, Corey DP: Sorting out a promiscuous superfamily: towards cadherin connectomics. Trends Cell Biol 24:524, 2014.
Steffen PA, Ringrose L: What are memories made of? How Polycomb and Trithorax proteins mediate epigenetic memory. Nat Rev Mol Cell Biol 15:340, 2014.
Tee WW, Reinberg D: Chromatin features and the epigenetic regulation of pluripotency states in ESCs. Development 141:2376, 2014.
Thompson JA, Ziman M: Pax genes during neural development and their potential role in neuroregeneration. Prog Neurobiol 95:334, 2011.
Torres-Padilla ME, Chambers I: Transcription factor heterogeneity in pluripotent stem cells: a stochastic advantage. Development 141:2173, 2014.
Verstraete K, Savvides SN: Extracellular assembly and activation principles of oncogenic class III receptor tyrosine kinases. Nat Rev Cancer 12:753, 2012.
Wilkinson G, Dennis D, Schuurmans C: Proneural genes in neocortical development. Neuroscience 253:256, 2013.
Willaredt MA, Tasouri E, Tucker KL: Primary cilia and forebrain development. Mech Dev 130:373, 2013.
Wu MY, Hill CS: Tgf-beta superfamily signaling in embryonic development and homeostasis. Dev Cell 16:329, 2009.
Yang Y, Oliver G: Development of the mammalian lymphatic vasculature. J Clin Invest 124:888, 2014.
Zagozewski JL, Zhang Q, Pinto VI, et al: The role of homeobox genes in retinal development and disease. Dev Biol 393:195, 2014.

Respostas às Questões de Orientação Clínica

CAPÍTULO 1

1. Todas as pessoas, sobretudo aquelas que trabalham com saúde, precisam saber sobre concepção e contracepção, bem como de que maneira embriões e fetos se desenvolvem, tanto de forma normal quanto anormal. Espera-se que profissionais da área de saúde deem respostas inteligentes a questões comuns, como: "Quando o coração do bebê começa a bater?" "Quando ele move os membros?" "Quando o embrião está sob maior risco aos efeitos do álcool?" Para o diagnóstico pré-natal e qualquer tratamento médico antes do nascimento, os médicos — particularmente médicos de família, obstetras e pediatras — precisam saber como o embrião e o feto se desenvolvem, e também o que pode causar falhas de desenvolvimento. Além disso, as pesquisas em embriologia apoiam a aplicação de células-tronco para o tratamento de certas doenças crônicas.
2. Médicos datam a gestação a partir do primeiro dia do último período menstrual normal, pois a data costuma ser lembrada pela mulher. Não é possível detectar o momento exato da ovulação (liberação do oócito II) ou da fecundação (quando o desenvolvimento começa). Os testes laboratoriais e de ultrassonografia podem ser realizados para detectar quando a ovulação deve ocorrer e quando se deu a gestação.

CAPÍTULO 2

1. Mulheres grávidas não menstruam, mas pode haver sangramento na data habitual da menstruação. Esse sangue costuma ser o vazamento do espaço interviloso da placenta, que se dá em virtude da separação parcial da placenta do endométrio da parede uterina. Por não haver derramamento de endométrio, este sangue não é fluido menstrual; ele é o sangue materno que escapou do espaço interviloso da placenta.
2. Depende de quando ela esqueceu de tomar o contraceptivo oral. Se foi no meio do ciclo, pode ocorrer a ovulação, tendo como resultado uma gestação. Tomar duas doses no dia seguinte não impediria a ovulação.
3. O coito interrompido refere-se à retirada do pênis da vagina antes da ejaculação. Este método não é confiável. Muitas vezes, alguns espermatozoides são expelidos do pênis com as secreções das glândulas sexuais acessórias (p. ex., vesículas seminais) antes de a ejaculação ocorrer. Um desses espermatozoides pode fecundar o ovócito.
4. Espermatogênese refere-se ao processo completo de formação do espermatozoide. Espermiogênese é a transformação de uma espermátide em espermatozoide. Portanto, espermiogênese é o estágio final da espermatogênese.
5. Um dispositivo intrauterino (DIU) liberador de cobre pode inibir a capacitação dos espermatozoides e seu transporte pelo útero até o local de fecundação na tuba uterina. Nesse caso, seria um dispositivo contraceptivo. Um DIU liberador de hormônio (p. ex., levonorgestrel) pode causar mudanças que alteram as características morfológicas do endométrio — como resultado, o blastocisto não se implanta. Assim, o dispositivo intrauterino poderia ser chamado de dispositivo "contraimplantação".

CAPÍTULO 3

1. Os ciclos ovarianos e menstruais geralmente cessam entre 48 e 55 anos de idade, com a idade média de 51 anos. A menopausa resulta da parada gradual da produção de gonadotrofinas pela hipófise. No entanto, isso não significa que os ovários tenham esgotado o suprimento de óvulos. O risco de síndrome de Down e de outras trissomias é maior em filhos de mulheres de 39 anos ou mais (Cap. 19, Tabela 19-2). A espermatogênese também diminui a partir dos 45 anos, e o número de espermatozoides anormais e não viáveis aumenta. Entretanto, a produção de espermatozoides continua até a velhice. O risco de produzir gametas anormais é muito menor em homens do que em mulheres. Porém, homens mais velhos podem acumular mutações — capazes de produzir defeitos congênitos — que a criança corre o risco de herdar (Cap. 19).
2. Muitas pesquisas têm sido realizadas sobre novos métodos anticoncepcionais, incluindo o desenvolvimento de contraceptivos orais para homens. Essas pesquisas incluem o trabalho experimental sobre a prevenção hormonal e não hormonal da espermatogênesee, bem como a estimulação de respostas imunes a espermatozoides. Parar o desenvolvimento de milhões de espermatozoides sem uma base contínua provou ser muito mais difícil do que parar o desenvolvimento mensal de um único ovócito. Os resultados das abordagens moleculares, como o antagonismo farmacológico do P2X1-purinoceptor e α_1A-adrenoceptor, pode eventualmente fornecer um contraceptivo masculino seguro e reversível.
3. Não se sabe se já houve a fecundação dos corpos polares. No entanto, sugere-se que quimeras dispérmicas sejam

resultantes da fusão de um ovócito fecundado com um corpo polar fertilizado. Quimeras são raros indivíduos compostos por uma mistura de células provenientes de dois zigotos. Geralmente, resultam da fusão de zigotos gêmeos dizigóticos no início do desenvolvimento. Gêmeos dizigóticos são derivados de dois zigotos. Se um corpo polar for fecundado e permanecer separado do zigoto normal, ele pode formar um embrião.

4. A causa mais comum de aborto espontâneo durante a primeira semana é a anomalia cromossômica, como as anormalidades decorrentes da não disjunção (Cap. 2). A falha do sinciciotrofoblasto na produção de uma quantidade adequada de gonadotrofina coriônica humana para manter o corpo lúteo no ovário também poderia resultar no aborto espontâneo precoce.
5. É possível para uma mulher ter gêmeos dissimilares. No entanto, esse fenômeno é extremamente raro. O termo superfecundação indica a fecundação — durante atos separados de coito — de dois ou mais ovócitos ovulados quase ao mesmo tempo.
6. Mitose é o processo normal de reprodução celular, que resulta na formação de células filhas do zigoto. A clivagem é a série de divisões celulares mitóticas do zigoto. Esse processo resulta na formação de células filhas — blastômeros. As expressões *divisão de clivagem* e *divisão mitótica* têm o mesmo significado quando se referem ao zigoto em divisão.
7. Os requisitos nutricionais do zigoto em divisão não são grandes. Os nutrientes são derivados principalmente das secreções das tubas uterinas.
8. Sim. Um dos blastômeros poderia ser removido, e um cromossomo Y pode ser identificado por uma coloração fluorescente com quinacrina de mostarda, ou por técnicas moleculares (Cap. 7). Essa técnica pode ser disponibilizada para casais com histórico familiar de doenças genéticas ligadas ao sexo — como hemofilia, distrofia muscular — e para mulheres que já deram à luz uma criança com doença dessa natureza e estão relutantes em ter mais filhos. Nesses casos, apenas embriões do sexo feminino concebidos *in vitro* seriam transferidos para o útero.

CAPÍTULO 4

1. O sangramento de implantação refere-se à perda de pequenas quantidades de sangue a partir do local de implantação de um blastocisto, que ocorre alguns dias depois da data prevista da menstruação. Mulheres que não estão familiarizadas com essa possível ocorrência podem interpretar o sangramento como um fluxo menstrual leve. Em tais casos, elas podem informar ao médico a data errada do último período menstrual normal. Esse sangue não é fluxo menstrual, e sim sangue do espaço interviloso da placenta em desenvolvimento. A perda de sangue também é resultado da ruptura de artérias ou veias coriônicas. Ou de ambas (Cap. 8).
2. Drogas ou outros agentes podem causar aborto precoce de um embrião, mas não causam defeitos congênitos se tomadas durante as duas primeiras semanas. Tais substâncias ou danificam todas as células embrionárias, matando o embrião, ou lesionam apenas algumas células. Nesse caso, o embrião se recupera e se desenvolve normalmente.
3. Os dispositivos intrauterinos costumam ser muito eficientes na prevenção da gestação mediante alteração da capacitação ou motilidade espermática, ou das características morfológicas do endométrio. Entretanto, um dispositivo intrauterino não bloqueia fisicamente a entrada do espermatozoide na tuba uterina e a fecundação do ovócito, se estiver presente. Embora o endométrio possa ser hostil à implantação, um blastocisto poderia se desenvolver e se implantar na tuba uterina (i.e., a gestação ectópica tubária). Se a fecundação ocorrer numa mulher que está usando um dispositivo intrauterino, o risco de gestação ectópica é de aproximadamente 5%.
4. As gestações abdominais são muito incomuns, mas sua ocorrência pode ser resultado da implantação primária de um blastocisto no abdome. Na maioria dos casos, acredita-se resultar da implantação ectópica de um blastocisto que aborta espontaneamente a partir da tuba uterina e entra na cavidade peritoneal. O risco de hemorragia materna severa e mortalidade fetal é elevado em casos de gestação abdominal. No entanto, se o diagnóstico for feito tardiamente e a paciente (mãe) não apresentar sintomas, a gestação pode prosseguir até que a viabilidade do feto esteja assegurada, momento em que seria realizada uma cesariana.

CAPÍTULO 5

1. Sim, certos medicamentos podem produzir defeitos congênitos se administrados durante a terceira semana após o último período menstrual normal (Cap. 19). Por exemplo, agentes antineoplásicos (quimioterápicos ou fármacos antitumorais) podem produzir graves defeitos esqueléticos e do tubo neural no embrião, como acrania e meroencefalia (ausência parcial do encéfalo), se administrados durante a terceira semana.
2. Sim, os riscos para mãe de 40 anos ou mais e para o embrião são aumentados. Idade materna avançada é um fator predisponente para certas condições médicas. Por exemplo, a pré-eclâmpsia, uma desordem hipertensiva da gestação caracterizada pelo aumento da pressão arterial e edema, ocorre mais frequentemente em gestantes mais velhas. Idade materna avançada também está associada a um aumento significativo do risco para o embrião ou feto — sendo os mais comuns defeitos congênitos associados a anomalias cromossômicas, como a síndrome de Down e a trissomia do 13 (Cap. 19). Contudo, mulheres com mais de 40 anos podem ter filhos normais.

CAPÍTULO 6

1. No início da oitava semana, os embriões têm dedos atarracados e unidos com membranas, eminências caudais e um aspecto diferente dos fetos de nove semanas. Porém, ao fim da oitava semana, embriões e fetos são similares. A mudança da denominação é arbitrariamente feita para indicar que uma nova

fase do desenvolvimento (crescimento e diferenciação rápidos) começou e que o período mais crítico do desenvolvimento foi concluído.

2. Existem diferentes opiniões sobre quando um embrião se torna ser humano, pois elas muitas vezes são afetadas por visões religiosas e pessoais. A resposta científica é que o embrião é ser humano a partir do momento da fecundação, devido à sua constituição cromossômica humana. O zigoto é o começo de um ser humano em desenvolvimento. Algumas pessoas consideram que o embrião se torna humano somente após o nascimento.

3. Não, não pode. Durante o período embrionário, existem mais similaridades do que diferenças na genitália externa (Cap. 13). É impossível dizer, por exame ultrassonográfico, se o órgão sexual primordial (tubérculo genital com cinco semanas e falo com sete semanas) vai se tornar um pênis ou um clitóris. As diferenças sexuais não são claras até o início do período fetal (10 a 12 semanas). Os padrões de cromatina sexual e a análise cromossômica (hibridização *in situ* fluorescente) das células embrionárias obtidas durante a amniocentese podem mostrar o sexo cromossômico do embrião (Cap. 7).

CAPÍTULO 7

1. Exames de ultrassonografia mostraram que embriões maduros (oito semanas) e fetos jovens (nove semanas) apresentam movimentos espontâneos, como contração (movimentos bruscos súbitos) do tronco e dos membros. Embora o feto comece a mover suas costas e membros durante a 12ª semana, a mãe não pode sentir os movimentos do feto até a 16ª ou 20ª semana. Mulheres que já tiveram muitos filhos geralmente conseguem detectar esses movimentos, chamados vivificação, mais cedo do que as grávidas pela primeira vez, pois já os conhecem. A vivificação é muitas vezes percebida como uma leve vibração ou um movimento de tremor.

2. A suplementação com ácido fólico antes da concepção e durante o início da gestação é eficaz na redução da incidência de defeitos do tubo neural (p. ex., espinha bífida). Foi mostrado que o risco de ter um filho com defeito do tubo neural é significativamente menor quando um suplemento vitamínico, contendo 400 mg de ácido fólico, é consumido diariamente. No entanto, não existe consenso de que as vitaminas sejam úteis na prevenção desses defeitos na maioria das gestações de risco.

3. A lesão direta ao feto pela agulha durante a amniocentese é muito rara quando a orientação por ultrassom é utilizada para localizar a posição do feto e monitorar a inserção da agulha. O risco de induzir um aborto é pequeno (aproximadamente 0,5%) em gestações no segundo trimestre. A infecção materna ou fetal também é uma complicação incomum.

CAPÍTULO 8

1. Natimorto é o nascimento de um feto que estava morto antes do parto, com pelo menos 500 g e no mínimo 20 semanas de idade. A probabilidade de ter um bebê natimorto é aproximadamente três vezes maior entre mães de idade superior a 40 anos do que entre as mulheres de 20 a 30 anos. Mais fetos do sexo masculino são natimortos. A razão para isso é desconhecida.

2. Às vezes, o cordão umbilical é excepcionalmente longo e envolve partes do feto, como o pescoço ou um membro. Esse acidente pode obstruir o fluxo de sangue com alto teor de oxigênio na veia umbilical para o feto e nas artérias umbilicais do feto para a placenta. Se a obstrução fizer com que o feto receba oxigênio e nutrientes de forma insuficiente, ele fica propenso a morrer. Um nó preciso no cordão umbilical também obstrui o fluxo sanguíneo. O prolapso do cordão umbilical na cérvix, na altura de uma parte exposta (frequentemente a cabeça), também pode ser considerado acidente do cordão. Isso cria uma pressão e impede o feto de receber oxigênio adequadamente. Enovelamento do cordão ao redor do feto também pode causar defeitos congênitos (p. ex., ausência de um antebraço).

3. A maior parte dos testes de gravidez vendidos em farmácias se baseia na detecção de quantidades relativamente grandes de gonadotrofina coriônica na urina da mulher. Os resultados desses testes são positivos por um curto período de tempo (aproximadamente uma semana), após o primeiro período menstrual perdido (posterior à implantação do embrião). A gonadotrofina coriônica humana é produzida pelo sinciciotrofoblasto do cório. Os testes geralmente fornecem um diagnóstico preciso, mas um médico deve ser consultado para confirmar a gestação, pois alguns tumores (coriocarcinomas) também produzem esse hormônio.

4. A "bolsa d'água" é um termo coloquial para o saco amniótico, que contém o líquido amniótico (em grande parte composto por água). Às vezes, o saco amniocoriônico rompe antes do início do trabalho de parto, permitindo o escape do líquido. A ruptura prematura das membranas é o evento mais comum que leva ao parto e ao nascimento prematuros. A ruptura precoce das membranas pode complicar o processo do nascimento ou permitir que uma infecção vaginal se espalhe para o feto. Por vezes, uma solução salina estéril é introduzida no útero por meio de um cateter amnioinfusão — para aliviar o sofrimento fetal. O termo *nascimento seco* é usado para descrever um volume baixo de líquido amniótico.

5. O sofrimento fetal é sinônimo de hipóxia fetal, indicando a diminuição da oxigenação para o feto como resultado de uma redução geral do teor de oxigênio no sangue materno, da diminuição da capacidade de transporte do oxigênio ou do fluxo sanguíneo diminuído. Existe sofrimento fetal quando a frequência cardíaca está menor que 100 batimentos/min. A cada 200 partos, 1 apresentará pressão no cordão umbilical, que causa desde um sofrimento fetal secundário até comprometimento do fornecimento de sangue para o feto. Nesses casos, o corpo do feto comprime o cordão umbilical à medida que passa pela cérvix uterina e vagina.

6. A incidência de gêmeos dizigóticos aumenta com a idade materna. Essa geminação é um traço autossômico recessivo herdado pelas filhas de mãe de gêmeos. Portanto, a geminação dizigótica é hereditária. A geminação monozigótica, por outro lado, é uma ocorrência aleatória que não é geneticamente controlada.

CAPÍTULO 9

1. Sim, é. Quando um recém-nascido apresenta uma hérnia diafragmática congênita, partes de seu estômago e fígado podem entrar no tórax (peito). No entanto, isso é incomum. Geralmente, as vísceras anormalmente localizadas são os intestinos. As vísceras entram no tórax por meio de um defeito posterolateral no diafragma, normalmente do lado esquerdo.
2. A hérnia diafragmática congênita (HDC) ocorre em 1 a cada 3.000 recém-nascidos. Um recém-nascido com HDC pode sobreviver, mas a taxa de mortalidade é relativamente alta (aproximadamente 76%). O tratamento deve ser administrado imediatamente. Um tubo de alimentação é inserido no estômago, e o ar e os conteúdos gástricos são aspirados com sucção contínua. A intubação das vias aéreas, a ventilação mecânica e a estabilização do recém-nascido são fundamentais até que a cirurgia possa ser executada. As vísceras deslocadas são recolocadas na cavidade abdominal, e o defeito no diafragma é reparado cirurgicamente. Os recém-nascidos com hérnias diafragmáticas grandes, operados dentro de 24 horas após o nascimento, têm taxas de sobrevivência de 40% a 70%. A reparação cirúrgica intrauterina de uma HDC foi tentada, mas essa intervenção tem um risco considerável para o feto e para a mãe. O crescente uso de técnicas cirúrgicas minimamente invasivas pode reduzir o risco.
3. Depende do grau de herniação de vísceras abdominais. Com uma hérnia moderada, os pulmões podem estar maduros, mas pequenos. Com um grau severo de herniação, o desenvolvimento pulmonar está prejudicado. A maioria das crianças com HDC morre não por causa do defeito no diafragma ou em vísceras do tórax, mas porque o pulmão do lado afetado é hipoplásico (subdesenvolvido).
4. Sim, é possível ter uma pequena HDC e não saber. Algumas hérnias pequenas podem permanecer assintomáticas até a idade adulta, sendo descobertas apenas durante exames radiográficos ou ultrassonográficos de rotina no tórax. O pulmão do lado afetado provavelmente se desenvolveria normalmente, pois haveria pouca ou nenhuma pressão sobre ele durante o desenvolvimento pré-natal.

CAPÍTULO 10

1. Não, ambas as afirmações são imprecisas. Todos os embriões têm sulcos nos lábios superiores, onde as proeminências maxilares encontram as saliências nasais mediais fundidas. No entanto, os embriões normais não têm fenda labial. Quando o desenvolvimento do lábio é anormal, o tecido no assoalho do sulco labial se decompõe, formando um lábio leporino.
2. O risco, nesse caso, é o mesmo da população em geral: mais ou menos 1 em 1.000.
3. Embora fatores ambientais possam estar envolvidos, é razoável supor que o lábio leporino do filho e a fenda palatina foram hereditários e recessivos em sua expressão. Isso significaria que o pai também portava um gene oculto para lábio leporino e que sua genética familiar foi igualmente responsável pelas anomalias do filho.
4. Anomalias menores da aurícula do ouvido externo são comuns e geralmente não têm nenhuma consequência médica ou cosmética grave. Aproximadamente 14% dos recém-nascidos têm defeitos de nascimento menores, e menos de 1% tem outros defeitos. As orelhas anormais da criança poderiam ser consideradas uma anomalia dos arcos faríngeos (branquiais), pois as seis pequenas saliências auriculares (tumefações) dos dois primeiros pares de arcos faríngeos contribuem para as aurículas. No entanto, tais alterações menores de formato da orelha não seriam normalmente classificadas dessa forma.

CAPÍTULO 11

1. Estímulos múltiplos iniciam a respiração ao nascimento. O tapa nas nádegas era um estímulo físico comum, mas a ação é geralmente desnecessária. Em circunstâncias normais, a respiração do recém-nascido começa prontamente, o que sugere ser uma resposta reflexa aos estímulos sensoriais de exposição ao ar e ao toque. As alterações nos gases sanguíneos após a interrupção da circulação da placenta, como a diminuição da tensão de oxigênio e do pH, bem como o aumento da pressão parcial de dióxido de carbono, são também importantes no estímulo à respiração.
2. A doença da membrana hialina, outro nome para a síndrome da angústia respiratória, ocorre após o início da respiração em bebês com pulmões imaturos e uma deficiência de surfactante pulmonar. A incidência dessa síndrome é de aproximadamente 1% entre todos os nascimentos vivos, sendo a principal causa de morte em recém-nascidos. Ela ocorre principalmente em bebês prematuros.
3. Um feto de 22 semanas é viável e, se nascer prematuro mas receber cuidados especiais em unidades de terapia intensiva neonatal, pode sobreviver. As chances de sobrevivência, no entanto, são pequenas para bebês com peso inferior a 600 g, pois os pulmões são imaturos e incapazes de fazer adequadamente a troca gasosa alvéolo-capilar. Além disso, o cérebro do feto costuma não ser diferenciado o bastante para permitir a respiração regular. A administração de surfactante exógeno (terapia de reposição de surfactante) reduz a gravidade da síndrome do desconforto respiratório e a mortalidade neonatal.

CAPÍTULO 12

1. Sem dúvida, a criança tem estenose pilórica hipertrófica congênita, uma hipertrofia difusa (aumento) e hiperplasia do músculo liso na parte pilórica do estômago.

Essa condição produz uma massa dura palpável, mas é uma hipertrofia benigna. O aumento muscular provoca o estreitamento do canal de saída (canal pilórico). Em resposta à obstrução do fluxo de saída e ao peristaltismo vigoroso, o vômito é projétil, como no caso do bebê descrito. O alívio cirúrgico da obstrução do piloro é o tratamento habitual. A causa da estenose pilórica não é conhecida, mas acredita-se que tenha um padrão de herança multifatorial — i.e., fatores genéticos e ambientais provavelmente estão envolvidos.

2. É verdade que crianças com síndrome de Down têm maior incidência de atresia duodenal. Elas são também mais propensas a ter o ânus imperfurado e outros defeitos congênitos, como do septo atrial. Esses defeitos congênitos são causados provavelmente por sua constituição cromossômica anormal — i.e., três, em vez de duas, cópias do cromossomo 21. A atresia duodenal pode ser corrigida cirurgicamente, contornando a obstrução do piloro (duodeno-duodenostomia).
3. Em casos muito raros, quando os intestinos retornam para o abdome após uma hérnia umbilical fisiológica, eles podem rotacionar em sentido horário, ao invés do sentido anti-horário habitual. Como resultado, o ceco e o apêndice estão localizados no lado esquerdo, condição chamada *situs inversus abdominal*. Ceco e apêndice localizados do lado esquerdo podem também resultar num ceco móvel. Se o ceco não estiver fixado na parede abdominal posterior durante o período fetal, fica, juntamente com o apêndice, móvel e pode migrar para o lado esquerdo.
4. Sem dúvida, o indivíduo descrito teve um divertículo ileal (de Meckel), uma projeção externa digitiforme do íleo. Essa anomalia comum é por vezes referida como um segundo apêndice, que é um termo impróprio. Um divertículo ileal produz sintomas semelhantes aos da apendicite. É também possível, embora raro, que a pessoa tenha apresentado uma duplicação do ceco, o que resultaria em dois apêndices.
5. A doença de Hirschsprung, ou megacólon congênito, é o fator mais comum de obstrução do cólon descendente em recém-nascidos. A causa da doença é a falha da migração das células da crista neural na parede do intestino. As células da crista neural normalmente formam os neurônios, portanto há uma deficiência das células nervosas que inervam a parede muscular do intestino — a ganglionose congênita. Quando a parede intestinal entra em colapso, ocorre a obstrução, tendo como resultado a constipação. Superdistensão intestinal e perfuração também podem ocorrer.
6. Se a criança teve uma fístula umbilicoileal, o canal anormal que liga o íleo e o umbigo poderia permitir a passagem do conteúdo do íleo ao umbigo. Essa ocorrência seria uma pista importante de diagnóstico para a presença desse canal. A fístula é resultado da persistência da parte intra-abdominal do ducto faloentérico.

CAPÍTULO 13

1. A maioria das pessoas com um rim em ferradura não tem problemas urinários. A posição anormal dos rins fusionados geralmente é descoberta após a morte ou durante os procedimentos de diagnóstico por imagem. Nada precisa ser feito com o rim anormal, a menos que a pessoa tenha uma infecção descontrolada do trato urinário. Em alguns casos, o urologista pode dividir o rim em duas partes e fixá-las em posições que não resultem na estagnação urinária.
2. Seus rins em desenvolvimento provavelmente se fundiram entre a sexta e a oitava semana à medida que "migraram" da pélvis. Os rins fusionados, então, subiram para a posição normal de um lado ou do outro. Geralmente, não há problemas associados a rins fusionados, mas os cirurgiões devem estar conscientes da possibilidade dessa condição e reconhecê-la pelo que ela é. Tal anomalia é chamada de ectopia renal cruzada.
3. Os indivíduos afetados têm tanto o tecido ovariano quanto o testicular. Embora a espermatogênese seja incomum, a ovulação não é. Gestação e parto foram observados em alguns pacientes, mas são casos raros.
4. Por volta de 48 horas após o nascimento, uma atribuição definitiva do sexo pode ser feita na maioria dos casos. Os pais são informados de que o desenvolvimento da genitália do bebê está incompleto e que os testículos são necessários para determinar se a criança é menino ou menina. Eles costumam ser desaconselhados a anunciar o nascimento do bebê para os amigos até que o sexo tenha sido atribuído. A cariotipagem — coloração, visualização e contagem cromossômica — a partir de linfócitos do sangue total é conduzida, bem como a identificação do gene *SRY* (região determinante do sexo do cromossomo Y), ou por hibridização *in situ* fluorescente, ou por reação de amplificação em cadeia da polimerase. Estudos hormonais também podem ser necessários.
5. A virilização (masculinização) de um feto do sexo feminino, como resultado da hiperplasia suprarrenal congênita, é a causa mais comum de genitália externa ambígua. Em outros casos, os andrógenos entram na circulação fetal após ingestão materna de hormônios androgênicos. Em casos raros, esses hormônios são produzidos por um tumor numa das glândulas suprarrenais da mãe. A fusão parcial ou completa das pregas urogenitais ou saliências labioscrotais é o resultado da exposição aos andrógenos antes da 12ª semana do desenvolvimento. O aumento clitoriano ocorre após esse ponto. Entretanto, os andrógenos não causam ambiguidade sexual, pois os outros órgãos genitais externos estão totalmente formados nesse momento.

CAPÍTULO 14

1. Os sopros cardíacos são sons transmitidos para a parede torácica do turbilhonamento do sangue no coração ou em grandes artérias. Os murmúrios altos muitas vezes representam a estenose de uma das válvulas semilunares (aórtica ou pulmonar). Um defeito do septo ventricular ou um forame oval persistente (forame oval) também pode produzir murmúrio.
2. As cardiopatias congênitas são comuns. Ocorrem de 6 a 8 entre cada 1.000 recém-nascidos e representam

aproximadamente 10% de todas as anomalias congênitas. Os defeitos do septo ventricular são os tipos mais comuns de anomalias cardíacas. São mais comuns em homens do que em mulheres, mas a razão para isso é desconhecida.

3. A causa da maior parte das anomalias congênitas do sistema cardiovascular é desconhecida. Em aproximadamente 8% das crianças com doença cardíaca, uma base genética está clara. A maioria dessas anomalias está associada a anormalidades cromossômicas óbvias (p. ex., trissomia do 21) e exclusão de partes de cromossomos. A síndrome de Down está associada à cardiopatia congênita em 50% dos casos. A ingestão materna de medicamentos como antimetabólitos e varfarina (um anticoagulante) tem sido associada a uma alta incidência de defeitos cardíacos — assim como o consumo abusivo de álcool durante a gestação.
4. Várias infecções virais estão associadas a defeitos cardíacos congênitos. No entanto, apenas o vírus da rubéola (sarampo alemão) é conhecido por causar doenças cardiovasculares (p. ex., persistência do ducto arterioso). A rubéola (sarampo comum) não causa defeitos cardiovasculares. A vacina contra o vírus causador da doença está disponível e é eficaz na prevenção do desenvolvimento da infecção em mulheres que não tiveram a doença e estão planejando ter filho. Posteriormente, evitará o desenvolvimento da mesma síndrome no bebê. Por causa do perigo potencial da vacina para o embrião, ela é administrada somente se não houver probabilidade de gravidez para os dois meses seguintes.
5. Essa anomalia é chamada de transposição das grandes artérias, porque as posições dos grandes vasos (aorta e tronco pulmonar) estão invertidas. A sobrevivência após o nascimento depende da mistura entre as circulações pulmonar e sistêmica — (p. ex., por um defeito do septo atrial (forame oval patente). A transposição das grandes artérias ocorre em pouco mais de 1 entre 5.000 nascidos vivos e é mais comum em crianças do sexo masculino do que nas do sexo feminino (quase 2 por 1). A maioria das crianças com essa grave anomalia cardíaca morre durante os primeiros meses de vida. Entretanto, a cirurgia corretiva pode ser realizada naqueles que sobrevivem por vários meses. Inicialmente, um defeito do septo atrial pode ser criado para aumentar a mistura entre a circulação sistêmica e pulmonar. Mais tarde, uma cirurgia de desvio — invertendo a aorta e o tronco pulmonar — pode ser executada. No entanto, é mais comum que uma bandagem — dispositivo utilizado para reter o fluxo do sangue — seja inserida no átrio para desviar o sangue venoso sistêmico através da válvula mitral, do ventrículo esquerdo e da artéria pulmonar para os pulmões, bem como para desviar o sangue venoso pulmonar através da válvula tricúspide, do ventrículo direito e da aorta. Isso corrige fisiologicamente a circulação.
6. Provavelmente um dos gêmeos tem dextrocardia, o que normalmente não tem nenhum significado clínico. O coração é simplesmente deslocado para a direita. No indivíduo descrito, o coração apresenta uma imagem normal de espelho da estrutura cardíaca. Isso ocorre durante a quarta semana de desenvolvimento, quando o tubo cardíaco gira para a esquerda, ao invés de para a direita. A dextrocardia é uma anomalia relativamente comum em gêmeos monozigóticos.

CAPÍTULO 15

1. Uma costela acessória associada à sétima vértebra cervical é de importância clínica, pois pode comprimir a artéria subclávia, o plexo braquial ou ambos, produzindo sintomas de compressão da artéria e do nervo. O tipo mais comum de costela acessória é uma costela lombar, que geralmente não provoca problemas.
2. Uma hemivértebra — composta pela metade de um corpo, um pedículo e uma lâmina — pode produzir curvatura lateral da coluna vertebral (escoliose). Essa anomalia ocorre quando as células mesenquimais dos esclerótomos não formam, de um lado, o primórdio da metade de uma vértebra, causando um número maior de centros de crescimento do outro lado — desequilíbrio que provoca a curvatura da coluna.
3. Craniossinostose indica o fechamento prematuro de uma ou mais das suturas cranianas. Essa anormalidade do desenvolvimento resulta em malformações cranianas. A escafocefalia ou dolicocefalia — crânio longo e estreito — tem como causa o fechamento prematuro da sutura sagital. Esse tipo de craniossinostose corresponde a aproximadamente 50% dos casos de fechamento prematuro das suturas cranianas e é mais observado no sexo masculino.
4. A síndrome de Klippel-Feil se caracteriza por pescoço curto, linha capilar baixa e movimentos restritos do pescoço. Na maioria dos casos, está presente um número menor de vértebras cervicais.
5. A síndrome de *Prune-belly* resulta da ausência parcial ou total da musculatura abdominal. Geralmente a parede abdominal é fina. Essa síndrome costuma estar associada a malformações do trato urinário, sobretudo da bexiga urinária p. ex., extrofia). No sexo masculino, quase todos os pacientes têm criptorquidia — falha da descida de um ou ambos os testículos para o escroto.
6. A ausência da parte esternocostal do músculo peitoral esquerdo maior é quase sempre a causa de um mamilo e uma aréola anormalmente baixos. Apesar das numerosas e importantes ações, a ausência de todo ou parte do músculo peitoral maior normalmente não causa incapacidade. As ações de outros músculos associados à articulação do ombro compensam a ausência parcial desse músculo.
7. A menina tem um músculo esternocleidomastóideo proeminente. Esse músculo liga o processo mastoide à clavícula e ao esterno, portanto o crescimento contínuo do lado do pescoço resulta em inclinação e rotação da cabeça. Esta condição relativamente comum — torcicolo congênito (pescoço torto) — pode ocorrer devido à lesão do músculo durante o nascimento. O alongamento e rompimento de algumas fibras musculares pode ter ocorrido durante o parto, resultando em sangramento no músculo. Ao longo de várias semanas, ocorre a necrose de fibras, e o sangue é substituído por tecido fibroso. Isso resulta

no encurtamento do músculo e no tracionamento da cabeça da criança para um lado. Se a condição não for corrigida, o músculo encurtado também pode distorcer o formato da face do lado afetado.

8. O jovem atleta provavelmente tinha um músculo sóleo acessório, presente em aproximadamente 6% das pessoas. Essa anomalia, ao que tudo indica, resulta da divisão do primórdio do músculo sóleo em duas partes.
9. A ingestão de medicamentos não causou o encurtamento dos membros da criança. O bebê tem uma desordem esquelética conhecida como acondroplasia. Esse tipo de encurtamento de membro tem uma incidência de 1 em 10.000 e apresenta herança autossômica dominante. Cerca de 80% das crianças afetadas são filhos de pais normais, e acredita-se que a condição resulte de mutações recentes — alterações no material genético — nas células germinativas dos pais. A maioria das pessoas com acondroplasia tem inteligência e vida normais dentro de suas capacidades físicas. Se os pais de uma criança com acondroplasia tiverem mais filhos, o risco de ter outra criança com a condição é um pouco maior do que o risco na população em geral. Todavia, o risco para os filhos da própria pessoa com acondroplasia é de 50%.
10. A braquidactilia é um traço autossômico dominante. Se a mulher (provavelmente bb) se casa com o homem braquidáctilo (provavelmente Bb), o risco é de 50% para uma criança com braquidactilia e 50%para uma criança normal. O aconselhável é buscar informações com um médico geneticista.
11. A bendectina — uma mistura antinauseante de doxilamina, diciclomina e piridoxina — não produz defeitos nos membros de embriões humanos. Vários estudos epidemiológicos não mostraram aumento do risco de defeitos congênitos após a exposição à bendectina, ou a seus ingredientes separadamente, durante o início da gestação. No caso descrito, a mãe tomou a medicação mais de três semanas após o fim do período crítico do desenvolvimento dos membros (24–36 dias após a fecundação). A maioria dos defeitos que levam à redução de membros tem base genética.
12. A sindactilia cutânea é o tipo mais comum de anomalia de membro. Ela varia de correias cutâneas entre os dedos até sinostose — união das falanges, que são os ossos dos dedos. Essa anomalia ocorre quando os raios digitais separados não se formam na quinta semana ou quando o tecido entre os dedos em desenvolvimento não sofre apoptose. A sindactilia cutânea simples é fácil de corrigir cirurgicamente.
13. O tipo mais comum de pé torto é o equinovaro, que se manifesta em 1 entre 1.000 recém-nascidos. Nessa deformidade, as solas dos pés se apresentam viradas e os pés, flexionados, assemelhando-se à pata de cavalo (do latim, *equino*, cavalo).

CAPÍTULO 16

1. Os defeitos do tubo neural (DTNs) apresentam um padrão de herança multifatorial. Embora apenas alguns fatores ambientais tenham sido diretamente relacionados (p. ex., o ácido fólico), os estudos indicam que também existem componentes genéticos. Após o nascimento de um bebê com um DTN, a probabilidade de uma criança subsequente ter DTN é muito maior. O risco de recorrência no Reino Unido, onde os DTNs são comuns (7,6 por 1.000 em South Wales e 8,6 por 1.000 na Irlanda do Norte), é de aproximadamente 1 em 25. Os DTNs podem ser diagnosticados no pré-natal com uma combinação de ultrassonografia e dosagem dos níveis de alfafetoproteína no líquido amniótico e no soro materno.
2. Deficiência mental e restrição de crescimento são os aspectos mais graves da síndrome alcoólica fetal. A médias de QI das crianças afetadas variam entre 60 e 70. Estima-se que a incidência de deficiência mental, resultante do consumo excessivo de álcool durante a gravidez, pode chegar a 1 em 400 nascidos vivos. Entende-se consumidores excessivos aqueles que ingerem cinco ou mais doses de uma só vez, com média diária de 45 mL de álcool absoluto. Atualmente, não há um limite seguro conhecido para o consumo de álcool durante a gravidez. Os médicos recomendam a completa abstinência.
3. Não há evidências indicando que o tabagismo materno afeta o desenvolvimento mental do feto. Entretanto, o hábito compromete o fornecimento de oxigênio, pois o fluxo sanguíneo para a placenta é reduzido durante o fumo. Uma vez estabelecido que o ostensivo tabagismo materno afeta o crescimento físico do feto e é uma das principais causas da restrição de crescimento intrauterino, não é aconselhável fumar durante a gravidez. O suprimento de oxigênio reduzido para o cérebro pode afetar o desenvolvimento intelectual fetal, mesmo que o efeito não seja detectável. A abstinência permite um desenvolvimento normal.
4. A maioria dos leigos usa o termo *espinha bífida* de forma geral. Eles ignoram que o tipo comum, espinha bífida oculta, geralmente não tem significado clínico. Constitui um achado radiográfico isolado em até 20% das colunas vertebrais examinadas. A maioria das pessoas não sabe que tem esse defeito vertebral, pois não produz sintomas — a menos que esteja associado a um defeito do tubo neural ou a uma anomalia das raízes dos nervos espinais. Os vários tipos de espinha bífida cística têm importância clínica. A meningomielocele é mais grave do que a meningocele, porque o tecido neural está envolvido na lesão. Por essa razão, a função dos músculos abdominais e dos membros pode estar afetada. As meningoceles costumam ser recobertas por pele e a função motora dos membros é normal, salvo se houver defeitos associados do desenvolvimento da medula espinal ou do cérebro. O manejo de bebês com espinha bífida cística é complexo e envolve várias especialidades médicas e cirúrgicas. A meningocele espinal é mais fácil de corrigir cirurgicamente, em comparação com a meningomielocele espinal, além de o prognóstico também ser melhor.

CAPÍTULO 17

1. A possibilidade de ocorrência de lesões significativas do embrião ou feto após uma infecção por rubéola depende principalmente do momento da infecção

viral. Nos casos de infecção materna durante o primeiro trimestre da gestação, o risco geral de infecção é de aproximadamente 20%. Estima-se que cerca de 50% dessas gestações terminem em aborto espontâneo, natimortos ou anomalias congênitas: surdez, catarata, glaucoma e retardo mental. Quando a infecção ocorre no fim do primeiro trimestre, a probabilidade de defeitos congênitos é apenas um pouco mais elevada do que a de uma gestação sem complicações. Certas infecções que ocorrem no final do primeiro trimestre, entretanto, podem resultar em infecções severas nos olhos (p. ex., coriorretinite), afetando o desenvolvimento visual. A surdez é a manifestação mais comum da infecção por rubéola na fase fetal tardia (i.e., durante o segundo e terceiro trimestres). Se uma mulher grávida for exposta à rubéola, pode-se realizar um teste para detecção de anticorpos. Se for considerada imune, o embrião ou feto não será afetado pelo vírus. Medidas preventivas são essenciais para a proteção do embrião. É especialmente importante que meninas adquiram imunidade contra a rubéola (p. ex., pela imunização ativa) antes de alcançarem a idade fértil.

2. A exposição intencional de jovens à rubéola (sarampo alemão) não é recomendada. Embora complicações resultantes de tais infecções sejam incomuns, às vezes ocorrem neurite e artrite (inflamação dos nervos e das articulações, respectivamente). A encefalite (inflamação do cérebro) se manifesta em aproximadamente 1 a cada 6.000 casos. A infecção pela rubéola é frequentemente subclínica (difícil de detectar); por isso, crianças com esse tipo de infecção representam um risco de exposição a mulheres grávidas. Há uma chance de lesão para os embriões, uma vez que o período de risco é maior quando olhos e ouvidos estão em desenvolvimento. Como isso ocorre numa fase muito precoce da gestação, algumas mulheres podem não estar cientes de que estão grávidas. Uma forma mais eficaz de imunização contra a rubéola é administrar a vacina, com vírus vivo, em crianças com mais de 15 meses e mulheres não gestantes após a puberdade, que são aconselhadas a não engravidar pelos três meses seguintes à imunização.

3. A sífilis congênita (sífilis fetal) resulta da transmissão transplacentária do microrganismo *Treponema pallidum*. A transferência desse microrganismo das mulheres grávidas não tratadas pode ocorrer durante todo o período gestacional. Entretanto, quase sempre se dá no último trimestre. Surdez e deformidades dentárias costumam se manifestar nessas crianças. Tais deformidades congênitas podem ser prevenidas com o tratamento da mãe no início gestação. O microrganismo que causa a sífilis é muito sensível à penicilina, antibiótico que não causa danos ao feto.

4. Vários vírus da família Herpesvirus podem causar cegueira fetal e surdez durante a infância. O citomegalovírus pode atravessar a placenta, ser transmitido para o recém-nascido durante o parto e passado pelo leite materno. Os vírus do herpes simples (em geral do tipo 2, ou herpes genital) costumam ser transmitidos durante, ou mesmo antes, do nascimento. Crianças infectadas apresentam grandes chances de desenvolver algum problema, como microcefalia, convulsões, surdez e cegueira.

5. O metilmercúrio é teratógeno (causador de defeitos congênitos) em embriões humanos, sobretudo no que se refere ao desenvolvimento do cérebro. Pelo fato de olhos e ouvidos internos se desenvolverem como protuberâncias do cérebro, é compreensível que seu desenvolvimento também seja afetado. Além do metilmercúrio que passa da mãe para o embrião pela placenta, o recém-nascido também pode recebê-lo no leite materno. As fontes de metilmercúrio incluem peixes de águas contaminadas, farinha feita de grãos tratados com esse componente e carne de animais criados com alimentos contaminados.

CAPÍTULO 18

1. A ausência congênita da pele é muito incomum. Fragmentos de pele podem estar ausentes — na maioria das vezes do couro cabeludo, mas também de tronco e membros. Crianças afetadas quase sempre sobrevivem, pois a cicatrização das lesões não tem intercorrências e leva de um a dois meses. No entanto, uma cicatriz calva persiste. A causa da ausência congênita de cabelo, denominada aplasia cutânea congênita, é desconhecida. A maioria dos casos é esporádico, mas várias linhagens bem documentadas mostram a transmissão autossômica dominante desse defeito.

2. As manchas brancas na pele, numa pessoa de pele escura, resultam do albinismo parcial (piebaldismo). Esse defeito, que também afeta pessoas de pele clara, é uma doença hereditária transmitida por um gene autossômico dominante. Estudos ultraestruturais mostram ausência de melanócitos nas áreas despigmentadas da pele. Acredita-se que a causa seja um defeito genético na diferenciação dos melanoblastos. Esses defeitos da pele e do pelo não são passíveis de tratamento, mas podem ser cobertos com cosméticos e corantes para o cabelo.

3. Os seios — incluindo as glândulas mamárias dentro deles — de indivíduos dos sexos masculino e feminino são semelhantes ao nascer. Um leve aumento do peito num neonato é comum e resulta da estimulação por hormônios maternos, que entram no sangue do bebê pela placenta. Portanto, o aumento dos seios é uma ocorrência normal em jovens crianças do sexo masculino e não indica desenvolvimento sexual anormal.

4. Uma mama adicional (polimastia) ou mamilo (politelia) são comuns. A mama axilar pode aumentar durante a puberdade ou não ser notada até que ocorra uma gestação. A base embriológica de seios e mamilos extranumerários é a presença de cristas mamárias (cristas), que se estendem da região axilar para a inguinal. Normalmente, apenas um par de seios se desenvolve, porém eles podem se desenvolver em qualquer lugar ao longo das cristas mamárias. A mama ou o mamilo extranumerários geralmente se localiza logo acima ou abaixo da mama normal. Mama ou mamilo axilar é muito incomum.

5. Os dentes que aparecem logo após o parto são chamados de *dentes natais* e observados em aproximadamente 1 a cada 2.000 recém-nascidos. É comum haver dois incisivos mediais (centrais) mandibulares. A presença desses dentes sugere que pode ocorrer erupção precoce de outros dentes. Muitas vezes, eles caem por conta própria. Mas, como há risco de aspiração, às vezes são extraídos.

CAPÍTULO 19

1. Nenhuma evidência indica que o uso ocasional de aspirina em doses terapêuticas seja prejudicial durante a gestação. No entanto, grandes doses em níveis subtóxicos (p. ex., para a artrite reumatoide) não tiveram segurança comprovada para o embrião e para o feto. As mulheres grávidas devem discutir o uso de medicamentos vendidos em farmácias com seus médicos.
2. Uma mulher viciada em drogas que causam dependência (p. ex., heroína) — e as utiliza durante a gestação — tem altíssima probabilidade de dar à luz uma criança com sinais de dependência química. No entanto, as chances de esses fetos nem chegarem a nascer é alta.
3. Todos os medicamentos prescritos na América do Norte são testados para a teratogenicidade antes de serem comercializados. A tragédia da talidomida mostrou a necessidade de métodos melhores para a detecção de potenciais teratógenos humanos. A talidomida não foi estabelecida como teratógeno em fêmeas de camundongos e ratos gestantes — no entanto, é um potente teratógeno em humanos entre a quarta e a sexta semana de gestação. Como é antiético testar efeitos de medicamentos em embriões humanos, não existe nenhuma forma de impedir a comercialização de medicamentos que podem ser teratógenos humanos. A avaliação teratológica humana depende de estudos epidemiológicos retrospectivos e dos relatos de médicos perspicazes. Esse foi o modo pelo qual a teratogenicidade da talidomida foi detectada. A maioria dos novos medicamentos contém tal afirmação na bula: "Não foi demonstrado que este medicamento é seguro para mulheres grávidas." Alguns medicamentos podem ser utilizados quando, na opinião do médico, os benefícios potenciais superam os possíveis riscos. Todos os medicamentos teratogênicos que podem ser tomados pela gestante só são vendidos sob prescrição médica.
4. O tabagismo durante a gestação é prejudicial para embriões e fetos. Seu efeito mais adverso é a restrição do crescimento intrauterino. Mulheres que param de fumar durante a primeira metade da gestação concebem bebês com peso ao nascer mais próximo do ideal. Acredita-se que a diminuição do fluxo sanguíneo placentário, considerado um efeito mediado pela nicotina, cause redução do fluxo intrauterino. Não existe evidência conclusiva de que o tabagismo materno cause defeitos congênitos. O crescimento do feto de uma mulher que fuma sem tragar também apresenta riscos, pois a nicotina, o monóxido de carbono e as outras substâncias nocivas são absorvidos pela corrente sanguínea materna através das membranas mucosas da boca e da garganta. Essas substâncias são transferidas para o embrião ou feto pela placenta. Por esse motivo, aconselha-se não fumar durante a gestação.
5. Há amplas evidências indicando que a maioria dos medicamentos não causa defeitos congênitos em embriões e fetos humanos. No entanto, uma mulher grávida só deve tomar medicamentos essenciais e prescritos pelo médico. Gestantes com infecção grave do trato respiratório inferior, por exemplo, não devem se recusar a tomar os medicamentos recomendados pelo médico, pois sua saúde e a de seu embrião, ou feto, poderiam ser ameaçadas pela infecção. A maioria dos medicamentos — incluindo sulfonamidas, meclizina, penicilina e anti-histamínicos — é considerada segura. Da mesma forma, não há evidências de que agentes anestésicos locais, vacinas de vírus mortos e salicilatos (p. ex., aspirina) em baixas doses causem defeitos congênitos.

Índice

Os números de páginas seguidos por **f** indicam figuras; **q**, quadros; **t**, tabelas.

N

O

P